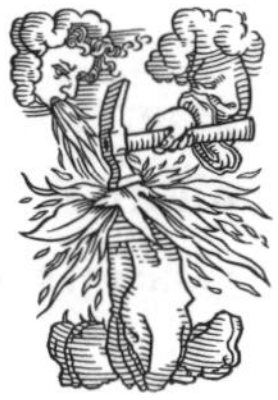

Karl Jaspers

Gesamtausgabe

Herausgegeben im Auftrag
der Heidelberger Akademie der Wissenschaften
und der Akademie der Wissenschaften zu Göttingen

von
Thomas Fuchs, Jens Halfwassen und Reinhard Schulz

In Verbindung mit
Anton Hügli, Kurt Salamun und Hans Saner (†)

Abteilung I: Werke
Abteilung II: Nachlass
Abteilung III: Briefe

Band I/3

Schwabe Verlag

Karl Jaspers

Gesammelte Schriften zur Psychopathologie

Herausgegeben von

Chantal Marazia

unter Mitwirkung von

Dirk Fonfara

Schwabe Verlag

Dieser Band entstand aus dem Forschungsschwerpunkt »Karl-Jaspers-Gesamtausgabe«, einem Gemeinschaftsprojekt der Heidelberger Akademie der Wissenschaften und der Akademie der Wissenschaften zu Göttingen. Er wurde im Rahmen des gemeinsamen Akademienprogramms von Bund und Ländern (Union der deutschen Akademien der Wissenschaften) mit Mitteln des Bundesministeriums für Bildung und Forschung, des Ministeriums für Wissenschaft, Forschung und Kunst des Landes Baden-Württemberg und des Niedersächsischen Ministeriums für Wissenschaft und Kultur erarbeitet.

UNION
DER DEUTSCHEN AKADEMIEN
DER WISSENSCHAFTEN

HEIDELBERGER AKADEMIE
DER WISSENSCHAFTEN
Akademie der Wissenschaften
des Landes Baden-Württemberg

AKADEMIE DER WISSENSCHAFTEN
ZU GÖTTINGEN

Karl Jaspers Gesamtausgabe
Gesammelte Schriften zur Psychopathologie
Zitierempfehlung: KJG I/3

Bibliographische Information der Deutschen Bibliothek:
Die Deutsche Bibliothek verzeichnet diese Publikation
in der Deutschen Nationalbibliografie;
detaillierte bibliographische Daten sind im Internet
über http://dnb.ddb.de abrufbar.

Umschlaggestaltung: icona basel gmbh, Basel
Schrift: Stone
Satz: Schwabe Verlag, Berlin
Druck: Hubert & Co., Göttingen
Printed in Germany
ISBN 978-3-7965-3831-5

rights@schwabe.ch
www.schwabeverlag.ch

Inhalt

Einleitung der Herausgeberin

Karl Jaspers starb 1969 in Basel. Nach einer lokalen Sitte hatte er mit Blick auf seinen Tod einen kurzen autobiographischen Abriss bereitgelegt, der bei der Gedenkfeier verlesen werden sollte.[1] Jaspers' selbstverfasster Nekrolog kann durchaus als philosophisches Vermächtnis gelesen werden. Wie in jenen Bildern, deren Fluchtpunkt außerhalb der Zeichenfläche liegt, skizziert hier der Philosoph anhand des eigenen Lebenslaufs den Weg, den die Disziplin nach ihm einschlagen sollte: »aus dem Ende der europäischen Philosophie in eine kommende Weltphilosophie«.[2] Der Selbst-Nachruf ist aber zugleich auch eine Selbstdarstellung. So verstanden, fällt an dem zugegeben knappen Text auf, dass in dem nachgezeichneten Weg vom eigenen Philosophieren, das »seit der Schulzeit keimhaft da war«,[3] bis zur kommenden Weltphilosophie die Psychiatrie, Jaspers' erstes Forschungsfeld, gänzlich fehlt.

Dass es sich dabei weniger um eine Platzfrage als um eine Grundhaltung handelt, kann man aus der Rundfunkaufnahme von 1966/67 schließen, die als ausführliches Selbstporträt veröffentlicht wurde.[4] Hier sind die spärlichen Hinweise auf die Medizin beiläufig und würden wohl den Eindruck einer nebensächlichen Parenthese vermitteln,[5] hätte Jaspers nicht schon in seiner *Philosophischen Autobiographie* diesem Missverständnis vorgebeugt: Die Medizin ist in seinen Lebensskizzen nicht deshalb abwesend, weil sie für ihn unbedeutend gewesen wäre, sondern weil Jaspers sie in seine Philosophie integriert. Die »Psychopathologie« ist ein berechtigtes Kapitel seiner philosophischen Lebensgeschichte.[6] Er habe nämlich »von Jugend auf« philosophiert und die Medizin wie auch die Psychopathologie »aus philosophischen Motiven«[7] ergrif-

---

1 Vgl. Jaspers: »Nekrolog von Karl Jaspers selbst verfasst«. Zu der besonderen Basler Sitte der selbstverfassten Leichenrede vgl. R. Hartmann: »Das Autobiographische in den Basler Leichenreden des 20. Jahrhunderts«, in: R. Lenz: *Leichenpredigten als Quelle historischer Wissenschaften*, Köln, Wien 1975, 328–344.

2 Jaspers spricht hier von seiner Teilnahme an der »Aufgabe des Zeitalters«, diesen Weg zu finden (Jaspers: »Nekrolog«, 4). Zum Begriff und zur Idee der Weltphilosophie siehe u.a. H. Saner: »Jaspers' Idee einer kommenden Weltphilosophie«, in: L. Ehrlich, R. Wisser (Hg.): *Karl Jaspers today. Philosophy at the threshold of the future*, Washington 1988, 75–92.

3 Jaspers: »Nekrolog«, 3.

4 Vgl. Jaspers: »Karl Jaspers – Ein Selbstporträt«.

5 Dass Jaspers eine medizinische Laufbahn eingeschlagen hatte, ist nur vereinzelten Einschüben zu entnehmen. Vgl. z.B. ebd., 22 und 31.

6 Vgl. Jaspers: *Philosophische Autobiographie*, 17–31.

7 Ebd., 30.

fen, um zu »erkennen, was möglich ist«,[8] und »die Wirklichkeit kennenzulernen.«[9] Somit hat Jaspers – wenn auch indirekt – die hier versammelten Jugendschriften selbst in sein philosophisches Lebenswerk eingeordnet.

Als Stellungnahme zu seinem Frühwerk dürfte aber auch eine zweite Passage des »Selbstporträts« gelten. Hier fragt sich Jaspers, wie es möglich war, »dass ein durchschnittlich begabter Mensch, der in der Frühe seiner Arbeiten nicht eine Spur von glänzender Jugendgenialität entfaltet hatte«, es später zum anerkannten Philosophen brachte.[10] »Die Umstände«, antwortet er, »die Glücksfälle, die hilfreichen Menschen waren zufällig. Im Rückblick, im ganzen gesehen, erscheint mir in der Reihe ein Sinn«.[11] Anerkennung des Zufalls und retrospektive Sinngebung sind bei Rückbesinnungen durchaus üblich. Paul Valéry hat diese nachträglichen Konstruktionen in seinem Essay »Das Leben ist eine Erzählung« treffend thematisiert.[12] Darin weist er jedoch abschließend auf eine alternative Möglichkeit der biographischen Darstellung hin, die gerade die Kontingenz, nicht den Zusammenhang, in den Vordergrund stellt: »in jedem Augenblick den Zufall wiederherzustellen, statt eine Abfolge zu schmieden, *die sich zusammenfassen läßt, und eine Kausalität, die sich in einer Formel fassen läßt«*.[13] Die Auseinandersetzung mit Jaspers' frühen psychiatrischen Schriften bietet gerade diese Gelegenheit, in Ablösung von der nachträglichen Konstruktion die Kontingenz wiederherzustellen und das Urteil über jeglichen übergeordneten (philosophischen) Sinn zunächst einmal zurückzustellen.

---

8 Ebd., 11.

9 Ebd., 12. – Als Jaspers vom Jura- zum Medizinstudium wechselte, schrieb er den Eltern: »Die Philosophie wird [...] dagegen durch Medizin und Naturwissenschaften bei mir nur noch mehr belebt werden und ihrerseits mich hoffentlich vor Einseitigkeit, dem üblen naturwissenschaftlichen Hochmut, bewahren [...]. Die Philosophie wird aber, wenn ich Medizin studiere, nicht nebenher getrieben werden, wie ich das als Jurist tat, sondern natürliche Folge sein.« (»Studium 1901–1907«, 38). In der Tat beschäftigte sich Jaspers schon während des Medizinstudiums mit erkenntnistheoretischen Fragen. Vgl. das Typoskript »W. A. Ethika. Dezember 1904« (DLA, A: Jaspers) und ein weiteres, ebenfalls auf 1904 datiertes, Typoskript (ebd.): »Hat die Frage einen Sinn, ob wir richtig oder unrichtig erkennen und ob unsere Erkenntnis ›richtig funktioniert‹? 2. Darf man es für berechtigt halten, wenn ein Mensch etwas, was unserer gewöhnlichen Erkenntnis widerspricht, für wahr hält, weil er entsprechende Erlebnisse zu haben meint?«

10 Jaspers: »Karl Jaspers – Ein Selbstporträt«, 29.

11 Ebd., 30.

12 Vgl. P. Valéry: »Das Leben ist eine Erzählung«, in ders.: *Werke,* hg. von J. Schmidt-Radefeldt, Bd. 5, Frankfurt a.M. 1991, 357.

13 Vgl. ebd. Auf diesen Text Valérys und auf dessen historiographische Relevanz wurde ich durch die Lektüre von F. Vidals *Piaget Before Piaget* (Boston 1994) aufmerksam.

1. Entstehungsgeschichte und disziplinhistorischer Kontext der Schriften zur Psychopathologie

Die Idee, Jaspers' frühe psychiatrische Arbeiten anlässlich seines 80. Geburtstages (1963) als *Gesammelte Schriften zur Psychopathologie* bei Springer herauszugeben, ist auf seinen ehemaligen Assistenten Kurt Rossmann zurückzuführen.[14] Von Rossmann stammen auch der Titel und die knappe Vorbemerkung, die ferner das fünfzigste Jubiläum der *Allgemeinen Psychopathologie*,[15] Jaspers' psychiatrisches Hauptwerk, als einen weiteren Anlass des Bandes erwähnt. Sieht man von den Rezensionen ab, die Jaspers zeitgleich verfasste, umfasst der vorliegende Band alle Schriften, die er vor der *Allgemeinen Psychopathologie* veröffentlichte.[16] Den Vertrag für dieses Lehrbuch unterschrieb Jaspers Anfang August 1911, als er gerade den Aufsatz »Zur Analyse der Trugwahrnehmungen (Leibhaftigkeit und Realitätsurteil)« eingereicht hatte.[17] Die letzten drei Aufsätze des vorliegenden Bandes wurden somit parallel zur *Allgemeinen Psychopathologie* verfasst.[18] Der Springer-Verlag war der naheliegende Ansprechpartner für diese Initiative, nicht nur, weil er alle bisherigen Auflagen der *Allgemeinen Psychopathologie* verlegt hatte.[19] Mit Ausnahme der Dissertation *Heimweh und Verbrechen*[20] und des Aufsatzes zu den leibhaftigen Bewusstheiten[21] waren alle Beiträge in der *Zeitschrift für die gesamte Neurologie und Psychiatrie* erschienen, die von 1910 bis 1944 ebenfalls vom Springer-Verlag publiziert wurde.[22]

---

14 Siehe hierzu Stellenkommentar, Nr. 1.

15 Jaspers: *Allgemeine Psychopathologie* [1913].

16 Der Großteil von Jaspers' Rezensionen zu psychiatrischen und psychologischen Veröffentlichungen ist verzeichnet bei C. Rabanus: *Primärbibliographie der Schriften Karl Jaspers'*, Tübingen 2000. Diese sollten anfangs in ihrer Gesamtheit in den Band aufgenommen werden. Aus Platzgründen wurde darauf verzichtet. Dass die Auswahl der Schriften ursprünglich nicht von strikt chronologischen Kriterien bestimmt war, ist dadurch bestätigt, dass auch die Studie *Strindberg und van Gogh* Eingang in den Jubiläumsband finden sollte. Da jedoch Piper, Jaspers' neuer Verleger seit 1945, diese Studie gerade neu gedruckt hatte, sah man schließlich davon ab (vgl. K. Rossmann an K. Jaspers, 26. September 1962, DLA, A: Jaspers).

17 Vgl. K. Jaspers an F. Springer, 4. August 1911, KJG III/8.1, 270.

18 »Die phänomenologische Forschungsrichtung in der Psychopathologie«; »Kausale und ›verständliche‹ Zusammenhänge zwischen Schicksal und Psychose bei der Dementia praecox (Schizophrenie)«; »Über leibhaftige Bewußtheiten (Bewußtheitstäuschungen), ein psychopathologisches Elementarsymptom«. Das Referat »Die Trugwahrnehmungen« wurde auch nach Vertragsabschluss fertiggestellt (vgl. A. Alzheimer an K. Jaspers, 21. Oktober 1911, DLA, A: Jaspers).

19 Das Buch, das Jaspers für die vierte, 1946 erschienene Auflage neu bearbeitete, hatte bis 1963 sieben Auflagen erfahren. Die achte Auflage erschien 1965, die neunte und letzte im Jahre 1973, also postum.

20 »Heimweh und Verbrechen« erschien 1909 im *Archiv für Kriminal-Anthropologie und Kriminalistik*. Siehe auch Stellenkommentar, Nr. 2 und 198.

21 »Über leibhaftige Bewußtheiten« erschien 1913 in der *Zeitschrift für Pathopsychologie*.

22 Zu Springers editorischen Bemühungen um die Psychiatrie, besonders durch Kontakte mit der Heidelberger Universitätsklinik, und zu Jaspers' Rolle hierbei siehe H. Sarkowski: *Der Springer-Verlag. Stationen seiner Geschichte. Teil 1: 1842–1945*, Berlin u.a. 1992, 189–191.

An seiner Dissertation arbeitete Jaspers teils vor dem Examen, teils während des Medizinalpraktikums an der Psychiatrischen Universitätsklinik in Heidelberg.[23] Offizieller Doktorvater war zwar der damalige Klinikdirektor und Lehrstuhlinhaber Franz Nissl, betreut wurde die Arbeit aber von Karl Wilmanns, Privatdozent für Psychiatrie.[24] Nach der Promotion absolvierte Jaspers eine halbjährige Ausbildung an der Neurologischen Abteilung der Inneren Klinik. Daraufhin bot ihm Nissl eine Stelle als Volontärassistent an. Diese unbezahlte Stellung hatte Jaspers bis 1915 inne, als er, nach einer präzedenzlosen Habilitation im Fach Psychologie, die Vorlesungen über Psychologie übernahm.[25] Aufgrund einer chronischen Bronchialerkrankung konnte sich Jaspers nur begrenzt am regulären Klinikalltag beteiligen und war deshalb vornehmlich wissenschaftlich tätig.[26] Auf dieser Einschränkung gründet auch sein Ruf des »stillen Beobachters« bei den tatkräftigeren Kollegen.[27] Diesen wies er jedoch mit dem Argument zurück, dass auch er »viele konkrete Untersuchungen machte und nicht bloss nachdachte.«[28] Die Beobachtung der anderen Ärzte hatte für ihn eine »ebenso grosse Rolle wie die [s]eines eigenen Tuns« gespielt.[29] Besonderen Wert legte Jaspers dabei auf seine Vertretung August Homburgers[30] als Leiter der Poliklinik – die ihm Zugang zu interessanten Fällen verschaffte, die er auch in seine Publikationen aufnahm – sowie auf die von ihm selbst durchgeführten Intelligenztests und Blutdruckmessungen.

Ursprünglich – genauer seit Dezember 1906 – hätte Jaspers' Dissertationsthema das »Verhalten des Blutdrucks bei Geisteskranken« sein sollen. Doch erwiesen sich die entsprechenden Experimente als so unergiebig und Wilmanns' Sachverständigkeit als so bescheiden, dass Jaspers im März 1907 den Forschungsgegenstand wechselte.[31] Mit ei-

23 Jaspers studierte ab 1906 in Heidelberg, bestand das Examen am 20. Januar 1908 und verteidigte am 8. Dezember seine Dissertation.

24 Zu Franz Nissl siehe Stellenkommentar, Nr. 10. Sein Gutachten zur Dissertation ist im Stellenkommentar, Nr. 2 größtenteils wiedergegeben. – Zu Karl Wilmanns siehe Stellenkommentar, Nr. 7.

25 Zu den Hintergründen und zur disziplinhistorischen Bedeutung des gesamten Habilitationsverfahrens siehe H. Gundlach: *Wilhelm Windelband und die Psychologie. Das Fach Philosophie und die Wissenschaft Psychologie im Deutschen Kaiserreich*, Heidelberg 2017.

26 Zur eigenen Krankheit (Bronchiektasien und sekundäre Herzinsuffizienz) äußerte sich Jaspers wiederholt und sehr eingehend. Vgl. z.B. K. Jaspers: »Krankheitsgeschichte«.

27 Vgl. H. W. Gruhle: »Psychopathologie und akademischer Unterricht«, in: K. Piper (Hg.): *Offener Horizont. Festschrift für Karl Jaspers*, München 1953, 155–160.

28 Vgl. K. Jaspers an H. Gruhle, 23. März 1953, in: Jaspers: *Korrespondenzen I*, 171.

29 Ebd.

30 Der Psychiater August Homburger (1873–1930) kam 1907 nach Heidelberg, wo er 1920 die Leitung der Poliklinik übernahm. Im Jahre 1911 habilitierte er sich, 1917 wurde er zum außerordentlichen Professor ernannt.

31 Jaspers hatte sich dafür auch einen von dem Blutdruckforscher Heinrich Jacob von Recklinghausen (1867–1942) entwickelten Apparat beschaffen müssen, da die Heidelberger Klinik einen solchen nicht besaß. Im Briefwechsel mit der Familie äußert Jaspers den Verdacht, dass das Blutdruck-Thema von Albert Fraenkel (1864–1938) Jaspers' Betreuer Wilmanns suggeriert worden sei.

ner psychiatrisch-forensischen Arbeit zum Heimweh war Jaspers bei Wilmanns zweifellos besser aufgehoben, denn dieser hatte bereits mehrere Gutachten über Heimwehverbrechen erstellt und dazu auch ausführlich publiziert. Gerade diese Vertrautheit des Betreuers mit dem Untersuchungsgegenstand hemmte aber wiederum den Doktoranden: War er bei den Blutdruckversuchen sich selbst überlassen, sah er sich jetzt eingeengt in ein Thema, das ihm kaum Spielraum für eigene Auffassungen und Vorgehensweisen ließ. In einem Brief an Wilmanns vom 26. Juli 1933 schrieb Jaspers rückblickend: »Dann gaben Sie mir als Thema der Dissertation das Heimweh, für das Sie Fälle, Literatur und Grundgedanken schon bereit hatten, sodass mir nur Ausarbeitung und Erweiterung blieb.«[32] Die Dissertation erschöpfte sich somit in einer reinen akademischen Pflichtübung, auf die Jaspers später nur selten und eher zurückhaltend verwies.[33]

Eine viel eifrigere Anteilnahme zeigte er, als ihn Wilmanns im Januar 1910 aufforderte, an der von Alois Alzheimer und Max Lewandowsky neu gegründeten *Zeitschrift für die gesamte Neurologie und Psychiatrie* mitzuwirken.[34] In der Zeitschrift wurden sowohl Originalbeiträge als auch Übersichtsreferate publiziert. Vor allem in Letzteren sah Jaspers endlich die Möglichkeit, seine eigenen Gedanken und Anliegen frei darzulegen. Dass sich der Soziologe Max Weber, Jaspers' methodologisches Vorbild, vielfach in dieser Form geäußert hatte, machte das Format für ihn besonders ansprechend.[35] Gleichzeitig versprach sich der junge Arzt viel vom Ansatz der Zeitschrift, denn sie sollte »entgegen den jetzt durchweg neurologisch gerichteten Fachblättern« »wesentlich psychiatrisch« orientiert sein.[36] In der Tat hatten die neurologischen Themen in der psychiatrischen Forschung im letzten Drittel des neunzehnten Jahrhunderts überwogen.[37] Dieses Missverhältnis war nicht zuletzt Ausdruck langjähriger Bestrebungen der Psychiater, sich durch anatomisch-pathologische Forschung wissenschaftlich zu legitimieren und gleichzeitig die beharrli-

---

Die Vermutung ist insofern gerechtfertigt, als Fraenkel in Straßburg bei Recklinghausens Vater Friedrich studiert hatte und mit dessen Familie eng befreundet war.

32 K. Jaspers an K. Wilmanns, 26. Juli 1933, in: Jaspers: *Korrespondenzen I*, 620.

33 Den Eltern verriet er bald nach der Promotion: »In der Arbeit liegt nichts von mir. Sie wurde unter dem Druck der Notwendigkeit gemacht.« (K. Jaspers an die Eltern, 17. März 1909, DLA, A: Jaspers). Wenig später gestand er seiner Schwester: »Ich würde eine solche Arbeit nicht gemacht haben, wenn man nicht ein Dr.-Examen machen müsste.« (K. Jaspers an E. Dugend, 20. Juni 1909, ebd.).

34 Die Zeitschrift war eigentlich eine Weiterführung des *Centralblatts für Nervenheilkunde und Psychiatrie*. Alzheimer und Lewandowsky waren respektive für die psychiatrische und die neurologische Abteilung zuständig.

35 »Ich wurde von Wilmanns gedrängt, meine Eifersuchtsarbeit dafür zu schreiben und kritische Übersichtsreferate zu liefern. Ich glaube, das Letztere wird mir sehr liegen. Es ist die Form, in der auch Max Weber vielfach schreibt. Man kann darin Gedankengänge bringen, ohne immer gleich abgeschlossene wissenschaftliche Arbeiten liefern zu müssen. Man kann zu Manchem seine Meinung aussprechen, die sonst für die Öffentlichkeit verloren ginge« (K. Jaspers an die Eltern, 10. Januar 1910, DLA, A: Jaspers). Siehe hierzu auch Anm. 105.

36 Ebd.

37 Vgl. A. Hirschmüller: »The development of psychiatry and neurology in the nineteenth century«, in: *History of Psychiatry* 10 (1999) 395–423.

chen Selbständigkeitsansprüche der Neurologen einzudämmen.[38] Die planmäßige Usurpation der Nervenkrankheiten hatte die Psychiatrie als Disziplin zwar geprägt und gestärkt – 1901 war sie in der neuen medizinischen Prüfungsordnung als Prüfungsfach etabliert worden.[39] Nicht alle Psychiater befürworteten aber die Einverleibung der Neurologie. Entgegen dem »Preußischen Modell« der institutionellen Fusion, das sich ab 1904 mit wenigen Ausnahmen – darunter auch Heidelberg – im gesamten Kaiserreich durchsetzte, hatte sich der Münchner Ordinarius Emil Kraepelin dezidiert, wenn auch vergeblich, für die Trennung der Teilbereiche ausgesprochen: Diese Zwangsehe werde zur »Verkümmerung der psychiatrischen Forschung« führen, so Kraepelin.[40]

Eine gewisse Atrophie der psychiatrischen Forschung war um die Jahrhundertwende schon zu spüren. Denn die Einbeziehung der Neuropathologie war auf Kosten der Psychopathologie erfolgt.[41] Zum einen hatte die Psychiatrie das Seelenleben der Kranken ausgeblendet;[42] zum anderen hatte sie die erkenntnistheoretischen Fragen außer Acht gelassen oder besser: »geflissentlich vermieden«, wie der Philosoph und ehemalige Psychiater Theodor Ziehen 1927 rückblickend bekannte.[43] Dadurch hatte die Psychiatrie eine Flanke offengelegt und den Durchbruch einer weiteren Disziplin erleichtert, die ihrerseits versuchte, sich zu verselbständigen, nämlich der Psychologie. Seit Beginn des neunzehnten Jahrhunderts war die Psychologie im Kaiserreich eines der Philosophie zugeordneten Hilfsfächer und den Lehrenden des Hauptfaches überlassen.[44] Diese aka-

---

38 Vgl. J. Pantel: »Streitfall Nervenheilkunde – eine Studie zur disziplinären Genese der klinischen Neurologie in Deutschland«, in: *Fortschritte der Neurologie und Psychiatrie* 61 (1993) 144–156.

39 Vgl. H.-P. Schmiedebach: »Die Integration der Psychiatrie des 19. Jahrhunderts in die Medizin mit Hilfe der Neurologie«, in: K.-J. Neumärker u.a. (Hg.): *Grenzgebiete zwischen Psychiatrie und Neurologie*, Berlin u.a. 1991, 35–44. Für die universitäre Etablierung der Psychiatrie im Kaiserreich siehe E. J. Engstrom: *Clinical Psychiatry in Imperial Germany. A History of Psychiatric Practice*, Ithaca, London 2003.

40 Vgl. E. Kraepelin: *Lebenserinnerungen*, Berlin u.a. 1983, 132–133; H. Burghardt: *Psychiatrische Universitätskliniken im deutschen Sprachgebiet (1828–1914)*, Diss. Köln 1985. Kraepelin sah bereits in seiner Dorpater Antrittsvorlesung (1886) die psychiatrische Forschung ›festgefahren‹ zwischen Hirnmythologie und wenig ertragreicher Hirnpathologie und plädierte stattdessen für die experimentelle Psychologie einerseits wie für die klinische Forschung zur Abgrenzung von Krankheitseinheiten andererseits, vgl. E. Kraepelin: »Die Richtungen der Psychiatrischen Forschung«, in: *Emil Kraepelin in Dorpat (1886–1891)*, hg. von W. Burgmair u.a., München 2003, 55–78.

41 Vgl. H.-P. Schmiedebach: *Psychiatrie und Psychologie im Widerstreit. Die Auseinandersetzung in der Berliner medicinisch-psychologischen Gesellschaft (1867–1899)*, Husum 1986.

42 Dagegen erhob bereits im Jahre 1913 der Psychiater Robert Gaupp seine Stimme, welcher u.a. den Mangel an »*guten* und *allgemein brauchbaren Untersuchungsmethoden*« beklagte (R. Gaupp: »Die Psychiatrie als Lehr- und Prüfungsgegenstand« in: *Münchner medizinische Wochenschrift* 50 (1903) 1738–1739, hier: 1739); vgl. auch ders.: »Ueber die Grenzen psychiatrischer Erkenntnis«, in: *Centralblatt für Nervenheilkunde und Psychiatrie* 26 (1903) 1–14.

43 T. Ziehen: »Psychiatrie und Philosophie«, in: *Monatsschrift für Psychiatrie und Neurologie* 63 (1927) 336–345, hier: 341.

44 Psychologie wurde als allgemein verbindliches Fach in der Prüfungsordnung für den Studiengang Lehramt eingeführt. Vgl. hierzu H. Gundlach: »Reine Psychologie, Angewandte Psychologie und die Institutionalisierung der Psychologie«, in: *Zeitschrift für Psychologie* 212 (2004) 183–199.

demische Nischenexistenz kontrastierte zunehmend die prominente Position, welche die Psychologie im Laufe der zweiten Hälfte des neunzehnten Jahrhunderts als Wissenschaft eingenommen hatte.[45] Im Unterschied zur alten Lehrbuchpsychologie der Philosophen war die neue Psychologie experimentell und interdisziplinär angelegt. Betrieben wurde sie in psychologischen Laboren, die vor der Jahrhundertwende nach dem von Wilhelm Wundt (Leipzig) eingeführten Muster – vornehmlich von Medizinern – errichtet wurden: von William James in Harvard, Wladimir Bechterew in St. Petersburg oder Emil Kraepelin in Heidelberg.

Um 1900 war die Psychologie nicht nur gänzlich von der Philosophie losgelöst,[46] sie war nun in der Lage, ihr Verhältnis zu den anderen Wissenschaften zu verhandeln, vor allem zur Psychiatrie. Die Entwicklung des Intelligenztests durch Alfred Binet und Théodore Simon und die damit verbundene Umgestaltung des französischen Sonderklassensystems zeugt wohl am deutlichsten von der Durchsetzungskraft der Psychologie gegenüber der Psychiatrie, die bisher das Monopol bei Entwicklungsstörungen beansprucht hatte.[47]

Das Verhältnis zwischen Psychologie und Psychiatrie war indes nicht nur oppositionell. Wie der deutsche Psychologe Hugo Münsterberg von den USA aus erklärte, eröffnete die Pathologie des Seelenlebens der Psychologie ein fruchtbares Forschungsfeld.[48] Die Psychologie könnte, so Münsterberg, in der Bearbeitung ihrer Aufgaben erstens dadurch gefördert werden, dass sie »neben den normalen psychischen Vorgängen auch die pathologischen studiert«, zweitens dadurch, dass »sie die Pathologie heranzieht, um das normale Seelenleben zu verstehen.«[49] Umgekehrt war nach Meinung des Münchner Psychiaters Wilhelm Specht ein wirkliches Verständnis der psychischen Krankheiten nur durch die Einsicht in die psychischen Mechanismen der Störung möglich.[50] Infolgedessen gründete Specht im Jahre 1911 in Zusammenarbeit mit Müns-

45 Vgl. hierzu ebd. u. ders.: »Die Lage der Psychologie um 1900«, in: *Psychologische Rundschau* 55 (2004) 2–11.

46 Dadurch fühlte sich die Philosophie nicht bloß inhaltlich, sondern auch akademisch bedroht. Der Konkurrenzdruck gipfelte im sogenannten Psychologismusstreit, der 107 Philosophen dazu bewog, sich öffentlich gegen die Besetzung philosophischer Lehrstühle mit Vertretern der experimentellen Psychologie auszusprechen. Vgl. hierzu M. Rath: *Der Psychologismusstreit in der deutschen Philosophie*, Freiburg i.Br., München 1994. – Diese Konstellation öffnete Jaspers die Tür zur Philosophischen Fakultät. Vgl. hierzu H. Gundlach: *Wilhelm Windelband*, 337–343.

47 Vgl. hierzu S. Nicolas u.a.: »Sick? or slow? On the origins of intelligence as a psychological object«, in: *Intelligence* 41 (2013) 699–711.

48 Nach Engstrom hatte gerade die Stärkung somatischer Deutungsmuster die Öffnung der Psychiatrie zur Psychologie ermöglicht. Vgl. E.J. Engstrom: »Psychiatrie zwischen Psychologie und Philosophie – Moritz Lazarus, Wilhelm Wundt, Theodor Ziehen«, in: H. Helmchen (Hg.): *Psychiater und Zeitgeist. Zur Geschichte der Psychiatrie in Berlin*, Lengerich u.a. 2008, 43–58.

49 Vgl. H. Münsterberg: »Psychologie und Pathologie«, in: *Zeitschrift für Pathopsychologie* 1 (1912) 50–66, hier: 52.

50 Vgl. Spechts programmatische Schrift »Über den Wert der pathologischen Methode in der Psychologie und die Notwendigkeit der Fundierung der Psychiatrie auf einer Pathopsychologie«, ebd., 4–49.

terberg die *Zeitschrift für Pathopsychologie*.[51] Jaspers' prompte Beteiligung an Spechts groß angelegtem, heftig umstrittenem und früh aufgegebenem Programm lässt sich durch sein persönliches Netzwerk nur auf Umwegen rekonstruieren.[52] Vergleicht man beide Ansätze, sind die Berührungspunkte jedoch offensichtlich. Hierzu eignet sich Jaspers' kurzer und in seinen Augen »ziemlich belanglos[er]«[53] Aufsatz allerdings kaum, der im zweiten Heft der *Zeitschrift für Pathopsychologie* erschien. In seiner Antrittsvorlesung über die »Grenzen der Psychologie«, die Jaspers am 13. Dezember 1913 nach Erlangung der *venia legendi* im Fach Psychologie hielt, griff er dagegen die wesentlichen Punkte des Specht'schen Programms auf: »Eine Psychologie, die eine ganze Psychologie sein will, muss das psychopathologische Material in sich aufnehmen«, behauptet hier Jaspers kompromisslos.[54] Die Trennung beider Disziplinen wäre somit nicht nur eine zufällige, sondern eine verderbliche, und zwar für beide Bereiche: »Der Psychopathologe ohne Konnex mit der Psychologie beraubte sich des freien Blicks auf das Ganze, sah nicht die eigentliche Bedeutung seiner Beobachtungen, verharrte bei rein medizinischen, diagnostischen, oft rein hirnpathologischen Gesichtspunkten. Der Psychologe beraubte sich der interessantesten und massenhaftesten empirischen Grundlagen seiner Wissenschaft«. Anders ausgedrückt, bildeten Psychologie und Psychopathologie »sachlich ein Ganzes.«[55]

Diese sachliche Zusammengehörigkeit zeigt sich gerade an Jaspers' universitärem Werdegang. Neben der *Allgemeinen Psychopathologie*, die »anstelle« einer Habilitationsschrift vorgelegt wurde, reichte Jaspers alle hier versammelten Schriften für das Habilitationsverfahren im Fach Psychologie ein. Mit diesen Vorarbeiten hätte, wie sein Klinikdirektor Nissl versicherte, einer *venia legendi* im Fach Psychiatrie nichts im Wege gestanden, hätte die Universität Heidelberg in den Vorjahren nicht schon vier Privatdozenten in diesem Fach hervorgebracht. Auch die Themen, die Jaspers für den Probevortrag vorschlug, waren seinen bisherigen Arbeiten entnommen: »Verstehen und Erklären in der Psychologie«, »Die Trugwahrnehmungen« und »Die Analyse der Wahnideen«.[56]

---

51 Dem Deckblatt der Zeitschrift zufolge waren an Spechts Projekt neben Münsterberg auch Narziss Ach, Gerardus Heymans, Pierre Janet, Oswald Külpe, Otto Liepmann, Ernst Meumann, Georg Elias Müller, Alois Pick, Robert Sommer, Gustav Wilhelm Störring und Henri Bergson als Mitarbeiter beteiligt. Die meisten von ihnen lieferten jedoch keine schriftlichen Beiträge.

52 Am wahrscheinlichsten dürfte der Kontakt zur Zeitschrift über den Psychologen Oswald Külpe erfolgt sein. Vgl. hierzu H. W. Gruhle an K. Jaspers, 25. September 1912, in: K. Jaspers: *Korrespondenzen I*, 101. Zudem käme auch Max Weber als Vermittler in Frage, da dieser mit Münsterberg in Verbindung stand. Vgl. P. Isenböck: »Max Weber und Hugo Münsterberg. Über die Rolle des ›aktuellen Verstehens‹ bei der Grundlegung einer verstehenden Soziologie«, in: G. Wagner, C. Härpfer (Hg.): *Max Webers vergessene Zeitgenossen. Beiträge zur Genese der Wissenschaftslehre*, Wiesbaden 2016, 15–28.

53 Vgl. K. Jaspers an die Eltern, 11. Februar 1913, DLA, A: Jaspers.

54 Jaspers: »Grenzen der Psychologie«, ebd., 35.

55 Ebd.

56 Ausführlicher hierzu Gundlach: *Wilhelm Windelband*, 396–397.

2. Lebensgeschichte und Psychopathologie – Jaspers' Forderung »biographischer Krankengeschichten«

Jaspers verfasste seine psychopathologischen Schriften an der Heidelberger Psychiatrischen Klinik, also an einer Institution, die schwerpunktmäßig auf Forschung und Lehre ausgerichtet war.[57] Um ein möglichst breites Spektrum von Krankheitsfällen untersuchen und den Studenten vorführen zu können, waren Universitätskliniken auf einen hohen Patientendurchsatz angewiesen. Nach Kraepelin, der von 1891 bis 1903 Klinikleiter in Heidelberg war, sollte die Universitätsklinik wie eine »diagnostische Durchgangsstation«, d.h. wie ein Filter, funktionieren: Wissenschaftlich und didaktisch wertvolle Fälle sollten möglichst früh identifiziert, ungeeignete Patienten so schnell wie möglich in eine Heil-und Pflegeanstalt verlegt werden. Im Idealfall waren Diagnose und Prognose »sofort nach der ersten Untersuchung« zu erstellen.[58] Die hohe Aufnahme- und Verlegungsfrequenz ermöglichte es zwar, zahlreiche Fälle zu erfassen, beeinträchtigte jedoch die Berücksichtigung des gesamten Krankheitsverlaufs des Patienten. Im Unterschied zu den großen Anstalten, in denen die Kranken oft über Jahre hinweg verweilten, war an den universitären Einrichtungen eine langfristige Beobachtung des ›Krankenmaterials‹ – wie man die Patienten zu bezeichnen pflegte – kaum möglich. Nach Angaben von Hans Gruhle,[59] der 1905 nach Heidelberg kam, war dies »jene wenig glückliche Zeit, in der die Krankenblätter vorwiegend klinische Schlagworte enthielten: Echopraxie, Flexibilitas cerea, Katalepsie, Stereotypie usw.«[60] Gruhles rückblickende Einschätzung mag vielleicht ein wenig überspitzt sein. Es ist jedoch anzunehmen, dass die Krankenakten besonders in den Universitätskliniken – nicht

57 Jaspers rekonstruiert die Atmosphäre, die hier unter Nissl herrschte, in seiner *Philosophischen Autobiographie*, 17–20.

58 E. Kraepelin: »Ziele und Wege der klinischen Psychiatrie«, in: *Allgemeine Zeitschrift für Psychiatrie und psychisch-gerichtliche Medicin* 53 (1897) 840–848, hier: 842. Zur Umstrukturierung der (Heidelberger) Psychiatrischen Universitätsklinik um die Jahrhundertwende und zur Reform der klinischen Schreibpraktiken durch Kraepelin siehe E. Engstrom: »Die Ökonomie klinischer Inskription. Zu diagnostischen und nosologischen Schreibpraktiken in der Psychiatrie«, in: C. Borck, A. Schäfer (Hg.): *Psychographien*, Zürich, Berlin 2005, 219–240.

59 Der Psychiater Hans Walther Gruhle (1880–1958) wurde bald zu Jaspers' wissenschaftlichem Dialogpartner. In seiner *Philosophischen Autobiographie* beschreibt ihn Jaspers wie folgt: »Der schärfste Kritiker war Gruhle. Gar nichts schien er gelten zu lassen, wenn bei den Zusammenkünften etwas von mir vorgetragen wurde. Ich geriet in große Erregung. Seine Kritik war ein fruchtbarer Ansporn. Die Skizze eines kleinen Aufsatzes über die phänomenologische Forschungsrichtung in der Psychiatrie, d.h. über meine Versuche und Pläne, hatte ich an einem Abend vorgetragen. Gruhle zersetzte scheinbar alles. Nun erst schrieb ich, gewiß, auf rechtem Wege zu sein, in wenigen Tagen den Aufsatz, brachte alles deutlicher heraus, legte das Manuskript Gruhle vor, der nun zu meiner großen Überraschung und Freude einverstanden war« (K. Jaspers: *Philosophische Autobiographie*, 27–28). Trotz zunehmender Meinungsdivergenzen blieb der Kontakt bis zu Gruhles Tod bestehen (vgl. hierzu Jaspers: *Korrespondenzen I*, 95–178).

60 H. W. Gruhle: »Kraepelins Bedeutung für die Psychologie«, in: *Archiv für Psychiatrie und Nervenkrankheiten* 87 (1929) 43–49, hier: 46.

zuletzt durch die Einführung von Vordrucken – um 1900 ihren narrativen Reichtum eingebüßt hatten.[61]

In der *Allgemeinen Psychopathologie* veranschaulichte Jaspers die Kluft, die sich um die Jahrhundertwende zwischen Anstalts- und Universitätspsychiatrie aufgetan hatte, anhand der jeweiligen Erkenntnis- und Darstellungsmethoden.[62] Nach ihm hätten allein die Anstaltspsychiater »in dem engen, regelmäßigen Zusammenleben mit den Kranken durch lange Zeit hindurch [...] feiner beobachtete Biographien Kranker liefern, ein tiefer in die seelischen Zusammenhänge des Kranken eindringendes, nacherlebendes Einfühlen in sich entwickeln können«.[63] Die akademische Psychiatrie hingegen werde von Ärzten gefördert, »die nicht mehr von früh bis spät das Leben mit ihren Kranken teilten, sie geriet in Laboratorien, sei es für Hirnanatomie, sei es für experimentelle Psychopathologie, sie wurde herzloser, kleinlicher, unpersönlicher, ungebildeter, sie verlor sich in endlose Einzelheiten, Messungen, Zählungen, Befunde, verlor das Bildhafte und Gestaltete.«[64]

Jaspers selbst hatte sich bei seiner Blutdruck-Studie in den Messungen und Zählungen der sogenannten »Kurven-Psychiatrie«[65] verfangen. Später behauptete er zwar, dass aus den Versuchen »allerhand herauskam« und dass er es nur »versäumt hatte«, die Resultate zu publizieren.[66] In Wirklichkeit aber hatte er die Experimente frühzeitig abgebrochen und in seinem Arbeitsheft die eigenen epistemologischen Bedenken eindeutig formuliert: »Wenn da jeder eigentlich neu ist, wie soll man Regelmässigkeiten in dem normalerweise schwankenden Bl[ut]-Dr[uck] finden!« »Eigentlich verständigen kann man sich da nie durch einfaches Aussprechen der Diagnose, sondern nur durch eingehende Schilderung des Einzelfalles«, bemerkte er. Die Methode regelmäßiger Messungen schien ihm darum »unbrauchbar«.[67]

---

61 Vgl. z.B. B. Bernet: »›Eintragen und Ausfüllen‹. Der Fall des psychiatrischen Formulars«, in: S. Brändli u.a. (Hg.): *Zum Fall machen, zum Fall werden. Wissensproduktion und Patientenerfahrung in Medizin und Psychiatrie des 19. und 20. Jahrhunderts*, Frankfurt a.M. 2009, 62–91.

62 Die Einführung dieses Begriffspaares wird üblicherweise Jaspers zugeschrieben. Die Begriffe wurden jedoch schon vor der Jahrhundertwende gebraucht und die entsprechenden Ansätze einander gegenübergestellt. Siehe z.B. [T. Ziehen]: »Necrolog. Karl Ludwig Kahlbaum«, in: *Monatsschrift für Psychiatrie und Neurologie* 5 (1899) 479–480.

63 Jaspers: *Allgemeine Psychopathologie* [1913], 328–329.

64 Ebd., 328.

65 Der Begriff stammt von Paul Näcke und war keineswegs pejorativ gemeint. Vgl. P. Näcke: »Über den Wert der sogenannten ›Kurven-Psychiatrie‹«, in: *Allgemeine Zeitschrift für Psychiatrie und psychisch-gerichtliche Medicin* 61 (1903), 280–295.

66 K. Jaspers an H. Gruhle, 23. März 1953, in: K. Jaspers: *Korrespondenzen I*, 171.

67 K. Jaspers: »Blutdruckuntersuchungen« [Winter 1906/07], in: J.-F. Leonhard (Hg.): *Karl Jaspers in seiner Heidelberger Zeit*, Heidelberg 1983, 59–61. Beinahe wortgleich äußerte sich Jaspers später in seiner Arbeit zum Eifersuchtswahn: »Man kann sich in der Psychiatrie nicht verständigen ohne die Schilderung einzelner Fälle. Diese sind die Ecksteine, ohne die unsere Begriffsgebilde zusammenfallen« (K. Jaspers: »Eifersuchtswahn«, in diesem Band, S. 107).

Im Zuge dieser Überlegungen bildeten die forensisch-psychiatrischen Fälle, die Jaspers für seine Dissertation wissenschaftlich verwertete, geradezu das extreme Gegenstück zu den Blutdruckmessungen. Hier ging es nämlich in erster Linie nicht so sehr um die Diagnose als vielmehr um die Bestimmung der Zurechnungsfähigkeit. Die Frage nach dem Krankheitsbegriff, der in der Klinik eine zentrale Rolle spielte, trat in den forensisch-psychiatrischen Gutachten zugunsten einer »stärkeren persönlichkeitsdiagnostischen Orientierung« zunächst einmal zurück.[68] Demnach eigneten sich gerade die Fälle, mit denen Gerichte sich zu befassen hatten, »ganz besonders« zur eingehenden Darstellung des Einzelfalls, die Jaspers von Anfang an für unentbehrlich gehalten hatte. Schon allein wegen der Vielfältigkeit der Dokumentation waren die Akten der forensisch-psychiatrischen Patienten ein geeigneteres Muster für die Führung von Krankenakten – wie seine Gegenüberstellung von Anstalts- und Universitätspsychiatrie indirekt suggeriert –, vor allem aber eine ideale Quellenbasis für das Verfassen von Fallgeschichten.[69]

Psychiatrische Fallgeschichten spielten – als ›Krankheitsskizzen‹, ›Krankengeschichten‹ oder ›Beobachtungen‹ – in der zweiten Hälfte des neunzehnten Jahrhunderts eine zentrale Rolle in der Konsolidierung des Faches Psychiatrie.[70] Um 1900 waren sie als Darstellungs- und Erkenntnismittel in der Fachliteratur zwar etabliert, aber durchaus nicht kanonisiert.[71] Ihre Ausführlichkeit und die narrative Setzung hingen wesentlich von der Publikationsart ab: Während die Monographien zu einzelnen Krankheitsbildern und die Fachzeitschriften Raum für eingehendere Darstellungen zuließen, war die Kasuistik in den Lehrbüchern oft auf knappe Vignetten reduziert.[72] Für die Dissertation

---

68 A. Schäfer: »Das psychiatrische Gutachten um 1900«, in: Y. Wübben, C. Zelle (Hg.): *Krankheit schreiben. Aufzeichnungsverfahren in Medizin und Literatur*, Göttingen 2013, 283–302, hier: 290.

69 Jaspers schreibt in seiner Eifersuchtsarbeit: »Der einzelne Psychiater sieht meist seine Fälle nur kurze Zeit; sie bleiben nicht in seiner Obhut, oder sein Leben reicht nicht aus zur Vollendung eigener Beobachtung. Hier helfen uns die in den Archiven der Klinik niedergelegten alten Krankengeschichten und ganz besonders – leider fast nur in Fällen, die mit Gerichten zu tun bekamen – die Akten (Strafakten, Prozeßakten, Ehescheidungsakten, Entmündigungsakten, Personalakten usw.)« (K. Jaspers: »Eifersuchtswahn«, in diesem Band, S. 108). Zum Ineinandergreifen juristischer und psychiatrischer Aktenführung siehe V. Hess: »Die Buchhaltung des Wahnsinns. Archiv und Aktenführung zwischen Justiz und Irrenreform«, in: C. Borck, A. Schäfer (Hg.): *Das psychiatrische Aufschreibesystem*, Paderborn 2015, 55–76. Direkte, wenn auch nur allgemeine Anweisungen zum Verfassen einer Krankenakte lieferte Jaspers einige Jahre später in der *Allgemeinen Psychopathologie* (vgl. *Allgemeine Psychopathologie* [1913], 319).

70 Siehe hierzu beispielsweise B.-M. Schuster: *Auf dem Weg zur Fachsprache. Sprachliche Professionalisierung in der psychiatrischen Schreibpraxis (1800–1939)*, Berlin 2010.

71 Siehe hierzu M. Ralser: *Das Subjekt der Normalität. Das Wissensarchiv der Psychiatrie: Kulturen der Krankheit um 1900*, Paderborn, München 2010.

72 Vgl. resp. C. Zelle: »Zur Sachprosa des ›Falls‹. Psychiatrische Fallerzählungen um 1850/70 in der *Allgemeinen Zeitschrift für Psychiatrie* und im *Archiv für Psychiatrie und Nervenkrankheiten*«, in: L. Aschauer u.a. (Hg): *Fallgeschichten. Text- und Wissensformen exemplarischer Narrative in der Kultur der Moderne*, Würzburg 2015, 47–71; Y. Wübben: »Mikrotom der Klinik. Der Aufstieg des Lehrbuchs

über das Heimweh als Ursache von Verbrechen – Brandstiftung oder Kindstötung vonseiten junger Landdienstmädchen – standen Jaspers nur wenige (insgesamt zwanzig) Fallgeschichten zur Verfügung. Aus den Lehrbüchern als eigenständige Krankheit längst verschwunden, wurde das Heimweh auch forensisch-psychiatrisch, also als Motiv und als Strafmilderungsgrund, kaum noch diskutiert. Während von den 1780er Jahren bis in die Mitte des 19. Jahrhunderts solche ›Heimwehverbrechen‹ in größerer Zahl beobachtet worden waren, kamen sie jetzt nur noch selten vor.[73] Gerade die Entpathologisierung des Heimwehs forderte neue Erklärungsmuster für die wenigen Fälle, bei denen es schwere Verbrechen auslöste oder zumindest ein diesbezüglicher Verdacht bestand. Um das Phänomen einzuordnen, suchte Jaspers nicht nur Berührungspunkte mit älteren forensischen Präzedenzfällen, sondern auch mit Schilderungen von »normalem Heimweh« aus der Literatur und persönlichen Zeugnissen.[74] Da, wie Jaspers feststellte, die Grenzen zwischen normalem und pathologischem Heimweh fließend waren, könne die Verschränkung von Heimweh und Verbrechen nur jeweils am Einzelfall erörtert werden, weshalb er auch die eigenen Fälle akribisch wiedergab. Dabei ging es Jaspers offensichtlich nicht so sehr um die bloße Ansammlung aussagekräftiger Details, sondern um die Darstellung der Biographie, einschließlich des (engen) sozio-kulturellen Milieus der jungen Verbrecherinnen. Damit kündigt sich bereits in seiner Heimweh-Arbeit an, wofür er erst im Aufsatz über den Eifersuchtswahn ausdrücklich plädierte, nämlich die »Gewinnung ganzer Lebensläufe«[75]. In der dritten Auflage der *Allgemeinen Psychopathologie* formulierte er dann noch deutlicher: »Ein Archiv von wirklich durchgearbeiteten, biographischen Krankengeschichten ist das dringendste Erfordernis der Psychiatrie.«[76]

3. Erklären und Verstehen

Die Gewinnung guter Biographien erwies sich für die Erörterung der sogenannten ›Paranoiafrage‹, die Jaspers in seiner Eifersuchtsarbeit in Angriff nahm, als besonders relevant. Anders als das Heimweh stand die ›Paranoia‹ gerade im Brennpunkt der psychiatrischen Nosologie, um deren radikale Reorganisation sich Kraepelin verdient

in der Psychiatrie (um 1890)«, in: dies., C. Zelle (Hg.): *Krankheit schreiben. Aufzeichnungsverfahren in Medizin und Literatur,* Göttingen 2013, 149–175.

73 Vgl. hierzu S. Bunke: *Heimweh. Studien zur Kultur- und Literaturgeschichte einer tödlichen Krankheit*, Freiburg i.Br. 2009, 136–156.

74 Jaspers zitierte in seiner Dissertation u.a. aus Briefen seiner Schwester Erna. Vgl. Jaspers: »Heimweh und Verbrechen«, in diesem Band, S. 45, und Stellenkommentar, Nr. 220.

75 Jaspers: »Eifersuchtswahn«, in diesem Band, S. 108.

76 Jaspers: *Allgemeine Psychopathologie* [1923], 367. Ausführlicher hierzu: A. Schäfer: »Die Archivfunktion in der Psychiatrie (Kraepelin, Jaspers)«, in: T. Weitin, B. Wolf (Hg.): *Gewalt der Archive. Studien zur Kulturgeschichte der Wissensspeicherung*, Konstanz 2012, 235–254.

machte.[77] Seit Mitte des 19. Jahrhunderts wurden unter dem Oberbegriff ›Paranoia‹ sämtliche Psychosen subsumiert, für deren Diagnose einzig und allein das Merkmal der Wahnvorstellungen maßgebend war.[78] Von diesem inflationären, unscharf gefassten Sammelbegriff hatte Kraepelin die Paranoia im engeren Sinn abgegrenzt und dabei den Akzent von der Symptomatologie auf die Entwicklung – Beginn, Verlauf und Endzustand – der Krankheit verschoben.[79] Die Biographie des Patienten diente Kraepelin dazu, anhand von Verlaufs- und Fortschrittsmerkmalen die Geschichte und somit das Wesen der Krankheit aufzudecken.[80]

Jaspers verfolgte damit einen anderen Zweck. Wie schon bei der Dissertation orientierte er sich auch bei der zweiten Arbeit an seinem Mentor Wilmanns. Dieser hatte im Kontext der Paranoia-Frage zwischen »psychologisch wohl verständliche[n]« und »pathologischen Entwicklungen« unterschieden.[81] Jaspers spitzte Wilmanns' eher intuitive Unterscheidung zu, indem er sie mit der begrifflich klareren Differenzierung zwischen Persönlichkeitsentwicklung und Prozess koppelte. Dafür lehnte er sich an den »teleologischen Entwicklungsbegriff« des Philosophen Heinrich Rickert an, der die verschiedenen Veränderungen zu einem einheitlichen Ganzen zusammenschloss.[82] Wilmanns und Rickert zusammenführend, ergab sich für Jaspers folgendes Bild: Entweder lässt sich, unter Voraussetzung der Kenntnis der Lebensgeschichte, die Krankheit sozusagen im Rahmen der von ihr befallenen Persönlichkeit einfügen und ist somit als Reaktion oder eben als Entwicklung zu verstehen, oder sie bedeutet eine heterogene Umwandlung der Persönlichkeit durch eine radikal fremde, über sie hereinbrechende Neuigkeit und ist somit als Prozess einzuordnen. Ferner sind auch die Herangehensweisen an das Seelenleben der Kranken zwei verschiedene: Im ersteren Fall kann man sich in die entsprechende Persönlichkeit hineinversetzen und die psychischen Zusammenhänge nacherleben und verstehen, den Prozess hingegen nur begreifen.

Durch diese Unterscheidung sprengte Jaspers den nosologischen Diskussionsrahmen der Paranoia-Frage und verschränkte sie mit einer Debatte, die außerhalb der Psychiatrie – oder vielmehr: nicht von den Psychiatern selbst – ausgetragen wurde: mit

---

77 Vgl. Stellenkommentar, Nr. 299.

78 Laut Kraepelin machte diese »Universalkrankheit« in manchen Anstalten 70–80% der Kranken aus. Vgl. E. Kraepelin: *Psychiatrie. Ein Lehrbuch für Studierende und Ärzte*, Bd. 2, Leipzig [7]1904, 592.

79 Siehe hierzu P. Hoff: *Emil Kraepelin und die Psychiatrie als klinische Wissenschaft. Ein Beitrag zum Selbstverständnis psychiatrischer Forschung*, Berlin u.a. 1994, 126–132.

80 Vgl. hierzu S. Kiceluk: »Der Patient als Zeichen und als Erzählung: Krankheitsbilder, Lebensgeschichten und die erste psychoanalytische Fallgeschichte«, in: *Psyche* 47 (1993) 815–854.

81 Vgl. K. Wilmanns: »Zur klinischen Stellung der Paranoia«, in: *Centralblatt für Nervenheilkunde und Psychiatrie* (1910) 204–211.

82 Vgl. H. Rickert: *Die Grenzen der naturwissenschaftlichen Begriffsbildung. Eine logische Einleitung in die historischen Wissenschaften*, Tübingen, Leipzig 1902, 472–473. Rickert unterschied insgesamt sieben Bedeutungen von Entwicklung.

dem sogenannten ›Methodenstreit‹. In den frühen 1880er Jahren im Rahmen der Nationalökonomie entfacht, war der Methodenstreit im Kern ein Streit um den Erkenntnisbereich und die Erkenntnismethodik, kurz: um den Status der einzelnen Geistes- und Sozialwissenschaften. Maßgeblich waren dabei besonders die Erörterungen Wilhelm Diltheys.[83] Jaspers stellte zwar dem ›Verstehen‹ das ›Begreifen‹ gegenüber, die Verwandtschaft seiner Argumentation mit Diltheys berühmtem Diktum »Die Natur erklären wir, das Seelenleben verstehen wir«[84] ist dennoch kaum zu übersehen. Dilthey war allerdings von einer wesentlichen Unterscheidung von Natur und Seele ausgegangen, während Jaspers' Position sich eher mit jener der südwestdeutschen Neukantianer Wilhelm Windelband und Heinrich Rickert vereinbaren lässt, für welche nicht so sehr der Gegenstand als vielmehr das Erkenntnisziel der einzelnen Wissenschaften bestimmend war: »Die einen suchen allgemeine Gesetze, die anderen besondere geschichtliche Tatsachen«, hatte Windelband, der später in Heidelberg lehrte, postuliert.[85]

Man hat nicht zu Unrecht darauf hingewiesen, wie wenig Jaspers die Grundbegriffe ›Erklären‹ und ›Verstehen‹ reflektiert, und dass diese insgesamt »merkwürdig blaß und unscharf« bleiben.[86] Dies gilt für die allerersten Schriften im besonderen Maße, wessen sich Jaspers offensichtlich bald bewusst wurde. Schon in der ersten Auflage der *Allgemeinen Psychopathologie* bemühte er sich nämlich um eine Präzisierung.[87] Doch erst in der vierten Auflage kam es zu einer genaueren Bestimmung der Begriffe, wobei es besonders um die »Grenzen des Verstehens« geht.[88] Gleichwohl kann man behaupten,

83 Vgl. hierzu z.B. J. Reiter: »Erklären und Verstehen. Das Historismusproblem im Anschluß an Dilthey«, in: H. Rombach (Hg.): *Wissenschaftstheorie I. Probleme und Positionen der Wissenschaftstheorie*, Freiburg i.Br. 1974, 32–36. Zur Einordnung der Jaspers'schen Psychopathologie in diesen Zusammenhang vgl. D. v. Engelhardt: »Erklären und Verstehen – Karl Jaspers im Kontext der Medizin- und Philosophiegeschichte«, in: ders., H.-J. Gerigk (Hg.): *Karl Jaspers im Schnittpunkt von Zeitgeschichte, Psychopathologie, Literatur und Film*, Heidelberg 2009, 17–36; S. Achella: *Rimanere in cammino. Karl Jaspers e la »crisi« della filosofia*, Neapel 2012, bes. 65–122.

84 W. Dilthey: »Ideen über eine beschreibende und zergliedernde Psychologie« [1894], in: *Gesammelte Schriften*, Bd. V, hg. von G. Misch, Leipzig 1924, 139–240, hier: 144. – Die Scheidung von Erklären und Verstehen geht zwar auf Gustav Droysen zurück, die Wirkung seiner Schriften war jedoch viel geringer.

85 W. Windelband: *Geschichte und Naturwissenschaft. Rede, gehalten von dem Rector Dr. Wilhelm Windelband*, Straßburg 1894, 25.

86 Vgl. W. Schmitt: »Karl Jaspers und die Methodenfrage«, in: W. Janzarik (Hg.): *Psychopathologie als Grundlagenwissenschaft*, Stuttgart 1979, 74–82, hier: 77.

87 »Um Missverständnissen und Unklarheiten aus dem Wege zu gehen, gebrauchen wir den Ausdruck ›*verstehen*‹ immer für das von innen gewonnene Anschauen des Seelischen. [...] Das Erkennen objektiver Kausalzusammenhänge, die immer nur von außen gesehen werden, nennen wir niemals Verstehen, sondern immer *Erklären*. [...] Das Wort ›Begreifen‹ gebrauchen wir dagegen im unbestimmten Sinne für beides (in fraglichen Fällen oder wenn Verstehen und Erklären zusammen gemeint sind)« (*Allgemeine Psychopathologie* [1913], 14).

88 Die vierte Auflage kann als ein völlig neues Buch betrachtet werden, das nur aus marktstrategischen Gründen denselben Namen trägt. Die Verdoppelung des Seitenumfangs (von 338 auf 748 Seiten, unverändert bis zur neunten Auflage) gibt schon eine Vorstellung von den Erweiterungen,

dass in der Eifersuchtsarbeit bereits die methodologischen Koordinaten festgelegt sind, welche die gesamte Jaspers'sche Psychopathologie markieren: der Dualismus von Erklären und Verstehen.

4. Phänomenologie als Abgrenzung von Leistungspsychologie

Auf das ›Verstehen‹ kam Jaspers in seiner dritten Arbeit, dem Referat zur Intelligenzprüfung, das ebenfalls 1910 erschien, nur kursorisch oder vielmehr indirekt zu sprechen. Umso klarer war indessen die Botschaft: Das nahezu obsessive Streben nach Objektivität, dem sich die zeitgenössische »Leistungspsychologie«[89] hingab, habe die ursprünglichen, wesentlichen psychopathologischen Methoden, das Verstehen und die Einfühlung, aus der Psychiatrie verdrängt. Die neuen Messtechniken – die modernen Intelligenzprüfungen[90] inbegriffen – seien zwar völlig legitim und gewinnbringend, jedoch nur als Hilfsmittel der Psychopathologie zu verstehen. Das Subjektive sei keineswegs ein Hindernis, sondern das Wesentliche an dieser Wissenschaft selbst. Jaspers' gesamte ›verstehende‹ Psycho(patho)logie kann man als einen Versuch ansehen, ganz im Sinne der zeitgenössischen Methodendebatte die Wissenschaftlichkeit des Subjektiven, die Objektivität des Verstehens, zu behaupten: »Das Vorhandensein des Organs der Einfühlungsfähigkeit vorausgesetzt (wie für den Histologen das Auge vorausgesetzt werden muß) wird eine empirische Entscheidung für diese Richtigkeit durch Vergleich und Kritik der Einfühlungserlebnisse im Prinzip so gut erreicht wie für die Wahrnehmungen mit Sinnesorganen«, antizipierte er in seinem Intelligenz-Referat.[91] Wie diese Kritik und dieser Vergleich erfolgen sollten, verriet er allerdings noch nicht, ebensowenig äußerte er sich über die Natur jenes Verstehens oder jener Einfühlung. Nur der Vergleich mit der Histologie erlaubt es, in der knappen Prämisse eine vage An-

die Jaspers am Ausgangstext vornahm. Ein systematischer inhaltlicher Vergleich der verschiedenen Auflagen steht noch aus. Für einen ersten Versuch siehe S. Kirkbright: »Ein kritischer Vergleich zwischen den verschiedenen Auflagen von Karl Jaspers' *Allgemeiner Psychopathologie*«, in: S. Rinofner-Kreidl, H. A. Wiltsche (Hg.): *Karl Jaspers' Allgemeine Psychopathologie zwischen Wissenschaft, Philosophie und Praxis*, Würzburg 2008, 21–29.

89 Der Begriff ›Leistungspsychologie‹ ist offenbar eine Wortschöpfung von Jaspers, um die experimentelle Psychologie zu bezeichnen. Vgl. hierzu Stellenkommentar, Nr. 825.

90 Vgl. hierzu M. Bondy: »Psychiatric antecedents of psychological testing (before Binet)«, in: *Journal of the History of the Behavioral Sciences* 10 (1974) 180–194; H. Grünwald: *Die sozialen Ursprünge psychologischer Diagnostik. Zur Genese, Struktur und Konkurrenz von Konzeptionen der Intelligenzdiagnostik*, Darmstadt 1980, bes. 43–52.

91 Jaspers: »Die Methoden der Intelligenzprüfung und der Begriff der Demenz. Kritisches Referat«, in diesem Band, S. 176. – Die Analogie mit der Histologie, um das Verstehen und die Einfühlung wissenschaftlich zu legitimieren, war offensichtlich nicht beliebig gewählt: Die »mechanische Objektivität« der Histologie war geradezu mustergültig – der Nobelpreis an Camillo Golgi und Santiago Ramón y Cajal (1906) lag erst einige Jahre zurück. Vgl. hierzu L. Daston, P. Galison: *Objectivity*, New York 2007, 115–190.

kündigung der Phänomenologie zu lesen. In dem Aufsatz über die phänomenologische Forschungsrichtung in der Psychopathologie, den Jaspers zwei Jahre später veröffentlichte, griff er dann auf dieselbe Metapher zurück, um den Fachkollegen diese Erkenntnismethode möglichst anschaulich zu machen.[92] Die Phänomenologie war in der damaligen psychologischen Literatur zwar »ubiquitär«,[93] den meisten Psychiatern jedoch vermutlich nicht geläufig.

Jaspers hatte die Phänomenologie bereits für seine Analyse der Trugwahrnehmungen eingeführt, um die einzelnen Wahrnehmungskomponenten zu isolieren und zu unterscheiden, jedoch die Methode nicht näher erläutert bzw. missverständlich eingesetzt.[94] Erst in seinem programmatischen Aufsatz umriss er die Phänomenologie als psychopathologische Methode für die Analyse von Einzelfällen. Es wird den meisten nicht philosophisch geschulten Lesern auch nicht leicht gefallen sein, sich diese Methode genauer zu vergegenwärtigen. Der Hinweis auf Husserl dürfte wiederum die Eingeweihten verwirrt haben, denn Jaspers' Phänomenologie lässt sich mit Husserls »deskriptiver Psychologie«[95] nur schwer vereinbaren.[96] Zumindest hat sie nicht den absoluten erkenntnisfundierenden Charakter, den Husserls Projekt anstrebt: Einerseits räumt Jaspers der Einfühlung einen Platz ein, den man beim frühen Husserl noch vergeblich sucht; nicht umsonst verweist Jaspers in seinem Phänomenologie-Aufsatz auf Moritz Geiger.[97] Andererseits ergänzt er das phänomenologische Verstehen durch ein ›genetisches‹, wie er in der *Allgemeinen Psychopathologie* hervorhebt: »Im statischen Verstehen (*Phänomenologie*) erfassen wir gewissermaßen den Querschnitt des Seelischen, im genetischen Verstehen (*verstehende Psychopathologie*) den Längsschnitt.[98] Die Phänomenologie ist somit für Jaspers eine grundlegende Methode der Psychopathologie, d.h. diejenige, die jedes weitere Vorgehen erst ermöglicht, aber eben nur eine

---

92 Jaspers: »Die phänomenologische Forschungsrichtung«, in diesem Band, S. 371–372.

93 S. Luft: »Zur phänomenologischen Methode in Karl Jaspers' *Allgemeiner Psychopathologie*«, in: Rinofner-Kreidl, Wiltsche (Hg.): *Karl Jaspers' Allgemeine Psychopathologie*, 31–51, hier: 31. Vgl. hierzu ausführlicher H. Spiegelberg: *Phenomenology in Psychology and Psychiatry. A Historical Introduction*, Evanston 1972, bes. 31–66.

94 Vgl. hierzu M. Spitzer: *Halluzinationen. Ein Beitrag zur allgemeinen und klinischen Psychopathologie*, Berlin u.a. 1988, 190–202.

95 Husserl hatte seine Phänomenologie in Anlehnung an Franz Brentano ursprünglich so benannt.

96 Vergleicht man Husserls und Jaspers' Phänomenologie, muss man sich vor Augen halten, dass Husserls ›transzendentale Wende‹ noch bevorstand (vgl. E. Husserl: *Ideen zu einer reinen Phänomenologie und phänomenologischen Philosophie. Erstes Buch: Allgemeine Einführung in die reine Phänomenologie*, Halle a.d.S. 1913). Dies ist für die *Allgemeine Psychopathologie*, deren erstes Kapitel (»Die subjektiven Erscheinungen des Seelenlebens«) den Untertitel »Phänomenologie« trägt, ebenfalls von Relevanz.

97 Vgl. M. Geiger: »Über das Wesen und die Bedeutung der Einfühlung«, in: F. Schumann (Hg.): *Bericht über den IV. Kongreß für experimentelle Psychologie in Innsbruck vom 19. bis 22. April 1910*, Leipzig 1911, 29–73.

98 Jaspers: *Allgemeine Psychopathologie* [1913], 13.

unter mehreren.[99] Husserls antipsychologistischer und gleichzeitig methodologisch rigoroser Ansatz mag für Jaspers eine Art Befreiungsschlag gewesen sein,[100] der gemeinsame Begriff ›Phänomenologie‹ darf jedoch nicht über die unterschiedlichen Ziele und Wirkungsbereiche hinwegtäuschen.[101]

5. Max Weber und die Debatte um Erklären und Verstehen

Ganz anders verhält es sich mit Weber. Schon laut Jaspers' eigener Einschätzung war Webers Einfluss auf ihn nachhaltiger und tiefgreifender als die Begeisterung für Husserl: »Ich verdanke Max Weber nicht nur meine Psychopathologie in der Jugend, sondern die Möglichkeit meiner Philosophie«, schrieb er rückblickend im Jahre 1949.[102] Jaspers hatte Weber durch Vermittlung Gruhles im Jahre 1909 kennengelernt und gehörte bald zu dessen engerem Kreis.[103] Zu dieser Zeit hatte Weber, aufbauend auf Georg Simmels Verstehensbegriff, bereits die Weichen für seine verstehende Soziologie gestellt.[104] Ferner hatte er sich selbst mit experimental-psychologischen Themen befasst und war somit der ideale Diskussionspartner für einen jungen Psychiater auf der

99 Es wurde zu Recht darauf hingewiesen, dass die Methode, die Jaspers in seinem Aufsatz über leibhaftige Bewusstheiten als eine phänomenologische präsentiert, im Grunde gar keine phänomenologische ist, neigt sie doch dazu, Kategorien zu bilden und diese miteinander zu vergleichen. Vgl. hierzu A. Donise: »Karl Jaspers als Phänomenologe«, in: *Studia Philosophica* 67 (2008) 335–348.

100 Zumindest äußerte sich Jaspers später in diesem Sinne: »Nach langer Fesselung an die Medizin lernte ich 1909 durch Lektüre Husserl kennen. Seine Phänomenologie war als Methode ergiebig, weil ich sie für die Beschreibung der Erlebnisse von Geisteskranken anwenden konnte. Wesentlicher aber war es mir zu sehen, wie ungemein diszipliniert er dachte, dann daß er den Psychologismus, durch den sich alle Probleme auflösen in solche psychologischer Motivation, überwunden hatte, vor allem seine unablässige Forderung, unbemerkte Voraussetzungen zu klären. Was in mir schon wirkte, fand ich bestätigt: den Drang zu den Sachen selbst. Das war damals in einer Welt voller Vorurteile, Schematismen, Konventionen wie eine Befreiung« (»Mein Weg zur Philosophie«, 386). Husserls deskriptiv-psychologische Untersuchungen waren zwar nicht der einzige, jedoch der systematischste und ausführlichste Versuch, dem Psychologismus entgegenzusteuern.

101 Was Jaspers' Phänomenologie mit der Husserlschen, abgesehen vom Namen, gemeinsam hat, ist eines der umstrittensten Themen der Jaspers-Forschung. Für einen Überblick über diese Diskussion siehe T. Kumazaki: »The theoretical root of Karl Jaspers' General Psychopathology. Part 1: Reconsidering the influence of phenomenology and hermeneutics«, in: *History of Psychiatry* 24 (2013) 212–226.

102 K. Jaspers an W. Hellpach, 22. April 1949, in: Jaspers: *Korrespondenzen I*, 190. Zum Einfluss von Weber auf Jaspers vgl. D. Henrich: »Denken im Blick auf Max Weber«, in J. Hersch u.a. (Hg.): *Karl Jaspers. Philosoph, Arzt, politischer Denker*, München u.a. 1986, 207–231; M. Bormuth: *Lebensführung in der Moderne. Karl Jaspers und die Psychoanalyse*, Stuttgart-Bad Cannstatt 2002.

103 Vgl. Jaspers: *Philosophische Autobiographie*, 34.

104 Vgl. hierzu K. Lichtblau: »Simmel, Weber und die ›verstehende Soziologie‹«, in: *Berliner Journal für Soziologie* 3 (1993) 141–151. – Durch Weber rezipierte auch Jaspers den Simmel'schen Verstehensbegriff. Vgl. Stellenkommentar, Nr. 820.

Suche nach den Grundlagen der psychiatrischen Erkenntnis.[105] Obwohl Jaspers Weber erst in seinem Aufsatz über die kausalen und verständlichen Zusammenhänge zitiert, erscheint die These, dass er die bedeutendsten Stimmen der zeitgenössischen Methodendiskussion – wie Dilthey, Simmel, Rickert, Windelband und sogar Husserl – über Weber rezipierte, durchaus plausibel.[106] Andererseits folgte Jaspers seinem Vorbild gerade in der grundlegenden Verschränkung von Erklären und Verstehen nicht, denn er fasste durch die Hypostasierung des Nicht-Einfühlbaren als Grenze des Verstehens die verstehende Psychologie entschieden enger als Weber.[107] Dass Weber seinerseits Jaspers' selbständigen Beitrag zur Erklären-Verstehen-Debatte wissenschaftlich achtete, zeigt sich nicht zuletzt daran, dass er dessen »verstehende Psychologie« bereits 1913 im gleichen Atemzug mit der eigenen »verstehenden Soziologie« nannte.[108] Insbesondere scheint Weber an Jaspers' verstehender Psychologie die Loslösung vom Freud'schen Begriff des Unbewussten geschätzt zu haben.[109]

Für Jaspers war Weber bekanntlich der »eigentliche Philosoph der Zeit [...], der Philosoph, der seine Philosophie nicht direkt aussprach, aber aus ihr lebte und dachte.«[110] Dennoch war er für den jungen Arzt nicht nur ein schweigsames Vorbild; er gab ihm auch gezielte methodologische und epistemologische Vorgaben: »*Ordnung* werden Sie in die Unendlichkeit des Mannigfaltigen ja wohl *nur* [...] durch die Methode der ›Idealtypen‹-Bildung [...] bringen können.«[111] In der Tat erkennt man in Jaspers' Psychopathologie die Wirkung Webers am deutlichsten an dem *idealtypischen* Zugang

105 Vgl. M. Weber: »Zur Psychophysik der industriellen Arbeit« [1908/09], in: ders.: *Gesammelte Aufsätze zur Soziologie und Sozialpolitik*, hg. von M. Weber, Tübingen 1922, 61–225. Dieser Aufsatz war im *Archiv für Sozialwissenschaft und Sozialpolitik* unter dem Titel »Kritische Literatur-Übersichten« erschienen. An dieser Aufsatzform orientierte sich Jaspers bei seinen eigenen Arbeiten. Vgl. hierzu Anm. 35. Zu Webers Haltung gegenüber der experimentellen Psychologie vgl. S. Frommer: »Bezüge zu experimenteller Psychologie, Psychiatrie und Psychotherapie in Max Webers methodischen Schriften«, in: G. Wagner, H. Zipprian (Hg.): *Max Webers Wissenschaftslehre. Interpretation und Kritik*, Frankfurt a.M. 1994, 239–258. Merkwürdigerweise zitiert Jaspers Weber in diesem Zusammenhang nicht.

106 Vgl. hierzu T. Kumazaki: »The theoretical root of Karl Jaspers' General Psychopathology. Part 2: The influence of Max Weber«, in: *History of Psychiatry* 24 (2013) 259–273. »Mir ging das methodische Bewußtsein über das Verstehen im Zusammenhang mit der großen Überlieferung auf durch Max Webers Arbeiten«, hielt Jaspers in der vierten Auflage der *Allgemeinen Psychopathologie* nachträglich fest (*Allgemeine Psychopathologie* [1946], 250, Anm. 1).

107 Vgl. J. Frommer u.a.: »Max Weber's influence on the concept of understanding in psychiatry«, in: *History of Psychiatry* 11 (2000) 345–354.

108 Vgl. M. Weber: »Über einige Kategorien der verstehenden Soziologie« [1913], in: ders.: *Gesammelte Aufsätze zur Wissenschaftslehre*, hg. von J. Winckelmann, Tübingen [6]1985, 427–474. Hier verwies Weber generell auf »die verschiedenen Arbeiten von K. Jaspers« und »speziell« auf die gerade erschienene *Allgemeine Psychopathologie* (ebd., 427).

109 Vgl. M. Weber an K. Jaspers, 2. November 1912, in: M. Weber: *Briefe 1911–1912*, hg. von M. R. Lepsius und W. J. Mommsen in Zusammenarbeit mit B. Rudhard und M. Schön, Tübingen 1998, 730.

110 Jaspers: *Die großen Philosophen. Nachlaß 1*, 641.

111 M. Weber an K. Jaspers, 2. November 1912, in: M. Weber: *Briefe 1911–1912*, 730.

zu den seelischen Zusammenhängen. Nach Weber sind Idealtypen Grenzgebilde, die gewonnen werden »durch einseitige Steigerung eines oder einiger Gesichtspunkte und durch Zusammenschluß einer Fülle von [...] vorhandenen Einzelerscheinungen, die sich jenen einseitig herausgehobenen Gesichtspunkten fügen, zu einem in sich einheitlichen Gedankenbilde.«[112] Webers Idealtypus ist eine »Utopie«, ein Grenzbegriff, an welchem »die Wirklichkeit zur Verdeutlichung bestimmter bedeutsamer Bestandteile ihres empirischen Gehaltes gemessen, mit dem sie verglichen wird.«[113] Getreu seinem Vorbild sind für Jaspers die verständlichen Zusammenhänge des Seelenlebens stets idealtypische, an denen die individuellen Zusammenhänge deutend gemessen werden.[114] Ferner sind für ihn auch die psychiatrischen Krankheitseinheiten Idealtypen, wodurch er sich ganz klar von Kraepelin abgrenzt, welcher die Krankheiten für natürliche Einheiten hielt.[115]

6. Resonanzen

Jaspers' psychiatrische Frühschriften riefen eine heterogene Resonanz hervor, teilten aber im Grunde ein gemeinsames Schicksal: Sie wurden von der *Allgemeinen Psychopathologie* assimiliert. Wie Rossmann in der Vorbemerkung zu dem vorliegenden Band andeutet, entwickelte Jaspers hier die »methodologischen Grundzüge« seines späteren Werks.[116] Dass die kurz bzw. unmittelbar darauf erschienene *Allgemeine Psychopathologie* nicht nur methodologisch, sondern auch thematisch, begrifflich und epistemologisch von den Vorarbeiten[117] zehrt, lässt sich allein schon aus dem Inhaltsverzeichnis ablesen.[118] Es ist schwer denkbar, dass die thematische und chronologische Überschnei-

---

112 M. Weber: »Die ›Objektivität‹ sozialwissenschaftlicher und sozialpolitischer Erkenntnis« [1904], in: ders.: *Gesammelte Aufsätze zur Wissenschaftslehre*, 146–214, hier: 191.

113 Ebd., 194.

114 Zur idealtypischen Forschungsmethode bei Jaspers vgl. W. Baßler: *Ganzheit und Element. Zwei kontroverse Entwürfe einer Gegenstandsbildung in der Psychologie*, Göttingen u.a. 1988, 147-149.

115 Vgl. hierzu Stellenkommentar, Nr. 336.

116 In diesem Band, S. 2, siehe auch Stellenkommentar, Nr. 1.

117 Hier sei noch einmal darauf aufmerksam gemacht, dass für die letzten drei Aufsätze der Begriff ›Vorarbeiten‹ nur durch das Erscheinungsdatum berechtigt ist, da sie zeitgleich zur *Allgemeinen Psychopathologie* verfasst wurden, die Mitte April 1913 druckfertig war. Vgl. K. Jaspers an F. Springer, 15. April 1913, in: KJG III/8.1, 273.

118 Nahezu alle vorher behandelten Themen finden sich in der *Allgemeinen Psychopathologie* wieder. Hier seien nur die Überschneidungen zwischen den Aufsatztiteln und den einzelnen Kapitel- bzw. Absatzüberschriften jener Schrift hervorgehoben: »Die subjektiven Erscheinungen des kranken Seelenlebens (Phänomenologie)« (Kapitel I), »Trugwahrnehmungen« (Kapitel I, § 1), »Die Zusammenhänge des Seelenlebens: I. Die verständlichen Zusammenhänge« (Kapitel III), »Die Zusammenhänge des Seelenlebens: II. Die kausalen Zusammenhänge« (Kapitel IV), »Das Ganze des Seelenlebens: Intelligenz und Persönlichkeit« (Kapitel V), »Entwicklung einer Persönlichkeit« und »Persönlichkeit und Prozeß« (Kapitel V, § 4). – Für Janzarik ergibt sich aus diesen Vorarbeiten für die *Allgemeine Psychopathologie* zusammenfassend »eine Gliederung in die Phänomenologie, die

dung mit dem systematischen und wirkungsreicheren Nachfolgewerk die Rezeption der einzelnen Beiträge nicht beeinflusst hat. Das Ausmaß der Interferenz – sei sie nun hemmend oder fördernd gewesen – ist ebenso schwer einzuschätzen. Gerade aufgrund dieser Nähe ist eine Bewertung der genuinen, d.h. von der *Allgemeinen Psychopathologie* unabhängigen, Resonanz der Frühschriften kaum möglich.

Jaspers' Heimweh-Arbeit, die er in der *Allgemeinen Psychopathologie* nur einmal beiläufig zitiert, nimmt auch rezeptionsgeschichtlich eine Sonderstellung ein.[119] Als Jaspers seine Dissertation vorlegte, war die medizinische Diskussion über dieses Thema bereits rückläufig, wenn nicht schon gänzlich beendet.[120] Die charakteristischen ›Heimwehverbrechen‹, Brandstiftung und Kindesmord, kamen in der Tat äußerst selten vor. Überdies ließen die reise- und kommunikationstechnischen Fortschritte, die Redundanz des Fachdiskurses und die Ablösung bzw. die Absorption des Heimwehs durch modernere Krankheiten wie die Neurasthenie oder die Kriegsneurose in den Folgejahren das Heimweh wissenschaftlich zunehmend obsolet erscheinen. Schon 1912, also kurz nach Jaspers' Promotion, setzte Gruhle in seiner Studie zur Jugendkriminalität den Begriff Heimweh demonstrativ in Anführungszeichen.[121] Die geringschätzende Haltung der Psychoanalyse, die das Phänomen weithin ignorierte, begrub das Thema endgültig. »[E]in ›Heim‹weh im Sinne einer Sehnsucht nach einer bekannten Umgebung existiert nicht«, tönte es 1936 aus dem Organ der Internationalen Psychoanalytischen Vereinigung.[122] Erst nach dem Zweiten Weltkrieg wurde das Heimweh – als gleichnamiges Syndrom – wissenschaftlich wieder respektiert und somit umfangreicher diskutiert.[123] So verwundert es nicht, dass Jaspers selbst den Gegenstand nicht wieder aufgriff und auch die Fachkollegen seine Arbeit kaum wahrnahmen. Bezeich-

---

die subjektiven seelischen Zusammenhänge deskriptiv im statischen Verstehen erfasst, und die am Bild des psychischen Reflexbogens orientierte objektive Psychopathologie. Die Zusammenhänge des Seelenlebens werden als verständliche und als kausale Zusammenhänge unterschieden. Sie sind genetisch zu verstehen oder kausal zu erklären. Die Gesamtheit der Leistungsfähigkeiten wird als Intelligenz, das Ganze der verständlichen Zusammenhänge wird als Persönlichkeit erfasst. Auf diesen Grundlagen wird unter Anlehnung vor allem an Kahlbaum und Kraepelin eine Synthese der Krankheitsbilder entwickelt« (W. Janzarik: »Jaspers, Kurt Schneider und die Heidelberger Psychopathologie«, in: Hersch u.a. (Hg.): *Karl Jaspers*, 114).

119 Vgl. Jaspers: *Allgemeine Psychopathologie* [1913], 162. Auch in dem 1915/16 verfassten, jedoch erst postum veröffentlichten, Manuskript über die Einsamkeit blieb das Heimweh unerwähnt (vgl. K. Jaspers: »Einsamkeit«).

120 Vgl. G. Rosen: »Nostalgia: a ›forgotten‹ psychological disorder«, in: *Psychological Medicine* 5 (1975) 340–354.

121 Vgl. H. Gruhle: *Die Ursachen der jugendlichen Verwahrlosung und Kriminalität. Studien zur Frage: Milieu oder Anlage*, Berlin u.a. 1912, 245.

122 W. Nicolini: »Verbrechen aus Heimweh und ihre psychoanalytische Erklärung«, in: *Imago* 22 (1936) 9–120, hier: 115. – Nicolini erwähnt hier Jaspers' Arbeit nicht ein einziges Mal. Dagegen wird Wilmanns mehrfach zitiert.

123 Zum Verschwinden und zur wissenschaftlichen ›Wiedergeburt‹ des Heimwehs vgl. Bunke: *Heimweh*, 215–250.

nenderweise wurde Jaspers auch im engeren Kreis um den Grazer Strafrechtler Hans Gross, der *Heimweh und Verbrechen* in seiner Zeitschrift druckte, vorwiegend durch die *Allgemeine Psychopathologie* rezipiert.[124] Anders als von Jaspers erwartet, fand der längere historische Vorspann der Doktorarbeit selbst unter den künftigen Psychiatriehistorikern keine Beachtung.[125]

Es existieren nur wenige Zeugnisse, die es erlauben, die Rezeption von Jaspers' psychopathologischen Aufsätzen vor der Veröffentlichung der *Allgemeinen Psychopathologie* zu rekonstruieren. In der Korrespondenz mit den Fachkollegen sind sie nur selten erwähnt und noch seltener kommentiert. Offenbar verpflichtete auch die Zusendung von Separata die Beschenkten nicht zu einschlägigen Kommentaren: Husserl, dem Jaspers »Die phänomenologische Forschungsrichtung in der Psychopathologie« zuschickte, antwortete zwar freundlich, würdigte aber die selbständige Gedankenleistung des Autors mit keinem Wort.[126]

Auch die wenigen gezielten Besprechungen von Jaspers' psychopathologischen Schriften in der Fachliteratur sind genauer betrachtet eher Kenntnis- als Stellungnahmen.[127] Erst der Aufsatz über die kausalen und verständlichen Zusammenhänge weckte endlich das Interesse der Fachkollegen. Dass Jaspers gerade mit diesem Beitrag für größeres Aufsehen sorgen würde, zeigte sich indes schon vor dessen Veröffentlichung. Während Alois Alzheimer, Herausgeber der *Zeitschrift für die gesamte Neurologie und Psychiatrie*,

124 Vgl. S. M. Bachhiesl: »Kriminalbiologie und Psychologie. Die Rezeption von Karl Jaspers durch die Grazer Schule der Kriminologie«, in: *Historisches Jahrbuch der Stadt Graz* 38/39 (2017) 343–364. Zur Publikation der Dissertation vgl. Stellenkommentar, Nr. 8 und 198.

125 Gründe dafür sind in seinem positivistischen Ansatz (»Die Geschichte des Heimwehs ist mehr eine Geschichte von Irrtümern als die Geschichte haltbarer Anschauungen, die jetzt irgendwie fest gegründet wären«, Jaspers: »Heimweh und Verbrechen«, in diesem Band, S. 41) und in der unzureichenden (direkten) Auseinandersetzung mit der Primärliteratur zu suchen. Zu Jaspers' historischem Medizinverständnis vgl. H. Schipperges: »Medizin als konkrete Philosophie«, in: Hersch u.a. (Hg.): *Karl Jaspers*, 105–106.

126 E. Husserl an K. Jaspers, 19. Mai 1912, in: K. Jaspers: *Korrespondenzen II*, 374–375. Siehe hierzu auch Stellenkommentar, Nr. 807. – Jaspers hatte Husserl bereits seinen Aufsatz über die Trugwahrnehmungen geschickt und damit eine ähnliche Reaktion ausgelöst (siehe Stellenkommentar, Nr. 517). Auch später äußerte sich Husserl nicht zu Jaspers' phänomenologisch inspirierter Psychopathologie. Die wiederholten Aufforderungen, seine – Husserls – Phänomenologie nicht als »deskriptive Psychologie« misszuverstehen, sind jedenfalls keine eindeutigen Anspielungen auf Jaspers. Vgl. hierzu z.B. E. Ströker: »Phänomenologie und Psychologie. Die Frage ihrer Beziehung bei Husserl«, in: *Zeitschrift für philosophische Forschung* 37 (1983) 3–19; D. Fisette: »Stumpf and Husserl on phenomenology and descriptive psychology«, in: *Gestalt Theory* 32 (2009) 175–190. Ebenfalls müssen eventuelle Konvergenzen mit Jaspers' Psychopathologie, die sich in Husserls Spätwerk herauslesen ließen, eher auf »die Sachen selbst« zurückgeführt werden. Vgl. S. Luft: »Zur phänomenologischen Methode«, 44.

127 Vgl. zur »Analyse der Trugwahrnehmungen« die Besprechung von R. Allers, in: *Zeitschrift für die gesamte Neurologie und Psychiatrie* 15 (1912) 166–167, zur »Phänomenologischen Forschungsrichtung in der Psychopathologie« diejenige von K. J. Schwarz, ebd. 9 (1912) 353, und von K. J. Sossinka in: *Jahresbericht über die Leistungen und Fortschritte auf dem Gebiet der Neurologie und Psychiatrie* 16 (1913) 1246, sowie zu den »Leibhaftigen Bewusstheiten« G. Hennberg, ebd. 7 (1913) 1022.

alle bisherigen Beiträge von Jaspers lobend, aber eher lakonisch entgegengenommen hatte, äußerte er sich in diesem Falle sehr ausführlich, und ohne eine gewisse Verstimmung zu verhehlen: »Ich bin durchaus nicht der Meinung«, schrieb er, »dass alles so gemacht werden muss, wie ich es selbst machen würde. Ich habe Ihre feinen und geistreichen Arbeiten durchaus nicht in den Wind geschlagen und kenne die Berechtigung derselben durchaus an. Nur halte ich zunächst andere Wege für dringlicher für die klinische Psychiatrie«.[128] Zugleich gab er auch seinen fehlenden Sachverstand zu: »Einen [sic!] Menschen, der in 25 Jahren seines Lebens seine wissenschaftliche Arbeitszeit damit verbracht hat, dass er ins Mikroscop sah, liegen feinere psychologische Untersuchungen nicht und es würde[n] ihm auch die nötigen Kenntnisse fehlen, die ihn vor Irrwegen schützen könnten«.[129] Alzheimer geht nicht weiter auf den Inhalt der Jaspers'schen Arbeit ein. Sein Affekt und gleichzeitig seine Behutsamkeit zeigen allerdings deutlich, dass Jaspers bei ihm empfindliche Punkte berührt hatte, wenn nicht »den wundesten Punkt im modernen psychiatrischen Denken«, wie der Münchner Psychiater Ernst Kretschmer einige Jahre später feststellte.[130] Die Reaktion der Fachkollegen war dementsprechend energisch.

Bald nach der Veröffentlichung des Aufsatzes, aber noch vor der Publikation der *Allgemeinen Psychopathologie,* erreichte Jaspers ein Sonderdruck aus der jüngst von Sigmund Freud gegründeten *Zeitschrift für ärztliche Psychoanalyse*.[131] Die kurze Arbeit, signiert von dem schweizerischen Psychiater Ludwig Binswanger, griff Jaspers' »schroffe Gegenüberstellung« von ›kausal‹ und ›verständlich‹ und die darauf basierende Freud-Kritik frontal an.[132] Jaspers' Begriffe des psychologischen Verstehens und der biologischen (im physikalischen Sinne aufgefassten) Kausalität wirkten Binswanger zu eng gefasst: Seine kausale Erklärung in der Psychologie sei im Grunde nur eine psychophysische, die Negierung einer psychischen Kausalität eine *petitio principii*. Statt auf die »z. T. richtig[en]« Einwände des Kollegen einzugehen, kündigte Jaspers in seinem Antwortschreiben die unmittelbar bevorstehende Veröffentlichung seiner *Allgemeinen Psychopathologie* an. Eine Erwiderung glaubte er bis zu deren Publikation aufschieben zu dürfen, denn seine »damalige Arbeit«, so erklärte er mit ungewöhnlicher Distanz gegenüber einem jüngst erschienenen Aufsatz, wäre daraus bloß »ein Exzerpt«.[133]

---

128 A. Alzheimer an K. Jaspers, 30. November 1912, DLA, A: Jaspers. Zu Alzheimers vorangegangenen Reaktionen auf Jaspers' Arbeiten siehe Stellenkommentar, Nr. 372 und 803.

129 A. Alzheimer an K. Jaspers, 30. November 1912, DLA, A: Jaspers.

130 E. Kretschmer: »Die psychopathologische Forschung und ihr Verhältnis zur heutigen klinischen Psychiatrie«, in: *Zeitschrift für die gesamte Neurologie und Psychiatrie* 57 (1920) 233–256, hier: 246.

131 L. Binswanger an K. Jaspers, 4. August 1913, in: K. Jaspers: *Korrespondenzen I*, 34.

132 L. Binswanger: »Bemerkungen zu der Arbeit Jaspers' Kausale und ›verständliche‹ Zusammenhänge zwischen Schicksal und Psychose bei der Dementia praecox (Schizophrenie)«, in: *Internationale Zeitschrift für ärztliche Psychoanalyse* 1 (1913) 383–390, hier: 383.

133 K. Jaspers an L. Binswanger, 7. August 1913, in: Jaspers: *Korrespondenzen I*, 35. – Binswanger kam in der Tat nach der Veröffentlichung der *Allgemeinen Psychopathologie* auf Jaspers zurück, indem er seine frühere Kritik bestätigte. Vgl. z.B. L. Binswanger: »Psychologische Tagesfragen innerhalb der klini-

Die Vertagung der Auseinandersetzung mit Binswanger könnte für Jaspers durchaus ein diplomatischer Trick gewesen sein, um dessen Polemik ignorieren zu können. Andererseits ist es naheliegend, dass der junge Arzt – Jaspers war gerade dreißig Jahre alt geworden – sein Lehrbuch als Referenzwerk verstanden wissen wollte. Offenbar zogen es auch die Kollegen bald als Quelle heran. Im November 1913 prangerte Eugen Bleuler Jaspers' »künstliche« Unterscheidung zwischen ›kausal‹ und ›verständlich‹ noch mit Bezugnahme auf den Aufsatz an.[134] Schon ein Jahr später zitierte Karl Frankhäuser in seiner Arbeit über die »psychische Kausalität«, die Jaspers' Überlegungen explizit zum Anlass nimmt, nur die *Allgemeine Psychopathologie*.[135] Im Jahre 1921 stellte auch der niederländische Psychiater van der Hoop die »kausalen und verständlichen Zusammenhänge nach Jaspers« ausschließlich anhand des Buches dar, das mittlerweile schon in der zweiten, verbesserten Auflage vorlag.[136]

Eine ähnliche Tendenz ließe sich, mehr oder minder akzentuiert, für alle weiteren Beiträge aufzeigen. Von einer direkten oder gar vollständigen Ablösung der psychopathologischen Frühschriften durch die *Allgemeine Psychopathologie* kann zwar nicht gesprochen werden; nach deren Veröffentlichung wurden die Einzelbeiträge nämlich weiterhin neben und vereinzelt auch unabhängig von ihr diskutiert.[137] In der langfristigen Rezeption verschmolzen sie jedoch mit dem Buch – begünstigt auch durch dessen zahlreiche Neuauflagen –, um dann dauerhaft als Erstbeleg unterzugehen. Es ist bezeichnend, dass schon im Jahre 1922 Binswanger sich verpflichtet fühlte, darauf aufmerksam zu machen, dass Jaspers' Aufsatz über den Eifersuchtswahn die »erst[e] psychopathologisch[e] Arbeit« war, die »methodisch phänomenologische Gesichtspunkte« verwertete.[138]

---

schen Psychiatrie«, in: *Zeitschrift für die gesamte Neurologie und Psychiatrie* 26 (1914) 574–599. Zu dieser nie wirklich ausgetragenen Kontroverse siehe M. Bormuth: *Lebensführung in der Moderne*, 58–65; L. Binswanger, P. Häberlin: *Briefwechsel 1908–1960, mit Briefen von Sigmund Freud, Carl Gustav Jung, Karl Jaspers, Martin Heidegger, Ludwig Frank und Eugen Bleuler*, hg. von J. Luczak, Basel 1998, 26–48.

134 Vgl. E. Bleuler: »Die Kritiken der Schizophrenien«, in: *Zeitschrift für die gesamte Neurologie und Psychiatrie* 22 (1914) 19–44, hier: 26. Jaspers' Text ging am 1. November 1913 bei der Redaktion der Zeitschrift ein (vgl. ebd., 19).

135 Vgl. K. Frankhäuser: »Über Kausalität im allgemeinen sowie ›psychische Kausalität‹ im besonderen«, ebd. 29 (1915) 210–215.

136 J. H. van der Hoop: »Über die kausalen und verständlichen Zusammenhänge nach Jaspers«, ebd. 68 (1921) 9–30. – 1924 nahm Walter Schweizer für seine Kritik an Jaspers' Verstehensbegriff auch die 1919 erschienene *Psychologie der Weltanschauungen* in Betracht. Vgl. W. Schweizer: *Erklären und Verstehen in der Psychologie*, Bern 1924.

137 Vgl. z.B. die Besprechung des Aufsatzes über leibhaftige Bewusstheiten von O. S. Sterzinger in: *Zentralblatt für Psychologie und psychologische Pädagogik, mit Einschluss der Heilpädagogik* 2 (1915) 235, und W. Baade: »Über die Vergegenwärtigung von psychischen Ereignissen durch Erleben, Einfühlung und Repräsentation, sowie über das Verhältnis der Jaspers'schen Phänomenologie zur darstellenden Psychologie«, in: *Zeitschrift für die gesamte Neurologie und Psychiatrie* 29 (1915) 347–378.

138 L. Binswanger: »Über Phänomenologie. Referat, erstattet auf der 63. Versammlung des schweizerischen Vereins für Psychiatrie in Zürich am 25. November 1922«, ebd. 82 (1923) 35.

Unterdessen hatte die von Binswanger eingeleitete Kontroverse derartige Dimensionen angenommen, dass sie bei manchem Psychiater die alte Polarisierung von Psychikern und Somatikern heraufbeschwor.[139] Die Angriffe kamen nicht nur aus dem psychoanalytischen Lager. Auch unter den Freud-Gegnern war nicht jeder bereit, das »Jaspersche Postulat«[140] und die a priori begrenzte Verstehbarkeit bedenkenlos hinzunehmen. Arthur Kronfeld, welcher der Psychoanalyse alles andere als wohlgesonnen war, sparte nicht mit Kritik an den »irrigen methodischen Voraussetzungen« in der Theorie des Kollegen.[141] In seiner 1920 erschienenen Abhandlung über die psychiatrische Erkenntnis diskutierte er mehrmals den Jaspers'schen Verstehensbegriff, um ihn als »dogmatische Ausflucht vor dem Problem des Wissens um fremdes Psychisches« zurückzuweisen.[142] In den folgenden Jahrzehnten veranlasste Jaspers' Verstehen-Erklären-Dichotomie – auf psychiatrischer und später auch auf philosophischer Seite, mit und ohne Bezug auf Jaspers selbst – so viele Widerlegungs- und Justierungsversuche, dass in Bezug auf diese Thematik die Wirkungsgeschichte seiner Psychopathologie unüberschaubar geworden ist.[143] Dabei schlugen die Gegner häufig sehr vorwurfsvolle Töne an. Der italienische Psychiatriereformer Franco Basaglia scheute sich beispielsweise 1967 nicht davor, in einem Artikel mit dem unmissverständlichen Titel »Die Endlösung« eine gewisse Kohärenz zwischen Jaspers' verstehender Psychiatrie und dem Holocaust herzustellen.[144] Jaspers' »Unverständlichkeitstheorem«[145] wird immer noch kontrovers diskutiert.[146] Was dabei direkt auf die ursprünglichen Formulie-

---

139 »Jedenfalls ist das Begriffspaar: kausal-verständlich, so wie es nun in der Literatur sich einzubürgern beginnt, wie geschaffen zu einem neuen logischen Hinterhalt, aus dem sich die einseitigen Somatiker und die Verstiegenen unter den Psychopathologen recht nach Herzenslust gegenseitig bekämpfen und beschimpfen können. Schon taucht auch wieder das verhängnisvolle kleine ›Nur‹ auf, das die Wertungen bringt und die Logik vergiftet: ›nur äußerlich kausal erklärt, aber nicht verstanden‹ von der einen Seite, und von der Gegenpartei: ›nur verständliche, aber keine kausalen Zusammenhänge‹. Dem ruhigen Empiriker, der für Parteidogmen nichts übrig hat, wird ganz unbehaglich bei diesem Aufmarsch« (Kretschmer: »Die psychopathologische Forschung«, 247). Dieses Unbehagen gab fast ein halbes Jahrhundert später Georges Lantéri-Laura noch Anlass zu tiefgreifenden Überlegungen. Vgl. G. Lantéri-Laura: »La notion de processus dans la pensée psychopathologique de K. Jaspers«, in: *L'Évolution psychiatrique* 27 (1962) 459–499.

140 H. Gruhle: »Selbstschilderung und Einfühlung. Zugleich ein Versuch des Falles Banting«, in: *Zeitschrift für die gesamte Neurologie und Psychiatrie* 28 (1915) 148–231, hier: 159.

141 A. Kronfeld an K. Jaspers, 21. Februar 1914, in: Jaspers: *Korrespondenzen I*, 296.

142 Vgl. A. Kronfeld: *Das Wesen der psychiatrischen Erkenntnis. Beiträge zur allgemeinen Psychiatrie*, Berlin 1920, 384.

143 Vgl. exemplarisch W. Blankenburg: »Unausgeschöpftes in der Psychopathologie von Karl Jaspers«, in: Hersch u.a. (Hg.): *Karl Jaspers*, 127–160. Zu einem Überblick vgl. W. Schmitt: »Karl Jaspers als Psychiater und sein Einfluß auf die Psychiatrie«, in: J.-F. Leonhard (Hg.): *Karl Jaspers*, 23–41, bes. 30–38.

144 Vgl. F. Basaglia: »La soluzione finale« [1967], in: ders.: *Scritti. 1953–1980*, Mailand 2017, 443–450.

145 Vgl. W. von Baeyer: *Wähnen und Wahn*, Stuttgart 1979.

146 Vgl. exemplarisch als jeweils eine philosophische bzw. psychiatrische Stellungnahme C. Kupke: »Was ist so unverständlich am Wahn? Philosophisch-kritische Darstellung des Jaspers'schen Un-

rungen in den Frühschriften, was auf die *Allgemeine Psychopathologie* bzw. ihre Überarbeitungen, und was auf Jaspers' spätere philosophische Überlegungen rekurriert, ist jedoch nur selten eindeutig zu entwirren.

7. Werkgeschichtlicher Ausblick

Laut einer euphorischen Rezension von Oswald Bumke zur ersten Auflage der *Allgemeinen Psychopathologie* hätte sich Jaspers durch sie »mit einem Schlage einen dauernden Platz in der Geschichte« der Psychiatrie erobert.[147] Ob Jaspers mit dem Buch tatsächlich über Nacht »Praeceptor psychopathologicus germaniae«[148] wurde, ist nicht unumstritten.[149] Gewiss machte sich der junge Arzt in der breiteren Fachwelt erst dadurch einen Namen. Sowohl Jaspers' Ruf als auch sein eigenes Interesse an der Disziplin überdauerten seine Zuwendung zur Psychologie und auch später die zur Philosophie, und nicht zuletzt die Wirren zweier Weltkriege: In sechs Jahrzehnten erreichte die *Allgemeine Psychopathologie* insgesamt acht weitere Auflagen, die teilweise so grundlegende inhaltliche und strukturelle Veränderungen erfuhren, dass es inzwischen problematisch geworden ist, von der einen *Allgemeinen Psychopathologie* zu sprechen. Die heute meistzitierte »vierte, völlig neu bearbeitete Auflage« gab Jaspers 1946, als etablierter Philosoph, heraus; die siebte wurde ins Englische, Spanische, Italienische und Japanische übersetzt. Dem langfristigen, internationalen Erfolg der *Allgemeinen Psychopathologie* sind vermutlich auch die *Gesammelten Schriften zur Psychopathologie* zu verdanken, welche übrigens erst in dieser Zusammenstellung in andere Sprachen übersetzt wurden.[150]

Erwartungsgemäß erwähnten die Rezensenten des Bandes beinahe ohne Ausnahme das Lehrbuch. Dabei fiel der Vergleich nicht immer zugunsten des Letzteren aus. Besonders die philosophische Überlastung der späteren Auflagen sorgte für Unstimmigkeit. Während einige Rezensenten den Wert der Frühschriften darin sahen,

---

verständlichkeitstheorems«, in: *Journal für Philosophie & Psychiatrie* 1 (2008) 1–12, und G. Stanghellini: *Disembodied Spirits and Deanimated Bodies: the Psychopathology of Common Sense*, Oxford 2004.

147 O. Bumke in: *Zeitschrift für die gesamte Neurologie und Psychiatrie* 9 (1914) 50–51, hier: 50.

148 K. P. Kisker: *Mit den Augen eines Psychiaters*, Stuttgart 1976, zit. nach J. Glatzel: »Karl Jaspers und das Elend der Psychopathologie«, in: D. v. Engelhardt, H.-J. Gerigk (Hg.): *Karl Jaspers im Schnittpunkt von Zeitgeschichte, Psychopathologie, Literatur und Film. Mit einem Geleitwort von Christoph Mundt*, Heidelberg 2009, 89–107, hier: 90.

149 Vgl. G. Berrios: »Jaspers and the First Edition of Allgemeine Psychopathologie«, in: *British Journal of Psychiatry* 202 (2013) 433, wo auf eine kühle Rezeption des Buches hingewiesen wird.

150 Der Aufsatz zur phänomenologischen Forschungsrichtung wurde bereits 1968 ins Englische übersetzt: Vgl. K. Jaspers: »The phenomenological approach in psychopathology«, ebd. 114 (1968) 1313–1323.

dass man hier bereits den späteren Philosophen »spüre«,[151] priesen andere gerade deren philosophische Unberührtheit. Gemäß dem Psychiater und Anthropologen Detlev Ploog war »dieses Buch in übersichtlicherer Weise als die in 7. Auflage vorliegende ›Allgemeine Psychopathologie‹ dazu angetan«, die für die Psychiatrie »so entscheidende Erkenntnis der methodischen Trennung von verständlichen und kausalen Zusammenhängen, von Verstehen und Erklären neu zu durchdenken.«[152]

Spätestens mit dem hundertsten Jubiläum der Erstausgabe der *Allgemeinen Psychopathologie* im Jahre 2013 hat sich die Frage nach dem »Überwuchern des Philosophischen«[153] in den späteren Auflagen und nach ihrer tatsächlichen Bedeutung für die Psychopathologie als Grundlagenwissenschaft neu gestellt. Neben der Vielfältigkeit der Argumente und Schlussfolgerungen, welche die intensive, fast archäologische Auseinandersetzung mit Jaspers' großem Erstlingswerk zu diesem Anlass hervorgebracht hat, fällt die nahezu konsequente Ausblendung der Frühschriften auf. Dabei hätten gerade diese eine gewichtige Argumentationsgrundlage liefern können – gleichgültig, ob man die *Allgemeine Psychopathologie* als *fons et origo* der Psychopathologie, als Geburtsurkunde der (bewussten) Philosophie der Psychiatrie oder als bloße Synthese eines bereits vorhandenen, nur verstreuten Gedankenguts versteht.[154] Einzeln betrachtet, aber vor allem als geschlossenes Dokument, erlauben Jaspers' frühe psychopathologische Arbeiten nämlich einen einzigartigen Einblick in seine Arbeitsweise, in seine Fragestellungen und Lösungsvorschläge, kurz: in seine Methode. Diese ist nicht die Vorbereitung auf den Weg zur Psychopathologie, sondern bereits der Weg selbst.

»Wer mit der Forschungspraxis der Humanwissenschaften vertraut ist, weiß, daß das Nachdenken über die Methode in ihnen nicht, wie man gerne meint, am Anfang steht, sondern nach der Praxis kommt, und zwar in Gestalt jener vorletzten Gedanken, die mit Freunden geteilt und unter Mitarbeitern diskutiert werden und keine andere Existenzberechtigung haben, als daß sie sich aus langer Auseinandersetzung mit den Gegenständen der Forschung ergeben.«[155]

Viele Menschen haben meine Gedanken zu Jaspers' Methode mit mir geteilt und überhaupt möglich gemacht. Den Heidelberger Arbeitsstellenleitern der Karl-Jaspers-

151 Vgl. die Rezension von K. Pönitz in: *Zentralblatt für die gesamte Neurologie und Psychiatrie* 172 (1963) 199.

152 Die Rezension von D. Ploog erschien in: *Klinische Wochenschrift* 41 (1963) 969.

153 So äußerte sich Kurt Schneider (1887–1967) nach der Durchsicht des Inhaltsverzeichnisses der 4. Auflage der *Allgemeinen Psychopathologie*. K. Schneider an K. Jaspers, 24. Juni 1942, in: Jaspers: *Korrespondenzen I*, 487.

154 Vgl. hierzu jeweils exemplarisch G. Stanghellini, T. Fuchs (Hg.): *One Century of Karl Jaspers' General Psychopathology*, Oxford 2013; M. Fulford u.a. (Hg.): *Oxford Handbook of Philosophy and Psychiatry*, Oxford 2013; G. Berrios: »Jaspers and the First Edition of Allgemeine Psychopathologie«, 443; ders.: »Phenomenology, psychopathology and Jaspers: a conceptual history«, in: *History of Psychiatry* 11 (1992) 303–327.

155 G. Agamben: *Signatura Rerum. Zur Methode*, Frankfurt a.M. 2009, 7.

Gesamtausgabe, Thomas Fuchs und Jens Halfwassen, danke ich für diese Gelegenheit und für die Geduld, Dominic Kaegi für seine unerschütterliche Toleranz und für die ständige Ermutigung. Dirk Fonfara, Georg Hartmann und Oliver Immel haben ihre Forschungsergebnisse großzügig mit mir geteilt. Fabio De Sio hat stets mitgedacht. Heiner Fangerau, Judith Kasper und Andreas Sommer danke ich für die aufmerksame Lektüre der Einleitung und ebenso Maike Rotzoll für ihre Anregungen bei der Durchsicht des Bandes. Uta Hinz und Thorsten Halling haben meiner Sprache und somit meinen Gedanken zur gültigen Gestalt verholfen. Schließlich danke ich Dirk Fonfara, Thomas Fuchs und Dominic Kaegi für die Endredaktion des vorliegenden Bandes, Georg Hartmann für die Überprüfung der Zitate aus unpublizierten Briefen und Dokumenten anhand der Materialien im DLA Marbach, Daniel Vespermann für die Erstellung des Namenregisters, Tolga Ratzsch für die Anfertigung des Verzeichnisses der von Jaspers zitierten Fachliteratur und die Kollationierung des Textkorpus sowie Odine Oßwald vom Schwabe Verlag für die gute Betreuung und stets unkomplizierte Zusammenarbeit. Dass verbliebene Fehler von mir allein zu verantworten sind, versteht sich von selbst.

Referenztext

Gesammelte Schriften zur Psychopathologie, Berlin u.a. 1963.

Nachweise der Erstveröffentlichungen

»Heimweh und Verbrechen«, in: *Archiv für Kriminal-Anthropologie und Kriminalistik* 35 (1909) 1–116 (auch: *Heimweh und Verbrechen*, Leipzig 1909).

»Eifersuchtswahn. Ein Beitrag zur Frage: ›Entwicklung einer Persönlichkeit‹ oder ›Prozeß‹?«, in: *Zeitschrift für die gesamte Neurologie und Psychiatrie* 1 (1910), Originalien, Heft 5, 567–637.

»Die Methoden der Intelligenzprüfung und der Begriff der Demenz. Kritisches Referat«, in: *Zeitschrift für die gesamte Neurologie und Psychiatrie* 1 (1910), Referate, Heft 6, 401–452.

»Zur Analyse der Trugwahrnehmungen (Leibhaftigkeit und Realitätsurteil)«, in: *Zeitschrift für die gesamte Neurologie und Psychiatrie* 6 (1911), Originalien, Heft 4, 460–535.

»Die Trugwahrnehmungen. Kritisches Referat«, in: *Zeitschrift für die gesamte Neurologie und Psychiatrie* 4 (1911), Referate und Ergebnisse, Heft 4, 289–354.

»Die phänomenologische Forschungsrichtung in der Psychopathologie«, in: *Zeitschrift für die gesamte Neurologie und Psychiatrie* 9 (1912), Originalien, Heft 3, 391–408.

»Kausale und ›verständliche‹ Zusammenhänge zwischen Schicksal und Psychose bei der Dementia praecox (Schizophrenie)«, in: *Zeitschrift für die gesamte Neurologie und Psychiatrie* 14 (1913), Originalien, Heft 2, 158–263.

»Über leibhaftige Bewußtheiten (Bewußtheitstäuschungen). Ein psychopathologisches Elementarsymptom«, in: *Zeitschrift für Pathopsychologie* 2 (1913) 149–161.

Editorische Zeichen, Indizes und Abkürzungen

Editorische Zeichen

|	Seitenwechsel
/	Zeilen-, Versfall
//	Absatz-, Strophenfall
[...]	Auslassung durch die Herausgeberin
[abc]	Einfügung durch die Herausgeberin

Indizes

1, 2, 3, ...	End- bzw Fußnoten im Metatext
i, ii, iii, ...	Fußnoten im Original

Abkürzungen

Um das Abkürzungsverzeichnis zu entlasten, ist die von Jaspers mit Kürzeln zitierte Fachliteratur gesondert aufgeführt, vgl. unten, S. 561–563.

Abt.	Abteilung
a.d.S., a.S.	an der Saale
a.M.	am Main
Anm.	Anmerkung
Aufl.	Auflage
Bd., Bde.	Band, Bände
bes.	besonders
BRD	Bundesrepublik Deutschland
bzw.	beziehungsweise
DDR	Deutsche Demokratische Republik
ders.	derselbe
d.h.	das heißt
dies.	dieselbe
Diss.	Dissertation
DLA	Deutsches Literaturarchiv Marbach am Neckar

Dr.	Doktor
dt.	deutsch
ebd., Ebd.	ebenda, Ebenda
etc.	et cetera
geb.	geboren
H.	Heft
Halle/S.	Halle an der Saale
hg., Hg.	herausgegeben, Herausgeber
i.Br.	im Breisgau
i.J.	im Jahre
KJB	Karl-Jaspers-Bibliothek Oldenburg
KJG	Karl-Jaspers-Gesamtausgabe
k.k.	kaiserlich-königliche
n.Chr.	nach Christus
Nr.	Nummer
o.J.	ohne Jahresangabe
resp.	respektive
S.	Seite
sog.	sogenannte(n)
St.	Sankt
u.	und
u.a., U.a.	und andere(n), Unter anderem
USA	United States of America
usw.	und so weiter
v.	von
v.Chr.	vor Christus
verbess.	verbesserte
vgl., Vgl.	vergleiche, Vergleiche
WS	Wintersemester
wtl.	wörtlich
z.B.	zum Beispiel
zit.	zitiert
z.T.	zum Teil

Editorische Notiz

Als Forschungsvorhaben des von Bund und Ländern geförderten Akademienprogramms steht die Karl-Jaspers-Gesamtausgabe (KJG) in der gemeinsamen Trägerschaft der Heidelberger Akademie der Wissenschaften und der Akademie der Wissenschaften zu Göttingen. Ziel der Ausgabe ist es, das Jaspers'sche Œuvre möglichst vollständig zu dokumentieren. In der ersten Abteilung (Werke: I/1–26) kommen alle von Jaspers zu Lebzeiten publizierten Schriften zum Abdruck. Die zweite und dritte Abteilung (Nachlass: II/1–8; Briefe: III/1–9) umfassen postume Veröffentlichungen sowie in Auswahl weiteres, bislang unpubliziertes Material, darunter besonders Nachlasstexte, die Buchcharakter besitzen und von Jaspers als eigenständige Veröffentlichungen geplant waren, wie die *Grundsätze des Philosophierens* oder die Monographie über Hannah Arendt. Bei den Korrespondenzen orientiert sich die Auswahl an der werk- und zeitgeschichtlichen Bedeutung der Briefwechsel.

Die KJG versteht sich ausdrücklich als Leseausgabe: Für eine historisch-kritische Edition fehlen grundlegende Quellen. Sehr häufig hat Jaspers Korrekturabzüge vernichten lassen oder – vor allem während papierarmer Zeiten – Typoskripte rückseitig als Notizzettel verwendet. Erst aus den späten 1950er und den 1960er Jahren sind maschinenschriftliche Buchvorlagen überliefert, so beispielsweise zum ersten Band der *Großen Philosophen* oder zum *Philosophischen Glauben angesichts der Offenbarung*. Erhaltene Typoskripte werden bei der Bearbeitung der entsprechenden Bände berücksichtigt, aber nicht als Manuskriptstufen eigens ausgewertet.

Die Bände der KJG sind einheitlich konzipiert und enthalten neben den Haupttexten jeweils eine Einleitung, einen Stellenkommentar sowie ein Namenregister. Die Einleitung führt in die edierten Texte ein, verortet sie im Zusammenhang des Jaspers'schen Denkens und analysiert ihre Entstehungs- und Rezeptionsgeschichte. Der Stellenkommentar belegt Zitate, erläutert die wichtigsten Textstellen und bietet Hintergrundinformationen (Begriffs-, Namen- und Sacherklärungen). Das Register verzeichnet ausschließlich Personennamen innerhalb der edierten Texte.

Die Textkonstitution *bereits publizierter* Schriften folgt dem tradierten Bestand, maßgeblich ist die letzte von Jaspers autorisierte, deutschsprachige Fassung (Referenztext), bei postumen Veröffentlichungen die letzte deutschsprachige Ausgabe vor Beginn des Editionsprojekts (2012). Nicht einbezogen werden Textstücke in Anthologien oder Wiederabdrucke von Jaspers-Texten im Rahmen populärwissenschaftlicher Buchklubs. In den (seltenen) Fällen, in denen kein Referenztext vorliegt, wird – soweit auffindbar – zusätzlich zum fremdsprachigen Original die deutschsprachige Übersetzungsvorlage publiziert.

Seitenzahlen des Referenztextes sind als Marginalien wiedergegeben, Fußnoten des Referenztextes, seitenweise nummeriert, als Fußnoten (lateinische Zahlzeichen). Seitentrennstriche (»|«) im fortlaufenden Text markieren den ursprünglichen Seitenumbruch. Interpunktion und Orthographie des Referenztextes bleiben erhalten. Offensichtliche Druckfehler wurden stillschweigend korrigiert (»Verständnis« statt »Verstädnis«) bzw. der Erstveröffentlichung des jeweiligen Textes gefolgt.

Die vorliegende Ausgabe der *Gesammelten Schriften zur Psychopathologie* ist nach dem Wortlaut des Referenztextes, der 1. Auflage aus dem Jahr 1963, wiedergegeben. Alle Zitate sind anhand der von Jaspers angegebenen Belegstellen überprüft, die bibliographischen Angaben, wo erforderlich, ergänzt und vereinheitlicht. Abweichungen vom Wortlaut der Quelle werden im Kommentar benannt. Bei relevanten Randbemerkungen von Jaspers' eigener Hand wird auf die entsprechenden Ausgaben aus dem Bestand seiner Privatbibliothek (heute: Karl-Jaspers-Bibliothek Oldenburg) hingewiesen. Dies gilt auch für die einzelnen Handexemplare der in diesen Band aufgenommenen Schriften.

Literaturverzeichnis

Schriften von Jaspers werden unter Angabe des Titels (bzw. Obertitels) zitiert. Als Textgrundlage dient, wo nicht anders angegeben, die Ausgabe oder Veröffentlichung letzter Hand. In eckigen Klammern erscheint die Jahreszahl der Erstveröffentlichung und gegebenenfalls einer völligen Neubearbeitung (*Allgemeine Psychopathologie*) oder erweiterten Neuausgabe (*Philosophische Autobiographie*).

Jaspers

Werke

Allgemeine Psychopathologie. Ein Leitfaden für Studierende, Ärzte und Psychologen, Berlin 1913.

Allgemeine Psychopathologie. Für Studierende, Ärzte und Psychologen, zweite, neubearbeitete Aufl., Berlin 1920.

Allgemeine Psychopathologie. Für Studierende, Ärzte und Psychologen, dritte, vermehrte und verbesserte Aufl., Berlin 1923.

Allgemeine Psychopathologie [1946], achte, unveränderte Aufl. der völlig neu bearbeiteten vierten Aufl., Berlin u.a. 1965.

»Karl Jaspers. Ein Selbstporträt (1966/67)«, in: *Schicksal und Wille*, 15–38.

»Krankheitsgeschichte (1938)«, in: *Schicksal und Wille*, 109–142.

»Mein Weg zur Philosophie« [1951], in: *Rechenschaft und Ausblick*, 381–391.

Philosophische Autobiographie [1957, 1977], München, Zürich [2]1984.

Psychologie der Weltanschauungen [1919], KJG I/6, Basel 2019.

Rechenschaft und Ausblick. Reden und Aufsätze [1951], München [2]1958.

Schicksal und Wille. Autobiographische Schriften, hg. von H. Saner, München 1967.

Strindberg und van Gogh. Versuch einer pathographischen Analyse unter vergleichender Heranziehung von Swedenborg und Hölderlin [1922], München 1957.

Nachlass

Die großen Philosophen. Nachlaß 1: Darstellungen und Fragmente, hg. von H. Saner unter Mitarbeit von R. Bielander, München, Zürich 1981.

»Einsamkeit« [1915/16], in: *Das Wagnis der Freiheit. Gesammelte Aufsätze zur Philosophie*, hg. von H. Saner, München, Zürich 1996, 11–30.

»Nekrolog von Karl Jaspers selbst verfasst«, in: L. Ehrlich, R. Wisser (Hg.): *Karl Jaspers. Philosophy on the Way to »World Philosophy«. Philosophie auf dem Weg zur »Weltphilosophie«*, Würzburg, Amsterdam 1998, 3–4.

»Studium 1901–1907«, Teil 1. Autobiographische Schrift. Erstveröffentlichung aus dem Nachlaß, bearbeitet von H. Saner, in: *Jahrbuch der Österreichischen Karl-Jaspers-Gesellschaft* 9 (1996) 9–45.

»Studium 1901–1907«, Teil 2. Autobiographische Schrift. Erstveröffentlichung aus dem Nachlaß, bearbeitet von H. Saner, ebd. 10 (1997) 7–53.

»Grenzen der Psychologie« [Antrittsvorlesung, gehalten am 13. Dezember 1913], DLA, A: Jaspers.

»Hat die Frage einen Sinn […]?« [Notiz, 1904], DLA, A: Jaspers.

»Nissl-Diskussion« [um 1925], DLA, A: Jaspers.

»Tagebuch 1905–1909«, DLA, A: Jaspers.

»W. A. Ethika. Dezember 1904«, DLA, A: Jaspers.

Briefe

K. Jaspers: *Ausgewählte Verlags- und Übersetzerkorrespondenzen,* KJG III/8.1, Basel 2018.

K. Jaspers: *Korrespondenzen*, 3 Bde., hg. im Auftrag der Karl Jaspers-Stiftung von M. Bormuth u.a., Göttingen 2016.

A. Alzheimer an K. Jaspers, DLA, A: Jaspers.

K. Jaspers an Erna Dugend, DLA, A: Jaspers.

H. Gross an K. Jaspers, DLA, A: Jaspers.

K. Jaspers an E. Jaspers, DLA, A: Jaspers.

K. Jaspers an K. Jaspers senior, DLA, A: Jaspers.

K. Jaspers an die Eltern (H. und K. Jaspers senior), DLA, A: Jaspers.

K. Jaspers an K. Rossmann, DLA, A: Jaspers.

K. Rossmann an K. Jaspers, DLA, A: Jaspers.

| KARL JASPERS I
GESAMMELTE SCHRIFTEN
ZUR
PSYCHOPATHOLOGIE

III # | VORBEMERKUNG [1963][1]

Die in diesem Bande vereinigten psychopathologischen Schriften von Karl Jaspers sind, mit Ausnahme der Dissertation »Heimweh und Verbrechen«[2] und der Abhandlung »Über leibhaftige Bewußtheiten«[3], zuerst in der »Zeitschrift für die gesamte Neurologie und Psychiatrie«[4] erschienen und waren nur in Bibliotheken zugänglich. Sie entstanden teils unmittelbar vor, teils zusammen mit der ersten Konzeption der »Allgemeinen Psychopathologie« von 1913, die in Gestalt der vierten, völlig neu bearbeiteten Auflage von 1948 (jetzt in der siebenten Auflage) in diesem Jahre das fünfzigste Jubiläum ihres Erscheinens begeht.[5] Dieses Jubiläum fällt zeitlich zusammen mit der Vollendung des achten Lebensjahrzehntes ihres Autors. Beide Gedenktage hat der Verlag dankbar zum Anlaß genommen, diesen Sammelband der in den Umkreis der »Allgemeinen Psychopathologie« gehörigen Schriften zu veranstalten.

Gilt die »Allgemeine Psychopathologie« als das systematische Grundbuch der neuzeitlichen Psychiatrie, mit dem Jaspers diesen damals jüngsten Zweig der medizinischen Forschung aus einer noch überwiegend klinischen Empirie in den Rang einer eigenständigen wissenschaftlichen Forschungspraxis erhob, so kommt den sie vorbereitenden Arbeiten eine grundlegende methodologische Bedeutung zu. In ihnen entwickelte Jaspers die methodischen Grundzüge sowohl seiner wissenschaftlichen wie auch, im Ansatz, seiner späteren philosophischen Denkart. Beide in ihren ersten entscheidenden Schritten verfolgen und beurteilen zu können, gehört zum Verständnis des ganzen Lebenswerkes von Jaspers. Dazu soll dieser zu seinem achtzigsten Geburtstag erscheinende Band beitragen.

| INHALTSÜBERSICHT

Heimweh und Verbrechen

Eifersuchtswahn.
Ein Beitrag zur Frage: »Entwicklung einer Persönlichkeit« oder »Prozeß«?

V | **Die Methoden der Intelligenzprüfung und der Begriff der Demenz. Kritisches Referat**

Zur Analyse der Trugwahrnehmungen (Leibhaftigkeit und Realitätsurteil)

Die Trugwahrnehmungen.
Kritisches Referat

Kausale und »verständliche« Zusammenhänge zwischen Schicksal und Psychose bei der Dementia praecox (Schizophrenie)

|Heimweh und Verbrechen[2] 1

Vorwort

Schon lange haben die mit unglaublicher Grausamkeit und rücksichtsloser Brutalität ausgeführten Verbrechen (Mord und Brandstiftung) Interesse erregt, die man von zarten Geschöpfen, jungen und gutmütigen, noch ganz im Kindesalter befindlichen Mädchen ausgeführt sah. Der Widerspruch zwischen Tat und Täterin, die Motivlosigkeit oder unzureichende Motivierung und darum das Rätselhafte und Unverständliche der Ereignisse erregten Mitgefühl oder Abscheu.

Längst hat man einstimmig einen Teil der Individuen als schwachsinnig oder moralisch idiotisch[6] erkannt. Durch geringe Anlässe erregte Affekte oder blinde Impulse führen bei ihnen die Tat herbei. Vor mehr als hundert Jahren hat man daneben als eigene Ursache schon das *Heimweh* betrachtet. Durch die Arbeit von Wilmanns[7] »Heimweh oder impulsives Irresein«[8] ist die Frage nach der Bedeutung dieses Zustandes für Verbrechen und der psychiatrischen Auffassung desselben wieder angeregt worden, nachdem sie lange geruht hatte. Da Behauptungen gegen Behauptungen stehen, ohne daß die Art der Fälle überhaupt allgemein gekannt ist, erscheint es angebracht, eine zusammenfassende Bearbeitung des spärlichen Erfahrungsbestandes auf diesem Gebiet zu liefern, die vielleicht ein wenig zur Klärung der Fragen beitragen, sie allerdings nicht lösen kann.

Zu diesem Zwecke wurde zunächst historisch untersucht, was für Anschauungen über das Heimweh und seine Bedeutung geherrscht haben. Dieser Teil gewann ein gewisses selbständiges Interesse. Es erschien nicht überflüssig, auf diesem ganz kleinen Gebiet eine Vorarbeit für den künftigen Historiker der Psychiatrie zu leisten, zumal da deutlich wurde, daß das Heimweh früher in der Auffassung der Ärzte eine viel größere Bedeutung hatte als heutzutage.

Ferner wurde versucht, die bis jetzt beschriebenen Fälle von Verbrechen aus Heimweh, die zum Teil in schwer zugänglichen Schriften zerstreut sind, zusammenzustellen. Die Beschreibungen entsprechen zwar zum großen Teil nicht den Anforderungen der modernen Psychiatrie; kaum ein Fall ist dabei, bei dem man nicht noch Fragen über Tatsächliches beantwortet haben möchte. Doch stellen sie das einzige Erfahrungsmaterial für unsere Frage dar. Zudem haben die Fälle durch ihre Eigenart und Seltenheit soviel Interesse, daß ihre fast vollkommene Vergessenheit nicht berechtigt ist. Bei der Spärlichkeit der Beobachtungen, aber auch aus historischem Interesse, sind ältere Fälle, die nur sehr kurz berichtet sind, ebenfalls wiedergegeben.

Immerhin kommen Ereignisse solcher Art auch heute noch vor, wie die in wenigen
2 Jahren beobachteten zwei Fälle aus der Heidelberger Klinik beweisen. | Der erste wurde von Wilmanns schon veröffentlicht,[8] der zweite wird in dieser Schrift seine Stelle finden, neben einigen anderen, die nur nach den Akten wiedergegeben werden können. Für ähnliche zukünftige Fälle das Vergleichsmaterial möglichst vollständig an die Hand zu geben und die Gesichtspunkte zu erörtern, die bei ihrer Auffassung in Frage kommen, ist der Hauptzweck dieser Arbeit.

Herrn Dr. Wilmanns spreche ich für die Anregung und Unterstützung bei der Arbeit meinen Dank aus. Er hat mich auf einen großen Teil der Literatur aufmerksam gemacht und mir sein Gutachten über Apollonia S.[9] überlassen. Insbesondere aber stammt die Auffassung, daß es zu Verbrechen führende Heimwehverstimmungen gibt, auch ohne daß die Täterinnen intellektuell oder moralisch schwachsinnig sind, von ihm.

Herrn Prof. Nissl[10] danke ich, daß er mir die Erlaubnis gab, an seiner Klinik zu arbeiten[11] und ihre Hilfsmittel zu benutzen und Herrn Dr. Longard[12] für gütige Überlassung zweier Gutachten, die in der folgenden Arbeit wiedergegeben sind.

Geschichte der Heimwehliteratur

Das Wort »Heimweh«[i][13] ist in dem schweizerischen Dialekt des 17. Jahrhunderts entstanden, zum ersten Male durch die ärztliche Fachliteratur in der Schriftsprache gebraucht, aber trotzdem Schweizer Dialekt geblieben und erst in der Zeit der Romantik in den allgemeinen deutschen Sprachgebrauch übergegangen.[14] Nicht nur durch diese Wortentstehung ist die Geschichte der Lehre vom Heimweh im Anfang eng verbunden mit der allgemeinen Literaturgeschichte. Neben den medizinischen Arbeiten entstanden im 18. Jahrhundert, den sentimentalen Neigungen der Zeit entgegenkommend, auch eine Menge populärer Beschreibungen der Heimwehkrankheit, die ihrerseits auf erstere zurückwirkten, sodaß im weiteren Verlauf eine Mischung poetischer Schriftstellerei mit medizinischer Beobachtung und Kritik entstand, die zwar historisch interessant, für unseren speziellen wissenschaftlichen Zweck aber recht unerfreulich erscheint.[15]

Im 17. Jahrhundert wurde die Heimwehkrankheit als Nostalgie[16] entdeckt. Bald wurde sie ein beliebtes Thema, das zahllose Arbeiten, insbesondere Dissertationen, hervorrief.[17] In der Krankheitslehre gewann sie eine anscheinend enorme Verbreitung. Überall wird sie als schweres, oft tödliches Leiden erwähnt. Selbst Auenbrugger, der Entdecker der Perkussion, gibt für die Nostalgie einen besonderen Befund an.[18] In vielen allgemein-medizinischen Lehrbüchern – psychiatrische gab es damals noch nicht[19] – fand sie ihren Platz, als noch keine forensische Beobachtung vorlag.

---

i Vgl. Kluge (Literaturverzeichnis).

In dieser Form wurde die Nostalgie in der französischen Literatur bearbeitet in einer großen Reihe von Schriften bis zur letzten von Benoist.[20] Ethnographische Gesichts-
punkte, Bedeutung des Klimas, die körperlichen Erschei|nungen, die Rolle der Nostal- 3
gie beim Militär werden eingehend dargestellt. Von einem forensischen Falle kann man in der französischen Forschung nichts finden. (Über Marc[21] s. unt.)

Anders in Deutschland. Während in Frankreich die Nostalgieliteratur trotz ihres Umfanges in hundert Jahren fast auf demselben Standpunkt steht, knüpft sich in Deutschland der Fortschritt an die Forschung über die forensische Bedeutung der aus Heimweh begangenen Verbrechen. Es entstanden klare Fragestellungen, entgegengesetzte, sich bekämpfende Meinungen, die eine Stellungnahme der meisten Psychiater der ersten Hälfte des 19. Jahrhunderts zur Folge hatte[n]. Dann schwand das Interesse für das Heimweh mehr und mehr. In gerichtlich-psychiatrischen Werken wird es noch immer kurz erwähnt. Zustände, die früher dahin gerechnet wurden, waren durch die Entwicklung der Wissenschaft abgetrennt worden, bis es zu unserer Zeit fast der Vergessenheit anheimfiel.

Nach dieser allgemeinen Übersicht folge eine spezielle Darstellung der Entwicklung der Nostalgielehre. Zunächst handelt es sich um die Heimwehliteratur in dem ganzen Umfange, den sie durch die Ausdehnung des Nostalgiebegriffs auf viele andere Krankheiten gewann, dann um ein Referat der französischen Arbeiten und schließlich um die Entwickelung der forensischen Auffassung. Diese Dreiteilung ist berechtigt, weil die einzelnen Gebiete nur wenig Einfluß aufeinander übten; französische und deutsche Arbeiten bleiben fast ganz ohne Fühlung. Auf die forensische Forschung wirkte wohl die alte Lehre von der Nostalgiekrankheit, aber sie gewann doch eine ganz unabhängige selbständige Entwickelung.

Im Jahre 1678 verfaßte Joan. Hofer[i][22] unter seinem Lehrer Joan. Jac. Harder in Basel als Dissertation eine kleine lateinische Arbeit,[23] in der er ein »neues Thema« ergreift, das noch von keinem Arzt beschrieben sei. Es handle sich um eine Krankheit, die in Schweizer Mundart Heimweh, in Frankreich mal du pays heiße. Er prägt dafür den Namen Nostalgia. In 12 Thesen gibt er in präziser Weise seine Anschauungen wieder, die in Methode und Resultat ein Ausdruck damaliger medizinisch-wissenschaftlicher Arbeitsweise sind.

---

i Der antiken Welt waren Gefühle des Heimwehs nicht fremd. Odysseus wird von ihnen gequält und trotz äußeren Wohlergehens fortgetrieben, Ithaka zu suchen. In Griechenland, insbesondere in Athen, galt die Verbannung für das größte Übel. Ovid fand später viele Klageworte für seine Sehnsucht nach Rom, das desiderium patriae. Die verbannten Juden weinten an den Wasserbächen Babels, Zions gedenkend. Wenn es sich hier auch immer um komplexe Gemütszustände gehandelt hat, spielte doch wohl das Heimweh in unserem Sinne dabei eine Rolle. Trotzdem fehlen Wort und Sache sowohl bei Hippokrates wie bei Galenus (Kluge). Dante spricht in seiner Göttlichen Komödie von der Abendstunde, wo des Schiffers Herz voll von Heimwehtrieben weich wird. Doch beginnt erst mit Hofer die eigentliche Heimwehliteratur.

Von »glaubwürdigen Leuten« hat er zwei Fälle erfahren, die ihm neben anderen Reminiszenzen die Erfahrungsgrundlage für seine Arbeit abgeben.

> Ein junger Student aus Bern erkrankte in Basel, fieberte, bekam Angstzustände, schwere Sym-
> ptome traten hinzu und man erwartete schon seinen Tod, als der Apotheker, der auf Vorschrift
> des Arztes ein Klysma geben wollte, den Zustand erkannte, ihn für Heimweh erklärte und
> behauptete, es gebe kein anderes Mittel als die Rückkehr in die Heimat. Zusehends besserte sich
> 4 der Mann, war auf dem Wege ganz wohl und kam gesund in Bern an. | Der zweite Fall betrifft
> ein junges Mädchen, das krank ins Spital gebracht auf alle Fragen, alle Heilversuche immer nur
> die Worte hervorbrachte »ich will heim, ich will heim«. Zu Hause genas es in wenigen Tagen
> ohne Anwendung von Heilmitteln.[24]

Hofer bemerkt, daß vor allem junge Leute von der Nostalgie ergriffen würden, besonders solche, welche zu Hause nur mit sich lebten, niemals unter Menschen gingen. Solche können sich, wenn sie von Hause fortkommen, nicht an die fremden Sitten gewöhnen. Sie können die heimatliche Milch nicht entbehren, sehnen sich Tag und Nacht nach Hause und, wenn ihr Wunsch nicht erfüllt wird, werden sie krank.

Durch vorausgehende andere Krankheiten, veränderte Lebensweise, Änderung der Luft und fremde Gebräuche wird der Ausbruch der Nostalgie befördert. Als Zeichen, die ihren Eintritt befürchten lassen, nennt er: Abneigung gegen die fremden Sitten, Neigung zur Melancholie aus Anlage, große Aufregung über kleine Scherze und Späße, die man mit ihnen macht, Fernbleiben von den fremden Vergnügungen. Symptome der ausgebrochenen Nostalgie sind: dauernde Traurigkeit, alleiniges Denken an die Heimat, gestörter Schlaf oder dauerndes Wachen, Abnahme der Kräfte, Verminderung des Appetits und des Durstes, Angstgefühle, Herzpalpitationen, beschleunigte Atmung, Stupor,[25] kontinuierliches und intermittierendes Fieber.

Interessant sind die Vorstellungen, die Hofer über Ätiologie,[26] Pathogenese[27] und Sitz des Heimwehs entwickelt. Als Sitz betrachtet er den innersten Teil des Gehirns, der aus unzähligen Nervenfibrillen besteht, in denen die Lebensgeister (spiritus animales[28]) beständig auf- und abwogen. Das Wesen der Krankheit besteht in einer gestörten Einbildungskraft, wobei die Lebensgeister nur einen Weg durch den Streifenhügel wandeln, in dem die Idee des Vaterlandes ihren Sitz hat, und so in der Seele nur diese Idee wachrufen. Dadurch werden sie endlich ermüdet, erschöpft, verwirrt, und bewegen sich ungeschickt, so daß sie verschiedene Phantasmen hervorrufen. Dies fast beständige Erzittern (vibratio) der Lebensgeister in den Fasern des Hirnmarks, in denen die Spuren der Vaterlandsideen eingeprägt sind, hat zur Folge, daß sie von anderen Dingen nicht mehr bewegt werden, oder daß, wenn es einmal geschieht, die mit den Gedanken ans Vaterland beschäftigte Seele keine Acht darauf hat. Die Symptome der Nostalgie entstehen, weil die gebundenen Lebensgeister nicht mehr in die anderen Teile des Hirns gelangen und deren natürliche Funktionen unterstützen können. Der Appetit wird nicht mehr wachgerufen, der Magensaft verliert an Lösungsvermögen für die Speisen, der Chymus[29] tritt in roherem Zustande ins Blut, in dem dicklichen

Serum entstehen weniger Lebensgeister als früher, und die wenigen werden wegen der dauernden Ekstase des Geistes im Hirn aufgezehrt. Daher versiegen die Willens- und Reflexbewegungen, die Blutzirkulation wird verlangsamt, das dickere Blut verursacht den trägeren Herzschlag, dehnt die Gefäße und ruft die Angst hervor. So tritt schließlich der Tod ein. Mit den Worten: »das kann alles durch die Einbildungskraft allein geschehen«[30], schließt Hofer diesen Absatz.

Die Prognose richtet sich danach, ob man die Kranken in die Heimat zurückbringen kann oder nicht. Die Therapie bezieht sich auf die Besserung der gestörten Einbildungskraft und auf Milderung der Symptome. In bezug auf | erstere, wenn sie noch 5
keine festen Wurzeln gefaßt hat, empfiehlt er ein Purgans,[31] wodurch der Ballast der rohen Stoffe aus den Verdauungswegen entfernt werde. Zur Milderung der Symptome rühmt er verschiedene Mixturen.

Im Anschluß an diese Arbeit von Hofer erschienen im Laufe der Zeit mehrere Dissertationen, die, soweit das aus Referaten zu schließen ist, nichts wesentlich Neues enthalten (Verhovitz 1703,[32] Tackius 1707[33]). Zwinger (1710) gab die Arbeit Hofers in erweiterter Form heraus und ergänzte sie durch einige kurz erzählte Fälle.[34] Er betont, daß die Ursache des Heimwehs eine rein psychische sei und oft durch Zufälle, wie das Anhören des Kuhreihens, hervorgerufen werde. Seitdem spielt der Kuhreihen in der Heimwehliteratur eine große Rolle[i].[35]

Eigenartig ist der Aufsatz »Von dem Heimweh«, den der durch seinen vermeintlichen homo diluvii testis berühmte Scheuchzer in seiner Naturgeschichte des Schweizerlandes geschrieben hat.[36] Die eigentliche Ursache des Heimwehs ist nach ihm die Änderung des Luftdrucks. Die Schweizer leben in den Bergen in feiner leichter Luft. Ihre Speisen und Getränke bringen auch in den Körper diese feine Luft hinein. Kommen sie nun in das Flachland, so werden die feinen Hautfäserchen zusammengedrückt, das Blut wird gegen Herz und Hirn getrieben, sein Umlauf verlangsamt und, wenn die Widerstandskraft des Menschen den Schaden nicht überwindet, Angst und Heimweh hervorgerufen. Daß besonders junge Leute mit feiner Haut und solche, die mit Milch genährt sind, erkranken, dient ihm als Stütze seiner Ansicht. Zur Behandlung empfiehlt er auf Grund seiner Meinung neben psychischer Beeinflussung Transport auf höher gelegene Berge und innerliche Darreichung von Stoffen, die »zusammengepreßte Luft enthalten«, um von innen den Druck im Körper zu erhöhen, z.B. Salpeter,[37] Pulver, jungen Wein. Anhangsweise spricht er vom Heimweh der Walfische, die in südlichen Gewässern ebenfalls infolge Druckänderungen an diesem Übel erkranken.

---

i Auch im Briefwechsel zwischen Goethe und Schiller wird er besprochen in Beziehung auf die Stelle im Tell, wo Attinghausen Rudens warnt, wie er sich dereinst »mit heißen Thränen« »nach dieses Herdenreihens Melodein« sehnen werde. (Kluge)

In einem späteren Artikel wendet er sich mit Spott gegen den Rostocker Professor Detharding. In einer Arbeit Disp. de Aere Rostockiano (1705)[38] schreibt dieser von der Schweizer Luft, die durch ihre Ungesund- und Grobheit die Gemüter der Einwohner ganz dumm mache. Aus eben dem Grunde bekämen die Schweizer das Heimweh, weil sie eine reinere und gesündere Luft nicht vertragen könnten »gleich denen Widhopfen, welche an den stinkenden Mist gewohnt, anderswo nicht leicht zunehmen«.[39]

Diese ergötzliche Meinungsverschiedenheit zwischen Scheuchzer und Detharding wird von Zedler 1735[40] noch einmal wieder aufgerollt, aber nicht genug, 1781 wird in Krünitzens Enzyklopädie[41] in einem breitspurigen Aufsatze die alte Streitfrage nochmals behandelt, um dann endgültig zur Ruhe zu kommen (nach Kluge, ebenso das folgende).

Im Anschluß an Hofer, Zwinger, Scheuchzer erscheinen nun zahlreiche populäre Beschreibungen. 1716 wird in Breslau ein Aufsatz gedruckt von der Nostalgie oder dem sogen. Heimwehe.[42] 1740 spricht Keyssler in einer Reisebeschreibung[43] vom
6 sogen. Heimweh, welches sonderlich den Bernern anhängt. | 1755 sind in einer Leipziger Wochenschrift 32 Seiten lang zu lesen »moralische Gedanken vom Heimweh«.[44] Die Ende des Jahrhunderts erschienenen Werke von Stilling (Das Heimweh, Roman)[45] und von Ul. v. Salis (Bildergalerie der Heimwehkranken)[46] beschäftigen sich mit dem Himmelsheimweh[47] und ähnlichem, eine Parallelisierung vermeintlich verwandter oder gar identischer Gefühle, die, von Dichtern manchmal benutzt, noch in der neuesten Broschüre Maacks: Heimweh und Verbrechen[48] eine merkwürdige Rolle spielt.

In der ärztlichen Literatur wird die Nostalgie zu einem immer von neuem erwähnten und beschriebenen Krankheitsbegriff, der für lange Zeit einen selbstverständlichen Platz im nosologischen System genießt: Haller (1754),[49] Linné: Genera morborum (1763). Dieser führt unter der Klasse »morbi mentales« des ordo »pathetici« das genus »Nostalgia« auf[i]. Er schafft die schwedische Übersetzung Hems juka.[50] Van Swieten erklärte das Heimweh für eine Ursache der Melancholie und des Skorbuts[51], die durch eine Veränderung der schwarzen Galle[52] entstehe[ii].[53] Hervorragende Mediziner vom Ende des 18. Jahrhunderts scheinen es regelmäßig zu erwähnen, so Cullen (Edinburgh) als Art der Melancholie,[54] Sauvages[55] (Montpellier) ebenso, Sagar (Wien) als ein genus der vesaniae.[56] Dieser erzählt von sich selbst (Syst. morb. sympt. S. 732 zit. nach Vogel),[57] daß er am Heimweh gelitten habe, mit Ekel, Verstopfung, Wassersucht, Schlaflosigkeit und Schwäche. Sobald er in sein Vaterland zurückkam, genas er ohne Arznei. Sauvages stellte vier Symptome auf: morositas, pervigilio, anorexia, asthenia[iii][58], Roth (1768),[59] Medizin. Handlexikon (1782).[60]

i zit. nach Hettich.

ii zit. nach Benoist.

iii zit. nach Benoist.

Es erschienen immer wieder auch selbständige Arbeiten (Pensees d'un allemand sur la nostalgie 1754,[61] Hueber 1755),[62] und namhafte Ärzte gehen ausführlich auf diese Krankheit ein. Der berühmte Auenbrugger findet in seinem »Inventum novum etc.« (1761) eine Veränderung des Perkussionsschalles bei Heimwehkranken, einen »sonitus obscurus«[63] auf der einen Seite und bei ihrer Sektion konstant eine Verwachsung und Vereiterung der Lungen. Vor einigen Jahren sei die Krankheit in der österreichischen Armee sehr oft, jetzt seltener beobachtet, seitdem die Soldaten das Versprechen bekommen, nach Ablauf ihrer Dienstzeit in ihre Heimatstaaten zurückkehren zu können.

J. G. Zimmermann (1774)[i][64] betont, daß das Heimweh zwar von den Schweizern sich allein zugeeignet würde, aber auch sonst an vielen Orten vorkäme. Es sei beobachtet bei burgundischen Soldaten, bei den Schotten sei es nichts Seltenes. Ganz besonders häufig sei es bei den der Pressung widerstrebenden Soldaten in England. Kaum in die Heimat zurückgelangt, würden sie mit Gewalt auf ein anderes Schiff geschleppt und Tausende fänden den Tod an Nostalgie. Die plötzliche Rückkehr ins Vaterland tue therapeutische Wunder. Zimmermann erzählt einen Fall, der später noch manchmal wiederholt wird.

> | »Ein aus Bern gebürtiger Student der Medizin in Göttingen geriet im Heimweh auf den 7
> Gedanken, die größte Pulsader im Leibe solle ihm zerspringen. Darum getraute er sich fast gar nicht mehr sein Zimmer zu verlassen. Am gleichen Tage jedoch, als er von seinem Vater zurückberufen wurde, hüpfte er ganz Göttingen im Triumphe durch, nahm von allen Bekannten Abschied, und am dritten Tage bestieg er mit außerordentlicher Munterkeit den Winterkasten in Kassel. Da er doch zween Tage vorher bei dem Anblick der kleinsten Treppe in Göttingen den Atem aus dem Bauche zog. Später an einem anderen Orte ist er noch einmal an Nostalgie erkrankt, nun ist er zu Hause munter und gesund«.[65]

Cartheuser (1771)[66] hält Scheuchzers Erklärung durch Luftdruckänderung für sehr einleuchtend, doch könne diese allein nicht ausreichen. Auch psychische Einflüsse allein könnten die Nostalgie herbeiführen und heilen.

Schließlich hat 1783 der Göttinger Professor Blumenbach im Anschluß an eine Schweizerreise längere Bemerkungen über das Heimweh gemacht.[67] Er findet es ohne mindeste Überlegung klar, daß es eine wahre Gemütskrankheit sei, die bloß in den inneren Sinnen und nicht, wie der sonst verdiente Scheuchzer meinte, in mangelnder Bergluft ihren Grund habe. Einige Kantone und zwar die gebirgigsten werden nicht von Heimweh befallen, z.B. Glarus. Am stärksten haben die Appenzeller, ein bloßes Hirtenvolk, darunter zu leiden. Die Ursache der Nostalgie liegt in der allen Menschen eingepflanzten Prädilektion für das dulce natale solum.[68] Der empfindliche Kontrast ist genügend, um erst Einsamkeit, Sehnsucht, Schwermut, schließlich Wahnsinn auszulösen. Es entsteht rasch Appetitlosigkeit und Prostration, aber ebenso unglaublich schnell ist die Erholung. Es scheint, als wenn in solchen Zuständen, wie überhaupt

i Derselbe, der durch seine Werke über die Einsamkeit literarhistorisch bekannt ist.

beim Wahnsinn, der Körper wie eine Uhr gleichsam suspendiert ist, um nachher wieder in Gang zu kommen. Blumenbach bemerkt, daß Schweizer auch im Herzen der Schweiz das Heimweh bekommen. Schließlich erzählt er einige oft wiederholte Geschichten:

Eine Anzahl Entlibucher betrieb in Paris eine Sennerei. Als diese Arbeit aufhörte, verfielen sie in Heimweh. Ähnlich ging es Lappen mit Renntieren in Madrid. Als die Tiere tot waren, erkrankten sie. Grönländer sollen 1636 in Kopenhagen in verzweiflungsvoller Sehnsucht nach der Heimat mit Kajaks nach Amerika gefahren sein, wobei die meisten umkamen. Die Zurückgebliebenen starben an Nostalgie.[69]

Nordländer und Schweizer sind für diese Erkrankung bevorzugt. Als Ursache sei die Gewöhnung an großartige Natureindrücke und die Simplizität der Sitten anzusehen.

Nach Blumenbach erscheint noch ein Artikel von Diez in der deutschen Enzyklopädie 1790.[70] Dieser lehnt sich an Auenbrugger an, meint aber, daß die Schweizer ganz besonders häufig befallen würden. Dies schiebe Haller auf die Staatsverfassung und die Gewohnheit, nur unter sich zu verkehren und zu heiraten. In Ersch und Grubers allgemeiner Enzyklopädie (1828) werden im Artikel »Heimweh«[71] alte Auffassungen wiederholt, und dazu erzählt, daß 1813 bei der Belagerung von Mainz eine Typhusepidemie in Verbindung mit Heimweh gehaust habe und durch letzteres beträchtlich verschlimmert sei.

Außer diesen kurzen Artikeln bringen in Deutschland die Jahrzehnte nach Blumenbach keine Heimwehschriften. In Frankreich dagegen beginnt jetzt die Reihe vieler Dissertationen über diesen Gegenstand. Die Mehrzahl derselben sind nicht zugäng-
8 lich. Der Vollständigkeit wegen sind sie im | Literaturverzeichnis zusammengestellt.[17] Erst 1821 erschien von dem bekannten Arzte Napoleons, Larrey,[72] eine vielgenannte Arbeit »Über den Sitz und die Folgen der Heimwehkrankheit«, die durch zweimalige Übersetzung ins Deutsche auch hier das Thema Nostalgie wieder in Fluß brachte.[73]

Larrey hatte auf mehreren Feldzügen Napoleons, besonders auf dem russischen, seine Erfahrungen gesammelt. Aus seinen Krankengeschichten tritt uns ein schwacher Reflex der gewaltigen Leiden entgegen, denen damals zahllose Menschen zum Opfer fielen. Larrey behauptet, wie bei allen Irren, so wichen auch bei den Heimwehkranken zuerst die Geistesverrichtungen, dann die der Sinne und der willkürlichen Bewegung von der Regel ab. Auf der Höhe der Geistesverwirrung sehen die Kranken aus der Ferne lachende und entzückende Gemälde an dem Orte ihrer Heimat, wie rauh und öde diese in der Tat auch sein möge. Nach ihrer Aussage kommen ihre Verwandten und Freunde ihnen in reichen Kleidern und mit den freundlichsten Gebärden entgegen. Der Ablauf der Krankheit soll in drei Stadien vor sich gehen. 1. Stadium: Aufregung, Steigerung der Wärme auf dem Kopfe, gehobener Pulsschlag, regellose Bewegungen, Röte der Bindehaut, unsteter Blick, hastiges und nachlässiges Sprechen, Gähnen, Seufzen, Verstopfung, herumziehender Schmerz. 2. Stadium: Druck und Gefühl von Zwang in allen Teilen, Magen und Zwerchfell verfallen in eine gewisse Trägheit, Symptome von Magen-Darmentzündung, das Fieber wird heftiger. 3. Stadium: Schwäche, allgemeines Sinken der Kräfte, Traurigkeit, Seufzen, Tränenvergießen, Abscheu vor Nahrungsmitteln und klarem Wasser, Selbstmord oder allmähliches Erlöschen der Lebenskraft. Auf diese Weise hat Larrey auf dem Rückzuge von Moskau eine große Menge seiner Gefährten hinscheiden sehen. Als Sektionsbefund gibt er an: Oberfläche des Gehirns, Pia[74] und Arachnoidea[75] entzündet, mit Eiter belegt, Hirnsubstanz angeschwollen und härter als normal. Arterien angefüllt mit schwarzem flüssigem Blut. Als sekundär betrachtet er die Überfüllung der Lungen, Erweiterung des Herzens, Ausdehnung des Magendarmkanals durch Gas und Rötung der Schleimhaut. In derselben Arbeit beschreibt Larrey einige Kopfverletzungen und findet zwischen deren Folgen und der Heimwehkrankheit eine weitgehende Ähnlichkeit.

Seine Übersetzung der Larreyschen Arbeit in Friedreichs Magazin begleitet Amelung mit einigen kritischen Bemerkungen (1830).[76] Das Heimweh Larreys könne ganz aufgehen in die zwei Krankheiten des Nervenfiebers und der Melancholie. Es sei deren Ursache wie andere kummervolle Affekte, z.B. Liebesweh, sei aber keine eigene Krankheit. Außerdem kann das Heimweh als Symptom einer jeden Krankheit auftreten. »Ein jeder der schon einmal in der Fremde bedeutender erkrankte, wird mit mir übereinstimmen, daß man nie größere Sehnsucht nach der Heimat fühlt, als wenn man sich unwohl befindet, und daß diese Sehnsucht in dem Grade steigt, je härter man erkrankt, während sie in gesunden Tagen vielleicht ganz unbekannt war«.[77] Also sei das Heimweh nicht als Morbus genuinus[78] anzusehen, sondern jederzeit entweder als Ursache oder Symptom eines Nervenleidens.

Derselben Auffassung wie Amelung ist Georget (1831).[79] Das Heimweh ist keine
Krankheit, sondern bloß eine Ursache von verschiedenen Affektionen, | deren Behand- 9
lung sogar von dem Umstande, der zu ihrer Entstehung Veranlassung gegeben hat, unabhängig sein kann.

In merkwürdigem Gegensatz zu diesen kritischen Bemerkungen steht die etwa gleichzeitige Ansicht Friedreichs (Handbuch der gerichtl. Psychologie, Leipzig 1835).[80] Bei der Erklärung des Brandstiftungstriebes aus einer Feuer- und Lichtgier findet er, daß auch die Nostalgie daraus abzuleiten ist. Der Bewohner des Gebirges, der ja vorzugsweise vom Heimweh ergriffen wird, sei ein ideellerer, geisteskräftigerer Mensch, wozu er durch den vorwaltenden Einfluß des Lichtes und des Sauerstoffes im Gebirge werde. In das Tal versetzt, sei er auf einmal seinen ideellen Potenzen der vorwaltenden Lichtsphäre entrissen und so sei das Heimweh nichts anderes als die Sehnsucht nach dem der Seele verwandten Lichte. Daher auch die vielen Brandstiftungen aus Nostalgie.

Es folgen in der nächsten Zeit drei große zusammenfassende Arbeiten von Schlegel (1835),[81] Zangerl (1. Aufl. 1820, 2. 1840)[82] und Jessen (1841).[83] Viele Angaben früherer Autoren werden, nicht immer mit genügender Kritik, zusammengestellt, manches Neue hinzugefügt. Als wesentlichen Fortschritt dieser Arbeiten darf man wohl betrachten, daß sie den ernstlichen Versuch machen, ein eingehenderes psychologisches Verständnis des Heimwehzustandes zu gewinnen.

SCHLEGELS Schrift ist überfüllt mit Dichterstellen, er beschäftigt sich eingehend mit dem Heimweh verschiedener Völker[i][84] und der Soldaten[ii].[85] Er behandelt auch die forensischen Fragen. Das Neue, was er bietet, ist ein Versuch psychologischer Auffassung. Nach einigen Bemerkungen, daß der Arzt sich nie über die gemeine Linie erheben werde, wenn er nicht unablässig Psychologie in enger Verbindung mit Physiologie als Grundwissenschaft seines Studiums erforsche, betont er, daß die Ursache der Heimwehkrankheit allein in jenem Empfindungszustand der Seele, den wir Sehnsucht nennen, bestehe, dagegen weder in Entbehrung der gewohnten Bergluft, noch in einer instinktartigen Vorliebe für das Geburtsland gefunden werden könne. Die Wirkung auf den Körper sei die unbefriedigter Sehnsucht überhaupt. Doch nicht alle Menschen haben die Anlage, in den Zustand der Sehnsucht zu geraten. »Wie ist nun der Ursprung der Heimatsliebe zu erklären, da sie kein eigentlicher Naturtrieb, auch keine bloße Frucht der Gewohnheit, noch weniger eine Folge von Überlegung ist? Die Heimatsliebe hat ihre ersten Keime in den ersten Empfindungen und Vorstellungen des jugendlichen Alters. So wie da auf das zarte Gemüt, auf das reizbare Gefühl, auf die lebhaftere Einbil-
10 dungskraft alle Umgebungen | einen tieferen Eindruck, einen unverlöschlicheren machen als in späteren Jahren, so hinwieder lebt der junge Mensch sich gleichsam tiefer und inniger in alle seine Umgebungen hinein. Er belebt alles, auch das Leblose mit seinen Vorstellungen. Er macht spielend Freundschaften wie mit Kinderpuppen so mit Gesträuchen, Wohnungen, Bergen und Winkeln. Jeder Tageszeit, jeder Jahreszeit, jeder häuslichen und außerhäuslichen Beschäftigung lauscht er ihre innerste Natur, ihren feinsten Reiz ab, der erwachsenen Personen kaum empfindbar ist. Gleichsam wie eine geistige Pflanze schlägt er mit seinem Gemüte Wurzeln und Ranken in und um alle Dinge seiner Jugendwelt. Er wächst gewissermaßen mit dem was ihn umgibt zusammen und wird eins mit demselben. Weil sich sein ganzes Wesen allem auf das zarteste anschmiegt, wird hier auch alles seinem Wesen vollkommen zusagend. Je älter aber der Mensch wird, desto mehr wird er auf sich selbst zurückgedrängt, er hat andere Bekanntschaften und Freundschaften als die mit toten unbelebten Wesen, Zeiten und Umständen. Er kann sich nicht mehr Spielen und Träumen hingeben, er gehört den Sorgen,

---

i BOUGAINVILLE berichtet von einem Otaheiter, der im botanischen Garten zu Paris beim Anblick des Brotfruchtbaums in Entzücken geriet und keine Ruhe hatte, bis er die Rückkehr erreichte. Die Nostalgie der Völker Sibiriens wird nach DELAPORTES' Reisen eines Franzosen berichtet. Nach FRORIEPS Notizen vom Jahre 1832 werden die Leute des Orahvolks auf Madagaskar melancholisch, wenn sie eine Zeitlang von Hause fort sind. Viele nehmen bei einer Reise etwas Erde des heimatlichen Bodens mit und flehen die Gottheit an, daß es ihnen vergönnt sein werde, selbige wieder an ihren Ort zurückzubringen. Die Indianer Südamerikas gedeihen in den Wäldern bei Hunger und Strapazen, in den Missionen bei regelmäßiger Nahrung sterben sie dahin.

ii 1745/46 erkrankte in Philippeville ein ganzes Bataillon Niederbretagner epidemisch an Nostalgie. Die Leute starben massenhaft, der Rest mußte in die Heimat zurückgeschickt werden.

die ihn gegen Außendinge gleichgültiger machen. So wird der Erwachsene, in Geschäften und Zerstreuungen aller Art verloren, gewissermaßen blinder gegen die Außenwelt. Er übersieht vieles, was das Kind einzeln durchdringt und beobachtet, was ihn umfängt, macht weniger tiefen Eindruck. Aber die ersten Eindrücke aus der früheren Zeit sind noch unerloschen und verlöschen nicht, wenn sie auch verdunkeln. Sie können nicht ganz verschwinden, denn sie hatten auf die bleibende Gemütsstimmung und die nachherige Geistesrichtung den folgenreichsten Einfluß und der erwachsene Mensch ist nur zu dem aufgewachsen, wozu er im zarten Beginn des Lebens und der ersten Selbsttätigkeit wird. Daher bleibt ihm auch in späteren Jahren, oft ohne es zu wissen, Vorliebe zu dem, was ihm am frühesten tief zugesagt hatte. Daher kann er in späteren Jahren in der Fremde reizendere, schönere Naturen finden, aber sie ergreifen ihn weniger als die Natur der Heimat, mit welcher sein ganzes Wesen einig ist. So erklären wir uns, warum noch Greise eine heftige Sehnsucht nach den Plätzen ihrer Kinderspiele und Männer beim Anblick der Gegend, wo sie ihre Jugend verlebten, ein Gefühl haben, welches sich nicht beschreiben läßt und mit keinem anderen Gefühl verglichen werden kann.«[86]

Das Buch von ZANGERL (nur in der vervollständigten Ausgabe von 1840 mir zugänglich) verzichtet nicht auf poetische Auslegungen und Ergänzungen, doch ist er damit beträchtlich sparsamer als SCHLEGEL.

Junge sensible Individuen sind besonders disponiert zur Nostalgie. Diese Krankheit stellt er nicht wie die meisten Autoren zur Melancholie, sondern betrachtet sie als etwas Besonderes, sowohl wegen der Art des Objektes der traurigen Leidenschaft als auch wegen ihrer furchtbaren Heftigkeit und ihres zerstörenden Einflusses auf die Gesundheit.

Er stellt der Nostalgia die Apodemialgia,[87] das Hinausweh, gegenüber.

Die Nostalgie läßt sich einteilen in ursprüngliche (bei Gesunden entstandene) und abgeleitete (aus anderen Krankheiten hervorgegangene), in psychische und somatische und komplizierte, in offenbare, verheimlichte und simulierte.

Als Vorbote des einfachen offenbaren Heimwehs kann Nachtwandeln auftreten.
Tiroler sahen beim Nachtwandeln ihre Heimat und kamen drei | Monate später mit *11*
Nostalgie ins Spital. (Dasselbe nach JESSEN von ISFORDINK[88] beobachtet.)

Die Symptome entwickeln sich in folgender Weise: der Kranke spricht gern von seiner Heimat oder ist wortkarg, ernst, nachdenkend und traurig. Anfangs wagte er es kaum, sich selbst die Ursache seiner Leiden zu gestehen und bemüht sich ernsthaft, dieselben zu bekämpfen. Er glaubt die Stimmen geliebter Personen in den Stimmen der ihn umgebenden Menschen wiederzufinden. Der Schlaf flieht ihn. Tritt er doch ein, sieht er im Traume seine Familie und erlebt die glücklichen Tage der Vergangenheit, um beim Erwachen in ein umso tieferes Meer von Traurigkeit zu versinken. Er wird empfindlich, verdrießlich, unzufrieden, erträgt kleine Neckereien und Ungemächlichkeiten mit Unwillen. Er sucht die Einsamkeit auf, alles Übrige wird ihm gleichgültig. Seine Stille wird nur zuweilen von tiefem Atem und Seufzen unterbrochen.

Längst haben sich zu den psychischen Symptomen körperliche gesellt. Diese laufen in drei Stadien ab. Im ersten bemerkt man traurigen Blick, blasse Wangen, die psychischen Symptome sind jedoch auffallender. Im zweiten tritt verminderte Eßlust, kachektisches[89] Aussehen, mühsame und schlechte Verdauung ein. Sekretion und Exkretion sind gestört. Matter Puls, klopfender beschleunigter Herzschlag, Abnahme der Temperatur, Abmagerung, allgemeines Sinken der Kräfte. Im dritten Stadium stellt sich hektisches Fieber, Abzehrung und Durchfall ein. Wassersucht führt dann bald zum Tode. Und noch im Tode denkt der Kranke an seine heiß ersehnte Heimat.

Kurz bespricht ZANGERL seiner Einteilung entsprechend die anderen Arten von Heimweh, empfiehlt z.B. beim verheimlichten das Belauschen, erinnert beim simulierten an das Wort Senecas »curae leves loquuntur, ingentes stupent«.[90] Beim komplizierten bemerkt er, daß sich das fieberhafte Heimweh vom Nervenfieber unterscheide durch die unglaublich schnelle Erholung, die bei gegebener Hoffnung, in die Heimat zurückkehren zu können, eintrete.

Bei der Schilderung der Entstehungsweise der Nostalgie findet ZANGERL in echt intellektualistischer Psychologie, daß zunächst das Vorstellungsvermögen, dadurch die Gefühlssphäre, schließlich das Begehrungsvermögen ergriffen werde. Der Kranke wird erst nachdenkend, vergleicht seine jetzige Lage mit der früheren in der Heimat und kommt zu dem Schlusse, daß diese jener vorzuziehen sei. Infolge dieser Vorstellung und der unangenehmen Eindrücke, die er in der Fremde empfindet, erwacht das Gefühlsvermögen, er fühlt, daß alles, was seinem Herzen teuer war und Nahrung gab, jetzt mangle und daraus entsteht dann das lebhafte Begehren, der heiße Wunsch, in sein früheres heimatliches Glück zurückzukehren. Wird diesem Wunsche nicht entsprochen, so folgt eine Reihe körperlicher Leiden.

Hat der Kranke einmal die Vorzüge der Heimat vor der Fremde erkannt, so erlangt die Tätigkeit des Vorstellungsvermögens eine einseitigere Richtung, nur jene Bilder, die Bezug auf das Vaterland haben, werden reproduziert. Durch diese Einschränkung wird er für alle anderen physischen und geistigen Eindrücke gleichsam unzugänglich gemacht. Der Verstand wird gehemmt. Diese einseitigen und so gearteten Vorstellungen rufen nach und nach einen Gemütszustand herbei, in welchem der Kranke ver-
12 stimmt, traurig, verdrießlich ist, nur | noch Gefühl für sein Vaterland hat, an keinen Vergnügungen mehr teilnimmt, die Einsamkeit sucht.

Durch die eine dominierende Vorstellung und durch die Macht der beherrschenden Gefühle wird die ganze Tätigkeit des Begehrungsvermögens angeregt und auf die Erfüllung eines einzigen Wunsches gerichtet, nämlich heimzukommen, auch wenn der Tod ihm droht oder ewiger Kerker.

Sekundär wird der Körper ergriffen. Durch die unausgesetzt einseitige Tätigkeit der Seele entsteht Schlaflosigkeit, lebhaftes Träumen, Kongestionen zum Kopf, Kopfschmerzen. Durch die Macht der deprimierenden Gefühle wird die Vitalität des gesamten Gefäß- und Nervensystems herabgesetzt. »Je mehr die Einbildungskraft durch ihre angestrengte Tätigkeit die Nervenkraft an sich zieht, desto mehr wird letztere antagonistisch den größeren Nervengeflechten des Unterleibs entzogen, somit auch das ganze Geschäft der Reproduktion in Unordnung gebracht.«[91]

Andere Ansichten von der Entstehung der Nostalgie (Hofer, Scheuchzer, Larrey) weist er zurück.

Des weiteren zählt Zangerl eine Reihe erregender Ursachen auf, denn das Heimweh schlummert nicht selten wie das Feuer unter der Asche und es ist unglaublich, welch eine geringe Veranlassung oft zureicht, es in helle Flammen ausbrechen zu lassen. Solch erregende Momente seien plötzliche Eindrücke, die die Erinnerung an die Heimat wecken, ein Brief, der Anblick von Landsleuten, der Nationaltracht, der vaterländischen Tiere. »Doch von allen erregenden Ursachen wirkt keine mit einem solchen magischen Zauber als die vaterländische Musik.«[92] Bei den Schweizern ist es der Kuhreihen, bei den Tirolern das Jodeln und die Kuhglocken, bei den Steyrern der Wechselgesang über die Berge, bei den Schotten die Sackpfeife.

Die Tatsache, daß die nördlichen und die Gebirgsvölker am meisten von Heimweh ergriffen würden, gibt wieder den Anlaß zu einer psychologischen Erörterung. »Die psychische Ursache liegt in der ungleichen Ausbildung der Seelentätigkeiten dieser Völker. Jeder Mensch fühlt das Bedürfnis einer psychischen Tätigkeit. Seine Seele fordert Nahrung. Wird sein Verstand ausgebildet, so fehlt es seiner Seele nie an neuen Stoffen zur genußvollsten Tätigkeit. Ebenso steht seiner Einbildungskraft, wenn sie geübt und in gehöriger Richtung befriedigt wird, ein unermeßliches Feld zu immer neuen Reizen und Genüssen zu Gebote. Nun sehen wir aber, daß der Verstand der Bewohner der nördlichsten Gegenden und hoher Gebirge im allgemeinen nicht in jener Richtung ausgebildet ist, um in höherer Geistesbeschäftigung Reiz zu finden. Dagegen sind ihm von frühester Jugend an Gefühle der Hauptgenuß des Lebens. Abgesondert wie er lebt, heftet sich sein Herz nur an seine Familie, seine Herden, Wiesen und Alpen, diese einzigen Gegenstände seiner Liebe, seiner Aufmerksamkeit und Vertraulichkeit. Diese bilden den ausschließlichen Kreis seiner Vorstellungen, Empfindungen und Wünsche. Diese prägten sich unauslöschlich seiner beschränkten Phantasie ein und bildeten die Summe des unentbehrlichsten Lebensgenusses.

Wird ein Mensch dieser Art aus dem kleinen Kreise seiner Familie, aus dem Schoße seines einsamen und einfachen Lebens herausgerissen, so ist er nicht imstande, sich
in die neuen Verhältnisse zu fügen, die fremden Gegenstände | aufzufassen und zu ver- *13*
arbeiten. Andererseits entbehrt er alles, was seinem Herzen und seiner Phantasie teuer ist, alles was ihm die Hauptquelle des Genusses war, und findet für den ungeheuren Verlust nirgends Ersatz. So mangelt seiner Seele Stoff zur Tätigkeit. Was den Verstand und die Einbildungskraft erregen und in Übung setzen könnte, dafür fehlt die Empfänglichkeit, und was für das Herz Nahrung wäre, dazu fehlt der Stoff. Die Folge dieses Zustandes ist eine fürchterliche Leere, eine unüberwindliche Langeweile, der bald die Sehnsucht nach der Heimat folgt. Alle anderen Vorstellungen und Empfindungen ver-

löschen und die ganze Seelenkraft ist in dem einzigen Gefühle der Heimsehnsucht zusammengedrängt.«[93]

Ähnliche Ansichten hat schon Alibert (Physiologie des passions, tome II. Brüssel 1825 p. 223, zit. nach Jessen),[94] von dem Zangerl anscheinend unabhängig ist, geäußert: Die Liebe zur Heimat zeigt sich mit der größten Energie bei den ganz unzivilisierten Völkern. Die Lebensweise des Wilden ist durchaus geeignet, seine ersten Beziehungen zu verstärken, welche eine süße Gewohnheit ihm teurer macht als sein Leben. Der Instinkt, welcher ihn stets zur Natur zurückführt, läßt ihn in der Welt nichts erblicken als die Gegenden, wo er seine Beute erhascht, den Bach, welcher seinen Durst gestillt, das Moos, worauf er ausgeruht, die Hütte, worin er geschlafen hat. Der wiederholte Eindruck dieser Gegenstände, um so stärker je weniger sie abwechseln, identifiziert ihn mit denselben und bildet unmerklich die unzerstörbaren und rührenden Bande, welche die einfachen Völker an ihr Geburtsland fesseln.

Es folgt nun bei Zangerl eine eingehende Betrachtung des Heimwehs bei verschiedenen Völkern, dann einige Bemerkungen über Dauer und Ausgang der Krankheit. Sie kann in Heilung übergehen, in andere Krankheiten (Melancholia attonita,[95] Tuberkulose, Krebs, Abortus,[96] Nervenfieber) oder in den Tod, sei es durch die Krankheit selbst oder durch Selbstmord. Schließlich kann sie auch die Ursache von Verbrechen werden.

Der Leichenbefund gibt wenig Aufschluß, die erhobenen Befunde (Larrey, Auenbrugger, Ebel,[97] Devaux)[98] rühren von Komplikationen her.

Die dritte größere Arbeit hat P. Jessen zum Autor. Er faßt die Angaben früherer Schriftsteller noch einmal mit einer gewissen Kritik zusammen. Er wiederholt die Erzählungen merkwürdiger Heimwehhandlungen von Negern, von dem Otaheiter usw., insbesondere gibt er eine sehr eingehende Zusammenstellung der Symptome des Heimwehs, auf die man sich in forensischen Fällen wohl berufen hat.

Das Verlangen nach der Heimat oder, weil auch bei Veränderungen des Wohnortes vorkommend, nach den früheren Verhältnissen erzeugt Unzufriedenheit mit der Gegenwart. Der Mensch wird mutlos, niedergeschlagen, teilnahmslos und gleichgültig. Die Unlust zur Arbeit steigert sich bald zur Unfähigkeit. Das Nervensystem wird krankhaft empfindlich. Der verdrießliche Kranke verabscheut die fremden Sitten, erträgt Scherze, Neckereien und das geringste Ungemach nur mit dem größten Unwillen.

Während die wahre Ursache der Verstimmung aus Scham verheimlicht wird, schützt der Patient andere Übel vor. Still, in sich gekehrt, einsilbig, wortkarg, verdros-
14 sen wie er ist, sucht er gern die Einsamkeit und überläßt | sich auf Spaziergängen in Feld und Wald seinen sehnsüchtigen Gefühlen und den Träumen seiner Phantasie.

In Blick, Miene und Körperhaltung liegt der Ausdruck des Mißmutes, der Schwermut. Die Gesichtsfarbe wird blaß, das Auge matt, häufig tränend, es wird nur mühsam geöffnet gehalten. Das Atmen wird schwer, unterbrochen, von häufigem Seufzen begleitet, der Puls ist unregelmäßig. Bei leichtester Anstrengung, geringster Gemütsbewegung klopft das Herz. Der Appetit schwindet, Verdauung und Ernährung, Sekretion und

Exkretion werden gestört. Unter Kongestionen zu Kopf und Brust tritt Blässe, Kälte, Abspannung, Abmagerung, Entkräftung auf. Von den Organen wird besonders der Magen beteiligt. Auch der Geschlechtstrieb soll schwinden.

Die Schlaflosigkeit wird von leichtem Schlummer mit Träumen von der Heimat unterbrochen. Nachtwandeln, bei dem der Kranke sich in die Heimat versetzt fühlt, soll vorkommen. Im weiteren Verlauf stellen sich Delirien, Halluzinationen, Abstumpfung der Sinne, allgemeine Unempfindlichkeit ein. Hektisches Fieber kommt hinzu. »Der Tod erfolgt an gänzlicher Erschöpfung, Marasmus[99] oder Tabes nervosa.«[100]

Der tödliche Ausgang soll bei ausgebildeter Nostalgie die Regel sein. Auch plötzlicher Tod, wie asphyktisch, sei beobachtet (bei Soldaten, die am selben Tage starben, als ihnen der Abschied verweigert wurde).

Unwiderstehliche und blinde Triebe treten bei Nostalgischen auf, um sich aus der traurigen Lage zu befreien. Sie begehen Selbstmord, stürzen sich aus dem Fenster, setzen sich den größten Beschwerden und Gefahren aus, schreiten zu Gewalttätigkeiten, Brandstiftung und anderen Verbrechen.

Im Anschluß an ALIBERT und ZANGERL findet JESSEN eine Hauptursache des Heimwehs in der Enge des Horizontes. Wer zu geistig freiem selbsttätigem Leben erwacht ist, vermag überall auf der Welt seine eigene Existenz mit der Umgebung in Einklang zu setzen. Wer zu solcher Selbsttätigkeit nicht gelangt ist, bleibt gleichsam mit der ihn umgebenden Außenwelt verwachsen, alle Gefühle und Gedanken sind in ihr festgewurzelt und nur auf die nächste Umgebung, Wohnung, Garten, Gewerbe, Familie gerichtet. Entfernung aus der Heimat ist dann nicht mit einem Verlust von äußerlichen Dingen verbunden, sondern mit einem Losreißen von allem, worin der Mensch bisher gelebt hat, und mit seiner Heimat verliert er gleichsam die Hälfte seines Ich. Aus diesem Grunde werden Kinder und junge Leute am schmerzlichsten durch die Entfernung aus der Heimat berührt und besonders solche, deren Erziehung und Unterricht vernachlässigt wurde.

Der Ausbruch der Nostalgie erfolgt um so leichter, je größer der Kontrast der neuen Verhältnisse gegen die alten ist, je mehr die Entfernung aus der Heimat eine gezwungene und je weniger Hoffnung auf Rückkehr vorhanden ist. Sie wird befördert durch Ungemach aller Art, Strapazen, Mißgeschick, ganz besonders aber durch körperliche Krankheit.

In bezug auf das Wesen der Nostalgie kritisiert JESSEN die Ansichten von HOFER, FRIEDREICH, LARREY, BROUSSAIS (der 1828 die Affektion des Gehirns in der Nostalgie für die Folge primärer gastrischer Entzündungen erklärte)[101] und AMELUNG. Er selbst findet besonders auffallend, daß die Nostalgie so schnell und sicher töte, während die
Melancholie das Leben selten | gefährde, daß bei der Nostalgie im Gegensatz zur 15
Melancholie alle Organe gestört und ihre Lebenskräfte erschöpft werden und schließlich, daß die Nostalgie durch Beseitigung der Krankheitsursache so schnell und sicher geheilt werden könne, während die Melancholie sich lange hinziehe. Hieraus schließt er, daß bei der Nostalgie vorwiegend Medulla oblongata[102] und Rückenmark als Träger

des instinktartigen Seelenlebens ergriffen seien, während bei der Melancholie das Gehirn als Sitz der bewußten Gemütstätigkeit den locus morbi[103] darstelle. Aus dieser Theorie erklärt er die Prädisposition unkultivierter Menschen und junger Individuen mit vorwiegend unbewußtem Seelenleben, die Möglichkeit des Schlummerns der Nostalgie, die dann plötzlich geweckt, aber auch ins Unbewußte zurückgedrängt werden kann, das Nachtwandeln und die körperlichen Folgeerscheinungen. Er hält die Auffassung Hofers für gut, dessen Lebensgeister, zu Unrecht vergessen, das unbewußte Seelenleben repräsentieren, daß zwar zum Bewußtsein in mannigfachen Beziehungen stehe, aber gleichwohl ein selbständiges Dasein führen könne.

Im Laufe der Zeit waren neben diesen größeren Schriften auch eine Reihe von Dissertationen über Nostalgie erschienen, die unter unvollständiger Wiederholung älterer Angaben ein schematisches Krankheitsbild entwerfen mit Ätiologie, Symptomatologie, Diagnostik, Prognose, Therapie, ohne daß man ihnen einen eigenen Wert zusprechen könnte (Andresse,[104] Grundtmann,[105] Matthaei,[106] Chatelain).[107]

Es scheint, daß trotz der zahlreichen Heimweharbeiten, obgleich auch in fast allen Lehrbüchern die Nostalgie kurz notiert war, dieser Krankheitsbegriff in der Mitte des Jahrhunderts in ziemliche Vergessenheit geraten war, wenigstens meint L. Meyer[i] (1855),[108] daß das Heimweh noch weniger Berücksichtigung als in den Kliniken in den klinischen Handbüchern finde, worauf Damerow[109] in seinem Referat der Meyerschen Arbeit die Literatur rekapituliert und hinzufügt, daß mit dem Aufhören der Ursachen des Heimwehs wegen der veränderten Reise- und Lebensverhältnisse und Anschauungen auch die Literatur darüber nachgelassen habe, wie das bei manchen anderen nach näheren oder entfernteren Ursachen benannten psychischen Krankheitsarten der Fall sei.

Meyer nun veröffentlicht 1855 fünf Fälle von Wahnsinn aus Heimweh.

Ein von jeher stilles, langsames, unbehilfliches Mädchen von 24 Jahren nimmt nach langem
Zureden von Braunschweig aus einen Dienst in Berlin an. Sie kam zum ersten Male aus dem
Elternhause, betrieb die Vorbereitungen zur Abreise schwerfällig und war noch am Tage der
Abreise ängstlich. In Berlin wurde sie durch Besuche des dort anwesenden Bräutigams und die
freundliche Behandlung in der ersten Zeit aufgeheitert, doch die Ängstlichkeit wich auch nach
mehreren Wochen nicht von ihr. Sie wurde mit der Arbeit so schlecht fertig wie in den ersten
Tagen. Oft saß sie verträumt im Winkel und weinte. Appetitabnahme, schlechtes Aussehen. »Es
sei ihr so schwer in den Gliedern gelegen, daß sie sich zu jeder Arbeit habe zwingen müssen. Sie
sei traurig gewesen ohne zu wissen warum. Alles sei ihr fremd vorgekommen. Dann sei es ihr
wieder gewesen, als sei sie nur von Bekannten umgeben, daß jeden Augenblick Mutter oder
Schwester hereintreten müsse.« Stimmen der Leute hielt sie für solche heimatlicher Bekannter,
bis sie sich vom Irrtum überzeugte. Eine Nacht sah sie Mutter und Schwester umhergehen. Die
nächste Nacht wieder. Sie stand auf, um der Schwester Geld zur Rückreise zu geben, wurde auch
16 tatsächlich mit mehreren Talern in der Hand ins Bett zurückgebracht. | Eines Tages blieb sie im
Bett, hatte Gliederschmerzen, Schwere im Kopf und im ganzen Körper, sprach wenig, aß nichts,

i Später Professor in Göttingen.

kam in wenigen Tagen sehr herunter, fühlte sich zu schwach zum Erheben, stand aber nachts auf und phantasierte. Bei der Untersuchung starrer Blick, verfallenes Aussehen, schmerzlicher Gesichtsausdruck. Unaussprechliche Schwere in Kopf und Gliedern ohne Schmerzen. Druck am Herzen, daß der Atem benommen werde. Obstipation. Bei der Exploration wird sie lebhafter und munterer. Im Laufe von 10 Tagen gelang es durch freundliche Aufmunterung der Umgebung, sie aus dem Erstarren immer mehr herauszubringen. Zuweilen noch Angst, leichtes Weinen. Sie wird die Nostalgie wohl gänzlich überwinden, meint MEYER, so daß man ihre Krankheit als Akklimatisationskrise auffassen dürfte.[110]

Nach der Schilderung scheint es am wahrscheinlichsten, daß es sich bei dem Mädchen um eine vielleicht durch Heimweh beförderte cyclothyme[111] Depression gehandelt hat.

Der zweite Fall betrifft ein Mädchen, das in der zwei Monate dauernden Depression die Angehörigen sah, glaubte, vergiftet zu werden und beleidigende Stimmen hörte. Von einer typischen Heimwehpsychose liegt nichts vor. Die übrigen Patienten sollen an Nostalgie mit Verfolgungswahn, mit ekstatischer Manie und Halluzinationen gelitten haben, ohne daß Heilung beobachtet wurde.[112]

Schon DAMEROWS Kritik betont, daß die Fälle sämtlich zweifelhaft seien. Es ist möglich, daß der ausführlicher referierte Fall jenen seltenen Vorkommnissen nahesteht, wo junge Mädchen, die zum ersten Male von Hause kommen, zunächst Heimweh haben, aus dem sich dann eine Psychose entwickelt, die auch bei Rückkehr nach Hause nicht heilt, sondern einen selbständigen Ablauf vom Typus einer cyclothymen Depression nimmt. Doch ist die Zugehörigkeit solcher Fälle zum manisch-depressiven Irresein in engerem Sinne zweifelhaft, sie könnten vielleicht in das Übergangsgebiet zwischen dieser Krankheit und den degenerativen Reaktionen fallen.

Neben seinen Krankengeschichten gibt MEYER eine kleine launige Abhandlung über die Nostalgie. Der schwärmerischen Vorstellung vom Heimweh der Schweizer werde die Poesie abgestreift durch die Erfahrung, daß die armseligsten Bewohner einsamer Nordseeinseln, ferner Eskimos ebenso an diesem Übel laborieren, das von gewissen Zuständen der Gesellschaft abhängig sei und mit der Ausbreitung und Entwicklung der Kultur immer mehr verschwinde.

In den Kliniken, wo man scharf ausgesprochene Symptome und klare Fälle liebe, werde die Nostalgie selten beobachtet. Aber für diese Vernachlässigung des zarten Gastes, zu dessen Ergreifen mehr phantasiereiches Umfassen des Ganzen als scharfes Beobachten und Klassifizieren des Einzelnen gehöre, rächt er sich wie ein neckischer Geist nicht selten an dem erfahrenen Praktiker, verwirrt ihm die Pulslehre, entschlüpft unter verschiedenen Verwandlungen. Eine solche Spukgeschichte hat MEYER unter seinem Lehrer Marcus[113] in der medizinischen Klinik in Würzburg erlebt.

Dieser stellte einen 16jährigen ziemlich kräftigen Burschen vor, der aus einem Schwarzwälder Dorfe gebürtig, seit 4 Wochen in Würzburg war, um sein Handwerk zu lernen. Er war so

bedenklich erkrankt, daß man ihn wegen Nervenfieber in die Klinik brachte. Mehrere Tage vor der Aufnahme hatte er nichts gegessen, war abgeschlagen in den Gliedern, mußte sich legen, klagte über Kopfschmerzen. Jetzt schien der Kranke sehr schwach, lag ohne sich zu rühren auf dem Rücken, Augen und Mund geöffnet, antwortete nur auf wiederholte Fragen und sehr unvollständig. Er forderte weder Speise noch Trank und aß nur, wenn ihm der Löffel an die Lippen gesetzt wurde. Die objektiven Symptome waren weniger beunruhigend, der Kopf nicht
17 übermäßig heiß, ein kleiner weicher Puls von normaler Frequenz. Nach ver|schiedenen Debatten einigte man sich, die Erscheinungen als gelinde Vorläufer eines Typhus zu betrachten. Einige schlugen schon Coupiermethoden[114] vor, als plötzlich Marcus dem Kranken lächelnd auf die Wange klopfte und ihn kräftig anredete: »Bürschle, wenn du tüchtig essen und einen Schoppen Wein trinken willst, so soll dich morgen der Stellwagen heimbringen.« »Als ich mittags in den Saal kam, spazierte der Typhuskranke lustig umher, er hatte seinen Schoppen geleert und seine nicht geringe Portion gegessen, fühlte indes noch einigen Hunger.«[115]

In den Lehrbüchern käme die Nostalgie noch schlechter weg wie in den Kliniken, sie werde kurz erwähnt und unbestimmt geschildert. Ihr Verlauf könne durch Darniederliegen aller Funktionen tödlich werden. Es könne auch das erste Stadium der eigentlichen Stimmungskrankheit überwunden werden, oder auch es können sich wie bei allen Geisteskrankheiten (lypemanie systematisée)[116] die entsprechenden Vorstellungsweisen zu mehr [oder] weniger bestimmten Komplexen entwickeln. Die Nostalgie wandle sich dann in Verfolgungswahnsinn, ekstatische Tobsucht, hypochondrische Melancholie usw. um.

Aber man darf die Nostalgie nicht verwechseln mit der aktiven Sehnsucht eines bewußten energischen Geistes, mit der sie keine Ähnlichkeit hat. »Der Jammer des Exilierten, dem der Sieg einer feindlichen Partei das Vaterland geraubt, die Trauerlieder eines Ovid, selbst die kläglichen Episteln Ciceros aus der Verbannung[117] haben nichts gemein mit der betäubenden Hilflosigkeit eines Nostalgischen. Wir haben schon oben die Lächerlichkeit berührt, das Heimweh als die Sehnsucht eines zarten Gemüts nach der erhabenen Szenerie und dem idyllischen Leben einer heimatlichen Landschaft aufzufassen. Der beschränkte Bildungsgrad und die meist träge Natur der an Nostalgie Leidenden eignet sich am wenigsten für eine derartige ästhetische Auffassung. Nimmt die Poesie demnach das Heimweh in diesem Sinne zum Vorwurf ihrer Darstellungen, so entsprechen die Empfindungen, welche jene Vorstellungen erwecken, am allerwenigsten den Empfindungen des Heimwehs. Das Heimweh ist eine passive asthenische Geisteskrankheit, ihre Symptome sind Symptome eines individuellen Mangels, sind Schwächesymptome. Es scheint in seiner ersten Entfaltung mehr die Reaktion des Gemütes gegen die Hilflosigkeit einer schwachen und seiner gewöhnlichen Stütze beraubten Intelligenz zu sein.[118] Es ist ein testimonium paupertatis.«[119] Daher liegt die Ursache der Nostalgie in bornierten Ortsverhältnissen und Beschäftigungen. Es handelt sich meist um eine stabile, sich im Kreise derselben Beschäftigung drehende Bevölkerung, in welcher die Disposition zum Heimweh am reichlichsten entsteht. Das isolierte Leben, der Stumpfsinn prädisponiert. Dem entsprechen Beobachtungen beim

Militär. Im Garderegiment zeichne sich die westfälische Kompagnie intensiv und extensiv durch ihre Nostalgie aus. In Westfalen leben die Leute auch in isolierten Bauernhäusern hinter Bäumen und Hecken in sehr beschränktem Horizont. Solche unter dem Einflusse derselben eintönigen Formen beschränkt gewordene Individuen verfallen in eine Art Betäubung, wenn man sie plötzlich in eine ganz neue Welt bringt. Es ist zu verwundern, daß dies nicht häufiger geschieht. »So wenig ihr Geschmack den Widerwillen gegen eine fremde Speise überwinden kann, so wenig ist ihr Gehirn imstande, die große Menge fremdartiger Objekte zu bewältigen.«[120]

Was die mitgeteilten fünf Fälle betrifft, so handelt es sich um Dienstmädchen, die ihre Heimat zum ersten Male verließen, um in Berlin ihr Fortkommen zu | finden. Alle 18
waren sogenannte gemütliche, zu rührenden Herzensergießungen geneigte Wesen. Durch die stark kontrastierenden Verhältnisse und die anfänglichen Mißhelligkeiten, die zum Teil wohl schon Symptome der Krankheit waren, kam diese zum Ausbruch, deren eigentlicher Grund von allen verborgen wurde oder dessen sie sich vielleicht auch gar nicht mehr bewußt waren. Das ist so bei allen Melancholischen, sie teilen eher alles andere mit, als die Veranlassung ihrer Krankheit. Sind doch schon im normalen Seelenleben die tiefsten Schmerzen solche, über welche man den Grund der Schmerzen vergißt. Schließlich hatten alle fünf Patienten Halluzinationen oder Illusionen von Eltern, Geschwistern oder sonstigen näheren Bekannten.

Soweit Meyer. Obgleich er das Thema von großen Gesichtspunkten anzusehen versuchte, insbesondere die Beziehung des pathologischen Heimwehs zur physiologischen Begrenztheit des Horizonts, wie Zangerl erkannte, vermochte seine Arbeit doch nicht eine selbständige Heimwehpsychose sicher zu stellen. In Deutschland ist nach ihm keine größere Arbeit über die Nostalgie erschienen. Die Blütezeit der Heimwehliteratur war mit den drei größeren Schriften von Zangerl, Schlegel und Jessen vorüber. Es wurde noch hier und da erwähnt, aber in größeren Kreisen immer mehr vergessen. Die Heimwehliteratur verschwand fast ganz, und die Fragen beschränkten sich auf das forensische Gebiet.

Immerhin ist es von Interesse, einige der Orte auch bei hervorragenden Psychiatern zu verzeichnen, wo die Nostalgie noch ein Dasein fristete.

Längst hatte sie einen Platz in den Lehrbüchern gefunden. Esquirol erwähnt den Selbstmord aus Heimweh.[121] In deutschen Lehrbüchern wird die Nostalgie meist als Unterform der Melancholie aufgezählt. Buzorini (1832) unterscheidet das wenn auch heftig gesteigerte Heimweh, das doch mit Beseitigung der Ursache schwindet, von den aus diesem Heimweh entstehenden selbständigen Krankheiten.[122] Bird (1836) macht auf die Nostalgie als auf ein eindrucksvolles Beispiel von der Wirkung der Seele auf den Körper aufmerksam, gibt ihr sonst keine selbständige Stellung, sondern betrachtet sie als eigenartige Form der Melancholie.[123] Ebenso Guislain, der ihr Vorkommen bei der Armee im Krieg, bei Reisenden, in Klöstern und Gefängnissen erwähnt. Er selbst habe es in Belgien nicht beobachtet.[124] Als Ursache von Geistes-

störungen wird das Heimweh von Schüle aufgeführt.[125] In Griesingers[126] Lehrbuch findet es als Unterart der Melancholie ebenfalls eine Stelle in allen Auflagen.[127] Insbesondere geht er auch auf die forensische Beurteilung ein. Emminghaus[128] führt die Nostalgie als eine durch spezifische psychische Ursachen bedingte Seelenstörung auf, die symptomatologisch zur Gruppe der Melancholie gehöre. Sie komme besonders bei jungen Landmädchen weiblichen Geschlechts vor und könne je nachdem Formen von einfacher trauriger Verstimmung mit Zwangsvorstellungen, Schwermut und Angst, Sinnestäuschungen, Wahnideen, Melancholie mit Zerstörungsimpulsen annehmen. Im letzten Falle führe sie zu Gewalttaten, Brandstiftung und Mord pflegebefohlener Kinder. Appetitmangel, Schlaflosigkeit, Furcht und Angst in der Nacht seien häufige Symptome. Bei Arndt (1883) erscheint die Melancholia nostalgica.[129] Meynert (1890)[130] sagt von der Nostalgia, daß sie sich als besondere Ursache mit der Amentia[131] verbinden könne und noch Mendel in seiner Abhandlung über Melan-
19 cholie in Eulenburgs Realenzyklopädie referiert das alte Bild der | Nostalgia als Varietät der Melancholie, bei der sich lebhafte Halluzinationen von der Heimat, Angst, Seufzen, Hitze des Kopfes, Pulsbeschleunigung, Nahrungsverweigerung, Abmagerung einstelle und nach melancholischen Delirien der Tod durch Phthise[132] oder Selbstmord erfolge.[133] Auch in die englische Literatur ging das Krankheitsbild über. Kellogg (1897) schreibt, daß die Nostalgie unter der Melancholia simplex einen besonderen Platz verdiene.[134] Sie trat in Armeen epidemisch auf, der Patient magert ab, hat Visionen der Heimat, verzweifelt, begeht Selbstmord, Mord oder Brandstiftung oder stirbt in einem deprimierten Zustand und Marasmus.

Französische Heimwehliteratur

Die französische Literatur geht ihre eigenen von der deutschen getrennten Wege. Ihre Arbeiten beruhen meist wie die deutschen auf dem ersten Nostalgieautor Hofer, berücksichtigen aber nicht die späteren deutschen Schriften. Insbesondere bleibt ihnen die forensische Heimwehfrage ganz fremd, mit Ausnahme Marcs. Dieser referiert in seinem Werke »Geisteskrankheit in Beziehung zur Rechtspflege« die Ansichten des Masius[135] ziemlich wörtlich, ohne etwas Neues hinzuzufügen. Im übrigen zeichnen sich die französischen Arbeiten durch viel Poesie, gewandte lebendige Darstellung, aber auch durch Einseitigkeit und Kritiklosigkeit aus.

Nach der langen Reihe kleinerer Schriften, die im Laufe des Jahrhunderts meist als Thesen erschienen, wurden in den siebziger Jahren zwei umfangreiche Arbeiten (Haspel[136] und Benoist) veröffentlicht, die in ziemlich verschiedener Weise die Einzelheiten der früheren zusammenfassen. Es wird genügen, wenn wir nach einer kurzen Übersicht der älteren diese beiden etwas eingehender referieren, um ein Bild der französischen Forschungen zu gewinnen. Eine vollständige Besprechung aller würde wegen der Unzugänglichkeit der meisten auch kaum möglich sein.

Pinel soll die Nostalgie in einer eigenen Arbeit behandelt haben.[137] Esquirol erwähnt sie. Nach den vielen kleineren Schriften zu Beginn des Jahrhunderts erschien 1821 die oft zitierte Arbeit Larreys, die durch zweimalige Übersetzung auch eine Verbreitung in Deutschland erfuhr und deren Inhalt schon wiedergegeben wurde. Die vielen weiteren Schriften sind aus dem Literaturverzeichnis zu ersehen. 1856 konstatiert Brierre de Boismont 13mal Nostalgie als Ursache des Selbstmords.[138] 1858 schreibt Legrand du Saulle eine Studie über die Nostalgie,[139] deren ästhetischer Reiz in einem kurzen Referat nicht wiedergegeben werden kann, deren wissenschaftliche Bedeutung im übrigen nicht groß ist. Die ersten Eindrücke des zarten Jugendalters müssen sehr lebhaft sein und mit großer Kraft der Seele innewohnen, daß die schönsten Gegenden der Welt nicht die bescheidenen Orte, wo wir die Augen zuerst öffneten, zum Vergessen bringen können. In dieser Sehnsucht, die der Quell reiner und süßer Freuden ist, liegt auch der Keim einer traurigen Seelenaffektion, unter der wir in verschiedenem Grade leiden, von der aber niemand ganz befreit bleibt. »Keine Jahreszeit begünstigt so die Entwicklung des Heimwehs wie der Herbst. Das Fallen der Blätter, die Öde des Landes, die | kurze Zeit, die die Sonne den Horizont erleuchtet, der 20
unaufhörliche Regen, der Witterungswechsel und die feuchte Kälte fixieren tatsächlich oft unseren Geist auf melancholische Gedanken. Die Tagesstunde, die am meisten Anlaß zur Rückkehr des Gedankens an geliebte Gegenstände bietet, ist der Sonnenuntergang, dieser Augenblick, in welchem der Mensch eine Art ganz besonderer Müdigkeit, ein Unbehagen und eine ganz undefinierbare Verlassenheit empfindet.«[140] Die eigentliche Nostalgie tritt besonders in dem »Alter der Illusionen«[141] auf. Der junge Student, der Rekrut leiden daran. Der typische Ablauf wird nach Musset[142] in drei Stadien bis zum Tode geschildert. Wie eine Pflanze, die in fremde Erde versetzt ist, welkt der Patient dahin. Für die Therapie verlangt Legrand du Saulle ein zartes Vorgehen, um zum Herzen des Patienten zu sprechen und sein Vertrauen zu gewinnen. Man dürfe durchaus nicht anstoßen. Der gemütskranke Mensch empört sich gegen die Vernunft, wenn sie mit hoher, strenger und großartiger Stirn an ihn herantritt.

Die jetzt folgenden Arbeiten von Petrowitsch,[143] Jansen,[144] Decaisne[145] enthalten wieder in alter Weise Beobachtungen von Krankheiten, bei denen Heimweh vorkam und die dann einfach zur Nostalgie gerechnet wurden (Phthise, Typhus, Ikterus[146] bei Jansen) und bei Petrowitsch werden neben körperlichem Verfall bis zum Tode, neben Illusionen und Halluzinationen allerhand Monomanien, Dypsomanie[147] usw. als Folgen des Heimwehs behauptet.

Vivier in seiner Monographie über Melancholie schließt sich der alten Auffassung an, daß die Nostalgie eine Unterform dieser Krankheit ist.[148] Er zählt die Symptome auf: reservierte und schweigsame Haltung, lange, faltige Gesichtszüge, Haarausfall, Abmagerung, geringes Fieber, Appetitlosigkeit, trockener Husten, Kräfteverlust, Bettlägerigkeit, Mutacismus,[149] Sprechen mit sich selbst, Inkohärenz, hohes Fieber, Tod. Die Nostalgie käme vor im Heer, bei einfachen Völkerschaften und bei Freiheitsberaubung.

Die beiden Arbeiten von Haspel und Benoist erschienen auf eine Preisfrage der Akademie im Jahre 1873. Weil Benoist als der Vorgeschrittenere erscheint, besprechen wir zuerst Haspel.

Dieser hat auf Grund einer 40jährigen Erfahrung als Militärarzt und einer sehr eingehenden Berücksichtigung der französischen Literatur ein mit zahlreichen eigenen Beobachtungen versehenes Werk veröffentlicht, das wohl das umfangreichste ist, das je über das Heimweh geschrieben wurde.

Er hält die Nostalgie für eine sehr häufige Krankheit, wenn sie auch durch die modernen Verkehrsverbindungen und den Ausgleich der Unterschiede der Länder und Sitten abgenommen hat. Er beklagt sich, daß man sie übersehen habe über das Studium der körperlichen Folgen, ja man habe sogar das Heimweh, die eigentliche Ursache, für das Sekundäre gehalten. Hieraus geht der Standpunkt des Verfassers deutlich hervor. Wo er überhaupt Heimweh findet, hält er dieses für die eigentliche Krankheit. Was je als zusammentreffend mit Heimweh beschrieben wurde, trägt er zusammen und in der Absicht, alle Erscheinungsformen zu berücksichtigen, beschreibt er neben der »einfachen Nostalgie ohne Komplikationen von seiten der Organe des Körpers« die »akute zerebrale Nostalgie« (dazu rechnet er die Fälle Larreys) mit Konvulsionen, Bewußtseinsverlust usw., die »chronische zerebrale Nostalgie«, ferner die »akute« und »chro-
21 nische gastrointestinale«. Er konstatiert ihren ungünsti|gen Einfluß auf den Ablauf von Pulmonal- und Pleuralaffektionen, insbesondere auf die Phthisis, bei der schon Laennec[150] die Wirkung trauriger Gemütsbewegungen betont habe. Weiter sollen Herzaffektionen, selbst Klappenfehler und Aneurysma[151] durch Nostalgie entstehen. Corvisart habe Herzerscheinungen nach Kummer gesehen[152] und er schließt sich dessen Mahnung an, den »moralischen Menschen«[153] nicht zu vernachlässigen. Schließlich soll es noch eine »hektische Nostalgie« geben. Endlich steht das Heimweh in Beziehung zum Ablauf epidemischer Krankheiten, die dadurch sehr verschlimmert werden.

Alle diese einzelnen Gruppen werden von Haspel eingehend in großer Breite geschildert. Viele »Beobachtungen« sind eingestreut. Diese sind kurz, ohne Methode in der Untersuchung, für moderne Zwecke unbrauchbar. Trotzdem will er durch sie die »wenig genauen Beobachtungen der Ärzte des ersten Kaiserreichs«[154] (Larrey, Desgenettes,[155] Broussais, Laurent und Percy)[156] ergänzen.

Das Vorwort, mit dem Benoist de la Grandière sein Buch eröffnet, ist vertrauenerweckend. Er will kein literarisches, sondern ein medizinisches Bild der Krankheit geben und die Zitate aus Dichtern durch Beobachtungen von Ärzten ersetzen. Doch sind diese Beobachtungen in keiner Hinsicht besser als die seiner Vorgänger; sie sind zahlreich, aber alle so allgemein und novellistisch gehalten, daß man nicht einmal die Überzeugung gewinnt, es liege eine Krankheit vor, oder wenn dies der Fall ist, sie rühre vom Heimweh her. Er faßt, was seine Vorgänger geschrieben haben, zusammen, das Heimweh bei verschiedenen Völkern, seine Ursache in Alter, Geschlecht, Erziehung, sozialer Stellung. Er schildert in plastischer Weise die Symptome der psychischen Alteration, vermeidet, alle möglichen Krankheiten zur Nostalgie zu zählen, betrachtet sie vielmehr als zufällige Komplikationen. Daß ein pathologisch-anatomischer Befund dem Heimweh entspräche, bestreitet er, betrachtet es als eine Neurose des Gebietes des Zentralnervensystems, wo die Einbildungskraft ihren Sitz habe. Ziemlich eingehend berührt er die Geschichte der Heimwehlehre. Das Heimweh als Ursache von Verbrechen kennt er nicht.

Das Buch Benoists hat auch in Deutschland Anerkennung gefunden. Es ist in der allgemeinen Zeitschrift für Psychiatrie eingehend referiert[157] und neuerdings sogar in Ziehens Lehrbuch angeführt.[158]

Nach Benoist ist die Nostalgie in der französischen Psychiatrie nicht vergessen worden, Dagonet (Traité des maladies mentales 1876 p. 218)[159] beschreibt sie, Ansichten von Pinel, Larrey, Benoist referierend, eingehend als lypémanie nostalgique.

Proal[i] findet das Heimweh bei Kindern als Ursache von Selbstmord.[160] Bei der Rückkehr der Zöglinge ins Lyzeum nach den Ferien entstehe manchmal ein Kummer bis zum Lebensüberdruß. Er führt Renan an, der in seinen »Souvenirs d'enfance«[161] erzähle, daß er im Lyzeum krank wurde und nahe daran war, an Heimweh zu sterben. Besonders furchtsame und zarte Naturen werden ergriffen, die den Verkehr mit den fremden oft moquanten Kameraden nicht vertragen. Auch Lamartine[162] soll so heftig an Heimweh gelitten haben, daß er daran dachte, sich das Leben zu nehmen.

In der französischen Literatur hat das Heimweh der Soldaten ein bevorzugtes Interesse erregt, haben doch besonders die Militärärzte sich mit dem | Thema beschäftigt. 22
Es scheint auch tatsächlich im Heere eine Rolle zu spielen. Was darüber heutzutage gesagt werden kann, findet sich bei Stier[ii].[163] Nach ihm gilt die Nostalgie in der französischen und italienischen Armee noch heute als eine selbständige sogar häufige Krankheit, die in Frankreich als Nostalgie persistante sogar dienstunbrauchbar macht.

Entwicklung der forensischen Auffassung

Die Geschichte der forensischen Heimwehliteratur ist eng verknüpft mit der Lehre von der Pyromanie.[164] Man beobachtete bewußt seit Ende des 18. Jahrhunderts die rätselhaften Handlungen von Kindern und von Individuen in der Pubertätsentwicklung, die nicht an einer der bekannten und benannten Geistesstörungen litten. Solche Fälle wurden damals, der Neigung der Zeit nach Rätselvollem und Seltenem folgend, in ziemlich großer Anzahl veröffentlicht. Und bald begannen Ärzte und Psychiater auf Grund solcher Beobachtungen Begriffe zu bilden, die zu langwierigen Kontroversen führten, bis sie wieder der Vergessenheit anheimfielen.

Die Tatsache, daß manche Verbrechen Jugendlicher aller verständlichen Motivierung entbehren und daß die Betreffenden bei eingehender Untersuchung nachher

---

i L'éducation et le suicide des enfants, Paris 1907. p. 55.
ii Fahnenflucht und unerlaubte Entfernung. Halle 1905. p. 13 ff.

doch keine geistigen Störungen mehr erkennen lassen, führte Platner zur Aufstellung seiner *Amentia occulta.*[165] Er konnte sich nicht entschließen, diese Menschen für zurechnungsfähig und gesund zu halten, er kannte keine Krankheit, in die er sie einordnen konnte, also machte er aus dem Dilemma, daß die vermutete Störung nicht zu erkennen ist, die Krankheit Amentia occulta.

Derselbe Platner brachte auch schon eine Tatsache in noch jetzt gültiger Weise zum Ausdruck, daß diese jugendlichen Verbrecher sich noch in der Entwicklungsperiode befinden und der psychischen Reife entbehren. Er konstatierte die »Fatuitas puerilis« und billigte den Inkulpaten die »venia aetatis« zu.[166]

Seine Amentia occulta begegnete heftigen Widersprüchen und war bald aus der Literatur verschwunden. Anstatt dessen schloß Henke aus 20 Fällen, die er aus Platners und Kleins Annalen zusammenstellte,[167] daß bei Jugendlichen in der Pubertätsentwicklung oft eine Neigung zum Brandstiften vorhanden sei, und Meckel machte daraus einen Brandstiftungstrieb.[168] Ein einzelnes Symptom war zu einer Krankheit gemacht worden.

Dazu paßten Begriffe, die seit Esquirol in Frankreich sich entwickelt hatten, die Monomanie raisonnante und die Monomanie instinctive. Unter ersterer Krankheitsbezeichnung wurden Persönlichkeiten verstanden, die auf den Beobachter einen vernünftigen Eindruck machten, aber an »partiellem Wahnsinn« litten, unter letzterer ebensolche, die unerklärliche triebartige Handlungen ausführten. Jetzt ist die Monomanie instinctive zum impulsiven Irresein geworden. Damals fand sie, wie gelegentlich jetzt dieses, eine sehr verlockende Anwendung auf die merkwürdigen jugendlichen Brandstifter, und Marc schuf für diesen Spezialfall der Monomanie instinctive den Namen Pyromanie.[169]

23 | Wie man sich über die Existenz eines Brandstiftungstriebes einmal klar zu sein glaubte, vermutete man als Ursache eine triebartige Lust am Feuer. Bald waren auch entsprechende Beobachtungen da. In der Freude junger Leute an Feuer und glänzenden Gegenständen, bei denen ein von Lustgefühlen begleitetes Anstaunen der Flamme nicht selten ist, entdeckte man einen krankhaften mit der Pubertätsentwicklung zusammenhängenden Trieb zum Feuer (z.B. Friedreich).[170] Eine einwandfreie derartige Beobachtung scheint dagegen nicht vorzuliegen[i].[171] So verband sich falsche Begriffsbildung mit ungenauer oder verfälschter Beobachtung zu einem in der Geschichte der Psychiatrie mächtig gewordenen Irrtum.

Doch in Deutschland regte sich schon früh die Kritik. Fleming (1830),[172] Meyn,[173] Richter,[174] Casper[175] bekämpften die Lehre von der Pyromanie und sie blieben Sieger.

---

i Vgl. übrigens Emminghaus, der die Sucht nach Feuer als vielen Kindern eigentümlich bezeichnet. Diese gierige Spielerei lassen sich gesunde Kinder leicht abgewöhnen. Doch nennt er auch eine krankhafte Sucht nach Feuer, wo trotz aller Strafen die Neigung zum Anzünden fortbesteht. Dieser Trieb bei Kindern wird aber von Emminghaus wohl nicht zur Erklärung von Brandstiftungen verwertet.

Bei diesem über Jahrzehnte sich hinziehenden Streit wurde die Kasuistik vermehrt und wurden insbesondere die Faktoren aufgedeckt, die bei den kriminellen Handlungen der Pubertätsjahre in Frage kommen. Man erkannte die Abschattierungen zwischen Frevel, kindischem oder kränklichem Affekt, Verstandesschwäche, leichter Verwirrung und völliger Unfreiheit (RICHTER). Man suchte sich Klarheit zu verschaffen über die Reihe der Affekte, die mitwirken: Rachsucht, Bosheit, Haß, Neid, Mutwillen, den Drang, seine Persönlichkeit geltend zu machen. Man fand die Mitwirkung von Verstimmungen, Beängstigungen und schließlich in einer Reihe von Fällen betonte man die ausschlaggebende Bedeutung des Heimwehs. Nur mit dieser letzteren Seite der Fragen beschäftigen wir uns im folgenden eingehender.

Zum erstenmale wird das Heimweh als mitwirkend bei Verbrechen in Kleins Annalen 1795 erwähnt. »Die meisten Brandstiftungen rühren von Mädchen her, welche aus dem väterlichen Hause in fremde Dienste gegeben werden.«[176] Auch wird schon die Bedeutung der Jugend, der Einfalt bemerkt und es werden Vorschläge an Pfarrer zur Ermahnung junger Dienstboten gemacht.

Doch die eigentliche Begründung der Lehre vom Heimweh in forensischer Beziehung rührt von PLATNER her. In dem Gutachten über eine jugendliche Brandstifterin[i][177] geht er auf die Faktoren ein, die an dem Zustandekommen des Verbrechens mitgewirkt haben. Er findet mehr den Charakter der kindischen Einfalt als den der Bosheit, nicht Zorn und Rachgier, sondern allein den Zweck, bei der in dem Hauswesen der Dienstherrschaft entstehenden Bestürzung und Verwirrung den Abschied zu erhalten, um zu den Eltern zurückzukommen. Er beschreibt diese aus Hilflosigkeit und Furchtsamkeit zusammengesetzte Anhänglichkeit an das elterliche Haus, die verbunden mit der Abneigung vor dem Leben unter fremden Leuten, in den Kindern, zumal vom weiblichen Geschlecht, gerade die allerheftigste und in Wahrheit auch die | aller- 24
natürlichste Leidenschaft ist, welche sehr oft selbst in sonst beherzten Knaben, wenn sie auf eine auswärtige Schule oder zur Erlernung der Kaufmannschaft in die Fremde geschickt werden sollen, bald in die heftigste Betrübnis, bald in die entschlossenste Widersetzlichkeit überzugehen pflegt. Er unterscheidet dieses Heimweh von dem Schweizer Heimweh, der Nostalgie, in ihrer gelehrten medizinischen Bedeutung.

Neben dem Heimweh betont er den Einfluß der Pubertätsentwicklung, einer Zeit, in der ein närrischer Kopf, nebst den zuweilen daraus entstehenden verzweifelten Entschlüssen und tollkühnen Handlungen, öfter von geheimen Beunruhigungen der Nerven und des Gehirns als von einer moralisch bösen Gemütsart herrührt.

Als Hauptfaktor betrachtet er aber die psychische und moralische Kindheit, die kindische Einfalt. Die Inkulpatin ist nicht imstande, das Heimweh, »diese mit der ganzen Natur und Empfindungsart eines Kindes und besonders eines Mädchens verwebte Leidenschaft«,[178] zu bekämpfen. Bei dem unvernünftig ergriffenen Mittel dachte sie nur

i Vgl. den Fall Roßwein.

allein an sich und an den Wunsch, bei ihren Eltern zu bleiben, nicht an das Unglück, das dadurch für andere entstehen konnte. Sie dachte nicht an die Gesetze der natürlichen und christlichen Sittenlehre, die die Entstehung eines so sinnlosen Gedankens sogleich zu unterdrücken vermöchten. Als ein unerfahrenes und unverständiges Kind war sie nicht fähig, die außer ihrem Plane liegenden zufälligen Folgen des Feueranlegens, das Unglück der dadurch geschädigten Menschen in Erwägung zu ziehen, dazu wäre einerseits mehr Kenntnis des Wertes der zeitlichen Güter, mehr Aufmerksamkeit auf Glückseligkeit und Elend der Welt und auf den in dieser Rücksicht unterschiedenen Zustand der Menschen, andererseits ein höherer Grad von moralischer Überlegung und Selbständigkeit erforderlich gewesen. Solche Kinder lassen oft die kleinsten Einfälle zu den heftigsten Affekten werden und führen sie vermöge der ihnen eigenen gedankenlosen Einseitigkeit durch die kühnsten Wagstücke mit Gefahr für sich und, ohne boshafte Absicht, mit Gefahr für andere aus. So habe auch die Inkulpatin ihr eigenes Unglück ebensowenig wie das anderer in Betracht genommen.

Schließlich meint Platner, daß sich die an Heimweh leidenden Kinder, wie auch zuweilen Blödsinnige und Narren, unwiderstehlich gedrängt fühlen, durch einen starken sinnlichen Reiz, wie ihn der Ausbruch einer großen Flamme hervorbringt, das drückende Gefühl der Niedergeschlagenheit zu bekämpfen.

Nachdem, wie bemerkt, Henke (Kopps Jahrb. 1817) an der Hand von 20 Fällen eine besondere Neigung zum Brandstiften bei Knaben und Mädchen im Pubertätsalter nachgewiesen hatte, wobei neben der Hauptursache der Entwicklungsvorgänge verschiedene Motive, unter anderem auch das Heimweh eine Rolle spielte, machten Meckel 1820 und Masius 1822 daraus zwar einerseits einen besonderen Brandstiftungstrieb, trennten jedoch von den Fällen, in denen dieser vorliege, diejenigen ab, wo Bosheit, Zorn, Ärger, Rache, Heimweh im Spiele sind. Nach Meckel genügt der Zustand des Heimwehs allein, erst recht die dadurch entstandene Krankheit, die Unzurechnungsfähigkeit der jugendlichen Brandstifter zu erweisen, während Masius nicht das Heim-
25 weh als | solches, sondern auf dem Boden desselben erwachsene krankhafte Zustände die Unzurechnungsfähigkeit bedingen läßt. Solcher unterscheidet er zwei:

Einmal könne das Heimweh einen an Melancholie grenzenden schwermütigen Zustand mit beängstigenden Gefühlen erzeugen; dabei könne der Gedanke, durch den Anblick einer großen Flamme die innere Angst zu bekämpfen, zum unfreiwilligen Drange werden und in eine unfreie Handlung übergehen. Die Kinder entwichen dann nicht, fühlten sich hingegen nach ihrer Aussage von der heftigsten Angst befreit. Andererseits kann nach Masius bei dem noch ohne gehörige Überlegung handelnden Kinde das Heimweh einen heftig gereizten Gemütszustand mit Zorn und Trotz hervorrufen und so die Idee der Brandstiftung als eines Mittels, aus dem verhaßten Dienst zu kommen, erregen, die dann in dem gereizten mindestens an Unfreiheit grenzenden Zustande ausgeführt wird.

Aber Masius betont, daß das Heimweh bei weitem nicht immer solche Wirkungen auf das Gemüt habe, sondern es lege sich der kindischen Einfalt das Feueranlegen oft bloß als ein Mittel dar, um aus dem Dienst entlaufen und zu den Eltern zurückkehren zu können. Auch werde das Heimweh manchmal vorgeschützt, wo Rachsucht u. dergl. der eigentliche Grund waren.

Auf ähnlichem Standpunkt wie die beiden genannten Autoren steht Vogel (1825). Auch er führt neben dem Brandstiftungstrieb das Heimweh besonders an als Grund der Unzurechnungsfähigkeit. Er hebt besonders hervor, daß das Heimweh die verschiedensten Grade annehmen könne, daß nicht jedes Verlangen in die Heimat eine gesetzwidrige Handlung entschuldige, daß dies dagegen wohl der Fall sei beim echten Heimweh, der Nostalgia, wenn es sich zu furchtbarer Höhe, zum wütendsten Wahnsinn oder zur tiefsten Schwermut steigere.

Fleming (1830, Horns Arch. I. Bd. p. 256 ff., zit. nach Hettich)[179] bestreitet die Meinung des Masius, daß die Brandstiftung zur Lösung der Angst bei Heimweh erfolgen könne. Er hält sie vielmehr immer für ein Mittel, um nach Hause zurückzukehren, hervorgegangen aus der Überlegung, mit Zerstörung der häuslichen Verhältnisse der Dienstherrschaft werde auch das Dienstverhältnis aufgehoben. Fleming bestreitet überhaupt die Existenz der Pyromanie und ließ dieser vermeintlichen Krankheit auch keinen Platz beim Entstehen der Brandstiftung aus Heimweh.

Daß, wenn die Pyromanie auch sonst vorkommen möge, sie jedenfalls bei den Verbrechen aus Heimweh keine Rolle spiele, bewies Hettich (1840). Da nicht nur Brandstiftungen, sondern auch Mord und Brandstiftung vom selben Individuum oder nur Mord aus Heimweh begangen würden, könne die Ursache davon eben nicht in einer Pyromanie, sondern nur im Heimweh selbst liegen, sei es nun, daß wirkliche Verbrechen, um nach Hause zu kommen, vorlägen, oder auf dem Boden des Heimwehs erwachsene unzurechnungsfähige Zustände. Hettich stellt die beiden Sätze auf: 1. Das Heimweh kann einfach wie alle exzitierenden oder deprimierenden Affekte und Leidenschaften als Liebe, Zorn, Kummer usw. Begehung solcher Verbrechen, welche als Mittel dienen, sich einer unangenehmen Lage zu entledigen, also zu einem selbstsüchtigen Zwecke verübt werden, veranlassen, ohne dadurch Zurechnungsunfähigkeit zu bedingen, so wenig als jene Zustände. 2. Das Heimweh kann | aber entweder für sich 26
oder in Verbindung mit anderen Umständen (Jugend, Entwicklungsperiode, vorangegangene oder zurzeit vorhandene Krankheiten) eine Alteration erzeugen, welche sich als wirkliches Irresein, oder wenigstens als das erste Stadium desselben (Mania affectiva,[180] folie raisonnante,[181] moral insanity[182]) ausspricht, somit eine vollkommene oder teilweise Aufhebung der Zurechnungsfähigkeit bedingt.

Bei Beurteilung der Heimwehfälle rät Hettich zu beachten: erbliche Anlage, Alter, Geschlecht (das weibliche herrscht vor), lymphatische Konstitution.[183] Als negative Merkmale dürfen nicht in Anspruch genommen werden: ein besonderes Temperament, die Versetzung in eine bessere Lebensweise und eine geringe Entfernung vom Heimatsort.

In den Handbüchern der gerichtlichen Psychologie wird regelmäßig die Nostalgie erwähnt, sei es für sich, sei es unter der Pyromanie. Mende z.B. wiederholt, daß der unwiderstehliche Trieb, sich durch eine außerordentliche Begebenheit von dem unerträglichen Gefühle eines tiefen Unbehagens zu befreien, eine maßgebende Rolle spiele.[184] Er beschreibt, wie das Heimweh dieses Unbehagen hervorruft, wie es eine beständige geistige Unruhe und tiefe Traurigkeit schafft, die den Patienten für alles Äußere gleichgültig macht. Sein Vorstellungsvermögen wird schwach, die Gedanken verwirren sich. In diesem Zustand wird der fast blinde Trieb allmächtig, sich aus seiner gegenwärtigen Lage herauszureißen und der Drang, in die früheren Verhältnisse zurückzukehren. Zur Befriedigung dieses Triebes greift er, ohne auf anderes die mindeste Rücksicht zu nehmen, da ihm alle Beurteilungsfähigkeit geschwunden ist, zu den tollsten Mitteln, die ihn selber und andere in große Gefahr bringen und wohl gar ins Verderben stürzen. Mende betont, daß bei solchen Heimwehakten von Bosheit keine Rede sein könne.

Friedreich referiert in dem Kapitel über die Zurechnungsfähigkeit der Heimwehkranken Ansichten von Zangerl, Platner, Mende und Meckel.[185] Er fordert die Beachtung des Grades des Heimwehs zur Entscheidung der Zurechnungsfähigkeit.

Marc gibt nur die Ansichten von Masius über Heimweh wieder.

Auch Griesinger verlangt einen solchen Grad von Heimweh, bei dem die allgemeinen Merkmale einer psychischen Krankheit vorhanden sind, zum Zustandekommen der Willensunfreiheit.

Wilbrand (1858) sagt vom Heimweh, daß es als vollständig ausgesprochene Krankheitsform unter die Psychosen, und zwar unter die Melancholie zu rechnen ist.[186] So wenig indessen jeder Trübsinn als Geistesstörung zu betrachten sei, so wenig auch jedes Heimweh. Beide führen in ihrer Steigerung zu Geisteskrankheit. Da aber das Heimweh in hohem Grade die Zurechnungsfähigkeit ganz ausschließe, können auch geringe Grade desselben, bei welchen der Grund der Verschuldung weniger in böslicher Absicht als in dem vorhandenen Heimweh zu suchen sei, einen Strafmilderungsgrund abgeben.

Fleming (Allgem. Ztschr. f. Psychiatrie 1855)[187] ist der Ansicht, daß Heimweh auch stärksten Grades die Strafe nicht ausschließe, daß man vielmehr nachweisen müsse, Heimweh sei die Ursache einer echten Geistesstörung geworden.

Richter findet bei seinen Brandstiftern sehr oft den Wunsch, aus dem Dienst zu
27 kommen und Heimweh. Doch bringt er nur wenig Fälle, wo dieses | im Vordergrund
steht. Bei diesen unterscheidet er nach Platner den Affekt Heimweh von der Krankheit Nostalgie, dem Schweizerheimweh. Letzteres macht sicher, ersteres oft unzurechnungsfähig.

Entgegen der kritischen und vorurteilsfreien Art Richters geht Casper in großer Einseitigkeit in seiner Abhandlung, das »Gespenst des sogenannten Brandstiftungstriebes« darauf aus, alle früher der Pyromanie zugerechneten Handlungen als psychologisch wohl verständliche Verbrechen darzustellen. Das Heimweh werde, wie bekannt, von jungen Verbrechern sehr oft als Veranlassung der Tat angegeben. Eine eigentliche Nostalgie mit den charakteristischen Symptomen habe er dabei nicht beobachtet. Heimwehstimmungen kämen vor, aber zu nostalgischen Gemütsverstimmungen käme es bei dem keine nachhaltigen Eindrücke gestattenden Kindes- und Jugendalter kaum. Es handle sich meist um Trägheit und Arbeitsscheu, um Widerwillen gegen einen harten Dienst, um Drang nach Freiheit und Ungebundenheit. Da erscheine die Brandstiftung ihm gar nicht zweckwidrig, er findet nichts von Verkehrtheit und Unzurechnungsfähigkeit. Es handle sich um Bubenstücke arbeitsscheuer, leichtsinniger, ungezogener und unerzogener Mädchen und Knaben. Heimweh und den Wunsch, aus dem Dienst zu kommen, erklärt er in bezug auf Brandstiftung für fast ganz zusammenfallend.

Die Kenntnisse über jugendliche Brandstifter in mustergültiger Weise kritisch zusammenfassend hat Jessen (1860) auch des Heimwehs gedacht, das neben Rachsucht, Furcht, Unzufriedenheit und Mutwillen zu den für dies Verbrechen ursächlichen Affekten gehört.[188] Er weist darauf hin, daß man nur einen reinen Affekt Heimweh nennen dürfe, daß dieser sowohl in normalen als auch in abnormen Geisteszuständen auftrete und an sich keine pathognomische Bedeutung habe. Der Nachweis, daß eine Handlung aus Heimweh hervorgegangen sei, beweise weder die Gesundheit noch die Krankheit des Handelnden. Übrigens scheine das Heimweh durchaus nicht eine der häufigsten Veranlassungen von Brandstiftungen zu sein, wie das wohl behauptet würde. An vier referierten Fällen (nach Zangerl, Richter und Hohnbaum) weist er den allmählichen Übergang vom Heimwehaffekt zur Psychose nach. Er schließt daraus, daß das Heimweh sowohl im normalen Zustand wie als Symptom von psychischen Störungen, die zwischen diesem und der ausgebildeten Melancholie liegen, vorkommen kann. Heimweh entsteht oft aus der Präcordialangst,[189] besonders nahe Beziehungen hat es zum Wunsch, aus dem Dienst zu kommen, von dem es jedoch prinzipiell geschieden werden muß.

Auch in neuere forensisch-psychiatrische Werke ist das Heimwehverbrechen übergegangen. Kirn (Maschkas Handb. IV. Bd. p. 260, 1882) erwähnt bei der in der Pubertätszeit auftretenden eigenartigen Melancholie, daß diese nicht grade selten in Verbindung mit Chlorose[190] bei jungen Mädchen im Dienst eintrete.[191] Sie äußere sich dann inhaltlich als Heimweh (Nostalgie) und führe, wenn sie unbeachtet bleibe, zu unwiderstehlichen Zwangshandlungen, namentlich Brandstiftung.

Krafft-Ebing führt unter der Gruppe der an psychischer Depression Leidenden die Heimwehkranken auf, die aus einfacher schmerzlicher Verstimmung, aus Angstgefühlen oder Zwangsvorstellungen verbrecherische Akte begehen.[192]

| Für Mönkemöller ist das Heimweh nur ein Symptom. Er schreibt: »Ist die Puber- *28*
tätsentwickelung durch körperliche Anomalien gestört, am häufigsten durch schwere Grade der Bleichsucht, so werden leicht psychische Verstimmungen ausgelöst, die mit

quälender Angst und einem ungeheuren inneren Drucke einhergehen. Dieses Druckgefühl entladet sich nicht selten durch triebartige Handlungen. Grade um diese Zeit macht sich die unter dem krankhaften Drucke befindliche Psyche besonders gern in Brandstiftungen Luft. Das Heimweh, welches bei den jugendlichen Kranken als Symptom dieser krankhaften Verstimmungen aufzufassen ist und eine gewisse Ähnlichkeit mit der Melancholie hat, treibt sie von dem Orte fort, an dem sie sich grade befinden und wird dann als böswilliges Verlassen des Dienstes, als Vagabondage mißdeutet.«[193] Ferner meint MÖNKEMÖLLER, daß das Heimweh auch in stärkstem Maße bei Schwachsinnigen auftrete, endlich, daß es häufig vorgetäuscht werde.

Der Vollständigkeit wegen sei noch eine kleine Broschüre von MAACK erwähnt »Heimweh und Verbrechen«.[194] Es ist eine populäre, nur halb ernst zu nehmende Schrift, die das Heimweh als einen Suggestivzustand auffaßt, in dem durch eine gesteigerte psychische Empfänglichkeit die Gedanken an verbrecherische Taten leichter zur Ausführung gelangen. Aber nicht nur das heimwehkranke Mädchen in der Pubertät, sondern in gewissem Grade jeder Mensch befinde sich infolge seines Himmelsheimwehs in solchem Autosuggestivzustand.

In den neuesten Lehrbüchern der gerichtlichen Psychiatrie von CRAMER[195] und HOCHE[196] ist über Heimweh nichts zu finden.

Dagegen sind in kriminalpsychologischen Werken einige bemerkenswerte Ausführungen.

KRAUSS referiert im wesentlichen JESSEN.[197] Er bezweifelt nicht, daß echtes Heimweh innerhalb geistiger Gesundheit Ursache von Verbrechen werden könne, wenn auch ein solcher Fall in seiner eigenen Erfahrung nicht vorgekommen sei, und bei JESSENS Fällen somatische Quellen nicht ausgeschlossen werden können. Das Heimweh sei von dem Wunsche, aus dem Dienst zu kommen, schwer ganz zu trennen.

GROSS,[198] der sich auf MECKEL[199] beruft, hält Heimwehverbrechen für außerordentlich häufig. »Man denke an Heimweh in allen Fällen, wo kein rechtes Motiv für eine Gewalttat zu finden ist und wo man als Täter einen Menschen mit den oben genannten Qualitäten (Leute aus kulturfernen Gegenden, die eben in Dienst gekommen sind) vermutet.«[200] Solche nostalgische Kranke gestehen nach seinen Erfahrungen die Tat leicht, das Motiv des Heimwehs niemals, weil sie es wahrscheinlich selbst nicht wissen. Nach seiner Meinung ist in jedem Falle der Arzt zu fragen, wenn man Heimweh als Grund des Verbrechens vermutet.

Feine Bemerkungen finden sich auch bei STADE »Frauentypen aus dem Gefängnisleben«.[201] Ihm ist die jugendliche Brandstifterin aus Heimweh eine bekannte Figur. Für manches weiche, ungefertigte, vielleicht auch mangelhaft erzogene junge Menschenkind ist es ein überaus schroffer Wechsel, wenn es gleich nach Austritt aus der Schule auch das Elternhaus verläßt, um in dienende Stellung zu gehen. Die Durchschneidung aller bisherigen Bande ruft das Gefühl völliger Haltlosigkeit und bittersten Heimwehs hervor, einen Zustand, der schließlich den Charakter von etwas Pathologischem

gewinnen kann. Ein | quälendes Heimweh von solcher Stärke versetzt das junge Wesen 29
fast in eine Art von Zwangszustand. Furcht vor üblem Empfang im Elternhause, Scham und Eitelkeit wegen rascher Stellenaufgabe verhindern es, einfach seinen Dienst zu verlassen. Die Brandstiftung erscheint als das bequemste Ausfluchtsmittel. Ist das Haus abgebrannt, ist es ja mit dem Dienst vorbei. STADE findet die Täterinnen durchaus nicht geistig beschränkt, er findet in den Verbrechen die Charakteristika des weiblichen Handelns, die Verfehlung aus einem Überschwange des Gefühls, aus bloßen Gemütsimpulsen und augenblicklichen Stimmungen.

Wir sind am Ende unseres historischen Referates. Die Geschichte des Heimwehs ist mehr eine Geschichte von Irrtümern als die Geschichte haltbarer Anschauungen, die jetzt irgendwie fest gegründet wären. In der älteren Literatur wurde Heimweh manchmal in weitestem Sinne genommen. Die Gefühle, die jeden Menschen sein Leben lang an seine Heimat fesseln, die eigentümlichen Gemütsbewegungen, die jemanden nach langer Abwesenheit bei der Rückkehr ins Vaterland erfüllen, das Heimweh der Naturvölker, Psychosen, bei denen Heimweh geäußert wurde, körperliche Krankheiten, bei denen dasselbe geschah, schließlich die Hilflosigkeit noch fast im Kindesalter stehender junger Menschen, wenn sie in die Fremde kommen usw., alles dies wurde gemeinsam behandelt, obgleich wohl manchmal keine andere Ähnlichkeit vorhanden war als die, daß der Sprachgebrauch in allen Fällen dasselbe Wort zur Bezeichnung wählte. Während diese Literatur endgültig ausstarb, lebte die Lehre vom Heimweh fort in forensischen Arbeiten, die den Kreis ihrer Betrachtungen auf die Heimwehverstimmungen junger Menschen beschränkten, die, früh in Dienst gekommen, manchmal in diesen Verstimmungen zu Verbrechen veranlaßt werden. Damit ist nicht mehr jeder beliebige Zustand gemeint, den die Sprache Heimweh nennen würde, sondern nur diese charakteristische Verstimmung junger Wesen, die in fremden Dienst kommen. Mit dieser werden wir uns weiterhin beschäftigen.

Das Erklärungsbedürfnis des menschlichen Geistes hat, seitdem über dies Thema geschrieben wurde, auch gleich »Theorien« aufzustellen versucht über das Wesen des Heimwehs. Es ist vielleicht von Interesse, diese für unsere Auffassung so naiven Anschauungen, die doch gar nicht so weit zurückliegen, hier noch einmal zu wiederholen. HOFER sah das Wesen des Heimwehs in der Beschränkung der Lebensgeister auf die Bahnen für die Ideen des Vaterlandes im Hirnmark, SCHEUCHZER erklärte es durch veränderten Luftdruck, durch Zusammenpressung der Hautfäserchen usw., LARREY durch Gehirnausdehnung, BROUSSAIS durch primäre gastrische Störungen, die die Gehirnaffektion zur Folge hätten. FRIEDREICH betrachtete die Nostalgie als Sehnsucht zum Licht und Sauerstoff bei erhöhter Venosität des Blutes, wodurch die Brandstiftungen verständlich würden. JESSEN schließlich, dem HOFERS Lebensgeister als Ausdruck für das unbewußte Seelenleben imponieren, verlegt das Heimweh als unbewußten Zustand in die niederen Nervenzentren (Medulla oblongata und Rückenmark) im Gegensatz zur Melancholie, die als bewußter Gemütszustand in der Hirnrinde entstehe.

Trotz dieser teilweise abstrusen Gedanken findet man gelegentlich bei den alten Autoren gute, besonders psychologische Bemerkungen (z.B. Zangerl, Jessen, viele besonders in der forensischen Literatur).

30 | Bemerkenswert erscheint auch, daß schon früh (Amelung, Georget) ganz richtige kritische Anschauungen ausgesprochen wurden, die alles Unsinnige von sich wiesen. Wir dürfen wohl die Heimwehlehre im 19. Jahrhundert, abgesehen von der forensischen und ganz besonders die französische als einen Ausläufer veralteter Gedankenrichtungen auffassen, die sich, wie manchmal, in einigen Köpfen noch halten, während vorgeschrittenere Kritik sie längst abgetan hat.

Bevor wir nun auf die forensischen Fälle eingehen, möge im nächsten Kapitel das Wenige Platz finden, was wir über das normale oder auch an der Grenze des Psychopathischen stehende Heimweh, welches nicht zu Gewaltakten führte, beibringen können.

Das nicht zur Entladung in Verbrechen führende Heimweh

Trotzdem soviel von Heimweh geschrieben ist, die veröffentlichten Fälle betreffen fast nur solche, die zum Verbrechen führten und bei denen die Vorgänge retrospektiv untersucht und beurteilt wurden. Bei Jessen (Art. Nostalgie) findet man einen kurzen Fall beschrieben, der nicht zur verbrecherischen Entladung führte.

»Ein in Schleswig geborenes und von Pflegeeltern schlecht erzogenes Mädchen wurde von Heimweh befallen, als es nach erreichtem 15. Lebensjahre in derselben Stadt bei einer rechtlichen, gutmütigen und nachsichtigen Herrschaft in Dienst trat. Obgleich sie sich über nichts beklagte und keine Veranlassung zur Unzufriedenheit hatte, wurde sie still, in sich gekehrt, einsilbig, verschlossen, unlustig zur Arbeit, weinte viel, suchte Einsamkeit, verlor die Eßlust. Sie schien selbst nicht zu wissen, was ihr eigentlich fehle, konnte aber in ihrem Dienste nicht bleiben und war wieder gesund, sobald sie zu ihren Pflegeeltern zurückkehrte«.[202]

In medizinischen Schriften habe ich keinen anderen Fall von Heimweh gefunden. Dagegen besitzen wir von Ratzel[i][203] eine Selbstschilderung von so feiner psychologischer Darstellung, daß ihre eingehende Wiedergabe in diesem Zusammenhange berechtigt erscheint, wenn auch eine medizinische Beobachtung im engeren Sinne nicht vorliegt. Da Ratzel auf anderen Gebieten ein so ausgezeichneter Forscher war, gewinnt seine Darstellung etwas mehr Wert als die eines beliebigen ungeschulten Menschen. Man könnte wünschen, eine ärztliche Ergänzung, die sich auf Konstitution und Eigenschaften des ganzen Menschen erstreckte, zu haben. Doch wird man auch ohne das wohl annehmen dürfen, von ihm die Schilderung eines normalen aber intensiven Heimwehs zu besitzen.

i In den »Grenzboten« 1904 und wieder abgedruckt in »Glücksinseln und Träume«. 1905. Artikel »Heimweh«.

RATZEL kam zum erstenmal aus seinem Elternhause zur Lehre in eine Apotheke eines entfernten Dorfes. Von seinen Eltern wurde er hingebracht. Die Trennung im Zimmer der fremden Apothekersleute stand drohend bevor. Bei der Mahlzeit waren die »Bissen so sonderbar schwer, ihre Süße so aufdringlich, fast anwidernd, und sie schienen im Munde zu wachsen«.[204] Obgleich seiner gesunden Natur die Freude an den Farben des Quarkkuchens nicht schwand, verdichtete sich doch seine schmerzliche Verstimmung zu einer »Vision ausschließlich in die Höhe:

Das grau tapezierte Zimmer, worin ich stand, hatte seine Decke verloren, seine Wände waren ungeheuer weit nach oben gewachsen, die blauen Wellenlinien darauf schlängelten sich | ins *31*
Unendliche hinaus und brachen endlich nackt wie Drähte in der Luft ab. Ich kam mir wie in einem Schornstein vor, der oben nicht ganz fertig ist, und richtig, nun schauten auch von ganz weit oben her die Sterne herein, von denen ich gelesen hatte, daß man sie bei Tage durch einen Schornstein erblicke. Je höher das Zimmer wurde, desto langsamer ging es mit dem Quarkkuchen. Diese Vision schnürte mein ganzes Ich und damit natürlich auch meine Kehle zusammen. War es ein Wunder, daß mir plötzlich zwei heiße Tränen über die Wangen liefen, da ich fühlte wie ich immer länger und schmäler wurde? Es legte sich mir jetzt auch eine sonderbare Schwere auf die Brust und den Leib.«[205]

Der Wagen mit seinen Eltern rollte die Chaussee entlang fort. Es war Sonnenuntergang. Die Stimmung in der Landschaft nahm ihn gefangen: »Ich wüßte heute nicht zu sagen, was daran mit der Stimmung in meinem Innern harmonierte. Den heißen Augen und Wangen mag die stille Abendluft wohlgetan haben, die allmählich kühler wurde, und daß die Nacht so zögernd kam, mag als Hinausdehnen dieses Tages gefühlt worden sein, denn der morgen kommende war ja der erste in der Fremde.«[206]

»Der erste Abend in einem fremden Hause gehört für ein junges Gemüt zu den geheimnisvollsten[207] Erlebnissen. Was mag alles in diesem Dunkel liegen.[208] Wenn dieses junge Gemüt wund ist, gibt es nichts Lindernderes als den Schleier, in den sich abends die fremde Welt hüllt, denn er legt eine Wand um das Gemüt. Die Fremde bleibt draußen, sie berührt mich nicht mehr, sie läßt mich endlich, endlich allein mit mir. Wie kühlt das die Augen, so weit offen in ein Dunkel zu schauen, wie schwinden die Entfernungen, die mich von den Lieben trennen, wenn alles das Nächste und Nahe hinuntergesunken ist, das sich sonst zwischen uns drängt!

Heimweh! Wer dich nicht kennt, wie vermöchte der die Tiefe der Schmerzen zu erfassen, die du bringst? Unmöglich kann er sich eine Vorstellung von dir machen, so wenig wie sich jemand die Liebe einbilden kann, der sie nicht erlebt hat. Heute, wo lange, lange mein Heimweh hinter mir liegt, unter so viel anderen Lebenserfahrungen fast begraben, freue ich mich, auch dieses Leiden durchgemacht zu haben. Wohl ist die Freude keine stolze Freude, denn, um offen zu sein, besiegt habe ich das Heimweh nicht. Es verließ mich einfach eines Tages, als es meine Seele wie ein Vampir ausgesogen hatte. Aber dieser Tag leuchtet wie ein ewiger Sonnenaufgang in meinem Leben und das frohe Licht seiner Erinnerung wird mir nie verblassen.

Ich bin niemals tränenreich gewesen, aber weiß der Himmel, wie es kam, ich hatte damals trockenen Auges beständig das Gefühl zu weinen, doch ging dieses Weinen nach innen und mein ganzes Wesen wurde vertränt. Mein Auge blickte trüb, die Welt lag so sonderbar bläulich, so einförmig und einfarbig vor mir, sie war mir so gleichgültig, ich kam mir wie in Wasser gesetzt vor. Wenn ich sprechen sollte, legte sich mir ein eiserner Ring um die Kehle. Ich konnte jedoch handeln und da mich mein junger Beruf dazu zwang, wurde ich glücklicherweise jeden Augenblick inne, daß ich noch ein Mensch von Fleisch und Bein, kein tränendurchfeuchtetes Gespenst sei. Ich richtete nun mein Leben so ein, daß es von Morgen bis Abend in demselben

Rahmen und denselben Zeitabschnitten dahinfloß wie das meiner Lieben in der Heimat. Soweit es möglich war, begleitete ich sie im Geist zu allen Genüssen und Arbeiten des täglichen Lebens, stand mit ihnen auf und setzte mich mit ihnen zu Tische, weilte in ihren Zimmern und wandelte in ihrem Garten. Ich begann nichts, ohne sie im Geiste zu fragen, und vollendete nichts, ohne es ihnen in Gedanken vorzustellen und mich ihres Urteils zu freuen. Wenn etwas von Westen herüberhallte, klang es mir wie ein Gruß. Ich horchte den ganzen Tag in ihrer Richtung hinaus und ließ Gedanken über Gedanken in den Abendhimmel steigen.«[209] »Und es flog das Rasseln der Eisenbahn, auf deren Lokomotive sich meine Gedanken schwangen, um sie immer und immer wieder heimwärts zu lenken, wie eine Kette von müden Windstößen widerwillig hoch durch die Luft, und jeder Raubvogelruf klang wie ein Klagen. Nahrung für mich! Das Fädlein Fremdsein und Alleinsein fand kein Ende. Ich spann zu allen ruhigen Stunden daran fort, es war ein düsterschönes Gefallen an diesem planlosen Phantasieren, das mich selbst immer tiefer einspann und alle Menschen um mich her draußen ließ, während dieselben Fäden, die ich mir ums Haupt zog, die Bäume und die Pflanzen, die Wolken und die Sterne mitumspannen und an mich heranzogen. Dieses willkürliche Aussondern des Nahen und Heranziehen des Fernen, dieses Vergesellschaften und Befreunden mit einer fernen reichen Welt war nun im Grunde doch nur ein beschönigendes Ausstaffieren der selbstgewollten Einsamkeit.«[210]

»Es war ein seltsames Doppelleben, von dem ich zwar recht wohl fühlte, daß es wie alles Dop-
32 pelseelische nicht bestimmt war zu dauern, in das ich mich aber für den Augenblick um so | tiefer einzuspinnen strebte. Es war eine höchst unbillige, ja eine unkluge Teilung meines Innern: das Beste in die Ferne, den trüben Rest an die Nähe. In diesem Alter ist das Gefühl der Pflicht schwach entwickelt, sonst hätte diese sich einer solchen Teilung widersetzen müssen. Aber so kam es, daß ich alles tiefe Fühlen und alles Mitdenken und Miterleben mit Seelenanteil der Heimat vorbehielt, mit allem mechanischen Tun, aller Handwerksmäßigkeit, allem Auswendiggelernten meine nächste Umgebung abspeiste. Die ganze Liebe ins Erinnern, so daß für das Tun des Tages nichts mehr übrig blieb.«[211]

»Das ›wer nie sein Brot mit Tränen aß‹[212] ergreift mich, wenn ich es lese oder höre, heute wie am ersten Tag und wird nie seine Wirkung verlieren. Doch meine ich, wenn ein Dichter das Elendgefühl besungen hätte, das uns vor dem Tageslicht bangen, das uns den Morgen verwünschen und die Nacht segnen macht, das uns darum das Verlassen des Lagers wie ein Hinaustreten aus warmer schützender Hütte in einen stürmenden Wald von Widerwärtigkeiten und Gefahren fürchten läßt, er würde aus den Tiefen von noch viel mehr Herzen herausgesprochen haben und von noch viel mehr verstanden worden sein. Dort hängen die Kleider, zieh sie nicht an, du hast es aufgegeben, anderen Menschen zu begegnen! Hier liegt die angefangene Arbeit, berühre diesen Sisyphusstein[213] nicht, er wird zurückrollen, wie du ihn auch bewegst! Es gibt kein Heil als das Bett, wo du dem Schicksal die kleinste Angriffsfläche bietest; es sind Augenblicke wo du dich nicht einmal zu strecken wagst; gekrümmt zu liegen, die Decke über die Augen gezogen, das gibt das letzte Gefühl von Sicherheit.«[214]

In dieser andauernden eigenartigen Verstimmung kam es zu einem Selbstmordversuch, dessen psychologische Entstehung meisterhaft geschildert ist.

»Ich fühlte mich berechtigt, geistig zu wandern und hoffte es mit der Zeit noch dahin zu bringen, meine sterbliche Hülle allein hier zu lassen und mit der Seele dort zu weilen, wo es sie hinzog. Die Beschäftigung mit den Giftstoffen der Apotheke war sehr geeignet zu Betrachtungen über die tötenden und die bloß betäubenden Mittel. Es schien mir ja gar nichts so Unvermitteltes und Unvorbereitetes mehr, was man Sterben nannte. Ist Sterben denn notwendig immer der

Tod? Was wissen wir denn überhaupt vom Tode? Das Sterben allein ist gewiß, vom Tode der dahinter steht, wissen wir nichts. Wie wenn sich nun die freigewordene Seele aufschwänge und zu den lieben Orten flöge, an denen ohnehin meine Gedanken weilen. Dann wäre ja der Tod das Schönste, was zu denken ist. Körperlich bin ich für vier lange Jahre an diese Stelle gebunden, seelisch steht mir die Welt offen. Versuche ichs nicht einmal zu fliegen? Hier steht in steinernen Krügen Kirschlorbeerwasser, ein blausäurehaltiges Präparat, dessen scharfer Duft etwas Elegantes hat. Der Totenkopf über dem altmodisch geschnörkelten »Aqua laurocerasi«[215] schreckt mich nicht, der Blausäuregehalt[216] des Destillats ist nicht sehr stark, vielleicht ist die Wirkung nur Betäubung. Traum und Rückkehr, vielleicht allerdings auch Sterben. Was macht mir das für einen Unterschied! Ein langer Zug und noch einer, ich meine beim zweiten schon die Hände zittern zu fühlen, doch stelle ich den Krug ordnungsmäßig an seinen Platz und steige wie im Traum die Kellertreppe hinauf.

Ich erwache aus meinem langen Schlaf, die Glieder zerschlagen, der Kopf dumpf, aber mit unzweifelhaftem Lebensgefühl.«[217] Die Leute sind um ihn versammelt, Briefe liegen da. »Der erste Gedanke, der mir halbwegs klar wird, ist die Erwägung, daß es noch Menschen gibt, denen mein Dasein nicht gleichgültig ist.«[218] Aber das Glücksgefühl der Genesung war ihm nicht vergönnt auszukosten. »Habe ich nicht freventlich diese Krankheit heraufbeschworen, ich fange an, wie ein Fremder auf meine Tat hinzusehen und ich schäme mich derselben vor diesen Fremden, ich wünsche, daß sie verborgen bleibt.«[219] Es überfiel ihn ein so heftiges Gefühl der Reue, daß er sich selbst hätte entfliehen mögen und er weinte Tränen der Scham.

Diese Erlebnisse RATZELS haben zweifellos Berührungspunkte mit den Heimwehzuständen unserer Verbrecherinnen, die wir später kennen lernen werden. Doch sind auch maßgebende Unterschiede vorhanden. Die reiche Veranlagung RATZELS führte zu einer Differenzierung der Gemütsbewegungen, wie wir sie später nicht finden werden. Sein beobachtender Verstand, seine Tatkraft hindern ihn, daß er ganz zugrunde geht. Die Entstehung des Selbstmordversuches, der halb gewollt, halb nicht gewollt
wurde, mit den kindlich-|naiven Überlegungen ähnelt sehr den ähnlich unreifen *33*
Gedankengängen der Heimwehverbrecherinnen. Wir werden später noch manchmal auf RATZELS Schilderungen zurückkommen.

Im Anschluß hieran mögen einige Stellen aus einem Briefe angeführt sein, den ein junges Mädchen nachträglich über ihr Heimweh in der Pensionszeit schrieb.[220]

»Ich erinnere mich, daß ich am ersten Morgen nicht einmal ein Hörnchen herunterkriegen konnte und daß mir das die ganze Zeit hindurch schwer wurde.« »Ich fühlte mich überhaupt so beengt, daß ich mich auch rein äußerlich genierte etwas zu essen. Nachmittags der Kaffee schmeckte mir immer am besten, da fühlte ich mich relativ am wohlsten.« »Ich fühlte mich immer bedrückt, hielt mich für ganz unfähig, ich fühlte, daß ich allen Pensionärinnen vollständig unterlegen war in jeder Beziehung und doch fühlte ich, falls ich von jenem Druck befreit wäre, würde es anders sein.« »Es war eigentlich so, daß ich zu einem viehischen Wesen durch Verhältnisse, die so lächerlich waren, herabgedrückt wurde. Und ich konnte nicht dagegen an.« »Geschlafen habe ich stets gut, nur wachte ich morgens meist vor der Zeit auf, um dann Briefe zu schreiben. Die Menschen, mit denen ich dort verkehrte, sind mir eigentlich fremd geblieben, weil ich vollkommen urteilsunfähig war und nur wußte, daß ich dort nicht sein mochte.

Ich war ein totes Wesen, das empfand ich, nur zu Hause war für mich Leben. Ich hatte einen Egoismus in der Richtung, daß ich nur mich fühlte und bejammerte und verachtete.«

Das Mädchen, das diese Darstellung ihres Heimwehs gab, war damals noch auf kindlicher Entwicklungsstufe, körperlich gesund, doch sehr zart, geistig zwar interessiert aber wenig leistungsfähig. Sie war früher ungern in die Schule gegangen, war manchmal aus der Schule nach Hause gelaufen, aus Heimweh zur Mutter, täuschte sogar trotz tadellosen Charakters gelegentlich Krankheit vor, um zu Hause bleiben zu dürfen. Nachdem sie aus der Pension zurückgekehrt war, fühlte sie sich viel wohler, blieb aber schüchtern und wenig selbstbewußt. Als Braut machte sie trotz im ganzen sehr glücklicher Verhältnisse wegen einiger gemütlicher Unzuträglichkeiten einen längeren leichten Depressionszustand durch, bei dem sie viel schlief, ungern allein, morgens manchmal ängstlich war, zuweilen fürchtete, gemütskrank zu werden. Die morgens beim Aufwachen entstehende Ängstlichkeit, sorgenvolle oder hoffnungslose Stimmung, die schon beim Ankleiden schwindet, hat sie auch später manchmal bekommen. Hypomanische Zustände sind nie beobachtet, sie ist ein sensitives, gemütsweiches Geschöpf, im praktischen Leben nüchtern und real denkend, geistig wenig aktiv, doch von vielseitigen Interessen und mehr als durchschnittlicher Fähigkeit zur Einfühlung. Zurzeit ist sie körperlich und geistig vollkommen gesund, wenn auch im ganzen etwas schwächlich.

Es ist bedauerlich, daß vom Heimweh nur so wenig Tatsächliches bekannt ist. Ärztlich beobachtet und veröffentlicht wurden, wie gesagt, nur solche Fälle, die durch Entladung in Verbrechen dazu aufforderten. Die wahrscheinlich zahllosen Fälle schweren Heimwehs, das die Befallenen unsagbar quält, bei denen auch manchmal verbrecherische oder doch unsittliche, mit dem Wesen der Kranken kontrastierende Impulse auftreten mögen, sind bisher der Öffentlichkeit entgangen. Es ist möglich, daß manches junge Wesen im Heimweh durch solche Impulse heftig erschreckt wird, sehr wahrscheinlich aber leiden viele unter der Abstumpfung des Gefühls für alles, was nicht die Heimat und das Elternhaus angeht. Die Worte »ich war ein totes Wesen, ich verachtete mich« erscheinen recht bezeichnend. Fast jeder hat einmal Heimweh, wenn auch in geringem Maße empfunden. Manche mußten es wie eine Krankheit durchmachen. Das ist so häufig, daß man sich in seinem Bekanntenkreise leicht von Fällen erzählen lassen kann, in denen das Heimweh merkwürdige Gestaltungen
34 annahm, übertriebene Gefühlsausbrüche, schleunige Reisen usw. zur | Folge hatte. Leider ist es mir nicht gelungen, solche Fälle zu gewinnen. Ihre Veröffentlichung mit möglichst eingehender Schilderung wäre wohl für die Klärung auch der forensischen Fälle von großer Wichtigkeit.

Die Verbrechen aus Heimweh. Geschichtserzählungen und Beurteilung

Wir erzählen zunächst einen noch nicht veröffentlichten Fall[i]. Da er wohl der bisher am besten beobachtete und an Menge der Zeugenaussagen reichste ist, mag die Ausführlichkeit in der Wiedergabe berechtigt sein.

Apollonia S.[9] wurde 1892 als 3. Kind eines Steinhauers geboren. Sie hat 8 Geschwister von 1½ bis zu 18 Jahren. Die Eltern leben in ärmlichsten Verhältnissen vom täglichen Verdienst. Der Vater soll zuweilen etwas trinken, die Mutter hat einmal einen Diebstahl begangen, doch läßt sich sonst Ungünstiges über beide nicht aussagen. Die Frau ist seit langem nicht unehrlich, der Mann nicht eigentlich trunksüchtig, sondern tut seine Pflicht. Die Erziehung der Kinder wird aber als eine mangelhafte bezeichnet.

Apollonia machte alle Klassen der Schule durch. Die Angaben der Lehrer und Geistlichen schwanken etwas. Von den einen wird sie zu den ziemlich guten, mittelbegabten Schülerinnen, von anderen zu den über mittelbegabten, von dritten (Vikar) zu den schlechtesten Schülerinnen gezählt. Über mangelnden Fleiß, ja Faulheit wird mehrmals geklagt, der Lehrer aber, der sie sieben Jahre unterrichtete, sagt: Das Mädchen war stets fleißig und konnte ich mit ihr alle Zeit zufrieden sein.

Ihr Benehmen war immer schüchtern und zurückhaltend, bei Strafe war sie leicht beleidigt und trotzig, bei Tadel sehr empfindlich und länger als andere Kinder unzugänglich und unzufrieden. Von Eigensinn und Starrköpfigkeit sei aber nicht die Rede gewesen.

In den letzten Schuljahren besorgte sie die Wartung ihrer jüngeren Geschwister, die mit großer Liebe an ihr hingen. Zuletzt hat sie den Haushalt sozusagen allein geführt, da die Eltern meist beide auf Erwerb aus waren. Sie wird von Eltern und Angehörigen einstimmig als still und bescheiden, fleißig und artig bezeichnet, Neigung zu Lüge, Unehrlichkeit, zu Grausamkeit oder Quälereien ihrer Geschwister zeigte sie niemals.

Als Apollonia 14jährig die Schule verließ, zwangen sie die elenden häuslichen Verhältnisse sogleich zu fremden Leuten in Dienst zu gehen. Sie ging gern und freute sich auf die Stellung. Die Eheleute Anton waren wohlhabende Leute, die sie gut behandelten. Kost und Unterkommen waren bedeutend besser als sie es gewohnt war. Die drei Kinder waren freundlich und zutraulich zu ihr. Ihre Pflichten waren nicht größer als diejenigen, die schon seit Jahren auf ihr geruht hatten.

Trotz alledem hatte sie gleich vom ersten Tage an arges Heimweh, sie sehnte sich nach ihren Eltern und den ärmlichen Verhältnissen zurück. Als sie die Mutter, die sie gebracht hatte, verließ, brach sie in Tränen aus und alle folgenden Tage sah man sie ihren Schmerz im Weinen stillen. Bald verlangte sie dringend nach Hause. Das Ehepaar, auf das sie einen guten Eindruck machte, tat alles, um ihr den Aufenthalt angenehm zu machen. Man sprach ihr gütlich zu, die Frau suchte sie mit Kuchen zu erfreuen, der Mann versprach ihr ein Paar Schuhe, wenn sie sich

i Die folgende Darstellung nach dem Gutachten von WILMANNS, den danach noch erhobenen vielfachen Zeugenaussagen und den späteren Beobachtungen in der Klinik. Die Einzelheiten wurden in chronologischer Folge angeordnet, ohne daß bei jeder die betreffende Zeugenquelle namhaft gemacht wäre. Woher die einzelnen Angaben stammen, geht aus dem Zusammenhang ungefähr hervor. Das Wichtigste stammt aus dem Munde der Täterin in vielen Verhören, das Übrige von den zahlreichen Zeugen, deren einzelne Nennung keinen Zweck hätte. Was als Vermutung hinzugefügt wurde – übrigens nur weniges – ist leicht als solches zu erkennen.

ordentlich führe. Doch auf jeden Zuspruch fing sie an zu weinen oder sie änderte ihr Wesen nicht und gab keine Antwort.

35 | Bald ließen ihre Leistungen nach. Sie vernachlässigte ihre Arbeit, kümmerte sich wenig um die Kinder, wurde mürrisch, unfreundlich und widerwillig. Zwar tat sie, was ihr aufgetragen war, manchmal mußte man es ihr mehrere Male sagen, niemals tat sie es freudig und an der nötigen Genauigkeit ließ sie es fehlen. Für die Kinder hatte sie kein Interesse, spielte nicht mit ihnen, nie sah man sie im Verkehr mit ihnen lachen oder Scherze machen. Wenn sie unbeaufsichtigt war, blieb sie ganz untätig.

Ihr Appetit war gering; es kam zuweilen vor, wenn man zu Tische ging, daß sie weinend abseits stand und sich weigerte, etwas zu essen. Manchmal wurde sie dazu gebracht sich zu setzen und etwas zu genießen. Vereinzelte Male hat sie gar nichts gegessen und aß erst, wenn die Frau ihr nachher etwas mitgab.

Sie besuchte während ihrer Dienstzeit die Fortbildungsschule. Hier fiel sie dem Lehrer nicht als trübsinnig oder unglücklich auf. Einer Mitschülerin erschien sie traurig, sie habe auch nach der Schule nicht die Gesellschaft der übrigen gesucht. Eine andere erklärt die Ap. für frech, sie habe viel gelacht und sie wegen eines Fehlers beim Schreiben geneckt.

Am ersten Sonntag (22. 4.) nach dem Diensteintritt (17. 4.) ging sie nach Hause. Als ihre Herrschaft ihr das gestattete, war sie sehr erfreut und lachte, was später kaum mehr vorgekommen ist. Als sie zu Hause ankam, war sie außerordentlich froh, sie küßte und herzte ihr jüngstes Brüderchen, dann fing sie an zu weinen, und als sie sich ausgeweint hatte, sagte sie, sie könne sich gar nicht eingewöhnen und bat die Mutter flehentlich, sie nicht wieder fortzuschicken. Diese schlug ihr den Wunsch sofort bestimmt ab, ebenso der Vater und Ap., eingedenk der Schläge, die ihr Bruder Eugen erhalten hatte, als er mehrmals wegen Heimweh aus dem Dienste fortgelaufen war, fügte sich ins Unvermeidliche. Sie hörte auf zu weinen, ohne Abschied ging sie fort. Die Mutter begleitete sie noch ein Stück Wegs.

Am Abend hörte sie von der Ehefrau Anton, daß in der Medizin für den kleinen Knaben Gift sei. Der Apotheker habe gesagt, man dürfe dem Kinde nicht mehr als einen Löffel geben, wenn es zwei Löffel bekäme, täte es nicht mehr aufstehen. Am nächsten Mittwoch (25. 4.) vormittags war die ganze Familie zum Streumachen auf dem Felde. Sie allein war zu Hause. Wieder ergriff sie heftiges Heimweh. Da kam ihr der Gedanke: Wenn ich dem A. jetzt mehr als 2 Löffel voll gebe, so stirbt er und ich darf wieder nach Hause gehen. Um dem Kinde keine Flecken ins Kleid zu machen, legte sie ihm Lumpen unter das Kinn und gab ihm dann mehrere Eßlöffel Arznei. Von verschütteter Flüssigkeit beschmutzte Tücher und die Flasche versteckte sie dann sorgfältig. Ihre Absicht, das Kind zu töten, schlug aber fehl. Die Arznei schadete offenbar nicht.

Die Dienstherrin hatte nun schon bemerkt, daß Ap. nach dem ersten Besuche zu Hause viel trauriger geworden war und sagte ihr deshalb, wenn sie sich nicht eingewöhnen könne, könne sie nach Hause gehen. Dasselbe wiederholte sie einige Tage später. Beide Male erhielt sie keine Antwort.

Am nächsten Sonntag (29. 4.) rief Ap. einen fremden Mann, der in der Richtung nach ihrem Heimatdorfe ging, an und bat ihn auszurichten, daß einer von ihren Eltern sie doch jeden Sonntag besuchen möchte. Am selben Tage kam ihre Schwester Tekla, eine Krankenpflegerin, zu ihr zu Besuch, redete ihr zu und tröstete sie, sie selbst habe auch früh fort müssen und jeder müsse sich an den Dienst gewöhnen. Nachher war Ap. entschieden munterer, doch das hielt nicht an.

Am nächsten Sonntag (6. 5.) wurde ihr Verlangen, nach Hause zu dürfen, abgeschlagen. Man bemerkte wohl, daß es ihr leid tat, doch blieb sie stumm und klagte nicht. Ihre Stimmung blieb fortgesetzt finster und traurig. Einmal bat sie, man möchte sie doch mit aufs Feld nehmen, zu Hause allein bekomme sie zuviel Heimweh.

Während sich nach außen in der nächsten Woche ihr Zustand eher besserte, tauchte, als nun die Sehnsucht nach Hause hoffnungslos wurde, wieder der Gedanke in ihr auf, sich des jüngsten Kindes zu entledigen um, auf diese Weise überflüssig geworden, nach Hause geschickt zu werden. In der Überzeugung, daß sie auch am nächsten Sonntag keinen Urlaub bekommen werde, beschloß sie am Samstag Abend, in der folgenden Nacht das Kind in den Fluß zu werfen, um so am Sonntag ungehindert nach Hause gehen zu können.

Mit diesem Gedanken ging sie um ½9 Uhr ins Bett und schlief bald ein. Sie erwachte, als es schon hell wurde. Sofort erhob sie sich mit der Absicht, die Tat auszuführen, zog Unterrock, Kittel, Oberrock und Strümpfe an und schlich vorsichtig und leise die Stiege hinunter durch die Küche und die Kammer in das Schlafzimmer ihrer Herrschaft. Ohne diese zu wecken, hob | sie den Knaben aus *36*
dem Kinderwagen und gelangte durch Kammer und Küche, durchs »Ehrle«, die Waschkammer, den Stall und die Futterkammer ins Freie. Alle Türen ließ sie offen, sie sagt, das Kind sei wach gewesen, habe die Augen offen gehabt und nicht geschrieen. Schnell lief sie mit ihm zum Fluß, über die Brücke aufs andere weniger steile Ufer und warf es dort ins Wasser. Ohne sich weiter umzusehen, eilte sie auf demselben Wege zurück, entkleidete sich und legte sich ins Bett.

Eine Viertelstunde später sprang ihr Herr die Treppe hinauf und schrie, das Kind sei fort. Sie zog sich wieder an, beteiligte sich am Suchen des Kindes, war ruhig und verriet durch nichts ihre Schuld. Gleich frühmorgens 3¾ Uhr erschien der Vater des Kindes beim Polizeidiener und teilte mit, daß sein jüngster Sohn in dieser Nacht geraubt worden sei. Da bei näheren Nachforschungen auf niemanden ein Verdacht fiel, so nahm man an, daß einer der Eltern das Kind beiseite geschafft hätte, und am nächsten Tage wurden beide als am meisten verdächtig festgenommen. Bei deren Abführung ins Gefängnis brach die zurückbleibende Ap. in Tränen aus. Der Mord erregte im Dorfe das größte Aufsehen, der Geistliche in der Kirche betete für die Entdekkung des Täters.

Aber erst drei Tage später bei einer neuerlichen Vernehmung legte Ap. ein Geständnis ab, indem sie angab, was eben erzählt wurde. Sie fügte hinzu: »Sie wisse, daß sie ein großes Unrecht begangen und daß sie durch ihr Leugnen ihre Herrschaft ins Gefängnis gebracht habe, sie würde die Tat gleich am Montag gestanden haben, habe aber gefürchtet, eingesperrt zu werden. Sie sei sich wohl bewußt gewesen, daß das Kind seinen Tod im Fluß finden werde, aber sie habe eben um jeden Preis nach Hause gewollt. Daß man einen Menschen nicht töten dürfe, wisse sie, sie kenne die 10 Gebote. Daß sie deswegen mit dem Tod bestraft würde, habe sie nicht gewußt, wohl aber, daß man sie einsperren würde.«[221] Den Vergiftungsversuch leugnete Ap. anfangs und erfand eine Geschichte, sie habe mit einer Stopfnadel gegen das Glas gestoßen, so daß die Medizin ausfloß, diese habe sie mit einem Tuche aufgewischt usw. Später gestand sie auch diese Tat.

Die Eheleute Anton wurden sofort auf freien Fuß gesetzt, Ap. verhaftet. Die Leiche des kleinen Jungen war inzwischen im Flusse gefunden.

Das Heimweh, das offenbar durch den Schrecken über die Furchtbarkeit der Tat, über das Unglück, das sie heraufbeschworen hatte, durch die Furcht vor der Entdeckung und endlich durch ihre Fortführung ins Gefängnis in den Hintergrund gedrängt worden war, entwickelte sich allmählich wieder, ohne aber wohl die verzweifelte Schwere wieder zu erreichen. In der ersten Zeit ihres Aufenthalts im Gefängnis war sie sehr deprimiert und hat viel geweint. Nach dem Grunde gefragt, sagte sie: »ich will heim«, sonst sprach sie nicht. Bald ging es ihr besser. Sie erfüllte fleißig, willig und anstellig die ihr übertragenen Pflichten.

Das Rätselhafte der Tat, der Widerspruch zwischen ihrem gutmütigen Charakter und kindlichen Wesen und der Grausamkeit des Verbrechens veranlaßten die Einholung eines Gutachtens zunächst vom Bezirksarzt und auf dessen Antrag von der Heidelberger Psychiatrischen Klinik.

Beobachtung in der Klinik: Körperliche Untersuchung: 14jähriges kleines, grazil gebautes Mädchen in gutem Ernährungszustand. Noch kindliche Formen, die Brüste wenig entwickelt, Schamhaare spärlich, Achselhaare kaum angedeutet. Die Menstruation ist noch nicht eingetreten.

Ap. zeigte sich als ein außerordentlich schüchternes und scheues Kind. Während der ersten Tage, an denen sie noch im Bett gehalten wurde, sprach sie überhaupt nicht aus eigenem Antrieb. Ihre Stimmung schien traurig und ängstlich, sie weinte viel vor sich hin. Zur Beantwortung selbst einfachster Fragen war sie nicht zu bewegen. Sie suchte von selbst keinen Verkehr mit anderen, sondern wich jeder Annäherung aus. Dabei war sie aber nicht unfreundlich und unzugänglich, sondern sie folgte im Gegenteil jeder Aufforderung, die an sie gestellt wurde und verrichtete die ihr übertragenen kleinen Hausarbeiten nicht nur zur vollsten Zufriedenheit, sondern bezeigte für ihr Alter ungewöhnlichen Fleiß und Ausdauer. Bei den Explorationsversuchen brachte sie schließlich auf langes Drängen halb weinend mit leiser Stimme einige Worte heraus, fuhr man sie scharf an, brach sie in Tränen aus und man erreichte nichts. Dabei hatte man niemals den Eindruck, daß dieses Verhalten aus bösem Willen, aus Trotz oder Verstocktheit zu erklären wäre, sondern vielmehr aus einer übergroßen kindlichen Schüchternheit, Beklommenheit und Ängstlichkeit. Bestätigt wird diese Vermutung durch eine Äußerung der Angeklagten der Pflegerin gegenüber, zu der
37 sie allmählich ein größeres Ver|trauen faßte und der gegenüber sie ihre Scheu einigermaßen überwand. Ihr gab sie auf den Vorhalt, den Ärzten doch besser Auskunft zu geben, weinend zur Antwort: »Wenn die Ärzte mich fragen, steigt es mir immer so auf, daß ich dann nichts mehr herausbringe.« Im Laufe der 6 Wochen[222] überwand Ap. zum Teil ihre Furchtsamkeit und gab schließlich sogar ausführlichere zusammenhängende Antworten. Über ihre Straftat macht sie unter lautem Schluchzen dieselben Angaben wie früher. Als Motiv gab sie wieder an, sie habe so arges Heimweh gehabt, daß sie nicht mehr gewußt habe, was sie tun solle; sie würde nach Hause gelaufen sein, der Vater würde sie aber nur geschlagen und wiedergebracht haben, wie er es mit dem Eugen gemacht habe, der aus Heimweh einige Male aus dem Dienste und nach Hause gelaufen sei. Schließlich habe sie gedacht, wenn eines der Kinder stürbe, dürfe sie nach Haus, deshalb habe sie sich an dem Kind vergriffen. Sie habe gehofft, es käme nicht heraus, als aber ihre Herrschaft ins Gefängnis gekommen sei, habe sie alles gestanden. Nach Aufforderung schrieb sie über den Hergang der Sache in sauberer Schrift orthographisch richtig folgendes auf:

> »Meine Mutter hat gesagt, ich soll zu Antons in den Dienst. Ich bin gerne hingegangen. Meine Mutter hat mir meine Sachen gepackt und ist mit mir nach N. gegangen. Die Kinder sind nicht gleich zu mir gegangen. Den zweiten Tag habe ich das Heimweh bekommen, am weißen Sonntag bin ich heimgegangen. Wie ich heim gekommen bin, war meine Mutter in die Kirche gegangen. Mittags bin ich mit meiner Mutter nach G. gegangen. Unterwegs habe ich zu ihr gesagt, ich hätte es gut bei Anton, aber ich hätte das Heimweh, ich möchte wieder heim. Die Mutter sagte: sie könnte mich nicht daheim brauchen. Um 4 Uhr bin ich wieder allein nach N. zurückgegangen, aber ich habe immer noch Heimweh gehabt. Am Sonntag nach dem weißen Sonntag hat mich meine Schwester besucht. Ich habe zu ihr gesagt, ich hätte das Heimweh. Sie hat gesagt: sie hät auch zu fremden Leuten gemußt. Ich soll recht beten und fleißig und gehorsam sein, dann würde das Heimweh vergehen. Wie sie fort ist, bin ich mit ihr bis nach F. gegangen. Wie

> ich von ihr fort bin, habe ich wieder das Heimweh bekommen. Acht Tage nachher habe ich zu Antons gesagt, sie sollen mich einmal heimlassen, sie haben gesagt, sie nehmen die Kinder auch nicht alle Sonntag, ich solle dableiben und es sei auch schon spät. Am andern Sonntag ist mir der Gedanke gekommen, das jüngste Kind fortzutun. Ich habe gedacht, wenn das Kind fort ist, dann darf ich heim. Am Sonntag morgen um 3 Uhr habe ich das Kind geholt und habe es in den Fluß geworfen und dann bin ich wieder ins Haus zurückgegangen. 3 Tage nachher habe ich es erst gesagt, daß ich das Kind fort habe. Ich habe es darum nicht gleich gesagt, weil ich dachte, ich werde eingesperrt. Gleich nachher hat mich der Schutzmann ins Gefängnis gebracht. Nachher hat es mich sehr gereut, daß ich das getan habe. 10 Wochen nachher hat mich der Schutzmann hierher gebracht.«

Die Kenntnisse des Mädchens entsprechen wohl im allgemeinen ihrem Alter und ihrer Vorbildung. Im Rechnen übersteigen ihre Kenntnisse und Fähigkeiten das gewöhnliche Maß sehr beträchtlich. Ihre Kenntnisse auf anderen Gebieten sind dürftig, vom Krieg 1870/71 weiß sie nichts, außer Deutschland kann sie nur Italien und Frankreich und nach langem Stocken Schlesien als Länder Europas angeben. In ihrer engeren Heimat weiß sie besser Bescheid. Sie nennt die Nebenflüsse des Neckars, kennt den Katzenbuckel, die Einwohnerzahl ihres Dorfes, nennt eine große Reihe von Dörfern und Städten der Nachbarschaft, sie kennt Himmelsrichtungen, Maß und Gewicht, den Kalender, die religiösen Zeremonien, sie weiß, was man auf den Äckern baut. Aufgefordert, einen Aufsatz über Ostern zu schreiben, liefert sie folgendes Schriftstück:

> »An Ostern bin ich mit meiner Schwester in T. gewesen. Da war es sehr schön. Das Wetter war auch sehr schön. Wir haben auch allerlei schöne Sachen gesehen. Es waren noch viele anderen von unserm Dorf dabei. Wir waren auch in der Kirche. Der Herr Pfarrer hat sehr schön gepredigt. Die Natur war sehr schön. Bäume und Blumen haben geblüht. Es hat uns sehr gut gefallen. Wir waren sehr müde wie wir heimgekommen sind. Heidelberg, den 31. August 1906. Ap. S.«

Auch die gewöhnlichen moralischen Begriffe sind der Angeklagten nicht fremd. Sie weiß, daß man seine Feinde lieben soll, daß man nicht lügen und nicht stehlen darf usw. Fragen, die ihr ihre jetzige Lage in Erinnerung bringen, wie z.B. nach ihrer Heimat, ihren Eltern und Geschwistern oder solche, die irgendwie in Beziehung zu ihrer strafbaren Handlung stehen, lösen jedesmal einen neuen Tränenerguß aus. Doch ist ihr Reueaffekt zwar im Augenblick sehr tiefgehend, aber flüchtig und nicht nachhaltig. Von einer eigentlichen, auf völliger | Einsicht *38*
in die Tragweite und die Bedeutung der Tat beruhenden tiefen Reue kann wohl nicht die Rede sein. Zeichen von häßlichen Charaktereigenschaften traten in der Klinik nie hervor. Auch als sie ihr scheues Wesen abgelegt hatte, blieb sie artig und bescheiden. Niemals suchte sie durch Erzählungen der Straftat Interesse zu erwecken, sondern suchte diese ängstlich vor den Mitkranken geheim zu halten. Erwähnte eine der Pflegerinnen auf ärztliches Geheiß diese Dinge, so brach sie gleich in Tränen aus. Sie vertrug sich gut mit den Kranken, war nachgiebig und lenksam. Trotz vieler Anlässe zu Streitigkeiten beteiligte sie sich nicht daran, nur einmal beklagte sie sich mit Recht über die Gehässigkeiten eines moralisch sehr tiefstehenden Mädchens. Überhaupt beurteilte sie die Umgebung richtig, schloß sich mit Vorliebe den besonnen arbeitenden Kranken an und half ihnen ohne Aufforderung.

Ihre Stimmung, die anfänglich so sehr deprimiert war, hellte sich allmählich etwas auf. Die traurigen Verstimmungen wurden seltener und traten vorzugsweise abends auf, wo sie dann auch häufig die Nahrung verweigerte, nüchtern zu Bett ging und stundenlang vor sich hinweinte. Sie klagte dann regelmäßig über Heimweh. Allmählich trat dieses ganz zurück. Zwar rollten ihr, sobald man ihre Heimat erwähnte, sofort die Tränen über die Backen, sich selbst überlassen, besonders bei ihrem Zusammensein mit den Pflegerinnen und Kranken, wurde sie heiter und frisch. Vorübergehend konnte sie sogar ganz vergnügt plaudern.

Auch über ihre Zukunft machte sie sich Gedanken. Der Arzt hatte ihr gelegentlich erklärt, daß, selbst wenn der Richter sie freisprechen sollte, sie doch nicht nach diesen Vorgängen in Freiheit werde bleiben dürfen. Die Mutter könne sie bei ihrer Armut nicht brauchen und in Dienst werde sie der Richter kaum mehr lassen. Wenige Tage später erklärte sie der Pflegerin, wenn sie doch nicht wieder heimdürfe, so wolle sie gern hierbleiben und in der Küche helfen.

Mit den erwähnten Ausnahmen war[en] Appetit und Schlaf ungestört, das Körpergewicht nahm von 76 auf 80 Pfd. zu, um dann wieder auf 79 zu sinken. Irgendwelche Zeichen, die auf Epilepsie oder Hysterie[223] schließen ließen, wurden nicht beobachtet.

Das Gutachten konstatierte das Vorliegen einer Heimwehmelancholie, die in solchem Grade als krankhafte Störung der Geistestätigkeit im Sinne des § 51 St. G. B. zu betrachten sei.[224]

Von Interesse für die Auffassung unseres Falles sind die Einwendungen des Staatsanwalts, die gegen das Gutachten erhoben wurden. Er betont als für den Charakter der Täterin bezeichnend, daß sie durchaus nicht freiwillig das Geständnis abgelegt habe, sondern erst nach längeren seelischen Einwirkungen, wobei ihr vorgehalten wurde, ein wie großes Unrecht sie tue, durch ihr Leugnen ihre Herrschaft ins Gefängnis zu bringen. – Beim Verhör sei Ap. durchaus nicht still und scheu gewesen, sondern habe präzise Antworten gegeben. Sie leugnete rasch und entschieden, erst beim Geständnis wurde sie langsamer und zurückhaltender. – Es wird die auf Tatsachen begründete Feststellung vermißt, daß das Heimweh der Ap. so stark war, daß die sonst beim geistig vollwertigen Menschen wirkenden psychischen Hemmungen versagten und sie dadurch zur Verübung der Tat hingerissen wurde. Freilich stehe die Grausamkeit der Tat in keinem Verhältnis zum Motiv. Das letztere erkläre sich aber aus dem beschränkten Gesichtskreis der jugendlichen Täterin.

Infolge dieser Einwände wurde von einer anderen Autorität ein erneutes Gutachten erbeten. Ap. wurde in das Amtsgefängnis des neuen Aufenthaltsortes überführt. Hier weinte sie unaufhörlich, verweigerte oft die Nahrung, sprach nichts, man bekam nur ein »ja« oder »nein« oder »ich weiß nicht« aus ihr heraus.

Der neue Gutachter schließt sich seinem Vorgänger vollkommen an. Er nimmt ein quantitativ sehr heftiges Heimweh an, das einen psychisch abnormen Zustand von der Art einer melancholischen Depression darstelle, von so großer Intensität, daß die freie Willensbestimmung im Sinne des § 51 St. G. B. ausgeschlossen sei.

Auf Grund dieses erneuten Gutachtens wurde das Verfahren eingestellt und Ap. kam auf den Rat von Wilmanns als Dienstmädchen in die psychiatrische Klinik Heidelberg am 6. 11. 06, wo sie sich zur Zeit noch befindet.

Fast immer hat sie ihre Arbeit ordentlich verrichtet, war fleißig und willig gegenüber ihren Vorgesetzten. Nachdem sie anfangs noch sehr schüchtern gewesen war und öfters über Heimweh klagte, wurde sie bald lebhafter, trumpfte wohl auch gelegentlich auf: »Ich lasse mir von den Wärterinnen nichts gefallen«.

Zeitweise war sie mürrisch, arbeitete nicht mehr so viel, stand herum und klagte über Heimweh. Eines Tags lag sie im Bett, hatte keinen Appetit, klagte über Schmerzen auf der Brust. Objektiv wurde kein Befund erhoben, Temperatur normal. Am nächsten Tag stand sie ohne Erlaubnis wieder auf, sagte, es ginge ihr gut, sie könne schon wieder arbeiten.

| Zuweilen trifft man sie weinend an, sie weint einen halben Tag ohne genügende Gründe anzugeben, z.B. sagte sie einmal, der Pfarrer habe vom Weinberge gepredigt, das habe sie so angegriffen. Eine besonders tüchtige Pflegerin, der sie vor den anderen nahesteht und der gegenüber sie sich im Gegensatz zu den übrigen auch nie Widersprüche erlaubt, gab an, daß Ap. ihr manchmal angedeutet habe, weswegen sie so weine. Sie denke an ihr Verbrechen, das sie nicht vergessen könne. Sie habe auch mehrere Male gesagt, wenn sie aus der Klinik komme, wolle sie sich etwas antun. Anderen gegenüber hat Ap. solche Andeutungen nie gemacht. 39

Im Laufe der Zeit meinte Ap., sie wolle nicht immer Hausmädchen bleiben, sondern das Nähen lernen. Letzteres tat sie mit Geschick bei einer Krankenwärterin.

April 1907 trat zum ersten Male die Menstruation auf. Sie war sehr müde, aber sonst normal.

Im Juni war sie manchmal sehr gereizt, schlug die Türen laut zu, machte Schwatzereien unter dem Personal, gab den Wärterinnen »schnippische Antworten«, wenn sie eine Arbeit verrichten sollte oder wenn sie etwas gefragt wurde. Einen Tag aß sie fast gar nichts, sagte, man habe ihr etwas ins Essen getan, sie könne fast nichts mehr sehen. Später sagte sie darüber, sie habe gemeint, man habe ihr Schlafpulver hineingegeben, um sie zu ärgern. (Sie hat oft gesehen, daß die Pat. Medikamente in den Mahlzeiten bekommen.)

Von ihren Verstimmungen, die manchmal alle Wochen kämen, sagte sie, sie dauerten ½–1 Tag, sie weine ohne Grund, denke an nichts, sei nur traurig, habe keine Angst dabei. Die letzten Tage vor dem Unwohlsein sei sie meist gereizt. »Ich mag dann nichts hören.« Sie merke dann, daß die Regel wiederkomme. Am ersten Tage der Menstruation sei sie traurig, weniger gereizt, am 2. Tag wieder ganz wohl.

Sie hat sich, abgesehen von dem Erwähnten, immer zur Zufriedenheit betragen. Die Oberwärterinnen und die Pflegerinnen äußern sich sehr günstig über sie, alle halten sie für einen guten Charakter, nur sei sie gelegentlich etwas gereizt und trotzig. Ärzten gegenüber besteht immer noch die Schüchternheit, sie spricht wohl, aber man merkt immer ihre Befangenheit. Den andern Mädchen gegenüber soll sie lebhaft sein.

Vor kurzem schrieb Apollonia einige gereizte und sentimentale Briefe an ihre Schwester. Solche Äußerungen, die Art ihrer Verstimmungen, ihre schnippischen Antworten, die Vergiftungsidee usw. erinnern an das, was man wohl hysterischen Charakter nennt, weil diese Abnormität häufig bei Hysterischen zu finden ist. Man wird natürlich weit entfernt sein, darauf die Diagnose »Hysterie« zu gründen. Es handelt sich um allgemein psychopathische Eigentümlichkeiten, die auch außerhalb des begrenzteren Kreises der Hysterie häufig vorkommen.

Einen analogen, doch nicht ganz so klaren Fall veröffentlichte WILMANNS.[8] Da er leicht im Original nachzusehen ist, mag er hier nur in ein paar Stichworten referiert werden.

Eva B. 13⅔ Jahre alt. Über Charakter und Unterricht wird nur Günstiges ausgesagt. Eltern, Lehrer, Gefängnisverwalter rühmen sie einstimmig. Leumund der Familie tadellos. Gute Erziehung. Um Ostern kam sie zum ersten Male einige Stunden vom Heimatsort in Dienst. Pfingsten flehte sie die Mutter unter Tränen an, daheimbleiben zu dürfen. 14 Tage später erster Versuch, das anvertraute Kind zu töten, 4 Wochen später zweiter Versuch, der durch frühzeitiges Erwachen eines anderen Kindes vereitelt wird. Bei den Taten planmäßiges Vorgehen. Vorher Klagen über Brustschmerzen und Stechen im Rücken, vielleicht simuliert. Nach der Tat machte sie einen ratlosen verzweifelten Eindruck. Später schüchtern, doch ruhig-heiteres Wesen und kindlich-sorglose Stimmung. Mangel einer nachhaltigen Reue. Bei den Vernehmungen viele Widersprüche, doch bleibt ihre Angabe, daß sie unter allen Umständen aus dem Dienst entlassen sein wollte, immer dieselbe. Nur kurze Zeit Leugnen, bald Geständnis[i].[225]

40 | WILMANNS Gutachten nahm an, daß sich Eva B. mit Wahrscheinlichkeit in einem willensunfreien Zustande infolge von Heimweh befunden habe.

Den Staatsanwalt[ii] überzeugte die Begründung dieser Anschauung nicht. Es wurde ein weiteres Gutachten und schließlich ein Obergutachten von einer dritten Persönlichkeit eingefordert. Beide hielten die Täterin für zurechnungsfähig. Ein Heimweh sei nicht bewiesen, von Eva B. nur WILMANNS gegenüber angegeben. Dagegen sei die Unlust am Dienst sicher gestellt. Um nichtige Motive, um ein paar Glas Bier würden von Erwachsenen Meineide und Morde begangen, es sei darum wohl annehmbar, daß auch Eva B. aus verbrecherischem Willen heraus gehandelt habe. Insbesondere wurde hervorgehoben, daß ein pathologisches Heimweh sich durch Symptome verraten müßte. (Appetitverlust, Schlafstörungen usw.)

In den Gründen des Gerichts wird u.a. angegeben: Die Gutachten, welche Zurechnungsfähigkeit annehmen, vermögen eine hinreichende psychologische Erklärung nicht zu geben. »Nach dem anerkannten Satz vom zureichenden Grunde angewandt auf die menschliche Handlung, müssen die Gründe einer Handlung schwer genug sein, um die bei einem sittlich und verstandlich normalen Menschen die der Entschließung entgegenstehenden Bedenken aufzuwiegen.« Zur Erklärung des schreienden Widerspruchs zwischen Motiv und Schwere der Handlung reiche die noch nicht reife sittliche und verstandliche Entwicklung der Täterin nicht aus. Die Fälle, in denen um geringe Ursachen schwere Verbrechen begangen werden, gehörten den eigentlichen Verbrechernaturen an. Um eine solche handle es sich nach den zahlreichen Zeugenaussagen bei Eva B. nicht. WILMANNS Meinung, die Tat sei der Ausfluß eines bis zur Ratlosigkeit gesteigerten Heimwehdranges, erschien annehmbar. Nach dem Grundsatz in dubio pro reo, der auch bei § 51 St.G.B. gelte, erkannte das Gericht auf Freisprechung.

Eva B. ist, nachdem sie eine Zeitlang zu Hause war, nun schon längere Zeit wieder als Dienstmädchen in Stellung. Man hat nichts Ungünstiges über sie gehört, sie arbeitet fleißig.

Um, soweit es die bisher bekannten Krankengeschichten gestatten, bei diesen Heimwehzuständen das Typische vom Individuellen unterscheiden zu können, mögen zunächst eine Anzahl Fälle Platz finden, die darin mit Ap. wie Eva B. übereinstimmen, daß eine intellektuelle oder moralische Minderwertigkeit nicht bewiesen und unwahrscheinlich ist. Der folgende Fall hat manche Ähnlichkeit mit Eva B.

SPITTA: Prakt. Beiträge zur gerichtsärztl. Psychologie. Rostock und Schwerin 1855. S. 25.[226] Heimweh. Melancholie. Tötung.

R., Tochter eines Kuhhirten, kam Ostern 1850, 13 Jahre alt, auf Wunsch der Eltern als Kindermädchen zu einem Schäfer.

---

i Diesen Fall, den WILMANNS eingehend untersuchte, hat auch ASCHAFFENBURG gesehen. (Gaupp's Cbl. 1908, p. 354.) Er hat sich nicht davon überzeugen können, daß das Kind nicht schwachsinnig sei. Er soll sie jedoch nur eine halbe Stunde kurz untersucht haben. Das genügt bei einem schüchternen Kinde nicht, um ein maßgebendes Urteil abgeben zu können.

ii Die im Verlaufe des Prozesses geäußerten Ansichten mögen kurz referiert werden, weil ihre Kenntnis in künftigen Verfahren vielleicht von Wert sein könnte.

Nach 14 Tagen besuchte sie ihre Eltern. Abends kehrte sie zurück. Der Schäfer bezeugt mit ihr zufrieden gewesen zu sein. Sie habe auch immer guten Appetit und gesunden Schlaf gehabt. Trübsinn oder Weinen habe er nicht bemerkt. Doch schon am folgenden Tage verlangte sie wieder zu ihren Eltern, weil sie Magenschmerzen habe. Der Besuch wurde ihr nicht gestattet. Sie ging darum heimlich nach Hause, nachdem sie ihr bestes Zeug angezogen, ihre übrigen Sachen aber zurückgelassen hatte.

Am folgenden Tage kehrte sie in Begleitung einer Tante zu ihrer Herrschaft zurück, erklärte aber, daß sie auf keine Weise länger dort bleiben werde. Da auch die Herrschaft keinen Wert mehr darauf legte, löste sich das Dienstverhältnis.

Schon am 17. April nahm sie wieder einen Dienst bei der Tagelöhnerfrau G. in S. an. Sie war zunächst zufrieden und schien gern hinzugehen. Am Montag 22. April besuchte sie ihre Eltern, um ihre Wäsche zu wechseln, blieb nur kurze Zeit und sprach sich zufrieden aus.

Am 25. Mai ließ sie ihrem Vater sagen, er möge ihr doch etwas entgegenkommen, da sie ihn zu sprechen wünsche. »Die Mutter, die ihrem Manne hiervon nichts sagte, stellte in der Voraussetzung, daß ihre Tochter nach Hause zurückkehren werde, einen Stock zu ihrer Züchtigung zurecht. Wirklich erschien die Tochter auch abends, und als sie auf die Frage der Mutter nach ihrem Begehr nicht gleich antwortete, vielmehr auf die Äußerung, sie wolle | wohl schon wieder aus dem Dien- 41
ste laufen, zu weinen anfing, ward sie von der Mutter mit dem Stocke tüchtig durchgeprügelt und wieder nach S. zurückgeschickt.«[227] Die Inkulpatin erklärte, daß sie damals schon den Wunsch gehegt, wieder nach Hause zu kommen, daß sie eben ihrem Vater die Mitteilung, daß sie es dort gar nicht länger auszuhalten vermöge, habe machen und ihn bitten wollen, er möge sie wieder nach Hause nehmen. – Der G. hatte sie vorgelogen, ihr Vater habe sie gebeten, ihm abends, wenn er zum Holzholen ausginge, etwas entgegenzukommen, um mit ihm zu sprechen.

Ihr lebhafter Drang nach dem elterlichen Hause fiel der Herrschaft auf. Oft stand sie abends und über Tags plötzlich auf, lief aus dem Hause und ging am Torfschauer auf und ab, nach der Richtung des Heimatsdorfes blickend. Einmal sagte sie, dort sei es doch besser. Auf näheres Fragen meinte sie dann nur, die Häuser seien dort schöner. Durch solche Beobachtungen veranlaßt, fragten die Eheleute das Mädchen öfter, ob es ihr denn bei ihnen auch wohl gefiele, was sie stets bejahte und hinzufügte, das Essen und Trinken sei noch besser als zu Hause. Wegen des plötzlichen Hinauslaufens befragt, schützte sie Durchfall vor. Sonst gibt der Mann an, die R. habe gut gegessen und geschlafen, sei nicht merkbar traurig gewesen und habe nicht geweint. Sie habe sich stets gut betragen, sei ordentlich, folgsam und arbeitslustig gewesen. Der Frau schien es mitunter, namentlich auch am Abend des 27. April so, als wenn die R. geweint hätte. Allein Inkulpatin stellte dies in Abrede, schob die Tränen auf den stattgehabten Rauch und erklärte sich mit ihren Verhältnissen durchaus zufrieden. Die R. selbst bezeugt, daß sie abends nicht habe einschlafen können, auch manchmal an beängstigenden Träumen gelitten habe, morgens aber sei der Schlaf gut gewesen.

Am nächsten Sonntag, 28. April, war sie wieder zu Hause und durfte sogar die Nacht dort bleiben. Von neuem erklärte sie, es in ihrem Dienste gar nicht aushalten zu können, und bat, wieder zu Hause die Gänseherde hüten zu dürfen. Doch die Mutter war dagegen. Auf deren Befehl, wiewohl sichtlich ungern, machte sie sich wieder nach S. auf. Die Mutter ist von ferne bis zu einem am Wege liegenden Teiche nachgegangen, weil ihr unerklärlich bange gewesen sei, die Dirne möge sich ein Leid antun.

Als sie am Montag, 29. April, morgens wieder bei ihrer Herrschaft war, wurden ihr die Kinder zur Wartung übergeben, doch sie scheint nicht mehr bei der Sache gewesen zu sein: als der

2-jährige Junge einmal umfiel, ließ sie ihn unbekümmert liegen und wurde deswegen zurechtgesetzt.

Nach einiger Zeit kam sie in den Garten und sagte, das Kindchen läge in der Wiege und stöhne, sie wisse auch gar nicht, was ihm fehle, sie habe ihm nichts getan. Das Kind starb in kurzer Zeit. Die aufgeregte Mutter bedeutete ihr, sie könne nur fortgehen. Nun könne sie sie nicht mehr gebrauchen. Sie erwiderte, dann wolle sie erst ihre Mutter holen, denn das Kind habe es von selbst bekommen.

Obgleich das tote Kind längst begraben war, steigerte sich der Verdacht der unglücklichen Mutter, daß das Kindsmädchen daran schuld sei. Das gerichtliche Verfahren wurde eingeleitet und nach vielen Widersprüchen legte die Täterin endlich ein Geständnis ab.

Am 22. Mai behauptete sie noch, durch einen Zufall, den sie eingehend beschreibt, die Wiege umgeworfen zu haben. Am 30. Mai erklärte sie unter Weinen und mit der Versicherung, die Wahrheit sagen zu wollen, sie habe gedacht, wenn sie das Kind schlecht behandle, werde man sie gehen lassen, dann habe sie es mehrere Male auf den Boden geworfen.

Schließlich kam sie zu folgenden Angaben, bei denen sie im wesentlichen blieb. An jenem Morgen sei der Wunsch fortzukommen plötzlich recht lebhaft in ihr aufgetreten, sie habe nach Wegnahme des deckenden Tuches dem Kinde wohl 10 Faustschläge an den Kopf, ins Gesicht, auf Nase und Mund gegeben, darauf habe sie es aus der Wiege genommen und zweimal mit dem Hinterkopf auf den Boden geschlagen. Da das Kind Kot unter sich ließ, habe sie es gereinigt und ein neues Hemde genommen. Bald habe sie dem Kinde dann noch einen Schlag in den Nacken gegeben, sodann habe sie den Mund mit den Fingern zugehalten, auch das Kind um die Rippen gefaßt und in der Wiege geschüttelt. Wiederholt äußerte sie sich, ihre Absicht sei Tötung des Kindes gewesen, weil ihr dies als das sicherste Mittel erschien, fortzukommen.

Im Laufe der Zeit brachte sie im Gefängnis immer mehr Klagen über ihre Herrschaft und die Behandlung bei ihnen vor, die in Widerspruch mit ihren eigenen früheren Angaben und denen der Herrschaft selbst stehen. Es scheint, als wollte sie auf diese Weise eine bessere Motivierung
42 finden. Immer wieder äußerte sie ihre Sehnsucht nach dem elterlichen Hause. Als | der Gerichtsdiener sie ins Gefängnis abführte, machte sie einen vergeblichen Versuch, ihm zu entlaufen. Einmal bat sie, einen Gesang aus dem Gesangbuche auswendig lernen zu dürfen, den sie den Richtern rezitierte, um wieder frei zu kommen. Als ihr Verbrechen betrachtete sie, daß sie das Kind geschlagen habe. Sie vergoß Tränen, aber anscheinend mehr aus Unbehaglichkeit über den Arrest als aus Reue. Als man ihr das große Unrecht vorhielt, erklärte sie unter Weinen dies einzusehen, versprach niemals wieder vom rechten Wege abzuweichen, und bat, daß man ihr ihr Unrecht und ihre große Sünde vergeben möge.

Sie machte auf das Gerichtspersonal den Eindruck eines ganz im Kindesalter stehenden Mädchens mit guten Geistesanlagen. Ihre Antworten waren schnell und treffend. Ihre Äußerungen bei den Verhören konnten fast wörtlich wiedergegeben werden. Sie legte einen guten und raschen Verstand an den Tag. Sobald auf ihr Unrecht die Rede kam, fing sie an zu weinen. Zu einer wahren Reue schien es nicht gekommen zu sein.

Über ihren Charakter sagt der Vater, daß sie gelegentlich einen Trieb zur Widersetzlichkeit zeigte, doch nie log, mit ihrer jüngeren Schwester immer in Frieden lebte und sich selbst überlassen, ein heiteres Gemüt zeigte. Die Mutter bezeichnet sie als friedfertig und wahrheitsliebend. Sie sei fleißig und folgsam gewesen. Dasselbe bestätigen andere.

Der Lehrer äußerte sich, sie habe wenig Fleiß, Aufmerksamkeit und Auffassungskraft bewiesen, woran besonders ihre Harthörigkeit schuld sein möge. Sie sei stets still und einsam für sich gewesen, habe mit ihren Mitschülerinnen in Frieden und Eintracht gelebt, während des Gebetes aber wenig Aufmerksamkeit gezeigt. Die Unwahrheit habe sie nie gesagt.

Das zarte Geschöpf hat von Jugend auf öfter am Magen gelitten. Vor 5 Jahren hat es ein Kopfgeschwür gehabt, das ihm Harthörigkeit verursachte und noch jetzt einen Ausfluß aus dem Ohre bewirkte.

Das Gutachten schließt angeborenen Schwachsinn aus. Es erklärt die Inkulpatin für unzurechnungsfähig zur Zeit der Tat infolge heftigen Heimwehs bei körperlicher Krankheit und kindlicher Entwicklungsstufe. Das Urteil ist nicht mitgeteilt.

Das kindliche Wesen der Täterin ist sehr auffallend. Sie führt insofern hinüber zu den beiden jungen Kindern (9½ und 10 Jahren), über die später referiert werden wird. Es ist ein Mangel, daß SPITTA die Täterin nur nach den Akten begutachtete, ohne daß Psychiater oder auch nur ein Arzt sie untersucht hätte.

Dieser Fall wurde von FLEMING (Allg. Zeitschr. f. Psychiatrie XII, S.470 ff. 1855) einer Kritik unterzogen, deren Inhalt merkwürdige Ähnlichkeit mit den Ansichten einiger der Gutachter Eva B.s hat. Er findet kein einziges von den Symptomen deutlich ausgesprochen, welche als charakteristisch für das Heimweh gelten. Die Inkulpatin ist im Hause ihrer Dienstherrschaft überhaupt nicht krank gewesen, hat die Mahlzeiten mitgemacht und gut geschlafen. Von Niedergeschlagenheit, Traurigkeit, Weinen wurde nichts bemerkt. Es beruhe daher das Erachten, daß ein höherer Grad des Heimwehs vorliege, durch den die Freiheit der Selbstbestimmung schwer gefesselt sei, auf sehr unsicherer Grundlage.

HETTICH 1840. I. Fall. Mord aus Heimweh[i].[228]

Marie Katharina M., 16 Jahre alt, war körperlich schwächlich, litt seit langem an skrophulösen Beschwerden,[229] Augenleiden, Schnupfen, Schwellung der Oberlippe usw. Mit 14 Jahren hatte sie ein halbes Jahr lang fast täglich Erbrechen. Oft wurde sie von Nasenbluten befallen, mit Anschwellung und Verstopfung der Nase. Zugleich fühlte sie dann Hitze im Kopf, Druck an den Schläfen und an der Stirne und Kälte in den Füßen. Sie hatte noch nicht menstruiert und befand sich überhaupt in einem gehemmten Entwicklungszustand.

| Im elterlichen Hause war sie immer munter und heiter, oft zum vielen Schwatzen aufgelegt, 43
aber fleißig und gehorsam. Auffallend war ihr ausgeprägter Trieb zu religiösen Übungen.

Vom Pfarramte bekam sie das Zeugnis guter Fähigkeiten und guter Fortschritte. Sie habe Aufmerksamkeit und Empfänglichkeit gezeigt, der Gerichtsarzt kommt nach der Untersuchung zu dem Schluß »daß der Kreis ihrer Vorstellungen und ihres Auffassungsvermögens in nichts über den bei einer älteren Dorfschülerin gewöhnlichen hinausgehe, und daß Reflexion, Beurteilung und berechnende Klugheit nur in geringem Maße bei ihr entwickelt seien«.

Zwei Jahre vor dem Verbrechen stand sie schon einmal ein ½ Jahr lang in ihrem Geburtsorte bei dem Lindenwirt O. in Dienst. Dieser rühmte sie als flink, fleißig, dienstwillig. Sie wäre für ihn durch ein Feuer gesprungen.

---

i Wegen der großen Seltenheit der Dissertation HETTICHS und der guten Geschichtserzählung wird der Fall ausführlich, meist wörtlich wiedergegeben.

Nachdem sie wieder über ein Jahr lang zu Hause gewesen, trat sie März 1836 in einer nur wenige Stunden von ihrem Geburtsort entfernten Oberamtsstadt in Dienst bei einem Weingärtner Br. Hier wurde ihr insbesondere die Pflege der beiden Kinder von 1 und 6 Jahren anvertraut.

Nach dem Zeugnis der Br.schen Eheleute zeigte sie sich in ihrem Dienst immer gutwillig zur Arbeit, ohne Widerrede, wollte immer mehr tun als ihr befohlen wurde, war liebreich gegen die beiden Kinder und bei diesen beliebt. Ihre Frau bemerkte keine böse Neigung an ihr und hatte an ihr eine wahre Freude. Als ein Beweis ihres kindischen Wesens wird angeführt, daß sie sich in diesem Dienste vor dem ins Haus kommenden Kaminfeger fürchtete und vor ihm ebenso wie das 6jährige Kind, das sie zu hüten hatte, davonlief.

Gleich in den ersten Tagen ihres Aufenthalts in der Stadt wurde sie vom Heimweh ergriffen und dieses nahm von Tag zu Tag zu. Als begünstigende Momente zum Entstehen des Heimwehs lassen sich die Veränderungen in ihren psychischen und äußeren Lebensverhältnissen im März und April anführen, nämlich ihr Übergang aus der freien Luft des Dorfes in die eingeschlossene der Stadt, aus dem beweglichen Leben in ihrer Heimat zu Hause unter vielen Geschwistern und meist auf dem Felde unter Menschen in die Stube des Weingärtners Br., in welcher sie fast anhaltend und sehr oft allein mit den zwei kleinen Kindern sich aufzuhalten und an der Wiege des kleineren Kindes zu sitzen und zu spinnen hatte, wo sie nur selten aus dem Zimmer kam und mit anderen Mädchen außer ihrer Landsmännin Sch. keinen Umgang hatte.

Am 2. Tage ihres Aufenthalts in der Stadt äußert sie gegen die Dienstmagd W., daß sie an Heimweh leide und spricht mit derselben in der ersten Zeit viel und traurig von ihrer Heimat. Der Magd Karoline, der sie durch ihr betrübtes Äußere auffällt, gesteht sie dasselbe. Am 8. oder 9. Tage wird sie von ihrer Dienstfrau mit rotgeweinten Augen angetroffen, sie bringt unter einem Strom von Tränen eine fingierte Erzählung vor. Am 14. Tag bricht sie beim Ankommen und Abschied ihrer Schwester in lautes heftiges Weinen aus. Von jenen ersten Zeiten an kam sie, wenn sie allein war, mit ihren Gedanken an allerlei herum und mußte oft denken, wie sie es mache, daß sie heimkomme. – Mehrere Mägde sahen sie, wenn sie Milch von ihrer Herrschaft in die betreffenden Häuser brachte, immer düster, schweigsam und in sich gekehrt. Dem Arzt, der wegen schwerer Krankheitsfälle oft das Haus besuchte, fiel das immer düstere in sich Gekehrte, Teilnahmslose des Mädchens auf.

In der Charwoche (der vorletzten vor ihrem Verbrechen) zur Zeit des schweren Krankheitsanfalles jenes Kindes sagte sie zur Magd W. (gegen die sie sonst immer geäußert hatte, daß sie jenes Kind so gern habe, es sei so gescheit) ihr Kind sei so krank, ihrer Frau seien schon zwei Kinder am Zahnen schnell weggestorben. Wenn nun dieses Kind auch sterbe, so dürfe sie doch heim. Das letztere sagte sie in der letzten Woche oft, gewöhnlich zweimal täglich zu ihrer Landsmännin Sch., auch einmal zu Margar. P. Das charakteristische Zeichen des Heimwehs, das Streben des Kranken, sein Leiden zu verbergen, sprach sich bei der M. in folgenden Umständen aus: am Tage vor ihrem Verbrechen nachmittags traf sie ihre vom Felde heimkehrende Dienstfrau wieder mit rotgeweinten Augen an, wobei sie ihr Geweinthaben verleugnete. Sie verneinte öfters das Heimweh auf Befragen, erschien in Gegenwart ihrer Dienstherrschaft oder anderer Personen oder auf der Straße heiter, das Bestreben, ihr Gefühl zu unterdrücken, wurde noch gesteigert durch die Scheu, ausgelacht zu werden, wie ihr von ihrer Dienstfrau und den Gespielinnen angekündigt war. Umso stärker wurde sie von jenem Gefühl befangen, wenn sie allein war. Von ihrer Dienstfrau wegen ihrer trüben Miene befragt, lachte sie wieder. Ebenso, bei Besuchen aus der Heimat, von Heimweh und Tränen überwältigt und berufen, lachte und weinte sie abwechselnd.

| Es wird erwähnt, daß sie auffallend wenig bei ihrer Dienstherrschaft gegessen habe. 44
Die Qualen des Leidens wurden bei der M. noch dadurch gesteigert, daß ihr die Rückkehr in ihre Heimat, welche sie gegen den Willen ihrer Eltern verlassen hatte, teils gewissermaßen durch moralischen Zwang, teils durch die Furcht, vor ihrem als sehr strenge und rasch im Strafen bezeichnetem Vater übel empfangen und wohl gleich zurückgeschickt zu werden, gleichsam abgeschnitten war. Nachdem sie dessen ungeachtet einen Versuch zu entkommen, den sie durch eine einfältige Notlüge zu beschönigen suchte, gemacht hatte, zog ihre Dienstfrau den Schlüssel zu der Kammer, wo ihre Kleider aufbewahrt waren, ab und nun wagte sie vollends nicht mehr, ohne Kleider und Lohn in ihre Heimat zurückzukehren.

Ihr Leiden hatte so einige Wochen gedauert, als ihr mit dem Mitte März eingetretenen Erkranken, besonders aber mit dem am Charfreitag erschienenen höchst gefährlichen Krankheitsanfall des jüngeren Kindes, dessen Wartung und Pflege ihr Hauptgeschäft bildete, und um dessentwillen sie eigentlich in Dienst genommen war, ein Hoffnungsstrahl anbrach. Ihr gegen mehrere Personen geäußerter und in den Verhören eingestandener Wunsch, das Kind möchte an dieser Krankheit sterben und die darauf gebaute Hoffnung, alsdann nach Hause zu kommen, wurde noch genährt durch die fortdauernde sichtbare und auch ärztlich konstatierte Schwächlichkeit des Kindes, sowie durch den ihr bekannten Umstand, daß früher zwei Kinder der Br. schen Eheleute im nämlichen Alter am Zahnen gestorben waren.

Am 2. und 3. April, an welchen Tagen sie mehrmals zur Kirche ging, fiel der Dienstfrau ihr häufiges Seufzen unter der Arbeit besonders auf. Es war nach der Erklärung der M. die Folge des steten Denkens an ihre Mutter und daran, wie diese gewollt, sie solle zu Hause bleiben, sie selbst aber ihren Willen nicht befolgt habe.

Während sie bis zum Ostermontag in der Wohnstube ihrer Dienstherrschaft in einem Bette mit dem älteren Kinde geschlafen hatte, mußte sie von da an allein in einer Dachkammer, deren Fensteröffnungen weder mit Fenstern noch mit Läden versehen waren, schlafen. Hier wirkte noch die Furcht und die Kälte nachteilig auf sie ein. »Ferner fielen in jene Tage bedeutende Bewegungen und Schwankungen in der Atmosphäre«.

Am Donnerstag 7. April morgens beim Aufstehen befiel sie das Heimweh besonders heftig und es stieg ihr zum ersten Male der Gedanke an eine Tötung des Kindes auf. Es fiel ihr ein, daß sie einmal in ihrer Heimat gehört habe, man müsse von Vitriolöl[230] sterben und sie wolle davon dem Kinde geben. Das Vitriolöl kam ihr nur aus einer dunklen unbestimmten Erinnerung her in den Sinn, sie kannte es durchaus nicht näher, sie dachte sich unter demselben ein Mittel, durch welches das Kind ruhig einschlafen und sterben werde. Jene beiden Gedanken kamen ihr zumal in die Seele. Den Vormittag über kämpfte sie mit diesem Gedanken und nach ihren späteren Aussagen kreuzten sich bei ihr von nun an folgende Ideen. Sie dachte, der Gedanke werde ihr wieder vergehen, konnte ihn aber nicht aus dem Kopfe bringen. Daß ihr Vorhaben eine Sünde sei, daran dachte sie auch. Hinsichtlich der Strafbarkeit hatte sie aber ganz dunkle verworrene Vorstellungen. Auch dauerte sie wohl das Kind, aber sie sah dasselbe aus den oben angegebenen Gründen ohnedies als dem Tod verfallen an, und es kam ihr eben immer wieder: »jetzt kann es nicht mehr anders sein«. Sie wußte sich nicht mehr anders zu helfen. Keine andere Empfindung kam in ihr empor, als der Gedanke, jetzt heimzukommen. Auch kam ihr der Gedanke, vielleicht käme ihre Mutter bald sie abzuholen, damit aber immer wieder heftigeres Ergriffenwerden vom Heimweh, und, zumal nun bei dem sich ankündigenden Herannahen des Frühlings, von der Erinnerung, wie sie jetzt, wenn sie zu Hause wäre, auf dem Felde mit ihren Leuten schaffen dürfte.

Nachmittags, als die Br.schen Eheleute wieder aufs Feld gegangen waren und sie, allein mit den Kindern zurückgeblieben, an der Wiege saß, ergriff sie das Heimweh auf das Peinlichste, sie mußte immerfort weinen, immerfort denken, wenn sie bis Sonntag nicht heimkomme, so müsse sie sterben. Endlich kam es ihr mit einem Male »sie wolle es doch tun«. Sie ging, Vitriolöl zu kaufen, in eine Apotheke, es wurde ihr versagt, weil es etwas Arges sei. Aber der Gedanke, Vitriolöl zu kaufen, verließ sie nicht mehr. Sie mußte, so oft sie allein war, aus Heimweh weinen und denken, ob sie es tun solle oder nicht. Und es kam ihr eben immer wieder: »Jetzt kann es nimmer anders sein«. Als sie am späten Abend die Milch noch in einige Häuser tragen mußte, dachte sie, sie könne jetzt das Vitriolöl mitnehmen. Sie erhielt es in einer anderen Apotheke und stellte bei der Nachhausekunft das Kölbchen in eine Ecke auf die Bank in der Küche. Sie aß mit ihren Leuten zu Nacht und spann nachher noch. Während Br. den Abendsegen las, dachte sie wohl, sie sollte es bleiben lassen.

45 | Nachdem sie von 9½–12 Uhr geschlafen hatte, mußte sie von da an wachen bis an den Morgen und vor dem ärgsten Heimweh weinen. Als sie nun am Freitag aufstand, kam ihr eben der Gedanke: »Du tust es doch, dann darfst du heim«. Um 5½ Uhr von ihrer Kammer in die Wohnstube herabgekommen, traf sie die Kinder im Bette. Die Eltern beide waren ausgegangen. Das jüngere Kind schlief noch. Das ältere schlief, während sie sich ankleidete, wieder ein. Sie ging das Kölbchen in der Küche zu holen. In diesem Augenblick fing das kleine Kind zu weinen an. Sie kommt zurück mit dem Kölbchen, geht grade auf die Wiege zu und gießt dem Kinde von dem Vitriolöl einen Schluck in den Mund.

Sogleich, nachdem sie dem Kinde das Vitriolöl eingeschüttet hatte, überfiel sie, als sie das am Mund und Kinn des heftig schreienden Kindes herabgeflossene abwischen wollte und es sich nicht abwischen ließ, die Reue und der Jammer. Als sie die nach wenigen Minuten sich verbreitenden zerstörenden Wirkungen des Vitriolöls auf Mund, Kinn und Hals des Kindes und auf Tuch und Kopfkissen erblickte, wußte sie sich vor Jammer nicht mehr zu helfen. Das lebhafte Mitleid mit dem Kind und dessen Mutter, das vorher ganz tot in ihr gewesen war, erwachte. Sie rief die Hausbewohner, die Nachbarn eilig herbei, damit man noch helfe, wenn es möglich sei. Zugleich erwachte aber auch die Furcht in ihr, daß man Verdacht auf sie werfen möchte. Die Frage, ob sie dem Kinde etwas gegeben habe, verneinte sie mit anscheinender Ruhe, versicherte aber dabei, daß sie ganz allein bei dem Kinde gewesen sei. Bei der Erklärung des Wundarztes, daß das Kind sterben werde und daß dem Gerichtsarzte eine Anzeige gemacht werden müßte, erschrak sie, jammerte und weinte, faßte sich jedoch bald wieder. Dem Arzte erschien sie wie sonst düster, in sich gekehrt.

Zu ihrer Landsmännin Sch. kam sie zwischen 7 und 8 Uhr morgens in rechter Angst, sodaß sie die Worte fast nicht herausbringen konnte. Übrigens besorgte sie noch Geschäfte, z.B. im Stall, am Brunnen, bis das Gericht ankam. Über ihr an jenem Morgen und auch am Morgen des nächsten Tages fortgesetztes einfaches Leugnen aller Wissenschaft von dem Hergang des Todes des Kindes, über die sodann am Nachmittag des letzteren Tages und, obschon mit größter Mühe, noch am 3. Tage versuchte halb wahre, halb erdichtete Darstellung des Hergangs, daß sie nämlich dem Kinde aus reiner Unkenntnis, um es beim Weinen zu beruhigen, etwas von dem zur Schuhwichse erkauften Vitriolöl an den Mund gebracht habe, äußerte sie später: sie habe eben geglaubt mit diesen Angaben sich helfen zu können. Sie habe anfänglich so hartnäckig ihre Handlung geleugnet, weil sie sich so arg geschämt habe und wegen der Sünde.

Als die M. später nach Stuttgart gebracht worden war, um von einer Deputation des Kgl. Medizinalkollegiums beobachtet zu werden, äußerte sie gegen die Mitglieder desselben: daß sie von der vollbrachten Tötung des Kindes an das Heimweh verlassen habe, weil sie immer habe an das denken müssen, was sie getan habe. Sie versicherte, jenes Gefühl des Heimwehs nicht mehr zu haben. Dabei war höchst auffallend, daß bei Nennung ihres Geburtsortes oder ihres elterlichen Hauses oder ihrer Mutter im Verlaufe des Gesprächs ein Strom von Tränen aus ihren Augen brach. Das Gefühl des Heimwehs schien mit einer wehmütigen Scheu vor ihrer Heimat wegen des Geschehenen teils im Konflikt teils in Verbindung zu stehen.

Gutachten: Der psychische Zustand der M. war bei der Tat ein auf der äußersten Grenze des Übergangs zum Irresein stehender, ein Zustand der in seiner Wirkung, bei der im Drange des krankhaften Gefühls und des Triebs sich zu retten höchst beschränkten Fähigkeit, das hierzu ergriffene Mittel richtig vorzustellen und zu würdigen, dem wirklichen Irresein nahezu gleich zu taxieren ist.

Straferkenntnis: In Berücksichtigung sehr verminderter Zurechnung 4 Jahre Arbeitshausstrafe.

Besonders bemerkenswert erscheint, wie das Heimweh in diesem Falle ohne allen Zweifel ist, wie das Zustandekommen der verbrecherischen Tat ähnlich einer Zwangshandlung auf dem Boden des Heimwehs geschildert wird (im Jahre 1840, wo man Zwangsvorgänge noch nicht kannte)[231] ferner, daß nach der Tat das Heimweh sofort schwindet, indem es von Reue und anderen Gemütsbewegungen ganz verdrängt wird. Beträchtlich anders ist der folgende von Richter veröffentlichte Fall:

| Richter: »Über jugendliche Brandstifter« 1844.[232] *46*

Juliane Wilhelmine Krebs war 14 Jahre alt. Von 7 Geschwistern war eine Schwester am Fuße lahm, ein Bruder taubstumm und am ganzen Körper gelähmt. Vor ihrer Geburt hatte die Mutter einen heftigen Schreck durch den Anfall eines Hundes, sodaß sie bettlägerig wurde. Sie war von jeher klein und schwächlich, von skrophulösem Habitus. Längliches, bleiches Gesicht, aufgetriebener Unterleib, belegte Zunge. Bis zum 8. Jahre Enuresis nocturna.[233] Von Kind auf kränklich, häufig Kopfschmerzen, besonders nach Körperanstrengungen. Sie litt öfter an geschwollenen Halsdrüsen, Ohrenreißen, Ohrensausen, Ohrenausfluß. In der Schule bemerkte man an ihr Nervenreizbarkeit und Kopfkongestionen. Durch die Kopfschmerzen wurde sie häufig am Schulbesuch verhindert. Ihre körperliche Entwicklung befand sich zur Zeit der Tat noch auf kindlicher Stufe: keine Scham- und Achselhaare, unentwickelte Brustdrüsen, noch keine Menstruation.

Ihre Eltern sind gute, fleißige Leute, die für ihre Erziehung besorgt waren. Wegen der Ärmlichkeit ist ihr keine ärztliche Behandlung zuteil geworden. Die letzten zwei Sommer vor ihrem Diensteintritt hat sie die Kühe gehütet.

Sie ist der Liebling ihrer Eltern und Geschwister, wird als friedfertig, sanft und folgsam, ihren Eltern zugetan, ohne Bosheit geschildert. Schullehrer und Geistlicher loben sie einstimmig. Ihre Verstandesleistungen sind normal. Sie hat die nötigen Schulkenntnisse, doch sei ihr Verstand nicht besonders ausgebildet. Sie sei in geistiger Hinsicht ein großes Kind.

Vier Tage vor der Tat trat sie ihren Dienst als Kindermädchen, eine Stunde vom heimatlichen Dorfe entfernt, in wehmütiger Stimmung aber doch gerne an. Sie kam zum erstenmal aus dem Elternhause, schnell fühlte sie sich bei den fremden Leuten ganz anders, unfreundlicher und rauher behandelt als zu Hause, sie wird angetrieben »fix zu machen«. Mit ihrer Neigung, sich auszusprechen und zu schwätzen, findet sie bei der Hausfrau keinen Anklang, sondern wird barsch abgewiesen. Dazu hatten fremde Leute kurz nach dem Diensteintritt ihr eingeredet, daß sie in eine schlechte Stellung käme. Schließlich war sie gar nicht gewohnt, allein zu sein, sie war über Tag mit den vielen Geschwistern zusammengewesen und hatte nachts auch mit einer Schwester im Bett geschlafen. Infolge aller dieser Dinge wurde sie zurückgeschreckt, wurde bange und sehnte sich nach Hause. Diesen Zustand von Ängstlichkeit und Heimweh scheute sie sich merken zu lassen. Aber wenn sie allein war, beim Wasserholen, abends im Bett, da mußte sie sich ausweinen. Um das zu verbergen, wusch sie sich nachher mit kaltem Wasser die Augen. Sie verlor den Appetit. Am Tage vor dem Brande aß sie so wenig, daß die Hausfrau fragte, es sei ihr wohl bange. Ihre bezeichnende Antwort war: »Nein, mir ist nicht bange, auf den Sonntag will ich einmal nach Hause gehen«. Später hat sie angegeben, daß es ihr allerdings sehr bange gewesen sei, aber sie habe sich geschämt, es zu sagen. Gleich nachher habe sie hinausgehen und sich ausweinen müssen. Zeugen, die deutlich die einzelnen Symptome der Verstimmung wahrgenommen haben und angeben, behaupten, nach Heimweh direkt gefragt, davon nichts gemerkt zu haben.

Am Tage der Tat, vier Tage nach dem Diensteintritt, erwartete das Mädchen ihre Mutter, die ihr eine Lade für ihre Sachen bringen sollte. Als sie das ihrer Herrin erwähnte, wurde sie abgewiesen, sie habe gar keine Lade nötig. In dieser Erwartung war sie mittags beim Wasserholen allein, als sie plötzlich deutlich die Stimme ihrer Mutter hörte. Sie blieb stehen und sah sich um. Als sie merkte, daß sie sich getäuscht hatte, brach sie in heftiges Weinen aus. In solcher Stimmung kam ihr noch am selben Tage plötzlich der Gedanke, Feuer anzulegen. Sie wußte auch sofort, wie sie es machen wollte, ohne an etwas anderes zu denken. Sie wurde getrieben von dem Gefühle der Bangigkeit, sie habe sich nicht anders zu helfen gewußt. Der Gedanke wich nicht von ihr, nach drei Stunden führte sie ihn aus. Sie warf eine glühende Kohle auf den Boden, wo, wie sie wußte, brennbares Viehfutter lag. Dann habe sie etwa gedacht: »Mag es nun brennen oder nicht, im letzteren Falle habe es auch nichts zu bedeuten«. An die möglichen Folgen, an das Verbrecherische ihrer Tat, an die große Gefahr für das in der Oberstube liegende Kind habe sie nicht gedacht.

Nach der Tat beschäftigte sie sich mit häuslicher Arbeit. Als Feuerlärm entstand, half sie mit retten. Auf Befragen leugnete sie, den Brand gelegt zu haben. Als sie, von ihrer Herrschaft nach dem Brande gleich entlassen, zu Hause ankam, war sie krank. Sie hatte alle Eßlust verloren,
47 klagte über Schmerzen in Kopf und Gliedern und mußte einige Tage zu Bett | liegen. In der letzten Zeit vor dem Diensteintritt und während desselben war sie ohne Krankheitsgefühl gewesen.

Vom Gendarm befragt, gestand sie nach beharrlichem und hartnäckigem Leugnen die Tat. Als sie verhaftet war, wurde durch ihr elendes Befinden das Verhör wiederholt verhindert, sie hatte heftiges Ohrensausen, »als ob es wittere«. Eine Haftgenossin sagte aus, daß sie einmal aufgesprungen sei und gerufen habe: »da laufen sie herum, die Luders«. Ein andermal »Herrgott, was war das für ein Knall in meinen Ohren«. Die frühere Bangigkeit und Sehnsucht soll sie im Gefängnis nicht mehr empfunden haben. Sie zeigte Reue. Schon beim Ausbruch des Feuers war sie erschreckt und hatte Gewissensbisse. Später gab sie an, es sei eine schlechte, sehr schlechte Tat, sie wolle es in ihrem Leben nicht wieder tun.

Es handelt sich um einen viel schwerer pathologischen Fall als den vorhergehenden. Die Handlung ist eine deutlich impulsive. Die Neigung zur Steigerung normaler Verstimmungen ins Psychotische zeigt sich auch in der Andeutung einer Haftpsychose.[234]

Kürzer erzählt KAUPLER folgende Tat: (Friedreichs Blätter f. gerichtl. Medizin 1886).[235]

Die Schneidertochter M. H., 13½ Jahre alt, verübte dreimal Brandstiftung.

Die Eltern leben in engen Vermögensverhältnissen, erfreuen sich aber des besten Leumunds. 8 Geschwister, davon keines gestorben. Der Lehrer schildert H. als braves, gutes Mädchen, von mittleren Fortschritten und guter Begabung. Sittliches Betragen I., Klassenplatz 13 unter 32. M. H. war verschlossen, sehr leicht erregbar, sie hatte keine Freundinnen, blieb immer zu Hause. Sie mußte die kleinen Geschwister besorgen, auch nachts. Nach Angabe der Eltern war sie im allgemeinen gesund, aber nachts sehr unruhig, ist oft aufgestanden, herumgegangen und erst auf Anrufen aufgewacht. In letzter Zeit viel Nasenbluten.

Körperliche Untersuchung: Größe 136 cm, mager, aufgeschossen, Vergrößerung der Schilddrüse. Brustdrüsen gering entwickelt. Keine Achsel- und Schamhaare. Herzstoß stark und in größerem Umfang fühlbar. Beim ersten Ton Geräusch, Klappentöne stark klingend. Sie ist noch nicht menstruiert. Klagen über Druck in der Herzgegend, wenig Appetit, angehaltener Stuhl.

Dieses Kind kam am 25. Mai zum ersten Male vom elterlichen Hause weg zu ihrem Oheim B., anscheinend in einem nahen Dorf. Das kinderlose Ehepaar ist vermögend, von bestem Ruf und hätte das Mädchen gern behalten. Der Oheim gibt an, daß M. H. wenig gegessen habe, daß sie nachts sehr unruhig war und daß sie Heimweh hatte. Unter solchen Umständen hat sie am 27., 28. und 31. Mai in der Behausung ihrer Verwandten Stroh, Reisig und Heu angezündet. Sämtliche Brände sind am Tage gelegt, sogleich entdeckt und im Entstehen gelöscht worden. Anfangs leugnete sie die Brandstiftung, dann hat sie gestanden. Zu Zorn oder Rache lag nicht der mindeste Grund vor, sie selbst sagt, sie sei wegen länger dauernder Brustschmerzen in Aufregung gewesen und habe nicht die klare Besinnung gehabt, ferner, sie habe Heimweh nach den Kindern gehabt und habe um jeden Preis wieder nach Hause zurückgewollt. Die Brustschmerzen bestätigt die Untersuchung, das Heimweh der Oheim.

Schließlich sei hier noch mit wenigen Änderungen ein Gutachten über eine junge Brandstifterin aus den 90er Jahren angereiht[i]. Diese steht durch Rätselhaftigkeit, durch unklare Angaben betreffs Heimweh und durch Fehlen krankhafter Symptome Eva B. und dem Fall SPITTA nahe.

Magdalene Rüsch war von April bis September 1895 zum ersten Male in Dienst. Sie gibt an, dort habe sie es gar nicht aushalten können und habe viel Heimweh gehabt. Von Dezember 95 bis April 96 war sie zu Hause, dann kam sie von neuem in Stellung. Obgleich sie es hier sehr gut hatte, legte sie am 5. Mai an vier verschiedenen Stellen Feuer, und zwar in einem Kleiderschrank, auf dem Speicher ebendaselbst an einem Korb mit Wäsche, in einer Kiste und endlich an dem Strohsack ihres Bettes. An den folgenden Tagen warf sie in den Briefkasten eines Hauseinwohners Drohbriefe, durch die der Schein erweckt wurde, daß verschiedene Personen bei der Brandstiftung im Spiele seien. An den ersten Tagen leugnete die Rüsch die Tat, später gestand sie ein. Vor der Tat ist an dem Mädchen nichts Besonderes aufgefallen, | direkt nach der Tat eilte sie nach 48
unten und meldete das Feuer, welches gelöscht wurde. Nach der Tat soll sich die Rüsch vollkommen unauffällig und ruhig benommen haben.

i Dasselbe wurde von Herrn Dr. LONGARD gütigst für diese Arbeit zur Verfügung gestellt.

Einen direkten Grund für die Brandstiftung konnte die Rüsch nicht angeben, sie sagt, sie habe es bei ihrer Dienstherrin gut gehabt, doch habe sie nicht mehr dienen wollen, sie hätte nach Hause gewollt, habe Heimweh gehabt, und habe sich durch den Brand die Möglichkeit verschaffen wollen, nach Hause zu kommen. Die Drohbriefe habe sie geschrieben, um den Verdacht von sich abzulenken.

Die Dienstherrschaft stellt der Rüsch ein gutes Zeugnis aus, sie sei treu und fleißig gewesen und habe sich um niemanden gekümmert, sie habe häufig Heimweh gehabt, doch habe sie nie über Unzufriedenheit geklagt oder den Wunsch nach Hause zu gehen geäußert. Der Pfarrer des Heimatsortes stellt ihr ein vorzügliches Zeugnis aus. Sie sei allzeit brav und fleißig gewesen und konnte als Muster für ihre Mitschülerinnen gelten. Auch nach der Schulzeit habe er nur Gutes von ihr gehört, die Eltern seien durchaus brave Leute. Dasselbe vorzügliche Zeugnis gibt ihr die Lehrerin, sie habe sich durch Fleiß und besondere Leistungen sowie durch gutes Betragen in jeder Hinsicht ausgezeichnet. Dasselbe geben der Bürgermeister des Heimatsortes und ihr Vater an. Allen ist es ein Rätsel, wie die Angeklagte zum Verbrechen gekommen ist, und sie können sich nur denken, daß sie in einem Zustand von Geistesstörung die Tat begangen hat.

Die Inkulpatin, 16 Jahre alt, ist ein wohlproportioniert gebautes Mädchen. Die inneren Organe sind gesund. Zeichen einer organischen Nervenstörung bestehen nicht. Zeichen von Schwangerschaft sind nicht vorhanden. Das Jungfernhäutchen ist gelappt ohne Narbe und Einrisse mit weiter Öffnung. Die Rüsch hat die Periode in den Tagen der Verhaftung erwartet, dieselbe blieb aus. Ebenso blieb sie aus Mitte dieses Monates. Vorher war sie angeblich regelmäßig da, sie will niemals eine Liebschaft gehabt haben.

Die Rüsch macht einen ruhigen, stillen und bescheidenen Eindruck. Die Aufseherin meldet, daß sie ein vortreffliches Verhalten an den Tag lege, und sich durch ihr Betragen vor allen Gefangenen auszeichne. Sie liest, schreibt und rechnet gut, auf alle Fragen gibt sie prompte und sinngemäße Antworten. Ihr Gedächtnis ist gut, ebenso ihr Urteil. Sie hat keine krankhaften melancholischen Ideen. Ihre Umgebung und die Lage, in der sie sich befindet, beurteilt sie richtig. Ihre Antworten, ihr Verhalten, ihr Tun und Treiben lassen nicht im mindesten vermuten, daß sie heute geistig nicht völlig normal ist.

Bei den ersten drei Besuchen leugnete sie hartnäckig, daß ihre früheren Angaben, sie hätte das Feuer angelegt, um nach Hause zu kommen, auf Wahrheit beruhen. Sie habe sich vom Polizeikommissar einschüchtern lassen und habe dieses auch gesagt, weil sie gehofft hätte, sie würde nach diesem Geständnis nicht in Untersuchungshaft behalten, sondern sie dürfte dann zu den Eltern. Sie leugnete hartnäckig die Vorsätzlichkeit und betont besonders dieses Wort. Offenbar hatte sie sich auf den Begriff und die Ausrede einstudiert. Sie stellte stets den Vorgang so dar, sie hätte immer Angst gehabt, es könne jemand zu ihr kommen, da der Schlüssel zu ihrem Schlafzimmer fortgekommen sei. Sie habe täglich deshalb unter ihr Bett geleuchtet, wobei der Strohsack sich entzündet hätte. Oben auf dem Speicher hätte sie aus dem Schrank etwas holen wollen und dabei seien im Schrank die Kleider in Brand geraten. Wie das Feuer an den Wäschekorb kam, weiß sie nicht anzugeben. Die Drohzettel habe sie geschrieben, um den Verdacht von sich abzulenken. Daß letzteres so schlimm sei, habe sie nicht gewußt, sondern erst von ihrer Mutter gehört. Heimweh habe sie nicht gehabt. Bei einem 4. und 5. Besuch gesteht sie die Brandstiftung teilweise zu, sie hätte häufig starkes Heimweh gehabt, so auch an dem fraglichen Abend. Tags zuvor sei sie zu Hause gewesen, habe auch zu Hause geschlafen. Da sei abends das Heimweh wieder über sie gekommen und sie habe die Kleider angesteckt, damit ihre Herrin sie als unbrauchbar nach Hause schicke. Einen gefährlichen Brand habe sie nicht verursachen wollen, deshalb habe sie auch sofort Hilfe geholt.

Sie gibt an, stets gesund gewesen zu sein. Krampfartige Zustände habe sie nicht, auch sei sie niemals verwirrt. Auch an dem fraglichen Abend sei sie bei Sinnen gewesen. In Untersuchungshaft werde sie ganz verwirrt, sie denke stets über die Sache nach und grüble, was sie sagen solle, sie wisse es selbst nicht.

Das Gutachten lautete: Magdalene H. ist offenbar ein braves Mädchen von tadelloser Führung, Motive zur Tat fehlen völlig oder sind unbekannt. Man ist gezwungen Heimweh als Motiv anzusehen. Magdalene ist 1. zurzeit geistig völlig gesund, 2. es besteht aber die Möglichkeit, daß sie zur Zeit der Begehung der Tat sich nicht im Besitze der klaren Überlegung und freien Willensbestimmung befunden hat.

| Das Verfahren wurde eingestellt. *49*

Katamnestische Erhebungen blieben erfolglos[i].[236]

Betrachten wir nun die bisher erzählten sieben Fälle gemeinsam. Es sind die einzigen bis jetzt bekannten, bei denen intellektueller und moralischer Schwachsinn mit überwiegender Wahrscheinlichkeit ausgeschlossen werden kann.

Man muß dabei den Unterschied zwischen Schwachsinn und kindlicher Entwicklungsstufe klar gegenwärtig haben, ersterer ist ein irreparabler Defekt, letztere eine normale Etappe im Entwicklungsprozeß der menschlichen Psyche. Diese wird mit Sicherheit überwunden, kann aber etwas Abnormes durch die Verlangsamung der Entwicklung erhalten. Die Ursache dieser Hemmung kann die Beschränktheit der geistigen Einflüsse, die Enge des Milieus – physiologische Entwicklungshemmung – oder eine degenerative[237] Veranlagung sein. Im Einzelfalle ist es wohl manchmal schwierig, die prognostisch so wichtige Unterscheidung zwischen Schwachsinn und kindlicher Entwicklungsstufe durchzuführen. In zweifelhaften Fällen kann erst der Verlauf entscheiden. Doch wird die Forderung berechtigt sein, daß man bei jungen Mädchen von 13 bis 16 Jahren, um die es sich für uns hier handelt, den Schwachsinn erst nachweisen – wie

---

i Den bis jetzt erzählten Fällen schließt sich die packende Darstellung von Kurz »Die blasse Apollonia« an (Das Arcanum und andere Novellen, Reclam Nr. 4175). Nach den Angaben von Isolde Kurz in ihrer Biographie des Dichters hat diesem ein wirkliches Ereignis vorgeschwebt, das er in seiner Jugend erlebte. Sein Vater hat in dem Prozeß als Richter fungiert. Die Novelle mag kurz referiert sein:

Ein Mädchen von seltsam rührender Blässe, das »blasse Appele«, war in gleichgültig kühler Umgebung aufgewachsen, hütete als Kind die Schafe, hatte Neigung zur Einsamkeit, weinte oft ohne Grund. Mit 15 Jahren kam sie als Kindermädchen in Dienst. Obgleich nur eine Stunde von Hause entfernt, ergriff sie das heftigste Heimweh, sie vergaß das ärmliche Häuschen, das schlechte Essen, das rohe Betragen der Ihrigen. Die Heimat wurde das Feenland ihrer Gedanken. Einen Entschluß zum Entlaufen gab sie aus Furcht vor dem Vater wieder auf. Kummer bei Tag und schlaflose Nächte untergruben ihre Gesundheit. Da kam sie auf den Gedanken, wenn das Kind stürbe, würde sie als unnütz nach Hause geschickt werden. Zufällig hörte sie im Wirtshaus wie Leute sich unterhielten, daß man an Vitriolöl sterbe. Es verging ihr alles Denken und Fühlen, sie sah starr drein, nur ein dunkler Trieb beherrschte sie, nur eine Stimme rief es ihr beständig ins Ohr »sie müsse es tun«. Nach vollbrachter Tat ließ die Starrsucht ihres Gemütes nach. Auf den Knien liegend schluchzte sie und gab auf Fragen nur eine Antwort: »Heim«. Eine völlige Verwandlung ging bald mit ihr vor. Sie zeigte keinen Widerwillen gegen Gefangenschaft und Kerker, keine Sehnsucht mehr zu den Ihrigen. Sie erlitt den Tod auf dem Blutgerüst.

das in den Fällen, die später referiert werden sollen, geschehen ist – das Vorhandensein einer kindlichen Entwicklungsstufe dagegen als näherliegend betrachten muß. Ein kindlicher Zustand des Seelenlebens ist in dieser Zeit entweder selbstverständlich oder, wenn noch dazu ein körperlicher Infantilismus nachweisbar ist, als Entwicklungshemmung leicht zu verstehen. Man darf dann nicht gleich auf Schwachsinn schließen, zumal wenn das Urteil der Lehrer und Pfarrer und anderer Beobachter keinen besonderen Tiefstand der Schulleistungen und der Denkfähigkeit ergibt und die psychiatrische Intelligenzprüfung[238] keine auffallenden Defekte nachweisen kann. Die Lebensführung, das Verhalten der Motive, im späteren Leben vielleicht eines der wichtigsten Erkennungsmittel der Imbezillität,[239] darf in kindlichem Alter noch nicht durchweg in diesem Sinne verwendet werden. Es wäre dogmatisch, nach der Art der Tat und ihrer
50 Ausführung ohne andere Grundlage leichten Schwachsinn zu konstatieren. Diese | Diagnose ist nicht widerlegbar und nicht beweisbar, jedenfalls hemmend für eine eingehende Analyse der Fälle. Leichter Schwachsinn ist überhaupt ein Terminus, über den man sich in endlose Streitigkeiten verlieren kann. Ein klar definierter Zustand ist er wenigstens für den nicht, der unsere Heimwehverbrecher, weil manche imbezill sind, alle unter denselben bringt. Es müßte denn sein, daß er die überwiegende Mehrzahl der Menschen mit dieser Bezeichnung versähe.

Während wir also meinen, daß von Imbezillität in den 7 Fällen nicht die Rede sein könne, ist das Vorhandensein einer kindlichen Stufe des Seelenlebens allerdings charakteristisch. Schon PLATNER erkannte die kindische Einfalt, die »Fatuitas puerilis« in den hierher gehörigen Fällen. Später wurde sie oft als das Maßgebende für die Entwicklung mancher Verbrechen erwähnt. Ein Zusammenwerfen mit Imbezillität würde einen Rückschritt bedeuten, der schon gewonnene Differenzierungen zur Vergessenheit brächte. Die Neigung, überall Schwachsinn anzunehmen, ist der Auffassung der Heimwehverbrechen schädlich.

Die immerhin schon vorgerücktere Stufe kindlichen Seelenlebens, in der die Heimwehverbrecherinnen leben, ist charakterisiert durch ein Überwiegen des Gemütslebens über das Verstandesleben. Die Affekterregbarkeit ist eine stärkere, die Affektschwankungen sind größer als in späteren Jahren. Obgleich Denkprozesse, Verständnis allgemeinerer Begriffe schon eine Rolle spielen, ist ihre Gefühlsbetonung doch noch zu gering, um ihnen unter allen Umständen die Wirksamkeit im Handeln zu sichern, die ihnen in späteren Jahren zukommt. Wenn auch altruistische Gefühle, insbesondere Mitleid, gelegentlich lebhaft sind, ohne allerdings nachhaltige Wirkung zu haben, wiegen doch egoistische Triebe vor. Zur Erreichung von Lust- oder zur Vertreibung von Unlustgefühlen werden leicht impulsive Handlungen begangen, bei denen in erstaunlicher Weise eine Unfähigkeit, den Erfolg zu übersehen, hervortritt. Unter normalen, gleichmäßigen Verhältnissen zeigt das Kind an der Grenze der Pubertät wohl schon eine dem Erwachsenen ähnliche ethische Entwicklung. Aber unter dem Einfluß mächtiger Affekte treten plötzlich, der Umgebung meist ganz rätselhaft, die geschilderten Eigentümlichkeiten hervor. Kränkung, Einschüchterung, Verzweiflung, besonders das Heimweh können solchen Einfluß haben.

Enge soziale Verhältnisse, das Leben auf dem Lande, fern von dem Leben der Kulturzentren, lassen den kindlichen Seelenzustand wohl länger bestehen. Soweit Angaben darüber vorliegen, sind unsere Heimwehverbrecher Landmädchen, Kinder armer Eltern. Bemerkenswert aber ist, daß, wo darüber etwas bemerkt ist, die Eltern guten Leumund genießen und daß den Kindern eine gute Erziehung zuteil wurde. Nur Apollonia soll es darin schlechter gehabt haben. Man wird bei der Lektüre der Fälle noch zahlreiche Zeichen kindlichen Seelenlebens bemerkt haben; so die natürliche Furchtsamkeit, die Scheu vor dem Alleinsein, dem Alleinschlafen, der Dunkelheit, ferner die kindliche Schüchternheit und Verlegenheit. Außerdem finden sich noch einige Züge, die Lust am Lügen, Schadenfreude, Neigung zum Verleumden, kleine Entwendungen, die ebenfalls der kindlichen Seele eigentümlich sind[i], und die, | wenn sie gelegentlich 51
vorkommen, ohne daß man triftigere Gründe hätte, nicht für eine moralische Minderwertigkeit sprechen dürfen.

Das Alter schwankt zwischen 13 und 16 Jahren. Fünf von den sieben haben noch nicht menstruiert, zeigten auch sonst keine Zeichen der Pubertätsentwicklung. Eine (Rüsch) hat schon die Regel gehabt. Bei den anderen kann kaum ein Zweifel sein, daß es sich um richtige Kinder handelt. Vielleicht ist bei einigen die Entwicklung in abnormer Weise zurückgeblieben. Wo das Abnorme beginnt, ist schwer zu sagen. Wie man sieht, handelt es sich nur um Mädchen. Auch die späteren Fälle betreffen nur solche. Verbrechen aus Heimweh bei Knaben sind noch nicht beschrieben[ii].[240]

Bei der Rüsch ist die Periode schon vor der Tat dagewesen, dann zeitweise ausgeblieben. Sie befindet sich zweifellos in der Pubertätsentwicklung. Es ist immerhin möglich, daß auch bei einigen der übrigen diese schon im Beginn ist. Den Jahren nach dürfte man es erwarten. Vielleicht resultiert daraus gelegentlich eine eigentümliche Kombination von kindlichem Wesen mit den beginnenden psychischen Veränderungen der Mannbarkeitsepoche. Da diese auch in mehreren der späteren Fälle mit zur Erklärung

i Vgl. EMMINGHAUS.

ii Nachträglich wird mir durch Herrn Dr. WILMANNS ein Fall bekannt von einem jugendlichen Brandstifter aus Heimweh, einem 17jährigen Jungen. Aus dem Gutachten mag angeführt sein: Körperlich zart und schwächlich, in der Entwicklung zurückgeblieben, Schamhaare fehlen. Sehr mangelhafte Intelligenz. Lügenhaft, suggestibel, gutmütig und verschlagen zugleich. Nächtliche motorische Reizerscheinungen (Kopfdrehungen, Wälzen, Schreien) ohne Erinnerung, Hypalgesie. Keine Zeichen von Epilepsie oder Hysterie. – Dieser Junge legte im Dienst zweimal in impulsiver Weise Feuer, einmal als er abends nach Hause kam und es ihm einfiel, daß er keine Strohseile mehr drehen brauche, wenn er das Stroh in der Scheune anzünde, das zweite Mal als ihn nachmittags ein Heimweh überfiel. Er meinte, er dürfe heim, wenn das Haus abgebrannt sei. – Nachher Leugnen, keine Reue, nur auf ernste Worte Tränenströme. Während der Beobachtung in der Klinik sorglos, zu Neckereien aufgelegt, ohne Bewußtsein seiner trostlosen Lage. – Der Fall reiht sich den später zu erwähnenden an, in denen das Heimweh zurücktritt gegenüber einer schwachsinnigen Impulsivität.

herangezogen werden muß, mag ihre Bedeutung einc kurze Würdigung finden. In der alten Literatur waren Störungen der Entwicklungsperiode, verspäteter Eintritt derselben usw., sehr verbreitet als Erklärung rätselhafter Verbrechen, insbesondere der Brandstiftung. War doch für manche die Pyromanie schon gewiß, wenn Unregelmäßigkeiten der Menstruation nachzuweisen waren. Dem gegenüber macht schon Ideler darauf aufmerksam, daß diese sehr häufig ohne allen störenden Einfluß auf die Seelentätigkeiten vorkommen und nur dann ein wichtiges Symptom sind, wenn sie ein Glied in der ganzen Kette der Entwicklungshemmungen darstellen, welche dem geistigen wie dem körperlichen Leben entgegentreten.[241] Schließlich gebe die Seelenverfassung, in unserer Ausdrucksweise die degenerative Disposition, den Ausschlag, ob diese Störungen in das freie Selbstbewußtsein eingreifen oder nicht. Die Autoren (z.B. Emminghaus, Krafft-Ebing, Kraepelin[242]) stimmen darin überein, daß die Pubertätsepoche die Zeit der stärksten Wirkung erblicher Entartung[243] ist und das bei weiblichen Individuen noch mehr als bei männlichen. Bei ihnen soll die erbliche Belastung überhaupt größere Bedeutung haben (Krafft-Ebing, Emminghaus), die Evolutionsperiode greift tiefer in das ganze Dasein ein als beim Manne und wird schließlich oft durch Ernährungsstörungen (Anämie,[244] Chlorose) kompliziert.

52 | Normalerweise schon zeigt sich in dieser Entwicklungszeit (Schüle, Krafft-Ebing, Kraepelin) eine lebhaftere Tätigkeit der Einbildungskraft mit Neigung zu Schwärmereien und Empfindsamkeit. Bei der größeren gemütlichen Erregbarkeit und der sich bemerkbar machenden Reizbarkeit werden die Stimmungsschwankungen oft übermächtig und es entstehen unüberlegte, impulsive Handlungen. Daß die Pubertätsperiode in bezug auf freie Willensbestimmung manchmal einen Rückschritt bedeutet, meint Ideler (1857):[245] In dem kindlichen Gemüte tritt oft der Vernunftgebrauch, das sittliche Unterscheidungsvermögen stärker hervor, als während der Stürme und Leidenschaften, welche zuerst in der Pubertätsepoche hervorbrechen. In der Jugend überflügelt die Entwicklung des Gemüts die des Geistes fast immer beträchtlich und erklärt dadurch die vielen Unbesonnenheiten, zu welchen in gleichem Umfange nicht einmal der Knabe sich fortreißen läßt.

Es wurde schon betont, daß in der Entwicklungszeit besonders degenerative Individuen stark mitgenommen werden. Zwar ist von hereditärer Belastung nur bei Juliane Krebs die Rede, doch kann man bei den anderen aus ihrem Verhalten wohl auf die Zugehörigkeit zu der Gruppe psychopathischer Kinder schließen. Bei der einen werden Nervenreizbarkeit, Kopfkongestionen, Schwächlichkeit, bei der anderen somnambule Zustände, nächtliche Unruhe usw. erwähnt. Es ist bekannt, daß solche Entartete zu abnorm lange anhaltenden Verstimmungen neigen, die zu kurzdauernden Psychosen sich ausdehnen können. Bei der gesteigerten psychischen Morbidität wirken besonders depressive Gemütsbewegungen, wie Schreck, Furcht oder wie das Heimweh.

Gerade bei den Degenerierten wirken nun auch körperliche Krankheiten oft mehr auf die Psyche als wie bei Normalen. 4 von den 7 Fällen sind entschieden kränklich,

(Krebs, Hettich I, Spitta, Kaupler).[246] Solche Individuen sind zweifellos weniger widerstandsfähig, besonders wenn im Dienst Anforderungen über ihre Kräfte hinaus gestellt werden. MOREAU (Irrsein im Kindesalter) bemerkt die überaus gesteigerte Sensibilität, welche die chlorotischen Kinder auszeichnet.[247] Bei diesen schwächlichen Wesen sei ein Mißverhältnis zwischen ihrer Sensibilität und ihren physischen Kräften vorhanden. Ihr Nervensystem erleide Erschütterungen, die unproportional seien zum Allgemeinbefinden und sie beständig in einer Art Überspanntheit des Geistes erhalte[n], aus der dann eine gewisse Nervosität hervorgehe.

Durch Aufzählung dieser 4 Momente, kindliche Art des Seelenlebens, Umwälzungen beginnender Pubertätsentwickelung, psychopathische Veranlagung und körperliche Krankheit, glauben wir das Wichtigste berührt zu haben, was, im Einzelfalle das eine mehr, das andere weniger, zur Entstehung einer Heimwehverstimmung prädisponiert. Wir sind der Meinung, daß diese Momente in einzelnen Fällen auch genügen, um die schweren Grade des Heimwehs, die zu Gewaltakten führen, hervorzubringen. Im folgenden werden wir Fälle referieren, in denen als wesentliche Grundlage für die Entstehung des Verbrechens auch der Schwachsinn mit heranzuziehen ist, oder eine schwerere konstitutionelle Verstimmung die Basis abgibt, oder auch einfache moralische Minderwertigkeit vorliegt. In den bisherigen glauben wir mit den erwähnten Punkten auszukommen, wenn wir in der Gesamtpersönlichkeit nach den Ur|sachen der Handlung suchen. 53
Hier Schwachsinn anzunehmen, erschiene uns gezwungen und dogmatisch.

Nachdem wir uns für die typischen Fälle die wichtigsten psychiatrischen Gesichtspunkte klar gemacht haben, besteht nun die Aufgabe, ihre Anwendbarkeit in weiteren Fällen zu prüfen, die Abwandlungen des Heimwehs und die Komplikationen zu verfolgen. Wir werden finden, wie das Heimweh an Bedeutung neben anderen Punkten zurücktritt, ohne sie ganz zu verlieren und schließlich, wie es auch Fälle gibt, die äußerlich dem Heimweh außerordentlich ähneln, wo man von demselben jedoch kaum eine Spur entdecken kann. Alle folgenden Krankengeschichten unterscheiden sich darin von den bisherigen, daß die Individuen wahrscheinlich entweder intellektuell oder moralisch minderwertig sind. Der Defekt mag aber manchmal gering sein und die Trennung von den früheren Fällen ist keine scharfe.

Zunächst folgt das Referat des eindrucksvollen Gutachtens HOHNBAUMS (Henkes Ztschr. f. Staatsarzneik. 1837, 24. Erg. Heft, p. 55).[248] Die Täterin ist sittlich zweifellos intakt, dagegen scheint intellektuell ein leichter Defekt zu bestehen.

K. F. H. ist 16¾ Jahre alt, ein Großvater endete nach zehnwöchiger grundloser Melancholie durch Selbstmord, der Vater soll nerven-, mitunter geisteskrank sein.

Ihre geistige Bildung ist gering, das Schreiben hat sie wieder verlernt, ihre Fähigkeiten waren geringe, eigentlich krank war sie nie, abgesehen von sechs Blutschwären auf dem behaarten Teile des Kopfes, aber schwächlich und leicht angegriffen. Sie besaß einen ihrem Alter entsprechenden wohl proportionierten Körperbau, sanfte Züge und bleiche Gesichtsfarbe. Die Menses sind noch nicht eingetreten. Zuweilen hat sie Nasenbluten.

Das Tanzen verursachte ihr stets einige Tage Angst und Hitze. Umgang hat sie nur mit wenigen Schulkameradinnen gehabt. Eine weitere freundschaftliche Zuneigung außer zu diesen und ihren Verwandten hat sie nicht empfunden. Sie war meist zu Hause, ging selten aus und auch nur dreimal zum Tanzen. Sie soll immer feig und furchtsam gewesen sein und ein schwaches Gedächtnis gehabt haben. Sie war still und friedlich und hat sich nie mit jemandem überworfen. Von Zorn, Rachsucht, Bosheit hat man nie etwas gemerkt.

Zum ersten Mal kam sie im Juli zu einer Frau Forstkommissar H. in R. in Dienst. Sie fand gute Aufnahme und anfänglich soll es ihr gefallen haben. Aber schon nach acht Tagen fühlte sie sich unwohl und ging mehrere Tage zu ihren Eltern zurück. Als sie wieder zu ihrer Herrschaft kam, konnte sie ihre Sehnsucht nach Hause trotz aller Mühe nicht beschwichtigen. Sie hatte öfters eine plötzliche Angst, ein Brennen und Drücken vom Magen bis zum Kopf aufsteigend, das kam alle drei bis vier Stunden und dauerte ½–1 Stunde. Es war noch nie so schlimm gewesen, aber schon seit einem Jahre hin und wieder vorgekommen. Die Arbeit verrichtete sie gern, nur wurde es ihr dabei immer weich ums Herz, sie fühlte sich einsam, weinte im Stillen, infolge ihrer Sehnsucht war sie manchmal verdrießlich und ärgerlich, wurde auch später in der Arbeit nachlässiger. Als sie zum Erntefest bei ihren Eltern zu Besuch war, sagte sie zu ihrer Mutter, daß sie lieber sterben wolle, als wieder nach R. gehen. Zur Rückkehr gezwungen, wurde ihr jetzt jede Stunde bei den fremden Menschen zur Last. Sie erklärte ihrer Dienstfrau, wenn es nicht früher anginge, müsse sie zu Lichtmeß gehen. Diese drohte ihr, sie werde sie durch den Amtsdiener wieder holen lassen.

Aus Furcht bat sie, man möchte sie nicht in der unheimlichen Bodenkammer allein, sondern bei den Kindern schlafen lassen – zu Hause hatte sie stets bei ihrer Mutter im Bett geschlafen – sie wurde abgewiesen, sie solle sich nur mit Sorgen hinlegen, dann werde sie in der Kammer schon schlafen. In einer Nacht vom 3. zum 4. Oktober schlief mit ihr eine Tagelöhnerfrau, da schlief sie ruhiger. Am 4. Oktober brannte es im Pferdestall. Das Feuer wurde gelöscht (sie war wahrscheinlich unschuldig daran). Dabei lag es ihr auf dem Herzen wie ein Zentner, sie zitterte an allen Gliedern und konnte kaum die Beine fortsetzen, sie konnte den ganzen Tag nicht essen und fühlte sich zu Tode krank. Am 6. Oktober, nachdem sie in der Nacht vom Feuer geträumt,
54 am Abend vorher von der Demoiselle P. gekränkt war (es sei ihr | die H. viel zu schlecht um mit ihr zu reden) und nachdem sie den ganzen vorherigen Tag todkrank war und bis zum Abend nichts gegessen hatte, beging sie die Tat. Am frühen Morgen hatte sie aufstehen müssen, um ihre Notdurft zu verrichten, dabei wurde es ihr ganz schlimm, wie es zuvor noch nie gewesen. Es hätte ihr mögen das Herz abdrücken, doch sagte sie nichts davon, weil man so etwas stets der Sehnsucht zuschrieb und sie schalt. Sie legte sich nach kurzer Zeit wieder hin und legte dann das Feuer an. Warum sie es getan, kann sie nicht sagen, ob sie einen Gedanken dabei gehabt, ebensowenig. Sie sei ganz wirr im Kopf gewesen, ob sie daran gedacht habe, daß das Forsthaus abbrennen solle, kann sie nicht sagen, aber sie meint kindlich aufrichtig, daß sie wohl nichts anderes habe denken können. Nochmals nach dem Motiv ihres Handelns gefragt, sagt sie, sie sei sich selbst nicht klar bewußt, dann meinte sie, sie habe gedacht, daß sie nach dem Abbrennen des Forsthauses wieder nach Hause dürfe, denn sie habe sich sehr nach Hause gesehnt und es sei ihr gewesen, als könne sie es bei fremden Leuten nicht mehr aushalten. Das freie Bewußtsein erhielt sie erst in dem Augenblicke wieder, wo sie die Treppe herunterging und das Feuer leuchten sah und knistern hörte.

Nur ein Gedanke erfaßte sie jetzt, abscheulich und verbrecherisch gehandelt zu haben. Im ersten Verhör leugnete sie aus Furcht vor Strafe. Bald gestand sie. Ihr Gedanke war: Gott wird dir dieses doch wieder vergeben, du hast ja nichts Böses getan. Der ärztliche Beobachter gibt an: sie bezeigte sich sanft, still, arbeitsam, folgsam, sie stellt sich ferner als schwach im Kopfe dar, sie ist furchtsam, fromm, aufrichtig, ehrliebend, kindlich, unverdorben und verabscheuet das Verbrechen.

In bezug auf den Augenblick der Tat sagt der Gutachter: die fürchterlichen Schmerzen am Morgen selbst, die dadurch bedingte körperliche und geistige Schwäche, das Dunkel der Nacht, die Kälte der Luft, die Stille und Einsamkeit des Hauses, sollte alles dieses nicht imstande gewesen sein, ein körperlich krankes, im Gemüt tief erschüttertes, der Verzweiflung nahes Mädchen von 17 Jahren für einige Augenblicke besinnungslos zu machen. Auffassung als Mania acutissima.[249]

Zweiter Gutachter: Wegen krankhafter Neigung zur Brandstiftung unter Mitwirkung von Heimweh unzurechnungsfähig.

Die wichtigsten Punkte sind: auffallende Entwicklungshemmung, körperlich schwächliches Geschöpf mit hereditärer Belastung und psychopathischen Erscheinungen in der Kindheit. Von jeher furchtsam und von kurzdauernden Angstzuständen geplagt. Nach dem Diensteintritt Heimweh, Steigerung der depressiven Erscheinungen ins Psychotische, in dem zwar das Heimweh als wesentlich hervortritt, doch im entscheidenden Moment der Tat, die sie in einem Zustand von Verwirrung beging, von gegenstandsloser Angst verdrängt wird. Man sieht bei ihr die kindliche Naivität, die kindliche Furcht vor dem Alleinsein, die Scheu sich auszusprechen.

Bei ihrer Verstimmung ist die Kombination von äußerer Veranlassung durch Heimweh mit endogener[250] Angst deutlich. Die Handlung ist durchaus impulsiv, verursacht durch einen Angstanfall mit Verwirrung der Gedanken und unklarer Erinnerung. Leider ist über den weiteren Verlauf nichts berichtet und wie in allen Heimwehfällen eine sichere endgültige Diagnose nicht möglich.

Ist in diesem Falle das Heimweh nur ein Moment, das zur Entwicklung der Verstimmung und Angst beiträgt, so gibt es auch solche, die durch die äußeren Umstände den Heimwehverbrechen ähnlich sind, aber nur überwiegend endogene Angstzustände darstellen, die wohl durch die ungünstigen Verhältnisse im Dienst befördert werden, jedoch ohne daß ein Heimweh dabei mitzusprechen scheint. Ein solcher Fall bei einem geistig und körperlich zurückgebliebenen Mädchen ist folgender[i]:

| Rosa B., 16 Jahre alt, Laufmädchen, ist angeklagt, an zwei verschiedenen Tagen im Erdge- 55
schoß des Hauses ihrer Herrschaft an einem Papiersack und an einer Kiste Feuer gelegt zu haben.

Die Untersuchung des Mädchens hatte folgendes Ergebnis: Die Mutter sagt, daß Geisteskrankheiten und Nervenkrankheiten in der Familie ihres Wissens nicht vorgekommen seien. Von ihren sieben Kindern seien sechs ganz normal, nur die Angeklagte Rosa zeige ein seltsames Verhalten, welches sie sich nicht erklären könne. Sie habe zwar schon in der Schule ziemlich gut gelernt, doch sei sie jetzt in den Stellungen wenig anstellig. Die Leute klagten, man könne ihr schwer etwas beibringen, körperlich sei sie zurückgeblieben, die Periode habe sich noch nicht eingestellt. Auch in ihrem Wesen sei sie kindisch. Sie spiele mit den kleinsten Kindern, sei läppisch, sie lache viel unmotiviert, sinne viel. Sie sei furchtbar ängstlich und schreckhaft,

i Gutachten des Herrn Dr. LONGARD mit sehr geringen Abänderungen.

seit ½ Jahre sehr nervös. Sie schrecke oft zusammen und zucke dann mit den Extremitäten. Sie meine, man wolle ihr etwas. Nachts rufe sie manchmal, es sei jemand im Zimmer. Man müsse sie dann beruhigen. Während sie bei der Herrschaft gewesen sei, habe sie oft über große Angst geklagt, besonders darüber, daß sie immer brummen höre. Es müsse ein Kerl im Keller sein.

Die Rosa B. ist ein schwächliches, schlecht entwickeltes Mädchen, das entschieden jünger aussieht als sie ist. Ihr Schädelbau ist etwas klein und schmal. Lähmungserscheinungen fehlen. Hervorzuheben ist besonders, daß sie nicht sehr ausgeprägte, doch deutliche veitstanzähnliche Bewegungen[251] – Zuckungen in der Gesichtsmuskulatur und in den Armen – an sich hat. Sie macht einen kindlichen, unerfahrenen Eindruck. Die Frage, ob sie schon die Periode, das Blut gehabt habe, versteht sie nicht. Indes sind ihre Schulkenntnisse ganz leidlich gute. Sie rechnet gut und gibt gute Auskunft über ihre Familie und ihre Vergangenheit. Auf Befragen sagt sie, daß sie immer sehr ängstlich sei. Nachts sehe sie manchmal Lichtschein und glaube, es sei ein Gespenst im Zimmer. Sie rufe dann die Mutter. Bei ihrer Herrschaft habe sie immer sehr große Angst gehabt, sie habe im Erdgeschoß Holz klein machen müssen. Wenn sie nun allein gewesen sei, habe sie, sobald sie mit Holzzerkleinerung aufgehört habe, etwas brummen hören. Sie habe immer geglaubt, ein Kerl sei im Keller, sie habe dann entsetzliche Angst bekommen. In dieser Angst habe sie das Feuer angelegt. Sie habe gehofft, dann nicht mehr in den Keller gehen zu brauchen. Sie wisse sehr wohl, daß man gerichtlich für eine solche Handlung bestraft werden könne, jedoch wisse sie dies erst, seitdem ihre Mutter nach der Tat ihr dies öfters vorgehalten habe. Sie verspricht, etwas Derartiges nicht mehr zu tun.

Gutachten: Wir haben es hier mit einem entschieden minderwertigen, körperlich und auch geistig zurückgebliebenen Wesen zu tun, welches noch auf kindlichem Standpunkte steht. Besonders ist das Letztere der Fall in bezug auf ihre Neigungen, ihr Denken, Empfinden und ihre Urteilsfähigkeit. Sie ist ein in krankhafter Weise reizbares, nervöses Mädchen, was durch die bestehende Chorea auch äußerlich zum Ausdruck kommt. Hand in Hand mit diesem Zurückgebliebensein und diesem nervösen Zustand geht eine große Ängstlichkeit, wie sie ja bei Kindern häufig hervortritt. Sie hat eine kindliche und krankhafte Phantasie, welche in ihr auf dem Wege der Illusion Angstzustände und ängstliche Ideen hervorruft, die durch einen ruhig abwägenden geklärten Verstand nicht beeinflußt und richtig gestellt werden können. Das Mädchen hat zu früh das Elternhaus verlassen und zu früh eine Stellung eingenommen, in welcher sie unbeaufsichtigt tätig sein mußte. Durch diese Illusionen und Angstzustände kam das Mädchen zu der Tat, wegen der sie sich jetzt verantworten muß. Die Angeklagte ist nun geistig doch so beschaffen, daß erwartet werden kann, daß in Zukunft ihr jetzt noch bestehender geistiger Schwächezustand weniger hervortritt. Für vorliegenden Fall ist es wahrscheinlich, daß sie sich zur Zeit der Tat in einem krankhaften Zustande ihrer Geistestätigkeit im Sinne des § 51 St.G.B. bestand. Auch dürfte § 56 St.G.B.[252] hier Anwendung finden können.

Das Verfahren wurde eingestellt.

In ähnlicher Richtung wie der Fall HOHNBAUMS weicht die J. S. Philipp vom typischen Heimweh ab, doch kommt bei ihr zur intellektuellen Schwäche vielleicht auch eine geringere sittliche Widerstandsfähigkeit. RICHTER (Jugendliche Brandstifter) erzählt von ihr:[253]

Johanne Sophie Philipp, 14 Jahre alt, Landmädchen, war als kleines Kind kränklich, jetzt von
56 schwächlicher und skrophulöser Konstitution, lang aufgeschossen. Schmaler Brustbau, | Sko-

liose, Anschwellung der Schilddrüse und des linken Augenlides. Sie hatte Askariden. Seit längerer Zeit schon klagt sie über Schwäche, Mattigkeitsgefühl, Kopfschmerz, besonders früh beim Aufstehen, wo es ihr auch immer »schlecht und drehend« war. Sie war sehr verschlafen, schlief abends früh ein und konnte morgens nicht aufstehen.

Die Regel ist noch nicht eingetreten. Die Schamhaare beginnen zu wachsen. Um die Brustwarzen einige Erhebungen.

Sie soll früher lebhaft und heiter gewesen sein. Seit der Tat hat sie diese Stimmung ganz verloren. Von manchen wird sie als unordentlich, empfindlich, leicht heftig, zu Beschönigungen und kleinen Lügen geneigt, aber von anderen als folgsam, fleißig, verträglich, ruhig, frei von Bosheit und Rachsucht, gutartig, doch von schwachem Charakter geschildert. In der Schule zeigte sie schwache Anlagen und wenig Überlegungsgabe, wurde jedoch mit guten Zensuren entlassen. Die Eltern sind ordentliche Leute, sie genoß eine gute Erziehung.

Ca. 3 Wochen vor der Tat kam sie zum ersten Mal in Dienst. Sie hatte in heftigem Grade Heimweh, weinte viel, lief viel nach Hause auch ohne Erlaubnis, ließ sich aber willig zurückschicken. Später schien sie sich einzugewöhnen, besonders wenn sie von Hause kam, war sie guten Mutes. »Es sei ihr allemal wohl, wenn sie zu Hause gewesen sei«. Auf ernstliches Zureden und Drohungen hatten die Äußerungen des Heimwehs in den letzten Tagen abgenommen.

Am Sonnabend (I. V.) war ihr besonders schlecht zu Mute. Am Abend wurde sie wegen ihres heimlichen Besuchs bei ihren Eltern ausgezankt. Am selben Abend faßte sie den Entschluß Feuer anzulegen und nahm zu dem Zwecke ein Töpfchen mit sich. Am Sonntag morgen um 6 Uhr geweckt, war es ihr schwach und drehend im Kopfe. Sie kleidete sich an, holte in das Töpfchen glühende Kohlen und legte im Heu der Scheune Feuer an. An ihre eigenen Sachen dachte sie nicht. Obgleich sie diese leicht hätte retten können, verbrannten sie.

Anfangs leugnete sie die Tat. Erst nach einigen Tagen legte sie ein umfassendes Geständnis ab. Nach den Motiven gefragt, erklärte sie: »Ich weiß keinen Grund, weshalb ich das getan habe. Meine Dienstherrschaft hat mir nichts zuleide getan. Schon am Sonnabend abend war es mir, als ob jemand bei mir stände und mir sagte, daß ich Feuer anlegen sollte. Und es war mir an diesem Abend sehr schlecht und drehend im Kopfe. In diesem Zustande nahm ich das Töpfchen in der Absicht Feuer anzulegen.« Am nächsten Morgen sei es ebenso gewesen. Früher sei ihr niemals ein solcher Gedanke gekommen. Dem Arzt gab sie an, daß sie die Strafbarkeit des Verbrechens gekannt habe. Sie gestand ein, daß sie gehofft habe, durch den Brand nach Hause zu kommen, daß sie bis in die letzte Zeit im stillen die Sehnsucht nach Hause gehabt habe und noch habe. Später leugnet sie, am Morgen der Brandstiftung Heimweh gehabt zu haben oder den Glauben gehegt zu haben, durch solche Handlung wieder nach Hause zu kommen, es sei ihr an diesem Morgen nur drehend im Kopf gewesen. Wie sie zu dem strafbaren Gedanken gekommen sei, wisse sie nicht.

Sie wurde verurteilt und in eine Korrektionsanstalt gebracht. Von hier wird berichtet, daß sie gedrückt und nicht wieder frohsinnig geworden sei. Offenbar habe sie Reue, sie zeige sich schüchtern und folgsam, sei willig und gutartig und zeige spärliche intellektuelle Kräfte. Sie verlange nach der Heimat, aber nicht unter krankhaften Symptomen. Über die Motive zur Tat mache sie noch dieselben Angaben wie früher. Es scheint der Direktion, daß sie während und unmittelbar nach der Tat von der Vorstellung der Sünde, die sie begehe, verlassen gewesen sei. Der Anstaltsarzt gibt an, daß sie deprimiert sei, periodische Anwandlungen von Gewissensbissen habe, gutes Betragen, Weichheit des Willens wechsle ab mit kindischer Aufgeregtheit. Körperlich sei sie gesund, nachdem die Würmer abgetrieben seien, nur hätten sich Kongestionen in Kopf und Brust durch Herzschlag, Puls und Gesichtsrötung kundgegeben. Alle Symptome von Geisteskrankheit fehlen.

Bei dieser Täterin macht sich im Unterschied von den vorigen eine größere Planmäßigkeit in der Ausführung der Tat geltend, ohne daß von einem Kampf der Motive die Rede wäre. Vielleicht mag dieser Umstand in Verbindung mit einigen der Zeugenaussagen über ihren Charakter eine geringere sittliche Entwicklungsstufe annehmbar machen, doch ist zu betonen, daß Planmäßigkeit im Handeln auch bei ganz intakten Individuen unter dem Einfluß der hochgradigen Verstimmung vorkommt. (Z.B. Apollonia, Rüsch, Hettich I.)

57 | Der depressive Zustand ist wie im Fall HOHNBAUM zum großen Teil endogen, er verläuft in Schwankungen, dauert im Gefängnis an und macht sich als periodische Gewissensregung bemerkbar. Im übrigen findet man auch bei ihr wieder körperliche Kränklichkeit, psychopathische Züge, kindliche Eigenschaften, bei fehlender Menstruation erste Zeichen der Pubertätsentwicklung.

Den früheren Fällen näher steht M. Belling, von der PETERSEN berichtet, (Pfaffs Mitteil. 1833, S. 532).[254] Sie ist moralisch und intellektuell nicht hochstehend. Ob man von Defekt in psychiatrischem Sinn sprechen kann, ist aber zweifelhaft.

Margaretha Belling aus Kochendorf, adligen Gutes Windeby, legte am 23. XII. 1832 und 8. I. 1833 in Bonert bei ihrer Herrschaft Feuer an, beide Male wurde rechtzeitig gelöscht. Seit 3 Wochen war sie hier als Kindermädchen in Dienst bei Hufner Thoms.

Nach anfänglichem Leugnen und verstelltem Weinen gestand sie bei der gerichtlichen Untersuchung mit mehr Fassung, als ihrem Alter (13 Jahre) zuzutrauen, daß sie beide Male Feuer gelegt, ohne anderen Grund als daß sie dort nicht sein möge, denn sie sei von niemandem dazu verführt und habe auch wohl an die Größe der Gefahr für ihre Brotherrschaft gedacht. Sie könne sich weder über A. Thoms noch dessen Frau beklagen, sei gut behandelt und habe sich bloß sehr nach Hause gesehnt und nicht geglaubt wegzukommen, wenn sie solches angebe.

Im vorigen Sommer brannte ein Haus in der Nähe des Hofes Windeby, wo dieselbe M. B. zurzeit diente, ab. Es ist kein Verdacht auf sie gefallen. Hier war sie zwei Sommer 1831 und 1832 als Kindermädchen in Stellung. Die Herrschaft war sehr zufrieden, hatte nie Veranlassung zur Beschwerde.

Bei der zweiten Vernehmung gibt sie an, sie habe an einem Sonntage, ungefähr 8 Tage nach ihrem Diensteintritt, lediglich Feuer angelegt, weil sie Heimweh gehabt habe und geglaubt, darauf weg und nach Hause kommen zu können. Sie bemerkte inzwischen nach wiederholtem Zureden, daß sie schon in der ersten Nacht seit ihrer Ankunft in Bonert geträumt habe, daß Feuer in dem Bette des Dienstjungen sei, und dieser Gedanke, wenn sie solchen auch niemandem mitgeteilt, habe sie den ganzen Tag über und später sehr beschäftigt, wozu am andern Tage eine heftige Sehnsucht nach Hause hinzugekommen und dadurch die Idee in ihr aufgestiegen sein müsse, Feuer anzulegen, damit das Haus abbrennen und sie zu ihrer Mutter und Großmutter in Kochendorf, insgleichen zur Schule wieder kommen möge, indem sie auch noch eines Nachts vor der Tat geträumt habe, daß ihre Großmutter gestorben sei und ihre Mutter darüber geweint habe. Sie habe sich vor der Tat nicht unwohl gefühlt und habe keine besondere Lust am Feuer verspürt.

Mit der vorher gefaßten Absicht, durch das auf dem Herde befindliche Feuer das Bett des Dienstjungen in Brand zu setzen, sei sie aus der Stube gegangen, habe erst ihre Notdurft verrichtet und dann bei der Rückkehr ins Haus den Brand mit einer Kohle gelegt. Sie habe keine besondere Unruhe dabei gemerkt. Das Schreckliche und Gefährliche ihrer Tat habe sie sich nicht vergegenwärtigt, wenn sie gleich die Folgen, nämlich das Abbrennen des Hauses, beabsichtigt habe. Als das Feuer brannte, habe sie innere Unruhe verspürt.

Ihre Dienstherrin hat bemerkt, daß sie in den ersten Tagen kein Brot gegessen habe, und sie gefragt, ob sie sich sehr nach Hause sehne, welches sie verneinte. Die Herrin gibt ferner an, daß sie an der Inquisitin nichts Kränkliches bemerkt, daß sie sich munter und zufrieden gezeigt habe, auch am ganzen Tage der Tat keine Unruhe oder sonstige Gemütsbewegung dargeboten habe. Auch bei der zweiten Brandstiftung habe die Herrin davon nichts bemerkt. Ähnliches gibt das Dienstmädchen Car. Kaisen an, welches mit M. B. zusammenschlief. Außerdem, daß diese ihr einmal erzählt, sie habe geträumt, als wenn ihre Mutter sie zur Schule gerufen. M. B. habe fest geschlafen, nachts habe sie nicht allein aufstehen mögen.

Bei erneuten Verhören gab sie immer wieder Heimweh an. Den Vorsatz zur letzten Tat habe sie bereits am Vormittag gefaßt, um solche mittags auszuführen.

Der Schullehrer gibt an, sie habe die Schule besucht, wenn sie nicht krank gewesen sei oder gedient habe, habe jedoch bei einer gewissen Gleichgültigkeit und Flüchtigkeit nur geringe Fortschritte gemacht. Pastor Rönnekamp sagt: »Ihre Religionskenntnisse waren nur mangelhaft, im Lesen hatte sie eine ziemliche Fertigkeit, aber es schien ihr schwer zu werden, | den Inhalt des 58
Gelesenen aufzufassen und durch Worte auszudrücken. Übrigens gebricht es ihr an Anlagen gewiß nicht, aber ihre Denkkraft ist nur wenig geübt und ihr moralisches Gefühl scheint noch zu schlummern. Leichtsinn und Unbesonnenheit sind in ihrem Charakter gewiß hervorstechende Züge. Von eigentlicher Verdorbenheit, Bosheit und Schadenfreude habe ich nichts bemerkt. Aber Verstecktheit und Furcht sprachen sich in ihrem Wesen aus. Sie gab nicht zu, daß sie in böswilliger Absicht, um anderen Menschen Schaden zuzufügen, Feuer angelegt habe. Wahrscheinlich hat sie die Beweggründe ihrer Tat selbst nicht deutlich gedacht, sondern nur die wahrscheinliche Hoffnung gehegt, sie könne dadurch aus ihrer jetzigen Lage, welche ihrem Wunsche nicht entsprach, befreit werden. An Gefühl mangelt es ihr übrigens nicht. Als ich ihr aus dem Gesangbuche zu lesen gab, brach sie bei den Worten »Und ewig wird die Strafe sein« in heftiges Weinen aus. Meine Ermahnungen schienen Eindruck auf sie zu machen, weshalb ich die Hoffnung hege, daß sie noch einst, wenn ihr moralisches und religiöses Gefühl geweckt worden ist, ein taugliches Mitglied der menschlichen Gesellschaft wird werden können, da es ihr an guten Geistesanlagen nicht zu gebrechen scheint und sie körperlich wie geistig gesund ist.«

Zu demselben Resultat kommt Petersen. Dessen Untersuchung ergibt: »Die Menstruation ist noch nicht eingetreten, das Wachstum des Körpers ist beträchtlich vorgeschritten, jedoch mehr in die Länge. Keine Spuren von Rachitis. War nie kränklich. Wohlgenährt, blühende Gesichtsfarbe. Andeutungen einer dem Alter (13 Jahre) nach frühzeitig einsetzenden Entwicklungsperiode, Hervorsprossen von Haaren in der Regio pubica,[255] schon bemerkliches Anschwellen an Brüsten, Hüften und Schamteilen. Ihre geistigen Kräfte sind unentwickelt, bei mangelnder Erregung und großer Indolenz. Auf mannichfache Weise habe ich zu verschiedenen Zeiten nach der Causa facinoris[256] geforscht. Auf eindringliche Fragen nach der wahren Ursache ihrer wiederholten Versuche zur Brandstiftung erhielt ich die Antwort, sie wisse es selbst nicht. Sie hätte gar nicht daran gedacht. Sie hätte sich gesehnt nach Hause und nach der Schule, sie hätte Heimweh gehabt. Die Mutter hätte sie mehrmals gerufen. Sie hätte helles Feuer gesehen im Bette des Dienstjungen. Sie

hätte niemand Schaden tun wollen. Spuren strafbarer Motive, Ärger, Zorn, Haß, Rachsucht, Bosheit, Anreizung, waren überall nicht bemerklich. Oftmals auch schien es, und zumal in letzter Zeit, als wenn sie sich den Zustand nicht deutlich mehr vergegenwärtigen könne, in welchem sie sich vor, während und nach der Tat befunden hat. In der Nacht vor der ersten Brandstiftung wäre sie zweimal aufgewacht wegen Dranges zum Urinieren und hätte das bei ihr schlafende Mädchen geweckt, mit ihr zu gehen, weil ihr in der Dunkelheit ängstlich wäre allein zu gehen. Des Morgens 23. XII. 1832 hätte sie beim Erwachen geglaubt, ihre Mutter hätte gerufen, sie solle aufstehen und zur Schule gehen. Sie hätte des Morgens bei der Wiege gesessen und das Kind gewiegt, sie wäre beklommen und nicht so gut zumute gewesen wie sonst. Der Gedanke, Feuer anzulegen, wäre nun plötzlich entstanden. Die Frau hätte unterdessen das Kind gesäugt und sie wäre hinausgegangen, um Kartoffeln zu schälen. Dann wäre sie wieder hineingegangen und hätte das Kind gewartet. Sie hätte eine Beklommenheit und Angst in der Herzgrube gehabt. Die Frau sei wieder hereingekommen und hätte das Kind genommen, welches gerade eben erwachte. Sie hätte Drang zum Urinieren gehabt und der Frau es gesagt. Diese hieß sie hinausgehen. Beim Gehen über die Hausdiele hätte sie Zittern und Ziehen in den Hüften und Beinen bekommen, dann ihr Wasser gelassen. Bei der Rückkehr aber hätte sie in Hast und Eile mit der Feuerzange eine glühende Kohle, wovon genug auf dem Herde gelegen, genommen und schnell, damit andere es nicht sähen, in das Bett gelegt. Sie hätte sich nicht mehr zu helfen gewußt. Die Beklommenheit und Angst hätten sich darnach verloren. Sie hätte dann nicht weiter daran gedacht und wäre wieder hinein und zu Tische gegangen, und das Essen hätte ihr gut geschmeckt. Als die hellen Flammen aus dem Bette geschlagen, hätte sie Zittern in den Beinen bekommen. Sie wäre ängstlich geworden, daß das Haus abbrennen würde, sie wäre hingegangen, um Wasser zu holen. Sie hätte das Feuer gerne gelöscht. Abends schwand die Beklommenheit, als sie bemerkte, daß das Feuer erstickt sei. Sie hätte nicht weiter daran gedacht, daß ein großes Unglück hätte entstehen können, auch nicht gewußt, daß sie Unrecht und Böses getan habe. – Als sie zum zweiten Male Feuer anlegte, hätte sie nicht geträumt und es scheint, als wenn der ursprünglich bei physischem Unwohlsein plötzlich entstandene Gedanke Feuer anzulegen, nunmehr bei dem halbträumerischen Leben der einzige gewesen ist, mit welchem sie sich bei ihrer so großen Gleichgültigkeit und Indolenz noch beschäftigte und
59 dadurch gleichsam zur fixen Idee erwachsen ist. Ihre Aussage ist die: Am 8. I. des Morgens | als es dämmerte, hätte sie die Frühkost gekocht, sie hätte Zittern in den Beinen gehabt und wäre nicht gut zumute gewesen. Sie hätte immer an die Schule und an ihre Mutter gedacht, auch ans Feueranlegen, um nach Hause zu kommen. Auch hätte sie an die Frau gedacht und daß diese sie nicht hätte gehen lassen. Den ganzen Morgen wäre sie mit diesem Gedanken beschäftigt gewesen und hätte gezittert, weil sie fürchtete entdeckt zu werden. Das erste Mal hätte sie diese Furcht nicht gehabt. Sie hätte nicht schaden wollen, doch wohl gedacht, daß die Bewohner Schaden leiden würden, sie hätte gedacht, es brenne wohl auf, sie hätte sich gefreut, als das Feuer gelöscht wurde.

Dieses ist nun das geringfügige und nach meinem Dafürhalten wirkliche Resultat, zu welchem ich erst nach wiederholten, stundenlangen und mühsamen Unterredungen mit der M. B. gelangte. Sie erschien mir während der Untersuchungen als ein rohes, indolentes, unbedachtsames und leichtsinniges, dabei jedoch an sich gutartiges Kind.«

In seinem Gutachten nimmt Petersen an, daß sie ohne Zweifel das Feuer in einem Zustande von Erstarrung und bewußtlosem Traume angelegt habe, der durch die Vorgänge der Entwicklungsperiode und durch Heimweh nebst der eintönigen Lebensweise hervorgerufen sei. Die Zurechnung wird von ihm verneint. Über die Vorgänge die zum Verbrechen führten, schreibt er: den ganzen Morgen vor Ausführung der Tat verwechselte sie den Traum mit der Wirklichkeit, indem sie glaubte, ihre Mutter habe sie wirklich gerufen. Bei solchem Traumleben nimmt sie, beherrscht von der fixen Idee und dem instinktartigen Triebe zur Brandstiftung, eine zur Hand liegende glühende Kohle und legt sie in das Bett des Dienstjungen, wo die Phantasie ihrer Seele ein helles Feuer als Traumbild gezeigt hatte. Darnach fühlt sie sich von ihrer inneren Angst befreit. Bald jedoch fühlt sie Unruhe über ihre Tat selbst, jedoch sehr vorübergehend und ohne bleibenden Eindruck. Der frühere Zustand findet sich wieder ein, abermals kann sie dem Drange nicht wiederstehen und wirft eine Kohle auf den Heuboden.

Den Jahren und ihren seelischen Eigenschaften nach ganz Kind macht sich bei der Täterin schon die beginnende Pubertätsentwicklung geltend. Krankhafte Zustände werden außer der Dienstzeit nicht erwähnt. Die Heimwehverstimmung ist offenbar eine sehr hochgradige, vorübergehend unter dem Einfluß von Angst zu Träumen und Illusionen führend. In einem solchen Angstzustand führt sie das erste Mal impulsiv die Brandstiftung aus, das zweite Mal anscheinend, nachdem der Gedanke daran länger in ihr gelegen hatte, sie sogar im Gegensatz zur ersten Tat schon vorher Entdeckung fürchtete. Wichtig ist die Art ihrer Aussagen. Sie ist sich anscheinend selbst nicht klar über die Motive.

Kürzer berichtet ist der dritte Fall HETTICHS,[257] er steht vielleicht mit dem letzten auf ähnlicher Stufe sittlicher und intellektueller Entwicklung.

Eva Barbara Sch. 15¾ Jahre alt, Schreinerstochter, war um die Zeit des von ihr begangenen Verbrechens an der Grenze der eintretenden Pubertät und von krankhaftem Aussehen. Bei verhältnismäßig kleinem Kopf mit flachem Hinterhaupte, besaß sie eine schlanke Gestalt, körperliche Gewandtheit, feine Ausbildung der Hände und Finger. Drei Geschwister von ihr waren simpelhaft. Ein 1½ Jahre alter Bruder ist für sein Alter normal.

Mehrere Zeugen erklären sie für gescheit, aber »hudelig«, unbesonnen, unüberlegt und öfters zerstreut. Das Pfarramt und der Schullehrer sprechen sich in ihren Zeugnissen für geringe intellektuelle Fähigkeit und Ausbildung der Sch. aus, ohne ihre Fähigkeit, die von ihr begangene Tat beurteilen zu können, in Abrede ziehen zu wollen.

Das Medizinalkollegium gibt nach persönlicher Beobachtung an: ihr psychischer Habitus steht im ganzen namentlich in Absicht auf die höheren geistigen Vermögen auf einer niederen Kulturstufe. Sie zeigt bei der Wahl der Mittel, um ihre Zwecke zu erreichen, nicht nur Gewandtheit der Hand, sondern auch die Gabe der Erfindung und Vorstellung, aber zugleich offenbar einen Mangel an Fähigkeit oder an Ausbildung der Fähigkeit, den Wert oder Unwert ihrer Handlungen zu beurteilen, oder diesem Einfluß auf die Bestimmung ihres Willensvermögens zu gewähren. Die Empfindungen eines durch ihre äußere Lage veranlaßten Mißbehagens in Verbindung mit dem dadurch zum Teil wenigstens begründeten Heimweh stellten auch später noch die Gefühle von Reue in den Hintergrund.

| Unter ihren Geschwistern wurde sie als die vornehmste betrachtet, mit mehr Schonung und *60*
Rücksicht behandelt und durfte weniger arbeiten.

In ihrem Geburtsort war die Sch. zweimal, das erste Mal 4 Wochen, das zweite Mal 14 Tage lang in Dienst. Hierauf kam sie gleichfalls zweimal, das erste Mal 2 Jahre, das zweite Mal 1 Jahr vor ihrem Verbrechen, in Dienst nach R., einige Stunden von ihrem Geburtsort entfernt. Jedesmal war sie sogleich vom Heimweh ergriffen worden und in den ersten paar Tagen wieder nach Hause gelaufen.

Als sie endlich bei den Schlosser Sch.schen Eheleuten in dem wenige Stunden von ihrer Heimat entfernten Pfarrdorf J. in Dienst getreten war, wo ihr hauptsächlich die Wart und Pflege des nur etliche Wochen alten Kindes oblag, wurde sie auch hier sogleich und in hohem Grade von Heimweh befallen. Mitwirkende Ursachen dieses Leidens mögen gewesen sein: der Übergang von dem stillen und abgelegenen Dorf nach dem sehr lebhaften und an der Landstraße gelegenen J., die gute Behandlung zu Hause, gegenüber der sehr rauhen bei ihrer als zänkisch geschilderten Dienstfrau, verbunden mit dem angestrengteren Arbeiten, wobei sie zuweilen wegen des schreienden Kindes bis Mitternacht aufbleiben mußte. Daß sie wirklich an Heimweh gelitten habe, ist durch mehrere Zeugenaussagen konstatiert.

Von physischen Krankheiten zu jener Zeit ließen sich nur Druck und Schmerzen auf der Brust, Stechen auf dem Herzen, das sie schon länger hatte und das von einem bisweilen schmerzhaften Druck im Unterleib vermehrt wurde, auffinden.

Auf der einen Seite von der Sehnsucht nach Hause zu kommen bestürmt, auf der anderen in der Furcht von ihrem Vater, wenn sie nach Hause käme, gezankt und geschlagen und von den Mädchen in O. ausgelacht zu werden, verfiel die Sch., nachdem sie darauf gesonnen hatte, ihrer Dienstherrschaft »einen Tuck« anzutun, auf den Gedanken, jenes Kind zu töten. Mehrere Zeugenaussagen gaben an, daß sie freundlich mit Kindern und kinderlieb gewesen sei.

Den Plan der Tötung des Kindes suchte sie auf mehrere Arten nacheinander auszuführen. Zunächst mit einer Nähnadel. Nach diesem ersten Versuch erhielt sie einen Besuch von ihrem Vater, der gegen sie äußerte, »daß es ihm nach ihr antue«, wodurch wahrscheinlich ihr Heimweh noch gesteigert wurde. Ihr Vater ermahnte sie jedoch zu einer guten Aufführung, was aber keine reuige Empfindung bei ihr hervorbrachte, indem sie zu dem zweiten Mordversuch schritt. Sie versuchte es mit Brennöl, suchte Hefe beizubringen, endlich am dritten Tage, nach den drei ersten Versuchen, verbrannte sie das Kind mit siedendem Kaffee, worauf es nachts starb.

Gutachten: Zur Zeit der Verübung ihres Verbrechens litt sie an einem heftigen, ihre Imputationsfähigkeit in hohem Grade beschränkenden Anfalle von krankhaftem Heimweh und wurde durch dasselbe zu ihrer unnatürlichen Tat getrieben, wobei der geringe Grad ihrer geistigen Entwickelung und ihre dermalige Lebensperiode (Übergang zur Mannbarkeit) von nicht geringem Einfluß gewesen seien.

Strafe: Wegen verminderte Zurechnung 2 Jahre Arbeitshaus.

Die Täterin, über deren intellektuellen Zustand verschiedene Meinungen herrschen, ist ein zartes Mädchen im Pubertätsalter. Nachdem sie in mehreren Jahren wegen Heimwehs zweimal gleich im Anfang aus dem Dienst gelaufen war, tötet sie das dritte Mal aus Angst vor dem Zanken des Vaters und Auslachen der Mädchen wenn sie ohne weiteres heimkäme, das ihr anvertraute Kind. Die Ausführung der Tat erstreckt sich in vergeblichen Versuchen über mehrere Tage und erforderte eine beträchtliche Gefühllosigkeit, wenn die Depression nicht eine sehr heftige war.

Ziemlich kurz erzählt ist in Henkes Ztschr. f. Staatsarzneik. ein Fall von SPITTA (Bd. XXII, 1831, p. 355).[258]

R. geb. 1815, Tochter rechtlicher Tagelöhner, war in Hausarbeit geübt, aber in geistiger Ausbildung weit zurückgeblieben. Beim Leseunterricht, den der Vater ihr erteilte, war sie nur bis zum Buchstabieren gekommen. Ohne eine Schule besucht zu haben, trat sie als 12jähriges Mädchen in Dienst. Trotzdem sie gut behandelt wurde, verließ sie diesen schon nach 4 Tagen, nach-

dem sie das Haus ihres Brotherrn eingeäschert hatte. (Dies wurde erst | Jahre später gestanden.) *61*
Sie kam wieder nach Hause und blieb 1 Jahr bei ihren Eltern, mit Hausarbeit und Leseunterricht beschäftigt. Dann trat sie wieder bei denselben Leuten wie früher in Stellung. Doch schon nach 14 Tagen, als sie einen vergeblichen Versuch zur Brandstiftung gemacht hatte, kehrte sie, Krankheit ihrer Mutter vorgebend, zum väterlichen Hause zurück. Wieder blieb sie hier ca. 1 Jahr und kam dann zu anderen Leuten als »kleines Mädchen«. Obgleich sie es nach eigener Angabe dort recht gut hatte, zündete sie noch in der ersten Woche das Haus an. Diesmal wurde sie entdeckt.

Vor dem Amtsgerichte legte sie mit lächelndem Munde ein Geständnis ab, blieb gleichgültig und ohne Reue, aber in derselben Stunde traten ihr Tränen in die Augen, als ihre Mutter erwähnt wurde und was diese zu dem Vorfälle sagen würde. »Hier wird uns der Schlüssel zu ihrer Seele geboten. Die wärmste Anhänglichkeit an das elterliche Haus und besonders an die Mutter absorbiert alle übrigen Gefühle und Rücksichten und Heimweh erscheint als der gewaltige einzige Ton in ihrem Innern, der jede andere Stimme betäubt. Sie erzählt, wie sie, in Dienst vermietet, so ungern von Hause gewollt, wie sie so gern bei ihren Eltern und nirgends lieber sein möchte. Sie zündet in B.[259] das Haus an und stürzt bei ausbrechendem Brande der Mutter in die Arme, um die Rücknahme nach der Heimat bittend. Im Gefängnis zu B. spricht sie häufig von ihren Kinderspielen, am meisten aber und am liebsten von ihrer Mutter und weint beim Sprechen und träumt von ihr und versichert, daß, wenn ihre Eltern ihr auch gram geworden wären, sie doch immer ihre lieben Eltern bleiben würden.«

Trotzdem Heimweh vorhanden schien, gab sie anfänglich falsche Motive für ihre Tat an. Sie sei ausgescholten, habe nicht satt zu essen bekommen, usw., um sich zu entschuldigen. Sie zeigte nach der Tat »die größte Ruhe, Kindlichkeit, Gefühl und Teilnahme an allem menschlich Guten«. Wenn die Seite ihrer Seele, die von Heimweh erfüllt ist, nicht angesprochen wird, erscheint sie heiter und ruhig, gutmütig und folgsam, hat guten Verstand und gutes Gedächtnis.

Körperlich ist sie von kindlichem Habitus, hat noch nicht menstruiert. Sie ist an Wechselfieber[260] krank gewesen und hat viel an Kopfweh gelitten.

Im Gutachten wird eine von der Pubertätsentwickelung ausgehende Pyromanie in Abrede gestellt.

Es handelt sich wahrscheinlich um eine Imbezille, jedenfalls aber um ein aller geistigen Ausbildung bares Geschöpf. Interessant ist, daß ihr einmal eine Brandstiftung gelang, ohne daß sie entdeckt wurde, und daß sie auf diese Weise ihr Ziel erreichte. Es steht das in Widerspruch mit der Behauptung, daß die Verbrechen der heimwehkranken Mädchen absolut sinnlos seien.

In bezug auf Ausbildung des Verstandes und der Moral wegen Kürze nicht ganz klar, aber anscheinend nicht imbezill und in manchen Zügen sehr charakteristisch ist die 14jähr. Glorieux, von der Krafft-Ebing nach Schrevens berichtet (Gerichtl. Psychopathologie p. 59, 3. Aufl.).[261]

Am 5. Dezember zeigte die 14 Jahre alte Glorieux ihrer Herrin ein Büschel Stroh, das sie angebrannt in der Scheune gefunden haben wollte, und als jene dem Vorfall keine Beachtung schenkte, geriet die G. ins Weinen und sagte: »es scheint fast, als meine man, ich hätte Feuer anlegen wollen und das ist doch ein großes Verbrechen«. Am 6. abends brannte das Gehöft. Die G. raffte ihre Sachen zusammen, ging fort und kam erst am folgenden Morgen wieder, weinend und sagend, daß sie sich krank fühle. Anfangs leugnete sie, später gestand sie ihre Tat mit der Motivierung, daß ihr die Arbeit zu schwer war, sie sich immer krank fühlte und kein anderes Mittel wußte, um heim zu den Eltern zu kommen. Die G. war erst seit 14 Tagen in diesem Dienst. Vorher hatte sie einige Monate in einem anderen gedient, aber wegen Kränklichkeit nicht bleiben können.

Die G. ist im Alter der Pubertät. 8 Tage vor der Tat hatte sie zum ersten Male die Menses bekommen, die seither nicht wiedergekehrt sind. Sie ist seit Jahren kränklich (Erbrechen, Kopfschmerzen), litt an Konvulsionen im 7. Jahr. Damals litt sie an Typhus, der einen neuropathischen, kränklichen Zustand hinterließ. Einige Monate vor der Brandstiftung hatte sie einen heftigen
62 Schrecken. Einer erblichen Disposition ist sie nicht unterworfen. Geistig ist | sie zurückgeblieben und auf noch kindlicher Stufe. Sie weiß abstrakt, daß Brandstiften ein schweres Verbrechen ist, aber einer Nutzanwendung auf den eigenen konkreten Fall war sie nicht fähig. Sie will es nicht mehr tun. Man solle sie doch heim lassen! Sie gestand erst und treuherzig, als man versprochen hatte, daß ihr nichts geschehen werde.

Das Gutachten erweist zunächst, daß hier keine Geisteskrankheit oder Geistesschwäche vorliegt, sondern eine retardierte geistige Entwicklung, die die G. noch auf kindlicher Stufe erscheinen lasse. Schwere Arbeit, Kränklichkeit machten ihr den Dienst bei fremden Leuten unerträglich. Sie hatte nur eine Sehnsucht, heimzukommen. Kindlich und furchtsam wie sie war, getraute sie sich nicht ohne Grund fortzulaufen. Sie hoffte immer auf einen glücklichen Zufall, der ihr das Verlassen des Dienstes ermögliche. Eines Tages schoß ihr der Gedanke durch den Kopf, diesen Zufall selbst herbeizuführen. Sie kämpfte gegen diesen Gedanken, er wurde immer mächtiger. »Es trieb mich Feuer zu legen«. Das erste Mal löschte sie es noch selbst, endlich konnte sie nicht mehr Widerstand leisten. Sie dachte dabei nur ans Fortkommen, nicht an die möglichen Folgen der Handlung. Oft weinte sie im Gefängnis, »ja, wenn ich an all das gedacht hätte, würde ich es nicht getan haben«.

Mit Recht betont der Experte bezüglich der Schuldfrage das Alter, die zurückgebliebene geistige Entwickelung, das Heimweh, die Vorgänge der Pubertät mit ihren Rückwirkungen aufs psychische Leben, doppelt bedeutsam hier, wo es sich um ein kränkliches neuropathisches Individuum handelte, die zwingende organische Macht einer durch lebhafte Unlustgefühle (Nostalgie) und einen neuropathischen hysterischen Zustand unterhaltenen verbrecherischen Idee. Ein solcher Zustand machte die G. unfähig aus freiem Willen zu handeln und *moralisch* unverantwortlich für die begangene Tat. Der Urteilsspruch ist nicht mitgeteilt.

Ein kindliches Seelenleben haben wir bei allen Täterinnen beobachtet, doch waren sie immerhin am Ende der kindlichen Epoche. Es gibt zwei Fälle in der Literatur, die von Kindern in jüngeren Jahren handeln, die zwar kurz referiert, aber wegen der Seltenheit wichtig sind.

Zangerl 1840, p. 74.[262] Ein Mädchen, 9½ Jahre alt, wurde in das eine Stunde von seiner Heimat entfernte Ernstbrunn als Kindsmädchen in Dienst gegeben. Bald darauf vom Heimweh geplagt, bat es seine Dienstfrau um Entlassung und, da diese ihm verweigert wurde, lief es zur Mutter und erklärte ihr, vor Sehnsucht nach der Heimat sterben zu müssen.

Die Mutter schickte die Tochter, die weder über den Dienst noch über die Dienstfrau klagen konnte, mit der Weisung zurück, daß sie nur in dem Falle, wenn das ihr übergebene Kind stürbe, nach Hause kommen dürfe.

Einige Tage später wurde das wieder der kleinen Wärterin anvertraute Kind von Krämpfen befallen und starb noch am nämlichen Tage. Am anderen Morgen schnürte das Kindsmädchen sein Bündel und wollte nach Hause gehen, was aber die Dienstfrau nicht bewilligte. Am folgenden Tage kam die Mutter nach Ernstbrunn und erteilte der Tochter den Befehl, zur Wartung eines dreijährigen Knaben noch ferner in dem Hause zu bleiben, ungeachtet sie klagte, weinte und der Mutter vorwarf, nicht Wort gehalten zu haben. Dies geschah Sonntags, und Montags früh brach in dem von der Wohnung nur einige Schritte entfernten Stadel Feuer aus, welches bald gelöscht wurde. Am Dienstag Vormittag wurde der Arzt eiligst ins Haus gerufen und fand den dreijährigen Knaben ganz blau und tot auf dem Bette liegen. Die Mutter erzählte, daß sie vor einer Stunde den Knaben ganz gesund verlassen und bei ihrer Zurückkunft das Mädchen mit dem aufgeschlagenen Katechismus vor sich, ruhig an dem Tische sitzend gefunden habe. Auf die Frage nach ihrem Kinde deutete das Mädchen nach dem Bette und sagte: »ich habe dem Johann nichts getan«. Auf diese verdächtigen Worte eilte die Mutter zum Bette und fand ihr Kind ganz mit Polstern bedeckt, ohne Zeichen des Lebens. Alle Versuche der Rettung waren vergeblich. Es war erstickt, nach damaliger Vermutung durch die Unerfahrenheit des Mädchens, welches, selbst noch ein Kind, vielleicht in guter Absicht den Knaben recht gut hatte bedecken wollen. Doch die Mutter, von richtigem Gefühle geleitet, ahnte Vorsatz und stürzte, vom Schmerz überwältigt, mit solchem Ungestüm auf das Mädchen los, daß der Arzt Mühe hatte, es vor ihrem Zorne zu schützen.

Dem Gerichte übergeben, sagte die kleine Arrestantin folgendes aus: »In Ernstbrunn gefiel es
mir nicht, ich sehnte mich nach meinen Eltern, ich wußte, daß ich nach dem Tode des kleinen
Kindes nach Hause gehen dürfe, daher würgte ich es mit einem Tuche bis es ganz | blau wurde, *63*
doch das Kind erbarmte mir und ich nahm das Tuch wieder ab, aber es bekam Fraisen und starb. Da man mich nicht nach Hause gehen ließ, legte ich Feuer im Stadel neben unserem Hause in der Hoffnung, daß diese Leute, wenn Haus und Kind verbrannt sein würden, kein Kindsmädchen mehr brauchten. Da ich auch dadurch meinen Zweck nicht erreichte, so legte ich den kleinen Knaben aufs Bett, bedeckte sein Gesicht mit Polstern und setzte mich darauf, bis es sich nicht mehr rührte«.

Dieses Mädchen, welches in 5 Tagen 2 Kinder ermordet und einmal Feuer angelegt hatte, zeigte nicht die geringste Reue, benahm sich beim Verhöre und im Arreste so unbefangen und kindlich, als hätte es bloß einem Sperling den Hals umgedreht, fragte stets nur, warum man es nicht zu seinen Eltern gehen lasse, hatte von der Dienstfrau das beste Zeugnis in Hinsicht seines herzlichen Benehmens gegen ihre Kinder, verriet aber in ihren Äußerungen und in der Art, wie es den Erfolg seiner Bemühungen richtig berechnet hatte, die schärfste Beurteilung und ein für sein Alter ungewöhnliches Talent.

Diese Tat drang bis zu den Ohren unseres Monarchen,[263] der eine genaue Erforschung aller Verhältnisse befahl. Es ergab sich, daß die kleine Verbrecherin sehr selten in die Schule geschickt und daher im Unterrichte ganz zurückgeblieben war. Sie wurde verurteilt, in Gegenwart sämtlicher Schulkinder mit 10 Rutenstreichen abgestraft und dann ihren Eltern zu besonderer Aufsicht zurückgegeben zu werden. Allein unser allergnädigster Monarch, das Beste dieses unglücklichen Geschöpfes beabsichtigend, nahm es mit Einwilligung der Eltern in das Waisenhaus nach Wien, wo es jedoch bald darauf an einem Nervenfieber starb.

Über das zweite Kind ist in Kleins Annalen, VII. Bd., berichtet.[264]

Maria Luise Sumpf, ein 10 Jahre altes Dienstmädchen, trat am 1. Juni 1790, vormittags 10 Uhr, in die Stube ihrer Herrschaft und schrie »das Haus brennt«. Dieses brannte auch vollkommen ab und drei Menschen kamen ums Leben. Daß sie selbst die Urheberin dieses Brandes sei, leugnete sie anfangs, suchte den Verdacht auf eine Bettelfrau zu schieben, bis sie einer Frau Palm gestand, die ihr sagte, es würde ihr nichts geschehen. Vorher hatte sie ängstlich gerufen: »Palmsche, sie verbrennen mich«.

Schon länger hatte sie Widerwillen gezeigt, den Dienst fortzusetzen und sich darauf beziehende, gefährliche Äußerungen getan. Zu des Küsters Belitz Tochter hatte sie gesagt, daß sie dem Kinde ihrer Herrschaft eine Nadel zu verschlucken geben wolle, damit das Kind sterben und ihr Dienst ein Ende nehmen möchte. Das sei aber nicht ihr ernstlicher Vorsatz gewesen, sondern sie habe geglaubt, wenn sie so sage, werde man sie aus dem Dienst entlassen.

Über die Herrschaft hatte sie keine Klage, war nur unzufrieden mit der Mittelmagd, mit der sie in einem Bett schlief.

Als Ursache ihrer Tat gab sie jedesmal Heimweh an. Dessen Vorhandensein war auch ihrer Umgebung bekannt. Außerdem behauptete sie anfangs, ihr Großvater habe ihr dazu geraten, später, er habe nur gesagt, sie solle dumme Streiche machen, damit sie aus dem Dienst käme. Am Tage vor der Tat sagte sie zu ihrem Vater, sie möchte gerne zurück. Dieser hat sie dafür braun und blau geschlagen.

An dem Tage, da das Feuer ausgebrochen sei, habe sie zuerst den Einfall bekommen, sich dadurch von dem Dienste frei zu machen, daß sie das Haus ihrer Herrschaft in Brand stecke. Dies habe sie erst durch eine in den Hof getragene glühende Kohle bewerkstelligen wollen, da dies aber nicht gelungen sei, so habe sie zwei Schrillspäne geholt, sie auf dem Feuerherde angezündet, sei damit auf die gleich neben der Hintertür stehende Leiter gestiegen, wo sie auf dem Boden das Strohdach mit den brennenden Spänen angesteckt habe. Sie habe sich wohl vorgestellt, daß das Haus abbrennen werde, sie habe aber nicht geglaubt, daß der Schaden so groß werde und Menschen dabei ums Leben kämen. Es sei ihr nicht unbekannt gewesen, daß sie durch die Tat Strafe verdiene, aber was für eine habe sie nicht gewußt. Die unbeschreibliche Sehnsucht nach ihrer Heimat habe sie zu der Tat bewogen. Übrigens entschuldigte sie das Verbrechen durch ihre Jugend, bat um Mitleiden und versprach Besserung.

Über die unglücklichen Folgen ihrer Handlung und besonders über den dadurch verursachten Tod verschiedener Menschen schien sie sehr gerührt zu sein. Sie rang nach der Tat die Hände
64 und rief »Ach, unser Haus ist verbrannt«, umfaßte dabei der Zeugin Kniee und rief | »Ach, ich bin nicht schuld daran«. Das Umschlingen war so anhaltend, daß Zeugin die Inquisitin gar nicht los werden konnte.

Ihre Eltern waren Tagelöhner, die sich kümmerlich ernährten. Sie hat nur wenig lesen gelernt, für den Sommer sollte sie als Kindermädchen in Dienst, bis im Winter wieder die Schule begänne.

Was den Gemütscharakter der Inquisitin betrifft, so gibt ihre Mutter ihr das Zeugnis, daß sie außer einigen Kinderstreichen nie etwas Böses begangen, sondern immer sich fleißig und ordentlich betragen habe. Aber sie hat ein Huhn, das legen wollte, solange gequält, bis ihm die Gedärme abgegangen sind. Der Organist, bei dem sie in die Schule gegangen, meint, sie sei zänkisch gewesen und habe tückischen Sinn gehabt.

Das Gutachten betont die Heftigkeit des Heimwehs, das von einer Art Angst begleitet war, die ungünstige Wirkung der Züchtigung durch den Vater. Der Verteidiger macht auf die Unmündigkeit und das kindische Wesen aufmerksam.

Strafe: 6 Jahre Zuchthaus »statt des Willkomm dort mit Ruten zu züchtigen, auch während der Strafzeit jährlich am 1. Junius als am Tage der Brandstiftung, imgleichen bei ihrer Entlassung«.[265]

Bei dem letzten Kinde scheint eine sittliche Minderwertigkeit deutlich hervorzutreten, die um so auffallender ist, als wir bei den Heimwehkranken oft einen besonders guten, sanftmütigen, aller Bosheit fernen Charakter fanden. Dies Kind weicht wohl von unseren typischen Fällen in der Richtung ab, die zu den moralisch tiefstehenden Wesen führt, die ohne Affekt mit unglaublicher Gleichgültigkeit die grausamsten Morde und andere Verbrechen begehen. Von dem Grad der Verstimmung kann man sich bei der Sumpf keine gute Vorstellung machen, vielleicht überwog bei ihr die Unlust am Dienst das Heimweh beträchtlich.

Denn von den Fällen, in welchen Heimweh das ausschlaggebende Moment ist, führt eine Linie zu denen, die ihre Tat lediglich aus Unzufriedenheit mit dem Dienst begehen. »Begreiflicherweise verbindet sich Unzufriedenheit oft mit Heimweh, aber beide Affekte sind doch, wenn auch bisweilen verschmelzend, in ihren Extremen deutlich unterschieden. Eltern niederer Stände werden nicht selten dadurch geplagt, daß ungeratene Söhne wiederholt aus der Lehre laufen, es würde der Erfahrung geradezu widersprechen, wenn man dabei jedesmal Heimweh annehmen wollte« (Jessen).[266] Man findet nun allerdings bei den in Betracht kommenden Individuen wohl Anklänge an Heimweh, aber sie sind doch von den echten Nostalgieverbrecherinnen verschieden. Eine Reihe einschlägiger Fälle findet man bei Jessen unter dem Kapitel: Unzufriedenheit mit dem Dienst. Ein anderer möge hier im Aktenauszug folgen:[267]

Marie G. war von ihrem 7. bis 10. Lebensjahr während der Witwenschaft ihrer Mutter als Zögling in einer Erziehungsanstalt. Nach der neuen Verheiratung derselben kehrte sie zu ihr zurück und besuchte bis zum 14. Jahre die Volksschule, die sie in der zweiten Klasse verließ.

Sie sträubte sich, auf dem Lande einen Dienst anzunehmen (aus der Großstadt gebürtig), doch trat sie 14½ Jahr alt, Ostern einen solchen zum erstenmal an. Nach 14 Tagen bei einem Besuch zu Hause äußerte sie sich zufrieden. Pfingsten sprach sie schon anders, sie wolle höchstens bis November dortbleiben.

Sie selbst gibt an, daß sie gut behandelt sei, nur sei das 5jährige Kind, das sie zu warten hatte, ihr wenig zugetan gewesen, so daß es manchmal unangenehme Szenen gab. So wollte das Kind am 16. V., nachmittags auf dem Felde, die Milchflasche von ihr nicht annehmen, von der Mutter dagegen gleich. Die G. wurde deswegen ausgezankt, sie sollte machen, daß sie nach Hause käme. Sie meinte, sie solle den Dienst verlassen, packte ihre Sachen und fuhr zur Mutter. Diese war gar nicht zufrieden und brachte sie am nächsten Tage, an dem es zu dem verhängnisvollen Morde kam, zurück.

| Wie sie morgens vor der Tat von ihrer Mutter gebracht wurde, war sie wortkarg. Unterwegs *65*
stellte sie sich an einen Graben, als ob sie hineinspringen wollte. Die Mutter wurde ärgerlich und sagte: »Du willst dich wohl ertränken«, worauf sie erwiderte: »Nun tue ich es erst recht nicht«. Auf die Äußerung: »Du hättest wohl lieber deine Mutter tot«, antwortete sie: »Ich würde mich freuen, wenn du tot wärest«.

Um 1 Uhr kam sie an und übernahm die Wartung des Kindes. Als sie es, wie ihr befohlen war, anziehen wollte, schrie das Kind, sträubte sich heftig und kratzte sie. »Da geriet ich durch das, was vorher schon passiert war, gereizt, in solche Erregung, daß ich mich entschloß, dem Kind ein Leid anzutun. Mit der linken Hand hielt ich dem Kinde den Mund zu, während ich mit der rechten ihm die Kehle zudrückte. Wie lange die Situation dauerte, kann ich nicht angeben, da ich mich in Aufregung befand. Ich ließ das Kind erst wieder los, als es mich mit den Händen nicht mehr abwehrte.« Der Gedanke, das Kind zu töten, sei ihr erst unmittelbar vor der Tat gekommen, erst als das Kind beim Anziehen Widerstand leistete. Sie habe da gemeint, daß sich ihre Stellung nie bessern würde, da sie immer wieder Vorwürfe bekommen würde. Aus Verzweiflung sei sie zur Tat getrieben worden, die sie jetzt bitter bereue.

Später hat die Täterin ausgesagt, daß sie schon am Abend des 16., als ihre Mutter ihre Rückkehr in den Dienst verlangte, den Plan faßte, das Kind zu töten. Sie habe die Tat im Laufe des nächsten Nachmittags durch Erstickung ausführen wollen. Auf diese Weise könne man am wenigsten sehen. Sie hätte am Abend mit der Mutter, die bis zu der Zeit in dem Ort blieb, zurückgehen können. Durch den Widerstand des Kindes beim Anziehen und ihre dadurch erregte Wut sei sie schon früher zur Tötung geschritten. Bei dieser Aussage blieb sie und ergänzte sie noch durch die Worte: »Ich habe mich zu der Tat entschlossen, weil ich Heimweh hatte und durchaus von der K. weg und zu meiner Mutter wollte«.

Über ihren Charakter werden von Lehrer und Pfarrer bemerkenswerte Angaben gemacht. Der Pfarrer der Erziehungsanstalt gibt an: sie hat sich sehr schlecht geführt und zeigte sich überaus störrisch und verschlossen. Ein jede Rücksicht verachtender Jähzorn war ihr eigen, einer Frau sprang Marie im Zorn auf den Rücken, um ihr den Kopf zu verletzen. Wenn sie eingesperrt werden sollte, zerriß sie Schürze und Uhrkette der Schwester. Zu Zeiten hatte sie wirkliche Wutausbrüche, wenn sie aber ausgetobt, war sie weich und reumütig. Der Lehrer berichtet: sie sei sehr träge gewesen und habe fast immer als eine der Letzten in der Klasse gesessen. Sie hatte ein verschlossenes Wesen, war einsilbig, in sich gekehrt und mürrisch, für freundliche Worte unzugänglich. Gegen Tadel war sie zuerst offen widersetzlich. Später nahm sie ihn mit Achselzucken auf. Sie gehorchte immer nur widerwillig. Ihre Dienstherrschaft hat sie nach Vorwürfen gleich verletzt und störrisch gefunden, doch sei sie im Dienste tüchtig und strebsam gewesen, habe nur mit dem kleinen Knaben nicht fertig werden können. Ihre eigene Mutter erklärt sie für trotzig, verstockt, mitunter sei von ihr keine Antwort zu bekommen.

Im mündlichen Gutachten sagte der Gerichtsarzt aus, daß die Täterin in hochgradiger Erregung sich befunden und im Jähzorn gehandelt habe, daß dieselbe sich aber nicht in einem Zustande von Bewußtlosigkeit befunden habe, der die freie Willensbestimmung ausschließe. Sie wurde wegen Totschlags zu 6 Jahren 6 Monaten Gefängnis verurteilt.

Solche Fälle wie dieser, wo es sich um moralisch minderwertige, affekterregbare, aber doch nicht an moral insanity leidende Geschöpfe handelt, wird man wohl noch zu normalen Verbrechern rechnen müssen. Das Heimweh wird nur einmal erwähnt, es tritt offenbar sehr in den Hintergrund gegen Unzufriedenheit, Ärger, Zorn und Wut, die bei dem sittlich schwachen Menschen zur Tat führen.

Recht isoliert unter den Heimwehverbrecherinnen steht ein nicht klarer Fall da, der sich in HETTICHS Dissertation findet. Es handelt sich um ein 22jähriges Mädchen, das von Kindheit an abnorm war.

HETTICH 1840. II. Fall. Mord eines Kindes.[268]

Marianne Schm. litt seit ihrer Kindheit häufig an Kopfweh, das gewöhnlich 2–3 Tage dauerte
66 und mit Rötung der Augen und des Kopfes verbunden war. Nach dem zwischen ihrem | 14. und

15. Lebensjahr erfolgten Eintritt der immer regelmäßigen Menstruation war jenes Kopfweh jedesmal während der Periode stärker.

Sie besuchte in ihrem Geburtsorte die Werk- und Sonntagsschule, kam später in mehrere Dienste an verschiedenen Orten und scheint überall vom Heimweh befallen worden zu sein. Sie verfehlte sich nach ihrer eigenen Angabe öfters mit Mannsbildern, das erstemal zwischen ihrem 15. und 16. Jahre und wurde einmal schwanger.

Endlich in einem Alter von 22 Jahren kam sie zu dem Bauer Joh. W. in H., einem Filial ihrer Geburtsstadt in dem benachbarten Oberamte M. in Dienst, wo ihr Hauptgeschäft in der Wart und Pflege eines wenige Wochen alten Kindes bestand. In diesem Dienste nun wurde sie besonders stark vom Heimweh ergriffen. Sie gab an, daß die Anfälle desselben besonders heftig gewesen seien, so oft sie auf Besuch nach ihrem Geburtsorte gegangen war, und wenn der Bauer und die Bäuerin auf dem Felde, sie dagegen allein zu Hause gewesen sei. Sie habe dann immer geweint (wovon man jedoch nichts bemerkt haben will) und es sei ihr dann immer der Gedanke gekommen, sie solle nur davonlaufen. Es sei oft der Fall gewesen, daß sie mit dem Kinde allein zu Hause bleiben mußte und dann sei das Heimweh, ohne daß sie wisse warum, immer am stärksten gewesen. Dann sei ihr der Gedanke gekommen: »Jetzt läßt du das Kind liegen und läufst davon«.

Endlich stieg der Gedanke in ihr auf, das Kind zu töten, um aus dem Dienste und nach Hause zu kommen. Sie beschäftigte sich mit diesem Gedanken zwei Tage lang, wobei es immer mit ihr umgegangen sei: »Mach es so, mach es so«. Dieser Gedanke gedieh bei ihr zur Reife, als sie eines Morgens in die Ölmühle in ihrem Geburtsorte geschickt wurde. Sie besuchte bei dieser Gelegenheit ihre Mutter und fragte diese darüber nach, ob sie nach dem Tode des Kindes nach Hause kommen dürfe, wurde aber von dieser an ihren Stiefvater verwiesen. Den fragte sie nicht, sondern kaufte gleich hernach Fliegenstein und gab diesen in einem günstigen Moment, als alle auf dem Felde waren, dem Kinde in zwei Dosen mit einem Zwischenraum von ¼ bis 1 Stunde und steckte am Ende, als der erwartete Tod bei dem Kinde nicht eintreten wollte, diesem letztern den Finger in den Hals, um es zu ersticken, was auch in kurzer Zeit erfolgte.

Nach dem Tode des Kindes jammerte die Schm. bei einer Nachbarin über dieses Ereignis, ob in der Absicht, etwa statthabenden Verdacht von sich abzuwälzen, oder weil sie bereits damals ihre Tat bereute, ist nicht klar. Vor dem Richter entschuldigte sie diese damit, daß sie die Sache damals nicht recht bedacht habe.

Nach den Aussagen der verschiedenen Behörden und der Zeugen hat sie ein unruhiges, jeder Gebundenheit, ernsteren Beschäftigung und steten Anstrengung abholdes Wesen an sich gehabt, wogegen sie an läppischen Possenspielen ihr Vergnügen gefunden zu haben scheint. Außerdem scheint Leichtsinn, Unbesonnenheit und Charakterlosigkeit zu den hervorstechendsten Zügen gehört zu haben, vermöge welcher sie sich im Reden und Handeln von jedem nächsten Eindrucke, ohne die Folgen zu bedenken, hinreißen ließ, und insbesondere scheint sie jedes gegenwärtigen, ihr unangenehmen Eindrucks sich, was es kosten möge, zu entledigen gesucht zu haben.

In der Schule war sie arbeitsscheu, unaufmerksam und unfleißig. Ebenso flatterte sie außer der Schulzeit von einem Possenspiele zum andern, machte sich ein eigenes Geschäft daraus, ihre Altersgenossinnen durch allerhand Narrenspossen zu unterhalten, welch letztere sich ihrer als Bajazzo[269] bedienten. Bei dieser Gelegenheit suchte sie ihre Gespielinnen bald mit zerstreuten fliegenden Haaren, die Wahnsinnige spielend, bald mit Weinen und Heulen, bald mit unbändigem Lachen, mit allerlei Grimassen, mit Augenverdrehen, Mäulerschneiden, bald auch dadurch, daß sie mit aufgehobenen Röcken vor denselben herumtanzte, zu divertieren.

Ihre Mutter sagt über sie aus, sie hätte nicht gern gearbeitet und lieber Narrheiten getrieben und sei überhaupt so ein »Haspel« gewesen. Bisweilen sei sie aber auch dagesessen und habe in den Boden hineinsinniert. Übrigens habe sie in einer Viertelstunde lachen und weinen können, und wenn sie jemanden beleidigt zu haben glaubte, so habe sie ihn mit Tränen um Verzeihung bitten können. Dumm sei sie immer gewesen, indem sie alles unüberlegt getan und oft unbesonnen herausgeschwätzt habe, was sie alsdann öfter bereute. Unfolgsam und widerspenstig sei sie öfter gewesen, aber Roheit könne man ihr nicht vorwerfen. Im Dorfe sah man sie von jeher dafür an, als sei es bei ihr nicht richtig.

Das Zunehmen ihres Leichtsinns legte sich später durch immer mehr überhand nehmenden Hang zum männlichen Geschlechte an den Tag. Ihre Roheit gab sie durch gräßliches Schwören
67 | und Fluchen zu erkennen. Sie soll sich manchmal die Haare mit Fäusten aus dem Kopfe gerissen haben. Sie legte das Selbstgeständnis über sich ab, sie sei eben von Jugend auf ein böses Weibsbild gewesen.

In Beziehung auf ihr körperliches und geistiges Befinden während ihres letzten Dienstes will niemand etwas Auffallendes an ihr bemerkt haben.

Als charakteristische Züge aus der Zeit ihrer Untersuchung möchten noch anzuführen sein, daß sie das ihr langweilig gewordene weitere Verhör um jeden Preis, auch wenn sie das Leben lassen müßte, oder wenn sie das Aufhören desselben mit einer längeren Gefangenschaft abverdienen müßte, abgekürzt haben wollte, sowie, daß sie im Gefängnis ihre unzüchtigen Neigungen durch die schamlosesten Reden und ihren Unmut, dieselben nicht befriedigen zu können, durch Fenstereinschlagen zu erkennen gegeben hat.

Ihr physischer Zustand war gesund und kräftig, die körperliche Entwicklung regelmäßig und zur Zeit des Verbrechens wenigstens der Hauptsache nach schon erfolgt.

Dafür, daß der Grund des Verbrechens das von ihr selbst angegebene Heimweh sei, läßt sich anführen, 1. der Mangel irgend eines anderen Beweggrundes, indem sich keine Rachsucht gegen ihre Herrschaft und keine Roheit gegen das getötete Kind oder gegen Kinder überhaupt, welche sie im Gegenteil in früheren Diensten getreulich besorgt hat, herausstellte, 2. daß sie in ihren sämtlichen Diensten und auch noch im Gefängnis von Heimweh verfolgt wurde, in welchem sie, solange sie eine Gesellschafterin hatte, von Heimweh verschont blieb, nach ihrer Entfernung aber wieder so heftig von demselben befallen wurde, daß sie mit dem Kopf gegen die Mauer rannte und sich denselben nicht unbedeutend beschädigt zu haben scheint. Auch wurde das Heimweh wieder rege bei ihr, als sie bei Gelegenheit eines Verhörs ihre Mutter nach langer Zeit wieder sah, 3. der Umstand, daß sie im übrigen durch die ganze Untersuchung hindurch die größte Sorglosigkeit und Indolenz hinsichtlich des Hervorsuchens von Milderungs- oder Entschuldigungsgründen ihres Verbrechens an den Tag gelegt hat.

Gutachten: Verminderte Zurechnungsfähigkeit wegen hochgradigen Heimwehs.

Strafe: 10 Jahre Zuchthaus.

Am Wahrscheinlichsten ist bei der Täterin eine erethische[270] Imbezillität. Diese machte sie in der Heimwehverstimmung, zu der sie oft neigte, widerstandslos gegen verbrecherische Impulse. Sie unterscheidet sich wesentlich von allen bisherigen Fällen. Das Alter ist schon auffallend. Die Pubertätsepoche ist wohl beendet. Körperlich ist sie gesund, dagegen geistig offenbar in engerem psychiatrischen Sinne dauernd krank.

Zum Schlusse zählen wir noch einige kurz berichtete Fälle auf, die zum Teil historisch eine Bedeutung hatten, aber zu einer Einordnung allzu dürftig sind.

PLATNER Quaestiones 1824. Gutachten vom Jahre 1801.[271]

Johanne Friederike Roßwein beging zwei Brandstiftungen mit 14 und 15 Jahren. Sie war ein streng erzogenes Landmädchen, an dem die Eltern mit Züchtigungen nicht gespart hatten. Mit 14 Jahren wurde sie in Dienst gegeben. Trotzdem sie jammerte und unter Geschrei sich wehrte, wurde sie durch Prügel und Gewalt gezwungen zu gehen. Vom ersten Tage an bei den fremden Leuten weinte sie, gab schließlich Krankheit vor und wurde nach Haus zurückgeschickt. Hier unwirsch empfangen, wurde sie gleich in neuen Dienst getan. Aber gleich am ersten Tage legte sie dort Feuer an und, da sie nicht entdeckt wurde, gelang ihr Zweck, gleich am selben Abend wieder nach Hause zu kommen. Doch der Vater sorgt wiederum gleich für einen neuen Dienst, da er wollte, daß die Tochter sich selbst ihr Brot verdiene und sich an Arbeit und Gehorsam gewöhne. Allmählich schien sie sich zu gewöhnen und war schon 6 Monate von Hause fort, als sie von ihrer Stelle entlassen in einen anderen Bezirk in Dienst geschickt wurde. Wenige Tage, nachdem sie hier angekommen war, legte sie von neuem Feuer. Als Grund für beide Taten gab sie nur an: Heimweh, das sie nicht habe ertragen können. Die Rückkehr nach Hause habe sie auf keine andere Weise erreichen können als durch Brandstiftung, die eine Verwirrung und Konfusion anrichte. Sie gestand die zweite Tat beim ersten Verhöre und die erste, deren sie gar nicht verdächtig war, ungefragt auf eigenen Antrieb. Auf Haß und Rachsucht war nicht der geringste Verdacht zu finden.

PLATNER erklärte sie für die erste Brandstiftung als unschuldig, für die zweite für schuldig. Sie wurde zum Tode verurteilt.

| Dieser Fall ist trotz seiner kurzen Wiedergabe doch recht typisch. Seine Begutach- 68
tung durch PLATNER wurde im historischen Teil wiedergegeben. Wie bei dem Fall SPITTA aus Henkes Zeitschrift finden wir auch hier das Gelingen des Ziels, durch eine Brandstiftung nach Hause zu kommen, ohne entdeckt zu werden. Interessant ist das Auftreten des Heimwehs nach neuem Stellenwechsel. Daß bei einem solchen Wesen noch vor 100 Jahren ein Todesurteil gefällt wurde, verdeutlicht den eminenten Fortschritt der forensischen Beurteilung dieser Taten.

KLEINS Annalen XIV. 1795, p. 19.[272]

Anne Regine Dräger, 16 Jahre alt, hat 6 Wochen bei dem Bauer Pasche gedient (ist vorher beständig bei ihren Eltern gewesen, die sie nun nicht mehr ernähren konnten) als sie das Stroh im Stalle anzündete. Das Feuer wurde bald gelöscht. Auf gütliches Zureden gestand sie bald, sie habe sich vom Satan blenden lassen und das Feuer angelegt. Ihre Absicht sei gewesen, daß zuerst das Stroh, hiernach der Stall und endlich das Haus ihrer Herrschaft habe brennen sollen, und habe sie dadurch bewirken wollen, daß sie aus dem Dienste käme und zu ihren Eltern zurückgehen könne. Es habe ihr nämlich bei dem Pasche gar nicht gefallen, vorzüglich weil seine Frau sie öfters ausgescholten und geschimpft habe, als ob sie eine Spitzbübin wäre. Der bei ihr schon erweckte Überdruß gegen ihre Herrschaft sei dadurch noch größer geworden. So habe sie sich z.B. am 8. April, als sie aufgestanden, vorgenommen, das Haus anzustecken, um sich aus dem Dienst zu befreien. Sie habe gedacht, daß nach dem Brande der Pasche keine Magd mehr brauche. Sie habe sich des bei ihrem Aufstehen eingekommenen Gedankens der Feueranlegung gar nicht mehr erwehren können und ihn gegen 6 Uhr gedachten Tages am Morgen, da sie sich ganz allein zu Hause befunden, ausgeführt. Als sie zu der Seitentür nach der Wagenschauer herausgekommen und die Augen nach dem Pferdestall hingewandt habe, sei schon aus dem Dache desselben Rauch gestiegen und der Herr hinzugelaufen. Das habe sie sehr erschreckt, weil sie doch nicht geglaubt hätte, daß das Feuer so geschwinde brennen würde. Sie habe deswegen aufgeschrien und sei schnell dem Pasche nachgelaufen. Daß das Feuer wieder ausgelöscht wurde, sei ihr recht lieb gewesen, denn sie sehe nun wohl ein, daß es hätte sehr gefährlich werden können, woran sie vorher nicht gedacht habe. Es sei ihr sehr leid, eine so gefährliche Sache unternommen zu haben. Sie habe gewußt, daß es strafbar sei, aber nicht, was darauf für eine Strafe stehe. Zu ihrer Verteidigung habe sie anzuführen, daß sie noch sehr jung und unerfahren sei, die Sache nicht recht bedacht habe, auch es nie wieder tun wolle, endlich aber eine große Sehnsucht nach Hause zu ihren Eltern gehabt habe.

Über Charakter und Intelligenz der Täterin ist nichts berichtet. Es scheint als ob die Unzufriedenheit mit dem Dienst eine überwiegende Rolle gespielt hätte, von Heimweh ist kaum etwas Deutliches berichtet. Ähnliche Fälle, die in der späteren Literatur trotzdem wohl als solche von Heimweh angeführt werden, sind:

Katharine Schulzen, Kleins Ann. VII. 1791, S. 55.[273]

Maria Kastor, Kleins Ann. XIII. S. 176.[274]

Hitzigs Ann. Berlin 1830, S. 37. ibid. S. 54.[275]

RICHTER, 9. Fall.[276]

Das Heimweh tritt bei allen diesen Berichten nicht deutlich hervor, dagegen wohl eine sittliche Schwäche der Individuen. Im übrigen ist eine Beurteilung und Einordnung dieser Fälle wegen Kürze wohl kaum mehr möglich.

Die Reihe der bekannten Heimwehfälle ist nun an uns vorübergezogen. Während in den ersten das Heimweh als das Ausschlaggebende für Verstimmung und Tat erschien,
69 wobei kindliche Entwicklungsstufe, Pubertätsent|wicklung, körperliche Krankheiten und psychopathische Veranlagung prädisponierten, mußten in der überwiegenden Zahl der weiteren Fälle andere Punkte herangezogen werden. Wir fanden Fälle, bei denen das Heimweh zurücktrat gegen andere Formen der Psychopathie, gegen *endogene Verstimmung* unbekannter Art, gegen *Schwachsinn* und gegen *moralischen Schwachsinn*, schließlich gegenüber einfacher *sittlicher Minderwertigkeit*, die in der Unzufriedenheit mit dem Dienst und dem Wunsch ihn zu verlassen, schon genügende Motivierung für die Ausführung des Verbrechens fand. Mußten diese Fälle beigebracht werden, um bis zu einem gewissen Grade die Stellung des Heimwehs zu verwandten Zuständen zu übersehen, so bieten sie doch auch Material für unsere engere Frage. Der Mechanismus der Entstehung des Heimwehs ist wohl immer ein ähnlicher und, mag die gewordene Verstimmung gering oder stark, in ihren Folgen bedeutsam oder zurücktretend sein, ihre Entstehung vollzieht sich wohl im ganzen auf ähnliche Weise. Ihr Verlauf und ihre Wirkung hängen dann von der Persönlichkeit und komplizierenden Zuständen entscheidend ab.

Diesen Mechanismus der Heimwehentstehung, die Umstände, die es begünstigen, seine Äußerungsweisen und seinen Verlauf haben wir nun an der Hand der Fälle etwas näher zu betrachten. Dabei werden im einzelnen auch Verschiedenheiten deutlich werden.

Schon Schlegel, Zangerl und Jessen haben in ausgezeichneter Weise die *psychologische Entwicklung des Heimwehs* geschildert. Das Kind ist wie der Naturmensch, ganz eins mit seiner Umgebung. Es hat sich allein an diese, aber vollkommen angepaßt. Nicht die Gemütsbewegungen, die durch eigenes Denken, inneres Erleben und Verarbeiten entstehen, füllen es aus, sondern die Gefühlsbetonungen, die von den Eindrükken der Umgebung ausgehen. Diese Umgebung (in erster Linie die Familie) ist noch durchaus zu seiner Persönlichkeit gehörig, es ist ganz unselbständig und haltlos, wenn man es aus derselben herausnimmt. Es ist dann »wie eine Pflanze, die aus dem Boden genommen ist, in dem sie sich mit allen Wurzeln verankert hatte«.[277]

Wird nun ein Kind, das in diesem Entwickelungsstadium sich befindet, wo das Individuum noch mit dem Milieu eine Einheit bildet, ohne Übergang, wie es in den meisten Fällen geschah, plötzlich von den Eltern fort in Dienst bei fremden Leuten gebracht[i], so verliert es natürlicherweise allen Halt. Seine Angehörigen, das heimatliche Dorf, das ist seine Welt. Sein ganzes Leben beruht auf den Gefühlen, die diese Umgebung in ihm wachruft. Es sind die einzigen, die sich in ihm entwickelt haben. Es ist noch nichts in seine Seele getreten als die Liebe zu Eltern und Geschwistern, die anderen Menschen sind ihm wie die fremde Umgebung ganz wertlos. Daher kann es, bei entsprechenden Impulsen, auch so leicht das Kind, das bei ihm keinerlei Gefühle zu erregen vermag, töten, das Haus, das ihm nichts ist, in Brand stecken. Es wäre wohl imstande, | wenn im Rahmen des alten Milieus ihm Neues entgegentrete, dieses zu 70
assimilieren. Bei der Fülle des Neuen und der vollkommenen Trennung vom Alten ist es nur ganz ratlos, aller Halt ist ihm geschwunden, alles Selbstbewußtsein, das in dem Zusammenhang mit der Umgebung seine Stütze hatte, ist ihm verloren gegangen. Das Neue weckt in dem jungen Wesen keine Gefühle, alles ist ihm gleichgültig. Es bemächtigt sich seiner ein Gefühl, als ob es alles verloren hätte. Es wird von einer trostlosen Traurigkeit befallen, die es nie überwinden zu können meint. So entstehen Zustände, die cyclothymen ganz ähnlich werden. Ratzel gibt davon eine gute Schilderung: sein ganzes Wesen wurde vertränt, die Welt war so einförmig und einfarbig, so gleichgültig. Es ist das die Begleiterscheinung depressiver Verstimmungen, die Abstumpfung des Gefühls. Die Gleichgültigkeit gegen die Umgebung wird vermehrt, ihre Überwindung infolge der Depression ganz unmöglich. Zwar würde das Kind zu Hause sein altes Gefühlsleben wieder gewinnen, hier ist es abgesehen von der Sehnsucht und allem, was es in Gedanken an die Heimat erfüllt, gefühlsleer. Apoll. war gleichgültig gegen

i In seltenen Fällen trat das Heimweh erst beim zweiten Dienst auf oder bei Stellenwechsel (z.B. der Fall Petersen, Rüsch). Entweder war auch das erste Mal ein lebhaftes Heimweh vorhanden, das nur nicht zum Verbrechen führte, oder dem kindlichen Wesen war bei einer Stellung z.B. im heimatlichen Dorfe das Einleben gelungen und beim Stellenwechsel in fremde Gegend traten dem Heimweh ähnliche Zustände von Ratlosigkeit und Verstimmung auf.

die Kinder, spielte nicht mit ihnen. Eva B. zeigte kein rechtes Interesse für dieselben usw. Dagegen wird von Hettich I. berichtet, daß sie liebreich gegen die beiden Kinder und bei diesen beliebt war, ein Beweis, daß die vorliegende schematische Schilderung durchaus nicht allgemeingültig ist, sondern im Einzelfalle manche Abweichungen zuläßt.

Die Traurigkeit und Mutlosigkeit der heimwehkranken Mädchen entlädt sich in häufigem Weinen. In vielen Fällen wird das erwähnt. Apoll. weint viel, beim Abschied der Mutter und oft allein. Die Krebs muß sich im stillen ausweinen und, damit es niemand sieht, sich dann die Augen waschen. Von der Hohnbaum, [auch der] Philipp wird ähnliches angegeben.

Von alten Autoren wird vielfach bemerkt, daß beim Heimweh sich Empfindlichkeit, Verdrießlichkeit, Unzufriedenheit einstelle. Apoll. wird auch als mürrisch, unfreundlich, widerwillig während ihres Heimwehzustandes geschildert, die Hohnbaum soll verdrießlich und ärgerlich gewesen sein, bei anderen finden sich darüber keine Angaben. Es wird sich wohl um eine individuelle Reaktion auf depressive Gemütsbewegungen handeln, die nicht immer das Heimweh begleitet.

Ob, wie auch alte Autoren meinen, eine Bekämpfung der Stimmung stattfindet, ist sehr zweifelhaft. Eine Angabe darüber liegt nicht vor. Und Ratzel bekennt von seinem Heimweh selbst: »besiegt habe ich das Heimweh nicht, es verließ mich einfach eines Tages, als es meine Seele wie ein Vampyr ausgesogen hatte«.[278]

Die regelmäßige Erscheinung bei depressiven Zuständen, die Hemmung, wird auch beim Heimweh nicht vermißt. Unlust zur Arbeit, schließlich Unfähigkeit dazu, werden öfter bemerkt. Zwar ist dasselbe Symptom den faulen, dienstunzufriedenen Individuen eigen und nicht ohne Prüfung zu verwenden. Apoll. vernachlässigte die Arbeit, nachdem sie anfangs gut war. Allein war sie ganz untätig. Hohnbaum wird später in der Arbeit nachlässiger. Dagegen war Hettich I. gutwillig zur Arbeit und wollte sogar immer mehr tun, als ihr aufgetragen war. Und Ratzel erzählt von sich, daß er arbeiten konnte und dabei merkte, daß er noch ein Mensch von Fleisch und Blut und kein verträntes
71 Gespenst sei. Doch wurde seine Verstimmung schließlich so stark, daß er dachte: | »zieh die Kleider nicht an, du hast es aufgegeben, anderen Menschen zu begegnen. Hier liegt die angefangene Arbeit, berühre den Sisyphusstein nicht, er wird zurückrollen, wie Du ihn auch bewegst«.[279] Auch die sprachliche Hemmung wird oft deutlich. Die Kinder werden still, in sich gekehrt, verschlossen, schweigsam, z.B. Apoll. antwortet oft gar nicht. Wenn ihr der sehnsüchtig gewünschte Besuch zu Hause abgeschlagen wurde, blieb sie stumm und klagte nicht. Die Verschlossenheit fiel auch bei Hettich I. auf.

Oft mögen die Heimwehkranken sich in ihrer Phantasie und ihren Träumen in der Heimat ergehen. Spitta lief oft aus dem Hause und blickte in der Richtung nach ihrem Heimatsort. Ratzel richtete sein Leben in denselben Zeitabschnitten ein, wie bei seinen Lieben in der Heimat. Er begleitete sie im Geiste den ganzen Tag und begann nichts, ohne sich in der Phantasie ihres Urteils zu erfreuen. Alles tiefe Fühlen und alles

Mitdenken und Miterleben behielt er der Heimat vor. Die Umgebung wurde mit mechanischem Tun abgespeist. »Die ganze Liebe ins Erinnern, sodaß für das Tun des Tages nichts mehr übrig blieb.«[280]

Von *körperlichen Störungen* wurden in der alten Literatur zahlreiche erwähnt, besonders Blässe, Abmagerung, Herzklopfen, Verdauungs- und Schlafstörung, Nachtwandeln usw. Über den Schlaf wird bei Apoll. angegeben, daß er gut war. Ein öfteres Seufzen fiel bei Hettich I auf. Häufig wird nur Appetitverlust angegeben. Apoll. stand bei Tisch manchmal weinend abseits und aß nichts. Hettich I und Krebs aßen auffallend wenig.

Oft werden die jungen Mädchen gezwungen, in Dienst zu treten und nur widerwillig gehen sie fort. Das mag einen ungünstigen Einfluß haben. Aber gerade bei den Heimwehkindern ist es manchmal anders. Apoll. ging gerne in Stellung. Eva B. weinte zwar bei der Trennung, war aber selbst vollkommen einverstanden und freute sich auf die neue Tätigkeit. Dagegen mag die Verstimmung durch die Hoffnungslosigkeit gefördert werden, die entsteht, wenn nach sehnsüchtig gewünschter Rückkehr in die Heimat die Dienstzeit als unabsehbar lang erscheint. Es wirkte auf Eva B. in diesem Sinne, als die Mutter zwar meinte, nach ¼ Jahr könne sie zurückkehren, die Herrin ihr aber mindestens ein Jahr in Aussicht stellte.

Die Größe der Entfernung vom Heimatsdorf spielt für die Entstehung des Heimwehs eine geringe Rolle. Schon BLUMENBACH erwähnt, daß es bei geringster Entfernung auftreten kann. Apoll., Eva B., Hettich I waren mehrere Stunden, Krebs nur eine Stunde von Hause im Dienst.

Man sollte meinen, daß der Kontrast der alten und neuen Verhältnisse eine große Rolle spiele. Im oben ausgeführten Sinne sicher, aber die neuen brauchen durchaus nicht ungünstiger zu sein. Apoll. kam aus ihrem armen Elternhause in bedeutend bessere Verhältnisse, Eva B. jedenfalls in gute. Im Heimweh erscheinen die heimatlichen Verhältnisse und mögen sie noch so schlecht sein, unter allen Umständen beglückend. Bei anderen Mädchen mag auch die unfreundliche Behandlung zur Beförderung der Depression mitwirken. Krebs fühlt sich rauher angefaßt als zu Hause, wird angetrieben, fix zu machen, muß meist allein sein, kann sich nicht aussprechen. Der letzte Punkt findet sich auch bei Eva B., die litt, weil sie bei der Frau kein Gehör fand und sich bei niemandem aussprechen konnte.

| Bei ihr wirkten noch manche andere Umstände. Sie fürchtete sich vor dem Herrn 72
(Arzt), weil er in der Sprechstunde immer so laut schrie. Die Kinder ärgerten sie. Als sie einen Cylinder zerschlug, drohte ihr der Junge, sie müsse ihn bezahlen, wodurch sie ganz den Mut verlor. So mögen wohl manche Ereignisse an sich geringer Art die Heimwehverstimmung befördern. Manchmal wird das Heimweh vielleicht erst bei solchen Gelegenheiten geweckt. Ist man doch in solch labilen Zuständen selbst für kleine psychische Schädlichkeiten sehr angreifbar. Hierher gehören auch die körperlichen Krankheiten. Diese wirken wohl bei Disponierten durch allgemeine Schwächung auf die Psyche, aber

auch durch die vielen Anlässe zu Unlustgefühlen, die sie mit sich bringen. Bei den Heimwehfällen finden wir körperliche Schwäche oder Krankheit auffallend oft (Krebs, Kaupler, Spitta, Hettich I, Philipp. Schwächlich: Hohnbaum, Eva B.). Wenn solch ein zartes Geschöpf in Dienst kommt und über seine Kräfte arbeiten muß, hat es soviel unglückliche Gefühle, daß eine Entstehung von Heimweh sehr befördert werden muß.

Es findet sich wohl die Angabe, daß beim Heimweh Individuen sich über ihren Zustand selbst nicht klar werden. Es ist das gewiß zu berücksichtigen und möglicherweise erklären sich daraus manche der oben erwähnten unklaren Fälle, doch scheint es manchmal vielleicht nur das Wort zu sein, das sie gerade nicht finden. So hat Eva B., die sonst viel Widersprüche in ihren Aussagen aufweist, dauernd behauptet, sie habe das Verbrechen begangen, um aus dem Dienst zu kommen, wobei doch nach Art der Täterin und der Lage der Dinge nur Heimweh in Frage kommen konnte. Schließlich hat sie den Psychiatern das Heimweh zugegeben. Andere wieder äußern sich ganz klar. Apoll. z.B. hat vor und nach der Tat spontan Heimweh angegeben.

Als Charakteristikum des Heimwehs galt die Scham über dasselbe zu sprechen. Das Heimweh wurde verborgen, andere Übel vorgetäuscht. Oft trifft das zu. Krebs antwortet auf die Frage, ob ihr bange sei: »Nein, auf Sonntag will ich einmal nach Hause gehen.« Sie habe sich geschämt, ihr Heimweh zu gestehen, aber gleich nachher habe sie sich ausweinen müssen. Hettich I äußert zwar Heimweh gegen die Dienstmagd, aber der Herrin, die sie mit rotgeweinten Augen trifft, bringt sie fingierte Erzählungen vor, ja lacht, wenn sie auf Heimweh angeredet wird. Apoll. verbirgt das Heimweh nicht, sie gibt es ihren Eltern offen an. Bei ihrer Herrschaft ist sie stumm. Wäre sie nach Heimweh gefragt, hätte sie es vielleicht gestanden.

Bei Eva B. wird ein Brustübel vorgeschützt, doch nicht bloß um das Heimweh zu verbergen, sondern mehr, um dadurch bei ihren Eltern bleiben zu dürfen. Solche Lügen kommen bei sittlich durchaus nicht minderwertigen Kindern vor, z.B. auch bei dem jungen Mädchen, das Krankheiten vorgab, um nicht in die Schule zu müssen. Sie haben auch vielleicht ihre Grundlage in Mißempfindungen, in Hals, Kehle und Brust, wie sie traurige und erst recht ängstliche Verstimmungen begleiten und manchmal mag es sich bei den Erzählungen kaum um Lügen handeln. Ein solcher Zustand, wo über Krankheit geklagt wird, ohne daß ein objektiver Befund erhoben werden konnte, kam bei Apoll. gelegentlich einer Verstimmung in der Klinik vor. Man muß jedenfalls bei derartigen Aussagen vorsichtig sein mit der Annahme von Simulation.

73 | Verschieden ist die Wirkung, die bei den am Heimweh leidenden Kindern Erinnerung an die Heimat, Besuche von Angehörigen usw. haben. Apoll. ist sichtlich aufgeheitert, wenn sie von ihrer Schwester Besuch hatte. Philipp fühlt sich allemal wohl, wenn sie zu Hause gewesen ist. Dagegen bricht Hettich I. bei jedem Besuche in Tränen aus. Wir erinnern uns, daß in der älteren Literatur der Kuhreihen bei den Schweizern und andere Erinnerungen an die Heimat eine große Rolle spielen. In unseren Fällen haben wir nicht viele Anhaltspunkte dafür, doch wäre darauf zu achten.

Der Verlauf des Heimwehs ist ein sehr verschiedener. Er kann lang dauernd, gleichmäßig mit vorübergehenden Exazerbationen im Anschluß an unlustvolle Erlebnisse, vielleicht auch an Erinnerungen der Heimat sich gestalten. Diese Exazerbationen können auf der anderen Seite das allein Hervortretende werden, indem die anhaltende Heimwehstimmung als leichte Traurigkeit ganz in den Hintergrund tritt, oder schließlich auch ganz verschwindet. Dann haben wir Vorkommnisse, wie sie KOCH beschreibt (Psychopathische Minderwertigkeiten 1891).[281] Er erwähnt zwei Fälle von angeborener psychopathischer Disposition: »Ein 18jähriges Mädchen bricht bei Besuchen in der Fremde wohl mal plötzlich in jähem Heimweh nach der Mutter in Tränen aus. – Ein anderes Mädchen geriet bei Besuch der Mutter in einem plötzlichen überwältigendem Heimwehanfall in die heftigste Aufregung und meinte, nicht mehr leben zu können, wenn die Mutter ohne sie fortgehe. Doch schwand nach deren Fortgang der Zustand schnell.«[282] Das Heimweh kann ferner in dem Momente der Trennung auftreten oder es kann sich langsam entwickeln. Es kann von selbst wieder schwinden, nach kurzer oder langer Zeit. Es kann auch sehr lange dauern und bei jedem Ortswechsel von neuem auftreten (z.B. Apoll.). Endlich kann es auch einen immer mehr endogenen periodischen Verlauf nehmen, indem es zuweilen als lebhafte Verstimmung sich bemerklich macht, ohne daß man grade eine Ursache finden könnte (Apoll. in der Klinik).

Bei jeder Verstimmung spielen äußere Einflüsse und endogene Momente eine Rolle. Die Depressionen bilden eine lange Linie, in der auf der einen Seite erstere, auf der anderen letztere allein in Betracht zu kommen scheinen. Dazwischen finden sich alle Übergänge. Schematisch könnte man drei Etappen unterscheiden:

1. Mit dem Wechsel der äußeren Umstände tritt Heimweh als schwere Verstimmung auf. Mit Wegfall der Ursache tritt sofort Heilung ein.
2. Im selben Fall, wo die Depression durch den äußeren Anlaß entstand, dauert sie doch nach Wegfall der Ursache an und nimmt eine eigene Entwicklung.
3. Es besteht überhaupt keine neue Ursache, sondern tritt eine durchaus endogene Verstimmung auf, die sich nach außen als Heimweh projiziert.

Zwei und drei werden wir ohne weiteres zu den Psychosen rechnen. Für 2 verweise ich auf den Fall MEYERS im historischen Kapitel, für 3 mag kurz folgender Fall erwähnt werden:

37 Jahre altes Fräulein,[283] schon mehrere Male an einfacher Depression mit Angst erkrankt, liegt mit einem neuen Anfall in der Klinik. Krankheitseinsichtig. Sie schreibt folgenden Brief:

> »Lieber Vater! In Kürze teile ich dir mit, daß ich schrecklich Heimweh habe nach dir, E. und S., kurzum die Sehnsucht nach Haus zu meinen Lieben ist so groß, daß ich es nicht
> | vermag niederzuschreiben. Schreibt mir doch einige Zeilen, bitte, komme doch jemand, 74
> mich zu besuchen, daß ich mich aussprechen kann, wie es mir ums Herz ist. Es sendet dir ...
> Bitte bringt mir einige Zeitungen aus meiner lieben Heimat mit.«

Nachher trifft man sie wieder weinend und angstvoll im Bett. Nach dem Heimweh gefragt sagt sie ganz spontan: »Jetzt will ich wieder heim, wie ich daheim war, wollt ich hierher ... Ach, Herr Doktor, bei mir wechselt die Stimmung alle Minuten, jede Minute ist anders, so unbeständig.«

Ferner mag hier noch an die epileptoiden Verstimmungen erinnert sein, die sich so oft als Heimweh darstellen. Es ist zwar bis jetzt kein Fall bekannt, wo mit dem Beginn des Dienstes bei einem Mädchen ein echter manisch-depressiver Anfall oder eine epileptische Verstimmung zusammentraf und so vielleicht die äußere Erscheinungsweise unserer Heimwehzustände hätte hervorrufen können. Doch ist das an sich möglich und es muß im Einzelfalle daran gedacht werden.

Unsere Fälle gehören zu 1 oder liegen zwischen 1 und 2. So tritt bei Apoll. in den späteren kurz dauernden, leichten Heimwehstimmungen das endogene Moment deutlich hervor. Inzwischen sind sie ganz verdrängt worden von periodischen einen halben bis einen ganzen Tag dauernden Zuständen von gegenstandsloser Traurigkeit oder auch von Gereiztheit. Bei der Philipp wird von fortgesetzter Verstimmung und periodischen Gewissensregungen aus dem Gefängnis berichtet.

Auf der anderen Seite ist oft das Heimweh vom Zeitpunkt des Verbrechens an endgültig verschwunden (Eva B., Hettich I., Rüsch). Auch bei Krebs hörte es auf, aber in der Gefangenschaft trat an dessen Stelle anscheinend eine Haftpsychose. Ein charakteristisches Zusammentreffen! Sind doch Haftpsychose wie Heimwehpsychose pathologische Reaktionen auf eindrucksvolle Erlebnisse, die schon bei Gesunden lebhafte Gemütsbewegungen erzeugen. Das Verschwinden des Heimwehs nach der Tat ist vielleicht vergleichbar dem Schwinden hypochondrischer Verstimmung bei Psychopathen durch stark affektbetonte Erlebnisse. Die Seele wird durch die neuen Ereignisse so erfüllt, daß für die alte Verstimmung kein Raum mehr ist.

Wie unterscheidet sich nun eine pathologische Heimwehverstimmung vom normalen Heimweh? Die Grenzen sind natürlich ganz fließende, und da es sich überhaupt um Grenzzustände handelt, ist die Frage, krankhaft oder nicht krankhaft, ziemlich belanglos gegenüber der anderen: was kommt wirklich vor? Immerhin wird man als Merkmal des Pathologischen anführen dürfen die Stärke der Verstimmung, ihre Nachhaltigkeit, ihre somatischen Folgeerscheinungen (Appetitverlust, Schlafstörungen, körperliche Lokalisation der Angst), ihre Wirkung auf das ganze Handeln und schließlich ihre Neigung zu endogenen Beimengungen.

Die von Heimweh Befallenen pflegen oft Versuche zu machen, auf natürliche Weise heimzukommen. Apoll. richtet viele Bitten an die Eltern, heimbleiben zu dürfen, Hettich I. versuchte zu entlaufen und brauchte Notlügen. Spitta lief nach Hause und wurde durch Prügel gezwungen zurückzugehen. Eva B. flehte die Mutter unter Tränen an, nicht in die Stellung zurückkehren zu müssen. Hohnbaum tat dasselbe. Doch sind solche Versuche manchmal gering oder werden aufgegeben oder fehlen auch ganz. Die Gefahr, zu Hause übel empfangen zu werden, Prügel zu erhalten (Hettich I, Apoll.)

und die | Scheu ausgelacht zu werden, wenn ohne Grund der Dienst nach kurzer Zeit aufgegeben wird, spielt da eine Rolle. Manchmal wird an die Ausführung der kriminellen Tat geschritten, noch bevor alle rechtlichen Mittel erschöpft sind, meistens aber ist das geschehen. 75

Hat uns die Betrachtung des Heimwehs nun ein Verständnis für die rätselvollen Verbrechen, die aus ihm entstehen, verschafft? Ein einheitliches kaum. Wir verstehen bei Schwachsinnigen oder bei unreifen Kindern, daß der Wunsch, aus dem Dienst zu kommen, sei es mit oder ohne Heimweh, den Gedankengang weckt: »Wenn das Haus abbrennt, wenn das Kind tot ist, bin ich überflüssig, dann kann ich fort« und daß dies zum Motiv der verbrecherischen Tat wird. Wir können auch annehmen, daß solche Gedanken bei den meisten Fällen eine Rolle spielen, in einigen (Krebs) haben wir keinen Anhaltspunkt dafür. Soweit dagegen überhaupt genauere Beschreibungen über Motivierung der Tat und die letzten psychischen Vorgänge vor ihr gegeben sind, finden wir, daß die Handlungen recht verschiedener Art sind, und daß das Heimweh wohl einen geeigneten Boden abgeben muß, mannigfaltige Willensprozesse zur Entstehung zu bringen. Um es gleich vorweg zu nehmen, sehen wir sowohl impulsive, wie den Zwangshandlungen ähnliche Vorgänge, in Angst und Übergang zu Bewußtseinstrübungen vollführte Akte und planmäßige Gewalttaten.

Daß die Mannigfaltigkeit herrscht, erscheint ganz begreiflich. Spitta sagt: »Wem nur einmal die Qual des Heimwehes zur eigenen Empfindung geworden, wem es erinnerlich geblieben ist, in welcher Verwirrung Sinne und Gedanken schweiften, halb wache Träume den Tag wie die Nacht erfüllten, der kann es bezeugen, ob die gelähmte Kraft des Willens, zumal des ungeübten kindlichen, und das Licht der schwachen Vernunft dem Drange ungezügelt wogender instinktartig zwingender Gefühle nur irgend einen Damm entgegenzusetzen vermochte. Da ist alles Sinnestäuschung, alles zurückgedrängte verhüllte Leidenschaftlichkeit. Nach einem Ziel nur ringt die geistige und leibliche Natur, nach der alten süßen Gewohnheit des Zusammenseins mit den heimatlichen Personen und Gegenständen.«[284] Daß in dieser depressiven Ratlosigkeit die psychologisch verschiedenartigsten Handlungen vorkommen können, läßt sich ganz gut nachfühlen.

Kraepelin (vgl. Wilmanns) soll die Verbrechen junger heimwehkranker Mädchen für den Ausfluß eines impulsiven Irreseins halten, das mit dem Wunsche nach Veränderung der gegenwärtigen Lage, zuweilen mit einem dunklen Heimwehgefühl einhergehe. Die Existenz solcher Fälle ist durchaus möglich. Wir haben oben einen Fall von Angstzustand berichtet, bei dem wahrscheinlich jede heimwehartige Färbung sogar fehlte. Doch trifft für die typischen Fälle diese Auffassung wohl kaum zu. Zunächst ist zu bemerken, daß impulsives Irresein als Krankheitsbild wohl aufgegeben ist (vgl. Förster und Aschaffenburg, Centralblatt f. Nervenheilk. und Psychiatrie 1908, S. 350 ff.). Es kann sich nur um eine symptomatische Bezeichnung »impulsives Handeln aus einer Verstimmung heraus«[285] handeln. Wenn Kraepelin bei diesen Verstim-

mungen das Heimweh nur als eine an sich belanglose Äußerungsform ansieht, so ist es doch nach den bekannten Fällen wahrscheinlich, daß das durch entsprechenden Anlaß entstandene gesteigerte Heimweh in einigen Fällen den unerläßlichen Boden abgibt, auf dem es zu impulsiven Akten kommt. Eine typisch impulsive Tat ist die der Krebs. Sie
76 hat sicher ein Heimweh, das mit | dem Tage des Dienstantritts begann und schon am vierten Tage eine gewaltige Höhe erreicht hatte, als ihr in ihrer trostlosen Stimmung plötzlich der Gedanke kam, Feuer anzulegen. Sie wußte auch sofort, wie sie es machen sollte, ohne an etwas anderes zu denken. Sie wurde von Bangigkeit getrieben und wußte sich nicht anders zu helfen. Der Gedanke wich nicht von ihr. Nach drei Stunden führte sie ihn aus. Wie sie die brennende Kohle ins Viehfutter geworfen hatte, dachte sie etwa: »Mag es brennen oder nicht, in letzterem Falle habe es auch nichts zu bedeuten.«

Von den impulsiven Akten führen wohl Übergänge zu den planmäßigen Handlungen, bei denen man zweifelt, wieweit sie impulsiv zu nennen sind. Apoll. führte ihre beiden Verbrechen mit Sorgfalt und Vorsicht aus, das zweite Mal faßte sie abends den Entschluß, um ihn nach durchschlafener Nacht morgens auszuführen. Ein rätselhafter Vorgang, der schwer zu verstehen ist!

Impulsive Handlungen sind Triebhandlungen (Wundt),[286] die auf Grund eines Motives ohne vorausgehenden Wahlakt blind zur Ausführung gelangen (vgl. Hoche, Gerichtl. Psychiatrie S. 503 ff.).[287] In diesem Sinne kann man Apoll.s Tat kaum zu den impulsiven rechnen. Sie ist ein Übergang zwischen Willens- und Triebhandlungen. Der gefaßte Plan am Abend kommt ersteren zu, das Fehlen aller Gegenmotive letzteren. Es ist eine Handlung, die nur bei einem an der Grenze des Kindesalters stehenden Wesen zu verstehen ist. Hoche bemerkt das Entstehen impulsiver Handlungen aus abnormen Gefühlen und Stimmungen bei gleichzeitiger intellektueller Schwäche. Diese wird bei Apoll. durch die kindliche Entwicklungsstufe ersetzt, die bei der vorhandenen hoffnungslosen Traurigkeit genügt, alle höheren ethischen Gesichtspunkte für einige Zeit zum Schwinden zu bringen.

Bei Eva. B. liegt möglicherweise sogar eine raffinierte Planmäßigkeit vor, doch ist bei ihr die Motivierung besonders unklar.

Jedenfalls scheinen die Fälle zu zeigen, daß nicht nur rein impulsive, sondern auch überlegte Verbrechen, denen man doch das Triebartige nicht ganz absprechen kann, bei sittlich und intellektuell intakten, aber in kindlichem Seelenzustand sich befindenden Mädchen aus der Heimwehverstimmung entstehen können.

Den impulsiven stehen die Zwangshandlungen gegenüber. Wird bei den ersteren ohne Widerstand ein Trieb in die Tat umgesetzt, gewinnt bei den letzteren eine Willensrichtung durch irgend welche pathologische Ursache solche Stärke, daß sie nicht mehr in normaler Weise durch Gegenmotive bekämpft werden kann. Nach einem gewaltigen, quälenden Kampf unterliegt die Persönlichkeit mit ihren normalen Motiven diesem Zwangstrieb. Zur Entstehung solcher Zwangshandlungen gehört wohl immer eine gewisse Entwicklung des Seelenlebens. Sicher ist zur Auffassung und Wie-

dergabe dieser Vorgänge eine gewisse Reife erforderlich. Vielleicht ist es darum selten, daß die heimwehkranken Kinder in dieser Weise berichten. Krafft-Ebing erklärt (Gerichtl. Psychiatrie S. 103) den Fall Hohnbaum für eine Handlung aus Zwangsvorstellung, vielleicht weil die Täterin anscheinend durch das zufällige Erleben eines Brandes auf ihre Tat gebracht wurde. Doch überwiegt bei ihr die Entladung der Angst so sehr, und sind die Angaben über die Wirkung von der Vorstellung des Brandes so ungenau, daß man Krafft-Ebing nicht beistimmen kann. Mehr | Ähnlichkeit mit einer Zwangs- 77
handlung hat der Fall Hettich I. Dies Mädchen bekommt plötzlich die Idee, das Kind zu töten. Tagelang kämpfte sie dagegen. Es kommt ihr wieder der Gedanke, sie solle es bleiben lassen, dann wieder, sie müsse es tun, bis die Tat ausgeführt wurde. Mit demselben Rechte wie oben von impulsivem Irresein könnte man vielleicht hier von Zwangsirresein sprechen. Dieselben Überlegungen mußten wiederholt werden. Tatsache scheint nur, daß auf dem Boden des Heimwehs an Zwangshandlungen erinnernde Akte vorkommen können. Was daran hindert, sie zu den echten Zwangshandlungen zu zählen, ist das geringe Hervortreten der Kritik, die überwiegende Bedeutung der Verstimmung, die Ähnlichkeit der Vorgänge mit dem normalen Kampf der Motive.

Eine wichtige Rolle spielen die bei dem Heimweh vorkommenden Angstzustände. Kaupler fühlt Druck am Herzen, der Krebs ist es so bange, Petersen zittern die Knie und drückt es am Herzen, Angst haben auch Rüsch und Hohnbaum, zuweilen scheint die Angst so heftig sein zu können, daß eine leichte Bewußtseinstrübung entsteht. Es wird von den Täterinnen angegeben, daß sie nicht die klare Besinnung gehabt, daß sie verwirrt gewesen seien, Hohnbaum kann nicht einmal angeben, was sie gedacht, und was sie gewollt hat. Diese Zustände sind es vielleicht, für die Platner, Meckel und Masius angaben, daß der unfreiwillige Drang auftrete, die innere Angst durch eine große Flamme zu bekämpfen, wobei nach Ausführung der Tat die Individuen von der heftigsten Angst befreit seien. Diese Ansicht ist mehrere Male wiederholt worden und zuletzt von Gross erörtert. Er meint, daß die Heimwehkranken »das drückende Gefühl der Niedergeschlagenheit durch sinnlichen kräftigen Reiz bekämpfen wollen. Sie zünden ein Haus an oder bringen nötigenfalls jemanden um, kurz einer explosionsartigen Ladung bedarf es.«[288] Diese Ansicht trifft möglicherweise für einige Fälle zu (Krebs, Hohnbaum, bei M. Belling wird angegeben, daß die Angst nach der Tat verschwunden war), doch ist das sehr zweifelhaft. Grade die planmäßig vorgehenden Täterinnen handeln wohl weniger, um ihr Unlustgefühl zu einer »motorischen Entladung« zu bringen, sondern sie treibt in ihrem trostlosen Zustande, in ihrer unsagbaren Traurigkeit, die die Überlegung trübt, die Motive einengt, ihre Vorstellungen allein von dem einen Zwecke abhängig macht, die übrigen aber verdrängt, der unwiderstehliche Drang zu den Eltern und der Gedanke, die Heimkehr auf diese Weise zu erreichen.

Es liegt nahe, analog den melancholischen Zuständen des späteren Lebens, auch bei den Heimwehkranken Selbstmord neben den Gewaltakten nach außen zu erwarten. In der älteren Literatur ist auch Selbstmord aus Heimweh oft aufgeführt, doch hat man zu seinem Vorkommen außer diesen Behauptungen und einigen Andeutungen in der französischen Literatur über Selbstmord bei Kindern keinen Anhaltspunkt. RATZELS Selbstschilderung gehört vielleicht hierher, doch ist sein Seelenleben zur Zeit des Suizidversuchs so kompliziert, daß von einem Selbstmord nur aus Heimweh wohl kaum gesprochen werden kann.

Nach der Tat ist das Benehmen der Mädchen meist unauffällig. Rüsch meldet gleich, daß Feuer ist. Philipp, Hettich I. arbeiten noch, Petersen[289] ißt mit gutem Appetit, Apoll. geht wieder ins Bett. Krebs fühlt sich krank und legt sich zu Hause ins Bett.

78 | Ganz allgemein scheint von den Täterinnen ihre Tat anfangs geleugnet zu werden. Die einzigen, die gleich gestehen, sind die sonst minderwertige Marie G. und die Roßweinin PLATNERS.

Nach mehr oder minder hartnäckigem Widerstand legen sie dann ihr Geständnis ab. Hier ist es auffallend, wie oft die Angaben unklar und widersprechend sind. Die Entwicklungsstufe der Mädchen erlaubt ihnen noch keine einigermaßen klare Selbstbeobachtung. Das ist eine der Hauptschwierigkeiten für die Beurteilung. Bei der Beeinflußbarkeit der jungen Seele wirken Suggestivfragen noch ganz anders als bei Erwachsenen. Der Sinn für Wahrheit ist noch nicht ganz ausgeprägt und manche Sorge, manche Furcht verführt sie zu falschen Angaben. Da meinen sie sich besser zu entschuldigen, wenn sie, die sie doch kein Motiv wissen, sich der Unlust am Dienst beschuldigen, Zorn über schlechte Behandlung, schlechtes Essen als Motiv angeben usw. (SPITTAS Fall in Henkes Ztschr., Eva B.) GROSS hat oft von nostalgischen Verbrecherinnen gehört: »Ich weiß nicht warum, ich mußte so handeln.«[290] Diese werden die Wahrheit gesagt haben, ebenso M. Belling: »Sie wisse es selbst nicht.«

Natürlich besteht auch die Gefahr, in junge Verbrecherinnen Heimweh hineinzufragen, wo keines vorhanden war. Doch erscheint bei Berücksichtigung der Gesamtpersönlichkeit und aller Umstände der Tat diese Gefahr nicht übertrieben groß. Selbst Eva B., die von Heimweh erst auf Fragen der Ärzte sprach, kann man dieses glauben. Per exclusionem kommt man dazu, wenn man nicht die Annahme eines absoluten Rätsels vorzieht. Irrtümer sind in solchen Fällen möglich und ohne Zweifel bleibt häufig ihre Beurteilung nicht.

Es findet sich übrigens mehrere Male nicht bloß ein Leugnen der Straftat, sondern sogar Lügen werden gebraucht, und zwar auch grade von den sittlich sonst nicht Minderwertigen. Apoll. erfindet die Geschichte, daß sie das Arzneifläschchen mit der Stopfnadel umgestoßen habe. Eva B. heuchelt vielleicht Krankheit. Hettich I. behauptet, in guter Absicht Vitriolöl gegeben zu haben. Rüsch will den Brand zufällig verursacht haben und schreibt gar Drohbriefe, durch die sie den Verdacht von sich ablenken will. Alle korrigieren nachher diese falschen Angaben. Es scheint in der Natur der kindlichen Seele zu liegen, in Angst und Furcht die Wahrheit nicht genau zu nehmen. Ich erinnere nochmals an das Mädchen, das aus Sehnsucht bei der Mutter zu bleiben und aus Furcht vor der Schule körperliche Krankheit simulierte (?).

Bemerkenswert ist das Verhalten der Reue. Einzelne werden sofort nach der Tat von ihr befallen (Hohnbaum, Hettich I.), andere – und das ist wohl die Mehrzahl – sind zu kurzen Anwandlungen von Reue geneigt, ohne daß diese eine nachhaltige wäre und einen tieferen Einfluß auf das Gemüt übte (Apoll., Eva B.). Einige lassen jede Reue vermissen. (SPITTA in Henkes Ztschr.) Es scheint nach den Angaben der Täterin, daß mit Zunahme der geistigen Entwicklung der Gedanke, einen Mord verübt zu haben, schwerer auf Apoll. lastet. Es ist sonst noch nicht der kindlichen Psyche entsprechend, von nachwirkenden Gewissenbissen gequält zu werden, zumal manche Heimwehverbrecherinnen, da sie nicht das Gefühl haben, einer bösen Regung, mit der sie kämpften, unterlegen zu sein, wohl kaum eine Versündigung fühlen.

Die wichtige Frage, was aus den Heimwehverbrecherinnen wird, ist leider noch nicht
zu beantworten. Man erwartet von ihnen mit Recht, daß sie sich im | Gegensatz zu den *79*
sittlich minderwertigen Brandstifterinnen als sozial erweisen, aber auch, daß sie wahrscheinlich in ihrem Leben noch manches psychopathische Symptom darbieten werden. Am längsten nach der Tat beobachtet sind bis jetzt die beiden Heidelberger Fälle. Sie haben sich beide sehr günstig entwickelt, Apoll. allerdings in der Sicherheit des Anstaltslebens. Eva B. hat aber draußen in dienender Stellung volle Zufriedenheit erregt und sich nichts zuschulden kommen lassen.

Bevor wir auf eine kurze forensische Betrachtung eingehen, mögen noch einige Erörterungen über die nosologische Stellung des Heimwehs erlaubt sein. Zu behaupten, daß das Heimweh eine gesonderte Krankheitsspezies darstelle, würde den modernen psychiatrischen Anschauungen durchaus widersprechen. Schon DAMEROW behauptet, daß es eine der vielen Krankheitsbezeichnungen sei, die nach den näheren oder entfernteren Anlässen gewählt seien.

Doch wird niemand bezweifeln, daß in den typischen Fällen, die beim Versuch der Einordnung in bekannte Krankheitsbilder übrig bleiben, das Heimweh symptomatologisch das hervorstechendste Merkmal ist, daß der äußere Anlaß, die Entfernung aus dem Elternhause, immer derselbe ist und daß die übrigen Symptome und begleitenden Umstände vielfache Ähnlichkeit haben, so daß die Zusammenfassung dieser Zustände unter einem symptomatologischen Begriff »Heimwehpsychose«, »nostalgia« berechtigt ist.

Nach Abscheidung aller Fälle, die zweifellos epileptisch, manisch-depressiv usw. sind, haben aber die übrig bleibenden Fälle über das Symptomatologische hinaus einen im Wesen begründeten Zusammenhang. Das pathologische Heimweh ist nicht eine besondere Psychose, aber eine typische Reaktion neben vielen anderen bei konstitutionell schwachen, degenerierten Individuen. Wie wir in dem ausgedehnten Gebiet degenerativen Irreseins überhaupt keine abgegrenzten Krankheitsbilder aufstellen können, sondern Typen von Persönlichkeiten einerseits und Typen von Reaktionen auf äußere Einflüsse andererseits unterscheiden (z.B. Pseudologisten,[291] konstitutionell Verstimmte, Erregte, Haltlose usw. auf der einen Seite, Gefängnispsychosen,

Menstruationspsychosen auf der anderen Seite), so können wir auch das Heimweh nicht als besondere Krankheit, sondern nur als eine charakteristische Reaktion z.B. analog einer Haftpsychose auffassen[i].

Die Individuen, die vom Heimweh befallen werden, können der verschiedensten Art sein, was sie gemeinsam haben, ist die psychopathische Konstitution. Es können Schwachsinnige und Begabte, moralisch minderwertige und sittlich hochstehende Individuen sein. Das charakteristische, reine, typische Heimweh finden wir aber grade bei den nicht schwachsinnigen und nicht moralisch degenerierten Individuen. Kommt Schwachsinn oder moral insanity bei einem Heimwehverbrecher vor, so ist das eine Komplikation, die mit dem Heimweh nur den Zusammenhang hat, daß jene einen degenerativen Zustand darstellen, während das Heimweh eine degenerative Reaktion ist[ii].

80 | Doch wenn wir auch Schwachsinn oder moralische Minderwertigkeit nicht als notwendig zum Heimwehverbrechen betrachten, so ist doch, wie wir sahen, eine Vorbedingung immer vorhanden, die relativ kindliche Entwicklungsstufe. Dies ist auch der Grund, warum manche im Eifer, die Fälle in gebräuchlichem Schema unterzubringen, sie in das Fach Schwachsinn einordnen. Nicht Schwachsinn ist es, sondern ein durch Erziehung und Umgebung eng gebliebener Horizont, nicht Unmoral, sondern Begrenztheit der Gefühle auf kindliche Lebensgebiete, die man bei den Heimwehverbrecherinnen findet.

An die Spitze der *forensischen Betrachtung* wird man den Satz von GROSS stellen dürfen: »Der Arzt ist stets zu fragen, wenn man Heimweh als Grund des Verbrechens vermutet.«[292] Die Grenze des Krankhaften ist in solchen Fällen immer nahe, und es ist Sache des Psychiaters, zu beurteilen, wo sie überschritten ist. Das ist keine leichte Aufgabe. Es bedarf selbstverständlich einer eingehenden Untersuchung der gesamten Persönlichkeit und aller Umstände der Tat. Dann ist sorgfältig zu erkunden, wie weit Heimweh, wie weit Unzufriedenheit und Unlust am Dienst eine Rolle spielen. Ist doch erstere eine sittlich indifferente, keine Schuld begründende Verstimmung, während letztere sogleich sittlich zu bewertende Motive darstellen. Je mehr Unzufriedenheit, die wohl kaum ein krankhafter Affekt werden kann, in den Vordergrund rückt, desto mehr kann man normale, unsittliche Motivierung und Zurechnungsfähigkeit annehmen.

Bleibt schließlich Heimweh allein übrig, so ist dessen Stärke in Betracht zu ziehen. Es ist möglich, daß bei geringgradigem Heimweh sittlich schwache Naturen unterliegen, nachdem sie einen annähernd normalen Kampf der Motive hinter sich haben. Diese wären je geringer das Heimweh war desto zurechnungsfähiger. Doch sind solche

---

i Vgl. die Ausführungen von WILMANNS in seinen »Gefängnispsychosen«, Halle 1908.

ii Doch darf man trotz dieser schematischen Auffassung nicht alle Menschen mit gesteigertem Heimweh für degeneriert halten. Grade beim Heimweh spielen die Milieuverhältnisse, wie allerdings bei allen psychopathischen Erscheinungen eine große Rolle. Wir betonten den engen Horizont, die ländliche Abkunft, die tiefe Bildungsstufe als bedeutsame Faktoren.

Fälle bis jetzt nicht bekannt. Wenn die sittliche Minderwertigkeit eine maßgebende Rolle spielte, so waren neben dem Heimweh Unlust, Unzufriedenheit, Rachsucht, Zorn usw. wesentliche Faktoren. Es ist daher zunächst noch der Satz berechtigt: wenn als einziger Grund eines Verbrechens bei intellektuell und moralisch bis dahin intakten Individuen Heimweh vorliegt, so ist die Tat mit überwiegender Wahrscheinlichkeit unfrei.

Solche reine Fälle sind nun die selteneren, öfter werden die Heimwehverbrecherinnen mehrere Züge darbieten, die der Würdigung bedürfen, Schwachsinn, moralischen Tiefstand, verschiedene Affekte usw. Dann wird man im Einzelfalle ein durchaus individuelles Bild entwerfen müssen und sich bewußt sein, daß die Übergänge zwischen einer ethisch wertbaren und einer willensunfreien Handlung fließend sind. Man hat es dann mit Grenzfällen zu tun, die nach den gewöhnlichen Prinzipien zu beurteilen sind, welche hier nicht wiederholt zu werden brauchen. Immer scheint es aber berechtigt zu sein, einem sicher konstatierten Heimweh eine überwiegende Bedeutung nach der Seite der Unzurechnungsfähigkeit zuteil werden zu lassen.

Was nun die Beurteilung der Heimwehverbrecherinnen in einigen Fällen besonders schwierig macht, das ist die Tatsache (Eva B., Rüsch, Spitta), daß manchmal eine Grundlage der Verstimmung in der Gesamtpersönlichkeit fehlt, ein Verständnis durch Anamnese und Status praesens nicht möglich ist. Man findet geistig und sittlich nicht abnorme Individuen, die bald nach Beginn ihres Dienstes ein Verbrechen begehen, für das sie nachher keine klare Motivierung | geben können. Irgend ein erklärlicher *81*
Affekt als Ursache lag nicht vor, keine Rachsucht, kein Zorn, kein Neid. Zur Zeit der Beobachtung erscheinen sie vollkommen geistesgesund. Von Heimweh ist später keine Spur bemerkt und ihre Angabe über dasselbe ist nicht eindeutig und klar. Ihr guter Charakter läßt die Tat der Umgebung ganz unverständlich erscheinen. Die Fälle sind unter allen Umständen rätselhaft. WILMANNS hat den Standpunkt präzisiert, den man in solchen Fällen mit einigem Recht einnehmen darf. »Wenn die Tat weder durch die geistige und sittliche Veranlagung der Täterin, noch durch mächtige Beweggründe zu erklären ist, dann ist sie ein psychologisches Rätsel. Dann darf ich sie jedoch nicht als physiologisch betrachten, sondern zum mindesten den Verdacht äußern, daß sie krankhaften Ursprungs ist.«[293] Die jugendliche Entwicklungsstufe der psychiatrischen Erkenntnis erlaube nicht, in diesen Fällen mit Bestimmtheit Zurechnungsfähigkeit anzunehmen.

Findet man nun in einem solchen Fall einigermaßen konstante Angaben, die auf Heimweh deuten, selbst wenn das Wort vielleicht nicht gebraucht ist, so hat man einen Anhaltspunkt, das bis dahin absolut Unerklärliche dem Verständnis näher zu bringen. Es besteht ja die Gefahr, durch Heimweh zu erklären, was ganz andere Ursachen hat. Aber es besteht auch die Gefahr, Heimweh abzulehnen, wo solches vorlag, weil die Betreffenden sicher zuweilen keine klaren Äußerungen darüber machen können.

Der Psychiater wird sich manchmal gezwungen sehen, ein non liquet[294] auszusprechen. Je mehr aber alles zu den eigentlichen Heimwehfällen paßt, desto mehr wird er die überwiegende Möglichkeit aussprechen, daß eine willensunfreie Handlung vorliegt, wie WILMANNS[i][295] das in dem von ihm veröffentlichten Gutachten tat. Doch wird die Sache bei dem jetzigen Stand psychiatrischer Methoden immer zweifelhaft sein.

Es ist natürlich zu bedenken, daß z.B. Fälle wie Eva B. und Apoll., wenn sie auch in vielem zusammengehören, doch möglicherweise recht verschieden sind. Die Art der Verstimmung mag recht abweichend sein, bei Eva B. noch auf anderen Ursachen als reinem Heimweh beruhen. Zunächst können wir, bis eine reichere Kasuistik vorliegt,
82 solche Fälle nur provisorisch zusammenstellen. Wir | sind weit davon entfernt, über sie endgültig aufgeklärt zu sein. Doch ist es möglich, daß ihre Zusammengehörigkeit eine im Wesen begründete ist.

Es mag wohl behauptet werden, daß weniger das pathologische Heimweh, das noch dazu manchmal fraglich sei, als der unreife Entwicklungszustand das Maßgebende sei. Dann würde in solchen Fällen, wenn überhaupt, eine Exkulpierung auf Grund des § 56 erfolgen können. Das wäre theoretisch ganz berechtigt, weil ein kindliches Seelenleben Voraussetzung für die Heimwehverbrechen ist. Doch forensisch hätte es keine Bedeutung, denn die Einsicht in die Strafbarkeit der Handlung, die das Gesetz verlangt, ist immer vorhanden. Wäre eine Exkulpierung auf Grund einer kindlichen Stufe nicht nur des Verstandes-, sondern auch des Gefühls- und Willenslebens möglich, würde dieser Weg vielleicht vorzuziehen sein. So ist die Unfreiheit des Willens nur durch Hervorhebung der psychopathischen Verstimmung unter Heranziehung der kindlichen Art des Seelenlebens, nicht durch letztere allein zu begründen.

---

i In einer Kritik des Wilmannschen Gutachtens gibt BUMKE (Gaupps Centralbl. 1906, S. 118) eine Darstellung, als ob WILMANNS folgenden Fehlschluß gemacht hätte: Die Tat ist rätselhaft. Die Psychiatrie ist eine junge Wissenschaft, die manche rätselhafte Taten noch nicht verstehen kann. Also sind rätselhafte Verbrechen mit höchster Wahrscheinlichkeit nicht zuzurechnen. Während doch in WILMANNS Worten klar hervortritt, daß er durch die Prämissen sich nur berechtigt sieht, den *Verdacht* auf das Vorliegen eines willensunfreien Zustandes zu haben, daß dann weiter die Angaben der Eva B., Heimweh gehabt zu haben, ihm glaubhaft erscheint und er deswegen in Berücksichtigung analoger Fälle mit Wahrscheinlichkeit krankhafte Störung der Geistestätigkeit annimmt.

Außerdem betont BUMKE die allgemein anerkannte Regel, daß der Nachweis der Geistesstörung im Sinne § 51 St.G.B. aus der Analyse der gesamten geistigen Persönlichkeit des Angeklagten geführt werden müsse. Daß diese in Fällen wie Eva B. (auch Spitta, Rüsch) nicht geschehen kann, wurde schon bemerkt. Darum kann es sich hier auch nie um den Nachweis der Geistesstörung, sondern nur um den Nachweis ihrer Wahrscheinlichkeit handeln. Dies ist erlaubt, weil sich die Fälle an einwandfreiere anschließen, wie sie in dieser Schrift zusammengetragen sind. Wollte man auf diesen Weg hier verzichten, würden Psychiater und Richter gleich ratlos dastehen. So ist aber wenigstens ein mögliches Verständnis gewonnen worden und kann, wie bei Eva B., nach dem Grundsatz in dubio pro reo verfahren werden.

Literatur-Verzeichnis

1. Joh. Hoferus praes. Hardero: diss. de Nostalgia Basel 1678. Auch in A. Haller, Coll. disputat. Tom. I. p. 181.
2. Joh. Verhovitz: Diss. de Nostalgia Vienn. 1703. Auch in Diss. med. in univers. Vindobon. habit. ed. Eyerel, Vienn. 1790. Vol. III. p. 205.
3. Tackius: Dissert. exhibens aegrum Nostalgia laborantem. Gießen 1707.
4. Th. Zwinger: Dissert. de Pathopatridalgia Basil 1690. In Zwingers Fasc. V. diss. select. Basil 1710.
5. J. J. Scheuchzer: Seltsamer Naturgeschichten des Schweizerlandes wöchentliche Erzählung. 1705. Nr. 15. »Vom Heimweh«.
6. J. J. Scheuchzer: Beschreibung der Naturgeschichte des Schweizerlandes. I. Teil, Zürich 1706, p. 56. II. Teil, Zürich 1716, p. 11.
7. J. J. Scheuchzer: Dissertatio de Nostalgia Helvetorum 1731 (in den Comment. Acad. Bonon. I, 307 ff.). – Übersetzt 1753 im Leipziger Allg. Magaz. der Natur, Kunst und Wissenschaft.
8. Albr. v. Haller: Onomatologia Medica 1754. I. 1072.
9. Linné: Genera morborum 1763.
10. J. P. Roth: Lexicon Chirurgicum. 1768. S. 47.
11. Medizinisches Handlexikon. Augsburg 1782. I. S. 488.
12. Pensées d'un allemand sur la Nostalgie. Jena 1754.
13. Hueber: Diss. de Nostalgia. Wirceb. 1755.
14. J. G. Zimmermann: Von der Erfahrung in der Arzneikunst. Zürich 1764. S. 483.
15. J. Fr. Cartheuser: De morbis endemiis libellus. Frankfurt a. d. O. 1771. Nostalgia p. 35.
16. Blumenbach: Medizinische Bibliothek. Göttingen 1783. Bd. I. S. 732.
17. Deutsche Enzyklopädie oder allgemeines Realwörterbuch aller Künste und Wissenschaften. Frankfurt 1790. Bd. 15. Heimweh von Diez.
18. Amelung: In Friedrichs Magazin für Seelenkunde. 1830, p. 125. 1833, p. 269.
19. Meissner: Enzyklopädie der med. Wissenschaften. Leipzig 1831. 6. Bd. S. 110. Art. Heimweh von Georget.
20. Schlegel: Heimweh und Selbstmord. Hildburghausen 1835.
21. Jos. Zangerl: Über das Heimweh. Wien 1840. (I. Aufl. 1820.)
22. Jessen. Artikel: Nostalgie im enzyklopäd. Wörterbuch d. med. Wissenschaften. 25. Bd. Berlin 1841.
23. G. A. Andresse: Nostalgiae adumbratio Pathologica. Diss. Berlin ca. 1822 (ohne Zeitangabe).
|24. Grundtmann: De Nostalgia. Berlin ca. 1839 (ohne Zeitangabe). *83*
25. Ed. Matthaei: De Nostalgia. Diss. Halle ca. 1844 (ohne Zeitangabe).
26. Chatelain: Einige Betrachtungen über die Nostalgie. Diss. Würzburg 1860.
27. Göschen: Deutsche Klinik 1855. Dr. L. Meyer: Der Wahnsinn aus Heimweh. Nr. 1, p. 7. Nr. 2, p. 20. Nr. 3, p. 31.
28. Pinel: Artikel Nostalgie in Encyclop. methodol.
29. Guerbois: Essai sur la Nostalgie. Paris 1803.
30. Castelnau: Considerations sur la Nostalgie. Paris 1806. Biblioth. médic. Tom. XIV.
31. Therrin: Essai sur la Nostalgie. Paris 1815.
32. Paugnet: Diss. sur la Nostalgie. Paris 1815.

33. Percy und Laurent: Art. Nostalgie in: Diction. des Sciences médicales. Paris 1819. T. 36. p. 265.
34. J. Larrey: Über den Sitz und die Folgen der Heimwehkrankheit. Aus dessen Recueil de Memoires de Chirurgie. Paris 1821. Übersetzt in Nasses Zeitschrift f. psych. Ärzte. 1822. p. 153 ff.
35. Masson de Neuf-Maison: Dissertation sur la Nostalgie. Paris 1825.
36. Maury: De la nostalgie dans l'armée. Straßburg 1826.
37. P. Moreaud de Saint-Apre: Considérations sur la Nostalgie. Paris 1829.
38. Beguin: Article Nostalgie in Diction. de med. et de chir. prat. Paris 1829–1836. Tom. XII. p. 76.
39. Robillard: Coup d'oeil sur la Nostalgie. Paris 1833.
40. Eug. Paisson: Diss. sur la Nostalgie. Paris 1833.
41. Calmel: Diss. sur la Nostalgie. Paris 1836.
42. Justin Santi: De la nostalgie à bord des navires de guerre. (Annales d'hygiene publique et de médecine légale.) 1836.
43. Roche de Verneuil: Diss. sur le mal du pays. Paris 1839.
44. Eugène Pilet: Diss. sur la Nostalgie. Paris 1844.
45. L.-A.-H. Leroy Dupré: Diss. sur la Nostalgie. Paris 1846.
46. Mutel: Diss. sur la Nostalgie. Montpellier 1849.
47. Malaper du Peux: Diss. sur la Nostalgie. Paris 1853.
48. Brierre de Boismont: Du Suicide. 1856. p. 141.
49. Legrand du Saulle: Étude sur la nostalgie. In Annales médicopsychol. Paris 1858. p. 430.
50. E. du Vivier: De la Melancholie. Paris 1864. S. 89.
51. Petrovitch: De la nostomanie. Thèse de Paris 1866.
52. Decaisne: Observations de nostalgie recueillies pendant le siège de Paris. Gaz. des hopit. 1870. Nr. 134.
53. Aug. Jansen: Considèration sur la Nostalgie. In Annales et bulletin de la société de Méd. de Gand. 35. Jahrg. 1871.
54. Aug. Haspel: De la nostalgie in Mémoires de l'acad. de méd. Tom. XXX Paris 1871. p. 466–628.
55. A. Benoist de la Grandière: De la Nostalgie ou mal du pays. Paris 1873.
56. Dagonet: Traite des maladies mentales. 1876. p. 218.
57. Proal: L'education et le suicide des enfants. Paris 1907. p. 56.
58. Klein: Annalen der Gesetzgebung und Rechtsgelehrsamkeit in den preußischen Staaten. Bd. 7, p. 37 u. 55. Bd. XIII, p. 176. Bd. XIV, p. 19.
59. E. Platner: Quaest. medico-forenses et. Choulant. Lips. 1824. p. 101 und 311.
60. G. R. Masius: Handb. der gerichtl. Arzneiwissensch. I.B. II. Abt. Stendal 1822. p. 593 ff.
61. Mende: Handbuch der gerichtl. Medizin. Leipzig 1819–1832. 4. Teil. p. 184.
62. Albr. Meckel: Beiträge zur gerichtl. Psychologie. I. Heft. 1820. p. 111 ff.
63. Albr. Meckel: Lehrb. der gerichtl. Medizin. 1820. § 376.
64. S. G. Vogel: Beitr. z. d. gerichtsärztl. Lehre von der Zurechnungsfähigkeit. 2. Aufl. Stendal 1825. p. 163.
65. Hitzig: Annalen der deutschen und ausländ. krim. Rechtspflege. Heft 13. Berlin 1830. p. 37 und 54.

84 |66. Henke: Zeitschr. f. Staatsarzneikunde. 1831. Bd. 22. p. 355. 1837. 24. Ergänz.-Heft. p. 55.
67. Pfaff: Mitteilungen aus dem Gebiete der Medizin, Chirurg. und Pharm. 1833. II. Jahrg. p. 532.

68. Friedreich: Systemat. Handbuch der gerichtlichen Psychol. Leipzig 1835. p. 636.
69. Hettich: Über das Heimweh, hauptsächlich in seinen Beziehungen zur Staatsarzneikunde. Diss. Tübingen 1840.
70. Marc: Die Geisteskrankheiten in Beziehung zur Rechtspflege. Deutsch von Ideler. Berlin 1844. Bd. I. p. 251 u. 271.
71. H. E. Richter: Über jugendliche Brandstifter. Leipzig 1844. p. 54, 69, 91.
72. J. L. Casper: Denkwürdigkeiten zur medizin. Statistik und Staatsarzneikunde. Berlin 1846. Das Gespenst des sog. Brandstiftungstriebes.
73. H. Spitta: Praktische Beiträge zur gerichtsärztl. Psychologie. Rostock und Schwerin 1855.
74. Fleming: Ztschr. f. Psychiatrie. XII. p. 468 ff. 1855. Referat und Kritik des Spittaschen Falles.
75. J. Wilbrand: Lehrbuch der gerichtlichen Psychologie. Erlangen 1858. p. 289.
76. Willers Jessen: Die Brandstiftung in Affekten und Geistesstörungen. Kiel 1860. p. 114.
77. A. Krauss: Die Psychologie des Verbrechens. Tübingen 1884. p. 288.
78. Friedreich: Blätter f. gerichtl. Med. 1886. p. 331.
79. v. Krafft-Ebing: Gerichtliche Psychopathologie. 1892. p. 59 u. 102.
80. Ferd. Maack: Heimweh und Verbrechen. Berlin ca. 1894 (ohne Zeitangabe).
81. Mönkemöller: Geistesstörung und Verbrechen im Kindesalter. Berlin 1903. p. 24, 26, 72 und 68.
82. Reinh. Stade: Frauentypen aus dem Gefängnisleben. Leipzig 1903. p. 203.
83. Hans Gross: »Kriminalpsychologie«. 2. Aufl. Leipzig 1905. p. 91.
84. Hans Gross: »Hdb. für Untersuchungsrichter«. 5. Aufl. München 1908. p. 981.
85. Wilmanns: Heimweh oder impulsives Irresein. In Monatsschrift für Kriminalpsychol. und Strafrechtsreform. 3. Jahrg. 1906.
86. F. Kluge: Heimweh. Ein wortgeschichtlicher Versuch. Programm. Freiburg 1901.

Eifersuchtswahn

Ein Beitrag zur Frage: »Entwicklung einer Persönlichkeit« oder »Prozess«?[296]

Man findet in vorliegender Arbeit dreierlei ineinander verflochten. Erstens: Eine Reihe für die Frage der Paranoia[297] wichtiger, sich zum Teil über das ganze Leben erstreckender Krankengeschichten von Eifersüchtigen, die sicher nicht als alkoholisch und ohne weiteres weder als manisch-depressiv noch als der Dementia praecox[298] angehörig aufgefaßt werden können.[299] Damit zweitens: Eine symptomatologische Übersicht über die Gebilde des Eifersuchtswahns. Und drittens: Nosologische Erörterungen über die Auffassung der vorliegenden, einander vielfach ähnlichen Fälle; dabei werden wir uns aussprechen müssen über die Begriffe des »Prozesses« und der »Entwicklung einer Persönlichkeit«. Es ist unser Wunsch, hierbei uns möglichst klarer Begriffe zu befleißigen, dagegen nicht, die Einordnung und Auffassung der Fälle in der Form scheinbar endgültiger Klarheit zu geben. Wir möchten das Bewußtsein der Unerschöpfbarkeit und Rätselhaftigkeit jedes einzelnen geisteskranken Menschen, das wir den scheinbar alltäglichsten Fällen gegenüber besitzen sollen, auch hier nicht verlieren.

Ich glaube – besonders bei der Länge der beiden ersten und wichtigsten Krankengeschichten – einige *Bemerkungen über die Veröffentlichung von Krankengeschichten* überhaupt und die Ausarbeitung der meinigen voraussenden zu dürfen, um ihre Absicht zu zeigen.[300] Man kann sich in der Psychiatrie nicht verständigen ohne die Schilderung einzelner Fälle. Diese sind die Ecksteine, ohne die unsere Begriffsgebilde zusammenfallen. Das zeigt sich an der Wirkungslosigkeit so mancher älterer Arbeiten, die, weil die Fälle ja allgemein bekannt seien, auf diese oft pedantische und überflüssige, dazu arg raumfüllende Beigabe verzichten. Man kann Erörterungen naturgemäß auf Krankengeschichten stützen, die in der Literatur niedergelegt sind, aber wo diese nicht ausreichen oder dem betreffenden Autor nicht klar genug sind, muß er sich bequemen, eigene Fälle aufzuführen, auch wenn er in Gefahr ist, nur »Bekanntes« zu geben. »Bekannt« ist, was in der Literatur niedergelegt ist, alles andere ist unbekannt, mag es auch durch persönliche Aussprache noch so große Verbreitung haben. Man kann sich natürlich erst recht nicht stützen auf die Allgemeinbeschreibungen der Lehrbücher, die eine im höchsten Maße ephemere Bedeutung haben, insofern in Beschreibungen von »Krankheitsbildern« eine Gesamtschilderung von Zuständen aus Einzelfällen ineinandergearbeitet ist, die einer weiteren Untersuchung oft genug als wesensverschieden erscheinen müssen. Trotz des vielen kasuistischen Materials, das in den

psychiatrischen Zeitschriften und Archiven aufgehäuft ist, hat man nun meist nicht genug Material, wenn man sich theoretisch mit einer psychopathologischen Frage
86 beschäftigt oder | Parallelfälle zum Vergleich mit eigenen Beobachtungen sucht. Nicht die Menge des Materials kann helfen. Das meiste ist leider zu kurz beobachtet oder unzureichend mitgeteilt. Der einzelne Psychiater sieht meist seine Fälle nur kurze Zeit; sie bleiben nicht in seiner Obhut, oder sein Leben reicht nicht aus zur Vollendung eigener Beobachtung. Hier helfen uns die in den Archiven der Klinik niedergelegten alten Krankengeschichten und ganz besonders – leider fast nur in Fällen, die mit Gerichten zu tun bekamen – die Akten (Strafakten, Prozeßakten, Ehescheidungsakten, Entmündigungsakten, Personalakten usw.). Die Verwertung solchen Aktenmaterials geschah zum erstenmal systematisch durch Wilmanns in seinem Buche über Landstreicher.[301] Die Gewinnung ganzer Lebensläufe, von Kraepelin immer gefordert, ist seitdem eine Grundlage empirisch-klinischer Forschung geworden.[302] Wir brauchen nach dem jetzigen Stand unserer Anschauungen unbedingt Biographien, und soll das Material nicht nur zur vorübergehenden Stütze eigener Thesen, sondern auch für andere brauchbar sein, eine Mitteilung der Symptome in extenso, soweit man sie beobachten und davon erfahren konnte. Es liegt auf der Hand, daß die Gewinnung guter Biographien nichts Alltägliches ist; in unzähligen Fällen bleiben wir auf allzu dürftige Angaben beschränkt. Es liegt ferner auf der Hand, daß, wenn einmal eine solche Biographie entsteht, sie die gewöhnliche Länge der Krankengeschichte übertreffen muß. Diese Länge beruht aber naturgemäß auf ganz anderen Ursachen als die Länge solcher, die der Bequemlichkeit oder einer gewissen »Pseudoexaktheit« wegen unmittelbar so, wie sie zuerst geschrieben waren, abgedruckt werden. Für die Biographien in unserem Sinne pflegen wir ein nicht unerheblich größeres Material zu besitzen, als das ist, welches wir veröffentlichen. Die Auswahl des möglicherweise Wesentlichen, Zusammenfassungen, geeignete Disponierung usw. machen eine Kompression möglich, und bleibt dann immer noch eine erhebliche Länge, so erscheint uns das gerade als Vorzug gegenüber den früher manchmal kurzen Veröffentlichungen, mit denen man nichts anfangen kann. Wir hoffen darum auch, daß, selbst wenn alle Anschauungen sich ändern, dieses Material doch seinen Wert behält. Der nicht seltenen Mißachtung längerer Krankengeschichten gegenüber sehen wir in ihrer Ausarbeitung keinen Mangel an Beherrschung des Stoffes oder gar eine gewisse Flachheit, sondern die Herbeischaffung des für alle Überlegungen grundlegenden Materials. Kurze Krankengeschichten erscheinen meist als ganz wertlos und überflüssig.

Was nun im Einzelfall die Disponierung des Stoffes angeht, so bringt es die immer vorhandene Lückenhaftigkeit desselben, die verschiedene Art der Quellen u. dgl. mit sich, daß die Verfolgung eines Prinzips der Einteilung für alle Fälle, und erst recht die Erzielung einer glatten Lesbarkeit nicht möglich ist. Es wäre vielleicht in vieler Beziehung das beste, nach Art der Historiker einen glatten lesbaren Text mit Anmerkungen, die das Material enthalten, zu liefern; da aber Anmerkungen kaum gelesen werden und

das Einzelmaterial doch gerade psychiatrisch wichtig ist, haben wir uns auf Zusammenfassungen am Schluß der einzelnen Krankengeschichten beschränkt. In der Disposition des Stoffes im Einzelfall kreuzte sich mehrfach der Gesichtspunkt, chronologisch zu berichten mit dem, zu vergleichende Einzelheiten nebeneinander zu stellen,
und mit dem, die Herkunft der Angaben hervortreten zu lassen. Zwar wäre es | zweck- 87
los, genauere Quellenangaben nach Art der Historiker zu machen, aber die allgemeine Art der Quellen muß doch sichtbar werden.

Wir bemerken noch ausdrücklich, daß die Krankengeschichten in keiner Beziehung für die angeschlossenen theoretischen Bemerkungen zurechtgestutzt sind. Vielmehr verfolgten wir das Ziel, ganz unabhängig von diesen in den Krankengeschichten ein auch für andere eventuell brauchbares objektives Material zu bringen. Wir möchten es als einen Vorteil angesehen wissen, daß die Krankengeschichten nicht Illustrationen einer bestimmten Auffassung sind. Sie sind vielmehr ausgearbeitet im Sinne der Worte Kraepelins: »Die gewissenhafte Zersplitterung der Formen in ihre kleinsten und anscheinend unbedeutendsten Wandlungen ist die unerläßliche Vorstufe für die Gewinnung wirklich einheitlicher, der Natur entsprechender Krankheitsbilder.«[303]

Bevor die Lebensgeschichten der beiden ersten Fälle erzählt werden, möchten wir in gedrängter Form eine *Übersicht über die jetzige Lehre von Eifersuchtswahn* geben, wie sie sich aus den gewöhnlichen Beobachtungen und der Lektüre der Autoren ergibt[i].[304] Man muß diese, in ihrer Kürze langweiligen und zum Teil recht selbstverständlichen Unterscheidungen gegenwärtig haben, um für die Eigentümlichkeit des einzelnen Eifersuchtsfalles ganz unabhängig von diagnostischen Erwägungen eine genügend scharfe Auffassung zu besitzen. Wir besprechen nacheinander die *symptomatologischen Unterscheidungen*, dann die direkte oder indirekte *Beziehung zu somatischen Bedingungen* und schließlich sein *Vorkommen bei bestimmten Formen im System der Psychosen.*

Symptomatologisch angesehen, haben wir auf der einen Seite *wechselnde,* bald hier, bald dort Nahrung ziehende Eifersuchtsideen, bald vergessen, bald wieder neugebildet, bald auf die eine, bald auf die andere Weise begründet. Demgegenüber finden wir in anderen Fällen ein langsamer oder schneller entwickeltes *System* der Eifersucht mit über Jahre festgehaltenen Beweisgründen, die kaum vergessen, nur hier und da vermehrt werden. Wir können auf diese Weise von der *psychologischen Eifersucht* und der *krankhaften Eifersucht* (mit oder ohne Grund, immer *mit* mehr oder weniger weitgehender Kritik) unterscheiden die *wahnhafte Eifersucht* (überall auftauchende, entsprechende Ideen, Beobachtungen, vergessen und neugebildet, wie oben beschrieben,

i Die wichtigsten älteren Arbeiten sind von Krafft-Ebing (Jahrb. f. Psych. 10); Werner (Jahrb. f. Psych. 11); Schüller (Jahrb. f. Psych. 20). Einen sehr wichtigen Fortschritt bedeutete die Arbeit Bries (Psych. neur. Wochenschr. 1900/1901); Wahlert (Zur Kasuistik des Eifersuchtswahns, Diss. Greifswald 1903) bringt vier ganz verschiedene Fälle dieses Wahns. Zuletzt hat Többen (Monatsschr. f. Psych. 19) sich mit dem Thema beschäftigt. In den letzten drei Arbeiten findet man die weitere Literatur.

ohne jede Kritik) und den *Eifersuchtswahn* (Systematischer Wahn. Nicht immer dabei der dauernde Gemütszustand der Eifersucht).

Wir finden ferner einmal einen auftauchenden Verdacht, der kritisch betrachtet, schließlich begründet gefunden wird, und ein andermal ein mit dem Auftauchen der Vorstellung sofortiges Sicherstehen der »Tatsache«.

Dementsprechend suchen die einen Beobachtungen anzustellen mit dem Wunsch und mit der Hoffnung, den Verdacht zu entkräften mit Steigerung ihrer Depression und Angst, wenn es nicht gelingt, während die anderen nur mit einer gewissen Genugtuung durch Beobachtungen das Feststehende bestätigen.

88 | Was die Genese des Eifersuchtswahns anlangt, hat dieser natürlich Zusammenhang mit allen nur möglichen psychotischen Symptomen, je nach dem Krankheitsbild, in dem er auftritt. Für die Fälle, in denen der Eifersuchtswahn nicht untertaucht in der Fülle der übrigen Symptome, greifen wir als wichtig heraus die kombinatorische Genese, die Mitwirkung von Sinnestäuschungen und Erinnerungsfälschungen.[305] Besonders kennzeichnend ist oft die Art der *kombinatorischen* Entstehung oder richtiger Beweisführung. Die harmlosesten Vorkommnisse, Änderungen im Benehmen, zufällige Begegnungen auf der Straße, das »Sichkreuzen der Blicke in der Luft«, verdächtige Geräusche, Unordnung im Zimmer, Erröten und Unsicherheit der Frau, Besuche usw. dienen als zureichende Gründe weitgehendster Schlüsse. Es liegt auf der Hand, daß diese Ereignisse nicht Anlaß der Eifersucht waren, sondern daß die schon vorhandene Eifersucht nach Gründen suchte und sie fand. Trotzdem kann die latente Eifersucht durch zufällige derartige »Beobachtungen« aufs neue geschürt werden.

Werden einmal in dieser Weise tatsächliche Vorkommnisse »gedeutet«, pflegen auch meist *illusionäre Verfälschungen der Wahrnehmung* hinzuzutreten. Es wird mehr gesehen und gehört als das zufällige Knacken des Holzes, gleichgültige Flecke, immer vorkommende Schatten u. dgl. Es brauchen diese Illusionen nicht über das hinauszugehen, was bei lebhaftem Affekt, bei Erwartung oder Ermüdung jedem passiert, es sind doch illusionäre Sinnestäuschungen. Hiervon völlig zu trennen sind die echten Stimmen, Visionen, deliranten Erlebnisse. Eine besondere Art ist noch gegeben in dem Zusammenhang der Eifersucht mit sexuellen Halluzinationen[i].[306]

---

i Solche sind wohl absolut charakteristisch für die Dementia praecox. Ein in bezug auf dieses Symptom klassischer Fall ist folgender: Frau Behrens erkrankte im 38. Lebensjahr mit Eifersuchtsideen. Zu gleicher Zeit war sie arg auf geschlechtlichen Verkehr aus. Sie merkte, daß ihr Mann es mit einer Nachbarsfrau habe. Die gewöhnlichen Verdachtsmomente spielten eine Rolle: Die beiden kamen ihr zu oft zusammen, sie verständigten sich durch Blicke. Der eheliche Verkehr mit ihrem Mann sei anders geworden. Er habe sie immer forthaben wollen, er hatte immer etwas an ihr auszusetzen, war so grob. Sie hatte dann »ihre Ahnungen«. Zu allem diesen kam folgendes: Wenn der Mann zum Hause hinausgehe und der Nachbarsfrau begegne, so spüre sie, *wie ein Liebesgefühl wie ein Strahl von ihr weggezogen werde* und auf die andere Frau übergehe. Wenn der Mann diese Frau mit Begierde ansehe, *überkomme sie selbst ein unangenehmes Wohlgefühl,* wie wenn ihr Mann bei

Leicht zu verwechseln mit der Erzählung von Visionen oder deliranten Erlebnissen und oft leider schwer zu unterscheiden sind die *Erinnerungsfälschungen,*[307] die als Grundlage des Eifersuchtswahns eine große Bedeutung haben. Es werden nicht nur gleichgültige Vorgänge aus früherer Zeit neu gedeutet und ausgeschmückt, sondern es treten Erinnerungen an überhaupt in keinem einzelnen Zug einmal wirkliche Erlebnisse auf. Es fällt den Menschen »wie Schuppen von den Augen«.[308] Sie haben gesehen, wie die Frau sich zahllosen Männern hingab, haben den Mann aus dem Bett gejagt,
ihn neben sich gefühlt, während die | Frau sie betrog, sie haben durchs Schlüsselloch *89*
die ungeheuerlichsten Szenen gesehen. Bei allen diesen Erinnerungsfälschungen ist auffallend, daß trotz der entsetzlichen Lage, in der sich die Betreffenden befanden, sie nie auch nur den geringsten Eingriff gemacht haben, wenn nicht auch ein solcher, meist harmloser Art, in der Erinnerungsfälschung mit auftritt. Diese »Erinnerungshalluzinationen« treten auf bei Leuten, die sonst gar nicht suggestibel sind, ihre einmal gefaßten Erlebnisse immer in gleicher Weise wiederbringen; während umgekehrt immer neue Deutungen findende, durch Ausschmückung wirklicher Erlebnisse, die sich in neuen Erzählungen immer ändern, sich ihre Grundlage verschaffende Eifersüchtige keine Erinnerungshalluzinationen zu haben brauchen.

Diesen ähnlich, aber von ihnen zu trennen sind eigentümliche *Erlebnisse* der Eifersüchtigen, die *während und nach dem Schlaf* auftreten. Beim Aufwachen haben sie eine Ahnung, als ob nachts jemand da war; sie haben so fest geschlafen, sie werden wohl ein Schlafpulver bekommen haben, damit die Frau ungestört sei; sie haben ein Gefühl, als ob jemand nachts über ihr Gesicht gefahren wäre, ein Tuch darauf gelegt hätte, ja sie haben gefühlt, daß jemand neben ihnen lag. Hier beginnt die Vermischung mit wirklichen Erinnerungshalluzinationen.

Ich brauche wohl kaum zu betonen, daß uns die eigentliche *Entstehung* des Eifersuchtswahns natürlich ein völliges Rätsel ist. Daß sie in für uns absolut unverständlicher Weise auftritt, ist eben das »Verrückte«. Alle unsere »genetische«[309] Betrachtung konstatiert nur die phänomenologischen[310] Beziehungen, die zwischen den Erlebnissen bestehen.

Wechselnd ist schließlich das *Verhalten der Eifersüchtigen.* Die einen leben, fest überzeugt von der Wahrheit ihres Wahns, weiter ihrer Arbeit, beschäftigen sich mit gerichtlichem Vorgehen, suchen aber keine weiteren Beobachtungen zu machen. Selbstbewußt, entrüstet suchen sie ihr Recht herbeizuführen. Die anderen gehen auf die raffinierteste Weise vor, um den Gatten zu »entlarven«. Es wird Sand gestreut, es wer-

ihr wäre. Es komme dann wohl ein Giftstrahl zu ihr. *Die Liebe würde ihr fortgerissen* zu der Frau, mit der der Mann zu tun hat. – Sie glaube ferner, ihr Mann und die Nachbarsfrau seien von einem bösen Geist bewohnt. Diesen Geist könnten sie in die Patientin hineinhexen. Sie habe es deutlich gemerkt, daß die andern beiden immer gut aufgelegt seien, wenn es ihr traurig gehe. Dann sei der Geist in ihr. Die beiden könnten mit dem Geist auch machen, was sie denken solle, usw. usw. – Ähnlicher Fall bei KRAFFT-EBING, Lehrbuch, 4. Aufl., S. 458, Beobacht. 44.

den Zeichen an Türen angebracht, man kommt unvermutet nach Hause usw. Frauen laufen ihren Männern überall nach, warten vor dem Kontor, stellen Dienstmädchen zur Beobachtung an. Beide Gruppen können gewalttätig werden auf Grund ihres Wahns. Wieder andere ergeben sich in ihr Schicksal, sind deprimiert, zweifeln oft, ob sie nicht nur dumme Gedanken haben, oder haben die Eifersucht als typische Zwangsvorstellung. Endlich gelingt es manchen, ihre Eifersucht völlig zu dissimulieren, wenn sie gesehen haben, daß die Äußerung derselben nur zu peinlichen Konsequenzen führt. Zufälligkeiten zeigen dann lange nachher, daß der Wahn unverändert fortbestand.

Nach der Erfahrung der Autoren, die zum Teil statistisch belegt ist, hat der Eifersuchtswahn *Beziehungen zu gewissen körperlichen Vorgängen*, und zwar zum psychophysischen System des *Genitalapparats* und zu *bestimmten Lebensperioden der Frau.* Was das erstere angeht, legt von Krafft-Ebing dar, »daß der psychisch und physisch unbefriedigende Coitus bei reger Libido eine mächtige Quelle für die Entstehung des Eifersuchtswahns bei Alkoholisten sein dürfte«.[311] Auch sonst wurden mehrfach Impotenz, sei es psychopathische oder organische, z.B. bei beginnender Tabes,[312] ferner anatomische Anomalien des Genitale bei Eifersüchtigen gefunden.

90 | Bei Frauen wird von Lactationseifersuchtswahn (Schüller; bei ihm waren 6 Fälle von Eifersuchtswahn bei akuten Psychosen sämtlich »Lactationseifersuchtswahn«), von menstruellem, klimakterischem, senilem Eifersuchtswahn gesprochen. Krafft-Ebing schildert, wie das Bewußtsein schwindender Reize und das Gefühl verminderter Neigung von seiten des Mannes eine mächtige Quelle klimakterischer Eifersucht sei.

Der Eifersuchtswahn kommt, wie wohl alle psychologisch so generell bezeichneten Symptome, bei allen Arten von Psychosen und psychopathischen Persönlichkeiten vor. Durch die *Häufigkeit* seines Vorkommens wird er charakteristisch für bestimmte Zustände. Doch scheint die *besondere Art seiner Bildung* ebenfalls kennzeichnend werden zu können.

Seit Nasse bekannt,[313] durch Krafft-Ebing in noch jetzt gültiger Schilderung begründet ist der Eifersuchtswahn der *Alkoholisten.* Er fand ihn bei 80% der noch in sexuellen Beziehungen stehenden Trinker und erklärte seinen Zusammenhang mit körperlichen und seelischen Folgen des Alkoholmißbrauchs (Zunahme der Libido bei abnehmender Potenz, Roheit, eheliche Zerwürfnisse, entstehende Abneigung der Frau usw.). Auf diesen Grundlagen entsteht er meist kombinatorisch unter Benutzung zahlreicher an sich harmlosester Beobachtungen oder zuweilen auch gefördert durch illusionäre und deliriöse Vorgänge. Er zeichnet sich bei der Verbindung mit der Gemütsroheit und der Demenz[314] der Alkoholisten durch besondere Obszönität und urteilsschwache Begründung aus. Er kann aus demselben Grunde – obgleich manchmal starr festgehalten – wechselndste Formen annehmen und des Systems entbehren. Ferner ist er bei Entziehung des Alkohols der Heilung oder doch weitgehender Besserung fähig, die nur durch interkurrentes Aufflackern des Wahns unterbrochen wird.

Für keinen anderen psychotischen Zustand ist das Vorkommen des Eifersuchtswahns als solchen durch seine Häufigkeit charakteristisch wie für den Alkoholismus. Es ist daher unnötig, aufzuzählen, wo überall er auftritt. Wir möchten nur darauf hinweisen, daß er bei den organischen Psychosen wie Paralyse[315] und seniler Demenz[i] wesentlich in den Anfangsstadien erscheint, daß er nicht selten eine Teilerscheinung der Dementia-praecox-Gruppe[ii] bildet und hier die nur bei diesen vorkommende sexualhalluzinatorische Begründung besitzen kann, und schließlich, daß er in den mannigfachsten Arten bei psychopathischen Persönlichkeiten auftritt: 1. in Verbindung mit *hysterischen* Symptomen, wobei der auf mannigfaltigste Weise begründete Verdacht schließlich durch Erinnerungsfälschungen und pseudologistische Vorgänge neue Nahrung gewinnt (vgl. Schüller, Fall 6); 2. in der Art von *Zwangsvorstellungen* auftretend, die vorübergehend wahnhaften Charakter gewinnen (vgl. Schüller, Fall 9, klimakterische Neurose mit Zwangsvorstellungen)[iii];[316] 3. bei den *periodischen* Verstimmungen der Psychopathen, insbesondere der menstruellen | (Schüller, Fall 7); 4. als Charakterei- *91*
gentümlichkeit, die im *Alter* zum Eifersuchtswahn *sich steigert* (Krafft-Ebing, S. 229, Beobacht. 14). Ob diese Steigerung als Beginn einer senilen Demenz oder als abnormer psychopathischer Ausdruck einer normalen Entwicklungsphase angesehen werden muß, läßt sich nicht entscheiden.

Der Eifersuchtswahn bei psychopathischen Persönlichkeiten tritt im Wechsel und in Verbindung mit *anderen*, den schon genannten und sonstigen Symptomen auf. Er gründet sich bewußt auf Vermutungen, ist oft bloß Verdacht, läßt noch Zweifel zu, läßt sich wohl durch illusionär verfälschte Wahrnehmungen oder Mißdeutungen bestätigen, ist nie für Kritik endgültig und dauernd unzugänglich, rundet sich also *nicht* zu einem auf bestimmte Vorgänge gegründeten *systematischen* und in seinem System *festgehaltenen* Wahn ab.

Wir wenden uns nunmehr zu unserem ersten Kranken:

Julius Klug,[317] kath., verheirateter Uhrmacher, geboren 1838, wurde im Jahre 1895 vom Landgericht der Heidelberger Klinik zur Begutachtung eingewiesen, da sein Verhalten (Eifersucht, zahlreiche Beleidigungen, Bedrohung, Klagen bei Gericht) den Verdacht auf geistige Störung erregt hatte. Seine Angelegenheiten hatten sich in folgender Weise entwickelt:

Er stellte im Jahre 1892 bei der Staatsanwaltschaft Antrag auf Bestrafung seiner Ehefrau sowie einer Anzahl von Männern wegen *Ehebruchs*. Die Erhebungen ergaben die *Haltlosigkeit* seiner Anzeige sowie die Vermutung geistiger Erkrankung. Da K. zufolge einiger Drohungen als gemeingefährlich erschien, wurden die Akten dem Bezirksamt seines Ortes mitgeteilt. Dieses

---

i Ein guter Fall der zweite Wahlerts. Ferner der zweite Fall Többens.

ii Der dritte Fall Többens.

iii Hier ist eine neue Arbeit von Bechterew (Über zwangsweise Eifersucht. Monatsschr. f. Psych. u. Neur. 26. 501. 1909) zu erwähnen. Allerdings handelt es sich in seinen interessanten Fällen nur zum Teil um Zwangsvorstellungen. Einige leiden an durchaus berechtigter, nur in Intensität, Form des Auftretens und ihren Wirkungen abnormer Eifersucht.

beauftragte den Bezirksarzt mit der Begutachtung seines Geisteszustandes. Er traf K. in seiner Werkstätte, verhandelte dort mit ihm und gab sein Gutachten dahin ab, daß K. zwar geistig gestört sei, eine Unterbringung in eine Anstalt jedoch nicht notwendig erscheine, dagegen eine Überwachung durch die Ortsbehörde empfehlenswert sei.

Gleichzeitig mit dem erwähnten Strafantrag hatte K. vor dem Amtsgericht Klage auf Ehescheidung erhoben. Noch im Jahre 1892 fand in dieser Sache vor dem Oberamtsrichter ein Sühnetermin ohne Erfolg statt.

In einem Bericht vom Jahre 1893, welcher auf eine Eingabe des K. hin vom Ministerium eingefordert wurde, trug der Oberamtsrichter vor, er habe im Termin dem K. wohlmeinend bemerkt, er grübele und sinne über seine astronomische Uhr, an der er schon seit 16 Jahren arbeite, zu viel nach, was seine Nerven aufrege; in diesem Zustande werde er sich Sachen vorgestellt haben, die nicht vorkamen.

Um dieselbe Zeit fiel dem K. ein seiner Frau zugestellter Sportelzettel mit dem Betreff »Geisteszustand des Julius Klug« in die Hände.

Aus dem Zusammentreffen der Bemerkung des Oberamtsrichters, der Untersuchung durch den Bezirksarzt und der Auffindung dieses Zettels erwuchs dem K. die *Überzeugung,* daß er *»amtlich närrisch erklärt«* sei, und zwar auf Betreiben des Oberamtsrichters von seiner Frau, um die Beschuldigung des Ehebruchs zu entkräften. Gegenteilige Versicherungen blieben ohne Erfolg. In zahlreichen Eingaben wandte er sich an die Behörden bis zum Landesfürsten hinauf um Aufhebung der »Närrisch-Erklärung«. Die Akteneinsicht, um die er wiederholt nachsuchte, wurde ihm mit Rücksicht auf das Gutachten des Bezirksarztes verweigert.

Im Jahre 1895 lief bei der Staatsanwaltschaft eine Anzeige des Gemeinderats Lehmann aus dem Heimatsorte des K. gegen diesen wegen lebensgefährlicher Bedrohung ein. Er führte aus, daß K. ihn und noch zwei andere unbescholtene Bürger seit 2 Jahren im Verdacht des geschlechtlichen Umgangs mit seiner Frau habe. Obgleich diese in den gemeinsten Ausdrükken ausgesprochene Beschuldigung jeder Grundlage entbehre, hätte er sich in Anbetracht des Charakters des K. darüber hinweggesetzt, wenn ihm nicht K. in einem Briefe *mit Totschießen gedroht* hätte. Da K. tatsächlich mehrfach mit geladenem Revolver nach Hause gekommen sei, sei eine Ausführung der Drohung nicht ausgeschlossen. Er bitte, da er sich beim Bezirksamt und Amtsgericht vergeblich bemüht habe, die Staatsanwaltschaft um Anordnung geeigneter Sicherheitsmaßregeln. Die Staatsanwaltschaft entschied nach Kenntnis der Akten, daß eine Strafverfolgung nicht stattfinden könne und stellte dem Bezirksamt anheim, weitere Sicherheitsmaßregeln zu treffen.

92 | Kurz darauf (1895) richtete K. ein vier Bogen langes Schreiben an die Staatsanwaltschaft, in dem er um gerichtliche Hilfe und Rechtsschutz bat gegen seine Frau wegen erwirkter »Närrischerklärung«, gegen den Oberamtsrichter wegen Anratens dazu und verleumderischer Beleidigung, gegen den Bezirksarzt wegen wahrheitswidriger Begutachtung und gegen das Bezirksamt wegen des auf wahrheitswidrige Angaben hin erlassenen Dekrets der Närrischerklärung. Nach Eingehen dieses umfangreichen Schriftstückes, das von den schwersten Beschuldigungen und Schmähungen der angeschuldigten Persönlichkeiten strotzte, wurden mit K. die ganzen Verhältnisse und die Haltlosigkeit seiner Beschuldigungen eingehend besprochen. Ohne Erfolg. Denn wenige Tage später richtete K. ein »Schlußwort in dieser furchtbar schrecklichen Angelegenheit« an den Staatsanwalt. Er schrieb: »Der Glaube an die Tatsachen steht fest«, bezeichnete die gegen ihn geübte Handlungsweise als »Justizmord« und drohte, die Angelegenheit in die sozialdemokratische Presse zu bringen.

Ein von einem anderen Bezirksarzt eingefordertes Gutachten erklärte nach zweimaliger Untersuchung, den K. nicht ohne weiteres für geisteskrank erklären zu können. – Der Oberamtsrichter berichtete erneut über zahlreiche Briefe gröblichsten Inhalts, die er von K. erhalten, jedoch ignoriert habe. – Auf Wunsch des Bezirksarztes durch die Gendarmerie von neuem und wiederholt gemachte Erhebungen über die eheliche Treue der Frau K. ergaben, daß sämtliche Befragten alle Anschuldigungen des K. für erfunden erklärten. Man kam zu dem Resultat, daß eine Beobachtung des K. in einer Irrenanstalt behufs Einholung eines Gutachtens unvermeidlich sei. Um eine solche möglich zu machen, stellte das Ministerium Strafantrag gegen K. wegen Beleidigung des Oberamtsrichters in bezug auf seinen Beruf. Das Landgericht beschloß auf den Antrag des Arztes die Überführung in die Irrenklinik Heidelberg. K. hatte sich jedoch schon 10 Tage früher unbekannt wohin entfernt. In Straßburg, wo er sich bei einem seiner Söhne aufhielt, wurde er schließlich verhaftet und im Dezember 1895 der Heidelberger Irrenklinik eingeliefert.

Von Frau K. wurde folgende Anamnese erhoben: Sie kennt ihren Mann seit der Militärzeit. Er war immer sehr schnell aufgeregt. »Ich habe nicht viel sagen dürfen und mein Wort hat gar nichts gegolten; es hat nach seiner Richtung immer gehen müssen.« Früher seien sie immer gut miteinander ausgekommen. Die Frau habe eben nachgegeben.

Aber *seit 3 Jahren »ist es an ihn gekommen«*. Er wurde eifersüchtig auf den Uhrmacher des Nachbarortes, wollte nicht mehr, daß sie, wie gewöhnlich, Uhren dorthin bringe. Er rief sie in seine Werkstatt, um ihr zu erklären, im Wirtshaus habe er gehört, er und der andere Uhrmacher hätten eine Frau zusammen. Bald kam er noch mit drei anderen Männern, mit denen sie ebenfalls Ehebruch getrieben haben solle. Sogar neben ihm im Bette habe sie mit ihnen gelegen. Er habe es deutlich gefühlt, wie er gedrückt worden sei; ihm seien die Augen zugebunden worden.

Von den Kindern sagte er, es seien »Hurenkinder«. Sie sollten nur zu ihrem »Hurenvater« gehen. Anfangs sollten wenigstens die beiden ältesten Kinder die seinigen sein, später behauptete er, auch diese seien nicht von ihm. Der älteste sei der Sohn eines Wirtes, bei dem sie als Brautleute verkehrten, er habe denselben Blick wie dieser Wirt. – Sogar einen Feldhüter, der eine Uhr zur Reparatur brachte, solle sie zum Coitus zugelassen haben. – Immer habe er von seiner Frau verlangt, sie solle gestehen. »Ich muß klagen, wenn du nicht eingestehst.« Auch körperlich habe er ihr zugesetzt. Oft habe er sie geschlagen, auch mit einem Lattenstück, und gerufen: »Ich will dir einmal närrisch erklären.« – Am schlimmsten sei es nachts gewesen, er fuhr oft im Schlafe auf und rief: »Hast nichts gehört, es hat sich doch was geregt?« – Wenn ihm einer der verdächtigen Männer begegnete, lief er weg. Viele Leute haben ihm zugeredet, aber er habe sich nichts ausreden lassen. »Er hat's halt behauptet und damit war's fertig.« Die Frau durfte gar nicht versuchen zu leugnen. – Dabei habe er neben den laufenden Arbeiten immer an seiner Kunstuhr geschafft bei Tag und bei Nacht. Die Frau habe ihm oft abgeraten.

In ganz anderer Beleuchtung zeigten sich die Dinge, wie sie K. selbst berichtete. Wir führen zunächst nur auf, was er damals 1895 in Heidelberg angab, schicken aber gleich voraus, daß er über dieselbe Zeit im Laufe der nächsten 15 Jahre zum Teil dieselben, zum Teil ganz neue Angaben gemacht hat, deren Verhältnis zueinander nur durch getrennte Wiedergabe hervortreten kann, die wir darum trotz der Länge einer glatten Ineinanderarbeitung vorgezogen haben.

Im Jahre 1892 habe er zum erstenmal Gerüchte über die Untreue seiner Frau im Wirtshaus gehört. Zwei Leute fragten, ob in T. eine Uhrmachersfrau zwei Männer habe. Darauf | habe der 93
Wirt gesagt: »Der Mann hier ist ja der Uhrmacher« und die Männer erklärten, sie könnten es eidlich bekräftigen. »Ich trank mein Glas aus und ging weg, weil ich mich schämte.«

Gefragt, ob er auch schon vor 1892 *Wahrnehmungen* gemacht habe, erzählte er eine ganze Menge, die er nur *seinerzeit nicht richtig gedeutet* habe. Er habe nie an der Treue seiner Frau gezweifelt, bis er 1892 seinen Irrtum eingesehen habe. *Schon vom Jahre 1870 an* sei ihm aufgefallen, daß verschiedene Männer bei ihm im Haus verkehrten, ohne daß ihm der Zweck recht klar gewesen wäre. Dieselben hätten sich häufig über ihn lustig gemacht, weil sie mit seiner Frau verkehrten. Das sei ihm von F. mitgeteilt worden. – 1889 habe er selbst gehört, wie Lehmann seine Frau gefragt habe, ob er bei ihr schlafen dürfe, und wie diese zugestimmt habe. Er trat nicht dazwischen. »Ich baute immer noch auf die Treue meiner Frau, es war ein dummer Streich.« Zwischen dem Lehmann und dem F. sei immer ein Gewisper und Gelächter gewesen. F. habe die Aufgabe gehabt, ihn zu »blockieren«, während Lehmann mit seiner Frau verkehrte. – Einmal sei er im Dunkeln in das Schlafzimmer gekommen, als seine Frau im Bett lag, da habe diese gesagt: »Läßt du mir denn gar keine Ruhe, vorhin in der Küche erst und jetzt schon wieder?« Später sei es ihm wie Schuppen von den Augen gefallen.

Über dieselbe Sache schreibt er 3 Monate später in einer Verteidigungsschrift: »Am Nachmittag dieses Abends hatte ich in unserem Schlafzimmer etwas zu besorgen und dabei eine Feile auf einem Fenstersims liegen lassen. Zufällig brauchte ich dieselbe eben jetzt und mußte sie holen. Die Beiden lachten immer noch wie toll. Da ich genau wußte, wo ich das Gesuchte fände, trat ich, ohne Licht mitgenommen zu haben, in die Kammer, mußte mich jedoch über das Bett meiner Frau, die ich schlafend glaubte, beugen, um das Gesuchte zu erreichen. Meine Frau mochte wohl meine Berührung mit dem Bette fühlen und leise, aber ganz deutlich, hörte ich sie sprechen: Hah jetzt kommst du schon wieder? Du bist, glaub ich, nicht mehr recht. Du hast mich zuerst in der Küche herumdragiert; dann bis du hereingekommen und hast mich beinahe kaput gemacht, und jetzt kommscht schon wieder! So viel kann ich ja nicht aushalten! – Ei, Ei sagte ich, was schwatzest denn du für Zeug daher? Was soll denn das sein? Ja wer bischt denn du? frug sie dann und fuhr mir mit der Hand befühlend in das Gesicht. Wer werde ich wohl sein? Als ich ihr sagte, wer ich sei, sagte sie, es habe ihr so dummes Zeug geträumt, und als ich sie fragte, was das zu bedeuten habe, was sie gesagt habe, sagte sie: habe ich wirklich etwas gesagt? Da muß es im Traum gewesen sein. Ich glaubte ihr, aber erst später fiel mir ein, daß ja zwischen Sprechen im Traum und gewöhnlichem Sprechen ein großartiger Unterschied sei.«

Noch viele Gerüchte habe er früher vernommen, auf die er nicht eingegangen sei. »1889 sagte man mir, mein Laden sei ein Herrenladen und meine Frau eine Blumenkur.« Das bezog sich auf das Verhältnis der Frau zu dem Blum. Vor diesem hatte ihn auch ein anderer gewarnt, der ihm riet, den Blum öffentlich einen Schuft zu nennen und ihn durchzuprügeln, ohne die Gründe dieser Aufforderung anzugeben, die offenbar in dem ehebrecherischen Verhältnis zu seiner Frau bestanden. Auch ein Leutnant habe ihn vor demselben Mann gewarnt. – Einmal habe er gehört, wie Lehmann zu S. sagte: »Du bist kein guter Freund von K., sondern von K.'s Frau.« Ein anderer erklärte, K.'s Frau ginge nach X. in ein gewisses Haus und ließe sich für gewisse Dinge 1 Mark geben. Ja man habe ihn beschuldigt, daß er aus dem unzüchtigen Gebaren seiner Frau Gewinn ziehe. Auf die Frage, woher er das wisse, antwortet er: »Ich habe Ahnungen, daß so etwas gesagt wird; Bemerkungen sind gemacht worden, die auf so etwas schließen lassen.« Er sei dagegen nicht gleich aufgetreten, weil sich solche Dinge wie diese nicht im Wirtshaus verhandeln lassen.

Auf seine früheren Behauptungen aufmerksam gemacht, daß er selbst dabeigewesen sei, wie seine Frau mit anderen den Beischlaf vollzog, will er erst lange nicht mit der Sprache heraus, schließlich läßt er sich doch herbei, den Vorgang zu schildern: »Es war am 19. März 1892, einem

Feiertag. Der Gesangverein ist im Gasthaus zur Krone gewesen. Obschon ich nicht Mitglied bin, hat man mich eingeladen. Meine Frau wollte daheim bleiben, wollte aber mit Gewalt, daß ich hingehe. Wir sind dann zusammen in die Krone. Da ist eine Frau hereingekommen, um ein Glas Wein zu holen. Die hat gesagt »Theres«, so heißt mein Frau, »du sollst ein bißchen hinauskommen.« Da hat meine Frau gesagt: »Wer was von mir will, soll herein kommen.« Von dem Moment ab hat sie nichts mehr getrunken, hat nur immer gesagt, sie will heim, sie will heim. Ich hab dann gesagt, wenn 9 Uhr ist, dann gehen wir | zusammen heim. Um 9 Uhr sind wir heim. Da 94
bin ich ins Pissoir und meine Frau in den Garten. Da habe ich gehört sagen: »oh, oh!« und gleich darauf ist die Stalltür zum Ziegenstall gegangen. Wie ich gesagt hab', ob ich ein Licht bringen soll, sagte sie »nein, nein«. Dann bin ich erst in das Bett und dann die Frau. Wir sind dann eine gute Weile im Bett gelegen, dann habe ich etwas gehört, aber schwören kann ich nicht darauf. Es ist mir gewesen als ob die Stubentür gehe. Später habe ich hören Klatschen, wie wenn man ein Tuch zusammenklatscht. Was das ist, habe ich nicht gewußt, und weiß es heute noch nicht. Ich habe erst gemeint, es sei auf der Straße. Es dauerte gar nicht lange, so fühle ich eine Hand mir über das Gesicht fahren. Etwas Derartiges ist mir von meiner Frau in den 30 Jahren unserer Ehe nicht vorgekommen. Gleich darauf fühle ich, wie mir ein Tuch über das Gesicht gebreitet wird. Ich hab' das Tuch heruntergezogen und hab' weiter nichts gesagt. Noch eine Weile bin ich dagelegen. Auf einmal hat die Bettstatt angefangen zu wackeln auf eine eigentümliche Weise. Da sagte ich: »Um Gotteswillen, was ist das mit dem Bett?« Da sagte sie: »Mein Fuß, mein Fuß!« Etwas später hörte ich etwas, was klang wie ein Kuß. Später hab ich ein Gewisper gehört. Wie die Dinge gar kein Ende genommen haben, da bin ich aufgefahren und hab gesagt, jetzt will ich doch 'mal sehen, was da los ist. Da hab ich Licht gemacht und da ist meine Frau aus der Stube herausgekommen und war nicht mehr im Bett. Ich frag sie: »Was hast du aus dem Bett zu tun?« Darauf hat sie keine Antwort gegeben. Dann ist sie zur Tür hinaus und wieder gekommen und zu mir ins Bett. Es hat eine gute Weile gedauert, eine viertel Stunde, da ist die Haustür gegangen.« »Das ist die Wahrheit.« »Ein Traum ist es nicht, dafür waren die Eindrücke zu deutlich.« – Auf die Frage, warum er denn nicht einfach zugefaßt habe, um sich zu überzeugen, weiß er keine befriedigende Antwort zu geben. »Ich möchte halt halb geschlafen haben.« Auch auf die Frage, woher er gemerkt habe, daß es der Blum sei, da es doch nach seiner eigenen Angabe stockdunkel gewesen, weiß er keinen Bescheid. Die Nachbarn hätten deshalb nichts davon gemerkt, »weil man bei der Nacht nicht so weit sehe.«

Dies sei lange vorher gewesen, ehe er überhaupt an Ehebruch gedacht habe. Erst später, wie die Geschichten sich ausgedehnt haben, sei er darauf gekommen, was sie bedeuten. Wie sein Verdacht ernstlich wurde, habe er trotz alledem gütig mit seiner Frau gesprochen, um der Kinder willen und um öffentlichen Skandal zu vermeiden. Er habe sie gebeten, einzugestehen, dann wolle er ihr alles verzeihen. Sie habe geantwortet, lieber wolle sie zum Teufel gehen als eingestehen. Daß die Vorwürfe nicht wahr seien, habe sie nicht zu behaupten gewagt. Die Frau mißhandelt zu haben stellt er entschieden in Abrede.

So sei es nun weiter gegangen bis Oktober 1892, wo er dann *aus Verzweiflung* zu seinem ältesten Sohne in die Schweiz *gereist* sei. Von dort habe er Beschwerde beim Staatsanwalt eingereicht. Er sei bald wieder zurückgekehrt, weil er dort nicht arbeiten konnte und die Leute nicht verstand. Da habe er beschlossen, sich Gewißheit zu verschaffen und *seine Frau auf die Probe zu stellen.* Er sei nachts nach Haus gekommen und habe mit einem Geldstück an das Fenster geklopft. Es habe keine Minute gedauert, so sei geöffnet worden und seine Frau habe gerufen: »Wer ist da«? Da habe er mit verstellter Stimme geantwortet: »Ein guter Freund; mach' nur rasch auf, ich zahle gut.« Sie habe ihn darauf nochmals nach seinem Namen gefragt, er habe ihn aber nicht gesagt. Trotzdem habe die Frau die Tür geöffnet und sei im bloßen Hemde dagestanden. Wie sie ihn erkannt habe, habe sie aufgeschrien »wie ein wildes Tier«. Daß seine Frau ihn trotz der verstellten Stimme erkannt habe, will er nicht zugestehen.

Nun sei für ihn kein Zweifel mehr gewesen. Er habe Klage auf Ehescheidung eingereicht. Darauf habe der Oberamtsrichter seiner Frau geraten, ihn für *närrisch erklären* zu lassen. Gerade als die Frau ihm dies mitgeteilt hatte und er in größter Aufregung war, seien Bürgermeister und Bezirksarzt gekommen, um die Närrischerklärung auszuführen. – Schließlich habe der Oberamtsrichter gesagt: »Ja da sieht man den Hochmut! Man will das Perpetuum mobile[318] erfinden, will gescheiter sein als andere Leut', da ist es kein Wunder, wenn ein Rädle im Kopf springt.« (Vgl. oben die wirklichen Äußerungen des Amtsrichters.)

Seitdem seien sein *Geschäft* und seine Einnahmen auf das Geringste *zurückgegangen*. Hierüber schreibt er 3 Monate später in seiner Verteidigungsschrift: Die jetzige Anklage wegen Bedrohung usw. »haben ihren ersten Ursprung in, von mir, und auch anderen Personen, in einer Reihe von Jahren, wahrgenommenen, vom Kläger in und an unserer Familie bewirkten Tatsachen, welche
95 naturgemäß den Ruin unseres vorher glücklichen Familienlebens, unseres | ehelichen Friedens, meiner Ehre und guten Rufes, meines Kredits und schließlich, durch die in Szene gesetzte ebenfalls als eine wenn auch indirekte Folge jener Tatsachen zu betrachtende Närrischerklärung meiner Person, auch den Ruin meines vorher blühenden Geschäfts und durch diesen den Verlust meines, in langjähriger ehrlicher Arbeit erworbenen Vermögens zur Folge haben mußten und auch hatten.« Ferner: »Auf den 16. November 1892 wurden dann ich und meine Frau nochmals, angeblich zu einem Sühneversuch, vorgeladen, wobei mir in Gegenwart der Frau gesagt wurde, ich sei jetzt närrisch erklärt. Das Gerücht hiervon verbreitete sich wie ein Lauffeuer in ... und der Umgebung, und wo ich vorher, auch pro 1892 noch eine Jahreseinnahme von gegen oder über 1000 Mark zu verzeichnen hatte, betrug die Einnahme der folgenden Jahre noch nicht einmal 100 Mark pro Jahr, womit man allerdings nicht mehr imstande ist, die nötigen Ausgaben zu bestreiten. Und einem närrisch erklärten Uhrmacher vertraut doch kein vernünftiger Mensch mehr eine Arbeit an. Not und Elend kehrten bei uns in nie dagewesener Gestalt ein, und trotzdem ich meine Frau und ihre Verführer für die allerersten Verursacher dieses Elends ansehen mußte, fiel es mir nie ein, Rache zu nehmen.« Er habe sich um Rechtsschutz an die Behörden bis ans Ministerium gewandt. Wenn er dabei zu scharfe Ausdrücke gebraucht hätte, sei das aus seiner verzweifelten Lage zu erklären. – Der Oberamtsrichter sei an allem Schuld wegen der Närrischerklärung. Ob er wirklich amtlich als geisteskrank erklärt sei, sei gleichgültig, jedenfalls habe es der Amtsrichter in amtlicher Eigenschaft dritten Personen gegenüber gesagt. – Auf seine vielen Eingaben habe er keine Antwort erhalten. Dagegen seien ihm Unterstützungen von seiten des Oberamtmanns angeboten worden (richtig), die er jedoch zurückgewiesen habe, da er sie in seiner damaligen Lage als Entschädigung für seine Närrischerklärung habe ansehen müssen.

Alle diese Angaben machte K. in vollkommen ruhiger, geordneter Weise. Einwürfe suchte er, soweit es ihm möglich war, zu widerlegen, ohne dadurch in besonders leidenschaftliche Erregung versetzt zu werden. Seine Sprechweise war sehr gewandt. Er besaß eine gewisse Neigung zu etwas gesuchten, hochtrabenden Worten.

Sein *Verhalten in der Anstalt* war von der ersten Stunde an völlig korrekt. Gegen Ärzte, Mitpatienten und Wärter war er höflich und freundlich. Willig beteiligte er sich an der Abteilungsarbeit. Bei der ärztlichen Visite drängte er sich weder auf, noch zog er sich in auffallender Weise zurück. Seine Stimmung war eine gleichmäßige, frei von depressivem oder expansivem Affekt. Seine Intelligenz war ohne Störung. Mit vielem Geschick pflegte er den Plan seiner astronomischen Kunstuhr zu demonstrieren. Er zeigte für einen Mann seines Standes eine recht vielseitige Bildung. Außer dem Plan seiner astronomischen Uhr ließ K. sich, als der Arzt Interesse für ein von ihm verfaßtes Gedicht zeigte, ein ganzes Buch, in dem poetische Produkte zusammengetragen waren, von Hause kommen. Sind diese auch nur Reimereien ohne objektiven Kunstwert, verraten sie doch eine überdurchschnittliche Begabung. Etwas aufdringlich tritt in ihnen ein sentimentaler Zug hervor; gefährliche Situationen, die rührend enden, sind sein Lieblingsstoff. »Gott verläßt die Seinen nicht« ist der bezeichnende Titel eines längeren Werkes.

Seine poetischen Neigungen, wie seine Lust am Bau komplizierter astronomischer Uhrwerke traten schon in jungen Jahren bei ihm auf und gewannen einen entscheidenden Einfluß auf seinen *Lebenslauf.* Er erzählt über diesen – soweit nachprüfbar richtig – folgendes: Als Arbeiterkind wurde er 1838 geboren. In seiner Familie sollen nie geistige Störungen u. dgl. vorgekommen sein. In der Schule habe er schwer gelernt. Das Gelernte sei dann um so besser sitzen geblieben. »Nur das Schreiben wollte mir nicht zur Zufriedenheit meiner Lehrer gelingen, so sehr ich mir auch Mühe antat. Ein gewisser Herr X., der sich sehr um diesen Lehrzweig annahm, glaubte mich während seiner ganzen Amtstätigkeit tagtäglich wegen meiner Schreibleistungen strafen zu müssen.« Nach Verlassen der Volksschule wurde er zunächst zu Hause beschäftigt (1852–56), arbeitete eine Zeitlang als Taglöhner und wurde dann Weber wie sein Vater. 1859–61 diente er als Infanterist, ohne sich etwas zuschulden kommen zu lassen. Nachher arbeitete er zunächst wieder als Weber, gründete dann (1864) ein eigenes Geschäft. 1865 heiratete er seine damals 26jährige Frau. Sie führten eine ordentliche Ehe. Selten hatten sie Streitigkeiten; auch stand er sich gut mit den Einwohnern seines Dorfes. 1866 wurde das erste Kind geboren, dem neun weitere folgten. Schon von Beginn der Ehe an beschäftigte er sich nebenbei mit der Uhrmacherei, besonders gewann er einen gewissen Zulauf für Reparaturen. Bald begann er Uhrwerke selbst zu bauen und verkaufte 1868 zum erstenmal ein solches für 75 Gulden. 1874 wurde ihm eine Turmuhr zur Reparatur übertragen. | 1877 verkaufte er ein astronomisches Uhrwerk für 800 Mark. Seit *96*
vielen Jahren arbeitet er an einer neuen astronomischen Kunstuhr. Ohne Störung ging das Leben bis 1892, dem Jahre, in dem die Ereignisse ihren Beginn nahmen, von denen ausführlich berichtet wurde.

Früher will er nie eifersüchtig gewesen sein. In einem Lebenslauf heißt es: »Meine Frau war in einer gewissen Beziehung im allerhöchsten Grade zurückhaltend mir gegenüber. Aus dieser Tatsache schöpfte ich felsenfestes Vertrauen in ihre Ehre und Treue. *Eifersucht oder derartige Gefühle waren mir fremd.*«

Um seine Reaktion zu beobachten, wurde 1895 in der Klinik *Frau K.,* die einen durchaus anständigen bescheidenen Eindruck machte, schlicht und sauber gekleidet war, in Gegenwart des Arztes *mit ihrem Mann konfrontiert.* Er macht beim Anblick der Frau ein sehr offizielles, ernstes Gesicht, reicht ihr zögernd die Hand. Erst sitzen sich die beiden stumm gegenüber, die Frau ziemlich verlegen. (Wollen Sie nicht nach Ihren Kindern fragen?) »Ach wozu, was Gutes kann ich doch nicht hören.« Das Gespräch wird dann von dem Arzte absichtlich auf die angebliche Untreue der Frau gebracht, wobei sich K. in einen immer lebhafteren Affekt hineinredet. Er macht der Frau heftige Vorwürfe wegen der »Närrischerklärung«, wobei sie nur die Absicht gehabt habe, eine gerichtliche Untersuchung zu vermeiden. Das beweise ihm allein schon ihre Schuld. Wäre sie unschuldig gewesen, so hätte sie alles daran setzen müssen, daß ihre Unschuld gerichtlich beglaubigt werde. Die Aussagen der Leute dem Gendarmen gegenüber bewiesen ihm gar nichts, da sagte man selten die Wahrheit, nur um nicht in die Sache verwickelt zu werden. Wenn aber der und jener gezwungen würde zu schwören, daß er mit der Frau keinen Umgang gehabt habe, werde er sagen, das könne er nicht. »Es sind auch noch Zeugen da, die besonders wichtig auszusagen haben; die hätte ich erst im letzten Augenblick genannt.« »Jetzt nenne ich sie gar nicht mehr. Es hat ja doch keinen Wert mehr. Ich bin ja jetzt doch zugrunde gerichtet.« Er beschwert sich dringend über das gegen ihn angewandte Verfahren. Wenn einer von einem anderen »Esel« beschimpft werde, so bekomme er vor Gericht sein Recht. Er bekomme nicht nur kein Recht, sondern werde dazu noch auf die härteste Weise bedroht, indem er ins Narrenhaus komme. »Es sind viele Dinge da, die zusammengenommen eine Kette bilden.« Es wird K. nun eingehend die Unsinnigkeit seines Verdachtes auseinandergesetzt, aber ohne jeden Erfolg. Er ist unerschütterlich fest von der Wahrheit seiner Angaben überzeugt. Schließlich wird er gegen die Frau immer gereizter und brutaler ausfallend, so daß die Unterredung abgebrochen wird. Nach dem Weggang der Frau ist K. in heftigster Erregung, muß sich zu Bett legen. Alle Glieder täten ihm weh vor Aufregung. Er gerät gleich wieder in heftiges Schimpfen: »Das Lumpenmensch, die Frechheit hätte ich ihr doch nicht zugetraut! Daß sie so lügen würde! Sie ist nur hierhergekommen, um mich schlecht zu machen, daß ich länger hierbleiben muß, und sie ungestört ihre Sache treiben kann ...« »Sich dafür noch die Reise bezahlen zu lassen!« Als ihm entgegengehalten wird, daß die Frau nur auf Wunsch des Arztes gekommen, daß dies ihm schon vor einigen Tagen vom Arzte selbst mitgeteilt worden sei, gibt er das ohne weiteres zu. Trotzdem bleibt er bei seiner Behauptung, daß die Frau nur deshalb nach Heidelberg gekommen sei, um ein längeres Festhalten seiner Person zu veranlassen.

Es bedürfen nun noch seine *zahlreichen* bei den Akten befindlichen *Schriftstücke* einer besonderen Erwähnung. An ihnen fällt eine gewisse Gleichartigkeit des Inhaltes auf, die Übereinstimmung ist oft eine wörtliche, die äußere Form ist durch zahlreiche Interpunktionen, Unterstreichungen, Benutzung roter Tinte charakterisiert. Aus dem Inhalt mag noch einiges angeführt sein, was aus den früheren Schilderungen nicht hervorgeht. 1892 schreibt er: »Selbst der schrecklichste Mord ist nicht so schrecklich, nicht so marter- und schmerzvoll«. In einer Anzeige an die Staatsanwaltschaft steht im selben Jahre, daß er »in Anbetracht seiner furchtbaren Lage zur Verzweiflung komme«. Er beklagt den »seit langen Jahren mit der raffiniertesten Frechheit betriebenen Ehebruch.« »Auf die heimtückischste und hinterlistigste Art werden die schändlichsten Dinge verübt.« »Diesen Freveln sind mehrere Kinder entsprossen«. Er stellt, wenn nötig, sein ganzes Vermögen zur Verfügung, wenn die verdiente Strafe für diese »unerhörten begangenen Schlechtigkeiten« verhängt wird. – 1893 berichtet er über den Besuch des Bezirksarztes: »Wie ein Blitz durchzuckte mich der Gedanke, so jetzt ist alles klar! Man hat die saubere Frau beauftragt, dich in Aufregung zu versetzen und ist gekommen, dich für närrisch zu erklären.« Der Arzt kam »mit diabolisch zu bezeichnendem Lächeln«. Ferner: »Gerade die hartnäckige Verweigerung, mir die Akten zu zeigen, liefert mir den Beweis, daß dort vielleicht noch mehr zusam-
97 mengebaut ist, als ich erfahren habe.« – | Sein Selbstgefühl tritt charakteristisch hervor: »Nun wo ist denn der unter denen, die mich närrisch erklärt haben, der mir das nachmacht? Ich glaube, annehmen zu dürfen, daß es noch nicht reichen wird, selbst wenn man den Verstand und die Kenntnis und die Festigkeiten aller meiner Feinde zusammen nimmt.« Er bezeichnet sich als einen »Mann, dessen Kenntnisse und Fertigkeiten gleichsam als ein Wunder dastehen, weit über die Grenzen unserer Heimat hinausreichen«.

Wenn alles Geld verbraucht sei, dann gäbe es »schließlich nur noch eine Kugel«. Er schließt mit den Worten: »Vor dem Richterstuhl des ewigen und allmächtigen Gottes werde ich Klarheit, aber auch positive Gerechtigkeit finden. Das ist mein Trost und meine Zuversicht.« – 1894 schreibt er: »Allenthalben, wo ich hinkam, begegneten mir die Leute mit scheuen, ängstlichen Blicken und wichen mir aus.« – Die Schmähbriefe an den Amtsrichter enthalten bedeutend maßlosere Ausdrücke: »Ich frage Sie, Sie scheinheiliger Heuchler, der, wie meine Frau, mit Gott und dem Allerheiligsten Schindluder treibt, der, nachdem er unschuldige Mitmenschen total zugrunde gerichtet hat, sich noch für fromm und christlich ausgibt, ist das christlich?« – 1895 erklärte er, der Amtsrichter habe das Verbrechen »ohne Grund nur aus teuflischer Bosheit begangen«, er schiebt ihm die Absicht unter, er wolle ihn zum Selbstmord treiben. Er wird verfolgt von »dem Amtsrichter und seinen Helfershelfern«, jeden Schritt, den er tut, beobachten sie durch »Spione und Aufpasser«, werden »meineidig«, ersinnen »teuflische Lügen«, alles nur, um ihn »moralisch total niederzumorden«. Es taucht ihm die Vermutung auf, daß der Grund dieses Tuns seine Glaubenstreue sei. »Wenn ich kein Ultramontaner[319] wäre, hätte die Närrischerklärung nicht stattgefunden.«

Die *körperliche Untersuchung* ergab: Kleiner, leidlich genährter Mann mit schwacher Muskulatur. Hautfarbe blaß, im Gesicht gelblich. Spärliches Haupthaar. Spitzgebauter, ziemlich kleiner Schädel, fast kein Hinterhaupt. Eigentümlich faltiges, verkniffenes Gesicht, schmale Augenspalten, fleischige herabstehende Nase, auffallend kleines Kinn. Tiefe Nasolabialfalten. Mund zusammengepreßt, breit. Über dem allen ein stereotypes Lächeln. Innere Organe normal. Kniesehnenreflexe gesteigert, manchmal Klonus.[320] Sonst neurologischer Befund intakt.

Das Heidelberger Gutachten stellte die Diagnose »Paranoia«. Die Frage nach der Gemeingefährlichkeit beantwortete es dahin, daß zwar bei solchen Kranken Gewalttaten nie ausgeschlossen seien, daß aber bei K., der zudem seine Drohungen als nicht ernst gemeint in Abrede stellte, die Wahrscheinlichkeit dafür eine ziemlich geringe sei, da er eine mehr schwächliche als energische Natur habe. Eine dauernde unauffällige Beobachtung sei aber nötig.

K. wurde trotzdem von H. zunächst einige Tage ins Gefängnis und dann *in eine Landesanstalt überführt*. In den ersten Wochen seines dortigen Aufenthaltes verfaßte er eine umfangreiche Selbstbiographie, aus welcher die Sätze, die sich auf die letzten Ereignisse beziehen, angeführt seien (das Landgericht hatte beschlossen, ihn zur Beobachtung einer Irrenanstalt zu übergeben): »Um nun gerade diesem, dem Allerschrecklichsten zu entgehen, ging ich in die Schweiz zum Sohn, und hoffte dort in der Verbannung, meine Uhr fertig zu machen. Aber es war nicht möglich, der Aufenthalt wurde mir durch das Benehmen des Sohnes, unmöglich gemacht, ich wollte ihm nicht lästig fallen; ging später zum Bruder nach Straßburg, wo ich verhaftet und ins Irrenhaus gebracht wurde. Über das dort Erlebte will ich hinweggehen. Mehr tot als lebendig kam ich dort an. Das Herzübel von dem ich Eingangs gesprochen, mag wohl von Gram, Kummer und Heimwehe gesteigert, sich immer mehr geltend machen. Am 28. Januar wurde ich von dort abgeholt, und im Gefängnis in K. 10 Tage in Haft behalten. Auch hier erfuhr ich eine weitere Steigerung des genannten Übels: so daß ich in den ersten drei Nächten einige Male glaubte ersticken zu müssen, oder einen Herzschlag zu bekommen. Von da wurde ich ins Spital geführt und nach 8 Tagen nach J. transportiert, wo ich nun, als wirklicher Irre, einen recht traurigen aber leider Gottes ungewissen, deshalb nur um so betrübenderen Schicksal entgegensehe. Tagtäglich, ja stündlich bete ich zum lieben Gott, um möglichst baldige Erlösung. Ich fühle täglich, infolge von Gram, Kummer und unnennbarem Heimwehe nach den armen Kleinen, meine Kräfte immer mehr schwinden. Mein mit so unsäglicher Mühe, Arbeit und Kosten hergestelltes Uhrwerk, dessen Vollendung die ganze Familie, wenigstens in pekuniärer Hinsicht retten könnte, scheint endgültig dem Verderben, der Nichtvollendung geweiht zu sein. Von Gott und

den Menschen abgeschnitten und verlassen, als Gefangener, die armen unschuldigen Kinder in Not und Elend wissen, und leider, trotz Pflicht und Gewissen, trotz bestem Willen, absolut
98 nicht helfen zu können, ist beinahe | mehr als ich armer schwacher Mensch zu ertragen imstande bin. Oft schon glaubte ich daher befürchten zu müssen, daß Gram und Heimweh, mich um den Verstand bringen, zum wirklichen Wahnsinn treiben müßten.«

Im Gefängnis, im Spital und in der Pflegeanstalt benahm sich K. ruhig, besonnen, widersetzte sich nie. Zu allen Zeiten war er völlig komponiert, über alles orientiert. Er hielt sich nie für krank, empfand es schmerzlich, wie er überführt wurde und unterdrückte sichtlich eine große innere Erregung. Er führte sich im weiteren Verlauf musterhaft, drängte sich niemals auf, erzählte aber gern von seiner Kunstuhr, wenn man ihn danach fragte. Dankbar nahm er an, was man ihm anbot, vertrieb seine Zeit mit Lesen, und verfaßte außer der eben erwähnten Selbstbiographie eine lange Verteidigungsschrift. Gern befaßte er sich mit der Reparatur von Uhren. In seiner Stimmung war er meist tief bekümmert. Er ertrug die Internierung nur mit Schmerz, sah kein Ende des Elends, glaubte, sein Herzleiden habe sich in letzter Zeit infolge des Kummers verschlimmert und er werde noch in der Anstalt sterben müssen. Einige Male klagte er wieder über nächtliche Anfälle von Engigkeitsgefühl.

Bei der *Entlassung* (23. Mai 1896) beteuerte er wieder seine geistige Gesundheit. Aber es gebe eben für ihn auf dieser Welt kein Recht mehr. Er wisse, wenn er wieder ein Wort sagen würde, werde er wieder ins Irrenhaus gesperrt, denn er habe 100 Aufpasser.

Von nun an hielt sich K. dauernd als Uhrmacher in seinem Heimatdorfe auf, wo er jetzt noch lebt. Im ganzen ist es ihm gut gegangen, er hat sich und seine Familie ernährt, hat keine weiteren ernsten Konflikte mehr bekommen, aber ohne Störungen ging es doch nicht ab. Seine Wahnideen hat er nie vergessen, wie unser weiterer Bericht zeigen wird. – 16. November 1898 beschwert sich der Gemeinderat, daß K. das Ansehen des Bürgermeisters in der ganzen Umgegend empfindlich schädige, indem er fortwährend behaupte, dieser sei ihm früher bei der Herstellung der Uhr stets hindernd in den Weg getreten und habe seine Aufnahme in die zweite Irrenanstalt veranlaßt. – 1899 wird K. wegen seiner Kunstfertigkeit und seiner Aufsehen erregenden, nunmehr fertig gestellten großen astronomischen Uhr wiederholt in den Zeitungen genannt.

16. Februar 1899 macht K. eine Eingabe an das Bezirksamt um Gewährung der Akteneinsicht. Er habe unter großen Mühen und Opfern seine Uhr fertiggestellt und wolle sie natürlich gern verkaufen. Oft habe er in Unterhandlung gestanden, »aber immer, noch ehe der Abschluß zur Reife kam, ist die Sache auf fast unbegreifliche Weise zu Nichts geworden«. Ein Geschäftsagent habe die gleichen Erfahrungen mit der Uhr gemacht und schließlich, wie er, wahrgenommen, »daß wohl die obligate Närrischerklärung bezüglich die Gerüchte davon den jeweiligen Kauflustigen das zum Kauf eines so teueren Objektes nötige Vertrauen benehme«. Er sei angegangen worden, darum wahrheitsgetreu seine Erlebnisse zu beschreiben, um diese Gerüchte zu entkräften. Er habe jedoch die Daten nicht mehr im Kopf und wolle sich daher gern in den Akten orientieren. Wenn ihm das versagt werde, müsse er aus dem Kopf schreiben und die Lücken mit möglichst begründeten Vermutungen ausfüllen. – Das Bezirksamt erklärt ihm, daß eine Närrischerklärung nicht stattgefunden habe, daher ihm auch in der Verwertung seiner Kunstuhr nicht hinderlich sein könne. Es erklärt sich gern bereit, ihm bei der finanziellen Ausnützung seiner Kunstuhr, deren Vollendung es mit Freude vernommen habe, behilflich zu sein.

Bei dieser Gelegenheit gab das Bezirksamt (6. November 1901) folgendes Urteil ab: »Ohne jemals eine Fachschule besucht zu haben, hat er sich auf dem Gebiet der Uhrmacherei eine geradezu erstaunliche Kunstfertigkeit erworben. Einen Beweis seiner hervorragenden Befähigung hat K. durch die Herstellung eines wirklichen Meisterwerkes, einer astronomischen Kunstuhr geliefert. Zur Ermöglichung der Durchführung dieses Werkes erhielt er, da seine Vermögensverhältnisse nur recht bescheidene sind, von der Regierung mehrfach Unterstützungen.«

1902 berichtet der Bürgermeister, daß es K. ziemlich gut gehe, daß er jedoch noch bei jeder Gelegenheit gleich aufgeregt und sehr reizbar sei, wie früher. Auch habe er noch dieselben fixen Ideen.

Mehrfach beschäftigen sich höchste staatliche Behörden ernstlich mit der Frage, das Werk für ein Museum o. dgl. anzukaufen. Es ist wohl mehr auf zufällige Umstände zurückzuführen, nicht auf den mangelnden Wert der Uhr, daß es nicht geschah.

Im Jahre 1905 machte K. erneut eine Eingabe um Aufhebung der Närrischerklärung an die höchste Instanz. Einwänden, eine solche bestehe nicht, war er unzugänglich. Es heißt: »Der Kranke macht heute wieder den Eindruck eines zum mindesten geistig anormalen Menschen, der | von seinen einmal gefaßten Ansichten trotz immerwährender Widerlegungen nicht abge- *99*
bracht werden kann. Ungünstig beeinflußt wird sein Zustand durch seine häusliche Umgebung und durch seinen Aufenthalt an einem Orte, deren Bewohner sein zweifelsohne bedeutendes Wissen und Können nicht zu würdigen oder auch nur zu achten wissen, sondern in ihm nur den geistig nicht normalen Menschen sehen und ihm das vielleicht auch manchmal zu wissen tun ... Der Verkauf seines Lebenswerkes, der astronomischen Uhr, an den Staat, an ein Museum oder Private wäre ihm jedenfalls aufrichtig zu gönnen.«

Seine schweren Schicksale und Mißerfolge hatten K., dem es an Selbstbewußtsein nie mangelte, schon 1896 veranlaßt, Rückschau zu halten und sich mit seinem eigenen Leben zu beschäftigen. Jetzt entschloß er sich – wohl in der Hoffnung, dadurch eher den Verkauf seiner Kalenderuhr zu erreichen – seine *Lebensgeschichte drucken zu lassen.* 1906 erschien: »Wahrheitsgetreue Lebensbeschreibung eines Mannes, den man wegen Erbauung einer großartigen *astronomischen Kalenderuhr* amtlich närrisch erklärt, seiner bürgerlichen Ehrenrechte entkleidet und *159 Tage ins Irrenhaus* gesperrt hat.«[321] Die Eröffnung bildet ein viele Seiten langes Gedicht, in dem die Uhr spricht, z.B.:

»Dir den Ruhm des Schöpfers künden, –
Das sei Zweck des Daseins mir!
Seiner Allmacht Werke: Schönheit,
Weisheit, Güte, künd ich Dir! –«

Ein zweiter Teil des Gedichts behandelt die Närrischerklärung. Dann folgt die Erzählung seines Lebens, in der Form, wie wenn es sich um einen bedeutenden Mann handelt. Es ist eine selbstbewußte pathetische Schilderung, wie die eines edlen Verfolgten. Er ist immer »der Meister«. Er kann sich nicht genug tun in der Darstellung »der geradezu unerhörten Lebensschicksale« »eines armen Mannes«. Dabei zeigt er vielfach Neigung zu logischen Feinheiten, zu spitzfindigen Gedanken. Er beginnt: »Der kleine Julius zeigte schon in früher Jugend große Wiß- und Lernbegierde.« Er las früh Bücher, machte früh bittere Erfahrungen. Aber einen »gläubig kindlich frommen Sinn«[322] bewahrte er sich immer usw. In einem zweiten Kapitel, überschrieben »Die Schlange unter Blumen« erzählt er, wie im Jahre 1892 die Gerüchte über die Untreue seiner Frau und die Folgen ihm, der »am Kulminationspunkt« seines Lebens war, von nun an das Leben zur Qual machten. Im folgenden Abschnitt »Die Entlarvung« erfahren wir in unveränderter Weise von der Szene, wie K. nachts als scheinbarer Fremdling heimkam, um der Frau ihr ehebrecherisches Treiben nachzuweisen. Diese Vorgänge, den Besuch des Bezirksarztes, der Sühnetermin, die »Närrischerklärung«, die erfolglosen Versuche, diese rückgängig zu machen, alles das berichtet K. hier bis in die Einzelheiten so wie im Jahre 1895.

Dagegen erfahren wir überraschenderweise nun von einem *Ereignis*, das *bis dahin nirgends*, auch nicht mit dem geringsten Wort in den Explorationen in Heidelberg und den zahlreichen Schriftstücken von ihm *erwähnt war*. Dies Ereignis wird jetzt auf den 6. November 1895 datiert, also auf einen Tag wenige Wochen vor die Überführung nach Heidelberg. Man kann bei diesen Umständen an die Möglichkeit einer völligen Erinnerungsfälschung denken. Er erzählt: An jenem Tage servierte ihm die Wirtin B. – er ging zum Frühstück aus – den Kaffee. Das Einschenken dauerte eigentümlich lange. Ein Stückchen Papier, in dem wohl ein Pulver gewesen sein konnte, flog zu Boden. Der Kaffee hatte einen etwas sonderbaren Geschmack. Er wollte aber den Leuten keinen Verdruß machen, sagte nichts und trank die Tasse mutig leer. Da kam gerade seine Ehefrau hinzu und wollte ihn noch zu einem zweiten Täßchen bereden. Eine Stunde später wurde er plötzlich übel. Alle Glieder waren wie gelähmt. Er sank vom Stuhl zu Boden, empfand Reißen und Brennen in den Gliedern, furchtbare Schmerzen, Leibweh, brennenden Durst. Vor den Augen sah er Feuergarben, hörte Rauschen wie von Wasserströmen. Sein Geist war dabei klar. Unbeweglich lag er mit stieren Blicken, ohne sich von der Stelle oder nur ein Glied rühren zu können. Jeden Augenblick erwartete er seinen Tod. Gewaltiger Brechreiz quälte ihn ohne Erfolg. – Abends war es noch schlimm, aber besser. Über den weiteren Verlauf berichtet er nichts.

Weiter erzählt er nun wieder unverändert von seiner Flucht nach der Schweiz, seiner Verhaftung und Überführung nach Heidelberg »ins Haus der Schrecken«. Hier erhebt er Klage: »Drei Tage und drei Nächte mußte Klug auf dem Hausgang, auf welchen sämtliche Zimmer der Totalwahnsinnigen münden, zu Bett liegen. Nackt, halbnackt, teils nur mit einem Tuch, Kissen oder Teppich in den verschiedensten Trappierungen behangen, kamen sie aus ihren Zimmern und
100 umtanzten schreiend, johlend, krähend, summend in allen Tonarten die Lagerstätte | des ängstlich um gütige Erlösung zu Gott betenden Mannes. Sie brüllten: Schlagt ihn tot. Die Wärter hielten sich zurück, denn sobald nur 3 oder 4 Schwerkranke beisammen sind, da getraut sich kein Wärter mehr hin. Diese bemächtigen sich nur Einzelner und führen sie zu ihrem Lager.«[323]

In der Vorlesung sei er als »einer der gefährlichsten Quirlanten«[324] bezeichnet und vorgestellt worden.[325] Dramatisch erzählt er die Einzelheiten in dem Kapitel »Das Debitum«. Auch der oben erwähnten Konfrontation mit seiner Frau gedenkt er, gestaltet aber manches um, behauptet insbesondere, die Frau habe bei der Gelegenheit gestanden, die Unwahrheit gesagt zu haben. Es folgt die Überführung in die neue Anstalt. Diese erfreut sich im Gegensatz zur Heidelberger Klinik seines besonderen Lobes. Begeistert spricht er sich aus, wie zuvorkommend man ihn behandelt, ihn unterstützt, beobachtet und alsbald entlassen habe. – Nach der Entlassung habe ihn die Beobachtung durch Gendarmen vielfach belästigt. Im Jahre 1898 wurde »das Werk vollendet«. Stolz erzählt er von dem großen Zulauf an Menschen, die kamen, die Kunstuhr zu besichtigen und seine Erklärungen derselben anzuhören. Auch hatten viele »von dem Schauerroman« gehört und fragten ihn, ob es wahr sei. In wenigen Monaten seien über 45 000 Besucher dagewesen. Hunderte von Zeitungsartikeln erschienen. 1903 habe er die Uhr auf der Schwarzwaldindustrieausstellung gehabt. Hier habe die Überwachung, die ihm immer zuteil wurde, dem Erfolg geschadet. Überhaupt erreichten es die Verleumdungen der Feinde, daß er sein Werk nicht voll ausnutzen konnte. Seine darum von neuem vorgebrachten Bitten um Aufhebung der Närrischerklärung seien erfolglos geblieben, immer hat man ihm geantwortet, eine solche Närrischerklärung gäbe es nicht.

Auf eine jetzt (1910) erhobene Erkundigung über K.s Zustand erfolgte die Antwort des Bürgermeisters, daß K. immer noch sehr aufgeregt und schnell gereizt sei, sich bei jeder sich ihm bietenden Gelegenheit über die Behörde bösartig und ungehalten ausdrücke wegen der angeblichen Närrischerklärung und sich von niemandem anderen belehren lasse. Er arbeite an der Reparatur von Uhren.

K. selbst schrieb nun auf unsere Fragen zwei ausführliche Briefe (1910). Er ist herzlich erfreut, »daß man doch auch noch an den armen von Gott und der Welt ausgeschlossenen armen K. denkt«, bittet aber, wie er sein Leben lang der heiligen Wahrheit die Ehre gegeben, so auch jetzt ohne Scheu die unverfälschte Wahrheit sagen zu dürfen. Philosophisch läßt er sich, sogar fein pointiert, aus: »Ich weiß ja wohl, daß es heutzutage allenthalben üblich ist, wo Profit in Aussicht steht, nur zu sagen, was nützlich erscheint, und daß das Sprüchwort: ›Kinder und Narren sagen die Wahrheit‹, alle Wahrheitsfreunde gleichsam zu Narren stempelt, was im höchsten Grade unangenehm ist und z.B. gerade gegen mich als Beweis benutzt werden könnte.« Wir erfahren wieder in unveränderter Weise von der Närrischerklärung, seinem Kampf dagegen, der Verhaftung, seinem Brief, in dem er die Bedrohung aussprach und dem Aufenthalt im »Hause des Schreckens«. Die klinische Vorstellung schildert er: »Herr Direktor Kräppelin[326] hat vor der versammelten Zuhörerschaft der Herren Anstaltsbeamten, Volontärs, Herrn Studenten und Wärtern wörtlich gesagt, indem er mir befahl aufs Podium zu stehen, ›dieser Schurke hier, ist der größte Spitzbube der in unserer Anstallt ist. Er ist der gefährlichste Querulant!‹ Und als ich mich gegen die von ihm aus den Akten verlesenen Lügen verteidigte, rief er mir zu: ›Wenn Sie nicht augenblicklich das Maul halten lasse ich Sie sofort unter die Dusche nehmen.‹ Und zu den Zuhörern gewendet sprach er: ›Das ist eben das echt charackteristisch spitzbübische und gefährliche dieses Schurken daß er sich immer auf pausieble Art hinaus zu reden versteht‹.«

Etwas ganz Neues, das ihm in der Klinik zugestoßen sei, erfahren wir im folgenden: Er spricht von der körperlichen Untersuchung, daß er sich habe nackt ausziehen müssen usw. »Dann mußte ich auf den Boden liegen und mit einem hölzernen Hammer klopfte er mir auf die Brust, auf den Bauch, an den Knieen und an den Ellenbogen. Dann mußte ich mich wenden und da hat dieses Scheusal von einem Menschen, für das ich ihn sonst nie vorher angesehen hatte, eine *Operation* an mir ausgeführt die jeden Augenblick gerichtlich konstatiert werden kann, die ich aber anstandshalber nicht nennen darf; deren Folgen aber so ungeheuer furchtbar quälend und beschämend von jenem Moment an bis heute ohne jede auch nur geringste Unterbrechung sich in der scheußlichsten Weise geltend machen. Ob jener Akt in den Akten verzeichnet ist oder nicht weiß ich nicht. Das weiß ich sicher daß dieser Teufel in Menschengestalt auf ein Papier nach jedem Versuch, den er machte, gekrizelt hat. Auch ist mir bis heute trotz verschiedenen geheimen Forschungen noch nicht gelungen zu ermitteln ob jene Prozedur | von Karlsruhe aus *101*
oder blos vom Direktor aus oder sonst irgendwoher befohlen war oder ob O. auf eigene Faust das scheußliche Bubenstück an mir verübt hat. Wenn man dabei die Absicht hatte mir für mein ganzes übriges Leben Qual, Kummer und Schande zu sichern, dann haben die Schuldigen ihren Zweck leider nur zu vollständig erreicht.« Ähnliche schlimme Folgen schreibt er der *»Bromgiftheilung«*[327] zu. Alles Essen bereite ihm Schmerzen. »Wenn ich einmal eine Reise machen will muß ich infolge der erduldeten Behandlung d.i. Bromgiftheilung und Operation den Tag vorher und am Reisetag eben ganz einfach hungern, um ohne zu große Belästigungen im Körper meine Besorgungen machen zu können.« Die Vergiftungsgeschichte mit dem Kaffee wird jetzt auf den 5. November 1895 datiert. Mit Stolz erzählt er von seiner astronomischen Uhr. »Die Uhr ist bereits 11 Jahre und 9 Monate in stetiger Tätigkeit, hat noch keine einzige Sonnen- oder

Mondfinsternis falsch angezeigt.« Aber er hat sie, wie bekannt, nicht verkaufen können. »Also nach 19jähriger angestrengter Tätigkeit liegt der glänzendste Erfolg vor, kann aber infolge dieses scheußlichen Justizmordes nicht nutzbar gemacht werden. Es ist ein Werk, das mindestens 20 bis 25 000 Mark wert ist.« Sonntag nachmittags kommen regelmäßig Besucher, es anzusehen.

Von dem, *was er* im Laufe der Jahre *von den Leuten zu dulden gehabt,* erzählt er manche Einzelheiten: Der Gemeinderat kam zu ihm und beauftragte ihn mit Arbeiten. Wenn er Bedenken hatte: »Ja, wenn du das nicht machst, so macht der Bürgermeister einen Bericht ans Bezirksamt, daß du arbeitsscheu bist, dann kommst du wieder hin, wo du gewesen bist.« Und K. schreibt dazu: »Wohl wissend, daß diese Leute in solchen Dingen gerne Wort halten und daß es ihnen auf einen Meineid mehr oder weniger nicht ankommt ... machte ich die Arbeit und schrieb einen gesalzenen Brief dazu.« Aber bezahlt habe man ihn natürlich nicht. – Ferner: »Während ich an der Uhr arbeitete sind wöchentlich 2 bis 3mal die Beamten der Großh. Gendarmerie in meinen eingefriedeten Hof gekommen, haben ohne zu grüßen, durchs Fenster ganze viertel Stunden lang mir bei der Arbeit zugeschaut.« Bei der Ausstellung der Uhr habe man durch Aufstellung von Polizisten den Leuten Angst vor ihm gemacht. »Es war eben die Polizeiaufsicht des Närrischerklärten.«

Die *Vorstellungen* von dem *ehebrecherischen Treiben* seiner Frau sind *unverändert.* Aber er möge nicht alles noch mal erzählen. »Was kann es nützen, wenn ich all die ungeheuerlichen Schandtaten da noch einmal wiederhole?« Er führt Namen an von Leuten, bei denen man sich erkundigen solle. »Die Frau ist z.Z. 69 Jahre alt und sehr häßlich und krank. Sie war dem alten Sprüchwort gemäß später eine Betschwester.«[328] »Sie wollen wissen, *wie ich heute mit ihr stehe?* Das ist schwer zu sagen. Denken Sie Sich selbst in die Lage und sie haben die Antwort. Als ich heimkam waren 2 unschuldige arme Kinder noch da. Nun ich war zu Grunde gerichtet. Moralisch und Geschäftlich und finanziell. Ich war der Ärmste im Ort. Sie, die Frau, aber war noch ärmer, sie hatte Hunger und Noth mit ihren Kindern schwer kennen gelernt und waren zu Skeleten abgemagert. Ich arbeitete um das Allernöthigste zu beschaffen sagte aber der Frau, daß ich es herzlich gerne sehen würde, wenn sie sich anderweitig Unterkunft suchen würde. Dies habe ich ihr seitdem schon hunderte mal gesagt, dann weint sie eben, aber gehen thut sie nicht. Gewalt möchte ich nicht anwenden einmal aus christlich religiösen Gründen und dann möchte ich jeden Krawall vollständig vermieden wissen. Sie geht ihre Wege; ich die meinigen ohne mich um sie zu kümmern. Ihr Vermögen benützt sie ausschließlich für sich, ich nehme gar Nichts von ihr an habe nichts mit ihr zu tun.«

K. betont, daß er gewohnt sei, streng seiner Pflicht als katholischer Christ zu genügen, und schließt seinen Brief: »Aber vor dem Richterstuhle des allmächtigen Gottes wird die Geschichte sicher offenbar und auch gerecht abgeurteilt werden. Hier kann an der Tatsache gar absolut nichts mehr geändert werden.«

Zusammenfassung. Der von jeher eigensinnige, aber bis dahin nicht eifersüchtige K. fängt im 54. Lebensjahr ohne äußeren Anlaß an, geradezu absurde Eifersuchtswahnideen zu bilden. Er schildert plastische Erlebnisse von einzelnen Ehebruchsakten und von einer Vergiftung. Das Eingreifen der Polizei deutet er als Närrischerklärung, wegen dessen Aufhebung er sich zwei Jahrzehnte immer von neuem mit rechtlichen Mitteln bemüht. Seine Wahnideen werden dauernd festgehalten und offen bekannt. Mit seiner Ehefrau lebt er aber bis jetzt im selben Hause, allerdings ohne mit ihr zu verkehren, öfters spricht er ihr den Wunsch aus, es wäre ihm lieber, wenn sie sich trennten. Seine Leistungsfähigkeit hat nicht gelitten. Von einer Verblödung nach irgendeiner Richtung kann keine Rede sein. Neue Wahnideen werden nicht gebildet, dagegen in bezug auf die relativ kurze kritische Zeit seines Lebens auch später noch neue plastische Erinnerungsfälschungen vorgebracht. –

| *Max Mohr,*[329] geboren 1860, katholisch, Lehrer. Angeblich keine Heredität, immer gesund, 102
aus der Kindheit ist nichts bekannt. Über seinen Lebenslauf ergeben die Personalakten, daß er 1881 und 1884 die beiden Lehrerprüfungen ohne Störung bestand. 1884 berichtet der Hauptlehrer, daß M. absichtlich seinen Umgang meide, ihn nur auf unanständige Weise grüße, sich dagegen mit einem Mann herumtreibe, den er als erklärten Feind des Hauptlehrers kenne, und sich von diesem aufhetzen lasse. M. sei zwar fleißig, das Verhältnis zu ihm aber unerträglich. Später heißt es von anderer Seite, M. mache »Klatschopposition«.

Im selben Jahre 1884 verlobte M. sich. Die *Heirat* fand 1888 statt. Der Ehe entstammen 5 Kinder, geboren 1890, 1891 (Töchter), 1893 (Sohn), 1896 und 1903 (Töchter). Kurz nach der Hochzeit wurde M. zu einer Geldstrafe von 3 Mark verurteilt, weil er einer Grenzaufsehersfrau, die ihm Wäsche wusch, nach langer gegenseitiger Beschimpfung eine Ohrfeige gab. Die definitive Anstellung wurde nach diesen Ereignissen zunächst noch aufgeschoben. Bald nachdem sie erfolgt war (1889), verwickelte er sich wieder in Streitigkeiten, besonders mit dem Bürgermeister des Dorfes. Letzterer beklagte sich über M., er benutze die Kinder zu persönlichen Dienstleistungen, besorge die Gemeindeschreiberei schlecht u. dgl. M. las diese Klagen der Schulklasse vor. Wegen Beleidigung des Bürgermeisters wurde er weiterhin zu 3 Mark Geldstrafe verurteilt. Die Verhältnisse wurden ganz unleidlich; der Schulinspektor spricht von groben Taktlosigkeiten, und daß M. von heftiger Natur sei. Er wurde dann versetzt (1890). In dem neuen Orte, in dem er 3 Jahre war, kam nichts vor. Als er 1893 wieder versetzt wurde nach Z., begann hier bald von neuem die Verwirrung. Mit der halben Gemeinde bekommt er Streit. Der Bürgermeister beklagt sich zuerst: M. spreche in der Schule geringschätzig von der Lehrschwester, erlaube sich Ausdrücke gegen sie, die nicht wiederzugeben seien, dulde es, daß die Schulknaben ihr in seiner Gegenwart Schimpfworte nachriefen. Auch als Gemeindeschreiber versehe er seinen Dienst sehr schlecht, wo er Verwirrung hervorrufen könne, tue er es, man könne sich nie auf ihn verlassen. Bald schließt sich die Beschwerde des Pfarrers an: die Zucht der Schulknaben sei erbärmlich, das Dorf sei noch nie so uneinig gewesen und so aufgeregt, Lehrer M. sei an allem schuld. Er habe z.B. plötzlich im letzten Augenblick eine Weihnachtsfeier ostentativ in Konkurrenz zu einer anderen arrangiert und die Behörden (Bürgermeister, Pfarrer) nicht eingeladen u. dgl. Die allseitig gewünschte Versetzung des M. fand bald statt. In dem neuen Wirkungskreise war der Zustand der entgegengesetzte. Es herrschte überall Zufriedenheit, ja vorher bestehender Unfriede schwand seit der Ankunft des neuen Lehrers. Die verschiedensten Zeugnisse von allen Seiten bestätigen ihm später, daß er sich allgemeiner Beliebtheit erfreute, ein pflichttreuer Lehrer, guter Organist und tüchtiger Gemeindeschreiber sei, daß er über seine Pflichten hinaus sich besonderen Arbeiten unterzogen, sich durch großen Fleiß und stete Tätigkeit ausgezeichnet habe. Das geht so unverändert gut 8 Jahre, von 1895 bis 1903.

In der letzten Zeit – wie weit das zurückging, war leider nicht zu eruieren – war M. sehr eifersüchtig. Nachträgliche Erkundigungen der Gendarmerie ergaben Mai 1903: »M. war stets eifersüchtig und durfte seine Ehefrau mit keiner Mannsperson allein sprechen, um häuslichen Skandal zu vermeiden. Die Ehefrau M. hat sich stets musterhaft geführt.« Ein Taglöhner, der deswegen später mit Gefängnis bestraft wurde, sagte M., er habe gesehen, wie Lustig und zwei andere mit M.s Frau geschlechtlichen Umgang hatten. Anfangs Mai 1903 warf M. diesem Lustig den vermeintlichen Ehebruch mit seiner Frau vor. Lustig beklagte sich beim Schulinspektor und drohte mit Klage gegen M. Am selben Tage – einem *Donnerstag* – erschien dieser selbst bei dem Inspektor, beschuldigte seine Ehefrau des Ehebruchs, erklärte, er habe mit dem Rechtsanwalt die Einleitung der Scheidungsklage besprochen und habe dem Staatsanwalt persönlich eine Klage gegen den Ehebrecher übergeben. Er erzählte u.a. eine unglaubliche Vergiftungsgeschichte, die schon vor 1897 vorgekommen sein soll. Der Zweck seines Besuchs war die Bitte um Versetzung. Am *Freitag* erhielt der Inspektor einen Brief vom Pfarrer, daß das Verhältnis der Ehegatten M. sich unerträglich gestaltet habe. Er fuhr darum am selben Freitag persönlich in das Dorf, erkundigte sich und erfuhr, daß der Ehefrau M. nichts vorzuwerfen, daß dagegen M. schon längere Zeit eifersüchtig sei und sogar seine Frau geschlagen habe. Man nahm allgemein Partei für die Frau. M., vor den Inspektor beschieden, versprach, daß Wandel eintreten werde. Der Inspektor vermutete Wahnvorstellungen, ohne im Augenblick etwas zu tun.

Das Benehmen des M. wurde immer auffälliger und steigerte sich in der *Nacht von Samstag auf*
103 *Sonntag* zu einem psychotischen Zustand. Spätere übereinstimmende Zeugenaus|sagen ergaben, daß er am offenen Fenster stand, ein Beil schliff und drohend erhob; daß er um 11 Uhr abends und wieder um 1 Uhr die Schulglocke läutete. Seine Frau, die wenige Tage vor der Niederkunft war, hielt sich in einem Oberzimmer eingeschlossen. Am nächsten Tage jagte er sie zum Hause hinaus. Sie fand Aufnahme beim Bürgermeister, dieser hatte einen Wächter und einen anderen Mann beauftragt, die ganze Nacht bei M. zu bleiben, damit kein Unglück geschehe. Es liegt ein Eilbrief vor, den M. in dieser Nacht an den Schulinspektor schrieb[i]:

»Herr Inspektor! Es ist 12 Uhr Nachts, da ich diese Zeilen schreibe. Es ist mir mitgeteilt worden, daß heute Abend oder morgen 2 ins Haus einsteigen werden, um mich zu ermorden.

Ich schrieb auf dem Gemeindesaal. Um 11 Uhr wurde an der Seite gegen Lustig ein Geräusch gehört.

Ich begab mich hin mit Licht und hörte unten 2 liegen, sie lachten und einer pfiff meiner Frau; sie sollte öffnen, wußte aber nicht, daß ich noch schreibe.

Erst als ich die Sturmglocke zweimal läutete gingen die 2 unten fort.

Ich bezeihe den Bürgermeister der Mitwissenschaft; er hätte die 2 sehen müssen, sie blieben an seinem Hause stehen. Auch Lustig kam heim und sein Schwiegervater, der kurz zuvor die Tür öffnete. Walther Kühn und noch einer sind eben heim. Walther nießte. Zwecks meines Schreibens ist, bei dem Herrn Kreisdirektor den Antrag zu stellen, daß meine Frau ins Spital zur Entbindung gebracht wird[ii]. Sie hat größeres Mädchen geheißen, das Küchenfenster zu öffnen, das ich kurz zuvor geschlossen habe. Der Mordanschlag war mir heute bekannt gegeben, Bürgermeister Weich ist ebenfalls mit meiner Frau ehebrecherisch umgegangen, daher hat er ein Interesse, daß ich unschädlich gemacht werde. Traurige Sachen! Ich bleibe jetzt die ganze Nacht auf. Entschuldigen Sie meine Schrift. Hochachtungsvoll ganz gehorsamst Mohr.«

Am Sonntag Morgen bekam M. ein Telegramm vom Inspektor, das sich mit diesem Brief kreuzte. Der Inspektor hatte sich die Sache überlegt, er erteilte dem M. Urlaub und forderte ihn auf, am Montag bei ihm und dem Schulrat in der benachbarten Großstadt vorzusprechen. M. *hatte bis dahin regelmäßig Schule gehalten.* Er reiste in die Stadt. Hier schrieb er am *Montag* einen Brief an den Gendarm (die Handschrift ist, wie die des vorigen Briefes, ausfahrend, größer wer-

---

i Der Brief ist absichtlich genau mit den Fehlern abgedruckt.

ii Seine Frau, die in hochschwangerem Zustand war, kam einige Tage später nieder.

dend und zeigt außerordentlich wechselnde Schriftlage im Gegensatz zu seiner gewöhnlichen sorgfältigen Lehrerschreibart):

»H ..... 18. bei Marthin Luther[i]. Sehr geehrter Gendarm! Ich wollte, 14 Tage lägen hinter mir, denn nach dem all ausgestandenen, fügt so ein Schuft von Ehebrecher noch eine neue Schandtat hinzu; man gibt mich für wahnsinnig oder dgl. aus, auch sucht man die Sache zu vertuschen. Ich bitte Sie ergebenst in dieser Angelegenheit bei dem Herrn Staatsanwalt Schritte tun zu wollen, um diese Niederträchtigkeit zu enträtseln. Selbstverständlich bin ich sehr angegriffen. 2) Tragen Sie Sorge, daß meine Kinder aus der Nähe von dieser Frau kommen. Es werden schreckliche Sachen ans Tageslicht kommen, darum dieser Eifer mich unschädlich zu machen. Heute sprach ich Herrn Oberregierungsrat F.; ich stellte mich hierher zur Verfügung. In 14 Tagen werde ich hier angestellt sein. Herr R....! Sie und ich glauben, daß eine Sühne geben muß. Teilen Sie mir umgehend mit, wo die Kinder sind. In L. wollen Sie an der Post aufgeben, daß meine Briefe nach hierher Martin Luther kommen. 3) Tragen Sie Sorge, daß meine Vögel gefüttert werden, die Hühner besorgt werden. Es ist schändlich mich so zu behandeln. Es kommt Alles ans Licht. Besten Gruß. Mohr Lehrer.«

M. verhandelte am selben Tage mit dem Schulinspektor, erschien am nächsten Tage, *Dienstag,* den 19. Mai, bei der Staatsanwaltschaft und gab zu Protokoll: Er lebe mit seiner Frau seit voriger Woche im Ehescheidungsprozeß, weil diese sich mit acht namhaft gemachten Männern geschlechtlich abgegeben habe, mit zwei davon schon vor dem Jahr 1895. »Seit voriger Woche habe ich die Entdeckung gemacht, daß man mich von der Welt schaffen will, und zwar durch Gift. Am letzten Donnerstag, den 14. Mai, als ich mich schlafen legte, bemerkte ich aus meiner Bettdecke einen starken Giftgeruch. Ich ahnte nichts Gutes und schob mir die Bettdecke von der Brust. Am andern Morgen hatte ich einen schmutzigen, weißklebrigen, aneinanderhängenden Auswurf mit Erbrechen und Husten. – Am letzten Samstag (16. Mai), als ich abends zu Nacht essen wollte, hatte meine Frau das Essen schon angerichtet, d.h. ich will sagen, meinen Teller schon gefüllt ... Ich schöpfte Verdacht, da das Essen meiner | Kinder – es waren *104*
gehackte Pfannekuchen – gegen das meinige frisch aussah, dagegen das meinige älter aussah und auch Tüpfelchen aufwies. Nach der ersten Gabel voll, welche ich aß, bemerkte ich einen bitteren Geschmack, ich ließ die Pfannenkuchen stehen und aß bloß einige Gabeln voll Salat.« – Als Täter kämen außer der Frau und den Ehebrechern noch eine Waschfrau in Betracht, die der Frau den Rat gab, sie solle das Schächtelchen mit den Pulvern verbrennen, »welches ich selbst am Sonntag, den 17. d.M., nachmittags 5 Uhr gehört habe«. Den Rest dieser verbrannten Schachtel habe er aufbewahrt. Er gab den Ort an, wo er sich befände. – Telegraphisch wurden Gendarmerieerhebungen gemacht und das Schächtelchen auch an dem bezeichneten Ort gefunden. Das Verfahren wurde alsbald eingestellt, denn auf Anordnung der Verwaltungsbehörde wurde M. ins Spital gebracht, von wo aus die Überführung in eine Irrenanstalt erfolgte (20. Mai 1903, *Mittwoch*).

Sowohl im Spital wie bei der Überführung verhielt er sich ruhig, bemerkte zu seinen Begleitern, er wolle zeigen, daß er nicht verrückt sei. Er beteuerte in der Anstalt seine Gesundheit, war über die Einlieferung etwas erregt, drohte, sich an die Minister zu wenden. Er gab genaue und richtige Personalauskunft. Mit lauter Stimme erzählte er gleich, ohne irgendwie die Anwesenheit von Kranken und Wärtern zu beachten, von dem Verhalten seiner Frau, die ihm seit Jahren untreu sei.

---

i Ein Hotel.

Die Vorgänge der letzten Tage brachte er in logischen Zusammenhang. Da man ihn des schlechten Verhältnisses zu seiner Frau wegen bei seiner Behörde verklagte (richtig, siehe oben!) habe er sich entschlossen, seinerseits alles aufzudecken und am 15. Mai die Ehescheidungsklage eingereicht. Seitdem wolle man ihn wegräumen, um nicht bloßgestellt zu werden. Der Bürgermeister habe ebenfalls fortgesetzt Ehebruch mit seiner Frau getrieben, dieser habe seinen Freund, den Schulinspektor auf seiner Seite, der Schulinspektor habe wieder den Kreisarzt beeinflußt, daß dieser ihn für geisteskrank erkläre, daher könne er gegen den Bürgermeister nichts ausrichten. Man habe ihm aber nicht nur die Möglichkeit der gerichtlichen Festlegung der Wahrheit genommen, sondern auch mehrfach den Versuch gemacht, ihn wegzuräumen. Er erzählt die erwähnten Vergiftungsgeschichten. In der Nacht suchte man ihn zu überfallen, er hörte sie kommen, ans Fenster treten, im Hause poltern. Wegen dieser Verfolgung habe er sich bewaffnet.

In der Anstalt war er geordnet, besonnen, orientiert. Seine Erzählungen waren umständlich. Er klebte an Einzelheiten, ohne jedoch den Faden zu verlieren. Körperlich war außer lebhaften Reflexen nichts zu finden. –

Hier unterbreche ich die chronologische Schilderung, um einen *Überblick* darüber zu geben, *wie die Ereignisse dieser Tage und die Angaben über den Vergiftungsversuch und die ehebrecherischen Handlungen,* die jetzt zum Teil erst erzählt werden sollen, von M. *späterhin verwertet worden sind.* Vorgreifend bemerke ich, daß M. später keine neuen Anknüpfungspunkte für Wahnbildungen gefunden hat, daß vielmehr sein ganzes Denken sich bis zur Gegenwart um die nur zum Teil ergänzten damaligen Ereignisse und Ideen bewegt und daß ferner neue psychotische Zustände analog dem der bedeutungsvollen Nacht nicht mehr aufgetreten sind.

Diese *Nacht zwischen Sonnabend und Sonntag* (16.–17. Mai), in der er die Glocke läutete, den Brief schrieb usw., spielen in späteren Schriftstücken und Aussagen eine große Rolle. Seine Angaben darüber bleiben widerspruchslos sich gleich, nur werden sie mehrfach durch Zutaten ergänzt. Ob diese später erfunden oder nur später angegeben sind, ist natürlich nicht zu unterscheiden. 21. Juli 1903 schreibt er an den Inspektor: »Am Samstag, den 16. Mai, prahlte der Lustig auf der Straße vor einem Haufen Kinder, Erwachsenen und meiner Frau, was er Alles bei Ihnen angegeben habe.« 23. März 1904 ruft er in einem Schreiben aus: »Was in der Nacht vom 16. auf 17. Mai geschah!« Weiter heißt es: »Anschließend an die Schreckensnacht vom 16.–17. Mai will ich kurz erwähnen, daß ich nach Genuß von einem Schluck Johannisbeersaft dem Tode näher als dem Leben war. Durch kalte Abwaschungen rettete ich mein Leben. Die nassen Kleider wurden von Zeugen eingesehen.« »Weder in Worten noch in Taten ist eine Geistesstörung wahrzunehmen gewesen (er verweist richtig auf die verschiedenen Untersuchungen). Allerdings wurde ich durch Genuß von dem vorseits erwähnten Gift nervös gemacht. Mein Puls war hoch. Ein Nervöser ist kein Irrsinniger.« 18. Februar 1907 meint er, »eine Untersuchung der Vorgänge vom 16./17. Mai 1903« wäre ihm recht angenehm. Am 20. Oktober 1907 beantragt er bei der Staatsanwaltschaft unter Aufrechterhaltung seiner damaligen Anzeige »eine Untersuchung der Vor-
105 gänge am 16./17. Mai 1903«, und am 19. No|vember 1907 schreibt er an den Inspektor: »Gestatten Sir mir noch die Anfrage, warum Ihrerseits eine Untersuchung meines an Sie durch Eilboten gerichteten Briefes über die Vorgänge in der Nacht vom 16./17. Mai 1903 noch keine Untersuchung beantragt wurde?« – Man sieht, daß seine Erinnerung eine sehr genaue blieb und daß die Ereignisse für ihn immer den logischen Zusammenhang behielten.

Die *Vergiftungsgeschichten*, die in der Klage bei der Staatsanwaltschaft und bei dem Inspektor vorgebracht wurden, wurden unverändert in der Anstalt von ihm erzählt. Ähnliche Attentate gegen sein Leben berichtete er später mehr. 23. März 1904 behauptete er: »Den Winter hindurch (1902/03) wurden mir Abkochungen von Herbstzeitlosen beigemengt«, und 17. Januar 1907 erzählt er dem Arzt, seine Frau habe ihm verschiedentlich Medikamente ins Essen getan, die ihn außerordentlich schwächten. Er habe bei ihr Würfelchen von Herbstzeitlosen[330] gefunden. Demselben Arzt erzählt er, 1895 habe er gemerkt, daß seine Frau ihm Stoffe in den Glühwein getan hatte. Sie weigerte sich zu trinken, er trank ¼ Liter, worauf er sich die ganze Nacht am Boden wälzen und erbrechen mußte. Als er das Erbrochene nach der Apotheke zwecks Untersuchung bringen wollte, hatte seine Frau es ausgeschüttet.

Ehebrecherische Taten mit allen Einzelheiten der Situation wurden von ihm gleich bei der ersten Anstaltsaufnahme erzählt: Schon im Jahre 1894 habe er einen Dessinateur namens Schmidt aus dem Bett seiner Frau getrieben. Wie andere Ereignisse wird auch dieses oft wiederholt. 1907 erzählt er diese Sache eingehend einem Psychiater: 1894 habe er die Frau zuerst in flagranti erwischt. Es war an einem Sonntagmorgen. Die Frau wußte, daß ihr Mann im Wirtshaus war, dort hörte er, daß Schmidt bei ihr sei. Er ging hin. Die Türe war verschlossen. Er ließ sie aufmachen und fand beide im Bett. Schmidt hatte alles an, nur keinen Kittel. Die Frau hieß ihn Wasser holen, er ging zu dem Zweck in die Küche. Als er wiederkam, hielt die Frau einen Stock in der Hand. Der andere entwischte.

Als er *im Jahr* 1895 versetzt wurde, ließ sich die Frau an dem neuen Orte gleich mit anderen ein. Schon im August sei folgendes passiert: Bei einem Festessen des *Sängerchors*, den er dirigierte, im Schulhaus, habe es zum Schluß geheißen: die Herren sollen einzeln herauskommen in die Küche, Frau M. habe für jeden eine Überraschung. Einer nach dem andern, voran der Bürgermeister, seien darauf hinausgegangen, im ganzen 12. Zum Schluß habe sie ihn selbst rufen lassen, sich ihm hingegeben und ihm gestanden, daß sie es mit den übrigen ebenso gemacht. Den Einwurf der Unwahrscheinlichkeit beantwortet er mit Hinzufügung immer weiterer Einzelheiten, daß ein 12jähriges Mädchen, die er bei Namen nennt, die einzelnen hereingerufen, daß er seine Frau nach ihrem Geständnis am Hals gepackt habe, daß sie ganz naß gewesen sei usw. So erzählte er im Mai 1903. Auch diese Geschichte bleibt ständig. 1907 erzählte er sie dem Arzt und fügte hinzu, er habe die beiden letzten gerade noch in der Küche erwischt. Im selben Jahre verwendete er diese Sache in einer Anklageschrift, nur heißt es hier, Ähnliches sei öfter vorgekommen. 22. November 1907 beantragt er die Vernehmung des 12jährigen Mädchens namens X..., die die Sänger einzeln in die Küche rufen mußte, ferner die Vernehmung eines Sängers, der damals nicht eingewilligt habe. Im selben Jahre gibt er ganz neu an, daß der Kirchensänger Kohl ihm nach dem Akte androhte, daß, wenn M. nicht schweigen werde, sie dann zusammenstehen und ihn in die Irrenanstalt bringen würden. Sein, des K.s Oheim sei auch dort.

Weiter gab M. bei der Aufnahme in die Anstalt an: Einmal sei er nachts aufgewacht und habe gehört, daß seine Frau in ihrem Bett an der anderen Zimmerseite jemand gehabt habe. Ehe er hinzukommen konnte, sei der schon auf Strümpfen zum Zimmer hinausgehuscht wie ein Schatten.

Der Ehebruch mit dem Bürgermeister, dem Lustig und den übrigen in den letzten Monaten wird ebenfalls festgehalten. 1907 schuldigt er diese Leute mehrfach in gleicher Weise an. Ergänzt wird 1907, daß er schon am 27. Juli 1896 gegen 11 Uhr vormittags den Lustig bei der Frau aus dem Bette gejagt habe, dasselbe berichtete er spontan 1909.

Befragt, *wie er sich denn zu all dem verhalten habe,* erklärte M., er habe alle diese Ungeheuerlichkeiten lange still ertragen. Es habe ihm allerdings wehgetan, aber in so einem Dörfchen müsse man still sein, auch sei diese Stelle gut und eine Versetzung nicht erstrebenswert gewesen, schließlich sei seine Stellung durch das Verhalten der Frau unmöglich geworden. Ebenso meint er 1909 mit etwas anderen Worten, daß er so lange bei dem schmählichen Treiben mit seinem Eingreifen gewartet habe, das hänge mit der besonderen Lage zusammen, in der sich ein Lehrer befände. Er habe seine Frau nicht einfach wegjagen können. Daß er um seine Versetzung einkam, das sei der erste Schritt gewesen.

106 | Die Frau, das »satanische Weib«, hat immer alles geleugnet, sie habe ihn mit wüsten Ausdrücken beschimpft, Lumpen u. dgl. genannt. – Das auch andere Leute ihm damals *Bosheiten und mißachtende Worte hinter seinem Rücken* sagten, behauptet er in späteren Jahren, das waren gerade solche, die ihm ins Gesicht sehr freundlich waren, z.B. der Bürgermeister, der ihm ein gutes Zeugnis schrieb, aber mit seiner Frau Ehebruch trieb, über ihn sprach und schließlich seine Verbringung in die Irrenanstalt veranlaßt habe. – Im Jahre 1907 ergeht sich M. auch des längeren über die allgemeinen *Charaktereigenschaften seiner Frau* und stellt dar, wie sie ihm das Leben von Anfang an zur Hölle gemacht habe. »Das Benehmen während der Ehe war keineswegs das einer in Liebe und Treue ergebenen Frau. Ihre Auffassung ging dahin, als könne die Frau nach ihrem Belieben handeln, wie sie will, so sagte sie oftmals, wenn ich warnend und mahnend meine Stimme erhob: es gehe mich nichts an, sie könne machen was sie will; oder: Du bist mir gescheit genug, dich verkauf ich zwanzigmal im Sack. Ihr ganzes Benehmen und Verhalten war das eines launenhaften, verwöhnten, hinterlistigen, schlauen und unversöhnlichen Weibes. Wenn ich in allen Tonarten verschimpft wurde, so mußte ich späterhin noch gute Worte geben, um Frieden und Ruhe zu bekommen. Die Frau ging in ihrem ganzen Betragen so weit, daß jedes Schamgefühl und Achtung vor dem Lehrerstand verloren ging. Sie legte Eigenschaften an den Tag, wie ich solche nur bei schwerkranken Personen in der Anstalt beobachtete, wie Fluchen, Toben, Türen zuschlagen, Sachen beschädigen. Wenn ich Ihnen, Herr Doktor, mitteile, daß ich jeden Morgen aufstehen mußte, um den Kaffee für die Familie zu kochen, auch sonst in jeder Weise ihr bei den Arbeiten behilflich war, neben Schule, Gemeindeschreiberei, Organistendienst, die Arbeiten im Garten ganz allein besorgte, die 3 Kinder in Violine und Klavier unterrichtete und dennoch von diesem Weibe als fauler H. oder St. tituliert wurde, dann muß jedermann zur Überzeugung kommen, daß dieses Weib äußerst boshaft ist.«

Im Laufe der Jahre wurde nun auch das Inventar an *einzelnen abenteuerlichen Anklagen* reicher. 25. Oktober 1907 erzählt er, anscheinend zum erstenmal, in einem Schreiben an das Amtsgericht, betr. Zeugeneinvernahme, etwa folgendes: Im Januar 1903 wurde Koch zur Ausbesserung der Rinne des Gußsteinrohres der Küche gerufen. Die Frau kam auffällig hinzu, obgleich es mit der Küchenarbeit noch Zeit hatte. Auf seinen Vorhalt wurde er beschimpft: Küchenschmecker, Häfelesgucker usw. »Ich schämte mich und ging in den Gemeindesaal an die Arbeit.« Am Küchenfenster entwickelte sich nun folgendes Gespräch zwischen seiner Frau und Koch, indem letzterer auf einer Leiter draußen war (M. will an der Türe draußen, wohin ihn sein Mißtrauen geführt, zugehört haben): Koch: »Sie sind eine schöne Frau, wenn ich nur auch eine solche hätte.« Frau: »Sucht Euch eine!« K.: »Wo soll ich sie suchen?« Frau: »Da steht ja eine.« K.: »Darf ich kommen?« Frau: »Ja!« K. stieg zum Fenster hinein, M. wollte sie ertappen, die Küchentür war aber verschlossen. Auf Aufforderung zu öffnen, antwortete die Frau: »Warte bis ich fertig bin.« Dann schickte M. den Koch fort, ohne daß die Arbeit fertig war. – Untereinander haben diesen Vorgang am 9. Januar 1903 zwei Leute besprochen, wobei M. zuhörte. So erzählt dieser. – Der von ihm beschuldigte K. wurde vernommen (1907) und gab an, daß er überhaupt nur im Juni 1903 nach Erledigung der Militärpflicht in das Dorf gekommen sei, damals allerdings Ofenrohre im Schulhaus ausgebessert habe. Mit der Beklagten habe er nie etwas zu tun gehabt, nur wenige Worte mit ihr gesprochen. Die Anschuldigung ist ihm gänzlich unverständlich. Daraufhin klagte M. den Koch wegen Meineid an, wie später berichtet werden wird.

Januar 1907 heißt es in einem Schriftstück: »Im folgenden möchte ich noch einige Tatsachen anführen, von denen ich noch keinen Gebrauch machte. 1) an den Winterabenden merkte ich lange nichts, daß die Frau regelmäßig um 8 Uhr hinter den Hof mußte auf den Abort, sie schaute dabei vor acht Uhr auf die Uhr. Um die gleiche Zeit wurde die Haustür des Nachbars Lustig gehörig zugeschlagen. Da sie einmal sagte, um 8 Uhr muß sie hinunter, so fiel es mir sodann auf und schlich mich nach, Frau und L. waren im Aborthäuschen. Auch kam eines meiner Kinder, das später hinunterging, herauf und sagte: Der L. ist bei der Mama. Auf meinen Vorhalt hieß es, er hätte seinen Hund gesucht. Am 28. Januar 1903 traf ich L. an, wie er mit ihr zu tun hatte auf dem Gemeindesaal. Hier gab er an, er wolle einen Transportzettel schreiben lassen.« Ferner: »Das gerade an den Samstagen, wenn ich im Schullokal sang, von den Sängern heimlich hinaufgingen zur Frau, ist eine bekannte Tatsache. Ich habe Beweise, daß nichts Gutes geschah. So sagte einmal Alfons Wille zum Karl König, der herunter kam und den anderen erzählte, daß er oben war: »Bürschlein, Bürschlein, das | nimmt noch ein schlimmes Ende.« So kam auch ein- *107*
mal R. mit dem Bemerken hinein, der Bürgermeister ist noch oben bei ihr. Zweimal sprang ich einem nach, um ihn zu stellen. Dieser R. hat in meinem Dabeisein von den Vorfällen erzählt, dem jetzigen Pfarrer Lindner, welcher um die Sache wußte. Auch er tat ein Möglichstes, um die Angelegenheit zu verschweigen.« – »Ich könnte noch von einem Vorfall mit Koch berichten (siehe eingehend oben), von 2 Treppenhockern 2. Mai 1903, von einer lustigen Gemeinderatssitzung während des Nachmittagsgottesdienstes im Frühjahr 1903.« – Damals (1907) erzählte M. auch, schon am ersten Tage der Ehe im Jahre 1888 sei es nicht in Ordnung gewesen. Die Frau sei verdächtigerweise am Hochzeitsabend mit einem Mann hinuntergegangen. Schließlich erhob M. 20. Oktober 1907 Anklage gegen Karl König wegen Sittlichkeitsvergehens an M.s beiden Töchtern Irma und Klara, 13 und 12 Jahre alt. »Am 9./10. Januar 1903 kam derselbe am Samstag von oben herunter in den Schulsaal und erzählte dem R.: »Wir haben jetzt bald drei, bei Irma geht es schon, ich habe es probiert!« Dabei erzählte er, daß er von meiner Frau Geld bekommen, damit er zuvor einen Schoppen trinke.« »Am 1. Juli 1903 gebot die Frau dem Töchterlein Klara ja nichts zu verraten, sonst ging es dem Karl König und ihnen schlecht.« Zufällig finden wir diese Sache schon in einem Brief von ihm im Juli 1903 erwähnt, den er an seine Frau schrieb, ein Grund, mit der Annahme späterer Erfindung vorsichtig zu sein.

Sonst ergab das Aktenstudium und die Exploration des Pat., daß im Laufe der Zeit Geschichten auftauchten, von denen er früher nicht geredet hatte. Diese stimmen zwar der allgemeinen Art nach mit den früheren überein, nur in dem besonderen Inhalt sind sie neu. Es läßt sich natürlich nicht absolut sicher entscheiden, ob M. es früher unterlassen hatte, sie zu erzählen, wie in dem letzten Fall, oder ob sie wirklich neu in seinem Bewußtsein aufgetaucht sind. Jedenfalls ist wohl sicher, daß eine wesentliche Umformung alter Geschichten nicht eintrat. Sie wurden festgehalten, wie sie einmal geschaffen waren oder neue traten an ihre Stelle. –

Nachdem so eine Übersicht über die Wahnbildungen gewonnen ist, *fahre ich in der chronologischen Erzählung,* die Mai 1903 bei der Aufnahme in die Irrenanstalt unterbrochen wurde, fort. Sein Verhalten blieb ein durchaus geordnetes, er schlief gut, aß mit Appetit, versicherte, daß er sich wohl fühle. In den ersten Tagen verlangte er öfters erregt seine Entlassung. Der Kreisarzt sei vom Inspektor, dieser vom Bürgermeister beeinflußt. Dem letzteren zuliebe werde er geopfert. Es werde ein Schrei durch die ganze Provinz gehen, wenn er die Sache aufdecke.

28. Mai ist notiert: Immer etwas gehoben und euphorisch, geht früh in die Schule, schreibt abseits von anderen Kranken Schönschriftproben und Geschichtszahlen auf die Tafel, die er mit Stolz vorzeigt. Hat sich in den Aufenthalt gefügt. Jetzt behandele man ihn mit Achtung, man sehe, daß er nicht krank sei. Am ersten Tage jedoch habe sich ein Wärter an der Wand gewälzt, als er vorüberging, um dadurch nachzuahmen, daß er die fallende Krankheit habe. Auch habe er gehört, wie der betreffende dabei sagte: »Der Schulmeister da will die fallende Krankheit haben.« Schon wenige Tage später wurde ihm größere Freiheit gewährt. Er versprach, nicht zu entweichen. Er wolle mit Ehren herauskommen.

Am 26. Juni gedenkt er weinend seiner armen Kinder, bittet seine Frau um Nachrichten über dieselben und schreibt ihr gleichzeitig, daß er ihr verzeihe. An den Wahnideen hält er unverändert fest. Sein Benehmen ist immer höflich und freundlich.

Auf Wunsch seiner Frau, die jetzt die Sache als harmloser darstellte, wurde er am 29. Juni entlassen. Schon am 2. Juli jedoch bat die Frau telegraphisch, ihren Mann wieder zu holen. Er hatte sie nach der Ankunft gleich bedroht, so daß sie vor ihm flüchten mußte. Die sogleich abgesandten Wärter trafen ihn nicht mehr an, er war in seinen von seinem Wohnort weit entfernten Geburtsort zu seinem Schwager gereist. Vorher hatte er noch persönlich am 3. Juli 1903 um Urlaub für den Monat Juli behufs Kräftigung seiner Gesundheit gebeten. Er wolle die Zeit in seinem Heimatort verbringen. Der Schulinspektor bemerkt, daß er von Aufregung in seinem Wesen und seiner Rede nichts wahrgenommen habe. Der Urlaub wurde ihm gewährt.

21. Juli 1903 bittet er um Übertragung einer anderweitigen Schulstelle. In dem Schreiben steht u.a.: »zu meiner Familie gehören zwei Mädchen im Alter von 13 und 12 Jahren und ein 10jähriges Söhnchen, diese erhalten durch mich Unterricht im Violin- und Klavierspiel, außerdem erhalten sie Unterricht in der französischen Sprache und das Söhnchen in der lateinischen behufs Aufnahme in ein Gymnasium.« Er bittet bei Versetzung »auf diese Verhältnisse« Rücksicht zu nehmen.

108 | 24. Juli 1903 legt er das Gesundheitszeugnis eines Arztes, der ihn in seinem Geburtsort behandelt hat, vor. Am selben Tage bittet Frau M., daß ihr Mann wieder in die Irrenanstalt gebracht werde. Wie sie aus einem Briefe von ihm sehe, sei er noch nicht gesund. In diesem Briefe steht u.a.: »Man treibt das Lügengespinst fort.« »Ich werde Dich unter Polizeiaufsicht stellen lassen.« »Geld willst Du? Ja, geh zum Bürgermeister, dem Du gegeben hast, damit er zuvor einen Schoppen trinkt, um Dich besser ... zu können ... Langt's jetzt bald mit deiner Treue? Und Irma wurde schon verführt ... Du bist eine Hure für's ganze Dorf ... Das Hurengeschäft blüht ja ... Es muß reiner Tisch gemacht werden ... Ich muß arbeiten und werde noch gemartert, vergiftet, gemordet und verfolgt ... Wohl reißt er (M.) in die Provinz und wird säubern.«

Am 30. Juli 1903 schrieb M. an die Staatsanwaltschaft und erschien am 31. Juli in Schmerzingen bei seiner Frau. Diese mit ihren Kindern flüchtete vor ihm. Am nächsten Tage wurde er durch Wärter der Anstalt zugeführt. – Er selbst hatte, wie ein Schriftstück von ihm ergibt, in den Tagen zu Anfang und Ende Juli, die er in Schmerzingen war, wieder viel Auffälliges bemerkt. Die Flucht seiner Frau, die Tatsache, daß seine Töchter beim Bürgermeister übernachteten, wurde von ihm im Sinne seiner Wahnbildung von sexuellen Vergehungen gedeutet. In den Wochen dazwischen, die er sich in seinem Geburtsort aufhielt, geschah nichts Besonderes, abgesehen davon, daß er den erwähnten Brief an seine Frau schrieb.

In der Anstalt bat er alsbald um erneute Entlassung. Er machte Versprechungen, er werde alles verzeihen und dulden, nichts sagen. Ein drittes Mal werde er nicht in die Anstalt kommen. Am 17. August ist notiert: Will nicht nach der Villa, wo es langweilig sei. Beschäftigt sich mit Lektüre, geht nachmittags hinüber in den Pavillon, wo ihm erlaubt ist, Klavier zu spielen. Bezüglich seiner Angelegenheit: Er sage wie Christus, Herr vergib ihnen. Ganz uneinsichtig, aber voll guter Vorsätze, er werde sich beherrschen und alles tragen. Beim Sprechen in leichter Erregung, sonst äußerlich ruhig und geordnet. 25. September: Zeigt in seinem Schreiben an die Frau viel Anteil an dem Wohlergehen und der Erziehung der Kinder, drängt die Frau, ihm wieder zur Freiheit zu verhelfen. 14. Oktober: Nach einem aus Neckerei hervorgehenden Wortwechsel mit einem Mitkranken erregt, beklagt sich. 30. Dezember: Er war immer ruhig und geordnet, zeigte ständig freundliches und bescheidenes Wesen. Nachdem sich heute plötzlich ganz unerwartet die dem Kranken in sichere Aussicht gestellte Beurlaubung zerschlagen hat, hochgradige Erregung. Wegen Fluchtverdacht (wollte von einem Mitkranken Geld borgen) verlegt. Er gab noch an, seine Frau sei im höchsten Grade schwanger. Das glaube er bemerkt zu haben, als sie hier war, deshalb wolle sie zu ihm, um ihn zu zwingen, den Beischlaf auszuüben, damit sie nachher sagen könne, er sei der Vater des Kindes. 2. Januar 1904: Hat sich in den letzten Tagen etwas zurückgehalten, kommt heute spontan, er habe sich geirrt, seine Frau sei doch nicht schwanger.

Gegen die Entscheidung seiner Versetzung in den Ruhestand erhebt er 23. März 1904 in einer langen *Eingabe* Einspruch. Er bedauert, daß auf seine Eingabe vom 14. und 19. Mai 1903 beim Staatsanwalt noch keine Untersuchungen stattgefunden haben, wodurch seine ungerechte Internierung würde dargetan sein. »Deshalb ergreife er mit großer Befriedigung die Gelegenheit, das bestehende, mir zugefügte Unrecht an der Wurzel zu fassen.« »Es muß Licht in die Angelegenheit kommen.« Er sprach von seiner »wahren himmlischen Geduld«, mit der er lange »fortwährende Beleidigungen« ertrug. Schließlich habe er einschreiten müssen. »Dies konnte zunächst nur durch eine Versetzung von dem Orte erreicht werden. Dieser Schritt kam mir hart genug an.« Hierdurch wurden Personen bloßgestellt, die ein Interesse daran hatten, dies zu vereiteln. Am 2. Juli 1903 habe er bei Gelegenheit seiner Akteneinsicht auf dem Bürgermeisteramt Schmerzingen zu seiner Verwunderung lesen müssen: Mohr ist ein Irrsinniger. Er legt dar, warum hiervon nicht die Rede sein kann und ruft pathetisch aus: »Darf man den Kindern ihren Ernährer rauben, eines fanatischen satanischen Weibes wegen, die ihrem Mann den Untergang bereiten möchte und kein Mittel scheut, um dies zu erreichen?« Er bittet um Entlassung, gerichtliche Untersuchung usw.

Es erfolgte trotzdem nach umständlichem Verfahren am 28. September 1904 seine Pensionierung wegen Geisteskrankheit. Am 8. Juli 1905 wurde ihm ein Pfleger bestellt. Am 15. November 1906 jedoch auf sein Betreiben – er war damals wieder in Freiheit – die Pflegschaft aufgehoben.

In der Anstalt verhielt er sich weiterhin geordnet und sprach nicht spontan von seinen Wahnideen. Am 28. April 1904 schrieb er einen Brief an seine Frau, in dem er sie um Ver|zeihung bat 109
und den Wunsch aussprach, sie möge es mit ihm wieder zu Haus versuchen. Er äußert öfters bei der Visite, hier habe er viel gelernt, sein Aufenthalt hier solle ihm eine Lehre für sein Leben sein. 31. November 1904: Las vor einigen Tagen in der Zeitung, daß sein Nachfolger in der Lehrerstelle ernannt sei. Vorübergehend sehr ungehalten. – 1905: Geht viel in die Kirche. Dauernd freundlich, zuvorkommend, gefügig. Die ihm gewährte größere Freiheit hat er nie mißbraucht. Januar 1906 machte er Pläne, sich eine Zivilstellung zu beschaffen und mit dem übrigen Gehalte seine Kinder zu unterstützen. Er arbeitet fleißig auf dem Bureau.

Am 22. Februar 1906 wurde M. beurlaubt. Die nächsten Monate wohnte er bei seinem Schwager. Er bemüht sich um endgültige Entlassung aus der Anstalt und um Wiedereinstellung in den Schuldienst. Er legte Zeugnisse vor vom Schultheiß, Gemeinderat, Arzt, daß er gesund sei. Der

Ortspfarrer bestätigte ihm, daß er durch eifrigen Kirchgang »erbauliches Beispiel« gebe. Von Einzelheiten, die sein geordnetes Vorgehen zeigen, zählen wir auf: Nach seiner Beurlaubung bittet M. alsbald um erneute Anstellung im Schuldienst (27. April 1906), bittet den Schulinspektor um die bei ihm verwahrten Anklageschriften des Lustig und seiner Frau gegen ihn selbst (28. Mai 1906), die tatsächlich nicht existieren, und um die Zeugnisse des Pfarrers und Bürgermeisters. 28. Juni stellt er Antrag auf Aufhebung der Pflegschaft durch einen Rechtsanwalt, die einzige gerichtliche Handlung, bei der er Erfolg hat, versucht (31. Dezember 1906) mit Hilfe eines Rechtsanwaltes seine Wiedereinstellung in den Schuldienst zu erzwingen, da das Verfahren der Versetzung in den Ruhestand nicht ordnungsgemäß durchgeführt sei, natürlich ohne Erfolg. 28. Februar 1907 wünscht er erneute Untersuchung der Vorgänge vom 16./17. Mai 1903: »Die traurigen Umstände, unter denen ich meine Stelle verlor, bedürfen der Aufklärung.« Alle Schuld habe seine Frau.

Gegen diese reicht er am 22. März 1907 Ehescheidungsklage ein. Der Prozeß endet nach langwierigen und zahlreichen Zeugenvernehmungen, die nichts für die Frau Belastendes ergaben, mit der Abweisung des Klägers. Während dieses Prozesses schreibt er einen Brief an den Schulinspektor: »Da alle meine Versuche um Wiedereinstellung vergeblich sind, bleibt mir nichts anderes übrig, als die falschen Ankläger zu entlarven. Aus diesem Grunde schwebt gegen die Frau Ehescheidungsklage. Mein Anwalt wird gegen den Bürgermeister Klage wegen Meineid stellen« usw.

Am 20. Oktober 1907 läuft ein neuer Strafantrag beim Staatsanwalt ein. Darin: »Alle Bemühungen um Wiedereinstellung im Schuldienst, alle Bitten bei der Schulverwaltung um Untersuchung der gegen mich fälschlich erhobenen Anklagen blieben erfolglos. Deshalb erhebe ich bei Ihnen, hochverehrter Herr Staatsanwalt, Anklage gegen den Bürgermeister Weich zu Schmerzingen, indem derselbe mich als einen Gemeingefährlichen erklärte und in eine Irrenanstalt internieren ließ.« Es folgen genauere Angaben und Aufführungen von Zeugen, ferner neue Anklagen gegen Verführer seiner minderjährigen Töchter, seine Frau und gegen den Direktor der Irrenanstalt. Er drückt sein Bedauern aus, daß Klein (der, wie erwähnt, ihm gegenüber den Lustig wegen Ehebruchs verleumdet hatte) seinetwegen unschuldig verurteilt sei, betont seine völlige geistige Gesundheit und schließt: »Seit einem Jahre wohne ich hier und erteile Privatunterricht. Die Hoffnung, daß meine Unschuld einmal ans Tageslicht kommt, habe ich noch nicht aufgegeben, obschon es nunmehr bald 4 Jahre werden, daß ich außer Stellung bin.«

Ein Strafantrag wegen Meineid erfolgt am 11. November 1907 gegen den »Ehebrecher« Koch, der seine Tat unter Eid geleugnet habe (die Einzelheiten siehe früher). M. wurde mitgeteilt, daß Ermittlungen ergeben haben, daß dem Angeklagten nichts Strafbares nachzuweisen sei, und daß deswegen das Verfahren eingestellt wurde.

Vom 19. November 1907 datiert ein impertinenter Brief an den Inspektor. Die Mißerfolge hatten ihn offenbar erregt. Er fordert dringend die gegen ihn selbst gerichtete Anklageschrift des Lustig ein. Verlangt die Revision der Untersuchungen. »Mein Material wird Aufsehen erregen. Die Gerichtsverhandlungen werden Klarheit verschaffen.«

Ruhiger schreibt er 22. November 1907 in einem Gesuch um die Vernehmung weiterer Zeugen an das Landgericht: »Hohe Gerichtsbehörde bitte ich nochmals ganz gehorsamst mir die Beweisführung für die Wahrheit meiner Angaben für meine Unschuld, für meine geistige Gesundheit nicht vorenthalten zu wollen.«

28. Juli 1909 erstattet er eine weitere Meineidsanzeige gegen mehrere Zeugen, deren Vernehmung während des Ehescheidungsprozesses nichts im Sinne seiner Wahnvorstellungen ergeben hatten.

| In allen Anklagen ergeht sich M. in selbstbewußtem, siegesgewissem, wenn auch in der Form korrektem und bescheidenem Ton. Wiederholt bittet er um Konfrontation mit seinen Gegnern, damit er seine Unschuld beweise, und um Veranlassung dieser Gegner, ihrerseits gegen ihn Strafantrag zu erheben. Sein Vorgehen war immer geordnet und sachgemäß. Jedesmal vor Beginn eines Prozesses suchte er um Armenrecht nach und übereilte nichts. 110

Während des Ehescheidungsprozesses im Jahr 1907 und wieder im Jahr 1909 suchte M. wiederholt die hiesige psychiatrische Klinik auf, in der Absicht, sich ein Gesundheitszeugnis ausstellen zu lassen. 17. Januar 1907 gab er auf Wunsch einen von ihm verfaßten Lebenslauf seiner Frau ab, »wenn es mir auch schwer fällt, diese schmutzige Wäsche von neuem ans Tageslicht zu bringen.« Er schließt die Angaben, die schon oben verwertet wurden, mit den Worten: »Im höchsten Grade ist es zu bedauern, daß kein Mensch den Mut hat und für mich eintritt, ich meine von den Bürgern aus Schmerzingen.«

Das Verhalten des M. war immer geordnet, besonnen und natürlich. Er zeigte ein frisches lebhaftes Auftreten, erzählte eingehend mit großem Affekt unter vielen Gestikulationen. Seine Stimmung war, wenn nicht gerade zornig erregt, euphorisch und optimistisch. Bald werde er alles an den Tag gebracht haben. Trotz seiner Mißerfolge über 6 Jahre ist seine optimistische Gemütslage nicht gewichen. Gegen Zweifel an der Wahrheit seiner Angaben zeigte er sich sehr empfindlich. Er war geneigt, die Unterhaltung sofort abzubrechen, wenn er dergleichen bemerkte und wurde jedenfalls viel zurückhaltender in seinen Angaben. Schließlich gab er die Besuche in der Klinik auf. Im Oktober 1907 sandte er seine Visitenkarte mit der folgenden Aufschrift: »Da ich gestern Gelegenheit hatte, durch Einsicht in meine Akten die Ansichten der Herren Psychiater kennen zu lernen, verzichte ich auf jede weitere Unterredung. Es wird, so Gott will, mir gelingen, die *Wahrheit meiner Angaben* zu beweisen. Ich bedauere! Hochachtungsvoll. Max Mohr.«

Sein Selbstbewußtsein war unverkennbar. Wenn er von seinem Leben erzählte, machte er stolz auf seine guten Leistungen als Lehrer aufmerksam. Gern erwähnte er, daß ihm mit Achtung begegnet werde. Irgendwelche Anhaltspunkte für Größenideen konnten nicht gewonnen werden. Die Exploration auf andere Wahnideen als diejenige, welche sich um die Eifersucht gruppieren, verlief ergebnislos. Über Beziehungsideen war nichts zu erfahren, außer einer Klage von seiner Seite, daß auf einem Ball freche Bemerkungen über ihn gemacht seien. Einer sagte: Die Dame tanzt mit einem Geisteskranken. Es gebe Leute, die hier über ihn Bescheid wüßten. Doch setzte er hinzu, es sei bloß Geschwätz, keine böse Absicht. Eine Untersuchung ergab auch, daß ein Schreiber, der Gelegenheit hatte, von M. etwas zu erfahren, tatsächlich etwas gesagt haben konnte. Schlechte Behandlung, erklärte er, sei ihm nur in der Unterdrückung seiner Angelegenheit zuteil geworden, sonst nicht. Nach dem Urheber und dem Grund der Unterdrükkung gefragt, antwortet er (1909): »Das weiß ich schon, aber gebe keine Auskunft davon. Gedanken sind zollfrei. Man könnte ein Häkchen drin finden.« Er ist nicht zu bewegen, zu reden. Vermutlich handelt es sich um nichts anderes, als um die alten Ideen, daß die Leute, die mit seiner Frau Ehebruch trieben, seine Unterdrückung veranlassen, um selbst unbehelligt zu bleiben. Bei den einzelnen Angaben zieht M. immer sein Notizbuch heraus und liest Aktennummern, Daten u. dgl. vor, die zu seiner Erzählung in Beziehung stehen.

Außerhalb der Anstalt hat Mohr sich seinen Unterhalt durch Privatstunden selbst verdient und zwar ausreichend. Seine Pension bekommen Frau und Kinder. Er hat offenbar durch Geschick im Unterricht Erfolg. Kleidung und Auftreten sind die eines Mannes, der in guten Verhältnissen lebt. Sein lebhafter, energischer Gesichtsausdruck, seine flotten Bewegungen lassen erkennen, daß er den Schwierigkeiten des freien Lebens gewachsen ist und aktiv für sich sorgt.

Von Stimmungsschwankungen, Halluzinationen und anderen psychopathischen Störungen war nichts zu erfahren.

Zusammenfassung: Ein Lehrer, der früher zu verschiedenen, vielleicht abgegrenzten Zeiten durch reizbares Selbstbewußtsein und offensives Verhalten bei großer Erregbarkeit vielfach sein ganzes Dorf in Verwirrung brachte, dann wieder im Gegenteil als vorzüglicher, friedenstiftender Pädagoge belobigt wurde, bildet im 43. Lebensjahr ein kompliziertes Eifersuchtswahngebilde und logisch damit zusammenhängende Verfolgungsideen. Er gibt plastische Schilderun-
111 gen ungeheuerlicher ehebrecherischer Akte seiner Frau, schwerer Vergiftungs|zustände, bei völlig geordnetem Verhalten, das höchstens *eine* Nacht in einem Kulminationspunkt seiner Störung einen akut psychotischen Eindruck macht. Die Wahnideen werden dauernd festgehalten, teilweise ergänzt und in ihrem Sinne durchaus sachgemäß und konsequent, nun seit 7 Jahren, gehandelt. Neue Anknüpfungspunkte werden nicht gefunden. Er lebt getrennt von seiner Frau, ist geordnet und erfolgreich in seiner Lebensführung, obgleich er, aus dem Schuldienst entlassen, sich durch Privatstunden ernährt.

Wenn man zwei Menschenleben in ihrer ganzen psychischen Entwicklung nebeneinanderstellt, wird man kaum ganz übereinstimmende Fälle finden, was bei kurz dauernden Psychosen viel eher gelingen kann. Obgleich in den beiden Biographien, die wir erzählt haben, manches ganz verschieden ist, glauben wir doch, daß das *Gemeinsame* der beiden für uns das Wichtigere ist. Dieses Gemeinsame möchten wir zunächst herausheben:

1. Beide sind von *jeher ein wenig auffällige,* eigenwillige, reizbare, leicht erregbare Menschen, ohne daß sie hierin von tausenden, die ebenso sind, unterschieden werden könnten.

2. Im mittleren Lebensalter (der eine 43, der andere 54 Jahre alt) in einer *relativ kurzen Spanne Zeit,* die sich nach keiner Seite hin scharf abgrenzen läßt, jedenfalls im Laufe eines Jahres, tritt eine systematische Wahnbildung (der Eifersucht mit anschließenden Verfolgungsideen) auf.

3. Diese Wahnbildung erfolgt unter *Begleitung mannigfacher Symptome:* Unruhe (»hast nichts gehört?«), Beachtungswahn (»man wispert und spöttelt«), Erinnerungstäuschungen (es fällt wie Schuppen von den Augen), somatische Erscheinungen mit Deutungen (Schwindel? Kopfweh? Darmstörungen).

4. Beide wissen in sehr plastischer Weise von *Vergiftungen* und den sich anschließenden schrecklichen Zuständen zu berichten; Klug erst spät, Mohr kurze Zeit nachher. Es muß betont werden, daß bei beiden für Halluzinationen keine Anhaltspunkte vorhanden sind, wenn man Halluzinationen nur mit der Kritik, die sie so selten findet, diagnostizieren will.

5. *Eine* auslösende *äußere Ursache* (irgendeine Veränderung der Lebensverhältnisse oder auch nur ein geringfügiges Ereignis) *für den ganzen Vorgang ist nicht vorhanden.*

6. Im weiteren Verlauf des Lebens (einmal 7, das andere Mal 18 Jahre verfolgt) werden *keine neuen Anknüpfungspunkte* für Wahnbildungen gefunden, dagegen die alten Wahnideen aufrecht erhalten, nicht vergessen, vielmehr der Inhalt als ein wesentliches Schicksal des eigenen Lebens angesehen, sachgemäß daran weitere Handlungen angeknüpft. Vielleicht oder wahrscheinlich werden die Wahnbildungen ergänzt, jedoch immer mit Rückdatierung auf die relativ kurze verhängnisvolle Epoche und die vorausgehende Zeit, und so, daß nur mancher neue Inhalt, nicht der Art nach Neues hinzutritt. Dissimulation wurde in beiden Fällen nicht versucht.

7. Die Persönlichkeit bleibt, soweit sich das überhaupt beurteilen läßt, unverändert, geschweige denn, daß man irgendwo auch nur von einer Spur von Verblödung reden könnte. Es hat eine wahnhafte Verrückung stattgefunden, die gewissermaßen in einem Punkte faßbar ist und mit der die alte Persönlichkeit nun sinngemäß mit den alten Gefühlen und Trieben arbeitet.

8. Die Persönlichkeiten bieten einen Symptomenkomplex, der dem hypomanischen vergleichbar ist: Nie versagendes Selbstbewußtsein, Erregbarkeit, | Neigung zu 112
Zorn oder zu Optimismus mit gelegentlichem Umschlag ins Gegenteil, dauernde Betätigung, Unternehmungslust.

Diese beiden Krankengeschichten scheinen zu beweisen, was man oft bestritten hat, daß es Fälle gibt, auf die Kraepelins Definition des *Paranoia*-Begriffes paßt, daß sich »langsam ein dauerndes Wahnsystem bei vollkommener Erhaltung der Besonnenheit und Ordnung des Gedankenganges«[331] entwickelt. Wenn Siemerling (Lehrbuch von Binswanger und Siemerling S. 140)[332] diese Definition nicht anwendbar findet, weil ihr in dieser Fassung kein einziger Fall ganz entspreche, dürften unsere Fälle eine empirische Widerlegung bilden. – Vergleichen wir aber unsere Fälle mit dieser Paranoia, wie sie typisch vom *Querulantenwahn* repräsentiert wird: Das Wesen dieser Paranoia liegt im *Fortschreiten* der Wahnbildungen. Der Querulant gibt sich nie zufrieden; wo er Mißerfolg hat, helfen ihm sofort neue Wahnideen, die so feststehend und unkorrigierbar sind wie frühere und ihrerseits den Ausgangspunkt zu weiterem Vorgehen bilden. Ganz anders in unseren Fällen. Die Wahnideen sind in relativ kurzer Zeit gebildet, die eventuellen späteren Ergänzungen sind für die daraus resultierenden Handlungen unwesentlich. Nachdem die sachlich gerechtfertigten gerichtlichen Möglichkeiten erschöpft sind, geben sich unsere Patienten zufrieden, zwar innerlich empört und ohne die erlittene Unbill zu vergessen, aber in ihrem Verhalten kaum unterschieden von Menschen, die auf Grund ähnlicher wirklicher Ergebnisse[333], wie sie hier wahnhaft waren, ähnliche Mißerfolge erdulden mußten. Die *Wahnbildung erfolgt also nicht in immer neuem Anschluß an die neuen Ergebnisse*[334] *in reaktiver Weise,* sondern in einer relativ kurzen Epoche des Lebens völlig endogen,[250] durch kein Erlebnis als Reaktion bedingt.

Mit dem Querulantenwahn *gemeinsam* haben nun unsere Fälle den *inneren Zusammenhang der Wahnbildung,* die verständliche Logik, die »Methode«.[335] Mögen die Wahnideen noch so unwahrscheinlich sein, sie passen immer in einen konsequenten Zusammenhang. Nirgends schiebt sich, nachdem sie einmal gebildet sind, etwas völlig Fremdes, Inkohärentes, Unverständliches dazwischen. Dies hat zur Folge, daß sowohl beim Querulanten, wie bei unseren Paranoikern der Laie auf den ersten Blick wohl geneigt sein kann, alles für wahr zu nehmen und die Annahme einer Geisteskrankheit zurückzuweisen.

Auch den besonderen Vergleich mit dem Querulantenwahn wollen wir zunächst nicht weiter ausdehnen, sondern, um zunächst die Eigenart der Fälle möglichst unter ein paar scharfe Begriffe zu zwingen, uns einige logische Erörterungen erlauben.

Wir zerlegen die psychischen Erscheinungen einerseits in *»Elemente«,* andererseits fassen wir sie zu *»Einheiten«* größerer oder geringerer Kompliziertheit unter verschiedenen Gesichtspunkten zusammen, so daß also Elemente und Einheitsbegriffe sich nicht in eine Reihe ordnen, sondern je nach den Gesichtspunkten in verschiedene Reihen auseinanderfallen. Eine solche Einheit des Zusammenhangs in den Erscheinungen selbst oder in der bloßen Form meinen wir mit Begriffen wie »manischer Zustand«, »Entwicklung einer Persönlichkeit«, »Verlaufsform«, »Prozeß«, »Reaktion« usw. Außer diesen rein psychologischen Einheitsbegriffen bilden wir ätiologische – etwa wenn wir alles, was aus der Alkoholeinfuhr in den Körper für das Seelenleben folgt oder folgen
113 kann, zusammenfassen – und andere »Einheiten«. Die umfassendsten Einheits|begriffe sind unter allen Umständen unsere Krankheitseinheiten, in deren idealer Form sich Ätiologie, Symptomatologie, Verlaufsform, Ausgang und Hirnbefund in bestimmter, gesetzmäßiger Weise zusammenfinden sollen.[336]

Mit diesen größten Einheitsbegriffen haben wir es hier nicht zu tun. Wir wollen nur einige einfachere, die täglich im psychiatrischen Gebrauch sind, begrifflich möglichst klar herauszuheben versuchen, wie sie uns bei der Auffassung unserer Fälle dienen. Es handelt sich um die Begriffe *»Entwicklung einer Persönlichkeit«* und *»Prozeß«,* deren Gebrauch in ähnlichen Fällen üblich ist.

Wenn wir das Seelenleben betrachten, haben wir *zwei Wege:* Wir *versetzen uns in den anderen hinein,* fühlen uns ein, »verstehen«, oder wir betrachten einzelne Elemente der Erscheinungen (die allerdings für sich als psychologische immer wieder auch zugleich »von innen« angesehen werden) *in ihrem Zusammenhang und ihrer Aufeinanderfolge als gegebene,* ohne diesen Zusammenhang als einen inneren durch Hineinversetzung, Einfühlung zu »verstehen«.[337] Wir »begreifen« nur, wie wir Zusammenhänge der physischen Welt begreifen, indem wir einen *objektiven zugrundeliegenden Vorgang,* einen »physischen« oder »unbewußten«, denken, in dessen Wesen es liegt, daß wir uns nicht hineinversetzen können. Diese beiden Wege müssen wir jetzt genauer verfolgen. Der erste wird uns den Begriff der Persönlichkeitsentwicklung, der zweite den Begriff des Prozesses liefern.

Im ersten Fall, dem Hineinversetzen, können wir wiederum in doppelter Weise »verstehen«. Wenn wir etwa den Zweck eines Menschen kennen und wissen, welche Kenntnisse der zu seiner Erreichung erforderlichen Mittel er besaß, können wir seine Handlungen, etwa in einem gerichtlichen Prozeß, soweit sie nach Stand seiner Kenntnisse zweckmäßig waren, aus diesem Zweck »rational« verstehen. Der Betreffende mußte so handeln, nicht nach psychologischen Naturgesetzen, sondern bei Kenntnis gewisser kausaler Beziehungen von seiner Seite nach logischen Normen, *wenn* er sein Ziel erreichen wollte. Dieses Handeln verstehen wir völlig als ein rationales. Wo wir einen solchen Zusammenhang von Vorstellungen, Entschlüssen, Handlungen haben, haben wir eine *Einheit* besonderer Art vor uns, die natürlich bei gegebenen krankhaften Voraussetzungen als eine zweckmäßige unter allen Umständen »gesund« ist. Diese Einheit, die auch bei allen logischen Folgerungen aus gesunden oder krankhaften Voraussetzungen gegeben ist, nennen wir weiter den *»rationalen Zusammenhang«*. – Hiervon ist die zweite Weise des Hineinversetzens und Verstehens zu unterscheiden. Wenn etwa jemand erfährt, daß die Geliebte untreu ist und darauf die Fassung verliert, in ratlose Verzweiflung gerät, an Selbstmord denkt, so haben wir keinen rationalen Zusammenhang. Kein Zweck soll erreicht werden, keine Mittel werden dazu vernünftig herbeigezogen und doch verstehen wir alles – durch Einfühlung. Unter Umständen können wir bis in die kleinsten Nuancen der Mimik und der Gefühle folgen und mögen wir diese zahllosen Qualitäten durchlaufen, keine ist uns unverständlich. Alle schließen sich zu einer Einheit zusammen, die man in solchen Fällen wohl Reaktion nennt, die aber hier ihre Wurzel und zusammenhaltendes Band in dem einen Gefühl der getäuschten Liebe mit seinen weitverzweigten Beziehungen und den teils bedingenden, teils ausgelösten Trieben hat. Diese Einheit ist nicht durch Zweck und Mittel bestimmbar, auch nicht durch Hinweis auf | Liebe und »Reaktion« geklärt, sondern für 114
jeden Einzelfall besonders beschreibbar und unerschöpfbar. Die ganze Art solcher Einheiten ist für die Persönlichkeit sehr charakteristisch. Wir pflegen sie unter Typen[338] zu bringen, ohne uns rühmen zu dürfen, irgend genauere Begriffe solcher Typen zu besitzen. Für unsere psychopathologischen Zwecke haben wir solche Einheiten in den jeweils wesentlichen Punkten meist immer irgendwie individuell zu schildern. Wir wollen solche Einheiten einfühlbarer Art *»psychologische Zusammenhänge«* oder *»einfühlbare Zusammenhänge«* nennen.

Den jetzt definierten zwei Arten des »Verstehens« durch Hineinversetzen hatten wir das »Begreifen« der Zusammenhänge analog den Kausalzusammenhängen der Natur gegenübergestellt. Wenn z.B. bei der Entwicklung des Seelenlebens, dem geistigen Wachstum, zu bestimmten Epochen ein beschleunigtes, zu anderen ein langsames Fortschreiten stattfindet, so ist dies so wenig, wie überhaupt bei der Aufeinanderfolge der Entwicklungsstadien das Folgende aus dem Vorhergehenden, einfühlbar abzuleiten. Wo wir das können, haben wir nicht das gemeinte geistige Wachstum, sondern psychologische Zusammenhänge vor uns, die als Einheiten ein Zeichen einer bestimmten Entwicklungsepoche sein können, nicht aber selbst geistiges Wachstum in dem gemeinten Sinne sind. Solche Zusammenhänge, für die das geistige Wachstum ein Beispiel war, hat die Psychologie viele entdeckt. Ich erinnere an die Regeln des Erwerbs und Verlustes der Gedächtnisspuren, an die Ermüdungserscheinungen usw. Auch hier haben wir Einheiten, entweder Kausalreihen, was selten ist, oder regelmäßig wiederkehrende, in sich relativ geschlossene Erscheinungsfolgen. Solche Einheiten wollen wir *»objektivierte psychische Zusammenhänge«* nennen. Während wir bei den rationalen Zusammenhängen sowohl wie den psychologischen mit dem Hineinversetzen die Sache selbst hatten, haben wir hier immer nur die Erscheinungen, die »Symptome« eines zugrundeliegend gedachten Kausalzusammenhanges, sei dieser nun als physischer oder unbewußt psychischer oder als beides gemeint. Man kann den Gegensatz auch so ausdrücken, daß wir die objektivierten psychischen Zusammenhänge »erklären«, aber nicht »verstehen«, die anderen nur »verstehen« können, »erklären« höchstens in dem Dasein ihres gesamten Zusammenhanges überhaupt. Für die erklärende Psychopathologie würden insofern die verstehbaren Einheiten als »Elemente« zu betrachten sein.

In den psychischen Erkrankungen pflegen nun die verstehbaren Elemente zugunsten der zu objektivierenden unverständlichen psychischen Zusammenhänge eingeschränkt zu sein. Sei es, daß die einfühlbaren psychischen Zusammenhänge gering werden, die rationalen noch zahlreich vorhanden sind (Typus des Paranoikers) oder daß die rationalen schwinden, die einfühlbaren noch zahlreich hervortreten (Typus des Gemütskranken) usw.

Zweitens pflegen bei den psychischen Erkrankungen die objektivierten psychischen Zusammenhänge des normalen Lebens eine tiefgreifende Umwandlung zu erfahren. Bei dem normalen Menschen würden wir, vollendete Kenntnis seines Lebens und seines Wesens vorausgesetzt, immer nur einzelne Zusammenhänge »verstehen«, die Triebe, Neigungen, Gefühlsweisen müssen als etwas Gegebenes hingenommen werden, aus dem wir dann die jeweiligen Zusammenhänge einfühlend oder rational ableiten. Als gegeben hingenommen und nur erklärbar, nicht verstehbar, ist auch zu
115 einem großen Teile die Abfolge der | Erscheinungen über das ganze Leben, das Auftreten der Neigungen und Fähigkeiten, ihr auseinander Hervorgehen, Verschwinden. Wir haben gewissermaßen einen »objektivierten Zusammenhang«, in den »verstehbare Einheiten« in großer Zahl eingelagert sind. Wenigstens gehen nur so weit unsere Begriffe. Im unmittelbaren Erfassen eines Individuums gehen wir aber weiter und da wir dieses psychiatrisch benutzen, muß trotz seiner Begriffslosigkeit darauf hingewiesen werden. Wir erfassen den ganzen Menschen, sein Wesen, seine Entwicklung und sein Zugrundegehen als »Persönlichkeit«, wir erfassen in ihr bei genauer Kenntnis des Menschen eine Einheit, die wir nicht definieren, sondern nur erleben können. Wo wir diese Persönlichkeit, diese Einheit finden, ist sie uns ein wesentliches Merkmal, das uns das Individuum aus der engeren Gruppe der Psychosen herausstellen läßt. Bei sol-

chen Gelegenheiten werden wohl vielfach psychologische Erörterungen gepflogen, warum diese Persönlichkeit als Einheit vorhanden, warum kein Prozeß als etwas Fremdes hineingedrungen sei. Aber alle diese Erörterungen haben tatsächlich nur den Zweck, zu dem genannten Erfassen hinzuführen, selbst wenn derjenige, der überzeugen will, hiervon nichts wissen sollte. Würden wir eine vollendete psychologische Kenntnis haben, würden wir der begrifflichen Bezeichnung der Einheit näher sein. Wir würden die tausend Beziehungen der psychologischen Erscheinungen zueinander, ihre zweckmäßige Verbindung, ihre Widersprüche als Entwicklungsfolgen aufzeigen können und würden so eine teleologische Einheit der Persönlichkeit als Begriffsgebilde haben. Davon besitzen wir keine Spur, obgleich wir mit dem genannten Persönlichkeitsbegriff arbeiten und arbeiten müssen, wenn wir von »Entwicklung einer Persönlichkeit« im Gegensatz zum »Prozeß«[i] reden[ii].[339]

Wollten wir versuchen, doch begrifflich dieses Erfassen der Persönlichkeit festzulegen, so könnten wir im Gegensatz zu der eben gemachten Behauptung, daß bei allem psychischen Leben in einen unverständlichen, nur »erklärbaren« objektivierten psychischen Zusammenhang einfühlbare und rationale Elemente eingebettet seien, meinen, beim Erfassen einer Persönlichkeit werde dieser objektivierte Zusammenhang restlos aufgelöst in solche verstehbare Einheiten. Dies ist insofern richtig, als wir überall, wo die objektivierten Voraussetzungen nur solche sind, die auch in uns gegeben sind, nicht nach diesen fragen, sondern sie als selbstverständlich hinnehmen und alles zu »verstehen« meinen. Daß der objektivierte Zusammenhang, der der pathologischen Persönlichkeitsentwicklung zugrundeliegend gedacht wird, auch in uns gegeben ist, wenn auch in verschiedener Ausbildung, wäre dann das Kriterium, nach dem wir eine Persönlichkeit als Einheit erfassen und von einer Entwicklung im Gegensatz zum Prozeß reden.

Wir erinnern daran, daß das Wort »Entwicklung« für verschiedene Begriffe zur Bezeichnung dient, von denen für uns nur zwei in Betracht kommen. Entwicklung ist entweder Werden und Veränderung schlechtweg, oder »es tritt zu | dem Begriff einer *116*
Reihe von Veränderungen der Gedanken hinzu, daß die verschiedenen Teile zusammen ein Ganzes realisieren, und dadurch entsteht der umfassendste teleologische Entwicklungsbegriff« (RICKERT)[340]. Diesen Begriff meinen wir z.B. bei der Entwicklung eines Organismus. Nur diesen Begriff können wir auch meinen bei der »Entwicklung einer Persönlichkeit«, wenn wir sie dem »Prozeß« gegenüberstellen und mit diesem bloße Veränderung meinen. Natürlich sind auch die rationalen und einfühlbaren psychologischen Zusammenhänge, die als niedere Einheiten in die Gesamtpersönlichkeit

---

i Prozeß nehmen wir hier *zunächst* ohne die postulierte Beziehung zu einem physischen Gehirnvorgang, die empirisch ja oft genug nicht nachweisbar ist und so auch nicht als empirisches Kriterium gelten kann, nachdem die Subsumtion eines Falles unter den Begriff zu begründen oder abzulehnen wäre.

ii Vgl. WILMANNS, Über Gefängnispsychosen. 1908, S. 49 ff. und a. a. O.

eingehen, »Entwicklungen«. Bei diesen Einheiten ist die berechtigte Anwendung des Entwicklungsbegriffes mehr oder weniger klar begrifflich aufzeigbar. Bei der Einheit der Gesamtpersönlichkeit ist das nicht der Fall, hier sind wir vielmehr – und das ist der schwache Punkt dieses jetzt in der Psychiatrie so viel angewandten Begriffes – auf unser unmittelbares Erfassen angewiesen. Wenn jetzt allgemein von der Entwicklung einer Persönlichkeit gesprochen wird, so kann das eben nur heißen, daß wir die Vorgänge, die aus irgendwelchen Gründen krankhaft genannt werden, in diesem Falle aus dem Ineinanderspiel der psychologischen und rationalen Zusammenhänge, die eingebettet sind in einen bei aller Disharmonie und Haltlosigkeit doch einheitlichen, ursprünglich angelegten, objektivierten psychischen Entwicklungszusammenhang verstehen oder erklären können. Wir haben vielleicht eine extreme Variation vor uns, aber die Einheit der Persönlichkeit in ihrer Sonderart vom Wachstum bis zum Niedergang erscheint uns erhalten. Wo uns das einheitliche Erfassen der Entwicklung einer Persönlichkeit nicht gelingt, da statuieren wir etwas Neues, etwas ihrer ursprünglichen Anlage Heterogenes, etwas, das aus der Entwicklung herausfällt, das nicht Entwicklung, sondern Prozeß ist[i].[341]

Aber wieder nennen wir nicht jedesmal dieses Neue einen Prozeß, z.B. nicht bei Anfällen des manisch-depressiven Irreseins oder bei den Haftpsychosen.[234] Hier haben wir etwas vor uns, was der Persönlichkeitsentwicklung als etwas Fremdes »aufgepfropft« wird, ohne daß wir von einem »Prozeß« reden. Wir nennen den Vorgang je nachdem einen »Anfall« oder eine »Reaktion«. Es würde uns zu weit führen und gehört
117 nicht hierher, auf die besondere Auf|fassung dieser Anfälle als Intensitätssteigerung normaler periodischer Vorgänge, die nur bei Überschreitung einer gewissen Intensitätsgrenze und bei isolierterem Vorkommen der Einreihung in die »Entwicklung« trotzen und als neu, als fremd, eben als Anfall betrachtet werden, und auf die Betrachtung

---

i In leicht mißverständlicher Weise braucht Wilmanns (Zur klinischen Stellung der Paranoia, Centralbl. f. Nerv. u. Psych. 1910, 207) das Wort Entwicklung in zweifachem Sinne. Er spricht von dem Querulantenwahn, der nicht »als eine Erkrankung im eigentlichen Sinne« anzusehen sei, »sondern als eine, von äußeren Einflüssen stark abhängige und *psychologisch wohl verständliche Entwicklung* einer besonderen geistigen Veranlagung«. Wenn dann aus äußerem Anlaß nichtverständliche Größenideen oder geistige Schwäche auftreten, so scheint ihm das mit Recht unvereinbar mit der verständlichen Entwicklung eines Psychopathen. Er spricht aber auch hier von einer »pathologischen Entwicklung«, die nur darum fortschreite, weil die ungünstigen Milieueinflüsse fortbestehen. Trotz des gleichen Wortes »Entwicklung« liegt hier ein fundamentaler Unterschied vor, denn die auftretenden Symptome sind in unserer Terminologie weder rational noch einfühlbar verstehbar. Wenn die schärfere Fassung des Begriffes »Entwicklung einer Persönlichkeit« berechtigt erscheint, würde sich die Richtigkeit von Wilmanns Erörterungen darauf zuspitzen, ob jene auffallenden Symptome auf die dritte, diese leider dehnbare Art des »Erfassens« der ganzen Persönlichkeit zu verstehen seien. Wilmanns Aufstellung würde man unseres Erachtens nur zustimmen können, wenn das der Fall wäre. Aus der Schwierigkeit und Unverbindlichkeit dieses Kriteriums in den Grenzfällen ergibt sich, daß eine Entscheidung fast unmöglich ist. Deswegen ist die Fragestellung doch nicht zu umgehen.

eines Teiles der Haftpsychosen als einfühlbare oder rationale Reaktionen abnormer Art u. dgl. einzugehen. Wir müssen hier nur konstatieren, daß wir mit Prozeß nicht alle psychischen Krankheitsvorgänge, sondern nur die zu einer *dauernden unheilbaren Veränderung* führenden bezeichnen. Es muß der Persönlichkeit etwas Heterogenes aufgepfropft sein, das sie nicht wieder los wird und das eventuell als Grundlage einer neuen Persönlichkeit, die sich nunmehr vielleicht analog einer ursprünglichen »entwickelt«, betrachtet werden kann.

Hier erhebt sich die Frage, wie sich die Prozesse zu der ursprünglichen Persönlichkeit verhalten und damit ein Gesichtspunkt, die Prozesse untereinander zu unterscheiden. Es kann bei einem Prozeß einmal die frühere Persönlichkeit völlig schwinden, nur Elemente ihres »Gegenstandsbewußtseins«[342] (Kenntnisse usw.) gehen in das neue psychische Dasein über, so etwa bei schweren hebephrenen Erkrankungen[343] (psychotische Prozesse im engeren Sinne). Auf der anderen Seite kann ein Prozeß gewissermaßen nur einmal eine Umknickung, eine aus der Entwicklung nicht ableitbare Abbiegung bewirken, die in die Persönlichkeit, die im übrigen unverändert bleibt, ein ganz heterogenes neues Moment einführt (unsere beiden Fälle). Dieses Eingreifen eines Prozesses könnte man sich vervielfacht denken und würde so einen Übergang zu dem psychotischen Prozeß im engeren Sinne finden. Wie über diese simple Trennung hinaus die Arten der Prozesse sich psychologisch unterscheiden und auffassen lassen, das zu untersuchen ist eine ebenso schwierige als wichtige Aufgabe der psychopathologischen Analyse, der wir hier nicht weiter nachgehen können. Zusammenfassend können wir nun definieren: Prozesse sind unheilbare, der bisherigen Persönlichkeit heterogene Veränderungen des psychischen Lebens, die entweder einmal und isoliert, oder wiederholt und allgemein und in allen Übergängen zwischen diesen Möglichkeiten in dasselbe eingreifen.

Bisher haben wir völlig vernachlässigt, daß alle diese Prozesse in *Beziehung zu einem Gehirnvorgang* gedacht werden, welch letzterer den eigentlichen Krankheitsvorgang darstelle. Diese Beziehung wird hier mehr betont als bei allen anderen psychischen Vorgängen, die doch ebensogut physisch bedingt gedacht werden. Man rechnet wohl die Prozesse ohne weiteres zu den »organischen« Psychosen, d.h. solchen, bei denen irgendein Gehirnbefund, der als Ursache der Geisteskrankheit oder als charakteristisches Korrelat derselben angesehen wird, erhoben werden kann, sei es, daß es schon gelungen ist, oder mit den jetzigen Hilfsmitteln als im Prinzip möglich erwartet wird. Andere Male nimmt man es wieder damit nicht genau und spricht von »funktionellen« Psychosen,[344] wenn man manisch-depressives Irresein und Dementia praecox meint.[298]

Um unseren Begriff des Prozesses hier möglichst seiner Unklarheiten zu berauben, müssen wir einige allgemeinste Denkmöglichkeiten über die Beziehungen zwischen den Gehirnvorgängen und den psychischen Erscheinungen erwägen. Ursprünglich ist der Begriff des »Prozesses« aus rein psychologischen, formalen Merkmalen gewonnen worden, wie wir sahen, aus dem Merkmal der | unheilbaren Veränderung, besonders *118* dem Merkmal der Verblödung. So definiert und begrenzt kann man den Begriff des Prozesses auf einzelne Fälle mit einer gewissen Sicherheit anwenden, kommt dazu die Beziehung auf einen zugrundeliegenden Gehirnvorgang, wird der Begriff mit einem sehr hypothetischen, in der Erfahrung in vielen Fällen nicht aufzeigbaren Merkmal belastet.

Wo nun solche *Gehirnvorgänge* wirklich gefunden sind – überall wird auf die Paralyse[315] als vorbildliches Beispiel verwiesen – da reden wir auch von »Prozessen«, müssen aber immer im Auge haben, daß *nun der Begriff einen ganz anderen Inhalt hat,* daß er Merkmale und Begrenzungen *nur* aus dem Hirnbefund usw. zieht, und daß *alle* psychischen krankhaften Vorgänge, die bei ihm vorkommen, auf ihn bezogen werden. Es lehrt die Erfahrung, daß überall, wo man solche definierbaren Gehirnprozesse gefunden hat, bei ihnen *alle nur möglichen psychopathischen und psychotischen Symptome* vorkommen, daß das Gemeinsame auf psychischem Gebiet nur die Defektbildung ist, während die anderen Symptome höchstens durch eine statistisch feststellbare Häufigkeit mehr oder weniger charakteristisch werden können. *Kein einziges der psychischen Symptome* (Stimmungen, Wahnideen, Impulse usw.) *kann auf irgendeine bestimmte Seite oder einen bestimmten Ort des Gehirnprozesses bezogen werden.* Nennen wir diese zu einem definierten Gehirnvorgang gehörigen psychischen Erscheinungsfolgen *physisch-psychotische Prozesse* (z.B. Paralyse, Arteriosklerose), so dürfen wir diejenigen Prozesse, die nur durch psychologische Merkmale der Symptome oder des Verlaufs charakterisiert werden, zum Unterschied davon etwa *psychische Prozesse* nennen. Wie verhalten sich nun diese heterogenen – einmal von der physischen, einmal von der psychischen Seite ausgehenden – Begriffe des Prozesses zueinander?

Stellen wir uns auf den geläufigen Standpunkt des psycho-physischen Parallelismus[i], so *könnte* man vielleicht sagen: »Wo ich einen bestimmten Gehirnprozeß habe, muß ich auch bestimmte psychische Erscheinungsfolgen zur Parallele beobachten, und umgekehrt, wo ich bestimmte psychische Verlaufsformen habe, muß ich einmal ebenso bestimmte Gehirnvorgänge konstatieren. Die psychischen Prozesse oder physisch-psychotischen Prozesse müssen zusammenfallen.« Denken wir demgegenüber im Parallelprinzip weiter, so dürfen wir zunächst feststellen, daß wir zurzeit *einen direkten Parallelvorgang zu einem psychischen Vorgang nirgends kennen.* In der Aufsuchung der physischen Bedingungen unseres Bewußtseins ist die Forschung vom ganzen Körper auf das Nervensystem, vom ganzen Nervensystem auf die Zentralganglien, die Ventrikel usw., schließlich auf die Hirnrinde gekommen. Aber man ist den *postulierten direkten Parallelvorgängen* nur *näher* gekommen, man hat sie *nicht erreicht.* Und es ist in bezug auf eine empirische Bestätigung des Parallelismus im Prinzip nicht viel anders, ob ich sage, daß das Bewußtsein gebunden sei an den Organismus, oder an die Hirnrinde. In

i Vom Standpunkt der Wechselwirkung würde in anderer Ausdrucksweise *für unsere Zwecke* dasselbe erreicht werden.

beiden Fällen bezeichnen wir nur ein Substrat, in das wir die besonderen physischen Vorgänge, die den psychischen parallel gehen, eingebettet glauben. Daß wir dieses Substrat mit der Erkenntnis, daß wahrscheinlich die Gehirnrinde allein in Betracht komme, verengern, ändert nichts daran, daß wir die eigentlichen Parallelprozesse, wir
| nannten sie die »direkten Parallelprozesse«, nicht kennen, sondern nur postulieren. 119
Dementsprechend lehren uns die Histologen, daß nach unseren Begriffen die uns bekannten Elemente der Hirnrinde aufs schwerste verändert gefunden werden können, ohne daß im psychischen Leben etwas Abnormes beobachtet wurde, und daß umgekehrt die uns bekannten und wesentlich erscheinenden Elemente so normal befunden werden können, daß die schweren psychischen Störungen unfaßlich erscheinen. In zwei Fällen nur können wir aus dem Gehirnbefund auf das psychische Leben einen sicheren Schluß ziehen: Erstens, wenn die nervösen Elemente einfach zerstört und geschwunden sind. Dies bedeutet übrigens nicht viel anderes, als daß ich behaupten kann, das Seelenleben bestehe nicht mehr, wenn ich den ganzen Organismus tot finde. Und zweitens: Es ist eine fundamentale Entdeckung in der Psychiatrie, daß z.B. bei der Paralyse immer ein bestimmter Gehirnbefund erhoben wird und daß dieser Hirnbefund sonst nicht vorkommt. Hier kann man also, wenn dieser Befund festgestellt wird, schließen, daß *psychische Störungen überhaupt* vorhanden waren. Aber selbst in diesem klassischen Falle nicht mehr, man kann *nie einen Schluß auf bestimmte psychische Störungen,* und seien sie noch so genereller Art, wie Erregungszustände, Wahnbildung oder einfache Demenz, machen. Diese besonderen psychischen Störungen haben eben nicht das, was im Gehirn gefunden wird, als Begleitung, sondern natürlich die direkten Parallelprozesse, die man nie findet. Wir denken uns dann, daß der Gehirnvorgang, der histologisch als paralytischer definiert ist, die Fähigkeit hat, immer auf die direkten Parallelprozesse irgendwie einzuwirken (mechanisch, chemisch, reflektorisch usw.). Wir denken uns ferner, daß dem Auge als »schwere« erscheinende Gehirnvorgänge diese Fähigkeit nicht zu haben brauchen und deuten so das Vorkommen intakten Seelenlebens bei auffallendem Hirnbefund. Und schließlich können wir uns tiefgreifende Veränderungen der direkten Parallelprozesse denken ohne Ergriffensein der uns zugänglichen Elemente, und deuten so schwere psychische Störungen bei normalem Befund.

Nun können wir die Frage beantworten, wie die Beziehung zwischen physisch-psychotischen und psychischen Prozessen zu denken sei. Bei den physischen Prozessen, bei denen wir jetzt und auf unabsehbare Zeit allein das Substrat kennen, in das wir die direkten Parallelprozesse eingebettet denken, werden diese direkten Prozesse und damit das Seelenleben sekundär ergriffen. Es ist zufällig, wahl- und sinnlos, wo und wie oft und welcher Art ein störendes oder zerstörendes Eingreifen des sonstwie verursachten und in einem ganz heterogenen Kausalzusammenhang stehenden physischen Gehirnprozesses in das Seelenleben erfolgt. Wohl können wir uns diese Eingriffe in Elementarvorgänge zerlegt denken und bei jeder elementaren Veränderung einen psychi-

schen Prozeß in unserem Sinne beginnen lassen, aber bei diesen physischen Prozessen ist eine solche Zerlegung vorerst undurchführbar (sie müßte natürlich wiederum sowohl von physischer wie von psychischer Seite geschehen, ohne daß zwischen beiden Arten von Zerlegungen vorerst Beziehungen bestehen würden). Wir beobachten ein solch sinnloses Durcheinander, eine so unberechenbare Folge psychischer Phänomene bei dem histologisch und ätiologisch völlig gleichartigen Prozeß, daß wir hier zunächst nicht weiter kommen. Aber wir können unter der Fülle der Geisteskranken
120 nach Fällen suchen, wo wir Prozesse finden in | unserem Sinne, wo aber diese Prozesse möglichst einfach und durchsichtig sind. Hier können wir hoffen, auf psychologische Einheiten resp. Typen von Prozessen zu stoßen, die sich weiter und weiter ausdehnen und uns schließlich eine Ordnung selbst in die sinnlose Fülle der Erscheinungen etwa bei paralytischen Vorgängen auch vom psychologischen Standpunkte bringen lassen.

Mit diesem psychologischen Bedürfnis fällt nun günstig eine Denkmöglichkeit zusammen, die sich aus den vorigen parallelistischen Erwägungen ergibt. Es erhebt sich die Frage: Gibt es vielleicht progrediente, sei es zum Schwachsinn, sei es zu unheilbarer Umwandlung führende Psychosen, die ihre Ursache *nicht* in entfernteren, sei es Hirn-, sei es Organprozessen haben, sondern in dem Lebensvorgang der als enorm kompliziert zu denkenden direkten Parallelprozesse des psychischen Lebens selbst (besonders in den sogenannten Dispositionen), und zwar infolge angeborener Anlage vergleichbar, z.B. den Geschwülsten auf körperlichem Gebiet. Ein Vergleich mit diesen körperlichen Prozessen aus Anlage heraus ist darum schwer möglich, weil wir es hier immer mit relativ groben, chemischen oder mechanischen Vorgängen zu tun haben, während beim psychischen Dasein die Gipfel eines als nicht kompliziert genug zu denkenden biologisch-chemischen Organlebens die Grundlage bilden, welche bei den anderen Organen, wenn sie überhaupt vorhanden wären, keine Rolle spielen, wegen der relativ groben Leistung dieser Organe, bei deren Vollzug das Leben gesichert ist. – Immerhin ist ein Vergleich mit den körperlichen Prozessen aus Anlage das einzig Mögliche, wenn wir uns im nosologischen Gebiet überhaupt nach Vergleichen umsehen wollen. Da boten sich uns zum Vergleich an z.B. die Entwicklung der Geschwülste. Bei diesen Krankheiten handelt es sich um aus der Anlage entspringende Prozesse, die durch äußere Bedingungen nicht verursacht, sondern höchstens ausgelöst werden. In ähnlicher Weise gibt es auch grobe Gehirnprozesse, die sekundär als Folge psychische Erscheinungen nach sich ziehen: Hirntumor, Idiotieformen.[345] Alle Gehirnprozesse nun, die diesen vergleichbar sind, sind eben nur Gehirnprozesse, und was als Folge derselben psychisch auftritt, ist sekundär wie bei der Paralyse.

Demgegenüber können wir uns *zu einer bestimmten Zeit beginnende Prozesse in den direkten Parallelvorgängen* denken. Wir können sie als gutartige und als bösartige, als zu einer einmaligen leichten Umwandlung oder bei dauerndem Fortschritt als zur Verblödung führend denken. Immer würden diese Vorgänge im Gegensatz zu den »Entwicklungen« in unserem früher festgestellten Sinne »Prozesse« sein. Diese Prozesse in den »*direkten*« Parallelvorgängen würden zusammenfallen mit unseren früher definierten »psychischen Prozessen«. Wir können sie darum, obgleich sie jetzt allein von der physischen Seite her statuiert wurden, ebenso nennen, zumal wir sie nur von der psychischen Seite her kennen.

Wir haben jetzt einander gegenüberstehend drei Begriffe definiert, die »Entwicklung einer Persönlichkeit«, den »psychischen Prozeß«, den »physisch-psychotischen Prozeß«[i]. Wir stellen sie nochmals übersichtlich, schematisierend hin:

|1. Entwicklung einer Persönlichkeit	2. Psychische Prozesse	3. Physisch-psychotische Prozesse 121
Langsame, dem Lebensprozeß analoge Entwicklung von Kind an.	Von einem bestimmten Zeitpunkt an einsetzende neue Entwicklung.	
–	Einmalige Aufpfropfung, vergleichbar der eines Tumors.	Immer neues Einbrechen heterogener Momente.
Akute Vorgänge bedeuten keine dauernde Umwandlung. Der Status quo ante[346] wird wieder hergestellt.	Akute Prozesse bedeuten eine nicht restituierbare Umwandlung. (Geht ein akuter Vorgang in Heilung aus und fällt er nicht unter die physisch-psychotischen Prozesse, wird er als »Reaktion« oder »periodischer« Vorgang betrachtet, welche beiden Begriffe wir hier vernachlässigen. Die Träger dieser akuten Vorgänge würden im übrigen unter 1. fallen.)	Ob die Umwandlung vorübergehend oder dauernd ist, hängt von dem zugrunde liegenden physischen Prozeß, nicht von den Eigenschaften der direkten Parallelprozesse ab.
Man kann das ganze Leben aus *einer* Persönlichkeitsanlage ableiten.	Man findet bei der Ableitung aus einer Persönlichkeit seine Grenzen an dem zu einer bestimmten Zeit aufgetretenen Neuen, der heterogenen Umwandlung.	Die Abgrenzung erfolgt letzthin durch Feststellung der Besonderheit des physischen Prozesses.
	Eine gewisse, wie bei normalen psychischen Lebensvorgängen *psychologisch* zu fassende Regelmäßigkeit der Entwickelung und des Verlaufs, in dem eine neue Einheitlichkeit und ein weitgehender rationaler und einfühlbarer Zusammenhang besteht.	Wahllose Unregelmäßigkeit der Symptome und des Verlaufs. Alle Erscheinungen folgen sich in unableitbarem Durcheinander, da sie als sekundär nicht nur von dem direkten Parallelprozeß, sondern vielmehr von dem physischen Hirnprozeß abhängig sind.

Wenden wir nun unsere Begriffe auf die beiden Fälle an: Bei Klug und Mohr finden wir jeweils einen umfassenden rationalen Zusammenhang: die Eifersuchtswahnbildung mit den aus ihr entspringenden Konsequenzen (vgl. früher unter 2, 5, 6). Dieser

i Es ist selbstverständlich, daß es sich hier um vorläufige, heuristische Begriffe handelt, daß diese Begriffe nicht einen Einzelfall wirklich erschöpfend bestimmen können, daß zwischen ihnen Übergänge bestehen.

rationale Zusammenhang erstreckte sich über ihr ganzes Leben von einem bestimmten Zeitpunkte an. An diesem Zeitpunkt aber ist der Ursprung dieser rationalen Einheit zurück weder rational noch einfühlbar (an ein Ereignis in »verständlicher« Weise anschließend), noch aus der Persönlichkeit zu verstehen, sondern setzt ohne Zusammenhang mit früheren Erscheinungen als etwas Neues ein. Ob dieses Neue als »impulsive Wahnidee« (Friedmann),[347] als Erinnerungsfälschung, als halluzinatorisches Erlebnis oder als etwas noch anderes auftritt (vgl. unter 3, 4), ist dafür zunächst gleichgültig. Die im weiteren von den Kranken geäußerten Ideen sind bei Mohr alle rational aus dem einen Ursprung zu verstehen, z.B. die Behauptung des Meineids, der Vertuschungsversuche usw., bei Klug sind einige dazu als einfühlbare Entwicklungen, z.B. die Festhaltung der Närrischerklärung, aufzufassen. Bei beiden haben wir außerdem möglicherweise ein neues Auftreten von komplizierten Erinnerungsfälschungen, die auf eine dauernd bestehende »Veränderung« hinweisen. Aber auch das offene Festhalten am Wahn trotz gelieferter Gegenbeweise und das fortgesetzte konsequente Verhalten scheinen eine dauernde Veränderung zu bedeuten gegenüber den paranoid »entwickelten« Psychopathen (Friedmanns milde Paranoia),[348] die auf ein äußeres Ereignis mit Wahnbildungen in verstehbarer Weise reagieren und diese Wahnbildungen, wenn auch nicht korrigieren, doch vergessen.

Bei unseren beiden Fällen von einer Beziehung zu einem Gehirnprozeß zu reden, würde zurzeit ganz sinnlos sein. Allein von der psychischen Seite her wissen wir etwas über die Erscheinungen. Da aber etwas Neues, Heterogenes, ohne Anlaß und völlig
122 unverständlich auftritt, zu einer dauernden Veränderung | führt, also nicht heilt, würden wir nach unserer Terminologie psychische Prozesse vor uns haben. In diesem Begriff liegt natürlich nicht der des »Fortschreitens«, so wenig wie eine Dementia praecox dauernd fortschreiten muß, sondern nur der des Vorgangs der unheilbaren Veränderung. Auch ist damit natürlich nicht ausgeschlossen, daß der »psychische Prozeß« durch einen physischen Gehirnprozeß im früheren Sinne verursacht ist, indem dieser nur *einmal* auf die direkten Parallelprozesse eingewirkt, diese aber fernerhin in Ruhe gelassen hat. Nur wissen wir von einem solchen physischen Prozeß, der außer dieser einmaligen Einwirkung auf die direkten Parallelprozesse sich gar nicht bemerkbar gemacht haben würde, nichts. –

Wir haben früher unter 7 die Meinung ausgesprochen, daß die »Persönlichkeit«, soweit sich das beurteilen läßt, intakt bleibe. Dies scheint im Widerspruch zu stehen mit der Behauptung, es liege ein Prozeß vor. Dieser Schein beruht auf einem doppelten Sinn des Wortes Persönlichkeit[i]. Diese kann theoretisch die Gesamtheit der konstanten Motive mit samt allen dispositionellen Bewußtseinsinhalten, oder kann nur den empirischen Habitus eines Menschen, sein gesamtes Gebaren in allen Dingen des Lebens meinen. Sprechen wir von einer »Veränderung der Persönlichkeit«, meinen wir diese im letz-

i Auf eine Analyse der Persönlichkeitsbegriffe überhaupt können wir hier nicht eingehen.

teren Sinne, und wenn wir sagen, daß sie fehle, meinen wir, daß sie jedenfalls nicht grob genug sei, um sie empirisch konstatieren zu können. Dem widerspricht nicht, daß jene theoretische Persönlichkeit bei der vorliegenden partiellen wahnhaften Erfüllung des Bewußtseins natürlich verändert sein muß. Wir ziehen daraus die Berechtigung, von einem »cricumscripten Prozeß« zu sprechen, was für unsere Analyse ebenso erlaubt sein muß, wie es unstatthaft wäre, darin einen Ausspruch über das »Wesen« der Störung zu sehen. Wir denken uns unter diesem Gesichtspunkte, daß eine Häufung solcher circumscripten Prozesse zu einer Veränderung der Persönlichkeit, die wir bis in alle Einzelheiten des Gebarens hinein finden, führt. Wir glauben mit solcher Ausdrucksweise der Eigenart der Fälle, wie wir sie beobachten, am nächsten zu bleiben. Wir finden wenige umfassende psychologische oder rationale Zusammenhänge oder nur einen, der zurückführbar ist auf eine Mehrzahl von Erlebnissen, deren Herkunft jenseits der psychologischen Betrachtung liegt. –

Es ist unwahrscheinlich, daß alle *begleitenden Erscheinungen der Entstehungsphase* dieser Erlebnisse, wie wir sie bei den beiden nächsten Fällen nicht in dieser Weise haben, als psychophysische Folgen der Affekte restlos erklärbar sind. Wir finden in ihnen einen Hinweis darauf, daß der Wahn zwar das auffallendste und auf die Dauer einzige Merkmal des Prozesses, daß er aber nur eine Erscheinung eines zugrunde liegend zu denkenden »unbewußten« Vorgangs ist, der sich zugleich in jenen Begleiterscheinungen, die wir nur konstatieren können, dokumentiert. *Die relative Einfachheit und Seltenheit dieser nicht zurückführbaren, heterogenen, eben »verrückten« Erlebnisse bei dem völlig gewahrten weiteren Zusammenhang der psychischen Erscheinungen war uns Anlaß, hier den engeren Begriff des psychischen Prozesses zu brauchen.* Es erscheint immer ein Vorteil, wenn man irgendwo die Erscheinungen differenzieren kann und man muß versuchen, diese Differenzen, die dem unmittel|baren, leider nicht mitteilbaren Gefühl meist viel deutlicher sind, begriff- *123*
lich zu fixieren, trotz der immer möglichen Einwände, die nur in einem zu Ende gedachten System der Psychopathologie ihre volle Berücksichtigung finden könnten, und trotzdem alle solche Begriffe immer nur provisorisch, immer »falsch« sind. Wenn sie zur Analyse und Unterscheidung anregen, haben sie ihren Dienst getan. –

Wir haben schließlich unter 8 gefunden, daß Klug und Mohr Züge bieten, die wohl *hypomanisch* genannt werden können. Man könnte daraus in Analogie zu Specht[349] schließen, die Fälle gehörten also zum manisch-depressiven Irresein. Wem das Vorliegen dieser Symptome ausschlaggebend ist, mag das tun. Nur können wir nicht verstehen, was der resultierende Begriff des manisch-depressiven Irreseins dann noch für Bedeutung hat. Denn aus dem hypomanischen Symptomenkomplex ist die Art der vorliegenden Wahnbildung auch nicht im geringsten rational oder einfühlbar zu verstehen.

Glauben wir die Fälle Klug und Mohr relativ eindeutig als »psychische Prozesse« in unserem Sinne auffassen zu können, wollen wir jetzt zwei Fälle von Eifersuchtswahn berichten, die uns ähnlich verständlich als »Entwicklung einer Persönlichkeit« sind, um dann einige Einwände zu erörtern und zum Schluß einige weniger typische Fälle zu bringen.

Klara Fischer, geboren 1851, Bankdirektorsfrau; Aufnahme 1897. – Der Vater war Altphilologe, wurde in zweiter Ehe geschieden. Er hatte Eifersuchtswahn, beschuldigte seine Frau der Untreue. Die gerichtliche Scheidung endete mit Konstatierung der Unschuld der Frau. – Auf den Zimmerböden zog er Kreidestriche, auf den Kreuzungspunkten hatten die Stuhlbeine zu stehen. Er ließ sich im Pelzrock begraben.

Die Pat. war ein mittelmäßig begabtes Kind. Sie machte zunächst den gewöhnlichen Bildungsgang durch. Mit 16 Jahren ging sie zur Bühne. Jahrelang war sie in Amsterdam. Photographien aus jener Zeit sollen durch Stellung und eigenartigen Blick auffällig sein. – Mit 26 Jahren verheiratete sie sich. Sie hat 3 Kinder von 15, 13 und 9 Jahren. Kein Abortus. Die Geburten verliefen ohne jede Störung. – Sie war von jeher etwas exzentrisch; immer »plötzlich«, in ihrem Urteil schnell. Sie vertrug keinen Widerspruch. Als Hausfrau war sie stets auf ihrem Posten, wenn auch alles sehr schablonenhaft erledigt wurde. Ihre Auffassung vom Leben war etwas absonderlich, so daß sie sich mit anderen nie längere Zeit gut vertragen konnte. Sie war immer von der Unfehlbarkeit ihrer Ansichten überzeugt und gab niemals nach. Die Kinder wurden stets mit großer Sorgfalt gepflegt, doch hatte sie auch hierbei so ihr System, von dem nicht abgewichen wurde.

Von Beginn der Ehe an war sie eifersüchtig. Seit 1½ Jahren, nach anderer Angabe seit 5 Jahren, hat sich diese Eifersucht wesentlich verschlimmert. Sie leidet an einer Knochengeschwulst, die die Vagina verlegt, weswegen der Mann den Coitus vermied. Darüber weinte sie oft und machte ihm Vorwürfe. Sie befindet sich im Klimakterium. Die letzten Menses traten im Oktober 1896 und Mai 1897 auf. Noch einmal erschienen sie im Januar 1898. – Die Eifersucht hatte zur Bildung von Wahnideen geführt, sie warf dem Mann vor, daß er mit allen möglichen Frauenzimmern verkehre, dabei glaubte sie immer, der Mann *werde* verführt. Jedes Mädchen, das an der Bank vorbeigeht, geht nur wegen ihres Mannes vorbei. Sie sieht genau, wie »die Blicklinie des Mädchens sich mit der des Mannes kreuzt«, denn sie habe ein scharfes Gesicht, das habe sie vom Vater geerbt, der konnte auch »um die Ecke sehen«. – In der elektrischen Bahn beobachtete sie, wie der Mann eine Zeitung herauszog, um hinter derselben mit einer neben ihm sitzenden Dame in Beziehung zu treten. Mit dieser und anderen wechselt er Blicke; sie weiß genau, daß er später mit ihnen Zusammenkünfte hat. Mit Frau Dr. J. und Frau Dr. K., »dem rothaarigen Mensch«, habe ihr Mann ein Verhältnis. Widersprach der Mann, verlangte sie, daß der *Mann* den Beweis liefern solle, daß er nicht untreu sei. Sie kramte in Papierkörben und kombinierte sich Sachen aus gefundenen Papierfetzen.

124 | Sehr neidisch war sie auf junge Damen, sie jammerte, daß sie alt und häßlich werde; gern wurde sie pathetisch: Der Mann warte ja nur auf ihren Tod. Ein andermal wieder klagte sie über Vernachlässigung in der vita sexualis von seiten ihres Mannes und meinte, sie sei eine hübsche, kräftige, junge Frau. Alles was sie sprach, lief schließlich auf sexuelle Dinge und ihre Eifersucht hinaus.

Dabei wurde sie sehr aktiv. Sie ging auf die Polizei, um Mädchen unter Kontrolle stellen zu lassen, beauftragte den Hausarzt, dem Mann nachzuspüren und zu erkunden, mit wem er Beziehungen habe. Sie schickte ihm das Dienstmädchen nach ins Hotel, ließ ihn durch Verwandte beobachten und ließ sich Prospekte von Detektivinstituten kommen. Mit allen sprach sie über ihre Eifersuchtsgeschichten. Sie beschuldigte ihren Mann unerlaubter Beziehungen zu den Institutsfreundinnen ihrer Tochter und ließ durch das Dienstmädchen im Institut sagen, alle

Schülerinnen seien schlecht. Im Kurgarten schimpfte sie laut auf »Judenweiber«, während jüdische Damen am Tische saßen und behauptete, diese machten ihrem Mann Avancen. – Bei einer größeren Gesellschaft von Herren und Damen war ihr Mann so unvorsichtig, aus dem Korb voll Blumen zuerst der Frau eines Freundes einen Strauß anzubieten. Frau F. ergriff den Korb, schleuderte den Inhalt zu Boden und lief davon. – Während der Entwicklung dieses Verhältnisses steigerte sich die alte Unverträglichkeit; über jede Kleinigkeit wurde sie kolossal aufgeregt. Sie prügelte ihre 15jährige Tochter. Der Mann meint, daß auch hierbei Eifersuchtsideen im Spiele seien. Ihre Stimmung war ungleichmäßig. Sie konnte immer noch sehr lustig sein, aber nur, wenn sie dazu gebracht wurde, nicht von selbst. Sie hatte auch Tage, an denen sie immer niedergeschlagen und traurig war. Oft wachte sie morgens deprimiert auf. Durch ein Wort war ihre Stimmung leicht beeinflußbar. – Die Intelligenz litt keine Einbuße. Sie blieb immer eine gewissenhafte, fleißige, saubere Hausfrau.

Wegen mehrfacher öffentlichen Skandale, aus denen gerichtliche Schwierigkeiten entstanden, wurde die Stellung des Mannes, der bis dahin alles geduldig ertragen hatte, derartig gefährdet, daß eine Verbringung der Frau in die Heidelberger Irrenklinik erfolgen mußte (25. November 1897 bis 4. Dezember 1897). Auf der Reise fand ihre Eifersucht gleich einen neuen Anknüpfungspunkt: In Heidelberg stieg eine Dame mit aus; sie sagte, das sei ja merkwürdig, die wäre ja vorhin mit ihnen auch eingestiegen, die habe sich der Mann wohl hierher bestellt. – Unter der Vorspiegelung einer ärztlichen Untersuchung war sie zunächst hierher gebracht worden; als sie erfuhr, daß sie hierbleiben solle, wurde sie sehr erregt. Sie wünschte zuerst ihren Haushalt in Ordnung zu bringen und sich die nötigen Kleider und Wäsche zu holen. Mit dem Versprechen, freiwillig wiederzukommen, wurde sie zunächst entlassen und stellte sich pünktlich wieder ein. – Sie zeigte sich hier völlig orientiert, besonnen und geordnet. Sie war sehr heiterer Stimmung und außerordentlich geschwätzig. Es bestand eine deutliche Erregung, die sich in beständiger Unruhe, in lebhaftem Mienenspiel, glänzenden Augen zeigte. Es fiel eine gewisse Urteilsschwäche und Euphorie auf. Den gewährten freien Ausgang mißbrauchte sie nie. Ihre Eifersuchtsideen stellte sie in Abrede. Sie hat sie hier dauernd dissimuliert.

Wegen der Beckengeschwulst kam sie in die Frauenklinik (inoperables Osteosarkom). Hier hatte sie bald auf die Schwestern Verdacht; denn die putzten sich immer so heraus, wenn der Mann zu Besuch käme. An diesen schrieb sie aus der Frauenklinik zwei charakteristische Briefe, den ersten am 3. Januar 1898: Sie zeigt großes Interesse für die Einzelheiten des Haushaltes und des Familienlebens, trifft Anordnungen, läßt sich über Psychologie der Dienstmädchen aus und kommt schließlich mit einer »herzlichen Bitte«: Der Mann solle, wenn er in Mannheim sei, keinen Abstecher nach dem Starnberger See machen, um jene Apothekersleute zu besuchen, die er vor drei Jahren auf der Reise flüchtig kennen gelernt habe, denn »bei Gott, ich halte diese Frau durchaus für keine weiblich stolzgesinnte Frau ..., denn sonst hätte sie damals nicht in so familiärer, aufdringlicher Weise geschrieben, ich halte diese für eine ganz herzlose Person ... Sei offen und aufrichtig gegen mich und sage mir einmal offen, hat diese Person nicht in der verflossenen Zeit an Dich öfters geschrieben? ... Ich bitte Dich auf Dein Gewissen hin, sei offen – sollte dies vielleicht Dein Grund gewesen sein, weshalb Du dem Boten verboten hast, keinen Deiner Briefe in die Wohnung zu tragen? ... Wenn mir solches in den Sinn kommt, so ist mir sehr wehmütig ums Herz und muß ich manches Mal weinen ... Sonst war ich bei Gott ohne Grund nie mißtrauisch. – Ich bitte Dich daher eindringlich, sei wenigstens jetzt offen gegen mich, hast Du seit jener Zeit mit der Frau im geheimen korrespondiert?« Acht Tage später schreibt sie: »Dieser
Brief könnte wohl der letzte sein, welchen ich an Dich | schreibe – weil meine Person sowohl, *125*

als auch meine Briefe Dir gleichgültig geworden sind. Die Gründe dafür wirst Du ja wohl wissen – wenn einem Mann sich freiwillig eine andere Person anbietet ... Auf Deinem Gesicht habe ich es deutlich gelesen – 1. hast Du mich *nicht* ruhig und *offenen* Blickes mehr ansehen können; 2. habe ich gefunden, daß Du durchnächtigt und verlebt ausgesehen hast. Dein Gesicht ist mir sofort aufgefallen, Du siehst nicht mehr so frisch und rein und gesund aus, wie vor 3 Wochen.« Weiterhin beklagt sie sich wegen ihrer Verlassenheit, daß sie nun nirgends zu Hause sei usw.

Von Heidelberg wurde Frau F. nunmehr ohne Schwierigkeiten in die Frankfurter Irrenanstalt überführt (15. Januar bis 30. Juli 1898). Auch hier war sie immer durchaus klar und orientiert. Benehmen und Stimmung waren wechselnd. Sie konnte lebhaft, sehr gesprächig, heiterer Stimmung, selbstbewußt sein. In anderen Zeiten weinte und jammerte sie, daß sie von ihrer Familie getrennt leben müsse. Sie litt sehr unter ihrer Internierung. Mehrfach störte sie durch Neigung zu Klatsch und Intrigue. Mitkranken gab sie Briefe zum Besorgen mit. Gegen die Ärzte war sie immer freundlich und schmeichelnd. – In zahlreichen Briefen an verschiedene Personen machte sie Versuche, ihre Befreiung zu erwirken. Mit Beteuerungen und Schmeicheleien hielt sie nicht zurück. Jeder war gerade ihr Retter. Ihr Drängen nach Befreiung wurde von Monat zu Monat lebhafter. Sie machte schließlich erfolglose Fluchtversuche. In den Briefen an den Mann war sie längst dringend, energisch, fordernd geworden. Schließlich wurde sie versuchsweise nach Hause entlassen.

In dem halben Jahre ihres Frankfurter Aufenthaltes hat sie ihre Wahnideen nicht korrigiert. Niemals zeigte sich auch nur eine Spur von Krankheitsgefühl. Sie glaubte immer, sie werde nur durch die Intriguen ihres Mannes zurückgehalten. Sie sei so unschuldig wie die Serviette auf dem Tisch. Die Beschuldigung der Eifersucht finde sie »zu dumm«. Sie habe in ihrer Stellung als Frau und Mutter manchmal ihrem Mann entgegentreten müssen, das sei etwas ganz anderes. – Aus allem suchte sie sich herauszureden. Daß sie den Arzt gebeten haben solle, dem Mann nachzugehen, das zu behaupten, sei eine empörende Frechheit, dazu sei sie viel zu stolz. Das Dienstmädchen habe zwar ihren Mann beobachtet, weil sie das in einer früheren Stellung gelernt habe. Sie habe es geduldet, bloß um dem Mädchen zu beweisen, daß der Mann nur ordentliche Wege gehe. – Sie ist entrüstet, daß ihr Mann »solche Kleinigkeiten« wiedererzähle (daß sie einen Brief habe schreiben müssen, um abzubitten). Das seien Klatschereien der Dienstmädchen gewesen, die nicht der Rede wert seien. Alles sucht sie als harmlos hinzustellen. Der Mann solle sich schämen, Dinge zu erzählen, die seine Pflicht als Ehemann zu verheimlichen geböte.

In derselben Unterhaltung, in der sie alles als so harmlos darstellt, kommt sie in der Erregung wieder zu ihren alten Behauptungen: »Mein Mann ist mir in der letzten Zeit auch vielfach anders vorgekommen, sein Blick war nicht mehr so frei, er sah nicht so rein aus. Ich bin so rein, so dumm in solchen Sachen gewesen, aber ich bin leidenschaftlich und habe auch einen hübschen Körper. Er ist auch immer zu mir gekommen bis 1896 im September, da fing er an ganz komisch zu werden, sich zurückzuhalten. Ihnen sage ich Alles, sonst ist mein Mund tot.« Sie erzählt dann weiter die verdächtigen Beobachtungen in der elektrischen Bahn. Sie merke es genau, ob eine Person einen Mann anständig oder unanständig ansehe. Nach dieser Beobachtung habe sie übrigens den deutlichsten Beweis gehabt. »Mittags 3 Uhr telephoniert es: ›Ist Herr F. vielleicht zu sprechen?‹ (ahmt eine Mädchenstimme nach). ›Herr F. ist nicht da, kann ich ihm vielleicht etwas ausrichten?‹ ›Nein, ich komme dann selbst.‹ Was sagen Sie jetzt dazu, ist da noch von Eifersucht die Rede?« Auf die Angaben des Hausarztes behauptet sie, der sei bestochen von ihrem Mann. »Die Wärterinnen in Heidelberg haben mir sogar gesagt, die Augen meines Mannes tanzten viel zu viel umher, ein solcher Mann müsse Genuß haben, das sei ein Lebemann.« Auf die Frage, ob denn ihr körperlicher Zustand den ehelichen Verkehr nicht verbiete: »Der Dr. K. (Frauenarzt) hat mich völlig geheilt, er sagte erst, ich hätte ein Leiden, das noch nicht dagewesen wäre, es müßte ein Knochen gebrochen sein. Er sagte, es hänge mit unterdrückter Leidenschaft zusammen. Als ich wegging, sagte er: ›Sie sind durchaus gesund; Sie sind eine stramme, gesunde, blühende, kräftige Frau, an der nicht das Geringste ist. Ihr Mann kann gar keine Ausrede gegen sie brauchen‹.«

Bei diesen Erzählungen ergeht sie sich in endlose Nebensächlichkeiten, ohne jedoch den Ausgangspunkt zu verlieren. Lebhafte Affektäußerungen unterbrechen den Gedankengang. Jeden Augenblick will sie schwören, beteuert bei allen Heiligen die Wahrheit ihrer Angaben. Sie verfluche sich selbst, wenn sie ein falsches Wort gesprochen habe. »Meine Zunge soll faulen« u. dgl. Einen Augenblick ist sie verzweifelt, ringt die Hände, weint und schluchzt, dann wieder | *126*
springt sie auf, lacht, nimmt eine selbstbewußte herausfordernde Position an, ergeht sich in Lobsprüchen über ihre Persönlichkeit. Ihr Mann ist einmal der Ausbund aller Schlechtigkeiten, dann wieder meint sie, es sei ein Mißverständnis, er sei doch wohl rein, sie hätte ihm auch nie etwas Schlechtes zugetraut. – Immer spricht sie von ihrer Verschwiegenheit, niemandem habe sie ihre ehelichen Streitigkeiten erzählt. Im selben Atemzug berichtet sie, daß Dienstmädchen, Ärzte, die und jene Freundin ihr recht gegeben hätten, und will auch von fremden Frauen erzählen, was diese von ihren Männern ihr anvertraut hätten. Allen möglichen Kranken erzählte sie dieselben Sachen. Außerdem erkundigte sie sich bei Wärterinnen, wie der Direktor mit seiner Frau lebe, berichtet über das Verhältnis ihres Frauenarztes zu dessen Frau, worüber sie von den Heidelberger Schwestern wisse. Jeden Tag ruft sie den Arzt bei der Visite auf die Seite und erzählt ihm ungefragt von ihren ehelichen Geschichten. Ihre Lieblingslektüre ist ein gemeiner Hintertreppenroman, den sie mit in die Anstalt gebracht hat. – Nach einiger Zeit behauptet sie, ihr Hausarzt habe an allem schuld, dieser habe den Mann bestochen, nicht umgekehrt, der Mann sei immer gut gewesen. Bald wechselt auch diese Anschauung.

Eines Tages gibt sie an, sie fühle sich schwanger, habe morgens öfters Erbrechen, ihr Stuhl sei angehalten, sie habe das Gefühl von Völle im Leib. Die gynäkologische Untersuchung ergab, daß der stellenweise sich jetzt weich anfühlende Tumor das ganze kleine Becken ausfüllte.

Wie die Entlassung bevorsteht, verspricht sie, daß sie jetzt alles ruhen lassen wolle und ihrem Mann keine Schwierigkeiten mehr machen werde. Doch schon auf dem Wege von der Anstalt hatte sie Streit mit ihm. Über den weiteren Verlauf berichtet uns der Hausarzt: »Mit der Entstehung des schweren Knochenleidens traten die Eifersuchtsideen mehr in den Hintergrund. Das Leiden (Osteosarkom des Beckens) war so schmerzhaft, daß sich die Aufmerksamkeit der Pat. hierauf konzentrierte. Es kam zur Verjauchung des Knochens, mit Fisteln des Schambeins und dessen absteigenden Ästen mit putrider Sekretion. Der Tod erfolgte im September 1900 an Sepsis. Die Pat. hat das schmerzhafte Leiden außerordentlich heldenhaft ertragen. Von Eifersuchtsideen hat sie auf dem Krankenbett nichts mehr geäußert.«

Zusammenfassung: Von Jugend auf eigentümlich. Von Beginn der Ehe an eifersüchtig. Im Klimakterium, als wegen einer Beckengeschwulst (Sarkom) der Coitus unmöglich wird, völlige Beherrschung von der Eifersucht, die zu massenhaften Wahnideen und aktivem Handeln führt. Ihre sexuelle Bedürftigkeit zeigt sich in Neigung zu Gesprächen über sexuelle Dinge, in der Betonung, daß sie einen strammen Körper usw. besitze. Mit dem Wachstum des Sarkoms und der Zunahme ihrer Leiden treten die Eifersuchtswahnideen völlig in den Hintergrund. –

Cyprian Knopf, Pfarrer, geboren 1845[i].[350] – Eine Schwester litt an periodischer Manie (5 Anfälle), sonst keine Hereditat. Mit 20 Jahren Abiturium. Studierte Theologie. 1870 erstes theologisches Examen. War dann Privatlehrer. 1872 zweites Examen. Dann Vikar, 1876 Pfarrer. – Schon als Kandidat fiel er als merkwürdig auf. Er erfuhr zu seiner Überraschung, daß die Tochter in dem Hause, das ihn als Hauslehrer engagiert hatte, und für die er sich interessierte, schon mit einem Freunde von ihm verlobt war. Dieser, der ihn seit der Schule kannte, schreibt über seine Reaktion darauf: »Er ist eines Morgens ... gekommen und hat seine Stelle gekündigt. Er hat dabei allerhand kuriose Reden geführt; dieselben später auch dem Pastor in F. und einem Vetter gegenüber wiederholt, so daß alle zu dem Urteil kamen, daß F. verrückt sein müsse. Aus Furcht vor ihm haben dann die Damen im Haus sich nachts eingeschlossen. Das hat aber nicht lange gedauert, denn K. mußte die Stelle bald verlassen.«

1878 verheiratete er sich mit einer Landwirtstochter. Diese starb 1882 durch Selbstmord. »K. hat, wie später bekannt geworden, die erste Frau gerade so behandelt, wie die jetzige. Das war aber ein stilles, bescheidenes Wesen, das selbst nie geklagt, sondern ihr Schicksal still getragen hat. Sie ist eines Morgens ertrunken in einem Tümpel gefunden worden« (Angaben desselben Freundes). Demgegenüber behauptete K. jetzt, daß er mit dieser Frau in glücklicher Ehe gelebt habe.

1884 – zweite Ehe. Vor der Hochzeit zeigte er eine unbegründete Abneigung gegen den Oheim der Braut, dem er einen anonymen Brief schrieb, er möge der Trauung fern bleiben. Dasselbe
127 Verhalten zeigte er gegenüber einem Schwager der ersten Frau, dem er schrieb, es | geschehe ein Unglück, wenn er zur Trauung in die Kirche komme. – Gegen seine 18jährige Frau benahm er sich vom Tage der Hochzeit an sehr auffällig. Beim Hochzeitsmahl benahm er sich sonderbar, redete lateinisch, warf ein Glas unter den Tisch, daß es zertrümmerte. Er fuhr mit seiner Frau nach X., verließ sie aber, anstatt sich ihr zu widmen, gleich nach der Ankunft, angeblich, um Freunde zu besuchen. Als er zurückkehrte, äußerte er Mißtrauen gegen ihre Unberührtheit. Nach einigen Tagen entlockte er ihr durch raffinierte Quälereien abenteuerliche »Geständnisse« über ihr sexuelles Vorleben. Sie brachte, trotz des Bewußtseins, nichts begangen zu haben, Angaben von begangenen Unsittlichkeiten ungeheuerlicher Art zu Papier: Sie habe sich mit 8–10 Bekannten geschlechtlich eingelassen, sei von einem bejahrten Superintendenten schwanger geworden, das Kind sei von der Gattin desselben abgetrieben worden usw. – Die Frau geriet immer mehr in Verzweiflung und wandte sich an ihre Eltern. Infolgedessen wurde auf Veranlassung des Landratsamtes ein ärztliches Gutachten abgegeben. K. hielt gegen alle Widerlegungen an der Überzeugung von der Bescholtenheit seiner Frau vor der Ehe fest. Er zeigte noch weitere Absonderlichkeiten: Seine Frau mußte einmal nachts mit ihm das Haus durchsuchen, weil er fürchtete, es seien Fremde eingedrungen. – Einen älteren Amtsbruder, mit dem das Ehepaar im Eisenbahnkupee fuhr, beschuldigte er, sich in unzüchtiger Absicht an K.s Frau gerieben zu haben. – Wegen der Unkorrigierbarkeit der Ideen kam der Gutachter zum Schluß, K. leide an Wahnsinn, eine Ansicht, die von einem Medizinalkollegium bestätigt wurde. Demgegenüber verschaffte sich K. eine ganze Reihe von Gesundheitsattesten, von praktischen Ärzten, einem Kreisphysikus, einem Universitätsprofessor und einem Assistenten. Ein ausführliches Gutach-

---

i Ich bin Herrn Prof. DANNEMANN in Gießen und Herrn Dr. WILMANNS zu Dank verpflichtet, daß sie mir erlaubten, ihre Gutachten zu benutzen. Außerdem wurde noch einiges Material aus den Akten gewonnen. – Die forensischen Fragen habe ich in diesem wie in den anderen Fällen vernachlässigt.

ten eines Kreisarztes trat ebenfalls für K.s geistige Gesundheit ein. Eine Entmündigungsklage seiner Frau wurde auf diese Weise abgewiesen. Bald nachher reichte K. Klage auf Ehescheidung ein (1887), welche sofort durch Widerklage Beantwortung erfuhr. Das Gericht stellte sich auf Seite der Frau. Die Ehe wurde geschieden. Seine Frau, die als junges Mädchen »durch Unzufriedenheit, Mangel an Kindlichkeit und Harmlosigkeit« auffiel, wurde später geisteskrank und befindet sich verblödet in einer Anstalt.

In den nächsten Jahren war K., allgemein hochgeachtet, als tüchtiger Pfarrer im Amte tätig. Er war beliebt und geschätzt. In anerkannter Weise betätigte er sich auf sozialem Gebiete. Sein Haushalt wurde nacheinander von mehreren Damen geführt. – Eine der Haushälterin[nen] gab an, er habe stets großes Mißtrauen gehabt und die Neigung, gleichgültige Vorkommnisse mit seiner Person in Beziehung zu bringen. Es wird ferner behauptet, was K. bestreitet, daß er eine Hausdame, welcher er die Ehe versprochen haben soll, einschloß, wenn er ausging.

Im Jahre 1896 – dritte Ehe, mit einem 24jährigen Mädchen: auch diese Ehe war von Anfang an unglücklich. Seine Angaben lauten (Klageschrift 1905): Schon auf der Hochzeitsreise habe er mit seiner Frau Differenzen gehabt. Sie sei eigensinnig gewesen, habe ein boshaftes Gemüt gehabt, sie habe stets Zank und Streit gesucht, ihn sogar gelegentlich mißhandelt, ihn öffentlich blamiert. Ihren fortgesetzten Ehebruch habe er vergeblich durch Anlage von Schlössern an Türen und Fenstern, durch Versetzung in eine andere Pfarre zu verhindern gesucht. Doch die Frau nahm die Schlösser wieder fort. Schließlich habe sie sogar versucht, ihn durch Chloroform im Schlafe zu betäuben. – In Heidelberg führte er noch näher aus: Zur Eifersucht habe er schon lange Grund gehabt; er könne Beispiele in großer Zahl bringen. Seine Frau machte und empfing Besuche ohne sein Wissen. – Als er einmal von einer Reise zurückkehrte und sie fragte, ob sie sich gelangweilt habe, sagte sie: »Nein, ich habe mich recht gut unterhalten.« Als er einmal zu einer Zeit, wo er meist abwesend zu sein pflegte, zufällig zu Hause geblieben war, kam ein Herr. Als er ihn fragte: »Womit kann ich Ihnen dienen?« geriet dieser in große Verlegenheit, stotterte und wußte nicht, was er sagen sollte. Es sei offenbar gewesen, daß er zu seiner Frau wollte. – Er gebe zu, alles dies seien keine Beweise: aber man habe Grund zu Verdacht. Jedoch seien noch viel belastendere Dinge vorgekommen: Einmal habe sich eine Leiter an ihrer Schlafstube lehnend gefunden. – Auch habe er öfters morgens eine dunkle Erinnerung gehabt, als ob seine Frau nachts aus dem Hause gegangen wäre; deshalb habe er auf die Schwelle Sand streuen lassen. Als er nachher die schwarzen Strümpfe seiner Frau prüfte, fand er, wie erwartet, Sandkörner darin. – Aus allen diesen Gründen habe er einen Mann angestellt, das Haus nachts zu bewachen. Der behauptete freilich, nichts Auffälliges bemerkt zu haben, das sei aber natürlich kein Beweis, daß nichts passiert sei. K. räumte ein, er habe oft von 9–1 Uhr gewacht und gelauscht, sei im Haus mit Streichhölzern umhergeschlichen, bereit, eines anzuzünden, um jemand ins Gesicht zu leuchten, | der von seiner Frau gekommen wäre. – Zeugen geben an, K. habe, um Klarheit zu *128*
bekommen, Späher angestellt, die nachts acht geben sollten, ob niemand zu seiner Frau schleiche. – Er fragte die Magd, ob sie nichts von dem ehebrecherischen Treiben der Frau bemerke.

Frau K. bestätigt das ganz unleidlich gespannte Verhältnis der Gatten; jedoch habe schuld nur der Mann durch seinen unbegründeten Argwohn. Er habe sie ohne jede Ursache verdächtigt, daß sie sich jedem geschlechtlich preisgebe, auch Männern aus niederen sozialen Schichten. Vor Zeugen sprach er die gemeinsten Beschimpfungen gegen sie aus; auch mißhandelte er sie körperlich. Ferner schreibt Frau K.: »Mein Mann ist trotz seiner Impotenz sehr sinnlich veranlagt, sein ganzes Denken und Handeln bezieht sich auf geschlechtliche Gebiete.« Minderjährige Mädchen habe er verführen wollen. »Eines Mittags kam ich in seine Studierstube, da hatte er ein 7jähriges Mädchen bei sich. Ich sagte, das ist ja eine merkwürdige Stellung, worauf er verlegen wurde und mir erwiderte, das Kind sei ihm auf den Schoß gefallen.« – »Nach seiner Angabe tat er immer Gelübde, daß er mich 4–5 Monate nicht berühren wollte; falls ich ein Kind bekäme, er wäre es nicht gewesen. Er führte über unseren Verkehr auch genau Buch.« »Mein Mann behauptete, ich wäre mannstoll; wenn ich nicht jede Nacht einen anderen hätte, dann wäre ich nicht zufrieden.« »Mein Mann hat eine Zeichnung von unserem Pfarrhaus gemacht mit vielen Wegen, die meine betreffenden Liebhaber gegangen sein sollen.« – »Pfarrer K. soll seiner Frau wiederholt erklärt haben, er sei nicht imstande, ein Kind zu erzeugen und schwebte in beständiger Angst, die Frau sei schwanger« (Rechtsanwalt).

Pfarrer K. tat zunächst fast 10 Jahre lang keine gerichtlichen Schritte. Aber 1905, unmittelbar nachdem er sich in den Ruhestand hatte versetzen lassen, reichte er gegen seine Frau die Scheidungsklage ein. Er schuldigte sie an, über ein Jahr fortgesetzten nächtlichen Verkehr mit dem Schmied P. gehabt zu haben; dann sei der Blechschmied K. gefolgt, dann der Schuhmacher L., dann der Maurergeselle M., dann der Ackersmann F. Am ersten oder zweiten Tage nach der Übersiedelung nach Z. habe sie im Hotel Ehebruch mit dem Oberkellner getrieben.

Die Vernehmung der Zeugen gab nicht den geringsten Anhaltspunkt für die Behauptungen des Pfarrers, wie überhaupt für ehebrecherische Handlungen oder auch nur Neigungen seiner drei Ehefrauen nie etwas eruiert werden konnte. Dagegen wurde festgestellt, daß das ganze Dorf davon wußte, daß K. seine Frau der Untreue auf so ungeheuerliche Art beschuldigte und daß niemand daran glaubte. Bei dem negativen Ausfall der Zeugenaussagen nannte K. vier andere Männer, mit denen seine Frau verkehrt haben solle und beantragte ihre Vernehmung. Diesen Antrag zog er nachher allerdings wieder zurück. Seine Frau hatte inzwischen Antrag auf Entmündigung gestellt.

Da er den Richtern als der Geisteskrankheit dringend verdächtig erschien, kam er zur Beobachtung in die Psychiatrische Klinik in Gießen. Hier hielt er sich gewissenhaft an die Hausordnung, gab sich äußerst konziliant, war höflich gegen das Pflegepersonal und bedacht, durch Trinkgelder für Bedienung sich erkenntlich zu zeigen; er verhehlte dabei nicht, daß ihm der Aufenthalt in der Klinik unangenehm sei. Verschiedentlich zeigte er sich sehr mißtrauisch und geneigt, aus geringen Dingen Kombinationen zu bilden, an deren Richtigkeit er nur wenig zweifelte. Er gab z.B. an: Bei seinem Eintritt in die Klinik sei er stutzig geworden, als der Referent ihn gebeten, er möge zunächst doch mal sein curriculum vitae schreiben. Er glaube fest, gehört zu haben, daß Referent noch hinzufügte: »Ihr periculum vitae«,[351] wie wenn er damit habe sagen wollen: hier ist schon manchem sein curriculum zum periculum geworden. Trotzdem natürlich nicht davon die Rede war und man versuchte, es ihm auszureden, hielt Pfarrer K. unerschütterlich daran fest, es gehört zu haben. Anspielungen ähnlicher Art glaubte er noch mehrfach zu bemerken. Auch war er geneigt, irgendwelchen Vorkommnissen (z.B. Ausbleiben einer Antwort auf einen Brief oder Eintreffen derselben erst nach 4 Tagen) eine Deutung zu geben in dem Sinne, daß etwas ihm Nachteiliges vor sich gehe. Auch zeigten sich direkte Erinnerungsfälschungen, z.B. in einer Angabe, der Rechtsanwalt habe ihm etwas gesagt, was diesem tatsächlich nie in den Sinn gekommen war. Pfarrer K. lehnte es ab, irgend etwas schriftlich von sich zu geben. »Gib mir eine Zeile von jemandem und ich bringe ihn auf das Schafott«, sagte er bei solcher Gelegenheit.

Nach dem ungünstigen Ausfall der Zeugenaussagen und der Begutachtung erklärte Pfarrer K., er sei schon im letzten Sommer zu der Überzeugung gekommen, daß Verdachtsmomente gegen seine Frau nicht vorliegen und sei auch der Ansicht, daß der frühere Verdacht gegen dieselbe, der ihn zur Ehescheidungsklage veranlaßte, unbegründet sei, nachdem er die Zeugen|aussagen angehört habe, jedoch machte er zu gleicher Zeit dem Arzte gegenüber Äußerungen, die auf das Festhalten an seinen Ideen hinwiesen. Diese Dissimulation, die er unter dem Eindrucke ungünstiger Situation mit spitzfindiger Logik eine Zeitlang aufrecht erhielt, gab er in Heidelberg wieder auf. In seinen vielfachen Schriftstücken, besonders in seiner »Würdigung des Gutachtens« zeigt er eine große Gewandtheit in der logischen Bearbeitung der Situation zu seinen Gunsten. Liest man die langen Ausführungen, könnte man einen Moment geneigt sein – und erst recht ein Laie – ihm recht zu geben. Nur der Widerspruch mit anderen Aussagen von seiner Seite, die er völlig zu vergessen imstande ist, klärte bei gründlicheren Überlegungen die Haltlosigkeit aller seiner Urteile und Schlußfolgerungen auf. Diese auffällige Unzuverlässigkeit in dem Gebrauche der Logik, die als ein geeignetes Werkzeug je nach Bedürfnis der Situation so oder so verwendet wird, ein Zug, der bei vielen Psychopathen zu finden ist, ist bei K. besonders ausgeprägt. Diese allgemeinen Bemerkungen dürften genügen, um uns der Veröffentlichung all der »Beweise« und Spitzfindigkeiten K.s zu entziehen, die ein ganzes Buch füllen könnte. Es finden sich darin keine neuen Symptome, keine eigenartigen Wahnideen, sondern nur jene scheinbare Logik, die das Gegenteil ihres eigentlichen Zweckes erreicht. *129*

Das Mißtrauen K.s gegen die Psychiater führte noch zu einer zweiten Begutachtung (1907), deren Resultate klinisch mit der ersten völlig übereinstimmten und zum Teil schon verwertet wurden. Die Persönlichkeit K.s wird von WILMANNS geschildert: »Sein äußeres Verhalten ist natürlich und geordnet, der Lage entsprechend. Er beherrscht die äußeren Formen, ist gewandt und liebenswürdig im Verkehr und stets bereit, sich in eine Unterhaltung einzulassen, die an ihn gerichteten Fragen zu beantworten. Seine Stimmung war, während er sich bei uns in der Klinik befand, im allgemeinen heiter; er betrachtete seine ganze Lage mit unverkennbarem Optimismus. In seinen Schriften sowohl wie in seiner Unterhaltung tritt ein starkes Selbstgefühl hervor, das ihn besonders gern bei der Beurteilung seiner Leistungen und Fähigkeiten verweilen läßt. An ihn gerichtete Fragen faßt er schnell und prompt auf und beantwortet sie schlagfertig und geschickt. Bei längeren Gesprächen tritt mehr noch als in seinen Schriftstücken eine gewisse Ablenkbarkeit hervor; er verliert leicht den Faden, haftet an belanglosen Nebendingen und kommt erst auf allerlei Umwegen zum Ziele. Trotzdem bezeigt er eine zweifellos gewandte Dialektik und besonders die Fähigkeit, die Unterhaltung über ihm peinliche Einzelheiten hinwegzuführen und ihr eine ihm willkommenere Richtung zu geben. Seine Merkfähigkeit ist ungestört. Sein Erinnerungsschatz ist sehr umfangreich; freilich oft auf Kosten seiner Treue und Zuverlässigkeit. Während er sich vieler, an sich oft belangloser Einzelheiten zu erinnern vermag, laufen nicht selten Erinnerungsfälschungen und Verfälschungen unter, besonders auf Gebieten, die mit seinem »Ich« in irgendwelchen affektbetonten Beziehungen stehen. Bei der guten Auffassung, dem lebhaften Temperament und Interesse und der guten Merkfähigkeit sind seine Kenntnisse mannigfaltig und auf einzelnen Gebieten auch wohl tief. Er macht den Eindruck eines Mannes, der viel mit gutem Nutzen gesehen, gehört und gelesen hat. Über seine Vermögensverhältnisse zeigte er sich vollkommen orientiert. Da ich bis zuletzt mit meiner Ansicht über seinen Geisteszustand zurückhielt und seinen Ausführungen anscheinend gläubig folgte, bewahrte er mir gegenüber eine gewisse Offenheit und sprach sich über alle an ihn gerichteten Fragen mit Freimut aus. Erst als ich ihm an einem der letzten Tage vor der Entlassung eröffnete, daß auch ich ihn für geisteskrank halte, malte sich auf seinen Zügen eine gewisse Enttäuschung und tiefes Mißtrauen.«

Schon nach einem Jahre starb Pfarrer K. nach einem operativen Eingriff.

Zusammenfassung: Eine Persönlichkeit, die von jeher mißtrauisch, zu Eigenbeziehungen geneigt und leicht erregbar, aber tüchtig und intelligent war, immer hohes Selbstbewußtsein, Optimismus und Unternehmungsgeist besaß, kommt auf sexuellem Gebiet, auf dem anscheinend Abnormitäten bestehen, zu schwereren psychopathologischen Störungen. Als junger Mann gerät er infolge getäuschter sexueller Hoffnungen in einen sonderbaren erregten Zustand, in zweiter Ehe quält er seine Frau unaufhörlich mit dem Vorwurf über abenteuerliche sexuelle Vergehungen, die diese *vor* der Ehe sich habe zu schulden kommen lassen, Quälereien, die schließlich zur Scheidung führen. In dritter Ehe bildet er alle Grenzen des Möglichen übersteigende Eifersuchtswahnideen über die vermeintliche andauernde eheliche Untreue der Frau. – Leider konnte nicht eruiert werden, ob schon von Beginn der Ehe an (1895),[352] oder erst in den letzten Jahren die absurden Wahnideen auftraten. Da die Frau und andere nie von dem Beginn
130 des Leidens sprechen, ist es jedoch wahrscheinlich, daß sie immer vorhanden | waren, nur zuletzt mehr hervortraten und ihn aktiver werden ließen, zumal er ähnlich unglaubliche Vorstellungen über sexuelle Verfehlungen der Frau schon in der früheren Ehe gehabt hatte. – Die Genese des Wahns hält sich durchaus in den Grenzen der kombinatorischen Deutung. Er hat nichts gesehen oder gehört, was dem objektiven Beurteiler direkt belastend erscheinen müßte, wenn es wahr wäre. Nur eines ist gegenüber der Frau Fischer bemerkenswert. Er behauptet, seine Frau habe versucht, ihn durch Chloroform zu betäuben, und er habe öfters »morgens eine dunkle Erinnerung gehabt, als ob seine Frau nachts aus dem Hause gegangen sei.«

Diese beiden Fälle glauben wir wiederum als ähnlich zusammennehmen und unseren beiden ersten gegenüberstellen zu können. Gemeinsam ist:

1. Eine *langsame* Entwicklung aus *dauernden Eigenschaften* und Trieben der Persönlichkeit (u.a. die sexuelle Abnormität des Pfarrers).

2. Der Ausbruch schwerer Wahnbildungen knüpft sich verständlich und zu wiederholten Malen an *neue Anlässe:* Die immer neuen sexuellen Verhältnisse des Pfarrers, das klimakterische Verblühen und besonders das Ausbleiben des geschlechtlichen Verkehrs wegen Beckengeschwulst bei der Frau Fischer. In beiden Fällen wurde gelegentlich völlige Dissimulation versucht.

3. Es *fehlen* gegenüber den ersten beiden Fällen die Anfänge von *Verfolgungsideen,* die unruhevollen, erregten, ängstlichen Zustände, die bei jenen – allerdings nur einmal in relativ beschränkter Zeitspanne – auftraten. Es fehlen die Vergiftungsversuche und die plastischen Erzählungen vermeintlich erlebter Ereignisse.

4. Es findet sich *keine begrenzte Zeitspanne,* in der unter Begleitung anderer Erscheinungen (vermeintliche Vergiftungszustände, Unruhe, Verfolgungsideen usw.) die Wahnbildung vor sich geht, die dann konstant bleibt. Sondern die Wahnbildungen halten sich an die jeweiligen Erlebnisse und werden nicht mit solcher Genauigkeit festgehalten. Es finden sich ferner immer neue Anknüpfungspunkte für dieselben.

Es liegt nahe, einen Vergleich unserer Fälle von Eifersuchtswahn mit der einzigen Krankheitsgruppe, die »inhaltlich« bezeichnet wird, dem *Querulantenwahn* durchzuführen. Stellen wir ganz kurz nach der Literatur die *Arten von Querulanten* zusammen, so haben wir *schematisch* folgende:

1. Aus reizbarer, erregter, aktiver, selbstbewußter Veranlagung querulierende Leute: Pseudoquerulanten KRAEPELINS.[353]

a) Krakeeler (zum Teil »manische« nach SPECHT).

b) Querulanten nach *einem* wirklichen oder vermeintlichen Unrecht (zum Teil Fälle bei LÖWY, Gaupps Centralbl. 1910).[354]

Bei beiden entstehen Irrtümer aus Affekten und Wünschen. Diese können mit Zunahme der Unkorrigierbarkeit übergehen in Wahnideen. Damit

2. *Steigerung* dieser Vorgänge zu Wahnbildungen, die nun selbständige Ursache weiteren Handelns werden: »Entwicklung einer Persönlichkeit« (z.B. Fall bei PFISTER A. Z. f. Psych.: Bd. 59.[355] – HITZIGS Fall 1).[356] Es besteht ein psychologischer Zusammenhang mit dem früheren Leben. Jede einzelne Idee ist als aus Wünschen, Rechtsverlangen, Selbstbewußtsein, Wut als »zweckmäßig« gebildet »verstehbar«. Eine Unterform ist es, wenn erst eine Lebensphase, z.B. das Alter, mit ihren Veränderungen die Basis schafft, auf der die querulatorische Veranlagung zur Entwicklung gelangt. (Fall Frese, Jur. Psych. Grenzfragen 1909.)[357]

| 3. Bei einer anfänglichen Entwicklung wie bei 2 werden die »verständlichen« 131
Zusammenhänge verlassen. Es entwickeln sich völlig unzusammenhängende Wahnideen oder gar psychische Schwäche. WILMANNS (Centralbl. f. Neurol. u. Psych. 1910) stellte diesen Typus auf und führte einen Fall nur kurz an. »Entwicklung einer Persönlichkeit« zweiter Art oder »Prozeß«?

4. Zu einem bestimmten Zeitpunkt des Lebens tritt ein wahnbildender Prozeß auf, dessen zufälliger Inhalt der Wahn rechtlicher Benachteiligung ist. Eine Erklärung aus der Charakteranlage ist nicht möglich.

Aus dieser Übersicht im Vergleich zum vorhergehenden Resumé der Fälle Knopf und Fischer geht hervor, daß wir die beiden letzteren für völlig analog den Typen 1 und 2 des Querulantenwahns halten. Der Typus 4 ist aber beim Querulantenwahn von uns nur konstruiert. Wir vermochten entsprechende Fälle in der Literatur nicht zu finden. Diesen Typus meinten wir aber, wie ohne weiteres klar ist, bei unseren beiden ersten Fällen Klug und Mohr, die wir für »psychische Prozesse« erklärten. Für diese scheint also bis soweit *keine* Analogie beim Querulantenwahn zu bestehen. Wohl haben beide den Wahn rechtlicher Benachteiligung gehabt, aber nur als notwendige logische Folge ihres zugrunde liegenden Eifersuchtswahns. Sie haben sich auch eigentlich nie wie Querulanten benommen, sondern sich immer, wenn die rechtlichen Mittel erschöpft waren, wenn auch grollend, zufrieden gegeben. Durch Bildung neuer Wahnideen für die Zwecke des gerichtlichen Verfahrens haben sie sich nie geholfen.

Aus dem Bedürfnis, neues Material gewohnten Begriffen unterzuordnen, wird man, wie ich vermute, meinen, daß diese Fälle von Eifersuchtswahn ja sämtlich klare Fälle von »überwertiger Idee« seien, oder umgekehrt, man wird einige Fälle (Mohr und Klug) herausnehmen und sie als Dementia praecox auffassen. Ich habe gegen beide Meinungen nichts einzuwenden, halte aber die weite Ausdehnung der beiden Begriffe »überwertige Idee« und »Dementia praecox«, so daß sie gleichzeitig für denselben Fall angewandt werden können, mindestens für unzweckmäßig. Wird jeder »Prozeß« im früher definierten Sinne Dementia praecox genannt, sind allerdings die Fälle Mohr und Klug Dementia praecox-Kranke.[i][358] Beruhen umgekehrt alle Fälle von »circumscripter Autopsychose«[359] (Wernicke) auf einer »überwertigen Idee«, so gehören Mohr und Klug hierher.

132 | Die *»überwertige Idee«* ist aber im psychiatrischen Sprachgebrauch nichts weniger als eindeutig. Der Schöpfer dieses Begriffes, Wernicke[ii],[360] setzt in seinem Grundriß (2. Auflage, S. 78 und 141 ff.)[361] auseinander, daß er unter Normalwertigkeit der Vorstellungen »eine ganz bestimmte Abstufung von Erregbarkeitsverhältnissen«, welche gewissermaßen »Rangunterschiede« unter den Vorstellungen bedingt, verstehe. Diese beruhen erstens auf dem Gebiet[362] des Affektes, der den Vorstellungsgruppen »anhaftet« und zweitens auf der Häufigkeit der Benutzung dieser Vorstellungsgruppen. »Die Verschiedenheit der Charaktere wird wesentlich durch die verschiedene Wertigkeit derjenigen Vorstellungen bedingt, von denen ihr Handeln unter gegebenen Verhältnissen abhängt.« Soweit ist die Betrachtung klar. Nun fährt Wernicke mit einem enormen Gedankensprung fort: »Wir müssen schon in der Norm damit rechnen, daß solche überwertigen Vorstellungen einer Korrektur durch entgegengesetzte Vorstellungen schwer zugänglich sind, und je nachdem zur bedingungslosen Voraussetzung für das Handeln werden.« Hier ist ohne weiteres als gleich betrachtet die *affektive Bewertung* einer Vorstellung und die *Realitätsbewertung*. Bei der gleichen Vorstellung, deren Inhalt objektiv und subjektiv real ist, kann die affektive Bewertung sehr verschieden sein. Die Normalwertigkeit in dieser Beziehung meint Wernicke in den ersten Sätzen. Aber bei gleicher affektiver Bewertung kann der Inhalt einer Vorstellung unabhängig von objek-

---

i Eine schwierige Frage ist es, ob unsere Eifersüchtigen und die Eifersüchtigen der beginnenden Dementia praecox von Anfang an zu unterscheiden sind oder nicht. Anfangs war es meine Ansicht, daß sie wohl nicht zu unterscheiden seien. Ich habe jedoch keinen Fall gefunden, den ich gesehen oder von dem ich gelesen hätte, bei dem diese Unterscheidung unmöglich gewesen wäre. Es war bei Dementia praecox entweder von Anfang an eine weitere Symptomatologie vorhanden, oder die Eifersucht war so unsystematisch, zerfahren usw., daß wohl eine Verwechslung mit Persönlichkeitsentwicklungen, aber keine mit psychischen Prozessen möglich gewesen wäre. Eine Krankengeschichte einer zweifellosen Dementia praecox, die zu Beginn über längere Zeit nur die Symptomatologie unserer Fälle mit der Systematik, der Aktivität usw. hatte, ist bis jetzt nicht bekannt.

Nach Wernicke kann dessen »circumscripte Autopsychose« auf Grund einer »überwertigen Idee«, mit der wir uns im folgenden beschäftigen, einen progressiven Verlauf nehmen. Sein Fall (Lehrb. p. 454) war jedoch im ersten »sonst durchaus reinen Stadium« circumscripter Erotomanie dadurch »auffällig«, daß er zahlreiche Stimmen in der »Herzenssprache« hörte. Also war das Stadium durchaus nicht »rein«!

ii Weitere Publikationen zur überwertigen Idee: Friedmann, Beiträge zur Lehre von der Paranoia, Monatsschr. f. Psych. u. Neurol. 17; Pfeifer, Über das Krankheitsbild der »circumscripten Autopsychose« auf Grund einer überwertigen Idee, ebenda 19.

tiver Realität subjektiv als real angesehen werden. In diesem Fall spricht man, wenn gewisse andere Bedingungen erfüllt sind, von Wahnideen. Nun besteht aber – und das ist wohl als der Kernpunkt dessen, was WERNICKE meint, anzusehen – eine *Beziehung zwischen Affektbetonung und Realitätsurteil.* Am tiefsten ist diese Beziehung von LIPPS[i][363] dargestellt, bei dem die starke Lust- und Unlustbetonung der Vorstellungen, das Gewünschte oder Gefürchtete ihres Inhalts ein Faktor unter anderen ist, der die »Energie« einer Vorstellung steigert, damit ihre Loslösung von der Gegenvorstellung befördert und der jeder Vorstellung nach LIPPS ursprünglich eigenen Tendenz, für real gehalten zu werden, Freiheit verschafft. Die völlige Loslösung mit Unmöglichkeit der Korrektur kann nur auf Grund einer besonderen »Dissoziabilität« begriffen werden. Näheres muß der dafür interessierte Leser bei LIPPS nachsehen. – Kehren wir zu WERNICKE zurück, so würde dieser also solche falsche Realitätsurteile überwertige Ideen nennen, die auf Grund der Affektbetonung jene Loslösung von der Gegenvorstellung erfahren haben. Dementsprechend verlangt er ein »Erlebnis« als Ursache. Nun müssen wir bedenken, daß die Affektbetonung *nie allein* ausreicht, die Wahnidee zu bilden, daß vielmehr dieser Mechanismus, den wir durch Hinweis auf LIPPS bezeichneten und den WERNICKE meint, gewöhnlich *nicht* zu Wahnideen führt im Sinne der *Unkorrigierbarkeit.* Suchen wir nach einem Beispiel einer überwertigen Idee durch Affektbetonung, so finden wir im täglichen Leben viele (hier aber immer der Kritik zugänglich und korrigierbar). Ganz besonders geeignet für die Entstehung überwertiger Ideen muß aber die Affektbetonung | in periodischen Zuständen sein. Ein Beispiel 133
einer *Cyclothymie*[III] mit solchen Ideen konnten wir vor kurzem beobachten. Der besondere Inhalt der *Eifersucht,* der mit unseren übrigen Fällen zusammentrifft, macht einen Vergleich mit diesen besonders leicht.

Emil Hase, verheirateter Dekorationsmaler, 36 Jahre alt. Seine Mutter war immer »mißtrauisch, grüblerisch«. Von jeher leicht erregbarer Charakter. Immer ernst. Konnte nie recht herzlich lachen. Leicht zu rühren. Beim Lesen eines Zeitungsartikels über ein Unglück traten ihm Tränen in die Augen. »Grüblerisch veranlagt.« Soweit zu erfahren, keine auffallenden Stimmungsschwankungen. Tüchtiger, intelligenter Mann. Anstrengende Tätigkeit.

Er selbst erzählt (Juni 1909): Im Januar 1909 ging er mit seiner Frau auf einen Maskenball, zu dem er die Dekorationen gemalt hatte. Im Gedränge verlor er seine Frau aus den Augen. Eine ihm bekannte Dame, die er fragte, meinte: »Die Frau ist mit zwei Herren im Restaurant« und sagte scherzend: »Ich habe Ihre Frau beobachtet, die hat sich schön herumgedrückt.« Von diesem Momente an, meint Pat., datiere sein Mißtrauen. Er halte es für unbegründet, könne aber des Mißtrauens bis jetzt nicht Herr werden. Immer dränge sich ihm die Idee auf. Er habe dabei einen Druck auf der Brust, oft Angst bis in die Kehle hinauf. Das komme anfallsweise. Es sei ihm da noch mehr eingefallen: Vor seiner Hochzeit habe ihn ein Herr angeredet: »Ich möchte Ihnen gern etwas über ihre Frau sagen. Aber heiraten können Sie sie deswegen doch.« Durch einen Zufall sei es nicht zu dieser Unterredung gekommen. Er fürchte, er habe von diesem Herrn etwas

i Leitfaden der Psychol., 1. Aufl. 1903. – Vom Fühlen, Wollen und Denken. 2. Aufl. 1907.

Wichtiges erfahren können. – Einmal habe er auf einem Kunstblatt, von dem er wußte, daß es früher keinen Fleck hatte, eine radierte Stelle gefunden. Er glaube, die Frau habe es wohl auf den Boden fallen lassen. Obgleich sie das in Abrede stellte, sei es doch möglich, daß sie eine Notlüge gebraucht habe. Das sei ihm ein furchtbarer Gedanke.

Pat. hält sich für unheilbar. Er werde seine Gedanken nie los. Vielleicht könne er, wenn er viel daran denke, sie schließlich vertreiben. – Zu jeder Tageszeit könne die Angst kommen, aber morgens sei er meistens mehr verstimmt. Es sei ihm auch der Gedanke gekommen, sich und seiner Frau das Leben zu nehmen. – Nach wenigen Tagen wurde er, nach seiner Meinung gebessert, entlassen.

Im Februar 1909 stellte sich der Pat. wieder vor. Er zeigte sich sehr mißtrauisch, empfindlich, bot deutlich eine depressive Stimmung. Oft traten ihm Tränen in die Augen. Er wünschte »seelische Behandlung«. Es gehe ihm ganz schlecht. Er brachte fast alle cyclothymen Klagen vor. – An die Eifersuchtsideen denke er kaum noch, obgleich er monatelang an ihre Wahrheit geglaubt habe. Er habe daran gedacht, daß die Frau in der Hochzeitsnacht nicht geblutet habe, und gemeint, da müsse sie doch schon Beziehungen zu einem Mann gehabt haben. Das habe ihn noch sehr gequält, aber jetzt sei das überwunden. Dagegen sei trotz des Zurücktretens dieser Gedanken seine Krankheit nur schlimmer geworden. Seit dem letzten Sommer sei es periodisch tageweise besser und schlechter gewesen. Jetzt sei es seit 6 Wochen ganz schlecht. Sein Körper sei auch krank. Es läge ihm schwer auf Brust und Schultern. Die Beine seien wie abgeschlagen, gerade wie der Kopf, um den beständig ein Reif liege. Er sei oft so gleichgültig, könne nicht mehr fühlen wie früher, habe dabei oft Angst, so schwere Angst, daß ihm der Schweiß ausbreche. Er fürchte die Zukunft, halte es für möglich, daß er verrückt werde. Er hat immer gearbeitet und will auch weiter arbeiten.

Daß die Kritik immer im Gange ist, daß der Affekt des sich Fürchtens vor der Möglichkeit, der Inhalt der Vorstellung könne wahr sein, vorübergehend zum sicheren Glauben an die Wahrheit führt, während nachher die Idee ganz schwindet, dies scheint charakteristisch, scheint auch völlig den überwertigen Ideen des täglichen Lebens zu entsprechen.

Wir müssen uns bewußt sein, daß ein *Beibehalten der Idee* mit falschem Realitätswert *nach Schwinden des Affekts* aus jenem psychologischen Mechanismus, der die überwertige Idee zu statuieren erlaubte, *nicht* erklärt werden kann. Wir haben hier etwas Neues. Aber wir könnten dieses Festhalten, da wir den tatsächlichen Zusammenhang
134 mit affektiver Entstehung kennen, auch | wenn wir ein hinzukommendes Moment annehmen müssen, als zweite Unterform der überwertigen Idee jener ersten gegenüberstellen.

Wenn wir dann aber nicht ins Bodenlose geraten wollen, müssen wir das für die Entstehung unumgänglich notwendige *Erlebnis*, ohne das diese Form der überwertigen Idee nicht entstanden wäre, *unbedingt fordern.* Wo wir es nicht nachweisen können und wo wir aus den ganzen Umständen keine Anhaltspunkte haben, es zu vermuten, können wir nicht mehr gut von überwertiger Idee sprechen.

Unter diese beschränktere Auffassung einer überwertigen Idee können nun Fälle wie Mohr und Klug nicht subsumiert werden. Dagegen können wir in den Fällen

Fischer und Knopf, die wir als »Entwicklungen einer Persönlichkeit« auffaßten, die einzelnen Wahnideen wohl als überwertige Ideen zweiter Art verstehen. Hier scheint es uns nun auch gegenüber Mohr und Klug in die Waagschale zu fallen, daß Knopf und Fischer gelegentlich korrigieren, umändern, Kritik üben, während bei Klug und Mohr nie eine Spur Kritik, nie eine Spur von Korrektur auftaucht.

Als eine dritte Form »überwertiger Idee«, die im Sprachgebrauch vorkommt, müssen wir aber noch einen Begriff festlegen. Wernicke sprach von einer *»circumscripten«* Autopsychose = überwertige Idee (S. 164 Grundriß) und diagnostizierte sie auch in Fällen, wo er das zugrunde liegende Erlebnis nicht finden kann, wenn er es auch als sicher vorhanden annimmt (S. 144). Hier haben wir also eine überwertige Idee, die weder durch das Merkmal der affektiven Überwertigkeit, noch durch das daraus entstandene unkorrigierbare, falsche Realitätsurteil charakterisiert wird, sondern durch das Merkmal des »Circumscripten«. In diesem Sinne würden unsere Fälle Klug und Mohr Fälle »überwertiger Idee« dritter Art sein, nur mit einem wesentlichen Unterschied gegen Wernicke: wir vermuten *kein* Erlebnis, das zur adäquaten Erklärung in der Weise wie bei der ersten und zweiten Art der überwertigen Idee genügt. Was schließlich das Merkmal des »Circumscripten« angeht, so ist das ein durchaus relatives. Circumscript bleibt auch der ausgedehnteste Wahn, insofern z.B. nicht *jede* Wahrnehmung zu Beziehungswahn Anlaß gibt usw. Die Menge der Wahneinheiten oder Wahnzusammenhänge wird allerdings meist so groß, daß ein Zählen keinen Zweck hätte. Bei unseren Fällen ist der Umfang fast auf eine Einheit zusammengeschrumpft, aber in diesen circumscripten Bildungen finden wir als bei ganz einfachen Grenzfällen die Merkmale des Prozesses[i].[364]

| Wir haben bisher die Fälle als »Prozeß« und »Entwicklung einer Persönlichkeit« *135*
gegenübergestellt. Wir werden aber nicht erwarten können, daß sich alle Einzelfälle *restlos* unter solche Begriffe, die wie alle Begriffe Abstraktionen und keine Wirklichkeiten sind, subsumieren lassen. Das ging auch schon bei den bis jetzt berichteten 4 relativ eindeutigen Fällen nicht an.

---

i Stellen wir die *Formen »überwertiger Idee«,* die im Sprachgebrauch im Anschluß an Wernicke gemeint sind, zusammen, haben wir folgendes Schema:

1. Überwertige Idee:
   a) = abnorm hohe *Affektbetonung* einer Idee, einer Vorstellungsgruppe usw., sei der Inhalt real oder nicht;
   b) = durch die Affektbetonung falscherweise inhaltlich für *real* gehaltene Ideen, die mit dem Abklingen des Affekts *korrigiert* werden. (Für die Illusion auf Grund überwertiger Idee betont Wernicke selbst diese Korrigierbarkeit. Grundriß, p. 220.)
2. Überwertige Idee = auf dem Wege der ersten Form entstandene, aber *dauernd* festgehaltene, auch nach Abklingen des Affekts nicht korrigierte, inhaltlich fälschlich für real gehaltene Idee.
3. Überwertige Idee = gleichgültig auf welche Weise entstandene, *»circumscripte«* Wahnbildung. Theoretisch wird vielfach, ohne daß das begründet wäre, bei jeder »circumscripten« Wahnbildung die Entstehung auf dem Wege der ersten und zweiten Form postuliert.

Nunmehr möchten wir von einem Kranken berichten, der wohl ebenfalls unter den Begriff des Prozesses fällt, wo aber der Prozeß sich in der Entstehungsphase lang hinzieht, indem zwei Jahre vor Auftreten der Wahnbildung schon leichtere Störungen anderer Art voraufgingen:

Michael Bauer, geboren 1849, katholisch, seit 1876 verheiratet, aufgenommen 1901. – Keine Heredität. Körperlich immer gesund. 7 gesunde Kinder. Regelmäßige und geordnete, ziemlich anstrengende Lebensweise als Landwirt (auf seinen Wunsch vom Pfarrer bescheinigt). Kein Alkoholmißbrauch. – In der Jugend bestand ein Hang zu Grübeleien und leichte Erregbarkeit zu Zorn.

Seit dem 49. Lebensjahr litt er an Schlaflosigkeit und trüben Gedanken. 2 Jahre später (½ Jahr vor dem Eintritt in die Klinik) bekam er die Wahnidee, seine Frau sei ihm untreu gewesen. Der älteste Sohn sei nicht sein rechtes Kind. Die Idee wechselte dann: Der älteste sei sein Kind, dagegen der zweite Sohn nicht. Auch wechselte die Vorliebe für eines seiner Kinder mit einer förmlichen Abneigung gegen diese (ärztlicher Bericht). Seine Frau bestätigt das Bestehen leichter Störungen (Schlafmangel, Klagen über Unruhe) seit 3 Jahren. Die Geisteskrankheit datiert seit einem ½ Jahre. Sie habe ziemlich plötzlich mit Aufregung und Schlaflosigkeit angefangen, ohne daß er jedoch verwirrt gesprochen hätte. Wegen der Unruhe erhielt er einmal ein Schlafpulver. Darauf habe er etwa 10 Minuten laut gesungen und behauptet, das Schlafpulver habe ihn verwirrt gemacht. – Der Dekan hatte ihm auch ein Schlafpulver gegeben. Von diesem behauptete B., daß es ihm die Natur genommen habe, seitdem habe er auch kaum mit der Frau geschlechtlich verkehrt. – Beständig fürchtete er, daß seine Frau sich mit anderen abgebe. Er glaube jetzt nicht bloß, daß seine Frau außer ihm noch ein oder zwei Liebhaber habe, nein, das ganze Dorf kenne sie. Beständig sei er hinter ihr her, sie könne nicht auf den Abtritt gehen, ohne daß er sie verfolge. Nachts habe er die Haustüre selbst verschlossen und die Schlüssel zu sich genommen. – Er habe geäußert, sie wolle ihn ermorden, darum schlafe er allein. – Es sei im letzten halben Jahre bisweilen auch zu Mißhandlungen gekommen, während er früher der beste Mann gewesen sei.

Die Untersuchung in der Klinik fand einen frühzeitig gealterten, schwerhörigen, im übrigen körperlich gesunden Mann. Er zeigte sich in jeder Hinsicht orientiert, war völlig besonnen, faßte gut auf, war attent und lebhaft, gab ausführliche, klare und sachliche Auskunft. Sein Benehmen war durchaus natürlich. Er bestritt energisch, geisteskrank zu sein. Im Frühjahr dieses Jahres habe er eine Nervenerschütterung gehabt, über deren Natur keine genauen Angaben zu erhalten waren. Er habe nicht schlafen können, da er sich über seine Frau geärgert habe, die es mit anderen Männern halte. Er genüge ihr nicht. Bald nach der Heirat habe sie sich einen zweiten Mann gehalten, seit mehreren Jahren einen dritten. Angezeigt habe er sie nicht, da er keine Zeugen für seine Beobachtungen habe. Der eine, mit dem sie schon 29 Jahre verkehre, heiße Wille, mit dem zweiten, Hofmann, habe er seine Frau schon vor 7 Jahren auf dem Abort getroffen, auch im Bett hätten die beiden zusammen gelegen. Daß der Hofmann zu seiner Frau komme, wisse der Pfarrer aus dem Beichtstuhl, aber auch sein Nachbar und dessen Frau könnten es vor Gericht bezeugen, daß er ein- und ausging. Einmal fand er nachts das Parterrefenster im Haus ausgehoben. Auch wolle seine Frau nicht mehr bei ihm schlafen, sondern schlafe bei der ältesten Tochter. – Mit großer Energie bestritt er, jemals behauptet zu haben, daß sein ältester Sohn nicht von ihm sei. Wenn er das überhaupt jemals behauptet habe, so könne das nur während seiner Nervenzerrüttung gewesen sein, infolge des Schlafpulvers, das ihn ganz verwirrt im Kopfe gemacht habe. Seine Kinder seien alle von ihm selbst.

Trotz des Eifersuchtswahns gegen seine Frau verlangte er wieder zu ihr. Auf diesen Widerspruch aufmerksam gemacht, meinte er, seine Frau sei geisteskrank und verlangte, daß sie in der Weise wie er zu Protokoll genommen werde. Sie habe viele Dummheiten gemacht; habe die Karbolsäure, mit der der Stall gegen Schweinerotlauf gestrichen werden sollte, den | Tieren zu saufen gegeben, so daß 13 Schweine daran krepiert seien. Von einer Zigeunerin habe sie ein Pulver gegen eine Erkrankung der Haustiere gekauft, das aus Mehl und Ruß zusammengesetzt war, und ähnliches. Sie muß geisteskrank sein. – Der Pat. zeigte keine Gedächtnisschwäche. Die Kenntnisse waren beschränkt, aber seinem Stande und den Interessen entsprechend. Er rechnete fließend und richtig. *136*

Fünf Tage später dissimulierte er dem Arzt gegenüber, er habe eingesehen, daß seine Ideen nur Krankheit seien; er habe gesehen, daß seine Frau es doch gut mit ihm meine. Anderen gegenüber hielt er doch an seinen Wahnideen fest; z.B. erzählte er dem Famulus[365] in alter Weise von den Ehebrüchen seiner Frau. Dabei beschrieb er alle Einzelheiten mit großer Lebendigkeit, Anschaulichkeit und Umständlichkeit. Er sah genau, wie Wille mit seiner Frau schon vor mehreren Jahren geschlechtlich verkehrte; er sah, wie er mit seiner Frau in den Hasenstall ging und wie sie es im Stehen machten; sah ein andermal, daß Hofmann mit seiner Frau auf den Abort ging. – Von seinen Kindern seien zwei, von welchen er nicht beschwören könne, daß sie von ihm seien.

In den 14 Tagen, die er noch in der Klinik war, ging er viel im Garten spazieren, äußerte keine Klagen, sprach nicht spontan mehr von seinen Ideen; manchmal erschien er gesucht euphorisch, lachte dem Arzt entgegen und antwortete auf die Frage »wie geht's?« in etwas gezwungener Weise: »Wie soll's gehen? ich bin jetzt ganz gesund.« Fragte man ihn nach Wahnideen aus, wies er sie weit ab; das sei ja alles Krankheit gewesen, das wisse er ja; es sei zu dumm, so etwas zu denken. Seitdem er seine Frau hier gesehen habe, sei es ihm klar, daß sie so etwas nicht tun könne. – Dabei sah er die Ärzte forschend an und suchte in ihren Mienen zu lesen. Er könne jetzt ja entlassen werden, nun er geprüft sei. Wenn er hinauskäme, gebe er ein Fest; dazu lade er dann die Herren Doktoren ein. – Trotzdem er auch spontan sich immer für ganz gesund erklärte, machte er zuweilen Bemerkungen, die auf Dissimulation hinwiesen: »Ich bin an meiner Krankheit nicht allein schuld.« Auf die Frage »wer denn noch?«, ging er schnell auf etwas anderes über. Fragte man ihn, ob er denn nicht bei der Aufnahme krank gewesen sei, so beeilte er sich, das zu bejahen. Jetzt sei er aber gesund, er sehe alles ein. An Frau und Kinder schrieb er Briefe, in denen er scheinbar erfreut mitteilte, daß seine Krankheit geheilt sei, und daß man ihn nun abholen möchte; »der Tag wird ein Andenken uns hinterlassen, da ich jetzt ganz gesund bin und keine Phantasie mehr im Kopfe habe, auch habe ich die feste Überzeugung, daß keine Unannehmlichkeiten in unserer Ehe mehr vorkommen.« Er bat die Frau um Verzeihung, belobigte die Anstalt. In einem späteren Briefe ähnlich: »Liebe Frau. Ich bitte Dich noch einmal, hole mich ab und verzage nicht wegen Rückfall, seit dem 9. September hat meine linke Brust nicht mehr gezittert und bin gewiß überzeugt, daß es keinen Rückfall gibt, auch habe ich keine Lust mehr, nach Heidelberg zu gehen.« – Er blieb unverändert, war immer natürlich, mitteilsam, stets freundlich. In letzter Zeit drängte er lebhaft auf Entlassung, die ihm nach einem Aufenthalt von im ganzen 18 Tagen gewährt wurde.

Einen Monat später schrieb seine Frau: »Daß die Krankheit meines Mannes sich in Heidelberg nicht viel gebessert hat und ist derselbe noch so eifersüchtig wie vorher, nur insofern ist es besser, daß er mich in der Bewachung nicht mehr so viel belästigt; er sagt, er habe diese Phantasie auf Anraten eines Wärters nur so lange aufgegeben, bis er von Heidelberg entlassen war.

Nach seiner Aussage halten mich die Herren auch für schuldig und da möchte ich doch um eines bitten: vielleicht können sich die Herren einmal gelegentlich nach mir erkundigen. Nicht wegen meiner eigenen Person, denn mich kennt in Heidelberg niemand, aber für andere ähnliche Fälle könnte es vielleicht von Nutzen sein.« – Nach weiteren 5 Monaten teilte die Tochter mit, daß das Befinden ihres Vaters noch das gleiche sei. »Da er in seinem Wahn immer klagen wollte, so suchten wir, um das Vermögen zu schonen, ihn durch Entmündigung daran zu hindern, sobald er dies merkte, nahm er alles zurück und ist seitdem überhaupt etwas ruhiger. Wir wollen deshalb das Verfahren gegen ihn einstellen, um jede weitere Aufregung zu verhüten.« – Eine Katamnese vom Jahre 1907 ergab, daß B. am 22. Mai 1905 gestorben ist. Jetzt konnten wir nichts weiteres mehr über ihn erfahren.

Zusammenfassung. Nach zweijährigen leichten Störungen bildete der bis dahin gesunde Mann im 51. Lebensjahr Eifersuchtswahnideen, die er nicht korrigierte, aber anfangs vorübergehend, später dauernd dissimulierte. Er schilderte plastisch Einzelheiten. Einmal glaubte er vergiftet zu sein. Ein Fortschreiten der Ideen oder ein Auftreten anderer Krankheitssymptome wurde nicht beobachtet.

137 | In bezug auf das lange Prodromalstadium[366] wie auch in bezug auf das höhere Lebensalter diesem Fall analog ist der erste Fall Bries[i].[367]

Brie, Fall I (l.c., S. 275): Erkrankung im 59. Lebensjahr (30 Jahre verheiratet). Ehe glücklich bis zur Erkrankung. 7 Kinder. Seit 2 Jahren reizbarer und aufgeregt, litt an Kopfschmerzen und Schlaflosigkeit. – Seit 1 Jahr warf er der Frau eheliche Untreue vor, verfolgte sie auf Schritt und Tritt, glaubte, als er Mehl fand, daß sie es mit einem Konditorgehilfen habe. Dann vermutete er auch ein Verhältnis mit anderen. Die Kinder seien nicht von ihm. Er schimpfte die Frau, quälte sie beständig, schlug sie auch. Wenn er fest schlief, glaubte er, die Frau habe ihm Schlafpulver gegeben. Der Blick der Frau, ihre ausweichenden Antworten dienten ihm als belastende Momente. Seit lange mache sie ihm Schwierigkeiten beim geschlechtlichen Verkehr. – In der Anstalt geordnet, protestierte gegen Internierung, wollte manchmal alles vergessen und mit seiner Frau in Frieden leben, dann wieder brachte er in alter Weise die Wahnideen vor (Auszug aus der Arbeit Bries, Genaueres siehe dort).

Die Krankengeschichte der Pflegeanstalt, in die der Pat. überführt wurde, ergibt: 1902. Verhält sich immer ruhig und geordnet, beschäftigt sich, arbeitet schließlich auf dem Bureau. An seinen Wahnideen hält er fest. Doch schreibt er einmal an seine Frau, sie solle ihn nach Hause nehmen, er wolle ihr das Vergangene verzeihen; wenn jetzt nichts mehr vorkomme, könnten sie ganz gut zusammen leben. – Nach einigen Monaten glaubte er, daß seine Briefe, die er an die Kinder mit der Bitte um ihren Besuch schrieb, nicht abgeschickt wurden. Vielleicht sei aber auch die Frau gegen diese Besuche. Er äußerte weiterhin allerlei hypochondrische Klagen, er habe Schmerzen in der Leber, im Magen und in der Milz. Diese Beschwerden teilt er eingehend in einem Brief an seinen Sohn mit. 1902 verhält er sich immer ruhig, tritt wenig hervor, ist eher ablehnend. 1903 wird er sehr mißtrauisch gegen die Ärzte. Vor Weihnachten hatte er einen Brief

---

i Ich konnte von den beiden wertvollen Fällen Bries (l.c.) ziemlich eingehende Katamnesen erheben und die Angaben Bries auf diese Weise vervollständigen. In der Wiedergabe sind die Daten, die sich schon bei Brie finden, nur kurz im wesentlichen wiedergegeben. – Herrn Dir. Peretti bin ich zu Dank verpflichtet, daß er mir die Erhebung der Katamnesen ermöglichte.

an seinen Sohn geschrieben, worin er ihn um verschiedene Sachen bat. Trotzdem er diese zum größten Teil zu Weihnachten bekam, behauptete er dennoch, der Brief wäre von der Anstalt unterschlagen worden, diese habe selbst an den Sohn um die betreffenden Sachen geschrieben. Trotzdem seine Briefe sämtlich expediert wurden, hält er an seiner Ansicht fest und gerät manchmal darüber in Erregung. Einmal zeigt er einen Brief seiner Tochter vor und behauptet, die Handschrift sei verstellt, der Brief gefälscht und hier geschrieben, trotzdem beim Datum das Wort Elberfeld gedruckt ist. So etwas würde schon gemacht, da sei der Zufall zu Hilfe gekommen. Dem Landeshauptmann überreicht er eine Anzahl Briefe zur Beförderung, zweifelt aber auch hier sofort daran, daß dies geschehe, gerät in Erregung und schilt, durch die Untreue und Hurerei seiner Frau wäre er hierher gekommen. So würde das Recht mit Füßen getreten und das Unrecht belohnt. Seine Frau könne jetzt ungestört weiter huren. Schließt: »und da soll im Volke die Religion erhalten werden!« 1904 ist er gegen einen neuen Arzt auffallend freundlich und höflich, vermag aber gelegentlich bissige Ausfälle gegen die Ärzte nicht zu unterdrücken. Er wird untätig, manchmal krakelt er, trotz äußerlicher Höflichkeit hetzt er im geheimen Kranke auf und konspiriert. Immer ist er unzufrieden, uneinsichtig, droht mit dem Gericht, rühmt seine geistige Gesundheit. Den Direktor schilt er pflichtvergessen, da dieser der Frau mehr glaube als seiner Wahrhaftigkeit. Daß die Briefe nicht abgeschickt würden, bleibt seine ständige Klage. – 28. September 1904 plötzlich Apoplexie. Exitus nach 2 Tagen[i].

Bemerkenswert ist an dem Falle, daß nach zweijährigen Prodromalerscheinungen neben dem Eifersuchtswahn hypochondrische Beschwerden (Alter?) | einhergehen, *138*
daß auch an anderen Ideen unkorrigierbar festgehalten wird, und daß gelegentlich das Verhalten ein typisch querulatorisches ist.

Bezeichnet man diese Fälle als *präsenil* oder *senil*, so bedeutet das nichts, wenn nur damit die Altersstufe genannt werden soll. Will man sie aber dadurch in Beziehung setzen zu einem senilen Hirnprozeß oder gar zur Arteriosklerose, so schwebt diese Annahme mangels anderer Symptome völlig in der Luft. Aber selbst wenn sie zu solchen Hirnvorgängen in Beziehung ständen, würden sie psychologisch eine besondere Eigenart und einen inneren Zusammenhang zeigen, der ihre hier vertretene Auffassung immer noch »symptomatologisch« als gerechtfertigt erscheinen ließe.

Schienen uns die beiden letzten Fälle die sicheren Eigenschaften eines »Prozesses« zu besitzen, der durch die Altersstufe gewisse Eigenarten bekommt, so sehen wir uns zum Schluß gegenüber dem zweiten Fall BRIES zunächst in schwieriger Lage. Dieser Kranke, ein Mann in den 30er Jahren, hat wohl überwiegend die Merkmale des Prozesses der Fälle Klug und Mohr, aber doch verhält er sich in einigen Punkten anders:

Fall BRIE II (l.c., S. 273): 35jähriger Konditor, evang. Keine Heredität. In günstigem Milieu aufgewachsen. Lebt in guten Verhältnissen. Arbeitsam und nüchtern. Tüchtig im Geschäft. – Über seinen Charakter gibt der jahrelang behandelnde Hausarzt an: »Sehr erregter und heftiger Mann.« »Er ist an sich eine fromm angelegte Natur, der gerne Bibelsprüche anwendet und auch

---

i Diese vervollständigte Krankengeschichte des Brieschen Falles zeigt, daß sich BRIES Meinung, es würden bei diesen Fällen überhaupt keine Wahnvorstellungen, außer in der Richtung der Eifersucht, gebildet, nicht halten läßt.

von seiner eigenen Wertschätzung als Christ sehr durchdrungen ist. Er scheute sich nicht, den Geistlichen selbst Vorhaltungen zu machen in der Meinung, daß auch sie noch gebessert werden müßten.« Seine Frau: »Zu den Angestellten war er meist sehr heftig und konnte nur schwer Leute (1892) im Geschäft halten.«

Seit 1887 verheiratet, 3 gesunde Kinder. Er gibt an, er habe immer viel Streit im Hause gehabt, da die Frau habe kommandieren wollen. Es sei oft vorgekommen, daß sie nicht ordentlich geputzt habe und daß sie auch ihre Pflichten vernachlässige. Die Frau erklärt ihn als von jeher aufgeregt und jähzornig, sie habe viel zu leiden gehabt, er habe sie sogar geschlagen und zuletzt getreten.

Nach der Angabe der Frau ist ihr Mann von jeher eifersüchtig gewesen. Der langjährige Hausarzt weiß jedoch erst seit 1897 davon. (Er hat den Mann vorher an Lungenentzündung und gelegentlich an Magenbeschwerden behandelt.) Seitdem klage die Frau, daß ihr Mann aggressiv gegen sie werde und sie mit Ausdrücken beschimpfe, die ihrer weiblichen Ehre nahe treten. Die Frau erzählt, daß ihr Mann, während er früher ihr vorwarf, sie führe sich schlecht auf, um Pfingsten 1898 soweit ging, die Behauptung aufzustellen, das zweite Kind sei nicht von ihm. 1899 nannte er sogar eine bestimmte Person, einen Vetter, als den Vater, und gab die Zeit an, zu der seine Frau sich mit diesem eingelassen haben solle. Im Sommer 1899 warf er ihr einmal den Ring an den Kopf, wollte sie mit einem Eimer Wasser übergießen, »damit sie einmal zu Verstande käme« u. dgl. Die Frau flüchtete. Im Oktober 1899 geriet er plötzlich nachts in große Aufregung, riß seine Frau aus dem Bett und schlug sie, indem er äußerte, er werde ihr die Hurerei schon austreiben. Aus Angst flüchtete die Frau einige Tage zur Schwägerin. Als sie auf Zureden des Pastors zu ihrem Manne zurückkehrte, nahm dieser sie zuerst freundlich auf, begann aber bald wieder mit seinen Verdächtigungen. Es kam wieder zu Mißhandlungen. Seine ständige Redensart war, seine Frau sei ihm immer mehr ein Fragezeichen, jetzt erst ginge ihm ein Licht auf. Als er hörte, daß sie beim Pastor war, behauptete er, daß sie mit diesem unerlaubten Umgang hätte. Er drohte mit der Staatsanwaltschaft, wenn sie nicht eingestehe. Diese Angaben der Frau werden ergänzt durch den Hausarzt: Seit ca. September 1899 traten allmählich Krankheitserscheinungen auf: K. litt an Schlaflosigkeit, war tagsüber äußerst erregt, litt an Störungen der Verdauung. Sein Verhalten seiner Frau gegenüber war wechselnd, meist schimpfte er sie als Hure aus u.a., vergriff sich auch wohl tätlich an ihr. Dann nahte er sich wieder und hatte häufigen Drang zum geschlechtlichen Verkehr. In der letzten Woche Verschlimmerung. Beschuldigte den Pastor des
139 geschlechtlichen Verkehrs mit seiner Frau. Er habe dies aus der Zerrissenheit der Ge|schlechtsteile seiner Frau erkannt. Seine Menschenkenntnis könne ihn nicht täuschen. Der Pastor habe unreinen Ausschlag auf der Stirn. Er ging zur Polizeibehörde, um die Sache gegen den Pastor anhängig zu machen. Seine Frau sei ihm stets untreu gewesen, seine zwei Kinder seien nicht von ihm. Vom Arzte suchte er ein Attest zu erlangen, um Strafantrag gegen den Pastor stellen zu können. Dabei ist er auch körperlich verfallen, meist schlaflos. Keine körperlichen Symptome (genaue Untersuchung), auch keine Genitalleiden.

Dezember 1899 wurde er in die Irrenanstalt aufgenommen. Er war in reduziertem Ernährungszustand, leicht erregbar, hatte gesteigerte Reflexe, schlief schlecht. Orientiert, geordnet. Eingehende Auskunft über seinen Eifersuchtswahn (eingehend bei Brie). Besonders verdächtig war ihm, daß »die Geschlechtsteile herausgezogen« waren, daß der Pastor äußerte: »Sie haben doch eine so liebe Frau« und daß die Frau erzählte, der Pastor habe gesagt: »O lieb so lang du lieben kannst«[368] u. dgl. – Allmählich wurde er ruhiger, erholte sich körperlich, nahm 10 Pfund zu. Der Schlaf wurde regelmäßig. Während er in der Anstalt war, setzte nach seiner Meinung die

Frau ihr Treiben fort, wofür er Zeichen bei Besuchen zu gewinnen meinte. Die Einleitung der Entmündigung veranlaßte ihn zu vielen Schriftstücken mit widersprechenden Angaben. Er wurde immer unbestimmter in seinen Behauptungen, sprach von Möglichkeiten, dissimulierte völlig, schrieb wieder an seine »liebe Frau«, um plötzlich wieder alles wie früher anzugeben. Unter der Internierung litt er sehr. An seinen Bruder schrieb er, er komme sich vor wie ein Tier im Käfig. Schmutzige und gemeine Redensarten, sittenlose und verwahrloste Gebärden müsse er hören und sehen. Sein Geist habe in der Anstalt sehr gelitten. Als Mensch fühle er sich überhaupt nicht mehr. Von Glauben und Vertrauen seitens der Ärzte merke er nichts. Von Anfang an habe man ihm Spott und Hohn entgegengebracht. Als seine Frau ihn abholen wollte, weigerte er sich mitzugehen. Er wolle nicht zu ihr, sondern sich eine Stellung suchen.

Oktober 1900 wurde er in eine andere Anstalt überführt. Hier tat er harmlos und verwundert, daß er nun hier sei, hatte leicht etwas Höhnisches und Selbstironisierendes. Er behauptete in die Anstalt gekommen zu sein, weil er in der Erregung über die Unordnung seiner Frau einige Bilder zertrümmert habe. Bei einer längeren Unterredung gab er zu, noch an der Untreue seiner Frau festzuhalten, fügte dann aber hinzu, er könne sich irren und schrieb gleich nachher einen Brief, er sei wirklich der Ansicht, sich vielleicht zu irren, er habe sich die Möglichkeit überlegt. Gegen seine Frau war er bei Besuchen sehr freundlich, schrieb an sie immer »liebe Franziska«. Mehrmals war er sehr erregt und zornig über die Internierung, besonders zu Weihnachten. Er blieb dabei, daß er immer nur von »Verdacht« geredet habe, was er wiederholt in Schreiben an die Gerichte betonte, erklärte, daß er jetzt keinen Verdacht mehr habe, hatte aber keine Krankheitseinsicht. April 1901 wurde er gebessert entlassen. Einige Monate später schrieb er an den Direktor eine Ansichtspostkarte mit harmlosem Gruß, wegen der er sich am nächsten Tage entschuldigte; er würde sie nicht geschrieben haben, wenn er nicht in angeheitertem Zustande gewesen wäre.

Da die Entmündigung aufgeschoben war, da man sich weder entschließen konnte, sie auszusprechen, noch sie abzulehnen, wurden Ende Februar 1901 erneut Vernehmungen vorgenommen (Frau, Bruder), die ergaben, daß er mit seiner Frau im selben Hause wohne, daß er viel ruhiger geworden sei, von seinen Ideen nie mehr spreche, seiner Frau keine Untreue vorwerfe, und selten etwas in scharfem Tone zu ihr sage. 1903 geben die Brüder an, der Pat. sei nach ihrer Ansicht wieder wie früher in gesunden Tagen, er sei allerdings sehr verschlossen und still, aber ruhig und spreche nicht mehr von seinen Eifersuchtsideen. Er selbst behauptet, es sei ihm nicht mehr erinnerlich, daß er seiner Frau eheliche Untreue vorgeworfen habe, insbesondere wisse er nichts von Vorwürfen über einen verbotenen Umgang mit dem Pastor: »Ich habe die Überzeugung, daß meine Frau mir treu ist und auch damals mir treu gewesen ist.« Der vernehmende Richter bemerkt, daß K. keinen auffallenden Eindruck mache, nur seien die Antworten, die sonst schnell und bestimmt lauteten, bezüglich der ehelichen Treue seiner Frau erst nach einigem Zögern erfolgt. Derselbe Hausarzt wie früher erstattet noch ein Gutachten (1903), aus dem einige sehr bemerkenswerte Stellen anzuführen sind. Die Frau habe ihm gesagt, daß ihr Mann verschlossen sei, manchmal bei kleinen Anlässen aufbrause und schelte, ohne in der früheren Weise ihre Frauenehre zu beleidigen. Aber er habe auch keine Liebesbezeugungen für sie. Geschlechtlichen Verkehr habe er mit ihr in dem Zeitraum von zwei Jahren, seitdem er wieder zu Hause sei, nicht gepflogen. Er habe sein Schlafzimmer für | sich. Seine Kinder behandele er *140*
gut, im Geschäft sei er tüchtig. K. selbst lobt sein Befinden, er leide nicht mehr an Magenbeschwerden wie früher, sei frei von Kopfschmerz und schlafe gut. Über sein Verhältnis zu seiner Frau spricht er wenig. Auf die Frage, warum er mit seiner Frau geschlechtlichen Verkehr nicht

mehr ausübe, lautet die Antwort: »Dazu habe ich kein Bedürfnis.« Er gibt aber zu, nachts zeitweise Erektionen zu haben. Bei der Frage über seine Eifersuchtsideen äußert er, daß er sich nicht entsinnen könne, seiner Frau eheliche Untreue vorgeworfen zu haben. Die Frage, ob er denn nunmehr glaube, daß seine Frau ihm stets treu gewesen sei, beantwortet er das eine Mal mit »Ja«, das andere Mal mit »Ich *kann* bei der Beschuldigung der Untreue im Unrecht oder Irrtum gewesen sein«. Die Antworten erfolgten klar, schnell und bestimmt. Doch die Frage nach der ehelichen Treue wurde erst nach einiger Überlegung zögernd und vorsichtig beantwortet. Als er einmal gefragt wurde, ob er es bisher noch nie für nötig gehalten habe, seine Frau oder den Pastor um Verzeihung zu bitten für den schweren Verdacht, den er gegen sie ausgesprochen habe, erklärte er nur: »Die Sache ist erledigt.« Die Erörterung war ihm peinlich.

Jetzt, 7 Jahre später, im Jahre 1910, gab uns der Hausarzt die Auskunft, »daß bei dem p. Kurz[369] keine Heilung, keine Einsicht, eher eine Verschlimmerung eingetreten ist. Er ist seiner Frau, seinen Kindern und Personal gegenüber stets mißtrauisch, wirft seiner Frau, wenn sie mal das Haus zu kurzen Gängen verläßt, vor, daß sie sich herumtreibe, hat seit Jahren mit ihr keinen geschlechtlichen Verkehr mehr ausgeübt. Ob er sonst verkehrt, entzieht sich der Kenntnis. Seinen Ladenmädchen gegenüber – er hat Konditorei – ist er auffahrend, behauptet auch ihnen gegenüber, sie trieben sich herum, neigten zur Hurerei usw., so daß es der Frau sehr schwer fällt, das unbedingt notwendige männliche und weibliche Personal im Hause zu halten. Auffallend ist, daß er gerne große Reisen unternimmt. So reiste er vor einiger Zeit ohne Veranlassung nach Amerika, nach der Schweiz, unter Verwendung nicht unbedeutender Geldmittel. Zu Hause aber geizt er. Alkoholiker ist er nicht. Mit Vorliebe zitiert er Bibelsprüche und behauptet auch das Recht zu haben, seinen Dienstboten gegenüber von Hurerei zu reden, weil in der Bibel auch häufig hiervon die Rede sei.«

Am ehesten scheint der Fall der milden Paranoia Friedmanns zu gleichen. Nur findet man auch hier keinen rechten »Anlaß«. Einzelne Anlässe (Pastor) werden verwertet, ohne als auslösend angesehen werden zu können. Von Klug und Mohr unterscheidet er sich darin, daß jene nie Zweifel an der Wahrheit ihrer Ideen hegten und sie auf Fragen nicht ableugneten, während dieser Fall vielleicht zuweilen selbst zweifelt, jedenfalls völlig und dauernd dissimuliert. Jene zogen die logischen Konsequenzen nach allen Richtungen. Der jetzige Fall wohl auch, insofern er mit seiner Frau nie wieder sexuell verkehrte, aber er ist nicht so klar, aktiv und konsequent wie jene. Es ist, als ob er sich nicht sicher fühle. – Schließlich zeigt er eine langsame Entwicklung und scheint von jeher eifersüchtig gewesen zu sein.

So scheint es also, als wenn sich die *Kriterien des Eifersuchtswahns als »Entwicklung einer Persönlichkeit« und als »Prozeß« hier mischten* mit Überwiegen der letzteren. Das kann uns im Grunde nicht besonders verwundern. Denn wir sahen ja, daß jede Lebensentwicklung ein Prozeß ist, in den einfühlbare und rationale Zusammenhänge eingebettet sind, daß aber der »Prozeß« des normalen Lebens als »Entwicklung« aufgefaßt werden kann, insofern man intuitiv in ihm die Einheit der Persönlichkeit erfaßt. Wir sahen die hochgradige Subjektivität dieser Intuition und müssen sagen, daß das »Neue«, das als der Persönlichkeitseinheit eigentümlich in bestimmten Lebensphasen auftritt, und das »Neue«, das ihr als Heterogenes gegenübertritt, Übergänge zulassen.

Insofern finden wir zwischen psychischen Prozessen und Entwicklungen gradweise Unterschiede, entsprechend der Tatsache, daß auf psycho|logischem Standpunkt über- *141* haupt keine scharfen Trennungslinien zu ziehen sind (der Grund der immer wieder auftauchenden Theorie der Einheitspsychose),[370] während diese Trennungslinien an gewissen Stellen des physischen Geschehens absolut zu ziehen sind. Der Fall Klug und der Fall Fischer sind Endpunkte einer Reihe, während etwa Paralyse und Arteriosklerose übergangslos nebeneinanderstehende Arten von Prozessen sind[i].[371]

---

i Nach Abschluß des Manuskriptes dieser Arbeit erschien: E. Meyer, Beiträge zur Kenntnis des Eifersuchtswahns mit Bemerkungen zur Paranoiafrage. Archiv f. Psychiatrie 1910. Sein Material und seine Erörterungen geben mir keinen Anlaß, den meinigen etwas hinzuzufügen. Seine Fälle betreffen den Alkoholismus (Fall 1–8), Bleivergiftung (9. Dementia praecox?), senile Demenz (10–11), Dementia praecox (12–15). Die Fälle 16–21 wurden als Paranoia geführt. Soweit man nach den relativ kurzen und über wichtigste Punkte (auslösende Ereignisse, Termin der Heirat usw.) keine deutliche Auskunft gebenden Krankengeschichten sich ein Urteil erlauben darf, halten wir Fall 18 für eine Dementia praecox (Stimmen, Geruchshalluzinationen). Fall 16 konnte nicht Deutsch, war schwachsinnig, war also schwer zu untersuchen, gliedert sich aber vielleicht unseren Fällen von »Entwicklung einer Persönlichkeit« an, ebenso dürfte hierher der bestberichtete Fall 21 gehören. Fall 17 ist verdächtig auf beginnende Dementia praecox. Fall 19 hat wiederum manche Berührungspunkte etwa mit unserem Fall Knopf, ohne daß wir jedoch von ihm eine deutliche Vorstellung gewonnen hätten.

| Die Methoden der Intelligenzprüfung und der Begriff der Demenz Kritisches Referat[372] 142

Wenn der Psychiater auf psychopathologischem Gebiet von Untersuchungs»methoden« spricht, befällt ihn nicht selten ein Gefühl der Unzulänglichkeit und Resignation, so oft er seine Methoden mit denen der somatischen Untersuchung vergleicht. Die »Exaktheit« und das quantitative Verfahren chemischer und physiologischer Untersuchungen, die Sichtbarkeit, »Photographierbarkeit« und Unbezweifelbarkeit histologischer Befunde erscheinen ihm wohl als das Ideal »objektiver« wissenschaftlicher Feststellungen.[373] Vergleicht er damit seine simplen, jedes Apparates entbehrenden, im Wesentlichen auf Beobachtungen in Unterhaltungen beruhenden, psychopathologischen Methoden, wird er nicht müde zu klagen, daß er das »Subjektive« nicht ausschalten könne, und daß wir uns wohl noch auf einem primitiven Standpunkt in unserem Spezialgebiete befänden. Aus solchen Drange nach »Objektivem«, bestehe dies nun in zahlenmäßigen Feststellungen oder in einem irgendwie »Wahrnehmbaren«, ist die eine große Reihe der modernen psychopathologischen Methoden, die mit Apparaten, Messungen, Zählungen, »Gleichheit der Reize« usw. arbeiten, entsprungen. Ihnen verdanken wir die wertvollsten Errungenschaften, die unsere Epoche dem alten Bestande an Neuem hinzubrachte. Auch auf dem Gebiete der Methoden der Intelligenzprüfung werden wir von einigen solchen Resultaten berichten können.

Wenn man jedoch die erste Begeisterung für die Sicherheit der auf solchem Wege zu gewinnenden Ergebnisse – wen hätte die Lektüre des Eröffnungsartikels zu Kraepelins psychologischen Arbeiten nicht hingerissen![374] – hinter sich hat, folgt die Enttäuschung: die Erkenntnis, daß auf diesem Wege eine Unmenge fruchtloser, gleichgültiger Arbeiten geschaffen worden sind und daß das Streben nach dem »Objektiven« in einer Steigerung zu einer gewissen Verbohrtheit, die nur das »Objektive« gelten lassen will, geradezu lähmend wirkt auf die Erkenntnisziele, die man meinte, als man sich ursprünglich der Psychopathologie zuwandte. Bei aller Bewunderung für das »Objektive« lehnt sich diese anfängliche Erkenntnisabsicht gegen die Knechtung durch dasselbe auf; sie erkennt, daß diese objektiven Methoden nur ein, wenn auch eminent wertvolles *Hilfsmittel* für die Psychopathologie, aber nie imstande sind, diese Wissenschaft auszumachen. Mit einer gewissen Erlösung entspringt hier die Einsicht, daß es noch eine zweite Reihe von Methoden gebe, die immer ausgeübt wurden, aber nicht, weil es sich um einen primitiven Standpunkt der Wissenschaft handelt, sondern weil

sie im Wesen der Sache begründet sind. Dies sind die Methoden des »Verstehens«[375] und der begrifflichen Verarbeitung unserer »Einfühlungserlebnisse«, dieser Erlebnisse, die die eigenartige Grundlage der psychologischen und psychopathologischen Forschung bilden, wenn sie sich ganz auf eigenem Gebiet befindet. Man könnte die Fähig-
143 keit zu Einfühlungserleb|nissen als das besondere Beobachtungsorgan des Psychopathologen den Sinnesorganen vergleichen, die das Mittel für chemische, histologische und andere Beobachtungen sind. Die Wahrnehmungen der Sinnesorgane bedürfen des Vergleichs untereinander und der Kritik, ebenso die Einfühlungserlebnisse; beide bedürfen der Herstellung günstiger Bedingungen für ihre Wirksamkeit, die Sinnesorgane der besonderen physikalischen Umstände, der Apparate usw., die Einfühlung der Methoden der Hervorrufung möglichst mannigfaltiger für sie geeigneter, verstehbarer Äußerungen der Kranken. Hier entwickelt sich die zweite Reihe der Methoden der Intelligenzprüfung. Diese Methoden führen zu »objektiven« Daten, nicht dieser selbst wegen, sondern nur wenn sie geeignet für das »Verstehen« sind; sie haben ihr Wesen nicht in Messungen mit Apparaten und dgl., sondern einerseits in Begriffsentwicklungen, die das »Verstehen« und »Einfühlen« soweit als möglich mitteilbar machen, und andererseits in der Anweisung zu planmäßiger Unterhaltung mit den Kranken in der Stellung von Fragen und Aufgaben[i].[376] Für diese Untersuchungen hat der Begriff der »Objektivität« eine andere Bedeutung als für die ersteren. Nicht im sinnlich Wahrnehmbaren, Gemessenen oder Gezählten besteht sie, sondern in der »Richtigkeit« einer bestimmten »Einfühlung« oder eines bestimmten »Verstehens«. Das Vorhandensein des Organs der Einfühlungsfähigkeit vorausgesetzt (wie für den Histologen das Auge vorausgesetzt werden muß) wird eine empirische Entscheidung für diese Richtigkeit durch Vergleich und Kritik der Einfühlungserlebnisse im Prinzip so gut erreicht wie für die Wahrnehmungen mit Sinnesorganen.

Diese allgemeinen und unverbindlichen Bemerkungen, die zur Begründung ihrer Richtigkeit gewiß einer eingehenden logischen Erörterung und weiteren Analyse bedürften, sollen nur die Richtungen andeuten, in denen wir das Gebiet unseres Referates betrachten wollen.

Die Arbeiten und Ansichten, die unser Thema betreffen, ordnen wir nun in der Weise, daß wir *zunächst über die einzelnen Untersuchungsmethoden* nebst ihren Resulta-

---

i Rieger (Beschreibung der Intelligenzstörungen infolge einer Hirnverletzung nebst einem Entwurf zu einer allgemein anwendbaren Methode der Intelligenzprüfung. Verhandl. d. phys.-med. Gesellsch. in Würzburg. 1888) führt in seiner schönen grundlegenden Arbeit eine Stelle aus Leibniz an. Dieser spreche »von einer gewissen Kunst zu fragen, bei denen Gelegenheiten, da seltsame Dinge oder sonderbare Personen zu sehen oder zu sprechen sind, von denen viel zu erfahren stehet; damit man nämlich solche vorbeistreichende und nicht wiederkommende Fügung wohl brauche und nicht hernach auf sich selbst böse sei, daß man dieses oder jenes nicht gefragt oder beobachtet«. Und Leibniz meint, daß selbst ein schlechter Kopf »mit den Hilfsvorteilen«, nämlich einer festgelegten Methode des Fragens, es dem Besten zuvortun könne.

ten und *am Schluß über den Gesamtbegriff der Demenz* referieren. Doch wird diese Trennung bei der Natur eines Referates nicht scharf durchzuführen sein, da schon die Methoden notwendig Anlaß geben, auf einzelne Seiten des Intelligenzbegriffes einzugehen[i]. Diese Einteilung des Stoffes (1. einzelne Methoden; 2. der begriffliche Erwerb) empfahl sich im Gegensatz zu den anderen Möglichkeiten: man könnte deduktiv verfahren, indem man von einem bestimmten Begriff der Demenz ausgeht, diesen abgrenzt, analysiert und ein Gebäude von Formen errichtet, in das dann die Methoden als Prüfungen | der einzelnen Teilfunktionen eingegliedert würden. So hat etwa *144* ZIEHEN[158] über Intelligenzprüfungen berichtet;[377] wir werden nachher sehen, mit welchem Erfolg. Oder man könnte umgekehrt, im Geiste einen bestimmten und klaren Begriff der Demenz vor Augen, über die Methoden und Einzelarbeiten berichten, indem man von ihnen abfallen ließe, was nicht hinzugehört, und so Schritt für Schritt den Leser dem Zielpunkt des von vornherein festen Begriffes näher führte. Diese beiden Wege hätten den Vorzug, einen einheitlichen, durchsichtigen Bericht entstehen zu lassen, aber sie hätten den Nachteil, daß eine subjektive Vergewaltigung des Stoffes stattfände, die für ein Referat jedenfalls unangebracht ist. Denn der Begriff der Intelligenz ist eigentlich nicht ein Begriff, sondern eine vage Allgemeinvorstellung, unter der eine Fülle von psychischen Leistungen und Funktionen zusammengefaßt wird zu einem großen Gebiet, aus dem jedesmal, wenn ein Begriff der Intelligenz resp. Demenz definiert wird, nur Teile herausgelöst werden. Es ist etwa so, wie wenn ein reich gegliedertes Land (die Intelligenz) durch Errichtung von Aussichtstürmen (den Gesichtspunkten) von vielen Seiten aus einer Betrachtung unterzogen würde, jedoch so, daß die Betrachtungen sich noch nicht zu einer einheitlichen Anschauung zusammenschließen. Wir könnten demnach als dritte Art den Stoff so einteilen, daß wir diese Gesichtspunkte sich gegenüberstellten und in sie die methodischen Arbeiten einordneten. Aber auch das geht nicht ohne Zwang. Die Methoden sind vielfach nicht bloß aus Gesichtspunkten der Intelligenzprüfung entstanden, die Gesichtspunkte sind nicht ohne weiteres klar und die Rubrizierung einer methodischen Arbeit unter einen solchen Gesichtspunkt, die dem Referenten wohl einleuchtend schiene, würde doch recht unverbindlich sein und darum dem Autor nicht weniger Zwang antun, wie die vorher erwähnten Arten der Stoffeinteilung. Denn die »Gesichtspunkte« sind selbst nicht klar und selbstverständlich, und hat der Landvermesser zwar ein sicheres Wissen davon, wo seine Türme stehen, muß doch der Psychopathologe sich diese Gesichtspunkte, die unbewußt angewandt wurden, erst zum Bewußtsein erheben. Er unterliegt dabei den Gefahren des Irrtums so gut wie bei allen wissenschaftlichen Bemühungen. – Zählt man dagegen einfach die Methoden auf, macht dabei keine anderen Scheidungen als die durchaus geläufigen und sucht bei jeder einzelnen die betreffenden

i Intelligenz und Demenz sind natürlich sich korrespondierende Begriffe. Wer den einen definiert, definiert implizite damit auch den anderen.

Arbeiten zur Geltung kommen zu lassen, gewinnt man am ehesten den Weg eines objektiven Referates, soweit dies überhaupt möglich ist, in dem Mitteilung von Kritik getrennt wird, während in den anderen Fällen die Anordnung selbst schon einen so hohen Grad von Kritik involviert, daß man sie nur dem gestatten würde, der sich durch Genialität legitimiert. Macht daher das Referat in der gewählten Anordnung den Eindruck des Chaotischen, so ist das ein getreuer Ausdruck der Sachlage. Ich hoffe, daß der Kenner der Literatur trotzdem die Bemühungen nach Klärung anerkennen würde.

Man hat in verschiedener Ausdrucksweise überall unterschieden zwischen dem *geistigen Besitzstand, dem Inventar* auf der einen und der *Fähigkeit, den Besitz zu verwerten,* auf der anderen Seite. Es haben sich wegen der Verschiedenheit der Objekte dementsprechend die Methoden, beide zu prüfen, getrennt. Die Kenntnisprüfung (Inventaraufnahme) trat der eigentlichen Intelligenzprüfung gegenüber. Mit voller Klarheit hat
145 diese Scheidung RODENWALDT | vollzogen[i].[378] Er hat sich die Aufgabe gestellt, »als Maßstab für Defektprüfungen bei Kranken«[379] das geistige Inventar Gesunder aufzunehmen. Er untersuchte in einer methodisch völlig durchsichtigen Arbeit 174 Rekruten eines schlesischen Regiments, wesentlich Landbewohner, über deren Herkunft, Milieu, Beruf, Alkoholismus usw. genaue Angaben gemacht sind, welche für einen eventuellen Vergleich mit ähnlichen Untersuchungen aus anderen Landesgebieten oder Kulturkreisen wertvoll werden können. Die Ausbildung ist bei allen die der Volksschule; sie sind »im allgemeinen nach gleichen Lehrplänen, allerdings in acht- bis einklassigen Schulen unterrichtet«.[380] »Bei der Auswahl der Fragen war der Wunsch maßgebend, aus allen Wissensgebieten, die man im Allgemeinbesitz des Volkes vermuten dürfte, Stichproben zu entnehmen, um auf diese Weise eine möglichst hohe Allgemeinleistung zu erzielen, ein Resultat, welches einen wahren Durchschnitt des Inventars darstellt, das man zu erwarten hat.«[381] Darum wich RODENWALDT von den gebräuchlichen Schematen SOMMERS[382] und ZIEHENS,[383] die ihm zu viel enthielten, ab, indem er sich auf Fragen, die den Besitz an Vorstellungen ermitteln, beschränkte. Und diese Fragen wählte er nicht wie jene nach psychologischen, sondern wie es für diesen Zweck der Inventaraufnahme allein richtig erscheint, nach stofflichen Gesichtspunkten aus. Er fragte nach: a) Lokalverhältnissen; b) Schulkenntnissen: 1. Rechenaufgaben, 2. Geographie, 3. Religion; c) sozialer Orientierung; d) geläufigen historischen Geschehnissen; e) aktuellen Geschehnissen; f) naturgeschichtlichen Kenntnissen. Unter den Fragen waren einzelne auch sehr geringem Kenntnisstande entsprechend; andere gab besonders Kenntnisreichen Gelegenheit, ihr Wissen zu zeigen. Es waren überwiegend Fragen aus dem »Schulwissen«, aber auch eine Anzahl aus dem »Lebenswissen«. Nicht ganz entsprechend dem ursprünglichen Plan fügte RODENWALDT dieser Hauptmasse (155 Fragen) noch eine kleine Anzahl (11) Unterschieds- und Definitionsfragen an, die mehr geeignet waren,

---

i RODENWALDT, Aufnahmen des geistigen Inventars Gesunder als Maßstab für Defektprüfungen bei Kranken. Mon. f. Psych. u. Neur. 17, Ergänz. 17. 1905.

sich ein Urteil über die Intelligenz zu bilden, wozu auch das allgemeine Verhalten den übrigen Fragen gegenüber Anhaltspunkte bot. Das Resultat seiner Untersuchungen war sehr überraschend. Der Tiefstand des allgemeinen Wissens war so groß, wie ihn niemand erwartet hatte.[384] »Völliger Mangel an sozialer Orientierung, Unkenntnis der politischen Rechte, selbst in der sozialen Gesetzgebung«[385] war nichts Ungewöhnliches; der historische und geographische Horizont erwies sich als unglaublich eng. Über die Hälfte wußte nicht richtig anzugeben, wer Bismarck war; ein paar Meilen vom Heimatsdorf entfernt hörte die Orientierung auf. Man kann an Kenntnissen »fast nichts« erwarten. Es kommen »alle Defekte auch bei Gesunden vor«.[386] – Von Interesse ist es, zu wissen, welche Fragen von allen 174 richtig beantwortet wurden; nur folgende: Zählen von 1–20, Aufzählen der Monate, der Wochentage, beliebiger Flüsse und Zeitungen, Angabe der nächsten Bahnstation am Heimatsort. Alle behaupteten auch von Bismarck gehört zu haben; nur 72 wußten, wer er war. Ferner kannten 172 die Himmelsrichtungen, 171 die Länge der Monate, 170 den Namen des Kaisers, 169 die Hauptstadt von Deutschland, 166 rechneten richtig 20 + 38, 164 kannten die Jahreszeiten usw. – RODENWALDT hat ferner bei seiner Prüfung jedesmal die Gesamtuntersuchungszeit notiert und fand bei der | Zusammenstellung, daß durchweg große Defekte mit langen Untersuchungs- *146*
zeiten zusammentreffen. Bei denjenigen, die die auffallendsten Defekte und die größten Untersuchungszeiten hatten, habe er jedesmal erfahren, daß sie auch im Dienst als dumm galten. Er schließt daraus, daß, wenn auch Wissen und Begabung nicht übereinzubringen seien, doch nach den Tiefpunkten zu eine Übereinstimmung stattfinde. In einer Tabelle wurden von ihm alle Fälle in einer Weise zusammengestellt, daß man den Zusammenhang von Länge der Untersuchungszeit mit Wissensdefekt übersehen kann. In jedem Falle ist noch notiert, ob das Urteil des Vorgesetzten nach einem Jahre »gut«, »mittel« oder »schlecht« lautete. Von den sämtlichen 174 Fällen sind 85 als gut bezeichnet (48%); von den 78 Fällen mit längster Untersuchungszeit und größtem Defekte 31 als gut (39%) (von mir gezählt). Hier trifft die von RODENWALDT für die ganz schlechten Fälle betonte Übereinstimmung von praktischer Fähigkeit, Wissensdefekt und Untersuchungszeit also nicht mehr zu. – Für die Beurteilung der eigentlichen Intelligenz legt RODENWALDT schließlich noch Gewicht auf das Verhalten bei der Antwort. Eine schnelle Antwort »ich weiß nicht« betrachtet er als Orientierung über die eigenen Defekte und als ein Zeichen von Begabung gegenüber den Fällen, die minutenlang ins Leere stieren, ohne zu antworten. – In einem besonderen Abschnitt wird sich RODENWALDT über die Fehlerquellen seiner Untersuchungen klar. Die meisten (Ermüdung, Indolenz, Wirkung der Instruktionsstunde) kommen anscheinend nicht in Betracht. Aber einen Faktor bemerkt RODENWALDT, den man vielleicht noch mehr als er in Rechnung ziehen muß: »Die Befangenheit dem Vorgesetzten gegenüber spielte bei einigen eine deutliche Rolle.«[387] Es ist nicht unmöglich, daß, wie BLEULER meint,[388] diese Befangenheit des öfteren nahe einer *Emotionsstupidität* (JUNG)[389] war, die bekanntlich auf die Ergebnisse einer solchen Prüfung, wie jede Examenserfahrung beweist, auf

das Ungünstigste einwirkt. Die schlechten Resultate, die die Inventaraufnahme ergab, mögen zum Teil dadurch bedingt sein. Daß wir z.Z. nicht imstande sind, die Größe dieser Fehlerquelle abzuschätzen, macht uns etwas unsicher in der Hinnahme der Ergebnisse. Wenn Rodenwaldt meint, daß die Befangenheit sich in gleicher Weise im Leben und bei analogen Untersuchungen geltend machen würde, so möchten wir im Gegenteil glauben, daß diese Befangenheit unter verschiedenen Umständen ganz verschieden ist (z.B. in einer Klinik anders als beim Militär, nach der Art der prüfenden Persönlichkeit wechselnd usw.), und daß sie völlig unabhängig von Besitzstand und Intelligenz Ausdruck des Charakters ist, der bei dem einen bei dieser, bei dem anderen bei jener Gelegenheit die hemmende Affektwirkung herbeiführt. Der Vermutung, daß dies bei Rodenwaldts Ergebnissen mitwirkt, steht seine eigene Angabe entgegen: »Ich habe nicht den Eindruck gewinnen können, daß irgendeiner aus Ängstlichkeit etwa weniger produziert hätte, als er besaß, im Gegenteil, daß jeder es wirklich zu einer Maximalleistung brachte.«[390]

Einen beachtenswerten Einwand hat Berze[i][391] gegen Rodenwaldt gemacht. Berze unterscheidet die *Kenntnisse,* die als *allgemein verbreitet* angenommen werden *(A),* von denen, die *dem Individuum eigentümlich* sind *(X).* Das Inventar setze sich aus $A + X$
147 zusammen, und je nach Berufsarten sei X groß, A aber | gering. Rodenwaldt habe nun bloß »das auf Allgemeinbildung bezügliche geistige Inventar Gesunder«[392] aufgenommen, welches durchaus kein Maßstab für das gesamte Inventar sei. Auch diesen Einwand hat Rodenwaldt vorausgesehen. Er meint: »Ich habe bei einigen Leuten mit den größten Defekten, so gut ich vermochte, Fragen nach ihrem Beruf gestellt und fand, daß sie auch dort weniger wußten als jeder Gebildete, z.B. in der Landwirtschaft. Demnach glaube ich, würden auch Anordnungen von Defektprüfungen, in denen man alle Leute entsprechend ihren Berufen prüfte, kein wesentlich günstigeres Resultat ergeben.«[393] Es ergibt sich daraus jedoch, daß die von Berze aufgeworfene Frage noch offen ist und daß jemand, der ähnliche Untersuchungen anstellen würde, gerade auf diesen Punkt achten müßte, zumal die Ansicht Berzes nach der gewöhnlichen Lebenserfahrung einleuchtender ist, als die Rodenwaldts.

In einer zweiten Arbeit[ii][394] hat Rodenwaldt dieselben Untersuchungen an Soldaten vorgenommen, die im dritten Jahre dienten, um ein Urteil über den *Einfluß der militärischen Erziehung* zu gewinnen. Es ergab sich, daß das Inventar nur auf den Gebieten, welche einen Anschauungsunterricht erlaubten, zugenommen hatte. Besonders was in Felddienst und Manöver erlebt wurde, bereicherte die Kenntnisse. Im übrigen blieben diese sich gleich oder nahmen sogar ab (in der sozialen Orientierung). Dage-

---

i Berze, Über das Verhältnis des geistigen Inventars zur Zurechnungs- und Geschäftsfähigkeit. Jurist. psych. Grenzfragen 1908, 53 ff.

ii Rodenwaldt, Der Einfluß der militärischen Ausbildung auf das geistige Inventar der Soldaten. Mon. f. Psych. u. Neur. 19, 67 u. 179. 1906.

gen ergab sich als ein wesentlicher Unterschied gegen die frühere Untersuchung eine Abnahme der Gesamtuntersuchungszeit (Durchschnitt 53 Minuten) um eine Viertelstunde. Dies beruhte darauf, daß die Leute schneller antworteten, insbesondere schneller »ich weiß nicht« sagten, wenn ihnen die Antwort nicht möglich war. Rodenwaldt mißt diesem Erfolg des militärischen Drills eine große Bedeutung für die Intelligenz bei. Es seien hier »Formen des Denkens«, »Werkzeuge des Geistes« erworben, die mehr bedeuten, als das Material der Kenntnisse. Ich möchte demgegenüber doch glauben, daß diese formalen Eigenschaften, immer gespannt zu sein auf Frage und Wunsch des Vorgesetzten, bei einem Entweder-oder schnell zu entscheiden, exakt in der Erledigung von Aufgaben zu sein, zwar wertvoll für die praktische Verwendung eines Menschen sind, mit seiner Intelligenz aber wenig zu tun haben, wenn man unter Intelligenz Urteilsfähigkeit, Spontaneität, Originalität versteht. Dieser Überschätzung des Drills und der äußeren Exaktheit und Gewandtheit zu Ungunsten eigentlicher Intelligenz begegnet man ja auch im täglichen Leben nicht zu selten.

Mit den Ergebnissen Rodenwaldts stimmen überein die nur kurz veröffentlichten Untersuchungen von Schultze und Rühs[i].[395] Diese zogen außer der Inventarprüfung auch die Intelligenzprüfung mit heran. Sie bringen ein gutes Schema von 55 Fragen. Ihre Resultate bringen gegenüber Rodenwaldt nichts Neues und bei der Kürze nichts Bindendes.

Das Schema Schultzes in etwas modifizierter Form verwandte Klieneberger[ii] zur
Untersuchung von *Schülern* einer Volks- und Bürgerschule und | von *Studenten.*[396] Er 148
gibt für viele Fragen die Zahlen der richtigen, falschen, für einige der ungenauen Antworten an. Die Durchschnittsleistungen nehmen natürlich zu von Volksschülern über Bürgerschüler (nur wenig) bis zu den Studenten. Aber auch die Studenten konnten zum Teil einfachste Fragen nicht beantworten, füllten den leichten Ebbinghaustest[397] sogar zum Teil falsch aus. Ganz besonderen Wert legt Klieneberger auf die Zeitdauer der ganzen Untersuchung und der einzelnen Leistung. Er meint einen weitgehenden Parallelismus zwischen Kürze und Intelligenz zu finden, ohne daß das in der kurzen Veröffentlichung in der durchsichtigen Weise wie bei Rodenwaldt begründet würde. Intelligenz und Übung und andere Faktoren, die Unterschiede in den Leistungen so verschiedener Bildungsklassen bedingen, werden nicht deutlich unterschieden.

Was wir aus den Kenntnisprüfungen[iii][398] gelernt haben, ist, daß die Feststellung des Inventars an sich für psychiatrische Zwecke keinen Schluß zuläßt. Der Besitz kann groß und kann sehr gering sein, ohne daß sich die Besitzenden im psychiatrischen Sinne

i Schultze und Rühs, Intelligenzprüfung von Rekruten und älteren Mannschaften. Deutsche med. Wochenschr. 1906, 1273.

ii Klieneberger, Intelligenzprüfung von Schülern und Studenten. Deutsche med. Wochenschr. 1907, 1813.

iii Zahlreiche geeignete Fragen nach dem Inventar sind angeführt außer bei Rodenwaldt, Schultze u. Rühs z.B. bei Kraepelin, Allg. Psych., 8. Aufl., S. 482 ff.

zu unterscheiden brauchten. Erst der *Vergleich des Besitzstandes mit anderen Momenten* hat Bedeutung, und zwar der Vergleich mit Herkunft, Milieu, Ausbildung; ferner der Vergleich mit der Leistungsfähigkeit der Funktionen der Intelligenz, die man auf andere Weise festzustellen sucht, und der Vergleich mit dem Besitzstande zu anderen Zeiten desselben individuellen Lebens. RODENWALDTS Ausspruch ist gewiß nur wenig übertrieben: »In der Psychiatrie kann jedenfalls *eine reine Prüfung des Wissensdefektes nicht verwendbare Resultate* ergeben, denn jeden Defekt des Wissens kann man auch bei Gesunden erwarten.«[399]

Bei den genannten Vergleichen ist ein Punkt von Bedeutung, daß nämlich das Vorhandensein eines Besitzstandes darauf schließen läßt, daß die Fähigkeit, solchen zu erwerben, vorhanden ist oder vorhanden war, während man aus dem Fehlen eines geistigen Besitzes noch nicht auf das Fehlen dieser Fähigkeit schließen kann, wenn man nicht die Ausbildung des Individuums genau kennt. Für die Beurteilung dieser Fähigkeiten ist nun das *geistige Inventar keine gleichförmige, nur quantitativ zu bewertende Masse,* sondern es ist ein Reich von Gegenständen, zu dessen Erfassen *verschiedene Fähigkeiten* gehören, die wir noch nicht scharf trennen können, aber schon in unseren alltäglichen Urteilen postulieren. Es gibt vieles, was nicht ein jeder begreifen kann. Was aber begriffen ist, kann bei getreuem Gedächtnis als Besitz fast mechanisch reproduziert werden, und sei es der komplizierteste Gedanke. Daher werden auch Begriffe allgemein zum Inventar gerechnet, insofern sie reproduzierbares Besitztum sind. Wir glauben hier auf einen Sprachgebrauch moderner Psychologen hinweisen zu dürfen, die ganz allgemein von »*Gegenstandsbewußtsein*« sprechen. »Gegenstände« sind nach dem vulgären Sprachgebrauch zwar nur Dinge der sinnlichen Welt, aber in der Erweiterung des Begriffes für psychologische Zwecke ist mit »Gegenstand« alles gemeint, was dem Individuum als etwas Fremdes, als etwas »um das es weiß«, »das es meint« gegenübersteht, mag dieses
149 Fremde nun Wahrnehmung, Erinnerungs-, Phantasievorstellung, oder | mag es Beziehung, Gedanke[i], Begriff sein. Vom Gegenstandsbewußtsein eines bestimmten Augenblickes, das immer von beschränktem Umfange ist (Enge des Bewußtseins) ist natürlich zu unterscheiden das Gegenstandsbewußtsein, das in Form von Dispositionen zur Erneuerung in einem Individuum bereit ist. Dies letztere soll bei der Inventaraufnahme einer Untersuchung unterzogen werden. Es bildet in jedem Individuum jederzeit einen kleinen Teil des Gegenstandsbewußtseins der gegenwärtigen Menschheit, während letzteres wiederum nur ein Teil des Gegenstandsbewußtseins überhaupt als Ideal vollendeten Kennens und Erkennens alles Seins und aller geltenden Sätze ist. Wir können so das *momentane,* das *dispositionelle,* das *allgemeine* und das *ideale* Gegenstandsbewußtsein unterscheiden. Das momentane Gegenstandsbewußtsein muß in seinen formalen Eigenschaften (Aufmerksamkeit, Reproduktionsfähigkeit, Affektbeto-

---

i Das Wort »Gedanke« wird für zwei ganz verschiedene Begriffe gebraucht: 1. Der Gedanke – das Gedachte und 2. Gedanke – der psychologische Vorgang, in dem etwas gedacht wird.

nung usw.) dem konstanten Zustand des betreffenden Individuums entsprechen, wenn wir bei der Inventaraufnahme durch dasselbe das dispositionelle Gegenstandsbewußtsein untersuchen wollen. Das dispositionelle Gegenstandsbewußtsein des betreffenden Individuums messen wir an dem allgemeinen, allerdings nicht der Menschheit, sondern des Kreises, aus dem es stammt. Das ideale Gegenstandsbewußtsein schließlich geht uns nichts an. Es ist wohl allgemein anerkannt, daß zum Erwerb der verschiedenen Kategorien des Gegenstandsbewußtseins verschiedene Fähigkeiten nötig sind. Wir besitzen jedoch keine Einteilung solcher Kategorien, die auf diese Fähigkeiten gegründet wäre, sondern *nur logische Einteilungen,* die man, da man nichts Besseres hat, provisorisch zu einer Aufstellung der verschiedenen Vorstellungen und Begriffe genommen hat, um Gesamtschemata zu entwerfen, die in der Inventaraufnahme über das von Rodenwaldt untersuchte allgemeine Schul- und Lebenswissen hinausgehen[i]. Wir müssen hier natürlich im Prinzip unterscheiden zwischen dem Prüfen des Inventars mit der Frage, ob alle die geforderten Kategorien im geistigen Besitzstande vertreten sind, von dem Prüfen der Fähigkeit, in den einzelnen Kategorien neu dargebotene Gedanken zu begreifen oder auf Fragen selbst etwas Bestimmtes zum erstenmal zu denken. Fragen letzterer Art gelten nicht als Inventarfragen, sondern als Mittel, die eigentliche Intelligenz zu untersuchen.

Waren die Fragen bei der Inventaraufnahme möglichst solche, die bei normaler Aufmerksamkeit und Reproduktionsfähigkeit ohne weitere geistige Arbeit eine überwiegend mechanische Beantwortung ermöglichen, so liegt es doch auf der Hand, daß solche Fragen umsomehr *Anforderungen an neue geistige Arbeit* stellen, je ungewohnter die Form ist, in der die Kenntnisse reproduziert werden sollen. Es lassen sich Fragen stellen, die zu ihrer Beantwortung nicht nur Kenntnisse, sondern auch eine Leistung der Auswahl, des Zusammensuchens für diese bestimmten Fragen erfordern. Diese Fragen eignen sich dementsprechend weniger zur Inventaraufnahme, waren aber als viel geeigneter zur Beurteilung der Intelligenz längst hochgeschätzt. Über solche Fragen gibt es keine genaueren Untersuchungen bezüglich der vorkommenden typischen Arten ihrer Beantwortung, erst recht nicht über die Beziehung solcher Antworten zur
| Durchschnittsintelligenz, zu besonderen Begabungen usw.[ii]. Es ist vielmehr der 150
unmittelbare Eindruck der Schwierigkeit solcher Fragen und der Art der erfolgenden Antwort, der nach der persönlichen Erfahrung eine mehr oder weniger überzeugende Beantwortung erlaubt. So hat Wernicke (Grundriß S. 523) betont, wie geeignet *Unterschiedsfragen*[iii][400] auch zur Demonstration feiner Defekte der Intelligenz seien. Wernicke meint, daß schiefe, unzutreffende, verschrobene Antworten auf solche Fragen das auf-

i Vgl. die Schemata von Ziehen und Sommer.

ii Ein Ansatz dazu nur bei Schultze und Rühs und Klieneberger l.c.

iii Er führt z.B. als Fragen an: den Unterschied von Volk, Nation und Staat; Religion, Glaube und Überzeugung; Preußen und Deutschland; Berg und Gebirge; See und Teich u. dgl.

fälligste Symptom des Schwachsinnes darstellen. Er glaubt zwar, daß das mangelnde Unterscheidungsvermögen zwischen Begriffen eine *quantitative* Einbuße am Inhalt des Bewußtseins erkennen lasse. Er trennt jedoch die Besprechung dieser Erscheinungen von der Besprechung der Defekte an Kenntnissen, ohne diese Trennung, die ihm offenbar selbstverständlich war, besonders zu betonen. Da aber Kenntnisse und Begriffsunterscheidungen beide zum Gegenstandsbewußtsein (= Inhalt des Bewußtseins, Wernicke) gehören, dürfen wir hier, weil das Vorhandensein beider nach allgemeiner Anschauung für die Intelligenz so verschieden bewertet wird, Sinneswahrnehmung, Erinnerung daran und Allgemeinvorstellungen dem Beziehungsbewußtsein oder dem logischen Bewußtsein gegenüberstellen, welch letztere Kategorie bei den »Unterscheidungen« in Frage kommt. Es kann jemand einen großen »Inhalt des Bewußtseins« haben, was Einzelvorstellungen und auch was Allgemeinvorstellungen betrifft, ohne doch Unterschiede genauer präzisieren zu können und umgekehrt. Mit Allgemeinvorstellungen arbeiten wir alle immerfort, ohne diese immer auf einen Begriff zu bringen. Der Intelligente vermag nur jeden Augenblick mit einigem Nachdenken, wenn es auf einen bestimmten Punkt ankommt, die für diesen wesentlichen Merkmale der dunklen Allgemeinvorstellung sich zum Bewußtsein zu bringen, wodurch er erst in den Besitz eines Begriffes kommt, in dem ja im Gegensatz zur Allgemeinvorstellung alles klar gedacht sein muß. Hier sind nun die Unterschiedsfragen darum so geeignet, weil sie so gestellt werden können, daß die betreffenden Allgemeinvorstellungen sicher im Besitz des Geprüften sind, somit dabei eine Kenntnisprüfung so gut wie wegfällt. Es kommt daher auf den besonderen Inhalt der Unterschiedsfragen gar nicht so sehr an, vielmehr darauf, daß sie aus dem vorhandenen Schatz an Allgemeinvorstellungen gewählt werden. Wohl jeder kennt z.B. eine Treppe und eine Leiter, die Frage nach den Unterschieden zwischen beiden erfordert aber eine geistige Arbeit, an deren Leistung die Fähigkeit, Begriffe zu bilden, beurteilt werden kann[i]. Leider aber auch nicht ohne weiteres. Ziehen[ii], der sich eingehend über die Methode der Unterschiedsfragen äußert und beachtenswerte Einzelanweisungen gibt, betont, wie sehr es auf die *Sprachgewandtheit* dabei ankommt. Geschickt formulierte Definitionen seien nicht ausschlaggebend, es komme darauf an, ob dem Individuum eine wesent-
151 liche Partialvorstellung vorgeschwebt habe. (Wir würden sagen: ein wesentliches | Merkmal, weil es sich nicht immer um Vorstellungen, sondern auch um Beziehungen handeln kann, in gewissem Grade sogar immer handeln muß, da die Partialvorstellung nur »wesentlich« durch die Beziehung auf irgendeinen Gesichtspunkt ist.) Ziehen schlägt vor, im Falle ein Unterschied nicht gefunden wird, umgekehrt vorzugehen und

i Natürlich nicht nach *einer* Frage. Es ist vielmehr selbstverständlich, daß solche Fragen, möglichst den betreffenden Individuen angepaßt, im Laufe der Unterhaltung in größerer Zahl gestellt werden, wie sie sich gerade einfügen lassen.

ii Ziehen, Die Prinzipien und Methoden der Intelligenzprüfung. Berlin 1908, S. 27 ff.

etwa bei der Frage nach Lüge und Irrtum Beispiele von einem von beiden zu geben und beantworten zu lassen, was das sei. Dies erscheint sehr zweckmäßig. Hierdurch wird festgestellt, wenn eine eigentliche Begriffsbildung nicht gelingt, ob entsprechende Allgemeinvorstellungen da sind. Außer der Sprachgewandtheit muß man wohl auch eine besondere *Begabung für solche logische Formulierungen* annehmen, die fehlen kann, ohne daß der Betreffende darum schwachsinnig ist. Das Ausschlaggebende ist, ob die den klar bewußten Begriffen entsprechenden Allgemeinvorstellungen, wenn Gelegenheit zu ihrer Anwendung gegeben wird, mit Sicherheit in richtiger Weise auftreten. Solche Gelegenheiten entstehen zu lassen, ist dann die Aufgabe einer Unterhaltung, in der die Intelligenz geprüft werden soll. Es ist darum ein Nichtbeantworten von Unterschiedsfragen schwer zu verwerten, ein törichtes Beantworten dagegen fällt sehr in die Waagschale und ein Versagen auf die Aufgabe im Ziehenschen Sinne dürfte das Fehlen der betreffenden Allgemeinvorstellung annehmen lassen.

Analog den Unterschiedsfragen sind noch eine große Reihe von Fragen ausgedacht worden, die ebenfalls sich nicht an die Kenntnisse, sondern an die Intelligenz wenden. Diese Fragen sind manchmal aus einem psychologischen System, aus einer Theorie entstanden. Diejenigen aber, die sich als brauchbar verbreitet haben, haben dies nur dadurch gekonnt, daß es auf den ersten Blick einleuchtend war, wie Antworten darauf entweder Intelligenz oder Schwachsinn besonders deutlich offenbarten. Eine Analyse solcher Antworten liegt auch hier nirgends vor, eine zahlenmäßige Feststellung usw. ist so wenig wie bei den Unterschiedsfragen erfolgt. – Ganz ähnliche Anforderungen wie diese stellen z.B. die *Definitionsfragen* (was ist Undankbarkeit? usw.). Diese werden, da sie weniger deutlich an den Untersuchten die Aufgabe stellen und ihn vielfach noch ratloser lassen, seltener angewandt als jene, zumal sie nichts Neues zu lehren scheinen. – Sehr gern wird gefragt: »Drei Arbeiter brauchen zu einer Arbeit 3 Tage, wieviel Tage braucht ein Arbeiter?« Ähnliche Anforderungen stellen ZIEHENS *Gleichungsaufgaben* (ich denke mir eine Zahl, die Sie raten sollen. Wenn ich 8 hinzuzähle, erhalte ich 17. Welche Zahl ist das? und dgl.). Sehr üblich sind *Rechenaufgaben,* bei denen die einfach mechanischen, durch Reproduktion zu beantwortenden durchaus zu trennen sind von den Aufgaben, die neue Arbeit erfordern. Eine etwas schwierigere Aufgabe, wie etwa 117 – 29 überhebt den Untersucher hier, wenn sie richtig beantwortet wird, weiterer Prüfung. – ZIEHEN läßt *geläufige Reihen rückwärts aufsagen* (Monate, Zahlen) und meint auch hiermit eine Seite der Intelligenz zu fassen. Er hält diese Methode sogar für ein »integrierendes Glied jeder Intelligenzprüfung«.[401] – MASSELON[402] hat angegeben, *aus drei angegebenen Worten* einen *Satz bilden zu lassen,* eine ebenfalls beliebte Methode. – Solcher Fragen könnten noch manche aufgezählt werden. Es ist wichtig, sich darüber klar zu sein, daß wir weit entfernt sind, ob und wie weit mit solchen Fragen verschiedene Seiten der Intelligenz untersucht werden, daß systematische Untersuchungen über die Beziehungen | der Arten von Antworten 152
zueinander völlig fehlen, daß wir vielmehr nur ein zunächst wertvolles Konglomerat

von Aufgaben für die alltäglichen Untersuchungen besitzen, deren Beantwortung wohl oft ausschließlich nach dem »gesunden Menschenverstand« beurteilt wird.

Anders verhält es sich mit einer Reihe neuer Untersuchungsmethoden, die, zum Teil systematisch durchgeführt, zum Teil erst als Plan entwickelt, sich nicht allein die Aufgabe stellen, diagnostisch verwendbare Methoden zu schaffen, sondern zur wissenschaftlichen Analyse der Demenzformen oder der Intelligenz zu dienen. Hier sind zu nennen: die Ebbinghaussche Kombinationsmethode, die Assoziationsversuche, die Aussageversuche, die Bildmethoden und ähnliche.

Als erster hat EBBINGHAUS[i][403] eine solche Methode angegeben, die er bei Massenuntersuchungen von Schulkindern anwandte. Er wünschte neben Rechen- und Gedächtnisversuchen eigentliche Intelligenzprüfungen anzuwenden und gelangte zu seiner Methode durch folgenden Gedankengang: Das Wesen der Intelligenz (erläutert am Arzt, dem General u.a.) »liegt darin, daß eine größere Vielheit von unabhängig nebeneinander bestehenden Eindrücken, die an und für sich ganz heterogene und zum Teil direkt gegeneinanderlaufende Assoziationen zu wecken geeignet sind, mit Vorstellungen beantwortet werden, die doch zu ihnen allen gleichzeitig passen, die sie alle zu einem einheitlichen, sinnvollen oder in irgendwelcher Hinsicht zweckvollen Ganzen zusammenschließen. Intellektuelle geistige Tätigkeit besteht in der Verarbeitung eines irgendwie Wert und Bedeutung habenden Ganzen, vermöge wechselseitiger Verknüpfung, Korrektur und Ergänzung der durch zahlreiche verschiedene Eindrücke nahegelegten Assoziationen«.[404] EBBINGHAUS nennt diese eigentliche Intelligenztätigkeit im Anschluß an RIEGER (l.c.) *Kombinationstätigkeit.* Um diese nicht etwa in ihren höchsten Leistungen, sondern überhaupt irgendwie zu fassen, ersann EBBINGHAUS als sehr einfache und wenig zeitraubende, daher zu Massenversuchen geeignete Methode die Aufgabe, die Lücken eines durch Auslassungen unvollständig gemachten Textes möglichst schnell, sinnvoll und mit Berücksichtigung der verlangten Silbenzahl (durch Striche angedeutet) auszufüllen. Hier müssen eine Mehrheit von Dingen gleichzeitig im Auge behalten werden: die vorgeschriebene Silbenzahl und besonders der Sinn des vorangehenden und des folgenden Textes, nicht nur der letzten Worte, sondern auch des weiteren Zusammenhanges. Die Versuchsresultate bestätigten, soweit möglich, EBBINGHAUS' Annahme. Im Unterschied von Rechen- und Gedächtnisversuchen traten bei diesen Kombinationsversuchen die Unterschiede in der geistigen Reife der aufeinander folgenden Klassen viel beträchtlicher auseinander. Und bei einer Einteilung der einzelnen Klassen in drei Gruppen nach der Rangordnung zeigte sich eine bedeutende Abnahme der quantitativen Leistung und eine Zunahme der Fehler nach unten hin. Zwei Bemerkungen macht hier jedoch EBBINGHAUS, die für uns von Wichtigkeit sind: 1. nimmt die Differenz der Klassendrittel von den unteren zu den oberen Klassen

---

i EBBINGHAUS, Über eine neue Methode zur Prüfung geistiger Fähigkeiten und ihre Anwendung bei Schulkindern. Zeitschr. f. Psychol. u. Physiol. d. Sinnesorgane 13. 1897.

ab, so daß sich in diesen die Resultate immer ähnlicher werden. Dies beruhe allem Vermuten nach darauf, daß mit dem Ansteigen in obere Klassen derselbe Text für die sämtlichen Schüler immer leichter werde. »Es bedarf immer weniger eines eigentlichen, zeitkostenden und | irgendwie intensiven Nachdenkens, um die richtigen Kombina- *153*
tionen zu finden. Ist hierin aber eine gewisse Grenze erreicht, fällt jedem jede Kombination sozusagen sofort ein, wie er ihrer ansichtig wird, so ist auch der intelligentere und für die Schule bessere Schüler dem schwächeren nicht mehr überlegen.«[405] – 2. verliert sich die Übereinstimmung zwischen Kombinationsleistung und Klassenplatz, wenn man mit der Fraktionierung der Resultate zu allzu kleinen Abteilungen herabsteigt oder gar nur einzelne Individuen in Betracht zieht. Das liegt an zwei Faktoren, die mit der Intelligenz keinen notwendigen Zusammenhang haben. Einmal komme es hier, wie bei jeder Methode, bei der nur eine beschränkte Zeit zur Verfügung gestellt wird, auf die *Schnelligkeit* der Auffassung an, die nicht im Zusammenhang mit umsichtigem und tüchtigem Denken stehe; und dann »spielt beim Kombinieren die *rein formale Gewandtheit in der Handhabung der Muttersprache* eine große Rolle«.[406] – Wir können hieraus für unsere Zwecke zunächst lernen, daß wir weit davon entfernt sind, mit der Ebbinghaus-Methode eine reine Prüfung der Kombination vorzunehmen, die uns eine quantitative Bewertung im *Einzelfall* erlaubt, daß die Methode nach EBBINGHAUS sich vielmehr nur bei Massenuntersuchungen in Durchschnittszahlen bewährte. Und ferner: daß eine Kombinationsprüfung um so weniger vorliegt, je leichter der Text für das untersuchte Individuum ist. Diese Leichtigkeit hängt nämlich nicht nur von der Intelligenz, sondern auch von der formalen Sprachgewandtheit und der genossenen Bildung ab.

Die Ebbinghaus-Methode hat an der Ziehenschen Klinik[407] WECK[i][408] bei 75 Geisteskranken angewandt. Er nahm die von EBBINGHAUS veröffentlichten Texte und hat die Ergänzungen der Kranken auf folgende Weise berechnet: Verlängerte Dauer der Ausfüllung und Auslassungen werden als »Hemmung« bezeichnet; sinnlose Ausfüllungen als »Defekt«. Die Hemmung wird zahlenmäßig festgestellt, indem die Normalzahl in der Minute ausgefüllter Silben (für diesen Text an Gesunden festgestellt: 6) durch die Zahl der in einer Minute von Kranken ausgefüllten Silben dividiert wird. Der »Defekt« ergibt sich durch das Verhältnis der sinnlosen Ausfüllungen zu den Ausfüllungen überhaupt in Prozenten ausgedrückt. So fand WECK im Durchschnitt z.B. bei Paralytikern H 15 D 22, bei Dementia senilis H 123 D 10, bei Hebephrenie[343] H 18 D 39. Die Bezeichnungen »Hemmung« und »Defekt« erscheinen hier recht unzweckmäßig; mit Hemmung ist etwas ganz anderes gemeint als mit dem klinischen Begriff der Hemmung. Das verlangsamte Ausfüllen mit schließlichem Erfolg ist ja überhaupt mit völliger Unfähigkeit zum Ausfüllen gar nicht auf eine Stufe zu stellen. Man vergleiche z.B. die »Hemmung« der Dementia senilis. Die Hemmungszahlen erscheinen somit ganz wert-

---

i WECK, Die Intelligenzprüfung nach der Ebbinghausschen Methode. Diss. Berlin 1905.

los. Werden aber die Fälle so ausgesucht, daß solche mit gewöhnlich sog. Hemmung wegfallen, daß wirklich nur dauernde Zustände zur Prüfung gelangen, erscheint die von WECK vorgeschlagene Berechnung der Auslassungen, wobei die Zeitdauer des Versuchs mit in Rechnung gestellt wird, brauchbar, ebenso wie seine Prozentzahlen der sinnwidrigen Ausfüllungen, nur daß er diese nicht mit Defekt zu benennen brauchte, wo doch der eigene Name viel prägnanter ist. Diese Trennung der beiden Berechnun-
154 gen ist für psychiatrische Zwecke offenbar besser als ihre | gemeinsame Berechnung als »Fehler«, wie EBBINGHAUS sie durchführt. – Man findet in WECKS Arbeit alle Textergänzungen abgedruckt und bekommt eine gute Anschauung von der Art der Fehler. Aber die zahlenmäßigen Feststellungen erscheinen so nicht recht sinnvoll, wenn sie bloß zu den großen Diagnosengruppen in Beziehung gesetzt werden. EBBINGHAUS hatte bei seinem gesunden und daher relativ einheitlichen Schülermaterial es leichter mit der psychologischen Analyse, ohne die die Zahlen als solche doch keinen Zweck haben. Er kam mit der Annahme der hinzukommenden Faktoren »schnelle Auffassung«, »formale Sprachgewandtheit« und »Klassenstufe« aus zur Erklärung der Zahlendifferenzen. Wollte man diese Zahlenberechnungen fruchtbar machen, müßte man außer diesen Momenten etwa die Bildungsstufe, die Beziehung zu anderen Leistungen der Intelligenz, die aber zu spezialisieren wären, zu anderen Störungen der psychischen Funktionen – immer unter Voraussetzung, daß z.Z. der Prüfung kein akuter, sondern ein Dauerzustand vorliegt – berücksichtigen, bevor man später vielleicht an die Beziehungen zu Krankheitsgruppen denken kann. Diese Untersuchungen sind aber nicht schnell zu erledigen und erfordern, wie alle psychopathologischen Untersuchungen, psychologisches Denken, ohne das alle Methode, alles Zählen keinen Sinn hat. Man wird ferner solche Untersuchungen nach den Erfahrungen von EBBINGHAUS, daß mit zunehmender Leichtigkeit die Ergänzungsmethode keine Kombinationsmethode mehr ist, nicht mit *einem* Text durchführen können, sondern muß eine Textfolge steigender Schwierigkeit anwenden. Zunächst ist das Zählen in diesem Falle nur eine Anweisung für zukünftige Untersuchungen. Zurzeit hat für die praktische Untersuchung die Ebbinghaus-Methode nur denselben Wert wie unsere sonstigen Intelligenzfragen: der Eindruck und die ohne weiteres mögliche psychologische Analyse machen sie brauchbar ohne die Zahlen. –

Ist bei der Satzergänzung der Untersuchungszweck die Prüfung einer bestimmten Funktion, der kombinatorischen Fähigkeit, die sich an einer ganz bestimmten, recht speziellen Aufgabe erweisen soll, so hat man schon seit vielen Jahren den *Assoziationsversuch* benutzt, um einen viel allgemeineren Aufschluß zu bekommen über den Reichtum der Vorstellungen (in gewisser Analogie zu der Inventaraufnahme) und besonders über die Art der Verknüpfungen von Vorstellungen, die dem betreffenden Individuum eigentümlich sind. Die Qualität und Vielseitigkeit der assoziativen Verknüpfungen erscheint als die Grundlage der kombinatorischen Tätigkeit, die für ihre bestimmte Aufgabe aus jenen Möglichkeiten die richtige um so sicherer gewinnt, je reicher und vollkommener sie entwickelt sind. Und der Assoziationsversuch scheint den Vorzug zu haben, nicht aus der Lösung einer beschränkten Aufgabe das Vorhandensein solcher Verknüpfungen zu erschließen, sondern ganz allgemein die Basis der kombinatorischen Tätigkeit, die Assoziationsrichtungen, die dem Individuum zur Verfügung stehen, zu untersuchen.

Beim Assoziationsversuch, dem verbreitetsten und den mannigfaltigsten Zwecken dienlichen Experiment der Psychopathologie, werden bekanntlich der Versuchsperson Reize, meist zugerufene Worte, dargeboten und ihre sprachliche Reaktion nebst Dauer derselben aufgezeichnet. Zum Schluß wird unter Umständen die Versuchsperson nach den einzelnen Assoziationen befragt, sei es, um die Reproduktion festzustellen (am Schluß der ganzen Versuchsreihe), | sei es auch, um noch weitere Aussagen *155*
über ihre psychologischen Vorgänge dabei zu erhalten (nach jeder einzelnen Reaktion). Außer der Dauer der Reaktionen und ihrer Reproduktionsfähigkeit dient zur Verwertung derselben eine Einteilung in Kategorien und zahlenmäßige Feststellung der Verteilung der einzelnen Assoziationen auf diese Kategorien. Es sind viele solcher Einteilungen entworfen worden, ohne daß irgendeine derselben sich einer allgemeinen Anerkennung erfreuen könnte. Dies muß natürlicherweise so sein, denn es liegt auf der Hand, daß je nach der besonderen Fragestellung eine eigene Gruppierung, die für diese gerade geeignet ist, ihr Recht hat. So hat man sowohl logische Kategorien, wie grammatikalische und psychologische Gruppen gebildet. Im letzteren Falle wieder spricht man von mittelbaren, von egozentrischen, von sprachmotorischen Assoziationen usw., wobei es ohne weiteres einleuchtet, daß jedesmal ein neues Prinzip maßgebend geworden ist. Dieselbe Assoziation kann unter eine logische Kategorie fallen und eine psychologische Gruppe, sie kann unter Umständen zu gleicher Zeit etwa mittelbar und egozentrisch sein. Für unser Referat kommen die zahlreichen wertvollen Resultate dieser Versuche und ihrer zahlenmäßigen Auswertungen nur in Betracht, soweit sie Gesichtspunkte für die Beurteilung der Intelligenz ergeben[i].[409]

Für alle geläufigen Assoziationsversuche gilt nun der Satz, daß bei ihnen nicht die Beobachtung des natürlichen Verlaufes der Vorstellungen bei der betreffenden Versuchsperson stattfindet, vielmehr ist ein jeder solcher Versuch eine Aufgabenstellung, zunächst nur ganz generell der Aufgabe, »irgendwie zu reagieren«. Man braucht nur einmal an einem Assoziationsversuch als Versuchsperson teilgenommen zu haben,

---

i Über die für alle weiteren Untersuchungen grundlegenden Arbeiten WUNDTS und seiner Schüler siehe: WUNDT, Phys. 3, 544 ff. In der Psychiatrie die erste größere Arbeit von ASCHAFFENBURG, Psychol. Arb. v. KRAEPELIN 1, 2 u. 4. Ein neueres zusammenfassendes Referat von ISSERLIN, Die diagnostische Bedeutung der Assoziationsversuche, Münch. med. Wochenschr. 1907, 1322 ff. – Für die besondere Verwertung der Assoziationsversuche für die Untersuchung des Schwachsinns: SOMMER, Lehrb. d. psychopathol. Untersuchungsmethoden 1899, 326 ff., 345 ff. WRESCHNER, Eine experimentelle Studie über die Assoziationen in einem Falle von Idiotie, Allg . Zeit. f. Psych. 57, 241 ff. 1900. FUHRMANN, Analyse des Vorstellungsmaterials bei epileptischem Schwachsinn

um von dem Zwang zu wissen, den diese allgemeine Aufgabe gegenüber dem natürlichen Gewährenlassen des Vorstellungsverlaufes bedeutet. Was bei diesem natürlichen Verlauf im Anschluß an neue Reize beobachtet wird, ist zum Teil bei Wundt (l.c.) beschrieben. Da treten nicht bloß optische, akustische und andere anschauliche Bilder auf, nicht bloß mehr oder weniger blasse Vorstellungen, nicht bloß Gedanken in mannigfachen logischen Kategorien, sondern auch Gefühle, blasse schnell verschwindende, oder stärkere, deren zugehöriger Vorstellungsinhalt unbemerkt bleibt oder
156 nachfolgend ins Bewußtsein tritt usw. Soll unter allen Umständen mit | einem Wort reagiert werden, so bedeutet dies eine »determinierende Tendenz« schon in bezug auf die Auswahl der auftauchenden Bewußtseinsinhalte nach der Eignung für eine Wort-Reaktion. Die Versuchsperson kann sich aber leicht, ohne es gerade zielbewußt zu wollen, eine speziellere Aufgabe stellen, z.B. einfach nach Sprachzusammenhängen zu reagieren (Einstellungsphänomen Bleuler).[410] Dann wird, je mehr solchen Aufgaben gefolgt wird, desto mehr das Resultat dem natürlichen Vorstellungsverlauf der Versuchsperson fernstehen. Und es ist von vornherein möglich, daß eine an Verknüpfungsmöglichkeiten reiche Versuchsperson infolge ihrer simplen unbemerkten Aufgabenstellung qualitativ geringwertige Resultate liefert. Daher haben Psychologen auch schon die Assoziationsversuche so gestaltet, daß sie diese Aufgaben nicht der zufälligen unbemerkten Wahl der Versuchsperson überließen, sondern gleich ihrerseits an den Anfang des Versuchs stellten. Die neuen Arbeiten zur Psychologie des Denkens beruhen vielfach auf solchen Versuchen, bei denen es dann auf genaue Beschreibung der Erlebnisse seitens der Versuchsperson ankam. Auf diese Weise kann man natürlich nicht zur Untersuchung des Schwachsinns experimentieren, weil nur psychologisch geschulte Versuchspersonen brauchbare Selbstbeobachtungen liefern. Aber Aufgabestellungen bei Assoziationsversuchen scheinen nicht unmöglich. Sie sind noch kaum versucht worden. Meumann (l.c. Bd. 1, S. 400) hat Experimente angestellt mit der wechselnden Aufgabe, möglichst rasch oder beliebig langsam zu reagieren und hat gefunden, daß bei einigen durch letztere Instruktion die Qualität der Assoziationen zunahm, bei anderen gleichblieb. Er verwandte die Ergebnisse zur Aufstellung der Typen, die rasch und flüchtig, langsam und sorgfältig, rasch und sorgfältig reagieren.

Einen Maßstab, sowohl für den Reichtum des Vorstellungsschatzes wie für die Neigung zu neuen Assoziationen, zu bekommen, erwartete man erstens von der *»Wieder-*

---

in Sommers Beiträgen zur Psychiatrischen Klinik 1902, 65. Wehrlin, Die Assoziationen von Imbezillen und Idioten, Journ. f. Psych. u. Neur. 4, 109 ff. 1905. Jung, Analyse der Assoziationen eines Epileptikers, ibd. 5, 73 ff. 1905. Scholl, Versuche über die Einführung von Komplexen in die Assoziationen von Gesunden und Geisteskranken, Klin. f. psych. u. nerv. Krankh. 3, 197. 1908. – Über Assoziationen der Greise: Ranschburg und Balint, Allg. Zeitschr. f. Psych. 57. – Über die Verwertung der Assoziationen für die Untersuchung der Begabung der Kinder, zusammenfassend Meumann, Vorlesungen zur Einführung in die experimentelle Pädagogik 1, 211 ff., 399 ff. 1907. Dieses Buch enthält auch für andere Fragen der Intelligenzprüfung Material.

holungsmethode«. Es ist an Normalen festgestellt worden, daß bei Wiederholung derselben Reizworte sofort nach dem ersten Versuch fast alle Reaktionen genau wiederholt werden, und daß die Zahl der Wiederholungen nun mit der Länge der Zwischenzeit abnimmt. Untersucht man in dieser Weise in bestimmten relativ langen Zwischenräumen, kann die Anzahl der Wiederholungen bei verschiedenen Individuen verglichen werden. So ging FUHRMANN vor. Hatte ASCHAFFENBURG schon geäußert, daß »ein häufiges Wiederkehren derselben Antwort als der Ausdruck eines mehr oder weniger hohen Grades der Gedankenarmut«[411] angesehen werden könne, suchte er mit der Wiederholungsmethode einen »Gradmesser für die assoziative Fähigkeit überhaupt und damit für die Extensität des ganzen Vorstellungslebens eines Individuums«[412] zu schaffen. Er wiederholte nach frühestens 4 Wochen dieselben 146 Reizworte des Sommerschen Schemas. Es wurden die dabei neu auftretenden Assoziationen gezählt und ihr Verhältnis zu allen Assoziationen in Prozenten ausgedrückt. Diese Prozentzahl – die »*Assoziationsweite*« – stellte FUHRMANN bei Gesunden als zwischen 75 und 95% schwankend fest (die Versuche sind nicht mitgeteilt), 80–85% hält er für die Durchschnittszahl bei Normalen und zweifelt bei einem Wert unter 60% nicht an der pathologischen Bedeutung. Bei drei Epileptikern fand er Assoziationsweiten von 44, 62 und 87%, bei zwei Idiotinnen von 40 und 46%.

| Zweitens hat man die *allgemeine Eigenart der Reaktionen Schwachsinniger mit denen Gesunder verglichen* und übereinstimmend gefunden (WEHRLIN, JUNG): Erstens, daß die Schwachsinnigen meist nicht mit einem Wort, sondern mit mehreren Worten oder *ganzen Sätzen reagieren,* was dadurch erklärt wird, daß sie das Reizwort durchweg als Frage auffassen; zweitens, daß das Hauptmerkmal der Assoziationen Schwachsinniger eine *Definitionstendenz,* eine Tendenz zur Erklärung der Reizworte ist (z.B. Gefängnis – besteht aus Zellen). *157*

Drittens sind sowohl die *Qualitäten der Reizworte* wie die der *Reaktionen in Kategorien geordnet worden,* um ihr Verhältnis zu vergleichen. WRESCHNER fand bei einem Idioten, wenn er die Zahl der lautlichen und die der inhaltlichen Assoziationen verglich und in Beziehung setzte zu den drei Arten der Reizworte seines Sommerschen Schemas (sinnesphysiologische Eigenschaftsworte, Concreta, Abstracta), daß die Qualität der Reaktion um so minderwertiger war, je höher die Qualität der Reizworte stieg. – Wenn WRESCHNER unter den Reaktionen die Adjectiva, Substantiva und Verba zählte, fand er ihr Verhältnis wie 5:2:1. Zählte er unter den Reizworten die Adjectiva und verglich sie mit dem Verhältnis der lautlichen zu den inhaltlichen Reaktionen, die auf diese und Substantiva und Verba erfolgten, fand er, daß die Reaktionen auf die Adjectiva die höchste Qualität hatten. Aus beidem schloß er, daß der Vorstellungsschatz seines Idioten sich vorwiegend aus Adjectiven zusammensetze. – Diese Bedeutung der Adjectiva und im besonderen der sinnlichen Eigenschaftsworte für den Wert der Reaktion führte WRESCHNER auf den Begriff der *»subjektiven Qualität« des Reizwortes,* die in dem Grad der Vertrautheit und Geläufigkeit des Reizwortes bestehe, die wiederum auf der Anzahl seiner assoziativen Verknüpfungen beruhe. Dasselbe Wort bedeutet also für verschiedene Individuen durchaus nicht den gleichen Reiz. Diese subjektive Qualität der Reizworte zeigte sich ihm auch in der Dauer der Reaktion in folgender Weise: In jeder der drei Abteilungen der Reizworte dauerten die inhaltlichen Reaktionen länger als die lautlichen, entsprechend ihrer größeren Schwierigkeit. Aber die Dauer der Reaktion nahm nicht einfach mit ihrer Qualität zu, sondern hing bei gleicher Qualität ab von dem Reizwort, auf das sie erfolgte. Die Dauer der Reaktionen war überhaupt am kürzesten auf die Eigenschaftsworte, am längsten auf die Abstracta, und die durchschnittliche Dauer der inhaltlichen Assoziationen auf Eigenschaftsworte war beträchtlich geringer als die lautlicher Assoziationen auf Abstracta. – WRESCHNER hat seine Feststellungen nur an einem einzigen Falle von Idiotie gemacht. Verallgemeinerungen sind daher ausgeschlossen. Sein umfangreiches Material würde wesentlich nur Bedeutung haben zum Vergleich bei ähnlichen Untersuchungen. Im übrigen ist seine Arbeit wertvoll durch die Entwicklung der Methodik.

Wenn die inneren und äußeren Assoziationen unter den Reaktionen gezählt wurden, so ergab sich, daß *Ungebildete durchweg mehr innere Assoziationen* haben als Gebildete (RANSCHBURG, JUNG), und daß dasselbe der Fall ist bei Schwachsinnigen. JUNG erklärt den Unterschied als psychologischen: Die Gebildeten nehmen das Assoziationsexperiment mehr im Sinne sprachlicher Assoziation, sie nehmen die Sache leichter; bei den Ungebildeten findet dagegen eine viel größere Beteiligung der übrigen Gebiete statt, sie nehmen die Versuche mehr als Aufgabe. Dies eigenartige Resultat
158 muß gegen die Verwertung | der Ergebnisse der Assoziationsversuche für die Beurteilung des Vorstellungsschatzes und der Assoziationsrichtungen, und damit der Intelligenz, besonders vorsichtig stimmen.

Viertens ist die Methodik der Assoziationsversuche zum Zweck der Intelligenzprüfung bereichert worden von SCHOLL. Unter den Wortpaaren der Assoziationsversuche unterscheidet SCHOLL die »erstarrten Urteile und Sprachgewohnheiten« von jenen, die »als lebendiger, vielleicht ein Urteil vorbereitender Ausdruck von frischen und oft starken, das Gefühl ergreifenden Erlebnissen« uns entgegentreten.[413] Er erinnert an das charakteristische Merkmal des Intelligenzdefektes der Dementia praecox, das bei erhaltenem Besitz alter Kenntnisse in der Unfähigkeit zu neuen Urteilen bestehe und meint, daß Assoziationsversuche, in deren Reaktionen die angegebene Unterscheidung gemacht werden könne, sich zur Untersuchung dieser Verblödungsart besonders eignen würden. Er entwickelt zu diesem Zweck in klarer Weise eine Methode, bei der den Versuchspersonen der *»Stoff zu neuen Assoziationen« durch Exposition eines Bildes vor Beginn des Versuchs* gegeben wurde. Je nachdem die Versuchspersonen sich vor jedem Reizwort das Bild noch einmal anschaulich vorstellen mußten, konnte dieser Stoff mehr oder weniger aufdringlich eingeführt werden. Die Reizworte standen in irgendeiner möglichen Beziehung zum Bildinhalt. Dieselben Reizworte wurden in mehreren Versuchen mit Exposition verschiedener Bilder wiederholt, um so das Verhältnis der

Fixation der Reaktion (mit Zunahme der Wiederholungen) zu den neugebildeten Reaktionen (durch den Stoff des Bildes) zu übersehen. Die Arbeit ist als ein »Beitrag zu den psychologischen Grundlagen dieser Methode«[414] gedacht. Die Versuche, an Normalen und Geisteskranken angestellt, ergaben auch noch kein nennenswertes Resultat für die Untersuchung der Demenz, ein nur sehr geringes für andere Untersuchungszwecke. Der Autor hält einen Erfolg »bei konsequenter Weiterbildung dieser Untersuchungsart«[415] für »möglich«. Er stellt eine weitere Veröffentlichung in Aussicht. – Gegen die Brauchbarkeit der Methode, wenn sie etwas Eigenes gegenüber sonstigen Assoziationsversuchen und gegenüber den Aussageversuchen haben soll, für den Zweck der Untersuchung von Verblödungsarten läßt sich das Bedenken erheben, daß die Assoziationen mit dem Bildinhalt als intellektuelle Leistungen außerordentlich geringwertig sind. Ob sie in größerer Zahl stattfinden, dürfte überwiegend von der Aufmerksamkeit abhängen, mit der sich die Versuchsperson zwischen zwei Reaktionen das Bild vorstellt. Wenn man ferner bedenkt, daß ein »lebendiger, vielleicht ein Urteil vorbereitender Ausdruck von frischen Erlebnissen«[416] nicht gerade alle paar Sekunden und auf Kommando erfolgt, so neigt man zu der Ansicht, die Rieger in seiner grundlegenden Arbeit aussprach: »Originelle Gedanken, feine oder witzige Urteile haben bekanntlich etwas so Spontanes, kommen so ungerufen, daß sie sich nicht dem Zwang einer Untersuchung unterwerfen. In bezug auf all dieses ist man eben auf die gewöhnliche unmethodische Beobachtung angewiesen.«[417] Natürlich ist ein endgültiges Urteil über den Wert des Vergleiches der Zahl der Bildreaktionen und der fixierten Reaktionen für die Beurteilung der Intelligenz erst auf Grund des Erfolges möglich, des Erfolges, der erst noch zu erwarten ist.

| Gegenüber diesen vier Hauptwegen der Benutzung der Assoziationsversuche für 159
die Intelligenzprüfung bedeutet die Arbeit von Ranschburg und Balint methodisch nichts Eigenartiges. Sie soll nur zum besonderen Erfassen der Intelligenz resp. *Demenz der Greise* führen. Uns interessiert hier weniger die Feststellung, daß bei allen Arten von Reaktionsversuchen die Zeitdauer bei den Greisen länger als bei jungen Leuten war (untersucht wurden 12 Greise eines Siechenhauses und 10 Wärter), sondern allein das Resultat der Assoziationsversuche in qualitativer Hinsicht. Es ergab sich bei einer Einteilung nach dem Schema Aschaffenburgs: 1. Die Zahl der inneren Assoziationen war bei den Greisen um 11,8% größer als bei den jungen Männern. Ranschburg schließt aus diesem Überwiegen begrifflich verwandter Verknüpfungen und dem Zurücktreten der Assoziationen nach räumlicher und zeitlicher Koexistenz, daß bei den Greisen »die verknüpfende Kraft der Vorstellungen sich aus dem Kreise des Ausgangsbegriffes nicht zu entfernen vermag, weniger weite Sprünge unternimmt, mit einem Worte, daß die Elastizität der Vorstellungstätigkeit im Greisenalter auch in qualitativer Hinsicht abnimmt«.[418] 2. Die Reaktionen, in denen nicht die Wortbedeutung, sondern nur das Wortklangbild verwendet wurde, machten bei den Greisen nur 2%, bei den jungen Leuten 6,7% aus. 3. Die Prozentzahlen, welche anzeigen, wieviel ver-

schiedene Worte in den Serien der einzelnen Versuchspersonen auf 100 Reaktionen fallen, standen bei den Greisen im Durchschnitt um ein geringes hinter den Jüngeren zurück (52% zu 56%). Die kleinste Zahl betrug bei den Wärtern 53%, bei den Greisen 36%. 4. Es wurde bei den Einteilungen eine besondere Kategorie für »zweckbestimmende Assoziationen« gebildet (z.B. Apfel – zum Essen, Decke – zum Schlafen). Solche Assoziationen fanden sich bei Greisen zu 21,8%, bei den Jüngeren zu 0,1%. Die zweckbestimmenden Assoziationen beanspruchten demnach ein Fünftel der Ideenverbindungen der Greise, während sie bei Wärtern fast nicht vorkamen. – Dies dürfte wohl weniger ein Ausdruck für eine Seite der Intelligenz, sondern ein Ausdruck für die besonderen Neigungen und Interessen der Greise sein.

Die Benutzung der Assoziationsversuche zur *Untersuchung* der *Entwicklung der Intelligenz bei Kindern* und ihrer Begabungsarten ist übersichtlich referiert bei Meumann (l.c.). Ziehen (Ideenassoziationen des Kindes)[419] hat hier die grundlegende Arbeit geschaffen.

Schließlich ist der Assoziationsversuch zur Analyse des besonderen *Schwachsinns bei Epilepsie von* Fuhrmann und Jung benutzt worden. Sie haben die besonderen Merkmale der Epilepsie hier wiedergefunden, ohne Neues dabei zu entdecken: der schwerfällige und umständliche Charakter, die egozentrische Fassung, die gefühlvollen Beziehungen religiöser und moralischer Art, alles das trat in den Assoziationen hervor. Die unbewußten Reaktionen (sinnlose Reaktionen), die Fuhrmann für die Epilepsie eigentümlich hält, erklärt Jung durch die emotionelle Stupidität und somit als uncharakteristisch. –

Der *Aussage-Versuch* wurde von William Stern[420] in die Psychologie eingeführt. Zunächst bestimmt, Erinnerungstreue und Zuverlässigkeit zu ermitteln, wegen der vielfachen praktischen Wichtigkeit der Aussage, erwies sich der Versuch bald als geeig-
160 net, als »Erkenntnismittel für zahlreiche psychologische | Probleme«[421] zu dienen. Es stellte sich heraus, daß dieser Versuch »eine Art Querschnitt durch die geistige Leistungsfähigkeit des Prüflings legt«.[422] Wir berichten über die Prüfung dieser geistigen Leistungen, da in ihnen zweifellos Faktoren der Intelligenz enthalten sind, soweit dies der Fall zu sein scheint[i].[423]

Die Versuche werden in der Weise angestellt, daß ein Bild gezeigt wird, worauf die Versuchsperson aufgefordert wird, einen *Bericht* über das Gesehene zu liefern, welcher Bericht weiter durch ein *Verhör* ergänzt wird. Indem nun jede positive Angabe mit 1 gezählt wird, gewinnt man eine Zahl für den Umfang der *spontanen* Leistung, der Verhörsleistung und der Gesamtleistung. Wird die Zahl der richtigen Angaben in Bezie-

---

i Die wichtigsten Arbeiten sind: W. Stern, Die Aussage als geistige Leistung und als Verhörsprodukt. Beitr. z. Psych. d. Auss. 1. Rodenwaldt, Über Soldatenaussagen, ebenda 2. Roemer, Das Aussageexperiment als psychopathologische Untersuchungsmethode. Klinik f. psych. u. nerv. Krankheiten 3. Baerwald, Experimentelle Untersuchungen über Urteilsvorsicht und Selbständigkeit. Zeitschr. f. angew. Psychol. 2.

hung gesetzt zu allen überhaupt gemachten Angaben, gewinnt man eine Zahl für die *Treue der Aussage*. Die Anzahl der Angaben im Bericht im Verhältnis zu allen Angaben in Bericht und Verhör liefert einen Wert für die *Spontaneität* des Wissens. Indem der Inhalt der Aussage in *begriffliche Kategorien* (Sachen, Personen, Tätigkeiten, Raumangaben, Eigenschaften, Farben, Zahlenangaben) gruppiert wird, ergibt die Verteilung der Angaben im Einzelfall einen Wert für die *Spontaneität des Interesses*. Die Einstreuung mehrerer Suggestivfragen nach nicht vorhandenen Dingen ermöglicht eine Prüfung der *Suggestibilität*. STERN hat alle diese Berechnungsarten und Begriffe, die hier nur grob aufgezählt werden konnten, in seiner schönen Arbeit entwickelt. Seine Versuche wurden an Schulkindern verschiedenster Altersklassen und beider Geschlechter angestellt. Seine Berechnungen treffen nur Durchschnitte und Gruppen, nicht die individuellen Unterschiede. Eine zweite Arbeit, in der er diese zu behandeln in Aussicht stellte, ist, soviel ich sehe, bis jetzt noch nicht erschienen. – Seine Resultate über Altersfortschritte, Geschlechtsunterschiede usw. können, als zu weit abliegend, hier nicht referiert werden. Die Beziehung der Leistungen zur Rangordnung der Schüler ergab ihm nur das eine Resultat, daß die Zuverlässigkeit des spontanen Berichtes eine Funktion der allgemeinen Leistungsfähigkeit sei. Im übrigen waren die Zahlen unregelmäßig, was er auf die zu geringe Zahl der Schüler schiebt. – In seinen eingehenden psychologischen Erörterungen über die Bedingungen, von denen die Beschaffenheit der Aussage abhängt, findet STERN drei Gruppen. Sie hängt ab 1. von der Form der Aussage (Bericht, Verhör, Suggestion)[424]; 2. von dem Inhalt, auf den sie sich bezieht (Personen oder Sachen); 3. von der Beschaffenheit der Personen, die sie abgeben (Alter, Geschlecht, Individualität). Der letzte Faktor, die Individualität, hier von der Seite der Intelligenz angesehen, ist der, um dessentwillen diese Versuche für den Zweck unseres Referates in Betracht kommen. Da STERN aber die Resultate seiner Versuche für die Erkenntnis der Individualität erst später veröffentlichen will, können wir hier nichts weiter berichten.

In *genauem Anschluß an das Verfahren* STERNS hat RODENWALDT 50 Soldaten untersucht. Die von beiden gewonnenen »Normalzahlen« benutzte ROEMER als Vergleich bei der Untersuchung von *vier Kranken*. Er sieht in dem | Aussageversuch mit seiner *161*
größeren Lebensnähe im Gegensatz zu den alten Prüfungen elementarer Funktionen (Auffassung, Merkfähigkeit, Gedächtnis, Assoziation) eine wertvolle Prüfung komplexerer Funktionen, deren systematische Untersuchung die Grundlage für klinische Intelligenzprüfungen bilden könnte. Um das hierzu erforderliche Massenexperiment an Gesunden durch eine Voruntersuchung analog der STERNS und RODENWALDTS zu fördern, unternahm er seine Prüfungen Kranker. »Ähnlich wie bei den Soldatenaussagen könnte die vorläufige Anwendung auf pathologische Geisteszustände Gesichtspunkte ergeben, deren Berücksichtigung bei der endgültigen Versuchsanordnung für die psychopathologische Verwendbarkeit der geplanten umfassenden Erhebungen von Wert sein könnte.«[425] Seine Fälle waren: Epilepsie, degeneratives Irresein, psycho-

gener Schwachsinn und Korsakoffsche Psychose.[426] Indem er experimentelle Prüfungen elementarer Funktionen mit heranzog, trennte er folgende Leistungen beim Aussageexperiment: Aufmerksamkeit, Auffassung, Merkfähigkeit, Spontaneität der Aussage, Art des spontanen Berichtens, Suggestibilität, äußere Form und Geschwindigkeit der Verhörsantworten. Er glaubte insbesondere durch die Art, wie sich die Werte dieser Leistungen verteilten, eine Bestätigung für die Unterscheidung von Imbezillen und Infantilen zu gewinnen.

Baerwald benützte Aussageversuche, die sich jedoch nicht in der Anordnung an Stern hielten, zur Gewinnung eines Wertes der »*Urteilsvorsicht*«. Er ließ in den schriftlichen Aussagen alle Angaben, deren die Versuchspersonen nicht ganz sicher waren, unterstreichen, zählte diese zu den spontanen im Text auftretenden Zweifelsäußerungen hinzu und dividierte diese Zahl durch die Zahl der Fehler. Diesen Quotienten Zweifel : Fehler, als Maß der Urteilsvorsicht, leitet er in plausibler und klarer Weise ab. Er verwertet ihn zum Vergleich von Frauen- und Männeraussagen, wobei er regelmäßig die größere Urteilsvorsicht bei letzteren fand. – Im Kampf mit der Urteilsvorsicht liegt nach Baerwald die »Selbsttätigkeit«. Diese findet er in Konjekturen, Deutungen und überall da, wo die Versuchsperson irgendwie über bloße Beschreibung des Gegebenen hinausgeht. Zählte Baerwald nun die Menge der »Ichsagen« im Text, fand er sie in Parallele zur Menge der Selbsttätigkeit. Dieser Zusammenhang zwischen Ichbetonung und Spontaneität des über das Gegebene Hinausgehens war konstant, aber der Zusammenhang mit der Urteilsvorsicht war wechselnd. Die besten Leistungen fand er nun da, wo diese Urteilsvorsicht sich mit Ichsagen und Spontaneität verband, während gewöhnlich Selbsttätigkeit und Urteilsvorsicht im umgekehrten Verhältnis zueinander standen. Diese charakterologischen Beziehungen der Willensseite der Intelligenz führen wir hier wegen ihres Interesses an, müssen aber hinzufügen, daß die Zahlen Baerwalds sie nicht beweisen, sondern sie nur als möglich erscheinen lassen. –

In Analogie zu Ebbinghaus' Satzergänzungsmethode legte Heilbronner[i][427] Kranken *Bilder* vor, wobei dasselbe Objekt auf einer Reihe von Blättern zunächst nur mit wenigen unvollständigen Strichen angedeutet, dann zunehmend deutlicher dargestellt war. Die Methode, die sich besonders bei akuten Zuständen brauchbar erwies,
162 fand auch Anwendung zur Untersuchung von | Demenzzuständen. Heilbronner fand bei angeborenem Schwachsinn, daß erst die Hinzufügung einer ausreichenden Zahl von Merkmalen die Erkennung ermöglichte. Bei schon defekt gewordenen Hebephrenen fand er nicht selten »Normalresultate« und glaubt, daß die Bildbenennungen besser als andere Mittel geeignet sind, die Reste von Leistungsfähigkeit bei Hebephrenen mit Aufwand von Geduld einer einigermaßen systematischen Untersuchung zugänglich zu machen. Im Gegensatz dazu konnten Epileptiker, die viel weniger defekt

---

i Heilbronner, Zur klinisch. psychol. Untersuchungstechnik. Monatsschr. f. Psych. u. Neur. 17, 105. 1905.

erschienen und sich noch dazu große Mühe gaben, nur schlechte Resultate aufweisen. – In bezug auf die Kombination beobachtete HEILBRONNER zwei extreme Typen: Einmal wurden nur Striche gezählt und einfachste Formen angegeben, im entgegengesetzten Falle unter allen Umständen gedeutet. – Die Methode ist inzwischen, wie aus Nebenbemerkungen mancher Arbeiten hervorgeht, vielfach angewendet worden. Neue Resultate scheinen bis jetzt nicht gewonnen zu sein. Von ROEMER erfahren wir in einer Nebenbemerkung, daß sie ihm zu wenig vergleichbare Ergebnisse geliefert habe.

Die Ergiebigkeit der Untersuchung mit Bildern zeigt eine Arbeit von V. SCHUCKMANN[i].[428] Er legte 5 Kranken, die nicht an akuten Erscheinungen litten, 3 Arten von Bilderserien vor: 1. Im Anschluß an Heilbronner-Serien, die denselben Gegenstand mit zunehmender Deutlichkeit darstellten. 2. Zwei Serien, die dieselben Gegenstände einmal bunt und einmal farblos zeigten. 3. Eine Serie von Bildern, die die mannigfachsten Gegenstände zunehmend schwieriger Art darstellten. Er betrachtete zunächst die Form der Reaktion. Seine Beispiele zeigen, wie die HEILBRONNERS, wie charakteristisch Sachlichkeit, Umständlichkeit, Weitschweifigkeit, Egozentrizität, Neigung zu Werturteilen, zu Individualisierung usw. hervortreten. Hauptsächlich wandte er sich aber dem Inhalt der Reaktion zu mit der Frage, ob der von der optischen Seite erweckbare Bewußtseinsinhalt parallel der Reduktion des Gesamtinhaltes gehe, ob »der Grad der – sit venia verbo[429] – optischen Verblödung proportional dem Grad der Allgemeinverblödung« sei.[430] Die auf die bloße Frage: »Was ist das?« erfolgenden Reaktionen wurden einfach, wenn auch summarisch, so bewertet, daß eine angenommene Normalbenennung mit 2, eine Reaktion, in der mindestens die Hälfte des Wesentlichen vorkam, mit 1, die übrigen mit 0 gezählt wurden. Auf die Frage, welche Bedeutung die Art des Bildes für den Inhalt der Reaktion habe, wurde auf diese Weise ziffernmäßig dahin geantwortet, daß ausgeführte Bilder bessere Resultate ergeben als unausgeführte, farbige bessere als farblose, und daß die Gegenstände der Bilder sich in einer Reihe ordnen lassen, die zunehmend schlechtere Resultate ergab, wobei Unbekanntschaft mit dem Objekt (Schildkröte, Elefant usw.) oder Schwierigkeit der zusammenfassenden Benennung (Schreibutensilien, Dachszenerie usw.) zur Deutung herangezogen werden. »Der Reaktionsinhalt nimmt um so mehr ab, je zusammengesetzter und reicher an gesonderten Einzeldarstellungen das Reizbild wird.«[431] Für die Frage der Proportionalität der optischen und der Gesamtverblödung ermittelte SCHUCKMANN, daß der Reaktionsinhalt der einzelnen 5 Psychosen in folgender Reihenfolge zunahm: Korsakoff, Hebephrenie, senile | Demenz, Melancholie, Paralyse. Sch. bemerkt, daß die Kranke mit Korsakoff keineswegs, dagegen die Paralytica hochgradig blödsinnig war, und also ihr optische Inhalt auffallenderweise in umgekehrtem Verhältnis zur Gesamtverblödung stand. Die klaren Fragestellungen und Berechnungen SCHUCKMANNS lassen eine Kritik nur in bezug auf seine Schlußfolgerungen zu, *163*

i V. SCHUCKMANN, Vergleichende Untersuchung einiger Psychosen mittels der Bildchenbenennungsmethode. Monatsschr. f. Psych. u. Neur. 21, 320 ff.

nämlich, daß er den Ausfall seiner Reaktionen als optische Verblödung bezeichnet und sie sozusagen als einen Teil der Gesamtverblödung betrachtet, zu der sie in Verhältnis zu setzen ist. Er scheidet nicht zwischen Masse an Vorstellungsbesitz und Fähigkeit kombinierenden und urteilenden Erfassens. Ferner vermißt man für die Beurteilung eine Prüfung an Normalen. Seine Normalzahlen sind solche, die bei »Gesunden« erwartet werden. – Die Untersuchungsmethode ist teilweise Inventaraufnahme, teilweise Intelligenzprüfung. Die Reichhaltigkeit in den Reaktionen und die Fülle der Reize, die auf sprachlichem Wege kaum zu erreichen ist, lassen die Methode als eine fruchtbare erscheinen[i].[432] Besonders die Gesichtspunkte BINETS,[433] der für die Beschreibung eines Bildes oder eines Gegenstandes – also nicht bloße Benennung wie bei HEILBRONNER und v. SCHUCKMANN – Typen aufstellte, erscheinen wertvoll. Er unterschied einen beschreibenden, beobachtenden, gefühlsmäßigen und gelehrten Typus[ii].[434] –

Anlaß zur Aufstellung einer *»Sprichwörtermethode«* hat eine Arbeit von FINCKH gegeben[iii].[435] Er gibt eine gute Anweisung zur Führung der Unterhaltung im Anschluß an die Erklärung eines Sprichwortes zur Erkenntnis der Urteilsfähigkeit des Untersuchten. Der Schwerpunkt liegt auf der Führung der Exploration, auf der Art der Fragestellung, die in jedem Falle eine andere sein muß und nur im Groben einem Schema (Erklärung des Sprichwortes, Nennen eines Beispiels, Lehre, die daraus zu ziehen ist, usw.) untergeordnet werden kann. Es scheint unberechtigt, auf Grund dieser Arbeit von einer Sprichwörtermethode zu reden, da nicht die Erklärung des Sprichwortes unter Zuhilfenahme einiger abstrakter Fragen, sondern die eingehende, individuell angepaßte Unterhaltung dem Autor die Hauptsache scheint. –

GANTER[iv] [436] hat 12 Gesunde und 37 Epileptiker untersucht, indem er ihnen 5 Witze vorlegte mit der Frage, was sie daran Witziges fänden. Indem er die Antworten in richtige und falsche einteilte, fand er an falschen bei weiblichen Kranken 89%, bei gesunden Dienstmädchen 80%, bei männlichen Kranken 79%, bei gesunden Pflegern 50%. Er teilte die Antworten ferner in Rubriken: Pointe verfehlt, Abschweifen in die Breite, Fabulieren, paranoische Symptome usw. Man wird gewiß in dem Verständnis für Witz eine charakteristische Eigenschaft eines Menschen sehen können, aber bei einer Intelligenzprüfung dürfte der negative Ausfall kaum zu verwerten sein. GANTER selbst spricht von *»Lösung«* der Witze, wodurch eine gewisse Verwandtschaft zum Rätsellösen bezeichnet ist. Daher sind EBBINGHAUS' Erörterungen über die Eignung der Rät-

i Auch HENNEBERG (Zur Methodik der Intelligenzprüfung. Allg. Zeitschr. f. Psych. 64, 400 ff.) hat auf die Methode des Bildervorzeigens hingewiesen.

ii BINET, La description d'un object. Année psychol. 1896. Vgl. STERN, Psychologie der individuellen Differenzen. 1900, 73 ff. Eine wichtige Analyse des »beschreibenden« Typus gibt BAERWALD, Zeitschr. f. angew. Psychol. 2, 379 ff.

iii FINCKH, Zur Frage der Intelligenzprüfung. Centralbl. f. Nerv. u. Psych. 1906, 945.

iv GANTER, Intelligenzprüfungen bei Epileptischen und Normalen mit der Witzmethode. Allg. Zeitschr. f. Psych. 64, 957.

sel zur | Intelligenzprüfung wohl auf Witze zu übertragen. Er betont, daß zwar in jeder geistigen Kombinationsleistung ein »Raten« stattfindet, und daß man daher diese nur dadurch prüfen könne, daß man etwas erraten lasse. Ganz anders wird die Sache nur, »wenn man an das Raten im engeren Sinne denkt, nämlich an das Raten von absichtlich erdichteten Rätseln. Dieses Rätsel ist eine Kunstform. Es veranlaßt freilich auch eine Entfesselung der kombinatorischen Verstandestätigkeit, aber mit einer ganz bestimmten Absicht, nämlich mit der Absicht, dadurch ästhetisch zu erfreuen. Um dies zu erreichen, wird (aus Gründen, die hier nicht interessieren) das Zustandekommen der Kombination absichtlich erschwert, die Gedanken werden zwar einerseits auf den Gegenstand hin, andererseits aber auch von ihm weg und in die Irre gelenkt. Das kunstmäßige Rätsel ist ein ›Vexierspiel des Scharfsinns‹ (KÖSTLIN). Seine Lösung erfordert zwar eine gewisse Intelligenz, zugleich aber auch die Fähigkeit, die Gedanken etwas ins Blaue hinein, wie man sagt, herumfahren zu lassen. Zu einer eigentlichen Intelligenzprüfung eignet es sich daher ganz und gar nicht.«[437] – 164

Einer allgemeinen Verbreitung erfreut sich die Methode, *Erzählungen* von Kranken *wiedergeben* zu lassen[i].[438] Man bekommt in der Tat auf diese Weise oft einen recht anschaulichen Eindruck ihrer geistigen Leistungsfähigkeit. Zahlenmäßige Ergebnisse hat man damit noch nicht zu gewinnen versucht. Die Anordnung der Methode ist in Analogie zu der der Aussageversuche mit Bildern zu gestalten (Vorlesen oder selbst lesen lassen, Spontanbericht, Verhör, eventuell Suggestivfragen und Fragen bezüglich Urteil). –

Bisher nicht entwickelt sind Methoden, die Intelligenz dadurch zu prüfen, daß man den Kranken nicht irgend konkrete Objekte, wie Bilder und Vorgänge, sondern *Gedankengänge* vorlegt, um zu sehen, wie weit sie solche *verstehen.* (Etwa Erklärung des Zustandekommens von Tag und Nacht, von Sommer und Winter. Solche Beispiele müssen natürlich sehr variieren und dem Individuum angepaßt sein.) Solche Art Prüfung wird bei der Untersuchung auf leichten Schwachsinn in praxi wohl schon mit Erfolg verwendet, insofern positive Leistungen eine erhaltene Intelligenz im Zweifel sehr einleuchtend demonstrieren können.

In einer eben erschienenen Arbeit hat BECKER[ii][439] Aufgaben gesammelt, »die eine möglichst geringe Anforderung an das Gedächtnis, an den Wortschatz, an die zufällige Bereitschaft vieler Assoziationen stellen, desto mehr aber an die Verstandestätigkeit, an

---

i Sie geht aus von MÖLLER, Über Intelligenzprüfungen, ein Beitrag zur Diagnostik des Schwachsinns. Diss. 1897, U. a. von ZIEHEN empfohlen. – Sommers Klinik für psych. u. nerv. Krankh. 1, 44, 138. – Zuletzt haben KÖPPEN und KUTZINSKI, Systematische Beobachtungen über die Wiedergabe kleiner Erzählungen durch Geisteskranke, Berlin 1910, alle Formen von akuten und chronischen Geisteskrankheiten mit dieser Methode untersucht. Unter ihrem großen Material finden sich auch Protokolle, die als Wiedergabe von Intelligenzprüfungen in unserem Sinne aufzufassen sind.

ii BECKER, Zu den Methoden der Intelligenzprüfung. Sommers Klinik f. psych. u. nerv. Krankheiten 5, 1.

die Urteilsassoziationen«.[440] Er legte gebildeten Patienten in der Klausur 8 Aufgaben zur schriftlichen Lösung vor. Diese Aufgaben sind aber vorwiegend Rätsel, so z.B.: Auf die Frage, wen ein Bildnis eines jungen Mannes darstelle, wird von einer Dame geantwor-
165 tet: »Die Mutter dieses | jungen Mannes war die einzige Tochter meiner Mutter«.[441] In welchem verwandtschaftlichen Verhältnis stand die Dame zu dem jungen Mann? – Oder: ein Postbote geht bei Glatteis, so daß man, wenn man einen Schritt vorwärtsgeht, zwei Schritte zurückgleitet, und kommt doch ganz gut an sein Ziel. Wie machte er das? – Seit Dezennien kranke Paranoiker lösten solche Aufgaben vorzüglich. – –

Hatten die bisherigen Methoden alle zugleich den Zweck, vielleicht irgendwie praktische, diagnostisch brauchbare zu sein, verfolgen nur theoretische Absichten einige Arbeiten, die sich mit der *Frage des gesetzmäßigen Zusammenhangs verschiedener geistiger Leistungsfähigkeiten* beschäftigen. Es ist die Frage, ob solche gesetzmäßigen Zusammenhänge bestehen oder ob verschiedene Fähigkeiten sozusagen zufällig zusammengeraten. In der Vulgärpsychologie drückt man mit der Bezeichnung »intelligent« nicht nur ein Urteil über die bisherigen Leistungen, sondern auch »die Erwartung aus, daß das Individuum bei erheblich anderen als den bisher geprüften Leistungen sich ebenfalls mehr oder weniger auszeichnen werde. Die wissenschaftliche Psychologie dagegen steht solchen allgemeinen Zusammenhängen äußerst zurückhaltend und vielfach sogar entschieden ablehnend gegenüber; für nicht wenige Psychologen ist die ›Intelligenz‹ nur ein Name für das zufällige Beieinandersein mehrerer günstiger Dispositionen«.[442] Dieser Gegensatz bildet das Problem einer hochinteressanten Arbeit von Krueger und Spearman[i].[443] Diese benutzten die exakte Untersuchung und zahlenmäßige quantitative und qualitative Bewertung einiger geistiger Leistungen (Tonhöhenunterscheidung, Ebbinghaus' Kombinationsmethode, Prüfung der taktilen Raumschwelle, Addieren einstelliger Zahlen, Auswendiglernen von Zahlenreihen) zur Anwendung einer von Bravais (1846)[444] aufgestellten Formel zur Berechnung des »Korrelationskoeffizienten«. Dieser hat die Eigenschaft, bei vollkommener Proportionalität zweier miteinander verglichener Wertreihen = 1, bei vollkommen umgekehrter Proportionalität = –1 und bei völliger Unabhängigkeit = 0 zu sein. Die Abhängigkeiten zwischen verschiedenen Fähigkeiten sind gewiß keine absoluten. »Es kommt tatsächlich vor, daß ein als intelligent bezeichnetes Individuum in einigen Hinsichten geistig nur Geringes zu leisten vermag. Man wird höchstens ermitteln können, daß die eine Begabung eine größere oder kleinere *Tendenz* hat, die andere zu begleiten.«[445] Den Grad dieses partiellen Zusammenhanges zu berechnen, dazu dient die Bravaissche Formel. Zu einer Kritik dieser Formel und der weiteren Berechnungsweise (mit Hilfe einer »Ergänzungsformel« zur Kompensation der zufälligen Fehler und einer »Korrektionsformel« zur Eliminierung konstanter störender Faktoren) bin ich nicht imstande. Es muß auf die Erörterungen der Originalarbeit und

i Krueger und Spearman, Die Korrelation zwischen verschiedenen geistigen Leistungsfähigkeiten. Zeitschr. f. Psychol. 44, 50. 1906.

besonders die dort zitierten früheren Arbeiten SPEARMANS im Amer. Journ. of Psychology verwiesen werden.[446] Die mit Hilfe solcher Berechnung ihrer an 11 Versuchspersonen experimentell gewonnenen Daten erzielten Resultate, die sie stützen, indem sie nach derselben Methode die Zahlen OEHRNS (in dessen Arbeit, Zur »Individualpsychologie« in KRAEPELINS Psychologischen Arbeiten Band 1)[447] zur Korrelationsberechnung verwenden und dabei dieselben Ergebnisse gewinnen, sind sehr bedeutsam. Es | beste- 166
hen hohe und konstante Korrelationen zwischen allen geprüften Fähigkeiten mit Ausnahme des Auswendiglernens. »Nach den numerischen Verhältnissen aller dieser Korrelationen scheint man berechtigt zu sein, sie als Wirkungen eines gemeinsamen ›Zentralfaktors‹ aufzufassen.«[448] Dieser Zentralfaktor ist nicht etwa der Eifer der Versuchsperson, oder ihre momentane Disposition, oder ihre Gewöhnungsfähigkeit an Versuchsbedingungen, denn dann müßte er auch für das Auswendiglernen mit vorhanden sein. Für die Beurteilung des Zentralfaktors sind vielmehr zwei wichtige Hinweise zu verwenden: »Erstens ergibt sich der merkwürdige Gegensatz zwischen dem Neuherstellen von einigen willkürlichen Zahlenverbindungen – Auswendiglernen – einerseits, wo der Zentralfaktor so gut wie keinen Einfluß zeigt, und andererseits dem Funktionieren von altgelernten und komplex verknüpften Zahlenassoziationen – Addieren –, wo der Zentralfaktor zu dominieren scheint. Zweitens fällt die überraschende *psychologische Heterogeneität* der Leistungen auf, die doch den engsten funktionellen Zusammenhang offenbart haben«: große »Zentralwerte« »sowohl bei der sog. sensoriellen Leistung der Tonunterscheidung, wie bei der motorischen, beinahe reflektorischen Leistung des Schnellschreibens« und bei der Prüfung der Kombinationsfähigkeit nach EBBINGHAUS. Mit aller Reserve stellen KRUEGER und SPEARMAN die Vermutung auf, es handle sich hier um eine zugrunde liegende allgemeine psychophysiologische Qualität des Nervensystems, deren Wirkungsweise als »plastische Funktion« aufzufassen sei. »Ein Nervensystem von gesteigerter plastischer Funktion würde nicht dadurch ausgezeichnet sein, daß seine Leitungsbahnen prompter in beliebige neue Verbindungen eintreten könnten, – was etwa zur bloß rascheren Bildung irgend welcher zufälliger Assoziationen erforderlich wäre (z.B. beim Auswendiglernen sinnloser Reihen). Wohl aber würde es imstande sein, auf allen psychophysiologischen Gebieten mit der Zeit feinere und dauerhaftere Leitungskomplexe auszugestalten, und dementsprechend präziser und konstanter (im Sinne systematischer Regelmäßigkeit) zu funktionieren, – was namentlich in einer größeren Geschwindigkeit und zugleich Genauigkeit der normalen, sehr eingeübten Leistungsfähigkeiten zur Geltung käme.«[449] Es wird von KRUEGER und SPEARMAN betont, daß der Zentralfaktor der wahren Intelligenz im höheren Sinne des Wortes noch recht fern stehe. Insofern ist für uns das Resultat dieser Arbeit wiederum nur, zu erkennen, was nicht zur Intelligenz gehört, und daß bei gewissen Prüfungen geistiger Leistungsfähigkeit, die uns als Intelligenzprüfungen gelten, wie die Ebbinghaussche Kombinationsmethode, wenigstens bei akademisch Gebildeten vorwiegend etwas anderes untersucht wird. Dies schließt nicht aus, daß diese Methode für die Ungebildeten, mit denen wir es vorwiegend in den Kli-

niken zu tun haben, doch in ganz anderem Grade Intelligenzprüfungen sind. Die wichtige erneute Feststellung, daß Auswendiglernen eine für sich stehende Fähigkeit ist, steht nicht im Gegensatz zu den sonstigen Untersuchungen über die weitgehende Proportionalität zwischen Gedächtnis und Intelligenz. Bei dem Auswendiglernen von Ziffernreihen, die in der Arbeit von Krueger und Spearman allein in Betracht kamen, wird nicht das Gedächtnis überhaupt, sondern nur die ganz besondere Funktion des »impressiven«, »mechanischen« Gedächtnisses ohne Hilfen apperzeptiver oder logischer Art geprüft.
167 Von diesem impressiven Gedächtnis aber wissen wir durch weniger | exakte Erfahrung, daß es, in der Kindheit am stärksten, später abnimmt, und daß es individuell verschieden, dabei in hohem Maße unabhängig von anderen Eigenschaften ist. Mit dem Gedächtnis überhaupt darf es nicht verwechselt werden. – Die exakte Methodik der Arbeit Krueger und Spearman reizt unwillkürlich zur Nachfolge. Es liegt die Frage nahe, ob sich »Korrelationen« nicht auch zwischen allen möglichen anderen psychischen Leistungen berechnen lassen. Demgegenüber muß aber leider auf die große Schwierigkeit, die Vorbedingungen für solche Berechnungen zu erfüllen, hingewiesen werden, die Krueger und Spearman mit der Kritik, die ihre Arbeit auszeichnet, verlangen. Man muß hier »mit viel größerer Schärfe *die Frage stellen*, als das bisher zu geschehen pflegte, d.h. man muß von vornherein möglichst eindeutig die Tatbestände bestimmen, zwischen denen der zu untersuchende Zusammenhang bestehen soll. Aus dieser Forderung ergibt sich zweitens, daß man niemals eine Korrelation festzustellen versuche, bis man durch eine eingehende Voruntersuchung alle nicht zugehörigen Faktoren glaubt ermittelt zu haben, die doch auf die zu vergleichenden Merkmale einen wesentlichen Einfluß ausüben können. Ein Zusammenhang läßt sich also keinesfalls bloß durch die mechanische Berechnung eines Korrelationskoeffizienten feststellen. Die mathematischen Hilfsmittel muß man zwar besitzen, aber außerdem eine gründliche Kenntnis der betreffenden Tatsachen.«[450] [i] [451]

Im Anschluß an diese Arbeit von Krueger und Spearman legten sich Foerster und Gregor[ii] [452] die Frage vor, ob zwischen den Leistungen *intellektuell beeinträchtigter Individuen* – sie wählten Paralytiker – *ebenfalls solche Korrelationen* bestehen, ob in Korrelation stehende Funktionen gemeinsam, und ob die nicht in Korrelation stehenden unabhängig voneinander herabgesetzt werden, so daß im letzten Falle ein ungleichmäßiger, im ersteren ein gleichmäßiger Abfall der Leistungen stattfinden würde. Die mit Kautelen und Kritik an 11 Paralytikern gemachten Versuche ergaben in der Tat dieselben Korrelationen wie bei Normalen und zeigten, daß nicht in Korrelation stehende Funktionen unabhängig voneinander defekt werden können. – Die Prüfung der Ton-

---

i Eine Anwendung, die Heymans (Über einige psychische Korrelationen, Zeitschr. f. angew. Psychol. 1, 313) von der Methode für die Berechnung von Zusammenhängen zwischen Charaktereigenschaften gemacht hat, liegt zu weit außer dem Bereich unseres Referates.

ii Foerster und Gregor, Über die Zusammenhänge von psychischen Funktionen bei der progressiven Paralyse. I. Mitteilung. Monatsschr. f. Psych. u. Neur. 26, Erg.-Heft 42. 1909.

höhenunterscheidung wurde als nicht durchführbar fortgelassen, dagegen eine »Prüfung der Auffassung« in Reaktionsversuchen hinzugenommen. – Die Art der Bewertung und Zählung der Leistungen, die sich genau an KRUEGER und SPEARMAN anschloß, muß im Original nachgesehen werden. FOERSTER und GREGOR erhielten folgende Tabelle, in der der Korrelationskoeffizient, wie vorhin angegeben, bedeutet, daß ein um so innigerer Zusammenhang zwischen den Leistungen besteht, je näher der Koeffizient der 1 kommt:

Korrelationen zwischen verschiedenen psychischen Funktionen:	Koeffizient:	
Addieren und Kombinieren	0,87	
» » Schreiben	0,74	
» » Lesen	0,38	
|» » Auswendiglernen	0,01	168
» » Auffassen (Reaktionsversuche)	– 0,08	
Kombinieren und Schreiben	0,72	
» » Lesen	0,51	
» » Auswendiglernen	0,16	
» » Auffassen	– 0,09	
Schreiben und Lesen	0,52	
» » Auswendiglernen	– 0,39	
» » Auffassen	– 0,27	
Auswendiglernen und Auffassen	– 0,31	

Bemerkenswert ist der hohe Korrelationswert zwischen Addieren und Kombinieren. Beide Funktionen waren fast immer gleichmäßig herabgesetzt oder gleichmäßig erhalten. Umgekehrt wurde ein Fall beobachtet, der neben anderen der Norm entsprechenden Leistungen eine starke Störung der Lernfähigkeit zeigte, und ein anderer, der wiederum vorzügliche Lernfähigkeit bei sonst sehr schlechten Leistungen aufwies.

Jemand könnte gegen diese Arbeit einwenden, es seien bei all der Mühe doch kaum Resultate gewonnen, die nicht längst bekannt seien (es sind z.B. schon Fälle beschrieben, in denen als erstes und einziges Symptom der Paralyse fast völliger Verlust der Merkfähigkeit eintrat). Dieser Einwand würde sehr ungerecht sein. Der Wert vorliegender Arbeit liegt in der neuen Benutzung einer Methode, die exakte, nicht mehr abzustreitende Feststellungen erlaubt. Treffen diese Feststellungen etwas der klinischen Erfahrung schon Bekanntes, so muß man bedenken, daß derselben klinischen Erfahrung vieles bekannt ist, was falsch oder unbeweisbar ist, und daß eine solche exakte Bestätigung immer ein Resultat bedeutet. Man könnte aber ferner einwenden, die Resultate seien nicht bindend: die Zahl der Fälle sei für solche Korrelationsberechnungen zu gering, Zufälligkeiten seien da möglicherweise im Spiel, die Bewertung und Berechnung der Leistungen ließen einen Zweifel zu u. dgl. Wenn hieran etwas Richtiges sein sollte, werden weitere ähnliche Versuche das aufklären. Solche Feststellungen bedürfen ja immer der Bestätigung. Die Übereinstimmung ihrer Resultate mit denen KRUEGERS und SPEARMANS gibt ihnen schon eine bedeutende Sicherheit. Wenn man es schließlich willkürlich finden sollte, welche Prüfungsmethoden angewendet werden, so scheint es doch gerade der Vorzug dieser »Korrelationsmethode«, daß sie einen Weg bedeutet, der im Laufe der Zeit zur Erkenntnis wirklich elementarer Funktionen führen kann, indem bei solchen zunächst willkürlichen Prüfungen der Mangel einer Korrelation, wenn er nicht durch die Versuchsbedingungen erklärbar ist, immer auf etwas Verschiedenes in den Funktionen hinweist.

Die zahlreichen *Methoden der Intelligenzprüfung zusammengenommen haben fast keinen Zusammenhang.* In den Anleitungen zur psychiatrischen Untersuchung (z.B. bei CIMBAL)[453] sind manchmal alle bisher üblichen Methoden einfach aneinandergereiht
169 ohne Kritik und ohne Angabe ihrer Bedeutung. | Dadurch wird die Sache natürlich nicht besser. Von anderer Seite sind verschiedene Funktionen der Intelligenz in ein psychologisches System gebracht und die Methoden in diesem System verteilt zur Prüfung bestimmter Einzelfunktionen. So von ZIEHEN. In praxi dagegen pflegt man weder mechanisch alle Methoden anzuwenden noch einem solchen System zu folgen, sondern man begnügt sich, wenn man auf irgendeine Weise eine Vorstellung von der Intelligenz bekommen hat, wenn diese Vorstellung für den Zweck, für den man sie gerade braucht, genügt (sei es für irgendeinen diagnostischen Zweck, sei es für einen forensischen, sei es für die Beurteilung der Erwerbsfähigkeit, der Eignung für eine bestimmte Tätigkeit usw.). Welche Methoden man dabei anwandte, ist mehr oder weniger zufällig[i].[454]

Den großen Vorzug eines psychologisch-systematischen Aufbaus des Untersuchungsschemas besitzt der Entwurf ZIEHENS[ii].[455] Dafür besitzt er aber zwei Nachteile. Erstens ist das System auf der Basis der Assoziationspsychologie aufgebaut und besitzt im Vergleich zu den modernen psychologischen Anschauungen eine große Einseitigkeit. Dies zu begründen ist hier nicht der Ort, man orientiert sich darüber in psychologischen Werken. Zweitens ist es selten einleuchtend, daß eine angegebene Prüfungsmethode gerade für die statuierte Funktion dient. Das Schema baut sich wie folgt auf:

---

i *Schemata für die gesamte Intelligenzprüfung* findet man u.a. bei SOMMER, Psycho-pathologische Untersuchungsmethoden; SEIFFER, Archiv f. Psychiatrie 40. Ältere Schemata bei RIEGER und bei ZIEHEN, neuere Arbeiten zur allgemeinen Pathologie des Intelligenzdefektes. Ergebnisse der Allg. Pathologie von LUBARSCH und OSTERTAG 4. 1897.

ii ZIEHEN, Die Prinzipien und Methoden der Intelligenzprüfung, Berlin 1908. – Nach Abschluß vorliegenden Referates ist in den »Mitteilungen« der Zeitschr. f. angew. Psychologie eine »Übersicht über die klinischen Methoden zur psychologischen Prüfung Geisteskranker« erschienen (3, 346 ff.). Hierin berichtet ROHDE über eine in einem Fall durchgeführte Untersuchung mit dem Ziehenschen Schema.

Zuerst wird die »Retention« (Gedächtnis und Merkfähigkeit) geprüft, dann die »Vorstellungsentwicklung und Vorstellungsdifferenzierung«, die sich in »Isolation, Komplexion und Generalisation« vollzieht, darauf die »Reproduktion«, die von der Retention zu trennen ist; schließlich die »Kombination«. Die einzelnen Methoden, welche angegeben werden, sind meist die allgemein gebräuchlichen, für die Ziehen aber durchweg spezielle eigene Formen angibt (so für Unterschiedsfragen, für Geschichtserzählungen, für Reizworte zu Assoziationen usw.), die vielfach sehr zweckmäßig erscheinen, so daß auch für den Gegner der allgemeinen psychologischen Anschauungen die Lektüre belehrend ist. Nicht daß er ein psychologisches System für die Intelligenz entwickelt, sondern daß er es mit Hilfe allzu einfacher veralteter psychologischer Begriffe tut, wird man Ziehen zum Vorwurf machen. Ein psychologisches System zu besitzen, wird immer anregend sein, obgleich es wohl immer falsch sein muß, aber wir müssen gestehen, daß wir für die psychiatrische Intelligenzprüfung zurzeit noch kein besseres als das Ziehensche besitzen. Ein besseres zu entwerfen und darin die tieferen psychologischen Anschauungen der modernen Psychologie zu benutzen, würde eine ebenso wertvolle wie schwierige Aufgabe sein. – Man könnte sich vorstellen, daß man ein System gewönne, das nicht auf psychologischer Analyse der gewöhnlichen Erfahrung beruhen würde, sondern das auf Grund experimenteller und statistischer Ergebnisse z.B. über Korrelationen dadurch | entstände, daß man wirklich voneinan- *170*
der unabhängige Einzelfunktionen zur Prüfung stellte und für miteinander verbundene Funktionskomplexe diagnostische Merkmale ihrer Untersuchung erlangte. Dies ist zunächst noch ein völlig utopischer Wunsch.

Was das psychologische Schema Ziehens zu leisten imstande ist, kann man u.a. sehen an den Untersuchungen Redepennings[i].[456] Redepenning betont den bedeutenden Vorzug, daß das Ziehensche Schema nach psychologischen Gesichtspunkten vom Einfachsten bis zum Schwierigsten stufenweise fortschreite. Ich muß jedoch gestehen, daß ich aus den allgemeinen Schilderungen, die Redepenning dieser methodischen Prüfung vorangeschickt hat, ein besseres Bild von der Intelligenz seiner Kranken bekam als von den Resultaten der letzteren. Und was macht er mit den vielen Antworten auf die Schemafragen? Man merkt bei ihm den Wunsch und das Bestreben, die Fülle des Stoffes, der durch alle die einzelnen Fragen aufgehäuft war, zu kondensieren, um »nicht zu ermüden«, um das Wesentliche herauszuheben. Gerade in dem, was er gewonnen hat, zeigt sich am besten die geringe Brauchbarkeit der Methode. Die Angaben ergeben, je gedrungener und allgemeiner sie sind, ein desto schlechteres Bild von der Intelligenz des Patienten, nur wo die ganzen Antworten gegeben sind, tritt wieder Lebendigkeit auf, mit der man etwas anfangen kann. Aber auch dann muß man sich das Bild der Patienten rekonstruieren aus dem Material ihrer Ant-

i Redepenning, Der geistige Besitzstand von sogenannten Dementen. Monatsschr. f. Psych. u. Neur. 23, Erg.-Heft, 139. 1908.

worten – nicht viel anders wie aus sonstigen Äußerungen, etwa Briefen u. dgl., die von ihnen niedergelegt würden. – Eine Rubrizierung unter individuelle Vorstellungen, allgemeine Vorstellungen 1. und 2. Grades, Vorstellungsverknüpfungen, weiter räumliche, zeitliche, kausale usw. als Unterabteilungen, hilft uns nichts zu einer deutlicheren Erfassung des einzelnen Falles, und hat uns ebenfalls nichts gebracht, das zu Unterscheidungen verschiedener Typen, zu einer Differenzierung der Seiten des Schwachsinns geführt hätte. Das System ist überflüssig. Das Resultat ist dann auch ein unbrauchbarer Stoff von 8 Fällen, an die einige interessante Bemerkungen geschlossen werden, die durch jenen Ballast nicht besser werden. Daß Individuen Einbuße an Merkfähigkeit, Kenntnissen usw. haben können, ohne in dem definierten Sinn (sich nicht »in dem Getriebe der sozialen Gemeinschaft« erhalten zu können) dement zu sein, hätte Redepenning aus dem Studium des schon vorliegenden Materials ebensogut erschließen können. Seine allgemeinen Erörterungen über den Begriff der Verblödung sind von seinem eigenen Material völlig unabhängig.

Ein besonders umfangreiches Gebiet der Literatur bilden die Gesamtschemata zur *Untersuchung der geistigen Entwicklung* des Kindes und der *Grad*[457] *des kindlichen Schwachsinns.* Führend ist hier Binet[i].[458] Es wird angestrebt, eine Reihe von Tests zu finden, die durch zunehmende Schwierigkeit in dieser Reihe ein »Stufenmaß der Intelligenz« darstellen sollen. Man wird diesen Versuchen recht skeptisch gegenüberstehen. Sie haben schon zu absonderlichen Auswüchsen geführt. Sante de Sanctis[ii][459] kommt mit 6 Tests
171 aus, um den Grad des | Schwachsinns festzustellen und »ein Individuum, das die ganze Serie der Tests korrekt und mit normaler Schnelligkeit besteht, ist nicht irrsinnig«.[460] Immerhin gesteht Sante de Sanctis zum Schluß, daß »diese Studien noch nicht abgeschlossen«[461] sind. – Will man sich daran ergötzen, wie naive und zugleich pathetische Freude am bloßen Untersuchen von schwachsinnigen Kindern ohne Methode sich gebärdet, lese man Goddard[iii].[462]

Ein wertvolles *Schema zur systematischen Beschreibung einer ganzen Persönlichkeit* entwickelt das Institut für angewandte Psychologie.[463] Ein Fragment dieses *»psychographischen Schemas«* ist veröffentlicht[iv].[464] Besondere Methoden sind nach der Ansicht dieses Schemas nicht entwickelt. Es wird eine Anweisung zur genauen Anamnese und Beschreibung gegeben. Die Abteilungen, die für die Intelligenz vor allem in Betracht kommen (Phantasie, Denken, Urteilen, Selbstbeobachtung usw.), sind noch nicht erschienen.

Wenn wir nun auf die ganze Reihe der Methoden der Intelligenzprüfung zurückblikken, so ist uns die anfängliche Scheidung der Kenntnis- (Inventar) von den Fähigkeits-

i Über seine zahlreichen Arbeiten ein gründlicher Sammelbericht von O. Bobertag in Zeitschr. f. angew. Psychol. 3, 230 ff.: »Binets Arbeiten über die intellektuelle Entwicklung des Schulkindes (1894–1909).«

ii Eos 2, 97. 1906.

iii Eos 5, 177. 1909.

iv Zeitschr. f. angew. Psychol. 3, 191 ff. 1909.

prüfungen völlig einleuchtend. Die Inventarprüfung, von der wir wohl überhaupt nicht viel erwarteten, ist nach den Ergebnissen RODENWALDTS besonders belanglos geworden. Wir stellen in ihr nur fest, was erworben ist, ohne einen Einblick in irgendeinen psychologischen Mechanismus zu bekommen. So interessant solche Feststellungen des Inventars für soziologische Zwecke sein mögen, für uns leisten sie wenig. So gering aber ihre Bedeutung für die Auffindung von generellen Sätzen, von Kausalzusammenhängen und Erklärungen ist, so groß ist sie doch für die Beurteilung des einzelnen Falles. Zwar bedeutet auch hier die Kenntnis des Inventars *an sich* wenig, aber sie ist die Basis, auf der wir erst die psychischen Lebensäußerungen des Individuums verstehen. Was der Vergleich der Größe und der Qualität des Inventars mit anderen Faktoren bedeutet, haben wir früher erwähnt. Die Inventarfragen lassen sich natürlich in infinitum ausdehnen, und allgemein zweckmäßige Fragen gibt es hier nicht. Immerhin haben sich einige aus dem Grunde bewährt, weil sie auf die geläufigsten Kenntnisse gehen. Man findet solche in den überall verbreiteten Fragebogen und an den zitierten Stellen.

Ganz andere Anforderungen müssen wir an die *Fähigkeitsfragen* und an die *Aufgaben* stellen. Hier denken wir mit jeder Methode eine besondere Seite der Intelligenz zu prüfen. Kommt es uns auf einige Inventarfragen mehr oder weniger nicht an, fragen wir bei den neuen Aufgaben zumal wenn ihre Verwendung zeitraubend ist, was sie denn eigentlich leisten. Diese Frage werfen wir besonders auf, wenn wir in den Anleitungen zu praktischen Untersuchungen diese Methoden einfach aufgezählt finden. Werde ich in solchen Untersuchungsschemata aufgefordert, diese und jene Reflexe, diese und jene Formen der Sensibilität, diese und jene Arten von Halluzinationen festzustellen, so weiß ich, was diese Untersuchungen unter Umständen bedeuten können. Werde ich aber angeleitet, Bilder benennen zu lassen, Geschichten zu erzählen, Aussagen zu veranlassen, Sprichwörter erklären zu lassen, das Verständnis für Witze festzustellen, weiß ich dann auch, wozu das alles? Nach Halluzinationen | muß ich bei jedem Patienten for- *172*
schen, über die Merkfähigkeit mir in jedem Fall klar sein, muß ich auch in jedem Fall das Verständnis für Witze klarlegen? Es ist wohl selbstverständlich, daß alle diese Aufgaben nicht als Selbstzweck gedacht sind, sondern wie man auf verschiedene, je nach dem Fall passende Weise über die Merkfähigkeit sich orientiert, so sollen diese Aufgaben nur Möglichkeiten sein, sich über die Intelligenz klarzuwerden. Aber leisten sie das? Wir müssen hier, um den Wert der einzelnen Arbeiten nicht unrechterweise herabzusetzen, unterscheiden zwischen der Leistungsfähigkeit solcher Aufgaben zu theoretischen Zwecken und ihrer Eignung zur täglichen Anwendung. Da können wir ohne weiteres feststellen, daß keine dieser neuen Aufgaben trotz ihrer Kompliziertheit zurzeit für die Beurteilung der Intelligenz im einzelnen Falle mehr leistet als eine geschickt geführte Unterhaltung mit entsprechenden Fragestellungen. Das hindert nicht, daß uns jene komplizierten Untersuchungen die Hoffnung erwecken, auch einmal für die alltäglichen Zwecke geeignetere Methoden zu bekommen. Werden diese Methoden aber schon jetzt in den Anleitungen zur Diagnostik geführt, so ist das unseres Erachtens ein verfrühtes Übertragen

theoretisch halbfertiger Leistungen in die Praxis. Wieviel Mühe mag mit solchen Aussageexperimenten, Assoziationsprüfungen u. dgl. vergeblich geleistet werden! Denn sie lehren für den Einzelfall jetzt diagnostisch sowohl wie für das Verständnis nicht mehr als gewöhnliche Fragen, denen sie allerdings an Leistungsfähigkeit oft gleichkommen. Manchmal gelingt es sogar, mit ihnen plötzlich eine Seite dem Verständnis zu erhellen, wie es auch plötzlich bei der Antwort auf Fragen gelingt, die bis dahin nicht gestellt waren. Aber dann hat die Berechnung dieser Versuche, die das eigentlich Mühsame ist, keinen Zweck, denn diese Berechnung fördert zurzeit noch nicht. Ohne diese aber kann man sie kaum als besondere Methoden ansehen. Wenn man da liest: Fabelmethode, Sprichwörtermethode, Bildmethode, Witzmethode, glaubt man, das beliebig fortsetzen zu können: Karikaturenmethode, Rätselmethode, Phonographenmethode, Kinematographenmethode[i][465] usw. Was wir mit allen diesen Fragen erreichen, ist bloß das, was wir in unmittelbarem Verstehen erfassen, und wie weit dieses Verstehen mit der einen oder anderen Frage gelingt, ist für uns im Einzelfall noch in hohem Maße vom Zufall abhängig, und in der Auswahl der Fragen für den Einzelfall zwecks Demonstration von dessen Eigenheiten zeigt sich die besondere intuitive Begabung des Psychiaters, die leider jetzt noch weiter kommt als all die besonderen »Methoden«.

Ganz anders müssen wir aber diese Methoden ansehen, wenn wir nicht ihren Wert für die gewöhnliche diagnostische Untersuchung, sondern *für die Zwecke theoretischer Aufhellung von Zusammenhängen zwischen verschiedenen geistigen Leistungsfähigkeiten* und die Feststellung, bei welchen Methoden etwa besondere Seiten getroffen werden, betrachten. Hier ist der nächste Zweck immer ein theoretischer, eben der, solche Zusammenhänge zu finden, psychische Vorgänge zu analysieren und Kenntnisse zu gewinnen, die dann der Beurteilung der gewöhnlichen Äußerungen in der Unterhaltung auch förderlich sein können. Aber es ist wohl auch ihr ferneres Ziel, exaktere Untersuchungs-
173 methoden zu finden, in denen psychologische Messungen resp. Zählungen auch | für den Einzelfall wertvoll sein können. Gerade die Schöpfer der Methoden sind aber in der Bewertung ihrer Leistungen in beiden Beziehungen sehr besonnen. Sie betonen durchweg das Vorläufige ihrer Aufstellungen. Es sind alles nur Vorarbeiten oder gar nur Vorschläge (Rodenwaldt, Stern, Roemer, Heilbronner, Scholl).

Wenn wir uns fragen, *was eine Zustandsuntersuchung der Intelligenz überhaupt erreichen kann,* und wie sie für immer begrenzt ist, so gelten wohl jetzt noch so gut wie vor 50 Jahren die Worte Spielmanns (Diagnostik der Geisteskrankheiten, 1855, S. 314): »Der Arzt kann weder in den gegenwärtigen, momentanen Bestand des Bewußtseins durch beliebige Anregungen so viel Inhalt bringen, als er braucht, ihn prüfen und auswechseln, um alle Richtungen desselben zur Analyse zu zwingen, noch kann er aus dem wirklich erkannten Inhalte des Vorstellens, Fühlens und Bewegens einen gerechten Schluß ziehen, wie sich diese drei Systeme immer und bei allen Anregungen ver-

i Vor kurzer Zeit tatsächlich von einem Autor zur Intelligenzprüfung vorgeschlagen.

halten; noch weniger aber, wie sie bisher sich verhalten haben, wenn nicht Tatsachen es aussprechen. Beim Schwachsinnigen fehlen die Anregungen, die imstande wären, das träge Leben nach allen Seiten hin in die ihm mögliche größte Bewegung zu setzen. Nur der Verlauf von Jahren ist soweit fähig und bei einzelnen sogar die Geschichte eines ganzen Lebens nötig, um alle Arten psychischer Erscheinungen am Schwachsinnigen, soweit sie ihm möglich sind, auftreten zu lassen.«[466]

Noch eine allgemeine Bemerkung möchten wir einflechten über den Unterschied und den Gegensatz der *psychologisch* klaren und festen *Begriffe* und der *Habitusschilderung* (Friedmann).[467] Oft werden beide durcheinander gebraucht. Ein Autor beginnt die Erörterung der Demenz mit scharfen Begriffsunterscheidungen, und plötzlich tischt er breite Schilderungen auf und bringt Begriffe, die mit den nach der Einleitung ihm scheinbar grundlegenden nichts zu tun haben. Die psychologischen Begriffe abstrahieren in deutlicher Weise; was mit ihnen gemeint ist, ist in hohem Maße generell. Die Habitusschilderung abstrahiert möglichst wenig; ihre Leistung besteht vorwiegend in dem Erfassen des Individuellen. Nun hat die Habitusschilderung ihren großen Wert, ja vielleicht ist sie das Wertvollste in der Entwicklung der Psychiatrie gewesen. Aber man verlangt von methodischer Schulung, daß ein Bewußtsein davon besteht, um was es sich handelt, was erreichbar ist, und was nicht prätendiert werden kann. Und in dem Maße, als die psychologische Begriffsbildung fortschreitet, verlangt man ihre Anwendung auch in der Psychopathologie, aber scharf unterschieden von der Habitusschilderung, deren Zweck, anschauliche Vermittlung von Kenntnissen an solche, die den Gegenstand derselben noch nicht gesehen haben, durch die Begriffe nie erreicht werden kann. Für den Psychologen sind Habitusschilderungen Voraussetzung.

Es liegt im Wesen der Habitusschilderung, daß sie mit nicht klar definierten, nicht scharfen Begriffen arbeitet. Ihre Begriffe sind möglichst wenig abstrakt, möglichst anschaulich. Ihr Sinn ergibt sich nie aus dem angewandten Wort allein, sondern aus dem ganzen Zusammenhang der Schilderung. Die Schilderung kann nicht nach einem bestimmten Rezept gemacht und gelernt werden, obwohl ein gewisser Plan, eine Disposition unentbehrlich sind, sondern erfordert eine gewisse künstlerische und sprachliche Begabung. Der Blick für | Charakteristika einer Erscheinung, ihre prägnante Wie- *174*
dergabe sind beim psychiatrischen Habitusschilderer dieselben Eigenschaften, die ein guter Novellenschriftsteller in Anschaulichkeit, Prägnanz und Kürze entfaltet. Diese Eigenschaften sind aber selten, und gerade diese künstlerischen Qualitäten einiger Psychiater (Griesinger, Schüle)[468] haben uns durch die Gewinnung eines Schatzes von Ausdrücken und Schilderungsweisen mehr vorwärts geholfen als manche rein wissenschaftliche Forschungsarbeit[i].[469]

---

i Diese Habitusschilderung mit ihren besonderen Aufgaben ist übrigens nicht unserer Wissenschaft allein eigentümlich. Wer sehen will, welche Bedeutung dieselbe in Naturwissenschaften und Geographie hat, und welchen Anteil deren Künstler haben, lese Ratzel, Über Naturschilderung. 1906.

Suchen wir zusammenfassend zu betrachten, was für Ergebnisse über psychologische Zusammenhänge, was für Gewinne an psychologischen Analysen die besonderen Methoden gebracht haben, so glauben wir das am besten zu erreichen, indem wir diese einordnen in den Zusammenhang einer *Besprechung der Arbeiten und Ansichten über die Begriffe der Intelligenz und Demenz,* also die Begriffe von Objekten, deren Untersuchung alle jene Methoden dienen sollten.

Hier möchten wir an erster Stelle einige Worte sagen, nicht über den Demenzbegriff selbst, sondern ein Merkmal desselben, das *Merkmal der »dauernden« Störung,* das auffallenderweise von den einen ebenso selbstverständlich angenommen, wie von den andern harmlos ignoriert wird. Wenn man einzelne psychische Funktionen oder relativ abgegrenzte Gebiete von Funktionen unterscheiden will, so ist der zweckmäßigste Weg, diese Funktionen an Fällen zu studieren, die sie in möglichster Isoliertheit und Reinheit gestört zeigen, ohne daß eine Gesamtveränderung der ganzen Psyche die Differenzierung erschwert. Will man daher Störungen der »Intelligenz« kennen lernen, so führt es nicht weiter, diese an *akuten* psychopathischen Zuständen in Verbindung mit Störungen durch Affekte, Ermüdung u. dgl. zu studieren. Es ist vielmehr angebracht, solche Fälle auszusuchen, wo nicht, wie dort, die Leistungen der Intelligenz zu gleicher Zeit sekundär durch andere psychische Anomalien, sondern wo sie primär in sich selbst gestört sind. Diese relativ isolierten Störungen der Intelligenz, wenn sie mit Sicherheit als solche aufzufassen sind, kommen nun nach unserer jetzigen Kenntnis bloß als Dauerzustände vor. Wir sagen heute von dem Gehemmten oder dem Verwirrten nicht, daß er an einer Intelligenzstörung leide.

Das schließt nicht aus, daß *dieselben Methoden,* die zur Intelligenzprüfung dienen, auch *für die Untersuchungen* dieser *akuten Störungen geeignet* sind. Aufgaben von Geschichtserzählungen, so gut wie das Vorzeigen der Heilbronnerschen Bilder, wie die gewöhnlichen Orientierungsfragen oder die Assoziationsversuche und viele andere können zu einem deutlichen Sichtbarmachen der psychopathischen Symptome führen. Hiermit aber haben wir uns nicht zu beschäftigen. Wir möchten nur darauf hinweisen, was viele Psychiater seit Jahrzehnten lehren, daß man gut tut, hier weder von Demenz noch von Intelligenzprüfung zu reden. Wenn das auch zunächst nur eine terminologische Frage zu sein scheint, ist doch im Verlauf von Überlegungen Klarheit in den Begriffen eng mit terminologischer Klarheit verknüpft.

175 | Der eigentliche Grund der Abgrenzung der Intelligenzstörung von allen akuten Affektionen, abgesehen von ihrer methodologischen Zweckmäßigkeit ist der, daß *wir im Prinzip* unter *Intelligenz* eine *Summe von Dispositionen,* auf deren Vorhandensein die Möglichkeit von Leistungen beruht, unter Intelligenzstörung einen Wegfall solcher Dispositionen, daß wir dagegen unter akuten Störungen neu hinzukommende Ursachen verstehen, die die Dispositionen auf ihre Weise verwerten, hemmen und schließlich auch vernichten können. Was aber wirklich vernichtet, was nur in den akuten Erscheinungen scheinbar verschwunden ist, können wir vorerst meistens nur in den

ruhigen Dauerzuständen unterscheiden. A priori undenkbar ist es natürlich nicht, daß auch primär in den Dispositionen, die man als Intelligenz bezeichnet, und ausschließlich in ihnen eine Störung eintritt, die von den sonstigen Intelligenzstörungen nur durch das Moment der Heilbarkeit verschieden wäre. Wir kennen solche Störungen jedoch mit Sicherheit bis jetzt nicht. Man darf aber nicht vergessen, daß es besonders bei organischen Krankheiten Zustände gibt, die man nach Analogie anderer Demenz nennt, die jedoch noch heilen und remittieren können. Ein Beispiel für viele ist die Remission der Paralyse. Umgekehrt könnten Defekte tatsächlich dauernd vorhanden sein (bei ungeheilten Manisch-depressiven), die nicht als Demenz bezeichnet werden, weil nach den jetzigen Anschauungen die Dispositionen der Intelligenz erhalten sind und im Prinzip noch einmal wieder aktuell werden können. Diese praktischen Schwierigkeiten werden uns warnen, das Merkmal der »dauernden« Störung zum Dogma zu erheben.

Schauen wir uns nun nach einer *Definition der Demenz* um, die dem täglichen, so weitherzigen Gebrauch des Wortes entspricht, so scheint sehr zutreffend diejenige Kraepelins (Lehrbuch, 8. Aufl., S. 521): »Man faßte unter dieser Bezeichnung alle Zustände zusammen, bei denen sich Gedächtnis- und Urteilsschwäche, Gedankenarmut, gemütliche Verblödung und Verlust der Selbständigkeit im Denken und Handeln eingestellt hatte[i].«[470] Man sieht, jede Art von Leistungsunfähigkeit, sei es in welcher Hinsicht, wird Demenz genannt. Der Begriff ist so weit, daß wir ihn in seiner Verschwommenheit zu jenen Allgemeinbegriffen rechnen können, die, je mehr sie umfassen, desto inhaltsleerer sind. Aber nicht zu jenen allgemeinen Begriffen, die das wertvollste Resultat aller wissenschaftlichen Bemühungen sind, weil die Erwerbung einer langen Entwicklung sich in ihnen niedergeschlagen hat (wie etwa der Atombegriff),
| sondern zu jenen, weniger Allgemeinbegriffen als Allgemeinvorstellungen, die zur 176
ersten Orientierung entstehen. Will man die Vorstellung der Demenz in diesem Umfange beibehalten und doch nicht bei einer nicht abzuschließenden Aufzählung von Einzelheiten, die zur Demenz gehören, bleiben, bestimmt man wohl den Begriff

i Entsprechend lautet eine frühere Definition Kraepelins (Über psychische Schwäche, Archiv f. Psych. 1882): Psychische Schwäche ist »keine Elementarstörung, wie etwa die Sinnestäuschungen oder Wahnideen, sondern ist aufzufassen als eine eigenartige Modifikation der gesamten psychischen Persönlichkeit; sie ist kein Symptom, sondern wird erst aus den Symptomen erkannt«. – Eine kurze *Aufzählung der Züge des Schwachsinns* im Sinne der Habitusschilderung, doch beherrscht von psychologischen Begriffen und in späterer Zeit kaum besser geleistet, findet man bei Emminghaus, Allg. Psychopath., S. 267. Diese »Habitusschilderungen« des Schwachsinns sind natürlich enorm zu variieren, nur der Sprachschatz setzt eine Grenze. Zählt man einzelne Bezeichnungen aus solchen Schilderungen auf, so entsteht ein unübersichtliches Gewirr, wie man es manchmal in der Literatur lesen kann. Eine solche Aufzählung bringt der Klarheit über die Demenz nicht näher. Ist eine solche Übersicht gut, so ist sie natürlich brauchbar als Hinweis auf alles, was dahin gerechnet wird. Hierfür ist Tuczek, Über Begriff und Bedeutung der Demenz, Monatsschr. f. Psych. u. Neur. 14, zu empfehlen.

als *dauernden Defekt auf irgendeinem Gebiet psychischer Leistungen* und Fähigkeiten. Dies ist aber dann wieder zu weit, da wohl jeder an den schwersten irreparablen Defekten auf irgendeinem Gebiet menschlicher Leistungen leidet, und man mit der Bezeichnung Demenz doch nicht eine einzelne Eigenschaft, sondern den ganzen Menschen treffen will. War daher die Bestimmung als »Defekt irgendwelcher Art« eine teleologische Bestimmung[i] nach den verschiedensten beim Menschen vorkommenden, für Leistungen zweckmäßigen Funktionszusammenhängen, sucht man jetzt wohl nach einem spezielleren teleologischen Begriff für die Demenz, in dem der Mensch als *Einheit*, als *Ganzes* gemeint ist. Ein lehrreiches Beispiel ist etwa die Begriffsbestimmung REDEPENNINGS: Die Dementen haben gemeinsam, daß sie »Einbuße erlitten an jenen Elementen, deren Vorhandensein die wesentliche Bedingung dafür ist, daß wir in dem Getriebe der sozialen Gemeinschaft die unserer Leistungsfähigkeit entsprechende Stellung gewinnen und erhalten«.[471] Scheint die Form dieser Bestimmung die einer sachlichen zu sein, so muß doch mit Nachdruck bemerkt werden, daß REDEPENNING von

---

i Die *teleologische* Seite des Demenzbegriffes sei noch durch folgendes deutlicher gemacht: Wie der Krankheitsbegriff selbst gegenüber dem der Gesundheit durch den teleologischen Begriff die »Störung« eines zweckvollen Zusammenhanges bestimmt wird, so werden diejenigen Zusammenfassungen psychopathischer Symptome, die zum Gegensatz einen Begriff aus dem Gebiete der Gesundheit haben, teleologisch sein, wie in unserem Falle schwachsinnig und vollsinnig, dement und intelligent sich gegenüberstehen. Wir werden also, wenn wir eine Definition, die umfassend ist, aber doch nicht fast alle Krankheitsstörungen in sich aufnimmt, für die Demenz finden wollen, nach dem besonderen Zweckzusammenhang suchen, der bei der Demenz »gestört« ist. Ist eine solche Abgrenzung natürlich auch nie eine kausale Erkenntnis, so ist sie als Mittel der Ordnung unseres Stoffes doch als wissenschaftlich notwendig anzusehen. Eine Erkenntnis fördert diese rein gedankliche Tätigkeit insofern, als sie die Zweckzusammenhänge, die tatsächlich gegeben sind, mit deren Störung wir es zu tun haben, und an die wir immer denken, zum vollen Bewußtsein erhebt. Und es ist besser, da dies in unklarer Weise überall geschieht, es bewußt als teleologische Begriffsbildung neben unserer kausalen Erkenntnis zu fördern.

Um die besonderen Zweckzusammenhänge, die bei der Demenz gestört sind, zu bezeichnen, müssen wir etwas weiter ausholen. Es gibt logische Zusammenhänge, welche »gelten« als »Gegenstände« unseres Bewußtseins, so gut wie es Gegenstände unserer Sinne gibt. Unabhängig von unserem empirischen Einzelsubjekt bestehen die Dinge der Außenwelt so gut wie die logischen Zusammenhänge. Beide sind nicht »Gesetze« unseres Seelenlebens, sondern die einen werden von uns mit Hilfe der Sinnesorgane wahrgenommen, die anderen in unserem Denken gedacht. Das Denken verläuft nicht etwa nach logischen Gesetzen, sondern nach psychologischen Gesetzen werden in der Wirklichkeit unseres Denkens die logischen Zusammenhänge, die in ihrer Geltung hiervon völlig unabhängig sind, gedacht. Die psychologischen Kausalzusammenhänge sind nun aber der Möglichkeit, daß das Denken richtig denkt, nicht immer günstig. Verlaufen die psychologischen Gesetzmäßigkeiten so, daß vollkommen richtig gedacht wird, ist der Zweck dieser Seite un-
177 seres Bewußtseins ideal erreicht. Wir wissen, daß dies sehr selten | geschieht. Wie es kaum je einen ideal zweckmäßigen, völlig gesunden menschlichen Organismus gibt, so auch selten oder nie eine psychische Organisation, die beim Denken immer zum richtigen Denken führt.

Nun ist die Aufgabe, zu untersuchen, welche gesetzmäßigen Zusammenhänge zu Störungen des richtigen Denkens führen. Diese psychologische und psychopathologische Aufgabe ist also in ihrer Abgrenzung teleologisch bestimmt, während sie inhaltlich die Aufgabe kausaler Erkenntnis hat. Diese Kausalzusammenhänge ordnen sich unter folgende Gruppen: 1. Störungen durch akute

»jenen Elementen« nichts anzugeben imstande ist. Er stellt nur fest, daß es nicht generell Gedächtnisdefekte, eine gewisse affektive Schwäche oder Urteilsschwäche sind. »Man darf getrost an einem oder dem anderen dieser Defekte leiden«[472] und braucht doch der obigen Begriffsbestimmung nach nicht dement zu sein, wenn man auch nicht gesund | ist. Ist aber das Gemeinsame der Dementen nur die soziale Unbrauch- *177*
barkeit, so ist jede Art psychischer Veranlagung oder Entwicklung, welche diese Unbrauchbarkeit bewirkt, Demenz. Man sieht, daß auch auf diese Weise der Begriff nicht klarer begrenzt wird.

Daß der *Mensch nur als Einheit, nicht partiell* dement sein könne, diese Auffassung spielte auch eine große Rolle in den Diskussionen über die *»moral insanity«*[i].[473] Die einen behaupteten, jemand könne speziell auf dem Gebiete des sittlichen Empfindens idiotisch sein, die anderen dagegen, das sei nur ein stärkeres Hervortreten dieser Seite bei allgemeiner defekter Veranlagung. Dieser Gegensatz zieht sich übrigens durch die ganze Psychopathologie. Die einen betonen, die Seele sei ihrem Wesen nach eine Einheit, jede Störung müsse daher diese Einheit als Ganzes treffen, die anderen wiederum behaupten, die Seele könne partiell gestört sein[ii].[474] Inwiefern dieser Streit – wie wir meinen – durch einfache logische Besinnung erledigt werden kann, insofern beide Teile recht und unrecht haben, das können wir erst im weiteren Verlaufe unseres Berichtes sehen. Hier zählten wir zunächst nur einige Begriffe der Demenz auf, um festzustellen, daß wir wohl oder übel mit den allgemeinsten Zusammenhängen im Seelenleben beginnen müssen, wenn wir den Versuch machen wollen, zur Klärung beizutragen.

Die psychischen Vorgänge bilden dieselbe *eigenartige Einheit,* die auf physischem Gebiet die Organismen haben: Jedes Glied ist durch das Ganze bedingt und bedingt selbst wiederum das Ganze. Kein Teil kann Veränderungen erfahren, ohne daß diese

---

Vorgänge, sei es bloßer Ermüdung oder einer cyclothymen Depression oder eines Dämmerzustandes usw.; 2. Störungen, die in der dauernden Konstitution begründet sind. Hier unterscheidet man wiederum die Vorgänge, die zu Wahnideen, zu Konfabulationen, pathologischen Lügen usw. führen, von den Vorgängen, die unter den Begriff der Demenz fallen. Will man hier einen durchgreifenden Gegensatz zwischen Demenz und allem übrigen aufzeigen, so ist es der, daß den letzteren Vorgängen immer irgendwelche Produktivität eigen ist, während die Demenz immer darin besteht, daß etwas *nicht* geleistet wird, was zum richtigen Denken nötig ist.

So kommen wir schließlich zu einer negativen Bestimmung des Demenzbegriffes. Das richtige Denken, der Zweck dieser Seite der psychischen Organisation, kann dauernd gestört werden durch Prozesse der Wahnbildung, der Konfabulation, der pathologischen Lüge usw. Es ist die Macht einer eigenschaffenden, psychischen Kausalreihe, die in diesen Fällen auch gegenüber einer vollen Intelligenz zum falschen Denken führt. Überall, wo der *Wegfall* irgendeines notwendigen Bestandteils oder einer notwendigen Fähigkeit Bedingung falschen Denkens ist, reden wir von Demenz.

Teleologische Gesichtspunkte noch anderer Art begegnen uns immer wieder bei den Erörterungen über den Schwachsinn.

i Vgl. die neueste Arbeit darüber von LONGARD, Archiv f. Psych. 43. Daselbst die Literatur.

ii TILING (»Über den Schwachsinn«, Zentralbl. f. N. u. Ps. 1910, 2) behauptet, daß die Seele nur ein und dieselbe Kraft ist, sie erkrankt also auch in toto. Von diesem Standpunkt müssen wir die Geistesstörungen und den Schwachsinn betrachten.

Veränderung eine Veränderung des Ganzen nach sich zöge. Die Analyse dieser von
178 den Logikern teleologisch genannten Einheit | kann naturgemäß nach verschiedenen Gesichtspunkten erfolgen, die sich kreuzen, ohne sich gegenseitig auszuschließen. Es ist eine Aufgabe der Methodologie, die Gesichtspunkte der Analyse, die zunächst unbewußt angewandt werden, zum Bewußtsein zu erheben und einer strengeren Scheidung zu unterziehen[i]. Das ist auch gegenüber den psychologischen Einteilungen erforderlich, die Grundlage der verschiedenen Demenzbegriffe sind und Grundlage der verschiedenen Teilfunktionen der Intelligenz, die gesondert herabgesetzt gedacht werden und gesondert geprüft werden sollen.

Es besteht eine *besondere »Methode«* darin, solche Analysen durchzuführen und Typen aufzustellen.[475] Was so gewonnen wird, ist nicht »richtig« im Sinne einer abbildlichen Wiedergabe der Wirklichkeit, sondern nur brauchbar als ein System von Denkgebilden, an deren Entstehung zwar einerseits die Beobachtung mitwirkt, an denen andererseits wiederum die Einzelbeobachtung gemessen wird. Solche Analysen und Konstruktionen finden wir überall, wenn es auch selten eingestanden wird, in Arbeiten über Intelligenz und Demenz. Eine systematische Durchführung solcher Analysen würde, wenn es nicht eine bloße Anhäufung der schon gemachten Versuche wäre, sondern eine Aufzeigung ihrer Beziehungen, so daß ein System hervortreten würde, nicht im Sinne der Vollständigkeit – es würde sehr viele Lücken haben –, sondern in dem Sinne, daß nichts beziehungslos neben dem anderen stände, eine solche systematische Untersuchung würde eine eigene Methode der Entwicklung der Demenzbegriffe und ein wertvolles Hilfsmittel bei der Erfassung der Resultate der Intelligenzprüfungen sein.

Bei aller *psychologischen Analyse* muß man nun den selbstverständlichen, aber fundamentalen Unterschied gegen alle Analyse auf physischem Gebiet gegenwärtig haben, daß nämlich auf letzterem die Elemente räumlich getrennt werden können, während auf psychologischem Gebiet nur die doppelte Möglichkeit besteht, entweder zeitliche Trennungen zu beobachten, indem dasselbe Individuum zu verschiedenen Zeiten verschiedene psychische Erscheinungen bietet, oder verschiedene Individuen zu vergleichen. Im übrigen findet die Analyse an dem in keiner Weise real trennbaren einheitlichen Gesamtstrom des Bewußtseins statt. Hat man diesen Gegensatz nicht gegenwärtig, kommt man leicht dazu, unmögliche Anforderungen an die psychologische Analyse zu stellen oder Leistungen solcher Analyse abfällig zu kritisieren, weil man sie, ohne es zu merken und unbilligerweise, mit den Trennungen auf physischem Gebiete vergleicht.

---

i Damit ist gesagt, daß es sich im Grunde um »Selbstverständlichkeiten« handelt, d.h. um Dinge, die »man sich denken kann«, zu denen keine neue Tatsachenfeststellung erforderlich ist. Mancher, der alles, was ihm einleuchtet, selbstverständlich, was ihm nicht einleuchtet, Unsinn findet, und höchstens aus einer heterogenen Sympathie von einer Arbeit befriedigt ist, die nicht experimentelle Feststellungen oder Zahlen bringt, kann daher den Rest dieses Referates überschlagen, zumal es sich hier nur um Skizzierung, nicht um Ausführung handeln kann.

Betrachten wir von diesem Standpunkt den Begriff der *partiellen Geistesstörung.*[476] Auf körperlichem Gebiet findet der Pathologe partielle Erkrankungen. Er findet z.B. ein Kavernom der Leber. Dieses ist verderblich für einige Leberzellen, welche erkranken oder zugrunde gehen. Aber die übrige Leber und erst recht der Organismus bleibt völlig intakt. Oder er findet eine vom kosmetischen | Standpunkte kranke Haut, die die Gesundheit 179
des Organismus nicht beeinflußt usw. Ganz analoge partielle »Erkrankungen« auf psychischem Gebiet möchte vielleicht mancher zugeben: z.B. den Mangel des absoluten Tongedächtnisses, einen Ausfall gewisser Farbenempfindungen u. dgl. – Nun kann aber auch die Leber als Ganzes erkranken. Was jedoch der übrige Körper leidet, ist restlos als Folge dieser Lebererkrankung begreifbar. Wenn nach partiellen Geistesstörungen gefragt wird, ist es meist diese Frage, ob entsprechend eine seelische Funktion erkranken könne, so daß alle Erscheinungen als Folge dieser Erkrankung begriffen oder verstanden werden, oder ob die Seele als Ganzes erkrankt und nur diese Erkrankung in einer Richtung mehr in die Erscheinung tritt. Für die Frage: »moral insanity« oder »Schwachsinn« lautet die Alternative: Ist das Gefühlsleben defekt und folgt daraus alles übrige, oder ist die Seele als Ganzes, das sie ihrem Wesen nach ist, verändert und die Defekte des Gefühlslebens nur die auffallendste Erscheinung? Die Gegenüberstellung der Lebererkrankung läßt uns die Eigenart dieser Frage sofort darin hervortreten, daß wir die Lebererkrankung räumlich absondern können, die psychische Funktion nicht. Wir können ferner beobachten, wie die Leber erkrankt ist und noch keine Folgen aufgetreten sind, und können das am Sektionstisch demonstrieren. Mit der räumlichen Trennung haben wir hier auch die zeitliche vollziehen können. Ganz anders bei unserer psychologischen Frage. Die allgemeinen Störungen und die Gefühlsdefekte sind gleichzeitig gegeben und erst recht nicht räumlich zu trennen. Ihre Analyse findet an der einen Gesamterscheinung statt; daher muß die Behauptung einer isolierten Störung auf geistigem Gebiet einen anderen Sinn haben. Hat der Begriff der lokalisierten körperlichen Erkrankung die Merkmale der räumlich isolierten und zeitlich vorhergehenden, so hat der Begriff der lokalisierten Veränderungen die Bedeutung einer psychologischen Abstraktion, die weder räumliche noch zeitliche Trennung ihres Gebildes von der Gesamtheit verlangt. Sie besagt nur: wenn ich mir diese isolierte Defektbildung denke, so verstehe ich daraus alles andere. Würde die Defektbildung zu einer bestimmten Zeit geschehen, würde ich das andere als Folge verstehen. Und wenn nun ein anderer Psychiater kommt und sagt: »Also ist immer das Ganze der Seele ergriffen, denn die lokalisierte Geistesstörung ist ja nur etwas Gedachtes«, so hat er ebensogut recht; nur hat der erstere die eigenartige Methode angewandt, mit der man durch Differenzierung der psychischen Erscheinungen weiter kommen kann; während der zweite *über seine allgemeine Behauptung,* die immer zugegeben wird, *nicht hinauskommt.* Wenn der zweite aber gar behaupten will, daß er das »Wesen« der krankhaften Geisteszustände besser erfaßt habe, dem das partielle Gestörtsein widerspreche, so muß ihm erwidert werden, daß wir vom »Wesen« irgendwelcher Dinge nur als Metaphysiker wissen, als Wissenschaftler dagegen nur von Beziehungen abstrahier-

ter Gegenstände. Das Wesen einer Sache kennt hier um so besser, wer alle ihre Beziehungen kennt. Die Abstraktion auf physischem Gebiet kann sich räumlicher Trennung bedienen, die psychologische hat den besonderen Vorzug, die Trennung durch »Verstehen« von Zusammenhängen vornehmen zu können. Den Sinn für die besondere Art der psychologisch abstrahierten Gegenstände muß man besitzen, wenn man nicht durch falsche Übertragung der Gesichtspunkte vom physischen Gebiet her sich blind für das
180 | Erfassen psychologischer Begriffsbildung machen will. Wer darum immer bei der Behauptung von der Seele als einem Ganzen, so richtig sie ist, stehen bleibt – in praxi pflegt er doch, ohne es zu wissen, die psychologische Analyse zu brauchen –, bleibt bei jenem allgemeinen verschwommenen Demenzbegriffe. Wollen wir in unserem Referat die Leistungen würdigen, die gemacht sind, diesen aufzulösen, müssen wir uns daher des Verständnisses für diese psychologische Analyse in ihrer Eigenart befleißigen. Wir gehen darum zunächst auf die allgemeinsten Trennungen ein, die wir zum Bericht darüber, was man Demenz nennt, brauchen.

Bei der Analyse des Seelenlebens findet man immer den *doppelten Gesichtspunkt* der Betrachtung: Man faßt psychische Vorgänge nach Analogie *mechanischen Geschehens* auf, und man sieht dieses mechanische Geschehen gewissermaßen als *Werkzeug in den Händen einer Persönlichkeit.* Mechanischer Ablauf und Aktivität stehen sich gegenüber, aber nicht als getrennte Wesen, sondern in gegenseitiger enger Verflechtung. Die Aktivität wirkt auf das mechanische Geschehen, und das mechanische Geschehen hat Folgen für die Aktivität. Es handelt sich nicht um verschiedene Funktionen, sondern um verschiedene Gesichtspunkte, deren Anwendung allerdings je nach der Art des psychischen Geschehens mehr oder weniger gefordert wird. Der Ablauf von Phantasievorstellungen wird etwa mehr mechanisch, eine zielbewußte Willenshandlung mehr vom Gesichtspunkt der Aktivität angesehen werden. Doch hindert nichts, auch letztere einmal mechanisch anzusehen und in ersterem Momente der Aktivität zu suchen. Wegen der Heterogenität beider Gesichtspunkte, die durch das Seelenleben gefordert ist, besteht natürlich kein Übergang zwischen beiden. Jedoch bietet jeder psychische Vorgang Anlaß, beide, nur in verschiedenem Grade, anzuwenden. Werkzeug und Wille, Material und Persönlichkeit stehen sich für unsere Betrachtung immer gegenüber. In unseren Habitusschilderungen darf beides durcheinander geraten, bei unseren begrifflichen Überlegungen müssen wir den Versuch machen, beides zu trennen.

Wenn wir den Versuch für die Intelligenz machen, so stoßen wir vom *Gesichtspunkt der mechanisch arbeitenden Werkzeuge* zunächst auf eine Reihe von *Vorbedingungen der Intelligenz,* die wir hier nur aufzählen können, so wichtig sie sind: Der Grad der Ermüdbarkeit, Übungsfähigkeit und die anderen psychischen »Grundeigenschaften« KRAEPELINS,[477] die Merkfähigkeit, die Intaktheit des Sprachapparates[i],[478] die von

i LIEPMANN (Über die Funktion des Balkens beim Handeln und die Beziehungen von Aphasie und Apraxie zur Intelligenz. Drei Abhandlungen aus dem Apraxiegebiet 1908, 66 ff.) hat dargestellt,

Krueger und Spearman angenommene »plastische Funktion«,[479] die Seite der Aufmerksamkeit, die nicht in der Aktivität, sondern in der Veränderung des Bewußtseins der Gegenstände in bezug auf Klarheit, Deutlichkeit und Intensität besteht. Solche »Vorbedingungen« könnte man noch weitere aufzählen.

Näher kommen wir schon der Intelligenz mit der Betrachtung der *Assoziationen*[i].[480] Um hier den Gesichtspunkt des Werkzeuges recht deutlich werden | zu lassen, brauchen 181
wir einen Vergleich. Wenn ich einen Gegenstand in die Hand nehmen will, so wird dieser Wille der Anlaß, daß ein höchst kompliziertes mechanisches Geschehen, in diesem Falle im Nervmuskelsystem, abläuft, das mehr oder weniger genau meinen Absichten entspricht. Analog laufen Vorgänge mit psychischem Erfolg aus Anlaß von Willensimpulsen ab. Denke ich z.B. an die Mittel zu einem gewollten Zweck, etwa eine Diagnose zu stellen, fallen mir, durch das Zielbewußtsein veranlaßt, eine Reihe von Untersuchungsarten ein, die, wenn anders ich die hierfür erforderliche »Intelligenz« und die nötigen Gedächtnisdispositionen besitze, einen gewissen Grad von Zweckmäßigkeit haben. Hier ist ein psychologisches Geschehen, analog dem der Muskelinnervationen, in Bewegung gesetzt, das mir als Werkzeug so gut wie meine Muskeln dient, und das zweckmäßig funktionieren muß, wenn ich mein Ziel erreichen soll. Dieses zweckmäßige Funktionieren ist aber hier so gut außer dem Bereich meines Willens wie die Muskeln. Ist das Werkzeug in Stand, kann der Wille arbeiten, wenn nicht, nützt ihm kein Bemühen. Woher die Zweckmäßigkeit des Werkzeuges kommt, wissen wir nicht und fragen wir hier nicht. Wir konstatieren sie bloß und suchen ihre Komponenten zu erfassen. In dem Falle des Nachdenkens antwortet uns der Assoziationspsychologe, das alles geschehe natürlich nach den Gesetzen der Vorstellungsverknüpfung, nach Koexistenz und Sukzession, nach Ähnlichkeit und Kontrast usw. unter Mitwirkung der Konstellation, die eben durch die Aufgabe bedingt sei. Damit kommen wir nicht viel weiter. Das Problem bleibt bestehen und ist nur in andere Worte gefaßt: Wie kommt es, daß aus der unendlichen Zahl von möglichen Assoziationen diese Konstellation die zweckmäßigen aktuell werden läßt? Wir können nur wiederholen, daß dies ein angeborener und durch Übung entwickelter, zweckvoller Mechanismus ist, auf dem in diesem Falle die Intelligenz beruht. Wir können in diesem Mechanismus dreierlei unterscheiden: Die Masse der in Gedächtnispositionen vorhandenen Vorstellungen und Begriffe (z.B. in der Inventaraufnahme geprüft), die Fülle möglicher Assoziationen[ii] (zum Teil untersucht

---

welchen Fortschritt »die Herausnahme der Aphasie sowohl wie der Apraxie aus dem undifferenzierten Schleim des Demenzbegriffes« bildet. Aphasische wurden in früherer Zeit oft für Geistesschwache gehalten.

i Für Ziehen besteht das Wesen der Demenz in dem »diffusen Mangel an Vorstellungen und Vorstellungsverknüpfungen«.

ii Hier scheint uns der richtige Kern einer Lehre Tilings (l.c.) unterzubringen zu sein. Er unterscheidet zwei Arten des Schwachsinns nach dem Verhalten von Ober- und Unterbewußtsein. Wenn letzteres ausgeschaltet ist, entsteht der öde Automat, wenn es in krankhafter Weise produktiv ist,

in Assoziationsversuchen) und die Fähigkeit der Auswahl der gerade zweckmäßigen Assoziationen (die sich bei vorhandener Aufgabe in jeder Intelligenzleistung zeigt und z.B. in Kombinationsversuchen einer zahlenmäßigen Feststellung unterworfen werden sollte). In allen drei Komponenten können die größten individuellen Schwankungen bestehen. Die Masse des Vorstellungsstoffes hängt von Milieu und Lernfähigkeit ab. Die Fülle möglicher Verknüpfungen variiert enorm, man spricht hier von Phantasie, mit der natürlich auch noch manches andere bezeichnet wird. Ob alles in ausgeschliffenen Bahnen läuft oder jeden Augenblick neue Verknüpfungen zu entstehen bereit sind, bedingt bedeutsame Unterschiede. Die davon wiederum zu trennende Fähigkeit des zweckmäßigen Auftretens bestimmter Assoziationen aus den möglichen ist die eigentliche Intelligenz von der Seite des Mechanismus betrachtet.

182 | Es ergibt sich, daß die völlig freien Assoziationsversuche, soweit solche möglich sind, eventuell die überhaupt möglichen Vorstellungsverknüpfungen, ihre Mannigfaltigkeit und die statistische Häufigkeit der Arten zu prüfen imstande sind, daß dagegen jede Aufgabe das Funktionieren jenes zweckmäßig arbeitenden Auswahlapparates untersucht. Von diesem zweckmäßigen Apparat wissen wir im einzelnen, wie mehrfach gesagt, gar nichts; wir erschließen ihn nur aus den Leistungen. Wir suchen die Arten der Leistungen festzustellen, bilden ideale oder Durchschnittswerte ihrer Zweckmäßigkeit und bemessen danach die Leistungen als intelligent und dement. Er ergibt sich hieraus die Möglichkeit einer Analyse der Intelligenz nach den objektiven Zwekken, die mit ihr erreicht werden. Diese ist vielfach gebräuchlich (theoretische und praktische Intelligenz, technische Intelligenz usw.).

Gegenüber den bisherigen Betrachtungen gewisser, dem Mechanischen analoger Abläufe als Werkzeuge steht die *Betrachtung der Persönlichkeit, des Willens, der Aktivität.* Der beste Nervmuskelapparat bleibt untätig ohne Willensantrieb, die vollendetsten Werkzeuge der Intelligenz bleiben brach liegen, wenn keine Persönlichkeit sie braucht, oder sie werden nur so weit verwendet, als die Zwecke der Persönlichkeit sie herbeirufen. Wohl besteht auch die umgekehrte Beziehung: Fähigkeiten rufen Neigungen hervor wegen der Lust an aller Arbeit, die etwas leistet. Das wollen wir hier nicht betrachten, sondern fragen, was die Analyse dieser Persönlichkeitsseite für die Intelligenz bedeutet. Man hat hier folgende Aufstellungen gemacht: 1. eine gemütliche Verblödung[i] als erworbene Veränderung statuiert, 2. einen angeborenen Defekt auf der Gefühlsseite bei der moral insanity angenommen (siehe oben), 3. einen Unterschied gefunden zwischen einer relativen Konstanz der Motive und immer wechselnden Zielsetzungen, 4. das starke Hervortreten einzelner Triebe in Menschen betont, während

---

die verwirrte Verblödung. – In der Erklärung der verwirrten Produkte schließt Tiling sich ganz der Freudschen Schule an. Die diesbezüglichen Erörterungen fallen außerhalb unseres Themas.

i Ausgezeichnete Schilderung schon bei Spielmann, Diagnostik der Geisteskrankheiten, S. 280 ff. Siehe im übrigen das Lehrbuch von Kraepelin.

ndere fehlen oder erdrückt werden[i]. In allen diesen Fällen hat man von Schwachsinn esprochen. 1. und 2. beruhen auf der Ausdrucksweise der atomistischen Psychologie, ie in ihren Möglichkeiten vollkommen erschöpft erscheint und daher unbefriedi-end ist. 3. und 4. weisen auf die Grundlage dessen hin, was auch in den vorigen Punk-en gemeint ist, das »System der Triebe«[ii].[481] Diese, als Dispositionen (gewissermaßen ls funktionelle, gegenüber den inhaltlichen des Gedächtnismaterials) den jeweiligen ktuellen Wollungen zugrundeliegend gedacht, bedeuten die aktive Seite des Seelen-ebens, in deren Hand die Werkzeuge erst in Bewegung geraten. Dieses System der riebe bildet die eine Richtung der Analyse der aktiven Seite. Zahllos sind die Aus-drücke, die in Habitusschilderungen in dieses Gebiet weisen. Einzelne Triebe werden genannt oder es wird ein fundamentaler Unterschied des allgemeinen Vorhandenseins oder des Fehlens von Trieben geltend gemacht (letzteres ist das Ziel, auf das die »gemüt-iche Verblödung« zusteuert). Wo Triebe vorhanden sind, machen sie sich, bevor sie sich auswirken, bemerkbar durch Reizbedürfnisse, Interesse, Initiative usw. Je kompli-zierter und entwickelter die Triebe, desto mannigfaltiger das Reizbedürfnis. Man kann
sich bei allen diesen Unterschieden »die Werkzeuge« der Intelligenz gleichbleibend *183*
denken; was mit ihnen geleistet wird, hängt doch von den Trieben ab. Will man hier unter Umständen von Schwachsinn sprechen, so ist nichts dagegen einzuwenden, nur muß man die Heterogenität dieses Begriffes von dem Begriff des Schwachsinns, der von der Seite des Mechanismus gewonnen ist, nicht vergessen[iii].[482]

---

i Nähere Ausführungen findet man in allen Schilderungen psychopathischer Persönlichkeiten.

ii Möbius, Ribot, H. Maier.

iii Auf die aus den Triebgrundlagen entstehenden Gefühle, die das Symptom für die Wirksamkeit ersterer sind, bezieht sich der Aufsatz von Tschisch über die *intellektuellen Gefühle bei Geisteskranken*. Monatsschr. f. Psych. u. Neur., Erg.-Heft, 26, 335. 1909. Sich stützend auf die Lehrbücher der Psychologie von Külpe, Sully, Ladd und Davis unterscheidet er zwei Arten intellektueller Gefühle: Es stehen sich gegenüber die dynamischen, die die intellektuelle Tätigkeit begleiten, und die statischen, die von dem Vorhandensein oder der Abwesenheit der Wahrheit in den Ergebnissen der intellektuellen Tätigkeit hervorgerufen würden. Demgemäß sei zu unterscheiden Wißbegier (Gefühle, die mit der geistigen Tätigkeit verbunden sind) und Wahrheitsliebe (Gefühle, die an die Ergebnisse geknüpft sind). »Beide Gruppen von intellektuellen Gefühlen haben keine unwichtige Bedeutung im Leben der heutigen Menschheit (!).« Diese Gefühle seien bei allen Geisteskrankheiten geschwächt, manchmal seien sich die Patienten dieser Veränderung bewußt, meistens nicht. Auch bei Ermüdung und chronischen körperlichen Krankheiten erlitten sie Einbuße. Die Untersuchung dieser Abnahme sei schwierig, da das Symptom meist unter anderen gröberen verschwinde. Verf. läßt sich des längeren aus über ihr Verhalten bei Arteriosklerose und beginnender Paralyse, bei Schwachsinn und moral insanity, bei phantastischen Lügnern und Paranoikern. Seine Angaben bringen sachlich nichts Neues, sie führen auch nirgends zu einer weiteren Klärung unserer Begriffe und zu einem systematischen Verfolgen derselben durch alle Erscheinungsformen der Psychosen. Er bleibt durchaus in den üblichen Habitusschilderungen stecken, denen er nichts Eigenes hinzuzufügen vermag. – Über die »intellektuellen Gefühle« siehe im übrigen die klaren Ausführungen Wundts, Physiol. Psychol. 3, 624 ff.

Gegenüber der Analyse der Triebgrundlagen, deren nähere Ausführung nicht hierher gehört, bewegt sich eine zweite Art der Analyse der Aktivitätsseite auf die *Ziele, Zwecke, Werte,* die gesetzt werden. Zwar geschah dies nicht systematisch; aber bei den Erörterungen über »moral insanity« spielen Überlegungen derart eine große Rolle. Man betont z.B. die *Inkonsequenz* der heroischen Verbrecher, das ihren eigenen Wünschen Widersprechende ihrer Handlungen und benutzt das im Sinne der Beurteilung als Schwachsinn. Um bei solchen Erörterungen über die Art seiner Begriffsbildung sich nicht zu täuschen, muß man sich klar sein, daß man die eigentlich psychologische Betrachtung verläßt und dazu übergeht, reale Zusammenhänge von Handlungen zu messen an konsequent durchdachten Wertsystemen, ganz analog wie man das reale geistige Inventar mißt an einem geforderten, gefällte Urteile an logischen Normen, um aus der Nichtübereinstimmung den Defekt zu erschließen. Um methodisch die Art dieses Vorgehens zu verstehen, können wir folgenden Vergleich machen: Wie wir unser »Gegenstandsbewußtsein« zu einem widerspruchslosen System entwickelt *denken* können, während selbst der intelligenteste Mensch nie über Widersprüche hinauskommt, und wie wir das Gegenstandsbewußtsein des einzelnen an einem relativ willkürlichen Maßstab messen, den wir für den Durchschnitt seines Milieus halten, wenn wir seine Intelligenz untersuchen, so können wir uns die Neigungen, Handlungen, Ziele eines Menschen zu einem widerspruchslosen konsequenten System zusammengeschlossen denken, dessen Verwirklichung sein Leben bildet, in dem alle Zwecke
184 in ein System unter einen letzten Zweck gegliedert sind usw. Wir können dann | sofort feststellen, daß auch der charaktervollste, zielbewußteste Mensch diese Konsequenz nie erreicht, und daß wir auch hier wiederum einen Durchschnitt relativ willkürlich annehmen, um die Abweichungen nach unten festzustellen.

Nach psychologischer Analyse kann aber die Inkonsequenz zwei Ursachen haben: Die unzureichende Arbeit der Werkzeuge der Intelligenz oder die eigentümliche Veranlagung der Triebgrundlagen. Ob wir im letzteren Falle auch von Schwachsinn sprechen wollen, ist, wenn die begriffliche Unterscheidung klar ist, wiederum nur eine terminologische Frage.

Von der Beurteilung der Konsequenz ist zu unterscheiden die gelegentlich vorkommende *Bewertung gewisser Zielsetzungen* und Zwecke *wegen ihrer Eigenart als schwachsinnig.* Dies hat folgenden berechtigten Grund: Die Zwecke ordnen sich in eine Reihe zunehmender Höhe von solchen, die jeden Augenblick erreichbar sind und bloß immer noch einmal erreicht werden können, über solche, die schwer zu erreichen sind, bis zu idealen Zwecken, auf die nur hingearbeitet werden kann, die aber unerreichbar sind, wie es etwa die völlige Konsequenz des Handelns oder die völlige Richtigkeit des Gegenstandsbewußtseins ist. Je niedriger die letzten Zwecke eines Menschen sind, als desto hwachsinniger wird er beurteilt. So etwa der moralisch idiotische Verbrecher, der, var mit raffinierter Intelligenz und ungeheurer Kühnheit Diebstahl und Mord begeht, loß um die Mittel zum Genuß seiner animalischen Triebe zu haben, solange es ihm elingt, und dann im Zuchthaus die ihm noch erreichbaren Mittel zu ähnlichen Zwek-en gebraucht, ohne an weiteres zu denken. Wenn aber ein solcher Verbrecher über das lltäglich Erreichbare hinausgehende Ziele verfolgt, so kommt es für die Bewertung des chwachsinns nicht auf den Inhalt der Ziele an, ob ein anderer sie unmoralisch, unge-euerlich findet, sondern nur auf den Umfang der einem Ziele unterzuordnenden Iandlungen und die Idealität eines solchen Zieles in dem Sinne, daß sein ganzes Leben larauf gerichtet ist, ohne es in grob materieller Weise erreichen zu können. So scheint ıns z.B. der Fall L. bei LONGARD weder im engeren intellektuellen, noch im eben ezeichneten Sinne schwachsinnig, insofern der Durchschnitt der Menschen nicht onsequenter und nicht mit idealeren Zielen im oben definierten Sinne arbeitet[i] [483].

Es liegt auf der Hand, daß die früher aufgezählten Methoden der Intelligenzprü-fung nirgends zur Untersuchung der hier skizzierten Art des Schwachsinns, der auf der Willensseite liegt, dienten. Höchstens könnten etwa bei den Urteilen über erzählte Geschichten oder bei Bilderklärungen hierhergehörige Beobachtungen gemacht wer-den. Im übrigen beruht die Feststellung aller Arten des moralischen Schwachsinns auf zufälliger Beobachtung und auf Kenntnis der Lebensgeschichte eines Individuums[ii].

| Wir haben bisher Werkzeug und Wille einander gegenübergestellt und die Rich- 185
tungen der nach beiden Seiten geübten Analyse angedeutet. Wir haben dabei das eigentliche Denken noch kaum berührt. Das zweckmäßige mechanische Auftauchen von Vorstellungen aus Anlaß eines Zieles war der Punkt, an dem wir dem Denken am nächsten waren, ohne es zu erfassen. Dies ist mit Hilfe der Betrachtung von Assoziatio-nen überhaupt nicht möglich. Um hier weiter zu kommen, müssen wir uns eine ganz andere Gegenüberstellung zu eigen machen, die u.a. die Würzburger Psychologen-

---

i Man könnte bei diesem Falle z.B. anführen, daß ihm ein komplizierteres Ideal einer Persönlich-keit, die er sein möchte, vor Augen steht. (»Vor jedem schwebt ein Bild des, was er werden soll.«) SPIELMANN l.c. S. 305 drückt das so aus, daß der Schwachsinnige wohl ein empirisches, aber kein ideales »Ich« besitze. – Solche Einzelüberlegungen sind natürlich in großer Zahl anzustellen, je nach dem Fall, den man vor sich hat. Dies ist nur als Beispiel angeführt für die ganze Richtung der hier gemeinten Begriffsbildung.

ii Mit den letzten Erörterungen trifft noch eine gelegentlich übliche Unterscheidung zusammen. Wenn die Zwecke, nach denen eingeteilt wird, die letzten Werte sind, die das menschliche Bewußt-
sein sich gesetzt hat, die Wahrheitswerte, die ethischen und ästhetischen | Werte, so hat man wohl 185
den Versuch gemacht, von *intellektueller, ethischer* und *ästhetischer* Verblödung zu sprechen. Damit wird natürlich nicht viel erreicht, da hier ein psychologisches Erfassen überhaupt keine Rolle mehr spielt. Führte man dieses wieder ein, so fand man, daß ethische und ästhetische Leistungen auf »Gefühlen« beruhten, und daß daher eine intellektuelle einer Gefühlsverblödung gegenüberzu-stellen wäre. Diesen Gegensatz, der in dieser Form recht unfruchtbar ist, besprachen wir in der Weise, daß wir Werkzeuge und Wille einander gegenüberstellten. Es ist selbstverständlich, daß bei allen intellektuellen Leistungen Gefühle so gut mitspielen wie bei ethischen und ästhetischen.

schule[484] in neuerer Zeit entwickelt hat[i]. Es ist der Gegensatz der *»Empfindungen«* und *»Akte«*. Verfolgt die atomistisch denkende »Assoziationspsychologie« das Ziel, alle Bewußtseinsinhalte aus Kombinationen letzter Elemente, der einfachen Empfindungen und ihrer Gefühlstöne zu begreifen, so erkennt diese »Funktionspsychologie«, daß als nicht weiter zurückführbares Element in jeder Wahrnehmung der »Akt« des »Meinens« eines Gegenstandes, das »innere Gerichtetsein«, die »Intention« auf den Gegenstand liegt. Durch diesen Akt wird das Chaos der Empfindungen gewissermaßen beseelt, während die Empfindungen es sind, die dem Gegenstand der Intention die Anschaulichkeit verleihen. Auch eine Empfindung kann Gegenstand des Meinens sein, aber meist nur beim Psychologen, sonst werden bei Wahrnehmungen nicht die Empfindungskomplexe, sondern die Gegenstände gemeint. Ebenso äußert sich STUMPF:[485] Empfindungen sind »Erscheinungen«, sie liegen eigentlich außerhalb des Bereiches der Psychologie, die es mit »Funktionen« zu tun hat, die den »Akten« MESSERS entsprechen[ii].[486] Die Arten der Akte festzustellen und sie näher zu analysieren, ist Aufgabe der Psychologie. Man darf vielleicht hoffen, daß sie uns in dieser Richtung noch einmal eine natürliche Klassifizierung der Intelligenzfunktionen in die Hand gibt. Schon jetzt können wir durch sie deutlich begreifen, was jeder fühlte, daß die wohl gebräuchliche Einteilung der Intelligenzprüfung nach Sinnesgebieten ganz sinnlos ist, weil diese Einteilung überhaupt die Intelligenz nicht trifft, sondern nur die Mittel, in deren »Beseelung« durch Akte sie sich bestätigt. – Ferner sehen wir ein, daß wir schon bei der Inventaraufnahme nicht bloß Vorstellungen als Empfindungskomplexe prüfen, sondern auch Akte. Und wenn manchmal Erörterungen über Inventaraufnahmen den Eindruck machen, als ob zwar die Elemente des Inventars verschieden seien, die Aufgabe jedoch
186 nur in der Feststellung der Quantität der vorhandenen bestehe, so machen uns | die neuen Begriffe klar, was es bedeutet, wenn die Psychiater immer betonen, daß es nicht auf die Menge der Vorstellungen, sondern auf ihre Klarheit und Deutlichkeit[iii], auf ihre »Zerlegtheit« (BERZE)[487] usw. ankomme. Es sind die Eigentümlichkeiten der Akte als eigentlicher Intelligenzleistungen, die hier gemeint sind. – Alle die Erörterungen über die Arten von Begriffen, die eventuell fehlen, und über Urteile in ihrer Besonderheit bei Schwachsinn beschäftigen sich, je sinnvoller sie dem Leser erscheinen, desto mehr mit den Akten. Was man bei der Lektüre undeutlich fühlte, scheint durch diese neue Denk-

---

i Vgl. das ausgezeichnet klare Buch von MESSER, Empfindung und Denken, Leipzig 1908, das die Resultate der Originalarbeiten mit den hierher gehörigen Resultaten HUSSERLS zusammenfaßt.

ii Es ist unmöglich, eine grundlegende Lehre mit kurzen Worten in verständlicher Weise zu referieren. Es muß für jeden, der durch die erschöpfte Assoziationspsychologie nicht mehr befriedigt wird, auf die Lektüre MESSERS verwiesen werden, bei dem er die Originale zitiert findet.

iii SPIELMANN (S. 295) betont die Undeutlichkeit der Wahrnehmungen und Vorstellungen beim Schwachsinn.

psychologie begrifflich klar zu werden[i].[488] – Daß übrigens Logiker auch über die psychologische Eigenart des Denkens gegenüber Empfindungskomplexen in dieser Weise längst klar waren, zeigt folgende Stelle aus RICKERT (Zur Lehre von der Definition, 1888, S. 51): »Wir müssen uns daher von der Vorstellung, als ob ein Begriff als solcher mit irgendeinem sinnlichen Bild auch nur das allergeringste zu tun habe, vollkommen frei machen, und uns vielmehr zum Bewußtsein bringen, daß wir eine Sache erst dann wirklich begriffen haben, wenn wir von der Anschauung absehen können.«[489]

Schließlich scheint uns hier ein neuer Gesichtspunkt für das Verständnis von Agnosien[490] und Aphasien[491] vorzuliegen. Hier wird seit MEYNERT und WERNICKE zur Deutung der Tatsachen ein Verlust des Erinnerungsbesitzes, der mit Besitz von Begriffen identifiziert wird, und eine Unterbrechung der Assoziationen zwischen dem Erinnerungsbesitz verschiedener Sinnesgebiete angenommen. Neuerdings hat LIEPMANN (Neurol. Centralbl. 1908, S. 609 ff.)[492] gegenüber den letzteren (dissolutorischen) Unterbrechungen »gewissermaßen« dazu »senkrecht stehende« disjunktive angenommen. Während erstere zwischen verschiedenen Sinnesqualitäten stattfinden, geschieht dies mit letzterem zwischen den Merkmalen des Begriffes, seinen Beziehungen und Assoziationen. LIEPMANN betont, daß diese »ideatorischen« Störungen (= disjunktive) nicht lokalisierbar seien, sondern auf diffusen Prozessen beruhten, während die dissolutorischen Störungen = Herdstörungen seien. Wir können also konstatieren, daß nur solche Störungen lokalisiert sind, die zu den Empfindungen oder »Erscheinungen«, in diesem Fall in ihrer »sekundären« (reproduzierten) Form, gehören, also zu dem Stoff, der durch die Akte erst »beseelt« wird. Von einer Lokalisation der Akte, Begriffe, Urteile, die von jeher Psychologen recht widersinnig schien, kann darnach nicht geredet werden. Der Bestand an Empfindungselementen reproduzierbarer Art und ihren Assoziationen untereinander und mit anderen Sinnesgebieten ist allerdings eine so wichtige Vorbedingung der | Intelligenz, daß mit seiner Zerstörung auch die Akte unmöglich werden, *187*
daher auch das Erkennen und Verstehen aufhört. Aber das Verstehen und Erkennen besteht nicht in den Assoziationen primärer und sekundärer Empfindungselemente. Die Identifizierung von Erinnerungsbesitz an solchen Elementen mit Besitz an Begriffen ist ein fundamentaler Irrtum. – Wie weit LIEPMANNS rein psychologische Analyse des Begriffszerfalls, bei der keine Beziehung auch nur auf eine mögliche Lokalisation

i Ich führe hier nur weniges an, da ja die Dinge ganz geläufig sind: Man spricht von Fehlen logischer Begriffe, von Fehlen abstrahierter Begriffe, von Urteilen, die zwar gelernt, aber nicht verstanden seien, von Vorstellungsverknüpfungen nach Qualität und Inhalt im Gegensatz zu Verknüpfungen nach zufälligem Zusammensein im Bewußtsein, von Mangel an Unterscheidungsvermögen, von der Verwendung von Allgemeinbezeichnungen, die aus diesem Mangel, nicht aus Generalisation entstanden seien, so daß das Reden in Allgemeinheiten auf Schwachsinn hinweisen könne usw. STÖRRING, Vorlesungen über Psychopathologie, S. 392, führt ein hübsches Experiment an Idioten an, denen er ein kaltes und warmes Reagenzglas zum Unterscheiden gab. Er konnte nachweisen, daß durch assoziative Abläufe unter bestimmten Bedingungen ein richtiges Resultat erzielt wurde, während ein Urteil nicht stattfand.

vorliegt, für die speziellen Zwecke der Erfassung der schweren Demenzzustände bei Paralyse, seniler Demenz und Arteriosklerose, für die sie geschaffen ist, brauchbar ist, vermögen wir nicht zu beurteilen. Jedenfalls trifft nur der dissolutorische Zerfall einen anerkannten Funktionszusammenhang, der für die Intelligenz Vorbedingung ist und von uns nicht weiter berührt zu werden braucht. Sein »disjunktiver Zerfall« trifft aber die Intelligenz selbst und würde, wenn man ihn anerkennen müßte, große Bedeutung haben zugunsten atomistischer Assoziationspsychologie. Nun unterscheidet Liepmann selbst zwischen persistierendem und transitorischem disjunktiven Zerfall. Seine Beispiele sind, soviel ich sehe, sämtlich als transitorischer Zerfall aufzufassen. Dieser ist dann, da ja ein Zerfall eigentlich gar nicht vorliegt, nur eine bequeme Ausdrucksweise zur logischen Kennzeichnung des fehlerhaften Resultates bei den Prüfungen der Kranken. Ein persistierender disjunktiver Zerfall ist im Prinzip recht unwahrscheinlich und von Liepmann nicht erwiesen. Man denke nur im Beispiel Liepmanns: Ein Begriff »Hund« zerfällt »disjunktiv« in Kopf, Rumpf, Beine, weiter in Eingeweide, Fell und Muskeln, diese wieder weiter, dann in räumliche und zeitliche, kausale und zweckhafte Beziehungen, in die hundertfachen Assoziationen usw. Man muß sofort zugeben, daß die auf diese Weise zu gewinnenden Elemente schon im primitivsten Bewußtsein unendlich an Zahl sind, und da soll an bestimmten Orten etwa zwischen Rumpf und Kopf ein persistierender Zerfall eintreten? Es ist doch wahrscheinlich, daß die Deutungen der Fehler durch solche Analyse in unendlich fortzusetzender Weise nur nach dem einen Prinzip des Zerfalls logischer Merkmale kaum mehr Erkenntnisse vermitteln werden, als die Deutungen mit Hilfe der von Liepmann als die »bisherigen Rubriken« bezeichneten Begriffe der Aufmerksamkeits- und Gedächtnisstörung. Man könnte wünschen, daß eine Psychologie der Akte hier einmal Fortschritte brächte.

Es hätte keinen Zweck, weiter auf die sehr wichtigen Würzburger Ansichten einzugehen, da wir sie doch kaum klarmachen könnten, ohne sehr breit zu werden. Mit dem Literaturhinweis müssen wir uns im Rahmen dieses Referates begnügen.

Noch auf die Möglichkeit, *das Vermögen der Akte,* die ja von dem, was man Willen nennt, völlig verschieden sind, als *Werkzeug im früheren Sinne aufzufassen,* möchten wir hinweisen, da entsprechende Begriffe in unseren Habitusschilderungen vorkommen. Es besteht ein eigentümlicher Antagonismus zwischen spontanen, instinktiven, intuitiven Vorstellungsfolgen und Denkvorgängen mit zerlegten Begriffen und Schlüssen (in beiden natürlich »Akte«). Beide stehen in intimer Beziehung doppelter Art: Was etwa der Arzt rein begrifflich aufbauend gelernt und durchgedacht hat, und was er bei der Diagnose anfangs Schritt für Schritt in einem Denkprozeß neu gewinnen muß, das
188 fällt ihm später ohne Mühe völlig instinktiv ein. Er kann das Resultat | dann aber mehr oder weniger leicht wieder für einen anderen in einem Denkprozeß entwickeln. Auf der anderen Seite aber treten manchen Menschen Vorstellungsverläufe, Einfälle ins Bewußtsein, ohne daß man sie als mechanisiertes, unbewußt gewordenes Denken genetisch erklären könnte. Wie etwa der eine von Natur Grazie besitzt, der andere sich

mit Mühe einige graziöse Bewegungen aneignen kann, so bringt es die für uns nicht weiter rückführbare Fähigkeit des Organischen, hier des Psychischen zu zweckmäßigen Bildungen mit sich, daß in der Seele des einen diese zweckmäßigen (für die Erkenntnis oder für praktische Aufgaben) Gedankengebilde von selbst auftreten, in der des anderen kaum zutage treten und nur durch gelernte, zum Teil mechanisierte Denkzusammenhänge notdürftig ersetzt werden. Trotzdem haben wir in jenem spontanen, instinktiven Zusammentreten der Vorstellungen noch nicht das eigentliche Denken vor uns, wenn wir die bloßen Akte von den bewußten zu mitteilbaren Begriffen gestalteten[493] unterscheiden wollen. Wir können in Fortsetzung unserer früheren Erörterungen über Assoziationen unterscheiden: 1. Vorstellungsschatz; 2. zweckmäßiges Zusammentreten der Vorstellungen zu einem praktischen oder theoretischen Ziel; 3. denkende Auflösung, Entwicklung und begriffliche Fixierung der Einfälle zu nun erst mitteilbaren Gedanken; 4. Mechanisierung der Gedanken. Hiernach können wir als einen besonderen Typus des Schwachsinnigen den »Denkmechanisierten« aufstellen, der weder Einfälle (2.) noch Denkvermögen (3.) besitzt, jedoch scheinbar, soweit die Mechanisierung des in günstigem Milieu Gelernten reicht (»es ist ein Fehler unserer Zeit, daß jeder Dummkopf etwas gelernt hat«),[494] Einfälle hat und scheinbar denkt, wenn er Gelerntes und mechanisiertes Gedachtes reproduziert.

Von jeher hat man das doppelte Bestreben gehabt, *Grade* und *Typen* des *Schwachsinns* aufzustellen. Bei der komplizierten Zusammensetzung dessen, was Schwachsinn genannt wird, ist es einleuchtend, daß man *Grade* nicht für das Ganze, sondern nur für einzelne Funktionen, für herausanalysierte Seiten der Intelligenz finden kann. Mit manchen Methoden wird, wie wir sahen, der Versuch gemacht, den Grad sogar zahlenmäßig zu bestimmen[i].[495]

Die *Typen* des Schwachsinns werden, während der Grad immer nur aus rein psychologischen Gesichtspunkten bestimmt werden kann, auf zwei Wegen gesucht, deren Unterschied zunächst scharf zu betonen ist, während vielleicht einmal beide zum selben Resultat führen werden: dem *psychologischen* und *klinischen* Wege. Der Unterschied besteht darin, daß die psychologische Gliederung des Schwachsinns in Typen auf einer besonderen Isolierung eines Gesichtspunktes beruht, während die klinische Einteilung

---

i Für den gesamten Zustand der geistigen Leistungsfähigkeit hat man trotzdem auch versucht, Grade dadurch abzustufen, daß man einen *Vergleich mit den Entwicklungsstadien des Kindes* durchführte. Diese Versuche sind eigentlich fehlgeschlagen und über den allgemeinen Gesichtspunkt, der darin liegt, nicht hinausgekommen. Schon SOLLIER (Der Idiot und der Imbezille) betonte mit Recht, daß erwachsene Schwachsinnige nicht stehengebliebene Kinder, sondern »Monstra« sind. – Neuere Versuche, besondere Arten des Schwachsinns oder doch der Leistungsfähigkeit von der *Imbezillität* als *Infantilismus* abzugrenzen (DI GASPERO, Arch. f. Psych.), führen zu weit ins klinische Gebiet, als daß sie uns hier beschäftigen könnten. – Für *Einzelfunktionen* haben sich *Spaltungen*, die *in der Entwicklungsfolge* sichtbar werden, als geeignet zur Abgrenzung von Typen erwiesen, z.B. etwa bei STERN, die Sprachentwicklung in Substanz-, Aktions- und Relationsstadium, eine Spaltung, die für die Typen der Aussagen beim Bildversuch brauchbar ist.

189 außer mit diesem | dazu mit ätiologischen,[26] prognostischen und anderen Beziehungen operiert und die ganze Symptomatologie, in der der Schwachsinn steht, zur Aufstellung ihrer Typen mit heranzieht. So sind die klinischen Habitusschilderungen der Demenztypen gewonnen, die jedem geläufig sind: paralytische, alkoholische, epileptische, senile Demenz, die Typen von Endzuständen, die Kraepelin[496] beschreibt usw.

Auch die *Methoden der Intelligenzprüfungen* sind benutzt worden, um *diese klinischen Demenzformen genauer zu untersuchen*[i].[497] Man darf wohl behaupten, daß diese Arbeiten bezüglich der Gewinnung einer genaueren Analyse der Demenzformen ergebnislos verlaufen sind. Soweit sie Wert haben[ii], leisten sie nicht mehr, eher weniger als die Habitusschilderungen aus gewöhnlicher Beobachtung. Die Exaktheit wird durch das Schema nur vorgetäuscht. Kein Problem wird eigentlich dabei aufgeworfen, keine Frage beantwortet. Man bekommt einen Stoff von Antworten auf die betreffenden Intelligenzfragen vorgesetzt, ohne daß man weiß, was man damit anfangen soll. Daß gezählt wird, wieviel Patienten etwa die Masselonsche Probe richtig lösten, verbessert die Sache nicht. Uns scheint, daß der Mißerfolg dieser Versuche zum Teil daran liegt, daß das Ziel zu früh zu hoch gesteckt wurde. Wir besitzen Methoden, über deren Bewertung wir noch großenteils im unklaren sind. Diese Methoden können unmöglich genügen, um nun sofort die klinischen Demenzformen zu analysieren. Man braucht ein Zwischenglied: Die Kenntnis und methodische Feststellung von psychologischen Intelligenztypen, die eine nur symptomatologische Bedeutung gewinnen können und die als Unterbau zur Entwicklung von klinischen Demenztypen, die ja mehr als nur Symptome des Schwachsinns in sich aufnehmen, dienen können. Hier erscheinen die Untersuchungen von Korrelationen, die von der klinischen Diagnose des Einzelfalles zunächst absehen dürfen, wenn der Fall nur gewissen allgemeinen Bedingungen entspricht, naheliegend.

Wir haben jetzt noch die Aufgabe, kurz anzuführen, was *Psychologen* uns an *Intelligenztypen* aufgestellt haben. Im Laufe unseres Berichtes sind uns mehrfach Typen für die Leistungen bei einzelnen Untersuchungsmethoden begegnet; z.B. die *Typen beim Beschreiben von Bildern.* Ähnlich hat man *Auffassungstypen, Vorstellungstypen, Gedächtnistypen* usw. entwickelt[iii]. Für die eigentliche Intelligenz findet man z.B. bei Wundt, Phys. Psych. 3, 636, »Hauptformen der Verstandesanlagen« aufgestellt.[498] Er unterscheidet das

---

i Seiffer, Über psychische, insbesondere Intelligenzstörungen bei multipler Sklerose, Archiv f. Psych. 40. – Wulf, Der Intelligenzdefekt bei chronischem Alkoholismus, Diss., 1905. – Noack, Intelligenzprüfungen bei epileptischem Schwachsinn, Diss., 1905. – Sämtliche Arbeiten stammen aus der Ziehenschen Klinik.

ii Die Seiffersche Arbeit dürfen wir hier nur heranziehen, soweit sie sich mit Intelligenzanalyse befaßt. Im übrigen ist sie wertvoll durch das ausführliche Schema und durch die Schilderung des ganzen psychischen Habitus der Kranken mit multipler Sklerose.

iii Vgl. darüber die Zusammenstellung bei Meumann l.c. 10. Vorles. »Wissenschaftliche Begabungslehre.«

beobachtende, erfinderische, zergliedernde und spekulative Talent. Das Negative würde immer entsprechend ein Demenztypus sein können. Oder MEUMANN[i499] | stellt dem 190
kombinierenden den analysierenden Verstand gegenüber. Auf diese und andere Unterscheidungen muß in diesem Zusammenhang nur hingewiesen werden, ohne daß man sagen dürfte, wir könnten diese Typen schon verwerten. Wer sich mit Intelligenzprüfungen beschäftigt, muß sie jedenfalls kennen.

Wir sind am Schluß. Zweifellos haben uns die Berichte über einzelne Wege der Analyse des Intelligenzdefektes nirgends zu einem systematischen Abschluß gebracht. Das ist ein Ziel, das wir nicht erreichen konnten und auch nicht wollten. Wir verfolgten vielmehr die Absicht – der Aufgabe eines Referates entsprechend –, den Gedankengängen der Autoren so gut wie wir vermochten zu folgen und die Probleme, wie sie liegen, möglichst hervortreten und nicht zugunsten eines Systems als scheinbar gelöst unter den Tisch fallen zu lassen. Damit ist auch unserem wissenschaftlichen Bedürfnis entsprochen, das zwar nach systematischem Abschluß strebt, irgendein fertiges System aber nicht ertragen kann, weil es doch unhaltbar ist und, wenn es als richtig hingenommen wird, ertötend wirkt.

i MEUMANN, Intelligenz und Wille, Leipzig 1908. – Es sei auch nebenbei hingewiesen auf LÖWENFELD, Über die Dummheit, Wiesbaden 1909, ein Buch, das, auf reicher Erfahrung und rationalistischer Gesinnung beruhend, vielfach im Plauderton »eine Umschau im Gebiete menschlicher Unzulänglichkeit« hält.

Zur Analyse der Trugwahrnehmungen (Leibhaftigkeit und Realitätsurteil)[500]

KANDINSKY[501] trennte im Jahre 1885 von den echten Halluzinationen eine Gruppe von Phänomenen ab, die er nicht für Halluzinationen, sondern für eine pathologische Abart der sinnlichen Erinnerungs- und Phantasievorstellungen erklärte. Er nannte diese bis dahin nie scharf herausgehobenen pathologischen Vorstellungen »eigentliche Pseudohalluzinationen«[i].[502]

Diese Pseudohalluzinationen unterscheiden sich sowohl von den normalen Vorstellungen wie von den echten Halluzinationen.

Im *Gegensatz zu den Vorstellungen* haben sie eine unvergleichlich größere *sinnliche Bestimmtheit.* Mit einem Male tritt vor das »innere Auge« ein ganzes Bild mit allen Details in *vollendeter Deutlichkeit.* Da schaut das innere Auge nie gesehene Landschaften und Innenräume, Tiere und Menschengestalten, Blumen, Fratzen und vieles andere. Ganz *unabhängig vom Willen* kommen und gehen diese Dinge. Das Bewußtsein befindet sich ihnen gegenüber im Zustand der *Rezeptivität* und *Passivität.* Nur durch Ablenkung der Aufmerksamkeit auf äußere Wahrnehmungen, oder auch bei geschlossenen Augen auf das Augenschwarz, kann das Subjekt diese Dinge zum Verschwinden bringen, bei Hinlenkung der Aufmerksamkeit ins Leere erscheinen sie alsbald von neuem. Der Raum, in dem sie erscheinen, ist der innere vorgestellte Raum, derselbe, in dem unsere Erinnerungsbilder auftauchen. Sie entstehen nicht im Augenschwarz, wie manche subjektive Lichterscheinungen und plastische Bilder, erst recht nicht im Wahrnehmungsraum. KANDINSKY stellt der Kürze wegen den *»objektiven Raum«* dem *»subjektiven Raum«* gegenüber. Zwischen den geschilderten ausgeprägten Pseudohalluzinationen und den normalen Vorstellungen besteht eine Reihe von Phänomenen, die von der einen Seite zur anderen Übergänge bilden.

Dagegen liegt zwischen den Pseudohalluzinationen und *echten Halluzinationen* ein *übergangsloser Abgrund.* Die Pseudohalluzinationen haben immer noch etwas, was ihre Zugehörigkeit zu den Vorstellungen kenntlich macht. Dagegen haben nur die echten Halluzinationen dieselbe *Leibhaftigkeit,*[503] diese persönliche Gegenwart, wie sie Wahr-

---

i Der Ausdruck Pseudohalluzinationen war schon vorher von HAGEN für *alle* die Phänomene gebraucht, die mit Halluzinationen verwechselt werden können. Es wäre wünschenswert, wenn das Wort nur im Sinne KANDINSKYS gebraucht würde. Nur KANDINSKY hat dem Begriff eine scharfe Begrenzung und einen positiven Inhalt gegeben. Die grundlegende Arbeit ist: KANDINSKY, Kritische und klinische Betrachtungen im Gebiete der Sinnestäuschungen. Berlin 1885.

nehmungsgegenständen zukommt. Die echten Halluzinationen haben den *Charakter der Objektivität*,[504] die Pseudohalluzinationen können die allerlebhaftesten, deutlichsten,
192 intensivsten sein, | sie werden nie leibhaftige Gegenstände. Aber die blässeste, undeutlichste, unbestimmteste Halluzination bewahrt jenen Charakter der Objektivität[i].

Dieser Charakter der Objektivität ist für Kandinsky psychologisch etwas schlechthin Gegebenes, er läßt sich auf kein anderes Bewußtseinsmoment verständlich zurückführen, er ist ein »X«. Auf die Frage, worauf er beruht, läßt sich nur durch Auffindung außerbewußter Ursachen antworten. Kandinsky versuchte eine solche Antwort, indem er eine sehr bestrittene und bestreitbare Theorie aufstellte: die Reizung subcorticaler Ganglien soll die notwendige Bedingung des Objektivitätscharakters sein.

Als erster scheint sich Störring[ii][505] mit Kandinskys fundamentalen Untersuchungen eingehender beschäftigt zu haben. Der Begriff des Objektivitätscharakters erfuhr bei ihm eine leichte Verschiebung. Der Objektivitätscharakter blieb nicht ein letzthin Gegebenes, ein X, sondern Störring meinte zu finden, daß der Objektivitätscharakter von der Einordnung der Wahrnehmung in den objektiven Raum, sowie den damit gegebenen Beziehungen zu den *Bewegungen* des Auges und des ganzen Körpers *abhänge*. Störring selbst stellt diese Abhängigkeit in Gegensatz zu der bekannten Abhängigkeit etwa der räumlichen Anschauung überhaupt von den *Bewegungsempfindungen* der Augenmuskeln. Letztere ist experimentell festgestellt, aber dem Subjekt nicht bewußt und damit psychologisch unverständlich. Erstere dagegen ist bewußt und psychologisch verständlich.[506] Störrings zusammenfassende Bestimmung lautet: »Der Objektivitätscharakter der Wahrnehmungen des Gesichts im Gegensatz zu dem Subjektivitätscharakter der Pseudohalluzinationen – und wir können gleich sagen auch der Vorstellungen – hängt davon ab, daß die Wahrnehmungsinhalte dem Individuum in den im gegebenen Moment wahrgenommenen Raum eingeordnet erscheinen und demselben eine konstante, durch Erfahrung ihm bekannt gewordene Abhängigkeit von den Bewegungen des Sinnesorgans und des Gesamtkörpers zeigen«[iii].[507]

In diesen Ausführungen liegt wohl schon eine Verwechslung oder jedenfalls wird diese Verwechslung nahegelegt, die dann von Goldstein[iv][508] wirklich gemacht ist: die Verwechslung von Objektivitätscharakter und Realitätsurteil. Goldstein faßt Kandinskys Unterscheidung zwischen Halluzinationen und Pseudohalluzinationen auf als den Unterschied der Halluzinationen mit Realitätsanerkennung und Halluzina-

i Kandinsky gebraucht vorwiegend den Ausdruck »Charakter der Objektivität«. Er meint damit dasselbe, was man sonst wohl »Leibhaftigkeit« nennt. In dieser Arbeit sind beide Ausdrücke identisch gebraucht.

ii Störring, Vorlesungen über Psychopathologie. Leipzig 1900.

iii l.c. S. 71.

iv Goldstein, Zur Theorie der Halluzinationen, Archiv für Psych. 44, 1908. Das Studium dieser umfassenden und scharfsinnigen Arbeit war für mich der Anlaß zur Ausarbeitung des vorliegenden Aufsatzes.

tionen ohne Realitätsanerkennung[i][509] und kommt für Gesichtshalluzinationen zu dem überraschenden Satz: »Optische subjektive Wahrnehmungen, denen das Subjekt den Charakter der Realität | zuerkennt, gibt es bei ungetrübtem Bewußtsein überhaupt nicht, in diesem Sinne sind also alle optischen Halluzinationen eigentlich Pseudohalluzinationen.«[510] *193*

Hierin scheint uns eine Verkennung der Meinung KANDINSKYS zu liegen, die die Berechtigung der Unterscheidung der Halluzinationen und Pseudohalluzinationen zu gefährden droht. Wir werden zu zeigen haben, daß der Charakter der Objektivität Wahrnehmungen zukommt, die trotzdem nicht für real gehalten werden, und können so begründen, daß der Charakter der Objektivität vom Realitätsurteil prinzipiell zu trennen ist. Wenn wir diesen deskriptiven Unterschied festgelegt haben, werden wir erkennen, daß auch die Frage nach der Genese beider Phänomene auf völlig getrennten Wegen beantwortet werden muß.

KANDINSKY selbst hat seinen Begriff des Objektivitätscharakters und das Realitätsurteil nicht verwechselt, hat diesen Unterschied aber auch kaum betont und dadurch der Verwechslung seiner Interpreten Vorschub geleistet. Es finden sich aber in seinem Buche einzelne Stellen, die mehr nebenbei diesen Unterschied auch ausdrücklich hervorheben. Z.B. spricht er S. 136 von einem Kranken, der Gesichtshalluzinationen hatte, »er gab sich Rechenschaft vom subjektiven Ursprung der halluzinatorischen Gesichtsbilder, was übrigens diese letzteren *nicht verhinderte, ihren objektiven Charakter zu behaupten*«.[511] Oder S. 137 betont er, daß die Leibhaftigkeit der Halluzinationen und ihre gleiche Geltung mit den Sinneswahrnehmungen »für das Bewußtsein *(nicht für das Urteil oder den Verstand)*«[ii] bestehe.

Wir wollen es unternehmen, diese Andeutungen KANDINSKYS auszubauen. Um die Frage nach der Verschiedenheit des Charakters der Objektivität und des Realitätsurteils und dann die Fragen, die jedes dieser Phänomene für sich wiederum aufgibt, zu beantworten, versuchen wir zunächst eine Analyse der normalen Wahrnehmung, wie sie als ein fertiges Ganzes uns zuerst gegeben ist, und darauf eine vorläufige Analyse des Realitätsurteils zu entwickeln. Die Analyse der Wahrnehmung stellt sich als ein sehr kurzes Resumé bestimmter psychologischer Anschauungen dar, deren Begründung wir uns nicht zur Aufgabe machen, die wir vielmehr für unsere Zwecke hinzunehmen haben. Dieser Teil ist also nicht als vorläufig für das Spätere, sondern nur als Vorbereitung anzusehen.

Wir analysieren die Wahrnehmung. Was heißt hier Analyse? Es heißt *nicht*, daß wir in der Wahrnehmung die Elemente suchen, aus denen diese *entsteht*. Wir können die Wahr-

---

i Vgl. S. 1091 ff. S. 1093 heißt es: »Unsere Erörterung der Pseudohalluzinationen KANDINSKYS dürfte besonders deutlich dargetan haben, daß zu einer prinzipiellen Abgrenzung von halluzinatorischen Vorgängen nur nach dem Gesichtspunkt der fehlenden oder vorhandenen Anerkennung der objektiven Realität keinerlei Grund vorliegt.« Eine solche Abgrenzung hat KANDINSKY nie vornehmen wollen.

ii Von mir kursiv.

nehmung *nicht realiter* in diese Elemente zerlegen oder isolierte Elemente vorfinden, aus deren Zusammentreffen dann Wahrnehmung wird. Niemals sind uns diese Elemente isoliert gegeben[i], gegeben ist uns zuerst die ganze fertige Wahrnehmung. Eine Empfindung, ein räumliches Moment kennen wir realiter *nur als Bestandteile* von Wahrnehmungen.

Wohl können wir der uns gegebenen Wahrnehmung mit der Frage nach ihrer Entstehung gegenübertreten. Dann *erklären* wir ihr Zustandekommen. Diese Erklärung ist ganz verschieden von einer Analyse. Die Erklärung arbeitet mit außerbewußten theo-
194 retischen Vorgängen. Sie arbeitet mit *Elementen,* die | entweder völlig außerbewußt und erschlossen, oder aber auch durch Analyse der gegebenen Wahrnehmung als Bestandteile respektive Seiten derselben vorgefunden sein können. Für die Zwecke der Erklärung ist das gleichgültig. Der Weg der Erklärung führt schließlich immer über theoretische außerbewußte *Vorgänge.* Psychophysische Experimente sind die einzigen Mittel, durch welche solche Erklärungen gestützt werden können.

Ganz andere Zwecke verfolgt die *Analyse.* Da die Wahrnehmung uns nur als Ganzes, nicht in ihren Elementen »gegeben« ist, besteht ihr Verfahren darin, daß sie an *verschiedenen* Wahrnehmungen *gleiche* Elemente herausfindet. Die Tatsache, daß Wahrnehmungen in allen Teilen außer einem variieren, ist ihre Basis. Auf diesem Wege findet sie *beschreibend* eine Reihe von Elementen. Der Zweck der Analyse ist Beschreibung, nicht Erklärung. Sie begeht sofort einen fundamentalen Fehler, wenn sie ihre deskriptiven Elemente als reale, isolierte Elemente hypostasiert. Die Gebilde, die die Analyse zergliedert, sind *nicht* aus den Bestandteilen, in die sie dieselben zerlegt, *entstanden.* Ihre Elemente haben nur den Zweck, die psychischen Vorgänge, so wie sie wirklich sind, *bestimmter charakterisieren und sicherer unterscheiden zu können.* Ihre Beschreibungen können dann zwar als Grundlage zur Fragestellung für Erklärungen dienen, dürfen aber nie selbst für Erklärungen gehalten werden. Ihre Elemente sind keine realen isolierten Wesen, ihre Zergliederungen keine Genesen. Das Experiment hat für solche Analysen nicht die entscheidende Bedeutung wie für Erklärungen, wenngleich es vielfach die Beobachtung erleichtern kann. –

Unsere nun folgende Wahrnehmungsanalyse ist ein notwendig sehr kurz und roh darstellendes Referat derjenigen psychologischen Resultate, die wir als die richtigen ansehen. Die Begründungen können hier natürlich nur den Wert haben, das Behauptete plausibel zu machen[ii].[512]

Als erstes bietet sich uns die geläufige und alte Erkenntnis an, daß sich jede *Wahrnehmung* in letzte Elemente zerlegen läßt, die *Empfindungen* genannt werden. Die Wahrneh-

---

i Möglicherweise mit seltenen Ausnahmen. Vgl. später.

ii Die wirklich verbindlichen Begründungen findet man für die *Empfindungselemente* in Wundts Physiologischer Psychologie, für die *Akte* und die ganze Richtung der hier geübten Zergliederung in Husserls phänomenologischen Analysen (Logische Untersuchungen, 2. Bd., Halle 1901). Eine gemeinverständliche und übersichtliche Darstellung gibt Messer, Empfindung und Denken, Leipzig 1908.

mung des vor uns liegenden Buches z.B. ist ein Komplex von Gesichtsempfindungen verschiedener Farbe (Qualität) und verschiedener Helligkeit (Intensität). Von solchen Empfindungen und den Eigenschaften der Wahrnehmung, die sich aus den Empfindungen herleiten lassen, handelt eine experimentell sehr eingehend begründete Wissenschaft, die Empfindungslehre. Zweitens finden wir bei der Analyse der Wahrnehmung *reproduzierte Elemente*, z.B. klingen bei der Gesichtswahrnehmung des Buches zugleich in wechselnder Weise Tastempfindungen von Rauhigkeit oder Glätte, Geruchsempfindungen alten Papiers oder auch Gesichtsempfindungen, die der uns abgewendeten Rückseite des Buches entsprechen, an. Diese beiden Arten von Elementen, die Empfindungen und reproduzierten Elemente, können wir in unmittelbarer Beobachtung als etwas Verschiedenes erkennen. Sie sind »*phänomenologisch*« zu trennen.

| In der ersten Gruppe der Empfindungen kann nun die *genetische* Untersuchung 195
wieder zwei Arten prinzipiell unterscheiden, solche Empfindungen, die durch einen äußeren Reiz entstanden sind (primäre Empfindungen), und solche, die auf subjektivem Wege ohne äußeren Reiz hinzugekommen sind (sekundäre Empfindungen). Beispiele hierfür sind alle Illusionen, in denen unvollständige Wahrnehmungen ergänzt werden. WUNDT, der die Häufigkeit dieser Ergänzung durch sekundäre Elemente betont, nennt den Vorgang der Vereinigung dieser beiden genetisch verschiedenen, aber phänomenologisch gleichen Empfindungsarten Assimilation.[513]

Fassen wir alle bisher aufgezählten Elemente der Wahrnehmung als *eine* Gruppe, die Gruppe der *Empfindungen*, zusammen, so können wir als *zweite* Gruppe phänomenologisch letzter Elemente die *räumlichen* und *zeitlichen* Qualitäten der Wahrnehmung nennen. Obgleich vermutlich keine Empfindung ohne räumliche, jedenfalls nicht ohne zeitliche Qualität vorkommt, haben wir das Recht zu dieser Trennung, weil dieselbe Empfindung mit verschiedenen räumlichen Qualitäten vorkommt, z.B. dasselbe Rot als Punkt, Linie oder Fläche, und weil dieselbe Empfindung zu verschiedenen Zeiten auftreten kann.

Wiederum ist von dieser phänomenologischen Unterscheidung die *genetische* Frage der Entstehung der Raum- und Zeitanschauung zu trennen. Einige Psychologen haben z.B. die Ansicht, daß aus den Empfindungselementen der Gesichtsempfindungen mit ihren Lokalzeichen und den Empfindungen der Augenmuskelbewegungen die Raumanschauung durch »schöpferische Synthese«[514] entsteht. Für sie ist darum Raumanschauung kein letztes Element, sie lassen nur genetisch letzte Elemente zu, d.h. für die Wahrnehmungen bloß die Empfindungen.

Sind mit den Empfindungen und den räumlichen und zeitlichen Anschauungen die Elemente der Wahrnehmung erschöpft? Lange Zeit schien es so. Die Assoziationspsychologie[515] strebte im bewußten oder unbewußten Anschluß an die Naturwissenschaft danach, das Seelenleben aus solchen Elementen, die sich nach bestimmten Gesetzen in verschiedener Weise »zusammensetzen«, genetisch zu erklären, gewissermaßen eine Chemie des Seelischen zu schaffen. Ihre Erfolge sind zweifellos. Sie hat einen Zusammenhang in dem psychischen Leben gesehen, der vorher nicht erkannt war, und sie hat nicht am wenigsten durch psychophysische Experimente sehr viele Tatsachen festgestellt. Sie ist gefestigt und unzerstörbar. Nur ist die Frage, ob sie für das *ganze* seelische Geschehen ausreicht, ob *alles* in ihren Machtbereich fällt, was seelisch ist, oder ob es Seelisches gibt, an das ihre Kategorien überhaupt nicht herankommen. Für uns ist das die Frage, ob in dem gegenüber der ganzen Seele relativ einfachen Phänomen der Wahrnehmung mehr steckt als eine Komplexion von Empfindungen mit raumzeitlichen Qualitäten.

Vergegenwärtigen wir uns einmal, was bei Beschränkung auf diese Elemente durch gesetzmäßige Verknüpfung derselben begriffen werden kann. Gegeben sind eine große Zahl von Empfindungselementen, die für den Psychologen in einigen disparaten Qualitätensystemen übersehbar sind. Im Bewußtsein vereinigen sich diese Elemente zu Komplexen. Diese Komplexe gehen und kommen. Unentwirrbar scheinen die Zusammenhänge. Die Fäden gehen nach allen Richtungen. Alles kann sich mit allem verbin-
196 den. Die sog. »Assoziationsgesetze«[516] | bringen Übersicht auch dahin. Die Möglichkeiten der Verbindungen ordnen sich in ein paar Gruppen, unter die die einzelnen vorgefundenen Verbindungen subsumiert werden können. In diesem Strome des Bewußtseins werden die einen Elemente durch neue Reize gebildet, die anderen aus den Spuren früherer Reize reproduziert.

Sind nun aber so entstehende Empfindungskomplexe, und seien sie noch so kompliziert, Wahrnehmungen? In diesen Komplexen weiß doch keine Empfindung etwas von der anderen. Sie haben wohl kausale Beziehung zueinander, aber diese Beziehung ist nicht Inhalt des Bewußtseins. Die Empfindungen bilden wohl Komplexe, sind aber darum noch nicht »Gegenstände«. Aus solchen Elementen können »Verbindungen« entstehen, aber ohne daß ein *Subjekt* darin ein *Objekt* »wahrnimmt«. Eine chaotische Empfindungsmasse, die sich nach bestimmten Regeln verändert, begreifen wir durch die Lehre von Empfindungselementen, aber etwas wie Wahrnehmung, bei der mannigfache Gegenstände erkannt, wiedererkannt, verglichen und zueinander in Beziehung gesetzt werden, das begreifen wir auf diese Weise nicht. Es fehlt etwas Wesentliches, damit aus dem Empfindungskomplex Wahrnehmung werde, ein Bewußtseinselement, das mit Empfindungen unvergleichbar ist, ein Element, das seit dem Altertum Psychologen bekannt war, in den verschiedensten Ausdrücken und Begriffen irgendwie gestreift wurde, aber noch nicht die allgemeine Anerkennung gefunden hat, wie die Lehren von den Empfindungselementen und ihren Assoziationen: es ist das Erlebnis, daß wir als *Subjekt* auf ein *Objekt gerichtet* sind, etwas als Gegenstand uns gegenüber stehen haben, etwas *»meinen«*. HUSSERL[517] spricht von »intentionalen Erlebnissen« oder »Akten«[i],[518] wobei im Worte Akt nichts von irgendeiner mystischen »Tätigkeit« liegt, sondern mit demselben nur der phänomenologische Tatbestand bezeichnet werden soll, daß hier ein besonderes Element des Wahrnehmungserlebnisses vorliegt.

---

i Mit Verwendung der Psychologie BRENTANOS.

Es kann eingewandt werden, schon im einfachsten Empfindungselement liege dieses Gerichtetsein auf einen Gegenstand. Wenn man Empfindung und Akt trenne, so sei das eine ganz überflüssige Teilung eines einheitlichen Elementes. Die Antwort hierauf ist wie bei allen psychologischen Analysen auf zwei Wegen möglich. Entweder muß das tatsächlich getrennte und isolierte Vorkommen der Empfindungen und Akte aufgezeigt werden, oder, wenn das nicht geht, muß nachgewiesen werden, daß die Empfindungen und Akte jede für sich gleichbleiben können, während das andere Element sich ändert.

Der erste Weg ist schwer gangbar. Man kann hinweisen auf die Organempfindungen, die als Erlebnisinhalt Affekte *begleiten*, ohne selbst einen Gegenstand aufzubauen. Sie sind *bloß erlebt*, während im Affekt ein ganz anderer Gegenstand »gemeint« ist. Auch andere Empfindungen können vielleicht vereinzelt mit voller Aufmerksamkeit, aber ohne gegenständliche Deutung erlebt werden. So schildert Messer: »Ich erinnere mich mit Bestimmtheit nur eines Falles, wo ich dies mit aller Deutlichkeit erlebte. Ich übernachtete zum ersten Mal in einer mir fremden Stadt, am nächsten Morgen fahre ich aus dem Schlaf auf: mein Bewußtsein ist gewissermaßen ganz erfüllt von einer intensiven Gehörsempfindung; sie wird eine Zeitlang nicht lokalisiert, auch nicht | *197*
gegenständlich gedeutet; der ›Verstand‹ steht sozusagen still; der Zustand ist unlustvoll, beängstigend. Freilich dauert er vielleicht nur 2–3 Sekunden. Da taucht plötzlich die Erinnerung auf, daß ich am Abend vorher ganz in der Nähe meiner Wohnung eine Bahnlinie bemerkt. Und nun erfolgt sofort die objektive Deutung der Empfindung: es ist das Geräusch eines vorbeifahrenden Zuges« (l.c. S. 40).

Der zweite Weg scheint überzeugender zu sein. Wir nehmen ein Beispiel Husserls: »Ich sehe ein Ding, z.B. diese Schachtel, ich sehe *nicht* meine Empfindungen. Ich sehe immerfort diese *eine und dieselbe* Schachtel, wie immer sie gedreht und gewendet werden mag« (l.c. S. 361). Das Erlebnis der Empfindungen wechselt, immer *neue* Empfindungen treten ins Bewußtsein. Es bleibt das *gleiche* »Meinen« der Schachtel als Gegenstand, derselbe »Akt«. Wir haben in dem Gesamterlebnis der Wahrnehmung der hin und her gewendeten Schachtel einen *wechselnden* Bestandteil, die Empfindungen, und einen *gleichbleibenden,* das »Meinen« der Schachtel. Es wirkt überzeugend, wenn man auf Grund solcher Beobachtungen und Erwägungen feststellt, daß beide Bestandteile wesensverschieden sind, und daß der zweite Bestandteil, der »Akt«, das »Meinen«, das ist, was erst einen »Gegenstand« für uns in der Wahrnehmung da sein läßt.

Wir haben also das Resultat, daß in der Wahrnehmung wie in allen psychischen Erlebnissen zwei ganz verschiedene, unvergleichbare Klassen von Elementen zu unterscheiden sind: die *Empfindungen* und die *Akte*[i]. Die Empfindungen sind das Material, das da

---

i Beiläufig sei bemerkt, daß dieser Gegensatz nicht auf die Empfindungselemente im alten Sinne beschränkt bleibt. Auch in den Gefühlen und Trieben ist ein *Material,* das im bloßen Geschehen, im bloßen Erlebtwerden besteht, zu trennen von den *Akten* des Fühlens und Wollens, die nur möglich sind, wenn sie auf ein »Etwas« gerichtet sind.

sein muß, damit Akte überhaupt auftreten können. Das Empfindungsmaterial würde abe für sich kaum den Namen der Wahrnehmung verdienen, da in ihm nichts von den Gegenüber von Subjekt und Objekt, nichts von Gerichtetsein auf einen Gegenstand, vom wahrnehmenden Meinen desselben steckt. Wir nehmen nicht ein Zusammen von Empfindungen wahr, wie einige Psychologen uns glauben machen wollen, sondern »Dinge«. Und wir sehen nicht ein bloßes Aufeinanderfolgen von Empfindungen, sondern wir sehen den Zusammenhang von Ursache und Wirkung, wenn eine Billardkugel die andere stößt,[519] so leibhaftig vor uns, wie wir »Dinge« und nicht Empfindungskomplexe sehen[i].[520]

Diese fundamentale Trennung in das psychische Material der Empfindungen und in die Akte haben nach unserer Überzeugung viele Autoren im Auge, deren Ansichten Goldstein mit mannigfachen Zitaten wiedergibt. Goldstein schließt sich deren Meinung an, daß jede Wahrnehmung aus einer sinnlichen und nichtsinnlichen Komponente besteht. Diese nichtsinnlichen Momente seien z.B. die Vorstellungen des Räumlichen und Zeitlichen, der Identität, Ähnlichkeit und Verschiedenheit. Aber auch die »Gegenständlichkeit« selbst hält Goldstein für etwas anderes als bloße Empfindungen. Er sagt z.B.:
198 »Schließlich können wir überhaupt nicht ohne Beziehung auf ein Objekt | empfinden, d.h. wir können nur »wahrnehmen«; »die Empfindung ist nur eine Veränderung unseres Selbst«.[521] Ich bin der Meinung, daß diese unter wechselnden Formen uralte Ansicht ihren klarsten und einwandfreiesten Ausdruck bei Husserl gefunden hat, von dessen Untersuchungen unsere summarische, wichtige Unterscheidung vernachlässigende Wahrnehmungsanalyse ihren Ausgang nahm, ohne allerdings auch nur von einem Referat dieser ebenso wichtigen als schwierigen Untersuchungen reden zu können[ii].

Die Feststellung, daß zu *jeder* Wahrnehmung in ihrer letzten *»Gegebenheit«* Akte gehören, genügt uns hier. Welcher Art diese Akte sind, untersuchen wir nicht. Wir werden im weiteren Zusammenhang nur bei der Frage der »Leibhaftigkeit« der Wahrnehmungen zur Klärung dieser Probleme beizutragen suchen.

Hier wollen wir nur negativ feststellen, was *nicht* zu den Wahrnehmungsakten zu rechnen ist. Wenn z.B. die Wahrnehmung ein »setzender« Akt genannt wird, so wird ein Akt, in dem die Wirklichkeit anerkannt wird, als Element zur Wahrnehmung gerechnet. *Diese* Akte sind aber *nicht notwendig* mit der Wahrnehmung verbunden. Man kann nicht sagen, daß ohne sie keine Wahrnehmung besteht. Überhaupt alle Akte, die ein *Gültigkeitsbewußtsein* begleitet, gehören nicht zur Wahrnehmung, sondern bauen sich auf ihr auf. Wir wollen den Begriff der »Wahrnehmung« gegenüber dem »Denken« scharf begrenzt halten. Die Wahrnehmung ist etwas *Gegebenes,* das zu Urteilen *Anlaß* geben kann, aber *nicht selbst Urteil* ist.

---

i Daß es wahrnehmbare und nicht wahrnehmbare Kausalität gibt, stellt Schapp dar (Beiträge zur Phänomenologie der Wahrnehmung, Diss., Göttingen 1910, S. 53). Dieser Gegensatz fällt unter den allgemeineren des »wahrnehmend meinen« und »urteilend meinen« (l.c. S. 131).

ii Vgl. Husserl, l.c., besonders Abschnitt V über intentionale Erlebnisse.

Demgegenüber reden manche Psychologen von »Urteilen in der Wahrnehmung«. Es ist auch nicht zu leugnen, daß fast immer mit Wahrnehmungen das Bewußtsein verbunden ist, etwas Wirkliches vorzustellen. Dies hat H. MAIER[i][522] betont und dies Bewußtsein als das primitivste Urteil gedeutet, das zwar nicht in einem vollständigen Aussagesatze gefällt werde, aber denselben Sinn wie dieser habe. Wollte man diese elementaren Urteile in Worten ausdrücken, könnte man etwa sagen: »die Sonne« oder »es leuchtet«. Demgegenüber wäre ein vollständiges Urteil: »die Sonne leuchtet«. Aber das in den meisten Wahrnehmungen – abgesehen von einigen Wahrnehmungen, die gerade den Gegenstand dieses Aufsatzes zum Teil bilden – liegende Wirklichkeitsbewußtsein ist doch so primitiv, daß es sich kaum in Worten ausdrücken läßt. Auf diese Weise wird es den ausgesprochenen Urteilen viel zu sehr angenähert. Selbst die Bezeichnungen »*Wirklichkeitsbewußtsein*« und »*Wirklichkeitscharakter* der Wahrnehmung« sind eigentlich schon zu »ausdrücklich«. Der Gegensatz von Wirklichkeit und Nichtwirklichkeit ist dabei gar nicht im Bewußtsein. Die Wirklichkeit wird in der Wahrnehmung nicht ausdrücklich im Gegensatz zur Unwirklichkeit *anerkannt*, aber es wird mit ihr gerechnet und danach gehandelt, als ob sie eine Selbstverständlichkeit sei. Jene Bezeichnungen »Wirklichkeitscharakter« und »Wirklichkeitsbewußtsein« müssen wir in Ermangelung besserer doch beibehalten.

Von all dem, was in der Wahrnehmung unmittelbar *gegeben* ist (das Erleben der Empfindungselemente, der räumlichen und zeitlichen Qualitäten, das wahrnehmende Meinen von Dingen und Kausalzusammenhängen), wollen | wir dies *Wirklichkeitsbewußtsein* trennen. Erst recht ist von jener gegebenen Wahrnehmung zu trennen der Vorgang der *Urteilsbildung* (sei es über die Realität eines wahrgenommenen »Dinges« oder »Kausalzusammenhangs« usw.), der *auf Grund* einer Wahrnehmung unter *Zuhilfenahme* anderer Wahrnehmungen und Erinnerungsbilder erst entsteht. Das Zustandekommen jener ersten Wahrnehmung liegt ganz *außerhalb des Bewußtseins*, das Zustandekommen der ausgesprochenen Urteile *im Bewußtsein*. Das ist deskriptiv ein prinzipieller Unterschied, den wir nie vergessen dürfen. *199*

Um die Trennung von *Wahrnehmungsakt*, zu dem der Wirklichkeitscharakter kommt, und *Urteil* recht deutlich zu haben, denken wir an ein *Beispiel*. Von normalen Erscheinungen eignen sich relativ gut die *Nachbilder*.

Blicken wir etwa gelegentlich vom Kanapee auf die gegenüberliegende Wand und sehen da auf der Tapete einen rechteckigen dunklen Fleck, so denken wir vielleicht: da hat einmal ein Bild gehangen. Wir haben eine Wahrnehmung mit dem selbstverständlichen Wirklichkeitscharakter und darauf ein Urteil über die Entstehung des Fleckes erlebt: da hat einmal ein Bild gehangen[ii]. Bei einer zufälligen Bewegung der Augen bemer-

---

i H. MAIER, Psychologie des emotionalen Denkens, Tübingen 1908, S. 146/147.

ii In diesem Urteil ist ein Kausalzusammenhang gemeint, der im Gegensatz zu dem erwähnten Kausalzusammenhang zwischen der stoßenden und gestoßenen Billardkugel *nicht wahrgenommen*,

ken wir, daß der Fleck entsprechend dieser Bewegung seinen Ort wechselt. Sofort fällen wir das Urteil: der Fleck ist nicht wirklich. Der Kenner der Erscheinung urteilt dazu: das ist ein Nachbild. Wir haben jetzt ein Realitätsurteil, und zwar ein richtiges Realitätsurteil gefällt. Was ist nun aus dem Nachbild geworden? Ist es anders geworden? Nein, es hat den eigentümlich objektiven Charakter, der es von jeder noch so lebendigen Vorstellung unterscheidet, bewahrt, es steht dort im objektiven Raum leibhaftig an der Wand, hat diese persönliche Gegenwärtigkeit, die ihm wie realen Wahrnehmungen zukommt. Statt jener früheren selbstverständlichen Wirklichkeit eignet ihm nun eine nicht so selbstverständliche Unwirklichkeit, die auf Grund eines im Bewußtsein entstandenen Urteils uns jetzt bewußt ist. Das, was beim Nachbild trotz der Verschiedenheit, daß es einmal als real und nun als nicht real von uns beurteilt wird, *gleich bleibt,* nennen wir den *Objektivitätscharakter* oder die *Leibhaftigkeit.*

Entsprechende Unterscheidungen können wir bei den *echten Sinnestäuschungen* machen. BINSWANGER erzählt (Lehrbuch, S. 10)[523] von einem paranoischen Arzte, der zu Beginn der Erkrankung volle Besonnenheit wahrte und sich in lange Diskussionen darüber einließ, ob er die beschimpfenden Stimmen wirklich gehört oder halluziniert habe. Er suchte auf allen Wegen der Wahrheit auf die Spur zu kommen. Eines Tages fuhr er allein auf einem Nachen auf einen großen See hinaus. Als er dort eine Stimme hörte, sagte er sich: das muß eine Sinnestäuschung sein. Wenige Stunden später ans Land zurückgekehrt, erklärte er trotzdem neue Phoneme als auf wirklichen Gehörseindrücken beruhend.

Dieser Arzt fällte auf dem See auf Grund eines bewußten Schlusses ein richtiges Realitätsurteil über die Stimme, die darum gewiß nicht minder jenen Objektivitätscharakter hatte, der sie immer noch wie jede Wahrnehmung von einer Vorstellung unter-
200 schied. Er fällte gleichzeitig das Urteil: es ist eine | Sinnestäuschung, womit er die Genese jener Wahrnehmung durch Vorgänge in seinem Nervensystem erklärte.

Wegen der fundamentalen Wichtigkeit dieser Unterscheidungen, die es uns erst erlauben, uns zurechtzufinden in den Lehren von den Trugwahrnehmungen, bringen wir zur Verdeutlichung noch einmal ein Beispiel aus dem normalen Leben. Die Zoellnersche Täuschung[524] (eine *geometrisch-optische Täuschung,* Abbildung z.B. in WUNDTS Grundriß der Psychologie, S. 151)[525] besteht darin, daß mehrere in Wirklichkeit parallele Linien abwechselnd gegeneinander geneigt scheinen. Nehmen wir an, die Tapete eines Zimmers sei ganz mit den Zoellnerschen Linien bedruckt. Wer ohne Kenntnis der Sache in dem Zimmer wohnt, wird vielleicht wochenlang ein- und ausgehen, ohne je daran zu denken, ob die Linien parallel seien oder nicht. Er erlebt den undifferenzierten *Wirklichkeitscharakter* gegeneinander geneigter Linien. Man fragt ihn eines Tages, ob die Linien geneigt seien oder parallel. Er antwortet sofort: natürlich geneigt. Das Erleben des Wirklichkeitscharakters wird zum Erlebnis eines falschen *Realitätsurteils.* Durch einige

---

sondern *erschlossen* ist. – Es handelt sich um den Gegensatz eines wahrnehmenden und urteilenden »Meinens«.

Messungen belehrt, wird er nach einiger Zeit das richtige Realitätsurteil fällen: die Linien sind in Wirklichkeit parallel. Trotzdem wird der *Objektivitätscharakter* bleiben und der Mensch, der weiß, die Linien seien parallel, kann sie so wenig parallel sehen wie er ein Rot grün sehen kann. Sie sind leibhaftig und sichtbar gegeneinander geneigt.

Die nun gewonnenen Unterscheidungen stellen wir zweckmäßig noch einmal übersichtlich zusammen, bevor wir auf eine genauere Charakterisierung der einzelnen Momente und ihrer Genese eingehen.

I. In der uns als erstes gegebenen *Wahrnehmung* unterscheiden wir

1. das *Material der Empfindungen,*

2. die *Raum-* und *Zeitanschauung,*

3. die *Akterlebnisse.*

Mit diesen Bestandteilen ist der *Objektivitätscharakter* in aller Wahrnehmung gegeben. Er bleibt auch bei richtigem Realitätsurteil, z.B. bei Nachbildern und Halluzinationen bestehen. Über seine Stellung, sein Wesen sind wir uns jetzt noch ebenso unklar wie über seine Abhängigkeit.

II. Alle diese Momente sind gegeben in einem zwar wohl analysierbaren, aber unteilbaren Ganzen, an das sich in wechselnder Weise Vorgänge anschließen, die in ihrer Abhängigkeit von jenem gegebenen Ganzen und in den Beziehungen zum übrigen Bewußtsein »verständlich«, somit nicht bloß gegeben und eventuell durch außerbewußte Vorgänge »erklärbar« sind. Wir haben unterschieden:

1. den *Wirklichkeitscharakter,* der, ohne ausdrückliches Urteil zu sein, fast jedem in einem Wahrnehmungsakt gemeinten Gegenstande zukommt, solange keine Urteilsbildung stattfindet,

2. das *Realitätsurteil,* das als ein differenzierterer Zustand jenes Erlebnis des Wirklichkeitscharakters ersetzt,

3. das *psychologische Urteil,* z.B. jener Gegenstand habe Objektivitätscharakter, oder: ich sehe dieses Bild im gleichen Raum mit dem Bette. – Zu diesen psychologischen, *deskriptiven* Urteilen können *erklärende* kommen, | z.B.: das ist ein Nachbild, *201*
oder: das ist eine Halluzination, in dem Sinne: dieser Gegenstand entsteht für mich nur durch einen Vorgang im Nervensystem.

Die Gliederung dieser Übersicht in *zwei Klassen* ist nicht zufällig. Jene Momente der ersten Klasse sind aus der als Ganzes *gegebenen* Wahrnehmung herausanalysiert. Wir können keines dieser Momente wegdenken, ohne daß damit die Wahrnehmung aufhörte, Wahrnehmung zu sein. Den Objektivitätscharakter haben wir, wenn auch zunächst noch mit einem Fragezeichen, dazu gestellt, weil er ebenfalls wie jene anderen Momente unmittelbar gegeben ist und keine im Bewußtsein liegende und damit dem Verständnis zugängliche Abhängigkeit von anderen psychischen Elementen zu haben scheint.

Umgekehrt sind jene Momente der zweiten Klasse erst auf Grund der Wahrnehmung *im Bewußtsein* und in *verständlicher* Abhängigkeit von ihr und von anderen Bewußtseinsinhalten entstehende Phänomene.

Es scheint also, daß nicht bloß in der ersten Deskription Objektivitätscharakter und Realitätsurteil zu trennen sind, sondern daß sie beide ganz verschiedenen Klassen von Phänomenen angehören, deren Genese durch die völlig heterogenen Methoden des *Erklärens* durch außerbewußte Vorgänge und des *Verstehens* durch innerbewußte Abhängigkeiten untersucht wird. Die weitere genauere Analyse wird zu bestätigen haben, daß sich dies wirklich so verhält.

Gibt es einen *Objektivitätscharakter* der *Wahrnehmungsgegenstände,* was uns einleuchtend wurde, da etwas derartiges bei wechselndem Realitätsurteil bestehen bleibt, so gibt es als Gegensatz den *Subjektivitätscharakter,* den die *Vorstellungsgegenstände* besitzen[i]. Zwischen beiden kann kein Übergang bestehen. Schwanken kann nur das *psychologische* Urteil, ob der Objektivitätscharakter vorgelegen habe oder nicht.

Eine genauere Untersuchung des Objektivitätscharakters fällt daher zum Teil zusammen mit einer Beantwortung der Frage nach dem *Unterschied* zwischen *Wahrnehmung* und *Vorstellung.*

Dieser Unterschied wird verschieden aufgefaßt:

1. ist es der Unterschied der objektiv oder subjektiv *entstandenen* sinnlichen Empfindungsinhalte. Dieser Unterschied liegt *außerhalb des Bewußtseins,* in der Entstehung der Wahrnehmung[ii].[526]

202 | 2. ist es der Unterschied der als objektiv oder subjektiv entstandenen *beurteilten* sinnlichen Empfindungsinhalte. Dieser Unterschied liegt nicht im Wahrnehmungserlebnis selbst, sondern *im Urteil darüber*[iii].[527]

3. ist es der Unterschied, der *unabhängig* von der *Entstehung* und unabhängig vom richtigen oder falschen *Urteil* über die Entstehung bestehen bleibt. Diesen Unterschied oder einen Teil desselben meinen wir mit dem Gegensatz des Objektivitätscharakters und Subjektivitätscharakters. Er *liegt im Wahrnehmungserlebnis selbst*[iv].[528]

---

i Zur Terminologie: *Charakter der Objektivität* und *Leibhaftigkeit* auf der einen Seite, *Charakter der Subjektivität* und *Bildhaftigkeit* auf der anderen Seite werden in dieser Arbeit identisch gebraucht. Alle diese Ausdrücke sind mißverständlich. Sie sollen alle eine unmittelbar gegebene Seite der sinnlichen Erlebnisse bezeichnen, von denen *eine,* sei es die Leibhaftigkeit oder die Bildhaftigkeit, *immer* mit den sinnlichen Inhalten verbunden ist. Das naive und natürliche Bewußtsein hat sich für diese gesonderten Phänomene nie interessiert, da es auf die Gegenstände, nicht auf deren Erlebnisse gerichtet ist. Die Sprache hat darum keine *direkt* bezeichnenden Ausdrücke. Wir müssen deswegen Ausdrücke, deren etymologischer Sinn einen *Vergleich* bedeutet, benutzen. So verführt Leibhaftigkeit zu dem Mißverständnis, es sei darin Körperlichkeit, Objektivitäts- und Subjektivitätscharakter zu dem, es sei ein Realitätsurteil gemeint. Und Bildhaftigkeit soll nicht heißen, daß es sich um »Bilder« handelt. Vgl. hierzu S. 245 dieser Arbeit.

ii Diese Auffassung des Unterschiedes liegt dem Satze GOLDSTEINS zugrunde: »Die Eigenerregungen der Netzhaut, die hier das subjektive Phänomen liefern, darf ich wohl als auch nicht durch ein außer uns gelegenes Objekt bedingt – und darauf kommt es hier ja an – zu den Erinnerungsbildern in Parallele stellen« (l.c. S. 606, Anm.).

iii Z.B. GOLDSTEIN, S. 606: »... in diesem verschiedenen Realitätsurteil müssen wir wohl den prinzipiellen Unterschied zwischen Wahrnehmungs- und Erinnerungsbild sehen.«

iv Einen möglichen Unterschied im Tatbestand der Wahrnehmung und Vorstellung hat GOLDSTEIN im Auge, wenn er schreibt: »Resümieren wir kurz, so müssen wir sagen, daß das Erinnerungsbild ei-

Für die Frage des Unterschiedes zwischen Objektivitätscharakter und Subjektivitätscharakter, zwischen Leibhaftigkeit und Bildhaftigkeit interessiert uns also zunächst nur der dritte Unterschied. Dieser Unterschied wird von den Psychologen in prinzipiell verschiedener Weise aufgefaßt. Die einen finden, wenn man »Entstehung« und »Realitätsurteil« beiseite läßt, einen *übergangslosen Gegensatz* zwischen Wahrnehmung und Vorstellung, die anderen dagegen *allmähliche Übergänge* von einer Seite zur anderen.

Zwei Unterschiede zwischen Wahrnehmung und Vorstellung sind sicher nur für die letztere Anschauung zu verwerten. Sie spielen mit Recht eine große Rolle, obgleich sie nicht absolute, sondern durch Übergänge ausgeglichene Gegensätze darstellen. Wir wollen sie zuerst erledigen:

1. Vorstellungen sind *abhängig vom Willen,* jede beliebige kann das Subjekt sich ins Bewußtsein rufen und wieder fallen lassen, verändern und kombinieren, wie es ihm beliebt. Wahrnehmungen sind dagegen *konstant,* werden mit dem Gefühl der *Passivität* hingenommen, *können nicht verändert werden.* Dort herrscht der eigene Wille und die Zwecke desselben, hier ein außersubjektiver Zusammenhang, der hinzunehmen ist.

2. Vorstellungen sind *unvollständig, zerflattern* und *zerfließen,* ihre Zeichnung ist *unbestimmt,* verwaschen. Sie *verschwinden* und müssen immer von neuem erzeugt werden. Die Wahrnehmungen haben dagegen *bestimmte Zeichnung, können festgehalten* werden, stehen *vollständig* und in *allen Details* vor uns.

Wie leicht ersichtlich, handelt es sich hier nicht um absolute Gegensätze, sondern um Typen, die an den Enden von Reihen stehen.

Indem Vorstellungen – charakterisiert durch das Fehlen des Objektivitätscharakters – alle Eigenschaften gewinnen, die hier dem Typus Wahrnehmung | zugeschrie- 203
ben wurden, entspringen die Pseudohalluzinationen KANDINSKYS, die ganz *unabhängig vom Willen* – nur abhängig von der Aufmerksamkeit – wie Wahrnehmungen als etwas Fremdes kommen und gehen und dabei die *vollendete Detailliertheit* derselben ohne ihre Leibhaftigkeit haben.

Der Charakter der Objektivität ist also *nicht* etwa identisch mit der Unabhängigkeit vom eigenen Willen, wenngleich diese Unabhängigkeit nicht selten zu falschen Realitätsurteilen Anlaß gibt. Wir werden sehen, daß trotz dieses falschen Realitätsurteils von Kranken der Subjektivitätscharakter noch erkannt und beschrieben wird[i].

ner Wahrnehmung ebenso wie diese selbst aus einem sinnlichen und einem nichtsinnlichen Bestandteile zusammengesetzt ist, daß beide Phänomene sich mehr graduell als prinzipiell voneinander zu unterscheiden scheinen« (l.c. S. 600). – Daß GOLDSTEIN diese drei Unterschiede zwischen Wahrnehmung und Vorstellung, die aus ganz verschiedenen Gesichtspunkten ganz Verschiedenes meinen, nicht klar getrennt hält, scheint mir der Grund, daß er die prinzipielle Trennung zwischen Leibhaftigkeit und Realitätsurteil verkannte. Daß der Gesichtspunkt der Unterscheidung ohne Bemerken wechselt, hat z.B. zur Folge, daß GOLDSTEIN die Pseudohalluzinationen seines Falles Tr. S. 593 Halluzinationen, S. 605 Vorstellungen nennt, daß die Unterschiede von 1 und 2 auf S. 604 durcheinander gehen, daß die entoptischen Erscheinungen S. 606 zu den Erinnerungsbildern in Parallele gestellt, S. 618 zu den Halluzinationen gerechnet werden usw.

i Vgl. S. 245.

Der Charakter der Objektivität ist ferner *nicht* identisch mit Detailliertheit, Ausgeführtheit, Anschaulichkeit und Beständigkeit der sinnlichen Empfindungsinhalte. Alles dies kann vorhanden sein ohne Objektivitätscharakter. Umgekehrt kann eine sehr undeutliche, schattenhafte, schnell verschwindende Wahrnehmung diesen Objektivitätscharakter besitzen.

Nachdem diese beiden möglichen Mißdeutungen abgelehnt sind, kehren wir zur Frage des übergangslosen Gegensatzes zwischen Wahrnehmung und Vorstellung, mit der die Einsicht in das Wesen des Objektivitätscharakters eng verknüpft ist, zurück.

An Wahrnehmungen sowohl wie an Vorstellungen können wir in dem früher bestimmten Sinne das *Material der Empfindungen,* die *raumzeitliche Anschauung* und die *Akterlebnisse* unterscheiden. Die Frage, ob Gegensatz oder Übergang, wird sich also in die drei Unterfragen bezüglich dieser drei Momente gliedern.

Von den drei Unterfragen nehmen wir zunächst die nach dem *Unterschiede im Empfindungsmaterial* der Wahrnehmungen und Vorstellungen vor. Es sind jetzt also nicht die ganzen Wahrnehmungen, sondern die Empfindungs*elemente* gemeint. Daß in solcher Betrachtung eine Trennung erlaubt ist, obgleich es nie Empfindungselemente für sich, sondern nur solche in Wahrnehmungen gibt, beruht darauf, daß wir eine Änderung von Wahrnehmungen nach dieser einen Seite hin kennen, während die anderen Seiten gleichbleiben. Z.B. wird bei Santoninvergiftung[529] alles gelb gesehen bei gleicher Raumform und gleicher Intention auf dieselben Gegenstände.

Bezüglich des Unterschiedes der Empfindungs*elemente* in Wahrnehmung und Vorstellung sind drei Ansichten denkbar:

1. Die Empfindungselemente sind in beiden Fällen völlig *identisch.* Der Unterschied besteht nicht in diesen, sondern in ihrer Synthese, in dem Reichtum der Elemente, die in Wahrnehmung oder Vorstellung vorhanden sind. Selbst das eintönige Grau, in dem manche Menschen sich optisch alles vorstellen, ist als Grau dasselbe Empfindungselement wie bei einer Wahrnehmung, in der dies Grau vorhanden ist.

2. Die Empfindungselemente in Wahrnehmung und Vorstellung sind der *Intensität* nach *verschieden.* Damit ist zugleich gesagt, daß kein Gegensatz, sondern ein Übergang zwischen beiden besteht.

3. Jene Empfindungselemente sind übergangslos *qualitativ* verschieden. Ein
204 Empfindungselement einer Vorstellung ist mit dem einer Wahrnehmung | unvergleichbar. Beide liegen in ganz verschiedenen Sphären, in ganz verschiedenen Dimensionen, zwischen denen kein Übergang möglich ist.

Einer näheren Erläuterung bedarf die Ansicht ad 2. Es ist sehr oft über den Intensitätsunterschied zwischen Empfindung und Vorstellung geschrieben, aber der *Begriff der Intensität* entbehrt in dieser Frage vielfach der vollen Deutlichkeit.

Ein Intensitätsbegriff ist ohne weiteres klar. Die sog. Empfindungsintensitäten ordnen sich in Reihen vom kaum hörbaren Laut bis zum Kanonendonner, vom eben merklichen Schein bis zum blendenden Sonnenlicht. *Diese* Intensitätsreihe geht sicher *nicht* in Vorstellungen über. Man kann eine Empfindung, z.B. einen Lichtschein, immer weiter an Helligkeit abnehmen lassen, er geht *nicht* schließlich in die Vorstellung über, sondern er wird nicht mehr gesehen oder verschwindet in dem Spiel entoptischer Phänomene (nicht Vorstellungen), die unser objektives Gesichtsfeld ausfüllen, wenn alle äußeren Wahrnehmungsreize aufgehoben sind[i]. Die jetzt gemeinte Intensitätsreihe geht nicht in die Vorstellung über, wird vielmehr *selber vorgestellt.* Wir stellen uns den leisen Ton leise und den lauten Kanonendonner laut vor.

Davon zu trennen ist die Frage, ob eine *andersartige* Intensitätsreihe z.B. vom leisen empfundenen Ton zum leisen vorgestellten Ton führt. Ich bin nicht imstande, eine solche Intensitätsreihe zu konstatieren. Ich finde keine Reihe, sondern ein Entweder-oder, bei dem die Frage bleibt, ob die Empfindungselemente identisch oder qualitativ verschieden sind.

Andere Intensitätsbegriffe als die beiden genannten muß man für die Empfindungselemente *ablehnen.* Besonders ist der vielfache Gebrauch des Wortes Intensität für *Detailliertheit* und *Deutlichkeit* der Vorstellungen oder Wahrnehmungen irreführend. KANDINSKY z.B. schreibt, »daß die primären Sinnesvorstellungen (wenn ein Gesichtsobjekt z.B. eine Zeichnung, nach Umrissen und Farben verschwommen ist) sogar *weniger intensiv* sein können als Erinnerungsbilder von Gegenständen, die scharf gesehen waren« (l.c. S. 162).[530] Man spricht ebenso irreführend von *Lebhaftigkeit,* wenn die Ausgeführtheit, Reichhaltigkeit und Deutlichkeit der Vorstellungen gemeint ist. In allen diesen Fällen sind nicht Eigenschaften der Empfindungs*elemente* gemeint, sondern Eigentümlichkeiten ihrer Synthese und ihres Verlaufs. Braucht man hier den Ausdruck Intensität, kann das nur im übertragenen Sinn gemeint sein. Dieser Gebrauch scheint mir einer allgemeinen naturwissenschaftlichen Neigung zum Quantifizieren zu entspringen, die hier am falschen Orte ausgeübt wird. Wie sollte man es sonst erklären, daß an Stelle sehr bezeichnender Worte wie Deutlichkeit, Klarheit, Detailliertheit, Reichhaltigkeit der Ausdruck Intensität angewandt wird?

Ein weiterer in Vorstellungen zu beobachtender Unterschied scheint mir ebenfalls *nicht* als Intensitätsunterschied bezeichnet werden zu dürfen. Manche Menschen können sich viele Farben nicht vorstellen, sondern sehen in der Vorstellung alles grau, *wissen* aber doch in der Vorstellung auch von diesen Farben und merken, daß ihre Vorstellung nicht den Farben entspricht. Zwischen den Extremen, daß sich jemand jede Farbe und Farbennuance vorstellen kann und dem, daß er bloß Schattierungen von Grau vorstellen kann, gibt es alle Über|gänge. Hier variiert bei verschiedenen Menschen die Vor- *205*
stellungs*fähigkeit* für Empfindungs*elemente.* Sie müssen sich damit begnügen, für Empfindungslemente, die sie nicht vorstellen können, andere *stellvertretend* eintreten zu lassen. Nun besteht natürlich eine Reihe zunehmender *Annäherung* an die der Wahrnehmung entsprechende vorgestellte Empfindung. Es ist das nur ein Ausdruck der Tatsache, daß wir an sinnlichen Elementen *weniger* vorstellend als wahrnehmend erleben können.

i Vgl. die Besprechung der Arbeit von KÜLPE S. 289 ff. dieser Arbeit.

Manche Sinne, wie der Geruchssinn, fallen in der Vorstellung für viele Menschen überhaupt ganz aus. Jeder *vorgestellten* Empfindung entspricht nun aber irgendeine mögliche wahrgenommene (nicht jeder wahrgenommenen eine vorgestellte), und sei es auf optischem Gebiet ein bloßes Grau. In der Vorstellung brauchen wir statt der adäquaten also vielfach stellvertretende sinnliche Elemente. Daß die stellvertretenden Elemente fast ganz durch adäquate ersetzt werden, ist neben der Detailliertheit eine Eigenschaft der Pseudohalluzinationen. Jeder Mensch hat irgendwelche den Empfindungen adäquate Vorstellungselemente, denn jede vorgestellte Empfindung ist, wenn nicht der, für die sie stellvertretend eintritt, so doch einer anderen adäquat, und sei es einem bloßen Grau. Im Augenblick sofort nach der Wahrnehmung sind die Vorstellungsempfindungen fast überall adäquat (Erinnerungsnachbilder). Man kann in diesem Falle gut beobachten, wie die adäquaten Vorstellungselemente eben doch Vorstellungselemente sind.

Alle bisherigen Erörterungen zeigen schon, daß wir dazu neigen, zwischen den Empfindungselementen von Wahrnehmung und Vorstellung einen übergangslosen *qualitativen* Unterschied anzunehmen. Es ist dies eine Frage, die schließlich nur durch bloßes Konstatieren, durch immer erneutes Vergleichen der Erlebnisse, durch wiederholtes Bemühen, sich die Dinge klar zur Gegebenheit zu bringen, entschieden werden kann. Unsere Erörterungen haben nur den Zweck der Begriffsklärung und der deutlichen Festlegung der Fragestellung. Obgleich nun diese Empfindungselemente das Einfachste von der Welt zu sein scheinen, ist es doch ungeheuer schwierig, zum endgültigen Resultat zu kommen. Wir selbst sind uns trotz vieler Bemühung nicht sicher geworden. Unsere vermutungsweise Ansicht ist oft vertreten worden, nur nicht in konsequenter Beschränkung auf Empfindungselemente. Die besten Formulierungen finden wir bei Lotze und bei Jodl. Lotze schreibt: »Nicht darin besteht dieser Unterschied, daß derselbe Zustand, den uns die Empfindung verursacht, nur in unendlich abgeschwächterem Grade in der Erinnerung wiederkehrte, sondern darin, daß der letzteren das Gefühl des lebendigen Ergriffenseins mangelt, das alle Wahrnehmungen der ersteren begleitet.«[531] Und Jodl schreibt, daß die Vorstellung »weder eine schwache noch eine starke Empfindung, sondern gar keine Empfindung« sei.[532] –

Die zweite Frage ist, wie sich das *räumliche Moment* in Wahrnehmung und Vorstellung verhält. Zunächst sind dieselben drei Antworten möglich wie beim Empfindungsmaterial und wären in ähnlicher Weise zu diskutieren. Aber *ein Unterschied* besteht zwischen Empfindungsmaterial und Raumanschauung. Wenn die Empfindungselemente in Wahrnehmung und Vorstellung identisch wären, so ständen sie auch miteinander in Kontinuität. Ob ein Empfindungselement Teil einer Vorstellung oder Teil einer Wahrnehmung wäre, würde gleichgültig sein, und es stände nichts im Wege, daß das
206 *gleiche* Element »blau« | aus der Vorstellung im nächsten Augenblick illusionärer Bestandteil einer Wahrnehmung wird. Anders bei der räumlichen Anschauung. Die Unterscheidung Kandinskys in objektiven und subjektiven Raum schließt zwar nicht aus, daß beide Raumanschauungen in allen Beziehungen außer einer völlig identisch

sind. Aber in dieser einen Beziehung sind sie eben ganz getrennt: es besteht die Tatsache, daß man nicht in beiden Raumanschauungen *gleichzeitig* leben kann. Aus dem einen Raum in den anderen gibt es *keinen Übergang,* sondern nur einen Sprung. Es besteht zwischen dem objektiven und subjektiven Raum keine Kontinuität. Das bei geschlossenen Augen sichtbare Augenschwarz gehört zum objektiven Raum. Dies Schwarz steht vor dem äußeren Auge, ist auch *gleichzeitig* mit äußeren Wahrnehmungen bei fast geschlossenen Lidern zu sehen. Diese Diskontinuität der Raumanschauungen wird auch dadurch ausgedrückt, daß man sagt: die Wahrnehmungen werden mit dem *äußeren Auge,* die Vorstellungen mit dem *inneren Auge gesehen.*

Die *Leibhaftigkeit* besitzen nur die Wahrnehmungen im *objektiven* Raum.

Drei *Einwände* hiergegen sind zurückzuweisen. Man könnte *erstens* behaupten, daß die Gegenstände jener *inneren* pseudohalluzinatorischen Wahrnehmung nicht nur flächenhaft, sondern *auch körperlich* seien (z.B. auch im Falle Goldsteins S. 593), während Trugwahrnehmungen im objektiven Raum manchmal jeder Körperlichkeit entbehren und bloß flächenhafte Empfindungskomplexe darstellen, analog den Nachbildern. Es sei also in diesen Fällen doch ein Plus an Leibhaftigkeit auf seiten der sog. pseudohalluzinatorischen Wahrnehmung. Dem ist entgegenzuhalten, daß diese Körperlichkeit der inneren Bilder eben nicht die *leibhaftige* Körperlichkeit realer Wahrnehmungen, sondern auch wieder eine »bildhafte« Körperlichkeit ist, und daß natürlich in dieser inneren Wahrnehmung alle leibhaftige Wahrnehmung nachgebildet werden kann, daß Kranke in voller Deutlichkeit, aber eben »bildhaft« im subjektiven Raum nicht bloß Flächen, sondern Dinge, *Körper,* Verursachung »sehen«. *Leibhaftigkeit* und *Körperlichkeit* sind etwas *Verschiedenes*[i].[533] *Körperlichkeit* kommt nur optischen Wahrnehmungen zu und bedeutet die räumliche Dreidimensionalität. *Leibhaftigkeit* bedeutet eine besondere Eigenschaft *aller* Wahrnehmungen, flächenhafter so gut wie körperlicher, akustischer, taktiler so gut wie optischer.

Zweitens wird behauptet, diesen pseudohalluzinatorischen Wahrnehmungen würde gelegentlich *völlige Realität* beigemessen, und dann müßten sie doch wohl auch leibhaftig sein. Das Realitätsurteil wird später behandelt, hier bemerken wir vorwegnehmend nur kurz:

1. Bei normalem Bewußtsein und *gleichzeitigen* leibhaftigen Wahrnehmungen wird den Pseudohalluzinationen *nicht dieselbe* Realität wie diesen Wahrnehmungen zuerkannt, wohl aber eine Realität insofern, daß diese Bilder als hervorgerufen durch äußere Mächte und auch wohl als adäquate Spiegelungen wirklicher Ereignisse, die auf diesem übernatürlichen und besonderen Wege geschehen, angesehen werden[ii].[534]

---

i Die im *etymologischen* Sinn der gebrauchten Worte liegenden Mißverständnisse sind oben S. 239 abgewiesen.

ii Derartige Fälle hat z.B. Pfersdorff veröffentlicht. (Der Wahn der körperlichen Beeinflussung, Monatsschr. f. Psych. u. Neur. 17, 157.) Z.B.: »Es werden einem Spiegel vor|gestellt, Gesichter und 207
allerlei. Ich kann durch die Spiegel von hier aus mein Heimatsdorf sehen, die Dorfstraße.« Oder:

207 | 2. Bei *getrübtem Bewußtsein* und Schwinden der realen Wahrnehmungen werden Pseudohalluzinationen in derselben Weise wie Traumbilder leibhaftig und zugleich für real gehalten (Wirklichkeitscharakter in unserer Terminologie). Die Untersuchung dieser Phänomene fällt aber ganz in den Bereich der Untersuchung der Bewußtseinstrübungen.

Drittens sind zu der vorliegenden Frage von GOLDSTEIN überraschende Behauptungen aufgestellt, die mit den unsrigen nicht verträglich sind. Goldstein übernimmt die Unterscheidung in objektiven und subjektiven Raum, ja er erklärt an einer Stelle das Erscheinen der Phänomene in dem einen oder anderen Raum für den Unterschied zwischen Wahrnehmung und Vorstellung: »... was die Erinnerungsbilder aber von den Wahrnehmungen unterscheidet, ist der Umstand, daß ich zwar jede Wahrnehmung mit jeder anderen, niemals aber ein Erinnerungsbild mit einer Wahrnehmung in *dasselbe* Sehfeld zu bringen vermag. Es ist nicht möglich, von den Erinnerungsbildern einfach auf die Wahrnehmungen überzugehen und umgekehrt« (l.c. S. 605)[i].[535] Man ist geneigt, bei der Lektüre solcher Stellen anzunehmen, GOLDSTEIN sei der Anerkennung des übergangslosen Unterschiedes zwischen Halluzinationen und Pseudohalluzinationen als des Unterschiedes von pathologischen Wahrnehmungen und pathologischen Vorstellungen hier nahe. Darin irrt man sich. GOLDSTEIN kennt überhaupt *keine Trugwahrnehmungen* im *objektiven* Raum. Er schreibt: »Es ist also nicht das Fehlen eines spezifischen Elementes, sondern es ist das Bewußtsein der räumlichen Inkongruenz, das die Pseudohalluzinationen des Gesichts auszeichnet, wie alle anderen subjektiven optischen Wahrnehmungen«[ii] (l.c. S. 1093).[536]

Diese These ist auf den ersten Blick sehr eindrucksvoll. Trotz mannigfachen Bemühens gelingt es nur relativ selten, optische Trugwahrnehmungen im objektiven Raum nachzuweisen. Die Mehrzahl der im laxen Sinne sog. optischen Halluzinationen erweisen sich als Pseudohalluzinationen. Trotzdem gibt es solche optische Trugwahrnehmungen im objektiven Raum. Es gibt einmal die *Illusionen,* die an spärliche Eindrücke anknüpfend Gestalten und Gegenstände leibhaftig vor das Bewußtsein stellen. Es gibt zweitens *echte optische Trugwahrnehmungen* zweierlei Art: solche, die zwar im objektiven Raum sich befinden, aber nicht an bestimmter Stelle lokalisiert sind, vielmehr wie

---

207 »Ich hatte ein Bilderbuch mit Tieren. Diese Tiere wurden mir mit dem Spiegel vorgegaukelt.« – Die Erklärung durch Dissoziation, die PFERSDORFF gibt, glaube ich unter die S. 253 dieser Arbeit charakterisierten unbeweisbaren Erklärungen stellen zu dürfen. Sie würde teils unter 1., teils unter 2. fallen.

i GOLDSTEIN, der sowohl die sinnliche wie die nichtsinnliche Komponente zwischen Wahrnehmung und Vorstellung nur graduell verschieden sein läßt und einen übergangslosen Unterschied nur im Realitätsurteil findet, scheint sich hier also in einen Widerspruch zu verwickeln: Er sieht im Tatbestand einen übergangslosen Unterschied, die räumliche Diskontinuität zwischen Wahrnehmung und Vorstellung. – Wegen der Doppeldeutigkeit des Begriffs der räumlichen Diskontinuität vgl. S. 292 dieser Arbeit.

ii Über die Mehrdeutigkeit des Begriffs »räumliche Inkongruenz« vgl. S. 292.

Nachbilder mit den Augenbewegungen wandern, und solche, die einen *festen Ort* im objektiven Raum haben, beim Wegwenden des Blickes nicht mehr gesehen werden, beim Hinwenden des Blickes wieder da sind. Da diese optischen | Halluzinationen im objektiven Raum bestritten sind und damit wohl auch alle Leibhaftigkeit der optischen Halluzinationen, suchen wir sie durch Fälle zu belegen. Denn wenn es hier bei den differenziertesten Sinneswahrnehmungen gelingen würde, Leibhaftigkeit bei Trugwahrnehmungen zu bestreiten, dann ist die ganze These von der Trennung des Gegensatzes Leibhaftigkeit – Bildhaftigkeit und richtiges – falsches Realitätsurteil in Frage gestellt. *208*

1. Illusionen

Eine Kranke der Heidelberger Klinik sah bei voller Besonnenheit und Orientierung, so daß sie ihre Erscheinungen gelegentlich auf Papier nachzeichnete, auf der Bettdecke »wie eingestickt« und an der Wand Menschen- und Tierköpfe, sämtlich farblos. Sie sah grimassierende Fratzen und deutete auf Sonnenflecke an der Wand als solche. Solche Dinge sah sie jahrelang und wußte immer, daß es sich um Täuschungen handelte. Sie berichtete z.B. einmal: »Das Auge bringt aus jeder Vertiefung und Erhöhung ein Gesicht heraus. Anfangs April sah ich den Kopf meines Vaters lebend. An Erscheinungen glaube ich nicht, aber meine Augen haben es gesehen; ich war wach und erschrocken. Die Augen hatten drohenden Ausdruck. Die Fratzen sind flächenhaft und bewegen sich nicht. Sie sehen mich an. Wenn ich wegsehe, verändert es sich und es erscheint ein anderer Kopf, größer als lebensgroß und ineinandergeschoben. Männer und Frauen können es sein. Der Ausdruck ist meist gleichgültig. Erklären kann ich mir die Sache nicht. Einen Zweck kann ich nicht darin erkennen. Es steckt niemand dahinter.«

2. Mit den Augenbewegungen wandernde Halluzinationen

UHTHOFF (Monatsschr. f. Psych. u. Neurol. 5, S. 242)[537] schildert eine Kranke, die eine alte zentrale Chorioiditis[538] hat. Nachdem sie ca. 20 Jahre nichts derartiges beobachtet hat, bemerkt sie plötzlich eines Tages, »als sie aus dem Fenster sah, ›Rebenlaub‹ auf dem Pflaster des Hofes, welches sich bewegte und in der Größe wechselte. Diese Erscheinung der Blätter bestand einige Tage lang, dann wurde ein Baum mit Knospen daraus. Wenn sie auf der Straße spazieren geht, sieht sie den Baum zwischen den wirklichen Sträuchern wie in einem Nebel auftauchen.« »Bei Bewegungen der Augen wandern die Erscheinungen mit, ja Patientin bemerkt gerade an diesem Mitwandern, daß es keine wirklichen Objekte sind, welche stillstehen.«[539]

3. Fest im Raum lokalisierte Halluzinationen

Ein mir befreundeter Psychiater[540] schildert ein eigenes Erlebnis aus seiner Kindheit, dem wir eine analoge Beobachtung LÖWENFELDS an die Seite setzen, wie folgt: »Pfingsten 1886 starb Ludwig II. von Bayern. Es war Feiertag, ob der erste oder zweite, weiß ich nicht mehr. Die ganze Familie wollte nachmittags einen Spaziergang machen. Wir gingen über die R.-Gasse nach dem S.-Platz an der P.-Zeitung vorbei. Dort wurden Extrablätter ausgerufen. Es war, soweit ich mich erinnere, das erste Mal, daß ich so etwas erlebte. Ich war damals 13 Jahre alt. Viele Menschen standen auf der Straße. Man erfuhr, daß Ludwig II. mit seinem Arzt Gudden ertrunken war.[541] Das Ganze hatte etwas Geheimnisvolles. Als mein Vater uns die Nachricht vorlas, bekamen wir alle einen heftigen Schrecken. Mein Vater, der den König oft gesehen hatte, erzählte von ihm

und war auch sehr aufgeregt. Ich glaube, ich hatte für kaum etwas anderes Interesse an diesem Tag. Ich weiß auch nicht, ob wir den beabsichtigten Ausflug machten. Am nächsten Tage kamen neue Nachrichten, die ganze Zeitung stand voll. Schwarze Bänder an Fahnen, auf Halbmast, umflorte Bilder, Büsten in den Erkern, Holzclichés in den Zeitungen, Photographien bei den Kunsthändlern. Am Abend des zweiten Tages, an dem auch beständig von dem Ereignis gesprochen wurde – alle Menschen sprachen davon –, wurde es mir, als ich im Eßzimmer allein in der Dämmerung saß, ängstlich. Ich sah nämlich an der großen Doppeltür, die etwas zurücktrat gegen die Wand, etwa zwei Schwellenbreiten vor der Tür eine *Erscheinung*, die den König Ludwig vorstellte. Sie war wie eine *überlebensgroße Büste*, schwebte in der Luft, stand aber ganz still.
209 Sie war grauschwarz wie ein Zeitungscliché, | aber körperlich wie eine Gipsbüste, im Umriß war sie scharf, die Züge waren trübe, ich sah die Stelle, wo die Augen waren; sie waren hohl, aber nicht so wie bei einer Büste, sondern dunkel, verschwommen, ohne Blick. Ich mußte immer dahin sehen, so ängstlich es mir auch wurde. Ich versuchte wegzusehen, zu lesen, Schulaufgaben zu machen, dann sah ich auch die Erscheinung nicht, z.B. wenn ich nach der anderen Wand sah, wo die Sixtinische Madonna[542] hing, oder nach den Familienbildern, oder über das Klavier, wo nichts hing. Nur an der Tür war die Erscheinung. Ich traute mich nicht hinzusehen und auch nicht das Zimmer zu verlassen. Aber ich wußte von Anfang an genau, daß da nichts war, obwohl es so vor mir in der Luft stand, daß ich hätte meinen können, es wäre wirklich etwas da. Wenn ich den Kopf bewegte, blieb die Erscheinung still stehen, blickte ich weg, so sah ich sie nicht, sah ich wieder hin, so war sie wieder da. Ich konnte die Erscheinung niemals willkürlich hervorrufen, sie hat sich auch nicht, soweit ich mich erinnere, verändert. Als Licht gemacht wurde, sah ich sie nicht, aber ich mußte immer an die Tür sehen und tat es verstohlen. Ich sagte nichts, weil ich fürchtete, man würde mich auslachen oder mich zu etwas Unangenehmem zwingen, z.B. mich dahin zu stellen, wo ich die Erscheinung sah. Im Hellen ging ich auch selbst hin und sah dort bei Tag nichts. Abends kam es wieder gerade so deutlich und mit genau demselben Verhalten und an derselben Stelle. Ich war einige Tage ängstlich; wenn ich mich recht erinnere, hat die Aufregung erst nachgelassen, als die Erscheinung vorbei war. Das hat vielleicht 3 oder 4 Tage gedauert. Ich habe später nie etwas Ähnliches erlebt[i].«

Eine ganz analoge Beobachtung veröffentlicht LÖWENFELD (Psychische Zwangserscheinungen, Wiesbaden 1904, S. 204):[543]

Ein 14jähriges Mädchen sieht einige Zeit fast jede Nacht über ihrem Bett vor dem Einschlafen und beim Aufwachen eine *Hand,* und zwar nicht als Schattenbild, sondern deutlich *körperlich* hervortretend, *überlebensgroß* und mit einem Ringe versehen. Über die Entstehung dieser anscheinend sonderbaren Halluzination wußte die Patientin anfangs nichts Näheres anzugeben. Auf Befragen, ob sie nicht von etwas Ähnlichem gehört oder gelesen habe, gab sie jedoch sofort zu, daß sie einen Roman (Die hübsche Miß Neville von Crooker)[544] gelesen hatte, in welchem von dem Erscheinen einer *gespenstischen Hand* erzählt wird. An diese mußte sie in der Folge öfters denken, und einige Zeit später sah sie nachts die Hand. Die Halluzination verlor sich bald wieder.

Solche Beobachtungen sind durchaus nicht isoliert, sondern lassen sich aus der Literatur in größerer Zahl zusammensuchen. Ganz besonders aber in akuten Psychosen und abnormen

---

i Der Einwand, hier handle es sich um *Erinnerungsfälschungen,* ist nicht in beweisender Form abzulehnen, aber bei der Analogie dieses Erlebnisses zu anderen, die bekannt sind, nicht sehr bedenklich.

Bewußtseinszuständen sind leibhaftige optische Halluzinationen *gleichzeitig* mit realen Wahrnehmungen nichts Unerhörtes, gar nicht zu reden von den Deliranten. In all diesen Fällen sind die Phänomene schwerer zu beurteilen als in den bisher aufgezählten klaren Bewußtseinszuständen. Ein Beispiel mag noch Platz finden:

Eine paralytische Frau von 36 Jahren[545] (neurologischer und Lumbalbefund eindeutig. Hochgradige Gedächtnis- und Merkfähigkeitsstörung bei geordnetem Benehmen und attentem Wesen. Entschuldigende Ausreden. Euphorischer Schwachsinn wechselt mit Depressionen) hatte vorübergehend, auf wenige Tage beschränkt, Halluzinationen. Ängstlich erregt. Sie habe gehört, der Mann komme und schneide ihr die Füße. Sie wisse es sicher. »Da am Fenster bin ich gestanden« und habe mit dem Mann gesprochen. »Er war drunten auf der Straße, es ist noch ein anderer bei ihm gewesen, heute mittag war das.« Plötzlich, *während sie das erzählt,* duckt sie sich angstvoll zusammen, starrt nach dem Flurfenster über der Tür, flüstert: »Sehen Sie, da sind sie wieder, sehen Sie das Ende von der Leiter – – und da guckt so ein Ballon herein, da lassen sie Gas ins Zimmer, daß ich umgebracht werden soll.« Sie ist nicht zu bewegen, auf den Flur zu gehen und nachzusehen. – Am nächsten Tage wiederholten sich ähnliche Erscheinungen, dann nicht mehr. –

Sehr viel schwieriger als bei den Gesichtswahrnehmungen liegt das Erfassen der *räumlichen Qualitäten* bei den *anderen Sinnen.*

Gesichtsraum und Tastraum werden von allen Psychologen anerkannt. Ob es einen analogen *Tonraum* gibt, wird meist geleugnet. Die akustischen | Wahrnehmungen wer- 210
den wohl lokalisiert, aber immer unter Herbeiziehung von Gesichts- oder Tastvorstellungen. Ob es außer dieser *sekundären Räumlichkeit* der akustischen Wahrnehmungen noch eine *primäre* gibt, ist zweifelhaft. Das immerwährende Auftreten der Gesichtsbilder bei den lokalisierten Gehörswahrnehmungen macht eine entsprechende Beobachtung schwer. Als entschieden ist diese Frage nicht anzusehen. Auch den Tastraum können wir schwer rein erfassen, da immer beim sehenden Menschen der Gesichtsraum an seine Stelle tritt. Ein Tonraum würde natürlich nicht annähernd die Feinheit und die Mannigfaltigkeit der Lokalisation haben wie Tast- und Gesichtsraum, aber nah und fern, zur Seite, vorn und hinten, diese Lokalisationen sind möglich. Allerdings bringen uns alle diese *Worte* sofort Gesichtsvorstellungen zum Bewußtsein.

Da die Raumvorstellungen immer abhängig zu sein scheinen von dem Zusammentreten zweier verschiedener Empfindungsqualitäten, so wäre hier das Zusammentreten der akustischen Empfindungselemente mit den Bewegungsempfindungen der Körpermuskulatur möglich. Das alles sind vage Vermutungen, die wir nur andeuten, um die Behauptung vom Fehlen eines eigenen Tonraums als eine nicht endgültig sichergestellte zu kennzeichnen. Denn die Schilderungen von Kranken, die *gleichzeitig* akustische Halluzinationen und Pseudohalluzinationen haben, lassen sehr daran denken, daß auch hier wie bei den optischen Wahrnehmungen die Leibhaftigkeit zusammenhängt mit einem Erleben im subjektiven oder objektiven Raum. Kranke, die gleichzeitig akustische Halluzinationen und Pseudohalluzinationen hatten, sind zudem von mehreren Seiten beobachtet, während solche, die auf optischem Gebiete gleichzeitig beide Erscheinungen hatten und unterschieden, bisher, soviel ich sehe, nur von KANDINSKY beschrieben sind.

Wir verweisen auf die Unterscheidung der zweierlei Arten von Stimmen bei Frau Kraus S. 231 dieser Arbeit.[546]

Hier müssen wir als klassischen Fall, mit dessen Unterscheidung der Stimmen der unserige übereinstimmt, den Kranken Perewalow anführen (KANDINSKY, l.c. S. 93): »Mein Kranker Perewalow unterscheidet selbst in seinen subjektiven Gehörswahrnehmungen: a) ein »direktes Sprechen« (Halluzinationen des Gehörs), welches zweierlei Art ist ... (ein lautes und ein leises Sprechen) ... Der Kranke meint, daß die Laute und Worte dabei auf natürliche Weise durch die Stimmapparate der »Stromisten« hervorgebracht und auf gewöhnlichem Wege, wie jeder andere objektive Laut, seinem Ohre zugeführt werden (z.B. durch Öffnungen in der Diele und den Wänden); b) ein Sprechen vermittels eines besonderen Stromes, wobei dieser Strom, auf den Kopf des Kranken gerichtet, diesen letzteren, dem Wunsche der Stromisten gemäß, diese oder jene Worte zu hören zwingt; die Gehörswahrnehmung ist hier des Charakters der Objektivität ganz entblößt, *in keinem bestimmten Punkte der Außenwelt lokalisiert,* immer unveränderlich einförmig, so daß kein Unterschied im Timbre vom Kranken bemerkt wird; c) Zwangsdenken ohne jegliches inneres Hören ...« Ähnliche Fälle sind schon mehrfach, z.B. von BAILLARGER[547] und von KOEPPE,[548] veröffentlicht worden.

Perewalow behauptet von seiner inneren Stimme, daß sie an keinem bestimmten Punkte der Außenwelt lokalisiert ist. Dieses *Leugnen* einer *objektiven* Räumlichkeit findet man oft bei den pseudohalluzinatorischen Stimmen. Ob aber dabei eine *subjektive* Räumlichkeit vorliegt, oder ein unräumliches Hören stattfindet, ist in diesen Fällen zweifelhaft. Es *können* aber in ganz analogen Fällen die inneren Stimmen in einen sub-
211 jektiven Raum lokalisiert | werden. Z.B. geben solche Kranke an, daß sie ihre Stimmen aus einer fernen Stadt zu vernehmen meinen, die außerhalb der physikalisch möglichen Entfernung für Gehörswahrnehmungen liegt. Solche Pseudohalluzinationen sind als *extrakampine Halluzinationen* beschrieben[i].[549] Hier findet die akustische Lokalisation, wie immer, unter Verknüpfung mit einer Gesichtsvorstellung statt. Zu den Vorstellungen, nicht zu den Wahrnehmungen gehört auch die Gesichtsvorstellung des augenblicklich real *hinter* und um uns befindlichen Raums. Auch in dieser Gesichtsvorstellung scheinen sich die akustischen Pseudohalluzinationen lokalisieren zu können[ii]. Andererseits lokalisieren wir dauernd in diesen *vorgestellten* Gesichtsraum unsere *leibhaftigen* akustischen Wahrnehmungen, die unser Ohr von hinten und von der Seite treffen. Eine Lokalisation akustischer *Pseudo*halluzinationen in den *leibhaftigen* Gesichtsraum ist dagegen nicht beobachtet.

Dies sind die Tatsachen über die räumliche Lokalisation der akustischen Wahrnehmungen und Pseudohalluzinationen. Sie scheinen schwer miteinander vereinbar. Am

i BLEULER, Extracampine Halluzinationen. Psych.-neurol. Wochenschr. 1903, Nr. 25.

ii Vgl. die Fälle Hesse und Weber S. 279 und 283 dieser Arbeit und die Bemerkungen über Lokalisation S. 281, 284 ff.

ehesten scheint uns eine Vereinigung möglich bei der Annahme eines *primären Tonraumes* (einer Annahme, die allerdings irgendwie durch *direkte* Beobachtung bestätigt werden müßte). Wenn *alle* Räumlichkeit der akustischen Wahrnehmungen eine sekundäre wäre, dann müßte es bei den akustischen Wahrnehmungen wie Vorstellungen gleichgültig sein, ob diese sekundäre Räumlichkeit die objektive oder subjektive wäre. Dann müßte eine akustische *Pseudo*halluzinationen in den *leibhaftigen* Gesichtsraum lokalisiert werden können, was jedoch – soweit die Beobachtung reicht – *nicht* geschieht: Gibt es aber einen eigenen Tonraum, so ist diese Tatsache – wenn sie bestehen bleibt – ohne weiteres verständlich: der leibhaftige *optische* Raum kann nur mit dem *leibhaftigen* akustischen Raum sich verbinden, dagegen *nicht* mit einem *subjektiven* akustischen Raum, da zwischen objektivem und subjektivem Raum eine völlige Diskontinuität besteht.

Auch das übrige würde sich erklären lassen: wir werden *real* umgeben sowohl von einem leibhaftigen wie einem (hinter uns und hinter den Gegenständen) *vorgestellten optischen* Raum, dagegen *nur* von einem *leibhaftigen akustischen* Raum. Das liegt am Bau der Sinnesorgane. Daher besteht zwischen dem vorgestellten Raum, sofern er eine *unmittelbare Ergänzung* des objektiven darstellt, und diesem letzteren auf optischem Gebiet *keine* Diskontinuität. Der als *unmittelbare Ergänzung* vorgestellte optische Raum ist daher imstande, sich mit der leibhaftigen akustischen Wahrnehmung lokalisatorisch zu verbinden. So erklärt sich die Tatsache, daß in dem hinter uns vorgestellten optischen Raum sowohl *leibhaftige* wie *pseudohalluzinatorische* akustische Wahrnehmungen lokalisiert werden können. Dieser Raum hat als unmittelbare *Ergänzung* des *leibhaftigen* optischen die Fähigkeit, akustische Wahrnehmungen zu lokalisieren, als *vorgestellter* Raum aber *zugleich* die Fähigkeit, vorstellungsmäßigen sinnlichen Gebilden, wie akustischen Pseudohalluzinationen, Lokalisation zu geben.

| Diese wenigen Bemerkungen legen mehr die Schwierigkeiten dar, die uns die Man- 212
nigfaltigkeit der Tatsachen über räumliche Lokalisation der akustischen Wahrnehmungen bereiten, als daß sie eine Lösung geben. Da es uns in höherem Grade auf eine Klärung der Fragestellungen ankommt, würde uns eine weitere Untersuchung dieser zum Ganzen der hier erörterten Probleme relativ nebensächlichen Dinge zu viel Raum beanspruchen und uns vom Ziele ablenken. Wir begnügen uns daher mit diesen Andeutungen. –

Ein besonderer *Tastraum* wird allgemein anerkannt. Wir sehen auch unmittelbar den Unterschied eines objektiven und subjektiven Tastraums ein, dessen, in dem wir die leibhaftigen Tastwahrnehmungen machen, und dessen, in dem wir uns Tastvorstellungen, z.B. der Rundung einer Kugel, machen. Nur ein großer Unterschied zwischen dem subjektiven Gesichts- und dem subjektiven Tastraum besteht, der, daß wir das Tasten nur in nächster Nähe vorstellen können – es muß immer am Körper geschehen –, während die Gegenstände der Gesichtsvorstellungen in weite Ferne rücken können. Vielleicht beruht hierauf, daß eine entsprechende Unterscheidung wie bei dem

Gesicht und Gehör zwischen Pseudohalluzinationen und Halluzinationen von Kranken, die beobachtet sind, beim Tastsinn noch nicht gemacht wurden. Ich selbst habe vielfach nach solchen Unterscheidungen gesucht, ohne sie bisher gefunden zu haben. Ich zweifle aber nicht, daß unter günstigen Umständen bei zur Beobachtung fähigen Kranken der Unterschied der pseudohalluzinatorischen Vorstellungen und echten Halluzinationen auch auf dieses Gebiet ausgedehnt werden kann. –

Vergegenwärtigen wir uns noch einmal, was alles »leibhaftig« ist. Leibhaftig sind die Gegenstände der normalen Wahrnehmung, leibhaftig die Neigung der Linien in der Zoellnerschen Täuschung, leibhaftig die Nachbilder, leibhaftig der undeutlichste Lichtschein und das leiseste Geräusch, leibhaftig sind die echten Trugwahrnehmungen, die Stimmen, die Illusionen usw. Alle diese Phänomene mögen genetisch, ja sie mögen in allem anderen verschieden sein, das Gemeinsame ist die Leibhaftigkeit. Wir sahen schon, was wir später noch genauer sehen werden, daß diese Leibhaftigkeit etwas ganz anderes ist als Realität, und daß die Konstatierung der Leibhaftigkeit vom Realitätsurteil als wesensverschieden zu trennen ist.

Worin die Leibhaftigkeit besteht, ist uns noch nicht klar geworden. Sie ist für das Bewußtsein zwar etwas Letztes im Gegensatz zur Bildhaftigkeit »Gegebenes«. Aber wir wollen darum doch wissen, wie sie mit den Elementen, die wir in gleicher Weise aus Wahrnehmung und Vorstellung herausanalysieren, zusammenhängt. Ob die *Empfindungs*elemente in beiden Fällen verschieden sind, mußte problematisch bleiben. Bezüglich der *räumlichen* Eigenschaften fanden wir, daß die Räumlichkeit in subjektiven und objektiven Raum getrennt ist, daß alles Leibhaftige im objektiven Raum vorliegt, und daß zwischen beiden Räumlichkeiten eine Diskontinuität besteht.

Wir kommen nun zum *dritten* Element, den *Akten.* Aus den Empfindungen werden uns erst Gegenstände durch Weisen des »Meinens«, durch ein Gegenüberstellen. Die Weisen dieses Gegenüberstellens gliedern sich mannigfach. Es werden unterschieden die setzenden (als wirklich oder wahr anerkennenden) und die nicht setzenden Akte, die bloß meinenden Akte (die die Wirklichkeit oder Wahrheit eines Gegenstandes oder
213 Sachverhaltes dahingestellt sein lassen), | die ihren Gegenstand als gegenwärtig oder abwesend meinenden Akte usw. Können wir den Gegensatz der Leibhaftigkeit und Bildhaftigkeit auf diese Weise in einem *Unterschied der Akte* finden? Dies scheint der Fall zu sein. Beim Empfindungsmaterial können wir zweifelhaft über einen prinzipiellen Unterschied sein, die besprochene Räumlichkeit als etwas zum Begreifen der Leibhaftigkeit Ungenügendes ansehen, die Arten des Meinens sind sicher prinzipiell verschieden; und es sind Arten des Meinens, wenn ich etwas als leibhaftig oder wenn ich etwas als Vorstellung, als Bild, als innerliche Anschauung (und sei es eine Pseudohalluzination) meine. Vor dem Unterschied der ihren Gegenstand als real gegenwärtig oder als abwesend oder als überhaupt unwirklich meinenden Akte liegt der Unterschied der Akte, die unabhängig davon, welcher von den ebengenannten Akten sich auf ihnen aufbaut, den Gegenstand als leibhaftig oder als vorgestellt meinen. Ande-

rerseits hat es bei bloßen Empfindungen und bloßer Räumlichkeit, bevor sie durch Akte zu Gegenständen werden – wenn wir das Unmögliche zu denken versuchen – noch keinen rechten Sinn, von Leibhaftigkeit zu reden. *Erst muß ein Gegenstand für uns da sein. Dieser ist dann sogleich entweder leibhaflig oder bildhaftig.*

Dieser Ansicht scheint HUSSERL zu sein[i].[550] Im Gegensatz dazu steht die Ansicht von MESSER[ii], der die Wahrnehmung charakterisiert »als einen setzenden objektivierenden Akt«[iii], und der die Gegenwart und Leibhaftigkeit des Gegenstandes in der Wahrnehmung auf den Empfindungsbestandteilen beruhen läßt. Unsere Erwägungen dürften ergeben haben, daß das letztere zweifelhaft ist und daß der setzende Akt (der unserem Realitätsurteil entspricht) nicht zur Wahrnehmung gehört, wenn er auch bei der Mehrzahl der normalen Wahrnehmungen vorhanden ist. Die Beschränkung seiner Erörterungen auf diese normalen Wahrnehmungen hat MESSER wohl zu seiner Definition veranlaßt, die uns nicht haltbar erscheint.

Das »als leibhaftig meinen« kann nun wieder viele verschiedene Weisen haben, es kann setzendes oder nicht setzendes Meinen sein, im letzteren Falle kann es bei optischen Wahrnehmungen z.B. wieder ein Meinen als Spiegelbild, als Illusion, als Bild, als körperlosen Lichtschein, als Halluzination sein. Alles dies gehört unter die Untersuchung des Realitätsurteils.

Im Objektivitätscharakter im Gegensatz zum Subjektivitätscharakter, in der Leibhaftigkeit im Gegensatz zur Bildhaftigkeit liegt also, das scheint uns unmittelbar einleuchtend, ein *Unterschied der Akte.* Das Meinen eines Dinges als eines leibhaftigen oder das Meinen desselben als eines bildhaften liegt sicher | in diesem Gegensatz. Ob aber der 214
Unterschied damit erschöpft ist, müssen wir dahingestellt sein lassen. Es ist nicht unmöglich, daß Eigenschaften der Empfindungselemente und räumliche Eigenschaften untrennbar und immer mit jener Leibhaftigkeit oder Bildhaftigkeit verknüpft sind und dann auch zu ihnen als notwendiges Element gerechnet werden müssen. Der *Objektivitätscharakter* ist vorläufig ein *zusammenfassender Ausdruck* für ein unmittelbar gegebenes Phänomen, von dem wir nicht endgültig wissen, ob es ausreichend beschrieben ist, wenn es für eine Art von Akten, für eine Weise des gegenständlichen Meinens erklärt wird. Was

---

i l.c. S. 364, Anm.: »Der vielverhandelte Streit über das Verhältnis zwischen Wahrnehmungs- und Phantasievorstellung konnte bei dem Mangel einer gehörig vorbereitenden phänomenologischen Unterlage und dem daraus folgenden Mangel an klaren Begriffen und Fragestellungen zu keinem rechten Ergebnis führen. Daß die *Aktcharaktere* beiderseits verschieden sind, daß mit der *Bildlichkeit* eine wesentlich neue Weise der Intention Erlebnis wird, glaube ich zweifellos nachweisen zu können.« Der Inhalt des Zusatzes: »Ist man damit im Reinen, so wird man sich kaum dazu entschließen, überflüssigerweise auch noch einen *wesentlichen* Unterschied zwischen *Empfindungen* und *Phantasmen* (als den sinnlichen Anhalten der Auffassung in der Phantasiebildlichkeit) zu statuieren«, braucht mit den ersten Sätzen nicht notwendig anerkannt zu werden.

ii MESSER, Empfindung und Denken, Leipzig 1908, S. 59.

iii »Objektivierende Akte« nennt man alle Akte der intellektuellen Sphäre im Gegensatz zu Willens- und Gefühlsakten.

sonst für Probleme in ihm liegen, haben wir auseinandergelegt, allerdings nicht mit dem Erfolg, hier etwas Wesentliches und Neues erkannt zu haben, sondern nur mit dem, eine Gliederung und Sonderung der vielfach vermischten Fragen zu besitzen.

Mag nun aber auch in der Leibhaftigkeit eine besondere Eigenschaft der Empfindungselemente oder anderes liegen, jedenfalls ist die Sache *nicht* so, daß etwa im Bewußtsein *nach Art einer Schlußfolge* eine Abhängigkeit des »als leibhaftig Meinens« von anderen Elementen stattfände. Die Genese des Leibhaftigkeitscharakters liegt außerhalb des Bewußtseins. Dieser Charakter ist etwas letzthin Gegebenes, *nicht Geurteiltes,* etwas, das man sich *zum Bewußtsein bringen,* das man *aber nicht erschließen* kann.

Damit sind wir auf die Frage nach der *Genese dieses deskriptiv letzten Objektivitätscharakters* gekommen. Woher kommt es, daß die Empfindungen diese besondere Qualität, daß Wahrnehmungen die objektive Räumlichkeit besitzen und daß die Gegenständlichkeit, die für das Bewußtsein immer entweder leibhaftig oder bildhaftig (vorgestellt) ist, ihre Leibhaftigkeit gewinnt? Welches ist die Ursache oder der Ursachenkomplex der Leibhaftigkeit, dieser Komplex, der normalerweise durch die entfernteren Ursachen der äußeren Reize, pathologischerweise durch andere Vorgänge bedingt ist? Wir können gleich feststellen, daß wir *darüber gar nichts wissen.* Wir sind der Meinung, daß man zur Zeit auch keinen Weg sieht, darüber etwas zu erfahren. Aber Ansichten darüber sind vielfach geäußert, deren Charakterisierung not tut. Es gibt *drei Wege des Erklärens durch außerbewußte Vorgänge,* die wir durch *drei Typen der Erklärung des Objektivitätscharakters* illustrieren wollen:

1. Durch *erfahrungsmäßige Feststellung* eines *Zusammenhangs* mit *somatischen Vorgängen.* Kandinskys Ansicht von der Reizung subcorticaler Ganglien als Bedingung des Objektivitätscharakters ist eine bloße Vermutung, keine Erfahrung. Die Behauptung, daß die Leibhaftigkeit durch Reizungen in den Sinnesflächen der Hirnrinde zustande käme, ist so allgemein, daß sie wenig bedeutet. Auch sie ist keine Erfahrung, sondern Vermutung oder, allerdings unabweisliches, Postulat.

2. Durch eine Theorie *außerbewußten psychischen Geschehens.* Z.B. haben nach Lipps[i][551] alle Vorstellungen die Tendenz, zum vollen Erleben zu kommen, d.h. leibhaftige Halluzinationen zu werden. Wenn nicht normalerweise Gegenwirkungen stattfänden, würde das immer geschehen. Auch Ansichten Freuds über Genese der Halluzinationen gehören hierher.[552] Immer wird hier der Unterschied der Halluzinationen
215 und Pseudohalluzinationen vernachlässigt (oder ist | gar nicht bekannt). Darum sagen auch diese Theorien über den Objektivitätscharakter im engeren, allein klaren Sinne, in dem *nicht* Detailliertheit der Vorstellungen oder Unabhängigkeit vom Willen *mit* gemeint ist, wenig aus.

3. Durch Annahme *kausaler Beziehungen* zwischen *Elementen,* die jedes für sich *im Bewußtsein* bemerkt werden können, deren Kausalbeziehung aber nicht verständ-

i Lipps, Vom Fühlen, Wollen und Denken, 2. Aufl., S. 103.

lich, sondern *außerbewußt* und damit immer hypothetisch ist. Besonders die Organempfindungen spielen als Typus dieser Erklärungsart eine große Rolle. Nach WERNICKE[553] z.B. liegt in ihrem Vorhandensein der Unterschied zwischen Wahrnehmung und Vorstellung, hat also ihr Dasein den Objektivitätscharakter zur Folge. Eine Kritik der Bedeutung der Organempfindungen ist in klarer Weise von GOLDSTEIN (S. 601 ff.) gegeben, der ich nichts Wesentliches hinzuzufügen hätte.

Die Analyse der Leibhaftigkeit der Trugwahrnehmungen wie der normalen Wahrnehmungen gegenüber der Bildhaftigkeit der Vorstellungen scheint arge Selbstverständlichkeiten zu ergeben. Das ist kein Einwand gegen ihre Richtigkeit. Und diese vielfach vergessenen Selbstverständlichkeiten hervorzuheben scheint uns bei der gegenwärtigen Lage der Lehre von den Sinnestäuschungen nötig. Ergibt sich doch so erst die übersehene fundamentale Trennung des Charakters der Leibhaftigkeit von dem Realitätsurteil und wird so die Sonderstellung der Pseudohalluzinationen KANDINSKYS als pathologischer Vorstellungen, die noch immer nicht in ihrer Klarheit erkannt und anerkannt ist, von neuem bekräftigt. Schließlich ist das Bewußtsein dieser selbstverständlichen Unterscheidungen eine Basis für die weitere Untersuchung, insbesondere des Realitätsurteils.

Wir haben das Meinen der Gegenstände als *»leibhaftiger«* immer unterschieden von dem Meinen derselben als *»wirklich seiender«*.

Diese Unterscheidung ist für das normale Leben anscheinend eine sehr *künstliche*, weil beides immer zusammenzufallen pflegt. Schon die Sinnestäuschungen, wie die Zoellnersche Täuschung, erst recht aber die Trugwahrnehmung belehrten uns über die Trennung dieser tatsächlich eng zusammengehörigen Gebilde.

Diese Zusammengehörigkeit besteht darin, daß alle Leibhaftigkeit uns die sicherste Überzeugung von der Wirklichkeit der Gegenstände gibt. Wenn wir die einzelne Sinneswahrnehmung für sich nehmen, ohne Erwägungen aus früherer Erfahrung herbeizuziehen, ist uns deren Leibhaftigkeit das Kriterium, daß wir eine Realität vor uns haben.

Aber die Leibhaftigkeit ist nur *ein* Kriterium. Das Bewußtsein der Realität kann auf einer viel breiteren Basis ruhen. Von einem undifferenzierten Zustand, in dem ohne Kritik unvorsichtig *jede* Leibhaftigkeit für Realität genommen wird, in dem überhaupt nicht die Frage, ob auch in Wahrheit Realität vorliege, aufgeworfen wird, bis zur Ausführung umfassender Erwägungen und Untersuchungen über eine Realität führt eine lange Reihe abgestuften Umfangs der seelischen Vorgänge, die dem Bewußtsein der Realität vorausgehen.

In dem *undifferenzierten* Zustand, der bei niedriger Entwicklungsstufe, in Bewußtseinstrübungen und gegenüber gleichgültigen Gegenständen bei mangelnder Aufmerksamkeit vorkommt, wollen wir von einem *Wirklichkeitscharakter* der Gegenstände reden. Mit ihm wollen wir uns erst beschäftigen, wenn wir die *differenzierten* Vorgänge der *Realitätsurteile* betrachtet haben.

216 | Wird, nachdem die *Frage* der Realität aufgeworfen ist, der bloße Wirklichkeitscharakter durch ein ausdrückliches Urteil über die Realität verdrängt, so können wir dies ein *unvermitteltes Realitätsurteil* nennen, wenn es sich ausschließlich auf die *eine* gegenwärtig erlebte Leibhaftigkeit stützt, dagegen *vermitteltes Realitätsurteil,* wenn es auf einer *breiteren Basis* von Erinnerungen und anderen Urteilen erwächst.

Das unvermittelte Realitätsurteil tritt gegenüber jeder Leibhaftigkeit, wie ohne weiteres verständlich ist, mit psychologischem Zwange ein. Daß die Erde eine Scheibe ist, daß Sonne und Sterne auf- und untergehen und sich Tag für Tag um uns drehen, das ist so leibhaftig wahrgenommen, daß es notwendig für wirklich gehalten werden mußte, bis durch umständliche und schwierige Erwägungen auf Grund planmäßiger Wahrnehmungen das vermittelte Realitätsurteil auftreten konnte: das ist nicht wirklich so, sondern die Erde ist eine Kugel und dreht sich um sich selbst und um die Sonne.

Das *Prinzip,* nach dem die Wahrheit in vermittelten Realitätsurteilen gesucht wird, besteht in der Forderung *widerspruchslosen Zusammenhangs* zwischen verschiedenen Wahrnehmungen. Wenn ich dieselben Linien bei der Zoellnerschen Täuschung bald parallel, bald geneigt sehen kann, so kann doch nur eine Wahrnehmung richtig sein. Die Herbeiziehung weiterer Wahrnehmungen, etwa der Messung, entscheidet für eine von beiden Möglichkeiten. Erinnerungen früher gemachter Wahrnehmungen und Urteile von logischer Evidenz werden so herbeigezogen, um zum vermittelten Realitätsurteil zu kommen, das kritischen Anforderungen entspricht. Niemals besteht für den kritischen Verstand die Zuverlässigkeit in dem *einzelnen Urteil,* der *einzelnen* Erinnerung und der *einzelnen* Wahrnehmung, sondern erst ihre widerspruchslose Übereinstimmung, die nach mannigfachen Seiten geprüft wird, gibt Sicherheit.

Die kritische Begründung der vermittelten Realitätsurteile findet, wie man sieht, kaum je ihr Ende. Immer Weiteres kann zur Erwägung herbeigezogen werden. Die Sicherheit ist nie endgültig. Wen einmal der Zweifel erfaßt hat, so daß er auf diesem Umweg zum sicheren Realitätsurteil kommen will, den verläßt auch die Skepsis in das einzelne Resultat nicht mehr. Wie weit der einzelne Mensch, wie weit – für das Thema der vorliegenden Arbeit – der einzelne Kranke auf diesem Wege vorwärts schreitet, ist natürlich sehr verschieden, wie wir an einzelnen Beispielen sehen werden. Der *Verstand* als Werkzeug, als Fähigkeit des Denken*können*s, und die *Persönlichkeit* mit ihrem mehr oder weniger lebhaften kritischen *Bedürfnis* sind je nach ihrer Art die Bedingung dafür, wie weit das Individuum mit seinen objektiven Erwägungen kommt.

Außer diesen objektiven Urteilen, die *selbst eingesehen* werden, hat das vermittelte Realitätsurteil noch eine andere Quelle. Die wenigsten Menschen haben es selbst durchdacht und nachgeprüft, warum es wirklich ist, daß die Erde sich um sich selbst dreht und um die Sonne. Weil sie es lernen und weil sie es ihren Lehrern *glauben* und der allgemeinen Meinung der Zeit folgen, urteilen sie auch so. *Bildungsstufe* und *Kulturkreis* beeinflussen so in ausgedehnter Weise unsere vermittelten Realitätsurteile. Wir können nun *einsichtige* und *geglaubte* vermittelte Realitätsurteile gegenüberstellen.

Einen in mancher Beziehung entsprechenden Gegensatz finden wir auf der Stufe der unvermittelten Realitätsurteile. Als *objektive* unvermittelte Reali|tätsurteile haben 217 wir diejenigen kennen gelernt, die auf Grund der Leibhaftigkeit von Wahrnehmungen ohne weiteres die Wirklichkeit der Wahrnehmungsgegenstände aussprechen. Demgegenüber entspringen unvermittelte Realitätsurteile *in objektiv unbegründeter Weise* auch aus *Wünschen, Hoffnungen* und *Befürchtungen.* Eine Kranke[i],[554] die alle ihre Pseudohalluzinationen richtig beurteilt, erklärt die pseudohalluzinatorische Erscheinung ihres Gottes für bedeutsam und fühlt unvermittelt eine Realität, die sie in einem Urteil zum Ausdruck bringt, während sie allen übrigen pseudohalluzinatorischen Erscheinungen sachlich gegenübersteht. Es werden in solchen Fällen wohl *nachher* vermittelte Realitätsurteile gefällt, allerhand Gründe, die objektiv sein *sollen,* herbeigeholt. Aber das *erste* Realitätsurteil war doch unvermittelt und wird durch diese Komplikation erst sekundär zu einem vermittelten.

Fassen wir die bisherigen Bemerkungen in einer schematischen Übersicht zusammen:

I. *Undifferenzierter* Zustand: Bloßer *Wirklichkeitscharakter* der Gegenstände.

II. *Differenzierter* Zustand: Ausdrückliche *Urteile.*

- A. *Unvermittelte* Realitätsurteile
  1. auf Grund der Leibhaftigkeit,
  2. bedingt durch Wünsche, Hoffnungen und Befürchtungen.
- B. *Vermittelte* Realitätsurteile
  1. durch *kritische* Erwägungen auf der Basis von Erfahrung und logischer Evidenz,
  2. durch *Glauben* der gelehrten und allgemein anerkannten Urteile.

Welche von diesen Arten von Realitätsurteilen auftreten, fanden wir abhängig:

1. von dem *Kulturkreis,* in dem das Individuum lebt,
2. von *Intelligenz* und *Persönlichkeit,*
3. von *Bewußtseinszustand* und *Aufmerksamkeitsrichtung.*

In dieser Übersicht fordert der *Wirklichkeitscharakter,* der z.B. bei der ersten unkorrigierten Wahrnehmung des Nachbildes diesem eignete, noch einige Bemerkungen. Wenn man von Wirklichkeitscharakter spricht, liegt es nahe, ein Urteil, eine positive Geltung gegenüber der Unwirklichkeit wie selbstverständlich darin zu finden. Wir sind hier in Gefahr, nachträglich ein *ausgesprochen* logisches Erlebnis hineinzuinterpretieren, indem wir von der objektiven *Bedeutung* dieses Erlebnisses sprechen. Dieses logische Erleben finden wir aber erst, nachdem, durch *Zweifel* angeregt, ein positives oder

i Vgl. Frau Kraus S. 274. Vgl. außerdem hierzu den Fall Weber und unsere Bemerkungen betreffs der »Überwertigkeit« von Illusionen S. 285.

negatives Realitätsurteil gefällt wird. Auch das positive Realitätsurteil, das der Bedeutung nach mit dem Wirklichkeitscharakter am Gegenstand des ursprünglichen Wahrnehmungserlebnisses zusammenfällt, müssen wir psychologisch von diesem trennen, so gut wie das negative Realitätsurteil. Jenes Erleben des *Wirklichkeitscharakters* verschwindet mit dem Urteil in seiner Eigenart, es wird bewußt, kompliziert, auf eine andere Höhe gehoben, während der *Objektivitätscharakter* in *allen* Fällen gleich bleibt.
218 Im Traum, wo von Zweifel, von dem | Gegensatz wirklich – unwirklich selten die Rede ist, werden nur Wirklichkeitscharaktere erlebt, nicht Realitätsurteile, ebenso in der Fülle unserer gewöhnlichen ungeprüften Wahrnehmungen. Von »Wirklichkeitscharakter« zu sprechen hat also nur Sinn auf gewissen niederen Stufen des Seelenlebens, die entweder mit dem Bewußtseinszustand oder mit der Aufmerksamkeitsrichtung zusammenhängen. Der »Wirklichkeitscharakter« soll nur diesen Zustand der Undifferenziertheit kennzeichnen. Der *Bedeutung* nach, die sich logisch hineininterpretieren läßt, ist er ein Urteil, das wahr oder falsch ist. Deswegen kann er *korrigiert* werden und damit als psychisches Erlebnis verschwinden. Das unterscheidet ihn vom Objektivitätscharakter, der als ein außerlogisches weder wahres noch falsches Element immer *gleich* bleibt und *nicht korrigiert* werden kann noch braucht.

Die beiden Richtungen *verstehender Analyse,* nämlich der *Art der Urteile* und ihrer *Herkunft,* wenden wir bei *allen* Wahnideen, bei *allen* falschen Urteilen an, nicht nur bei solchen, die auf Grund der Trugwahrnehmungen entstehen[i]. Wir wenden dies Verstehen an, um zum *Unverständlichen* als den eigentlichen *Elementarsymptomen* zu kommen, wie z.B. zu den elementaren Wahnideen und hier zu den Trugwahrnehmungen. Soweit wir auf den Wegen, die wir oben zusammengestellt haben, ohne Zuhilfenahme weiterer »unverständlicher« Bedingungen die Ideen eines Kranken aus den Trugwahrnehmungen uns begreiflich machen können, gehören diese Ideen nicht zu den eigentlichen Krankheitserscheinungen. Vielmehr sind, wenn alle Wahnideen auf diese Weise *verständlich* sind, die Trugwahrnehmungen das *einzige* Symptom. –

Sobald wir die falschen Realitätsurteile eines Kranken aus den Trugwahrnehmungen auf die eben angedeuteten Weisen verstehen wollen, müssen wir vor allem wissen, *wie die Trugwahrnehmungen eigentlich beschaffen* sind, wie sie *auftreten,* welchen *Inhalt* sie haben. Es ist selbstverständlich, daß das Realitätsurteil von der *Art der täuschenden Wahrnehmungserlebnisse* abhängig ist. Diese müssen wir darum erst feststellen, wenn wir unserseits das Realitätsurteil der Kranken verstehen oder unverständlich finden wollen.

219 | Zunächst sind die echten Trugwahrnehmungen *leibhaftig;* nur die pathologischen Vorstellungen, die KANDINSKY als Pseudohalluzinationen beschrieb, und die von

---

i Wie das unvermittelte Wahrnehmungsurteil auf Leibhaftigkeit, stützt sich auch das übrige Denken auf *letzte Evidenzerlebnisse,* die wir *rational* nicht weiter zurückverfolgen können. Diese letzte Evidenz können wir entweder *als auch für uns einsichtig verstehen,* oder, wenn wir sie für falsch halten, vielleicht aus Milieu, Persönlichkeit *einfühlend verstehen,* oder müssen sie, wenn auch das nicht möglich ist, als etwas *Unverständliches* ebenso wie die täuschende Leibhaftigkeit *hinnehmen.*

Kranken und Psychiatern noch jetzt vielfach zu den echten Halluzinationen gerechnet werden, entbehren dieser Leibhaftigkeit. Es kommt weiter darauf an, ob die leibhaftigen Trugwahrnehmungen *genau so beschaffen sind wie wirkliche Wahrnehmungen,* oder ob sie durch Eigentümlichkeiten als eigene Klasse unterschieden, etwa durchsichtig oder unkörperlich sind oder, bei akustischen Wahrnehmungen, einen eigentümlichen Beiklang haben usw. Dann ist bedeutsam, ob sie eine feste *Lokalisation* im Raum und eventuell eine vom Subjekt unabhängige Bewegung besitzen oder ob sie darin vom Subjekt abhängig sind. Ferner ob die Trugwahrnehmungen in gleicher Weise *immer wieder auftreten,* ob sie einen *Zusammenhang im Inhalt* haben, der den Kranken als nicht zufällig erscheinen kann, ob sie sich mit der sonstigen *Erfahrung* mehr oder weniger leicht *vereinigen* lassen und schließlich, ob ihr *Inhalt* selbst *absurd* oder *möglich, bedeutsam* oder *gleichgültig* ist. Diese unvollständige Übersicht soll nur beispielsweise zeigen, worauf es bei der Frage nach der Art der Trugwahrnehmungen ankommt. Im einzelnen werden wir an der Hand der Fälle einige Punkte zu besprechen haben. Im übrigen ist dies Gebiet in einer speziellen Darstellung der Trugwahrnehmungen zu beschreiben. –

Ist man damit im reinen, welche Trugwahrnehmungen vorliegen und was man von den Realitätsurteilen verstehen kann, so ist es schließlich von großem Interesse, die *Arten von Realität,* welche die Kranken meinen, zu betrachten. LIEPMANN[i][555] unterschied bei Deliranten drei Arten von Realitätsurteil. Die Kranken erkennen entweder die Täuschung oder halten sie für völlig real oder halten sie für Theaterspiel. Andere Kranken glauben übersinnliche Wirkungen zu erkennen, nehmen zwei verschiedene Reiche von Wirklichkeiten an[ii]. Es entstehen die kompliziertesten Ideen über die kausalen Zusammenhänge, in denen die merkwürdigen Erlebnisse stehen, denen die Kranken alle Realität abzuerkennen außerstande sind. –

Unsere Übersicht über die Gesichtspunkte bei der Analyse des Realitätsurteils läßt erkennen, daß die Möglichkeiten in jeder Richtung sehr zahlreich sind. Es ist nutzlos, weil es nichts Neues lehrt, *alle* diese Möglichkeiten systematisch zu entwerfen und

Die Ideen, die bei den Kranken der Ausdruck der Evidenz im letzten Sinne sind, sind die *eigentlichen Wahnideen,* wenn wir diesen Begriff scharf und eng begrenzen gegenüber Irrtümern, Aberglauben, Erklärungswahnideen, verständlichen Wahnideen der Psychopathen und gegenüber den verständlichen Folgerungen, die uns in Form eines Systems auf Grund solch unverständlicher Evidenzen entgegentreten. – Ob es sich in diesem Gebiet nichtsinnlicher Evidenz um ein ebenso einheitliches Feld handelt, wie in der Wahrnehmungsevidenz, wo das Gemeinsame in der Leibhaftigkeit besteht, ob es auf diesem Gebiet des Denkens auch so etwas gibt, daß Evidenz durch andere Evidenz korrigiert werden kann, aber *trotzdem* in ihrer Evidenz immer von neuem als zur Täuschung verleitend erlebt wird, so wie es mit der Leibhaftigkeit der Trugwahrnehmungen bewandt ist, das sind Fragen, die hier nur angedeutet werden sollen, da sie über das Thema der gegenwärtigen Abhandlung hinausführen und ganz zum Gebiet der allgemeinen Psychopathologie des Wahns gehören. Diejenigen Realitätsurteile, die auf Vorgängen solcher Art beruhen und die übrigen, soweit sie darauf beruhen, sind nicht Gegenstand unserer Untersuchung.

i LIEPMANN, Die Delirien der Alkoholisten. Diss., Berlin 1895, S. 21 ff.

ii Vgl. den Fall WEINGARTNER, S. 286 dieser Arbeit.

durch Fälle zu belegen. Wir begnügen uns statt dessen damit, an einer Reihe von Fällen beispielsweise zu demonstrieren, wie sich das Realitätsurteil darbietet. Diese Fälle sind sehr verbesserungsbedürftig. Allerdings kommt es nicht darauf an, möglichst *viel* Material zu häufen, sondern *einzelne* Fälle zu gewinnen, in denen der psychische Zusammenhang möglichst durchsichtig ist, so daß sich verständliche Gedankenentwicklungen von den unverständlichen elementar-pathologischen Ausgangspunkten möglichst klar sondern. Dies ist bei *intelligenten* und bei *gebildeten* Kranken am ehesten der Fall[i].

220 | Diese Schwierigkeit, daß uns die Mehrzahl der Fälle in unserer Analyse, besonders der spezifischen Art der Sinnestäuschungen, nicht zu einem klaren Resultat kommen

---

i Den *Unterschied der Psychosen* bei verschiedener *Intelligenz* und bei verschiedener *Bildungs-* und *Kulturstufe* findet man in der Literatur wenig betont. Zu einer systematischen Untersuchung dieser Unterschiede ist die Wissenschaft wohl kaum reif, da wir immer in großer Verlegenheit sind, wenn wir mit Sicherheit sagen sollen, welche Phänomene eigentlich »dieselben« sind. Für die allgemeine Psycho-
220 pathologie wird jedenfalls der meiste Aufschluß von | hochstehenden Individuen und von Gebildeten kommen. Erst wenn allgemeinpsychopathologische Analysen gelehrt haben, in welchen Formen die mannigfachen Phänomene in *differenzierten* Zuständen auftreten, werden wir die *undifferenzierten* erkennen und klassifizieren können. Zugleich lehrt uns die Analyse differenzierter Individuen ein Problem von größter Bedeutung kennen: das Problem, wieweit *Psychosen* oder *psychopathologische Symptome,* die wir als Typen ansehen, in ihrem ganzen Dasein abhängig sind von einer bestimmten Kulturstufe. An ein paar Beispielen mag dies erläutert sein. Es ist gleichgültig, was für ein Mensch eine *Paralyse* hat, man wird die Paralyse erkennen und identifizieren, ob es sich um einen Hottentotten oder um einen gebildeten Europäer handelt. Aber wie ist es mit der *Cyclothymie?* Diese Krankheit, die man geradezu eine »gebildete« nennen könnte, weil fast alle von ihr befallenen Individuen einen besonders differenzierten Eindruck zu machen pflegen, ist vor allem durch subjektive Symptome charakterisiert. Nur feinfühlige, zur Beobachtung und zum sprachlichen Ausdruck befähigte Menschen können die dann allerdings charakteristische Symptomatologie darbieten. Stumpfere, sich selbst nicht beobachtende Naturen bringen kaum solche Klagen, haben aber periodische, objektiv zu konstatierende Verstimmungen. Die Diagnose ist dann schwierig. Handelt es sich überhaupt um denselben Vorgang? – Ein anderer Fall: Bei der Diagnose der *Dementia praecox* spielt außer der Feststellung gewisser Elementarsymptome die größte Rolle das Verhalten der ganzen Persönlichkeit, die Frage, ob »Verblödung« vorliegt oder nicht. Unnatürlichkeit, Verschrobenheit und all das, was man zusammenfassend als Unverständlichkeit und Fremdheit im Wesen dieser Menschen bezeichnen kann, sind manchmal ausschlaggebend. Intelligente und zugleich gebildete Menschen, die ihre Erlebnisse uns zum mitfühlenden Verständnis bringen können, deren ganze Lebensinteressen und Gefühle den unsrigen näher stehen, betrachten wir viel weniger leicht als unverständlich, als unnatürlich und verschroben. Die paranoiden Formen der Dementia praecox – nicht die ganz anderen hebephrenisch-katatonischen – diagnostizieren wir daher viel schwerer bei Gebildeten als bei Ungebildeten. Wir sind kraft unseres nachfühlenden Verständnisses viel mehr geneigt, degenerative Psychosen merkwürdiger Art anzunehmen. Diese selteneren Fälle scheinen jedoch ganz im Gegenteil nicht merkwürdig, sondern nur differenziert zu sein. Sie scheinen mir berufen, uns zu lehren, wie im differenzierten Zustand die Vorgänge sich zeigen, die wir massenhaft in abgekürzter und mangels guter Selbstbeobachtung und Beschreibung unklarer Form bei all den paranoiden Prozessen sehen, die die Anstalten füllen.

Ganz ähnlich verhält es sich mit den Trugwahrnehmungen und dem Urteil über dieselben. Wir lernen sie *nicht* kennen durch Beobachtung möglichst *vieler* Fälle, sondern durch möglichst eingehende Exploration intelligenter und verständnisvoller Kranker. Die bei den Wenigen gewonnenen Kenntnisse werden uns lehren, die nur grob gekennzeichneten Phänomene bei der großen Masse der Patienten richtig aufzufassen.

lassen, hat u.a. einen Grund, der von allgemeinster Bedeutung für die ganze Psychopathologie ist. Die *eigentlichen Beobachter* sind nicht wir, sondern die *Kranken*. Wir können nur durch *Fragen* ihre Beobachtung anregen, ihre Ausdrucksweise deutlicher und weniger mißverständlich gestalten, indem wir uns vergewissern, was sie eigentlich meinen[i]. Wir sind dabei immer in Gefahr, deutliche Unterscheidungen in den Kranken hineinzufragen und andererseits wichtige Unterschiede in seinen Erlebnissen zu übersehen, wenn der Kranke nicht selbst darauf kommt. Dies trifft besonders bezüglich der Art der Trugwahrnehmungen zu. Wie schwierig es ist, genaue und zuverlässige Angaben über die Eigenschaften der Sinnestäuschungen zu erhalten, das hat selbst FECHNER erfahren, obgleich er nur gesunde und gebildete Menschen ausfragte, um Erinnerungsbilder, Nachbilder usw. Auskunft zu erhalten. Er | sagt, es sei schon 221
schwer, selbst zuverlässige Angaben zu machen und nur die rechten Ausdrücke dabei zu finden. »Eine sorgfältige und wiederholte Selbstbeobachtung mit Abhaltung von Selbsttäuschungen, und eine bestimmte Fragestellung, wenn man Angaben von anderen verlangt, mit Vorsicht, ihnen nicht Antworten in den Mund zu legen, wird dabei vorausgesetzt. Auch wird sich eine objektive Garantie, daß man bei Befragung anderer recht verstanden worden sei und recht verstanden habe, und daß überall ganz vergleichbare Umstände der inneren Beobachtung stattgefunden haben, bezüglich mancher Punkte kaum geben lassen«[ii].[556] Wir verhalten uns dem Kranken gegenüber bei solchen Explorationen wie der Experimentator zur Versuchsperson in manchen der modernen psychologischen Experimente, die den Nachdruck auf nachträgliche Beschreibung der Erlebnisse durch die Versuchsperson legen. Nur daß wir alle Vorteile jener Experimente entbehren. Wir können nicht selbst Versuchsperson werden, haben nur in hypnagogen Halluzinationen und illusionären Erlebnissen spärliches Vergleichsmaterial aus dem eigenen Erleben. Wir können ferner fast nie die Bedingungen des Auftretens der uns interessierenden Erscheinungen variieren. Und schließlich können wir relativ selten die Kranken explorieren, *während* sie gerade Sinnestäuschungen haben. Die Menschen in den akuten Psychosen sind wenig geneigt und meist unfähig, auf unsere Anregungen zur Selbstbeobachtung einzugehen. Erst die Exploration nach Ablauf der Psychose lehrt uns, was erlebt wurde. Die Chroniker haben aber nur selten Sinnestäuschungen in solcher Masse, daß wir leicht gegenwärtig sein können im Augenblick, wo sie auftreten. So erklärt sich die Tatsache, daß die Kasuistik fast durchweg aus nachträglichen Explorationen gewonnen wird.

Diejenigen Urteile, die nicht über *Realität,* sondern über das *eigene Erleben* Aussagen machen, nannten wir *psychologische Urteile.* Die für uns in Betracht kommenden

---

i Z.B. bezeichnen Kranke als »*innere Stimmen*« einmal Pseudohalluzinationen, oder sie benennen mit diesem symbolisch gemeinten Ausdruck Zwangsgedanken, »gemachte Gedanken« oder gar ihre Gefühle und Triebe.

ii FECHNER, Elemente der Psychophysik II, S. 477.

psychologischen Urteile lauten etwa: ich erlebe dieses und jenes, ich bin sicher, dies leibhaftig zu sehen und zu hören, diesen Vorgang wahrzunehmen. Die entsprechenden Realitätsurteile würden lauten: ich bin sicher, daß dies und jenes existiert, daß dieser Gegenstand wirklich ist, daß dieser Vorgang wirklich geschieht.

Besonders bei der Frage, ob sinnliche Erlebnisse *leibhaftig* oder *vorstellungsmäßig* sind, ist das psychologische Urteil von maßgebender Bedeutung. Durch dasselbe erfahren nicht nur wir von dem, was der Kranke denn tatsächlich erlebt, sondern auch der Kranke wird durch sein eventuell falsches psychologisches Urteil irregeleitet[i].[557] Ganz besonders ist das der Fall, wenn der Vorgang, der beurteilt wird, nur in der *Erinnerung*, nicht mehr im augenblicklichen Erlebnis besteht. In der Erinnerung geschehen sehr viele falsche Urteile, besonders wenn die Erscheinung nur eine kurze Zeit gedauert hat. Wir können selbst leicht vor dem Einschlafen beobachten, wie die flüchtigen Bilder es uns oft nur wegen dieser Flüchtigkeit unmöglich machen, zu beurteilen, ob sie sich im Augenschwarz oder im subjektiven Raum befanden. Würde eine Erscheinung etwas
222 stabiler sein, so würden wir bald urteilen können. Das psychologische | Urteil über die Leibhaftigkeit *in Gegenwart der Erscheinungen* (also nicht in der Erinnerung) und bei besonnenem Bewußtseinszustand wird sich wohl kaum irren, wenn die Frage einmal aufgeworfen und die Beobachtung richtig angeregt ist.

Wir werden an einzelnen Fällen, zu deren Schilderung wir nun übergehen, alsbald[ii] die Wirksamkeit und die Bedeutung des psychologischen Urteils sehen.

Dr. med. *Strauß*[iii], geb. 1870, war in seinem 36. Jahre (1906), aus dem uns ein erster objektiver Bericht zur Verfügung steht, chronischer Morphin-Cocainist geworden. Seit einer Reihe von Jahren hatte er mehrere Entziehungskuren und nachher immer wieder Rezidive erlebt. Das Rezidiv soll jedesmal von neuem zu einer Intoxikationspsychose mit Delirien und Halluzinationen geführt haben. Im März 1906 befand er sich wieder im Zustand der Halluzinose. Er verdächtigte seine Frau und seinen Vater, daß sie ihn mit »Zaubereien« in einen Zustand zu bringen suchten, der ihn zwinge, sich in eine geschlossene Anstalt zu begeben. Dabei differenzierte er die Cocainhalluzinationen, für die er Einsicht hat, von den, wie er fest überzeugt ist, wirklichen geheimnisvollen und ihn erschreckenden Erscheinungen, die zu jenen Wahnideen Anlaß gaben. Er wechselte sein Quartier, damit er nicht wieder solche Dinge erleben müßte. Aber in der ersten Nacht zertrümmerte er das Mobiliar und wurde in einer Zwangsjacke in eine Anstalt gebracht. Der Arzt bemerkt, daß er auch schon vorher in den cocainfreien Zeiten Verfolgungsideen geäußert habe, von deren Wahrheit er manchmal fest überzeugt war, die er aber zu anderen Zeiten scheinbar als krankhaft zugab.

Von März bis August 1906 befand er sich in einer neuen geschlossenen Anstalt. Das Morphin wurde ihm wieder mit Erfolg entzogen. Seine Psychose heilte aber nicht ab. Er hörte die ganze

---

i »Davon überzeugt sein, eine Empfindung zu haben oder wirklich eine solche zu haben – ist nicht immer einerlei. Ein Mensch, der nie eine sensorielle Halluzination gehabt hat, hält leicht eine sog. psychische Halluzination für eine wirkliche« (Kandinsky S. 9).

ii Siehe S. 276, 278, 282, 284.

iii Die Namen (sowohl der Personen wie der Orte) sind Decknamen.

Zeit über Stimmen, bildete Wahnideen gegen Frau und Vater, gegen Ärzte und bedeutende Persönlichkeiten, von denen er verfolgt würde, zeigte Spuren von Größenwahn: er sei kein Arzt, sondern etwas anderes, Medizin habe er nur als Brotstudium treiben müssen. Intriguen und Machinationen seien sein Leben lang gegen ihn in Gang gewesen. Geheimnisvoll deutet er Beziehungen zum österreichischen Erzherzoge an.

Sein Zustand war sehr wechselnd, manchmal verwirrt (illusionäre Verkennungen, lag mit starrem Blick und gespanntem Gesichtsausdruck da, ohne sich von seiner Beschäftigung mit den Stimmen ablenken zu lassen), dann ganz besonnen mit Entschuldigungen über seine unsinnigen Reden, dann heiter exaltiert oder tief deprimiert. Die Stimmen hielt er fast immer für sichere Realität. »Das sind keine Halluzinationen, wer das sagt, ist ein Lump.« Er hörte unter anderem die Stimme seines Vaters, der er scheltend antwortete. Besonders wenn es still war, redeten viele Stimmen auf ihn ein. Dann suchte er sich in Gesellschaft zu betäuben. Er hörte kritische Bemerkungen zu seinen Worten, seine eigenen Worte kehrten ins Gegenteil verkehrt wieder. Die Stimmen nannten ihn Kaiserliche Hoheit, worauf er sich selbst auch so nannte. Beim Lesen, bei jeder Beschäftigung störten ihn die Stimmen. Selten gab er die Krankhaftigkeit eines Teils der Stimmen zu. Schließlich neigte er dazu, sie für eine künstliche Machenschaft zu halten, durch die er ärztlich, suggestiv beeinflußt werden sollte.

Aus dem Zeitraum von 1906–1910 ist Objektives nicht bekannt. 1910 und 1911 war Dr. Strauß zur Morphiumquarantäne wiederholt in der Heidelberger Klinik. Zeitweise war er sicher abstinent, aber noch jetzt mußte ihm wieder das Cocain entzogen werden.

Er selbst erzählte, daß er die *ganze* Zeit hindurch Stimmen gehört habe. Zu Explorationen erklärte er sich nur sehr ungern und nur aus besonderen Rücksichten bereit und verweigerte an mehreren Stellen die Antwort. Im Januar 1911 äußerte er sich einem Arzte gegenüber in folgender Weise: Er habe noch »diese Gehörstörung«. Diese sei neben äußeren Umständen vor etlichen Monaten ein Grund zum vorübergehenden Rückfall in den Morphinmißbrauch gewesen. »Jetzt aber habe ich meinen Frieden damit gemacht und bin wieder im inneren Gleichgewicht. Wir haben ja früher davon gesprochen. Sie müssen mich für verrückt halten, und ich würde Sie, wenn Sie mir derartiges erzählten, auch für verrückt halten. Sehen Sie, ich bin selber Arzt und sehe derartige Menschen bei X. (einem Arzte, dem er in einem Nervensanatorium Assistentendienste leistete) oft. Auch habe ich zweifellos eine Psychose gehabt und weiß | also, was das ist. Trotz alledem kann ich mich nicht 223
entschließen, die Stimmen, meintewegen die Halluzinationen, als Halluzinationen anzuerkennen, wenigstens nicht in den Momenten, wo ich sie habe. Natürlich sage ich mir als Naturwissenschaftler jedesmal, daß diese Stimme doch gerade so etwas Natürliches und verursacht sein müssen wie alles andere. Aber sie sind so sicher außer mir, daß ich lieber alle möglichen anderen Theorien bilde, die sich mit unseren Naturerkenntnissen vereinbaren lassen, um sie zu erklären, als daß ich zugeben mag, sie beruhten nur auf Einbildung. So bin ich auf die drahtlose Telegraphie gekommen, die Ihnen ja von früher her bekannt ist. Dabei weiß ich, daß diese Annahmen möglicherweise auch Unsinn sind, und daß es sich vielleicht doch um Halluzinationen handelt. Sie können sich gar nicht in diese Lage hineinversetzen. Für die Halluzinationen könnte auch sprechen, daß ich Mittel habe, die Stimmen zum Schweigen zu bringen: z.B. wenn ich meine Aufmerksamkeit ablenke. Ich bete gewöhnlich das Vaterunser. Ich kann mich aber auch durch Sprechen ablenken, ich muß nur die Stille durchbrechen.« »Wie gesagt, ich bin jetzt ausgesöhnt mit meinem Schicksal. Ich weiß, daß ich mich bei keiner Erklärung beruhigen werde. Diese Sachen sind eben unerklärlich. Deswegen zwinge ich mich gar nicht mehr, erst nach Erklärungen zu suchen, d.h. dazu brauche ich mich heute gar nicht mehr zu zwingen.«

Ein »Erklärungsversuch« knüpfte an eine Audienz beim Minister des kaiserlichen Hauses von Y. an, die er 1905 nachgesucht hatte, »weil ich mich damals unsinnigerweise über meine durch den Morphinabusus acquirierten Verfolgungsideen beschweren wollte«. Er meint nun, der Kaiser oder Herr von Y. habe ein gewisses Interesse daran, daß er nicht wieder so krank werde, vielleicht aus Mitleid mit dem damaligen Krankheitszustand, aber auch deshalb, um ihn für diese Sache zu bestrafen, ihn zu erziehen. »Ich kann mich nicht recht ausdrücken, aber ich schreibe den Stimmen einen guten Einfluß zu, obwohl sie mich oft ängstigen.«

Einige Wochen später erklärte er sich zu einer weiteren Exploration bereit. Er gibt von neuem rückhaltlos zu, daß er vor 5 Jahren eine *akute Psychose,* die oben objektiv geschildert wurde, gehabt habe. Aus dieser habe sich ohne scharfe Grenze der jetzige Zustand mit Stimmenhören entwickelt. In der ersten Phase habe er 4 Tage lang lebhafte optische Erscheinungen gehabt. Später habe er sich alles viel lebhafter als gewöhnlich vorstellen können, z.B. ein ganzes Schachbrett mit Figuren zum Blindspielen – »jetzt leider nicht mehr«. In jenen 4 Tagen sah er Kirchhöfe, offene Gräber, sah »gewaltige Vorgänge«, ging in Kaisergrüften mit lebendigen Mumien um. Die Decke teilte sich, er sah Gemäuer, sah den Sternenhimmel. Über weitere Einzelheiten möchte er nicht gern etwas angeben. Sexuelles habe er nur einmal gesehen. Die Gegenstände der Umgebung verkannte er, hielt z.B. einen Schrank für ein Schildwachhaus, von dem aus er beobachtet werde. Einmal wollte er aus eigenem Willen die Kaisergrüfte[558] wieder sehen, er war nahe daran, da schrie eine Stimme »bravo«, was immer bedeutete, daß er auf falschem Wege war. Darum hörte er auf. In dieser ersten Zeit sei er sehr gereizt und aufgeregt gewesen. Er habe gemeint, alle wüßten von den Stimmen. Er habe darum vom Arzte Abstellung verlangt.

Über seine *Stimmen* gibt er an: Anfangs waren es sinnlose Stimmen, alles wurde nachgesprochen und dazu unzusammenhängendes Zeug geredet. Seit der erwähnten Audienz wurden die Stimmen sinnvoll. Sie sprachen in leibhaftigster Weise »genau so wie Ihre Stimme, so wirklich«. Fünf oder sechs ließen sich unterscheiden, eine Frauenstimme war dabei. Sie kamen von außen, waren immer fest lokalisiert im Raum, oder aber, besonders häufig, unterhalb der Schädeldecke, wo sie an verschiedenen Stellen, bald hier bald dort sprachen.

Die Stimmen gaben ihm Befehle und er war gezwungen zu gehorchen. Im Beginn der Psychose war er in einem Schwächezustand, fühlte sich matt und konnte sich nur mit Mühe bewegen. Die Stimmen befahlen: das rechte Bein einen halben Meter nach auswärts wenden, die Zehen des rechten Beins abwärts beugen usw. Er mußte alles tun, jedoch zeigte sich, daß alle diese Befehle für ihn zweckvoll waren: sein Schwächezustand wurde durch die anbefohlenen Bewegungen gebessert. Die Stimmen sprachen außerordentlich energisch: es steckte eine Persönlichkeit dahinter, die er selbst nicht besaß, weswegen er erst recht an die Realität glaubte.

Die Stimmen wurden im Laufe der Jahre weniger und leiser. Sie hörten auf zu befehlen. Jetzt kann er sie nur noch hören, wenn er besonders hinlauscht.

Er hörte Stimmen beim Spazierengehen von den Vögeln. Die Vögel zwitscherten Worte, es war wie ein Märchen. Er war beglückt, vor allem weil alles, was gesagt wurde, gut gemeint war.
224 Er fühlte sich wie unter Freunden. Aus allen Geräuschen hörte er Stimmen, aus der | Eisenbahn, aus Automobilen usw. Er nahm hier wie bei den Vögeln an, daß gleichzeitig mit dem Vogelzwitschern und mit den Geräuschen ein Einfluß auf sein Großhirn stattfände.

Die vorher erwähnte Ablenkung durch das Beten des Vaterunsers gibt Dr. Strauß von neuem an. Schon nach zweimaligem Beten pflegen die Stimmen verschwunden zu sein. Dabei liege ihm aber jede Religiosität ferne. Wenn er Verse aus der Ilias aufsage, würde das denselben Effekt haben.

Die *Realität der Stimmen* konnte ihm bei der Leibhaftigkeit derselben oft nicht zweifelhaft sein. Der Zusammenhang derselben war außerdem zu sinnvoll. Er selbst würde so etwas nie produziert haben. Er dachte daran, was er früher von einem Gymnasiallehrer in der Physikstunde gelernt hatte bei Gelegenheit der Besprechung der Hertzschen Wellen:[559] Es wäre nicht undenkbar, daß eines Tages Einfluß auf die Gedanken der Menschen gegen deren Willen geübt werden könne. Das Cortische Organ[560] sei geeignet für die Aufnahme solcher Schwingungen. Er könne sich nicht frei machen von dem Gedanken, daß es etwas Derartiges gebe und daß auf ihn solche Einflüsse geübt würden. Wie das im einzelnen zusammenhänge, das könne nur der Erfinder wissen.

Andererseits sehe er, wie die Stimmen seltener und leiser würden. Er vermute, sie würden vielleicht ganz verschwinden, und das spräche ja mehr für eine Krankheit. Immerhin müsse man aber zugeben, wenn man solche Sachen auch in jedem Lehrbuch der Psychiatrie lesen könne, daß damit die Sache nicht abgetan sei. »Hätte Goethe von der drahtlosen Telegraphie geredet, hätte man ihn auch für verrückt gehalten.« Manchmal ist er zwar überzeugt, daß hinter all den Stimmen keine Realität steckt. Aber auch jetzt muß er immer wieder zweifeln. »Manchmal bin ich ganz drüber weg, aber dann wieder kann ich die Stimmen nicht für Halluzinationen halten. Ich hoffe, ich werde bald ganz drüber stehen.«

Körperliche Beeinflussung habe nie stattgefunden, nur habe er früher eine Ischias so gedeutet.

Das *Verhalten* des Mannes ist komponiert, liebenswürdig, in keiner Weise auffallend. Er spricht klar, verständig, ohne Umstände und Verschrobenheiten. Seine Ausdrucksweise zeugt von Intelligenz und Bildung. Er ist sehr empfindlich und bei Fragen nach den Inhalten der Halluzinationen auffallend zurückhaltend. Er geniert sich und möchte um keinen Preis Beobachtungsobjekt sein.

Dieser Fall lehrt uns, wie schwierig es selbst einem intelligenten und gebildeten Individuum wird, auch bei ganz besonnenem Bewußtsein und vielfältigen Überlegungen solche Phänomene für bloße Trugwahrnehmungen anzusehen. Dieser Arzt ist in seiner Persönlichkeit, soviel sich beurteilen läßt, völlig intakt. Er war die letzten Jahre Assistent in einer Heilanstalt. Sein Denken ist von dem eines Gesunden nicht zu unterscheiden. Er verhält sich – nicht in seiner anfänglichen akuten Psychose, aber in den späteren Jahren – nicht selten wie ein Beobachter und Naturforscher zu den Phänomenen. Er weiß, daß er eine Psychose gehabt hat, er zählt selbst die Gründe auf, die ihm mit überwiegender Wahrscheinlichkeit dafür sprechen, daß er nicht Realitäten, sondern Trugwahrnehmungen erlebt hat (seltener und leiser werden, Möglichkeit der Ablenkung, Auftreten nach einer sicheren Psychose, ihr Auftreten beim Lauschen), aber er kann sich die Gegenargumente nicht verhehlen: die Leibhaftigkeit der Stimmen, ihr Auftreten ganz unabhängig von seinem Willen, im Inhalt unabhängig von seinen Gedanken; dann der Mangel der Sinnlosigkeit; die Stimmen sind vielmehr im Inhalt sinnvoll, für ihn zweckmäßig. In Ton und Inhalt der Stimmen und in der Macht über ihn fühlt er eine Persönlichkeit, die stärker ist als die seinige, eine Persönlichkeit, die nicht er sein kann, die aber mit ihm Zwecke zu verfolgen scheint. Wenigstens hat für ihn der Inhalt der Stimmen einen Zusammenhang, der diese Deutung nahelegt.

Alles dies macht sich der Arzt klar. In manchen Zeiten, in denen er wenig Stimmen
225 hört, glaubt er, daß es sich um Halluzinationen handelt. Treten die | Stimmen wieder von neuem leibhaftig auf, ist er überzeugt vom Gegenteil. Dieses Schwanken hört nicht auf. Er kommt schließlich zum Resultat: »Ich weiß, daß ich mich bei keiner Erklärung beruhigen werde. Diese Sachen *sind* eben unerklärlich.«

So ergibt sich, daß für unser Verständnis das letzte Unerklärliche nicht die Ideen des Arztes, sondern allein seine Trugwahrnehmungen sind. Wir verstehen, daß auch ein normales Denken sich zu ihnen so verhalten mag. Wenn wir nach pathologischen *Elementarsymptomen* suchen, liegt hier also das Schwergewicht auf der Art der *Trugwahrnehmungen,* nicht auf Wahnideen oder Persönlichkeitsveränderungen, erst recht nicht auf einer Änderung des Bewußtseins.

Die *Art der Trugwahrnehmungen* ist bestimmt durch ihre Leibhaftigkeit gegenüber den Pseudohalluzinationen, durch ihren Sinn und die dahinter fühlbare Persönlichkeit gegenüber zwar leibhaftigen, aber gleichgültigen, sinnlosen und des deutbaren Zusammenhangs entbehrenden Stimmen[i].

Der letztere Gegensatz ist kein prinzipieller, hat aber den Wert eines typischen, durch Übergänge verbundenen Unterschiedes. Wenn der Zusammenhang im Inhalt der Stimmen gering ist, die Sinnlosigkeit überwiegt, verstehen wir, wie vielleicht der Kranke, der im übrigen die gleichen Phänomene hat, zur dauernd richtigen Auffassung kommt. Hierher scheint mir der allerdings einzig dastehende Fall PROBSTS[ii][561] zu gehören, den ich kurz referiere:

Eine 62jährige Frau hört seit 6 Jahren manchmal, in den letzten 2 Jahren dauernd Stimmen. Es werden alle Gedanken nachgesprochen, auch beim Lesen und beim Schreiben. Oft treten dazu Stimmen auf ohne Zusammenhang mit dem Denken und mit auf den ersten Blick merkwürdigem Inhalt, den aber die Kranke sich durch Erinnerungen aus der Jugendzeit erklärt, die sie fast vergessen hatte. Beim Essen reden die Stimmen dazwischen, es sei Gift oder »das ist eine Kröte«. Den Ekel überwindet die Kranke mit Mühe und ißt trotzdem weiter, indem sie denkt, das ist alles Lüge, alles Täuschung. Die Stimmen wiederholen ewig denselben Satz, beten, zählen, sagen Gedichte auf. Sie imitieren das Schelten anderer Kranker. Die Stimmen sind ihr unbekannt, sie haben aber einen bestimmten Klang, z.B. den der Stimme eines etwa achtjährigen Mädchens. Sie sind bald nah, bald fern, bald laut, bald dumpf. Sie kommen immer von außen her. Ihr Ohr ist empfindlicher als in gesunden Tagen. Sie hört alle Geräusche lauter. Wenn sie Musik gehört hat, hört sie dieselbe Musik nachher immer wieder als Trugwahrnehmung. Sie hört trügerische Geräusche von einer Stadtbahn, das Geräusch des Schneeschlagens in der Küche. Die Stimmen geben sich manchmal für Personen aus, z.B.: »ich bin der Sombor«. Oder sie verkündigen Unglück, z.B.: »Feuer«. Anfangs erschrak die Kranke, später nicht mehr, wie sie

i Intelligente Kranke bemerken, daß gewisse Phänomene nicht *bloß* krankhaft sein könnten; es stecke *»Methode«* dahinter. Oder es wird gesagt, der Inhalt sei der eigenen Persönlichkeit *ganz fremd* und könne daher *unmöglich aus dem eigenen Kopfe* stammen.

ii PROBST, Über Gedankenlautwerden und über Halluzinationen ohne Wahnideen. Monatsschr. f. Psych. u. Neurol. 13, 401. 1903.

wußte, daß es sich bloß um Täuschungen handle. Aber lästig und quälend blieben die Stimmen und der Inhalt, wenn sie ihn auch nicht gerade glaubt, so doch nicht selten bedrückend: »Wir verlassen dich nicht, wir sprechen dir noch bis zum letzten Augenblick deines Lebens ins Ohr.«

Anfangs hatten die Stimmen die Kranke fast unterhalten. Sie horchte hin, um mehr zu hören (jetzt sucht sie sich durch Gespräche mit Erfolg abzulenken). Sie dachte, es seien Leute im Keller, merkte aber bald, »daß sie die Stimmen mit sich herumtrage«. Sie schloß, sie müsse eine Störung im Organismus haben. Sie ging daher zum Ohrenarzt. Sie möchte die Stimmen irgendwie vergessen. Denn sie will nicht mit Stimmen, sondern mit Menschen leben. Ihren Anstaltsaufenthalt hält sie zur Heilung für zweckmäßig. Sollte sie sterben, wünscht sie, daß man ihr Gehirn seziere, um zu finden, was da für Abnormes sei, das die Stimmen verursacht habe.

| Die Stimmen dieser Kranken waren leibhaftig[i]. Sie hielt sie anfangs für Wirklich- *226*
keit und überzeugte sich erst durch Schlüsse (sie fand beim Suchen keine Herkunft der Stimmen, merkte aber, daß die Stimmen mit ihr herumgingen), daß das nicht der Fall sei. Die Sinnlosigkeit, Absurdität und der mangelnde Zusammenhang im Inhalt der Stimmen verhinderten es, daß sie überhaupt auf die Idee kam, es stecke eine Persönlichkeit, eine Macht, ein Zweck dahinter. Vielmehr waren für sie ihre ersten Schlußfolgerungen, die sie zur Feststellung der Unwirklichkeit der Stimmen führten, dauernd bindend. Das ist ein sehr seltener Fall. Man muß eine besondere Persönlichkeit mit einer kritischen Reife und einer nüchternen Gesinnung annehmen, wie sie nicht durchschnittlich ist, um diese Leistung zu verstehen. Jedenfalls ist es hier klar, daß nicht in irgendwelchen Bewußtseinsveränderungen, nicht in Wahnideen, sondern wesentlich in den Trugwahrnehmungen das pathologische Elementarsymptom liegt.

Bemerkenswert ist, wie sich der anfängliche Wirklichkeitscharakter der Stimmen, der auf Grund der Leibhaftigkeit selbstverständlich sich einstellte, und wodurch die Stimmen sie heftig erschraken, sich schließlich auf Grund der Erwägungen und Schlüsse, die ihr die sichere Überzeugung von der Unwirklichkeit gegeben hatten, verlor. Damit büßten sie auch jede Wirkung ein, außer daß sie lästig und quälend waren. Bemerkenswert ist auch, wie sehr solche Stimmen, selbst wenn sie erkannt werden, die Persönlichkeit mit Beschlag zu belegen tendieren. Sie will nicht mit den Stimmen, sondern mit den Menschen leben, sagt sie.

In den meisten Fällen verführt die Leibhaftigkeit der Stimmen, auch wenn sie ebensowenig sinnvoll sind, wie bei dieser Frau, doch zur Annahme irgendeiner Realität. Einzelne leibhaftige Stimmen werden wohl korrigiert, wenn sie aber dauernd wiederkehren, wenn sie zum täglichen Wahrnehmungsinhalt werden, wie Wind und Sonnenlicht, so widersteht kaum jemand dem Glauben an die Realität. Hierfür ist folgender Fall ein Beispiel:

---

i Zwar ist die Kranke nicht speziell daraufhin exploriert, ob es sich vielleicht um Pseudohalluzination (Kandinsky) handelte. Aber die ganze Schilderung läßt eigentlich keinen Zweifel in dieser Richtung aufkommen.

Johann Hagemann, 24 Jahre alt, Kaufmann, suchte Juli 1909 die Poliklinik auf. Er hört seit 8 Monaten Redensarten wie folgende: »Kennen Sie den, das ist der verrückte Hagemann«, »Jetzt besieht er wieder seine Hand«, »Machen Sie es sich doch bequem, Sie sind ja rückenmarksleidend«, »Sie sollen nicht so laufen, Sie sind ja rückenmarksleidend«, »Jetzt ist er wieder ganz lebhaft, bei dem Menschen weiß man nie, woran man ist«, »Jetzt hat er es aber gehört, wir wollen doch sehen, was er tut, hat er denn gar keinen Stolz«, »Da hat er einen doch wieder gehört und dann sagt er, er sei schwerhörig«, »Lachen Sie ihn einmal an, damit er sieht, daß wir es nicht so bös gemeint haben«, »Spucken Sie einmal auf seine neuen Hosen«, »Was sagt er, ach so, das kommt mir jetzt erst zum Bewußtsein. Er soll nicht in eine Nervenheilanstalt. Ach Johann, da wird man dich nicht fragen. Du stehst ja seit Anfang November unter der Vormundschaft von Herrn St.«, »Nun sollen wir ihn doch zufrieden lassen, er weint ja beinahe«, »Er sucht sich in seiner Verrücktheit noch eine andere Stellung und nimmt sich noch das Leben«, »Menschenskind, melden Sie sich doch krank, Sie reden ja immer mit sich selber«, »Er ist ein charakterloser Mensch«, »Er läßt sich von seiner Hausfrau an die Geschlechtsteile fassen«. Außer solchen Redensarten hört er, wie die Leute das nachsprechen, was er denkt.

227 | Er hört das alles auf der Straße, im Geschäft, im Eisenbahnwagen, im Restaurant. Es wird gerufen und gesprochen, meist ziemlich leise, aber ganz deutlich und akzentuiert. Wenn keine Menschen da sind, hört er niemals Stimmen.

Er *urteilt* darüber: »Ein Irrtum ist ganz ausgeschlossen; ich sage mir, das können keine Halluzinationen sein, denn wenn niemand da ist, höre ich auch nie jemand sprechen.« Seine *Erklärung* für das Benehmen der Leute führt ihn zum Arzt. Er sagt: »Ich muß ein Leiden haben, daß meine Sprachmuskeln von selber arbeiten, wenn ich denke; so daß ich nicht höre, was ich denke, aber die Leute hören es, denn sie sprechen es mir nach.« Alle Herren im Geschäft beteiligen sich am Nachsprechen. »Ich kann es ja gar nicht übelnehmen, denn für die Leute muß es doch ekelhaft sein, immer alles hören zu müssen, was ich denke. Die sprechen das nach, um mich davon zu kurieren.« Er sehe die Lippenbewegungen der Herren dabei. »Gedankenlautwerden« hält er für ganz ausgeschlossen.

Er ist schwerhörig nach Masern in der Kindheit. Schwindelzustände ohne Bewußtseinsverlust. Abnahme der Leistungsfähigkeit wegen gesteigerter Ermüdbarkeit. Kopfschmerzen. Kann sich nicht mehr so gut konzentrieren. Es kommen ihm Einfälle, Zitate usw. störend zwischen den Gedankenlauf. Er lebt schon von jeher ganz zurückgezogen.

Trotz allem arbeitet er weiter im Geschäft. Seine geistigen Fähigkeiten seien nicht vermindert, nur gehe es wegen jener störenden Zwischengedanken und der Ermüdbarkeit manchmal langsamer. Sein Verständnis für geschäftliche Angelegenheiten, sein Gedächtnis, der Überblick über seinen Tätigkeitsbereich hätten nicht gelitten. Sein Verhalten ist völlig natürlich und komponiert. Er spricht verständig und sachgemäß.

Zwei Jahre später kam Hagemann wieder in die Klinik und erzählt: Nachdem er hier war, habe er sich einige Wochen krank gemeldet, dann aber am 16. September die Arbeit im alten Geschäft wieder aufgenommen. Wieder hörte er dieselben Worte, das Nachsprechen seiner Gedanken. Er dachte sich: Lasse sie reden, die Leute, ich kümmere mich nicht darum. Aber es ging nicht, er hatte Angst dabei. Eines Tages stellte er einen der Herren zur Rede. Es wurde ihm einfach abgestritten. Man redete dann, er sei verrückt. Schließlich war es für ihn einfach nicht mehr zum Aushalten. Er habe sich lange gewehrt, bis er das Geschäft verließ. Man werfe doch seine Zukunft nicht so weg. Am 25. November 1909 *gab er die Arbeit auf.*

Alsbald dachte er sich, es wäre vielleicht gut, er ginge *an einen anderen Ort.* Da wäre er wohl unbefangener und vielleicht rede man ihm da nicht nach. Auch könne man ihm vielleicht helfen gegen seine Krankheit, nämlich das von ihm vermutete unwillkürliche Aussprechen dessen, was er denke. So ging er nach F. und blieb dort vom Januar bis Februar 1910. Aber es war gerade so. Man lachte ihm auf der Straße nach, behandelte ihn wie einen Betrunkenen. Selbst der Arzt in der Klinik, der behauptete, die Stimmen seien Täuschungen, machte solche Redensarten über ihn. Er war nun erst recht verzweifelt und kam aufgeregter von F. zurück als er hinging.

Nun machte er einen neuen Plan. Wenn er allein im Zimmer war, konnte niemand hören, was er dachte und darum auch niemand etwas nachsprechen. Würde er lange Zeit allein auf dem Zimmer bleiben, so würde er, das war seine Meinung, vielleicht dies alles vergessen und nach einigen Jahren mit frischen Kräften anfangen. Deswegen *verließ* er vom 15. Februar 1910 bis jetzt (April 1911) *nie mehr sein Zimmer.* Auf dem Zimmer habe er anfangs von der Straße her seinen Namen zu hören vermeint, sich aber überzeugt, daß es der Kartoffelhändler war, der Kartoffeln ausrief. Außerdem hörte er, wie der Bote, der für einen Verband, dem er angehörte, das Geld abholte, sagte: »Was spricht er?« Sonst will er die ganze Zeit *nichts* gehört haben. Als er dann aber auf Betreiben der Wirtsleute, die fürchteten, er würde Selbstmord begehen, im April 1911 ins Krankenhaus kam, habe er wieder die Sachen gehört, aber undeutlich und verschwommen. Er achte absichtlich nicht darauf. Es sei, wie wenn Tonwellen aufeinanderschlügen, so unklar sei das Gerede. Er habe dann auch wohl mit den Händen die Ohren zugehalten und habe dann gar nichts gehört.

In der über ein Jahr dauernden Zeit, die er allein auf seinem Zimmer lebte, habe er sich oft gelangweilt. Besonders im Sommer habe er gern hinausgehen wollen, aber er habe Angst gehabt, wieder die alten Sachen zu hören. Er beschäftigte sich mit Romanlesen und machte nach gedruckter Anleitung einen Buchführungskursus durch. Seine Wirtin besorgte ihm Essen, Bücher und machte alle notwendigen Gänge. Einmal habe er sich eine Schreibmaschine bringen lassen, um damit Geld zu verdienen. Aber es seien zu wenig Aufträge gekommen, sonst würde er sich ohne Störung seines Heilplans gut haben ernähren können. Er ließ sich den Bart lang | wachsen und verwildern. Die Haare schnitt er sich selbst, so gut er konnte. Jeden Sonn- 228
tag wusch er den ganzen Körper, scheint auch im übrigen reinlich gewesen zu sein.

Gut gegangen ist es ihm auf seinem Zimmer nicht. Zwar waren die Reden der Leute verschwunden, aber er litt an der alten Konzentrationsunfähigkeit, an gelegentlichem Schwindel und Brechen, an unsinnigen Gedanken, die ihn quälten, an Einschlafen der Beine usw.

Sein Wesen ist das gleiche geblieben. Er ist zugänglich, spricht sich gern aus, erwägt die Zukunft, klagt verständig darüber, daß er sich mühsam sein Geld erspart habe, um einmal selbständig zu werden, und daß ihm nun diese Krankheit dazwischen gekommen sei. Dabei haben seine Gesten und sein Gesichtsausdruck etwas kindlich Hilfloses. Es fehlt jeder Eindruck von energischem Zusammennehmen. Er redet vom Essen, das ihm bekömmlich sei, von Bädern, die ihm vielleicht helfen würden. Die Gewohnheit hat ihn so an seine bisherige Wirtin gekettet, daß er nur da sich richtig ernährt glaubt.

Die *Stellung zur Realität und zur Entstehung* der Reden der Leute ist die gleiche geblieben. Er erzählt, wie er die ersten Wochen, als es begonnen hatte, sich oft an den Kopf faßte und sich sagte, das sei ja unmöglich. Da habe er es aber immer wieder gehört. Die Wirklichkeit konnte schließlich »keinem Zweifel mehr unterliegen«. »Ich wußte«, so sagt er, »was ich denke, und dann sagten dasselbe gleich die andern.« Das kann doch nur dadurch entstehen, so folgerte er, »daß ich, was ich denke, ohne es selbst zu merken, ausgesprochen habe«.

Alle Ärzte haben ihm gesagt, es handle sich um Täuschungen. Manche haben jedoch selbst ihm etwas Derartiges zugerufen. Man habe es wohl für Täuschung erklärt, um ihn zu kurieren, da man ein eigentliches Mittel gegen sein Sprechen nicht habe, und es für ihn gewiß gut sei, wenn er gar nicht auf die Reden der anderen achte. Er habe sich anfangs darum selbst hypnotisieren wollen und sich einreden wollen, es sei Täuschung. Aber die Stimmen kamen immer wieder und bestätigten die Realität. Auf eine Erklärung von mir, wie man sich etwa vorstellen könne, daß alles aus seinem Kopfe als Täuschung entspringe, faßt er schließlich zusammen: »Ich kann es nicht glauben. Sie haben es ja immer wieder getan. Von dem Glauben hängt ja meine Existenz ab. Wenn ich es nur glauben könnte, ich wäre froh.« Ärzte und Leute, die er zur Rede stellte, haben es ja immer abgestritten, aber die Ärzte nur, um ihn zu kurieren. »Ich glaube ja, daß im Gehirn eine Stelle krank ist. Aber die Ärzte können ja an das Gehirn nicht heran. Sie können ja nur durch Reden beeinflussen. Wenn mein Gehirn geheilt würde, dann wäre es ja in Ordnung.« Er meint immer sein unwillkürliches und ihm selbst unbemerkbares Aussprechen der Gedanken. Betreffend die Stimmen der anderen betont er wieder: »Ich habe es so klar und deutlich gehört, da ist kein Zweifel.« Er gibt aber im allgemeinen zu, daß er geisteskrank sei: »Wenn man seinen Geist nicht einmal mehr in der Gewalt hat, mein' ich, muß man geisteskrank sein. Man muß doch seinen Mund halten können, wenn man will.« –

Niemals Bewußtseinstrübungen. Keine körperlichen Mißempfindungen. Keine optischen Erscheinungen. Dagegen sehr schreckhaft bei allen Geräuschen. Akutere Phasen lassen sich nicht abgrenzen. Unsinniges, unverständliches Handeln ist nicht vorgekommen. Immer besonnen, bedächtig und völlig orientiert.

Die *Leibhaftigkeit* der Trugwahrnehmungen teilt dieser Fall mit den beiden vorhergehenden. Der *Inhalt* aber ist meist absurd, sinnlos und ohne Zusammenhang wie bei dem Falle Probsts. Trotzdem gelingt es dem Kranken nicht, dauernd daraus die entsprechenden Konsequenzen zu ziehen. Die Leibhaftigkeit, die ihn immer von neuem überzeugt, läßt ihn seine anfänglichen Zweifel nicht fortführen. Einen Sinn vermag er allerdings nur in die Realität zu bringen, indem er annimmt, man wolle ihn kurieren, ihn ärgern, oder die Leute wollten sich wehren gegen sein unbewußtes ihnen lästiges Sprechen, das er als ihm allein möglich erscheinenden Grund für die Vorgänge angenommen hat. Diese unwahrscheinliche Annahme zeigt, wie intensiv die tagtäglich erneuerte *leibhaftige* Wahrnehmung dazu drängt, irgendwie in Einklang mit der sonstigen Erfahrung gebracht zu werden.

Worin besteht nun der Unterschied zwischen diesem Fall und dem Fall Probsts?
229 Diese Frage ist rein in psychologisch-analytischem Sinne gemeint. | Irgendwelche theoretische Vorstellungen über »Ausdehnung« oder »Grad« des Prozesses interessieren uns hier nicht. Wir wollen wissen, wieviel wir »verstehen« und wieviel unverständliches, elementarpathologisches Symptom ist. Ist in unserem Falle etwa die Intelligenz durch den pathologischen Prozeß verändert? Oder verlangt ein primärer Wahn die Realität der Stimmen? Von beidem ist nichts zu finden. Man könnte nur aus dem falschen Realitätsurteil *allein* solche Ursachen erschließen. Seine Intelligenz zeigt sich sonst ganz intakt; er urteilt bedächtig; seine Konsequenzen aus dem falschen Realitäts-

urteil sind ganz verständlich. Von Wahnideen, die ihn beherrschen, war auch nichts zu entdecken. Seine Gedanken und Triebe sind ganz bei realen Dingen, wie Beruf und Geldverdienen, bei der realen Zukunft. Ist es da nicht näherliegend, das falsche Realitätsurteil nicht durch neue zur Trugwahrnehmung hinzukommende pathologische Elemente der Psyche zu erklären, sondern aus der ursprünglichen Persönlichkeit zu verstehen? Wir sind geneigt, dies Verhalten zu so massenhaften und konstanten Trugwahrnehmungen als das durchschnittliche anzusehen. Der Fall PROBSTS betraf eine hervorragende Persönlichkeit.

In einem weiteren Falle werden wir sehen, wie sich der Zwang, *leibhaftige* Wahrnehmungen für reale zu halten, verbindet mit dem Zwang, der aus Wahnideen und einer mannigfaltigeren Symptomengruppierung entspringt. Waren die bisherigen Fälle relativ rein, wird dieser einen komplexen darstellen, dessen Analyse weiterer Hilfsmittel bedürfte.

Fräulein *Schuster.* Langsam entstandener paranoider Prozeß mit Veränderung der Persönlichkeit. Glaubt sich von der Polizei *verleumdet* und *verfolgt,* fühlt sich unfrei, fühlt sich *beobachtet* usw. Sie soll große Verbrechen begangen haben, wegen deren sie nun vor Gericht gestellt werden wird. Unter ihren mannigfachen Symptomen interessieren uns hier nur folgende:

Während sie früher nur sehr wenig träumte, kommen ihr jetzt gleich, wenn sie schläft, häßliche Vorstellungen. Sie sieht ihren Vater als Leiche, die von ihrem Bruder, einem Arzte, geöffnet wird. Auch im Wachen kommen ihr solche scheußlichen Bilder, sie wisse selbst nicht wie. Es seien *innere Bilder.* Sie wisse selbst: »es ist nicht«. Aber die Bilder drängen sich ihr auf. Sie sehe einen Kirchhof mit halb offenen Gräbern, sehe wandelnde Gestalten ohne Köpfe u. dgl. Die Bilder sind ihr sehr quälend. »Ich habe doch früher nie so etwas gehabt.« Durch Energie bei Ablenkung der Aufmerksamkeit auf äußere Gegenstände kann sie dieselben zum Verschwinden bringen.

Oft *wacht sie in unangenehmer Weise auf.* Sie kann es nicht näher beschreiben. Es ist enorm unbehaglich, sie weiß nicht wie.

Wegen dieses Aufwachens und wegen der Bilder *nach Apparaten gefragt,* sieht sie mich aufs höchste betroffen lange starr an. Ich habe selten ein so entsetztes Gesicht gesehen. Nach längerer Pause antwortet sie kurz und sicher: »Nein, ich glaube nicht daran.« Später im Laufe des Gespräches kommt sie wieder auf die Sache zurück: »Das sind doch keine Apparate?« fragt sie mit stechend durchbohrendem, zugleich mißtrauisch fragendem Blick. »Das ist doch nicht möglich.« Es scheint, daß sie zurzeit wirklich nicht an Apparate glaubt. Zu anderer Zeit äußerte sie: »An so etwas glauben doch Verrückte, ich bin nicht verrückt.« Es schien, als ob ihr Verstand diese beiden entsetzlichen Möglichkeiten gleichzeitig sah: das Preisgegebensein an unbekannte Apparate – dieser Gedanke war ihr offenbar naheliegend und bedenklich – und die Einsicht, wenn sie das glaube, müsse sie doch verrückt sein.

Noch mehrere Male hat sie sich hierzu geäußert. Eines Morgens gab sie an, heute nacht habe sie schlecht geschlafen. »Ich fühlte mich nicht frei; von *der* Wand war es mehr.« Sie fühlte sich beobachtet. Dies Gefühl habe sie früher nie gehabt. Sie könne es nicht näher beschreiben. Es endete mit einem heftigen Stoß gegen das Bein, wie mit einem Stock geschlagen. Es war unbedingt so; es war keine Täuschung. Sie glaubte, nun solle sie fortgeschleppt und gefesselt werden. Sie schrie auf. Da fragte die bei ihr schlafende Wärterin, was denn los sei.

230 | Besonders über die *Frage der Geisteskrankheit* sprach sie sich täglich aus. »Für krank kann ich mich nicht halten.« »Manchmal ist es mir, als sollte ich verrückt werden, aber ich bin klar.« »Ich weiß selbst nicht, was ich darüber denken soll.« Sie werde ganz anders, sie habe »moralischen Katzenjammer«. »Ich habe das Gefühl, ich verblöde.« Es gehen ihr so konfuse Sätze und abgerissene Worte durch den Kopf. Sie meine dann, sie werde wirklich verrückt. Wenn sie wirklich verblöde, dann sei sie auch unheilbar. Man solle ihr doch nichts weismachen. In Wahrheit komme das alles nur durch den hiesigen Aufenthalt und durch ihre Schicksale. Die Stimmen seien Wirklichkeit. Sie sei nicht krank, habe nur lokale Störungen. »Wer mich für geisteskrank hält, der irrt sich rasend. Erlauben Sie, die Stimmen sind Wirklichkeit, ich habe ein sehr scharfes Ohr. Ich wundere mich nur, daß Sie sich nicht längst von meiner geistigen Gesundheit überzeugt haben.« Wochenlang war ihre ständige Frage: »Ich bin doch nicht verrückt, Herr Doktor?« »Ich will gern ein Aneurysma haben, will morgen tot sein, nur verrückt will ich nicht sein.« Dann wieder: »Sie reden immer von Krankheit, das ist alles sehr einfach, das so zu erklären (die Verfolgung durch die Polizei, die Stimmen usw.). Ich bin aber gesund.« »Ich sehe, die Herren haben alle dieselbe Ansicht. Aber ich kann nicht glauben, daß ich krank bin.«

In dieser Form *schwanken ihre Urteile.* Sie wurde immer weniger geneigt, sich auszusprechen, dissimulierte vielmehr, wie die Mehrzahl dieser Kranken, zunehmend. Aber die Art ihrer Äußerungen läßt schon erkennen, wie sich ihre Wahnurteile, wenn nicht gerade zur Annahme von Apparaten, so doch zur Annahme tätlicher Beeinflussung und Verfolgung, und ihre Krankheitsbeurteilung über augenblickliche Zweifel zur dauernd sicheren Überzeugung ihrer geistigen Gesundheit entwickeln.

Sie hört *Stimmen,* die Stimmen der Oberin, der Schwestern und Dr. W.s, zunächst keine anderen Stimmen. Diese Personen kommen allerdings täglich auf die Abteilung. Aber der Inhalt der Stimmen läßt erkennen, daß sie unmöglich reale Wahrnehmungen gehabt haben kann. Sie behauptet: »Ich hörte die Stimmen so deutlich wie Ihre, ich kann doch nicht an Ihrer Stimme zweifeln. Es ist Faktum, daß dies gesprochen wurde.« Immer wird ihr Name ausgesprochen. »Mir schwirrt mein Name in den Ohren.« Es wird gesagt: »die Schande«, »die Schmach« (scil. dieses Fräulein Schuster), »daß so etwas in Deutschland vorkommt« (scil. das durch Verleumdung ihr vorgeworfene Verbrechen), »alles muß desinfiziert werden.« Sie ist »die Fabel der ganzen Klinik«, d.h. man spricht immer über sie. Dr. W. hat vom Staatsanwalt geredet. Dann hieß es: »der arme Bruder« (scil. des Fräulein Schuster). Auch eine Polizistenstimme hörte sie, die immer ihren Namen sagte. In eine kurze heftige Erregung wurde sie gebracht, als sie eine Stimme sagen hörte, sie habe ihre Mutter getötet.

In diesem Falle ist die *Realität* der Trugwahrnehmungen, besonders der Stimmen, *der Kranken ohne weiteres klar,* obgleich die Stimmen nur spärlich aufgetreten sind. Hier war der Inhalt der Stimmen nur Bestätigung der vorher bestehenden Wahnideen. Alles paßte zueinander. Da konnte ein Zweifel nicht ernstlich auftauchen. Die Leibhaftigkeit führte zum unvermittelten Realitätsurteil. Dies Realitätsurteil ist aus den Trugwahrnehmungen *allein* nicht verständlich.

Wir sehen in diesem Falle ferner, wie schon die noch bekämpfte Neigung besteht, auch *hinter den Pseudohalluzinationen eine Realität zu sehen,* eine Auffassung, die in sehr vielen paranoiden Prozessen schließlich mit derselben Überzeugung auftritt, wie die Überzeugung von der Realität der echten Trugwahrnehmungen. Es wird irgendwie

»gemacht«, daß die Kranken Bilder sehen müssen, es sind Strahlen, Spiegelung oder Induktion, oder wie sonst die spezielle Auslegung lauten mag. Die Pseudohalluzinationen treten hier in eine Reihe mit gewissen Gedanken, mit normalen Wahrnehmungen, ja mit allen möglichen psychischen Erlebnissen, die solchen Paranoikern nicht mehr ganz natürlich vorkommen, sondern die alle irgendwas bedeuten, irgendeine Absicht verfolgen, »gemacht« sind. Das Realitätsurteil über die Pseudohalluzinationen zieht zwar, wie wir in Analogie zu späteren Fällen annehmen dürfen, seinen Grund aus der
Unabhängigkeit vom Willen und der Detailliertheit, die den | Pseudohalluzinationen 231
im Gegensatz zu den Vorstellungen als gradweiser Unterschied eignet, aber der Hauptsache nach muß es unter Bezugnahme auf jene allgemeine Veränderung im psychischen Leben des Paranoikers begriffen werden, deren Analyse aus unserem Thema herausfällt.

Der Fall *Schuster* gibt uns schließlich noch Gelegenheit, auf die *Beziehung des Realitätsurteils* über die Trugwahrnehmungen *zur Krankheitseinsicht* einzugehen. Das richtige Realitätsurteil betreffend die Trugwahrnehmungen bedeutet einen *Teil* dessen, was man unter »Krankheitseinsicht« zusammenfaßt[i].[562] Die Krankheitseinsicht bedeutet die richtige Beurteilung *aller* Phänomene als objektiv bedeutungslos, nicht nur der Trugwahrnehmungen als von außen nicht verursacht, sondern auch der Stimmungen als unmotiviert, der Wahnideen als unbegründet, pathologischer Willensantriebe als unzweckmäßig usw. Die Krankheitseinsicht bedeutet darüber hinaus noch die Beurteilung aller dieser Phänomene als *zu einer Krankheit gehörig* und hängt hier mit dem Kulturniveau, mit der Ansicht über das, was Krankheit ist, deren Ursachen usw. zusammen. Mit all diesen höchst schwierigen Dingen beschäftigen wir uns hier nicht, wir versuchen für die Analyse der Krankheitseinsicht durch die allerdings nur unter künstlicher Isolierung ermöglichte Analyse des Realitätsurteils der Trugwahrnehmungen lediglich eine Vorarbeit zu leisten. Die wiedergegebenen Äußerungen des Fräulein *Schuster* zeigen, ein wieviel komplizierteres Gebilde die Krankheitseinsicht gegenüber dem bloßen Realitätsurteil über Trugwahrnehmungen ist. Die Beurteilung der eigenen Krankheit ist ein komplexes Gedankengebilde, das, auf vielen Wegen unter verschiedenen Gesichtspunkten und aus mannigfachen Motiven entspringend, sich entwikkelt. Die Äußerungen Fräulein *Schusters* lassen nur einige davon erkennen. Ihre Analyse liegt uns hier nicht ob.

Wieder einen anderen Typus in der Entwicklung des Realitätsurteils zeigt der nächste Fall. Auch dieser ist komplex. Außer daß Wahnideen hier eine Rolle spielen, kommt eine *Veränderung der Persönlichkeit* hinzu, die uns das sprunghafte, der sorgfältigen Überlegung entbehrende Realitätsurteil begreiflich macht. Die Persönlichkeit ist bei

---

i Hierüber handelte PICK, Über Krankheitsbewußtsein in psychischen Krankheiten. Archiv f. Psych. 13, 518. – MERCKLIN, Über das Verhalten des Krankheitsbewußtseins bei der Paranoia. Allgem. Zeitschr. f. Psych. 57, 579. – Und später HEILBRONNER, Über Krankheitseinsicht. Allgem. Zeitschr. f. Psych. 58, 608.

außerordentlicher Intelligenz und voller Besonnenheit ohne eigentliche innere Anteilnahme, von einer unbegreiflichen Kühle. Zwar hat sie, wenn sie nach ihren Erlebnissen gefragt wird, ein gutes *psychologisches* Urteil, aber sie bemüht sich nicht, zu einem klaren *Realitätsurteil* zu kommen, überläßt sich in diesem Urteil vielmehr sprunghaft dem jeweiligen Augenblick.

Frau Kraus,[329] 36 Jahre alt, seit 17 Jahren verheiratet. Vor einem Jahr begann Mißtrauen gegen Nachbarn. Dies anfänglich berechtigte Mißtrauen nahm zu. Ganz gleichgültige Vorgänge bezog sie auf sich. Schließlich hörte sie die Stimmen der Nachbarn durch die Mauern hindurch sprechen. Plötzlich brachte sie wilde Eifersuchtsideen vor, machte einen Suicidversuch und wurde in die Klinik gebracht. Hier ist sie klar, besonnen und orientiert. Anfangs ablehnend, bald zu Auskunft bereit.

Nach ihrem *Gedächtnis* gefragt, erzählt sie, daß sie ein sehr lebhaftes und merkwürdiges Gedächt-
232 nis habe. Von jeher sei ihr alles, was sie gesehen und gehört habe, nachher in außer|ordentlicher Lebendigkeit vor der Seele gestanden. Diese sinnliche Lebhaftigkeit habe in letzter Zeit noch zugenommen. Dabei sei es so, daß sie eigentlich *zwei Gedächtnisse* habe (eigene Formulierung der Patientin). Einmal könne sie sich an alles *absichtlich* wie andere Menschen erinnern, andererseits treten ganz *unwillkürlich* in ihr Bewußtsein lebhafte Erinnerungsbilder, besonders *innere Stimmen* und *innere Bilder.* Wenn ihr etwas nicht einfalle, sage es ihr die innere Stimme. Sie sei dann davon abhängig, wieviel dies andere Gedächtnis in Form der inneren Stimme vorbringe. Die inneren Stimmen sind mannigfaltig, sie erkennt darin, besonders an der Ausdrucksweise, bestimmte bekannte Personen, aber alles ist nicht etwa von diesen *wirklich* gesprochen, sondern ihre Erinnerung, nur Erinnerung jenes umfangreichen Gedächtnisses, das sie nicht in eigener Gewalt hat. Mit den inneren Stimmen unterhalte sie sich. Sie spreche innerlich und bekomme dann Antworten der Stimmen. Z.B. gestern habe sie über die Polenfrage gelesen und darüber, warum die Polen kein eigenes Königreich hätten. Nachher habe sie sich mit einer Stimme, die sie nicht mit einer bestimmten Person verband, unterhalten und gestritten. Einzelne Sätze der Stimme könne sie nicht mehr wörtlich anführen. Solche Unterhaltungen vergesse man doch leicht. Sie höre die Stimmen nicht eigentlich. Es sei Empfindung. Aber die Stimmen treten in ganzen Sätzen auf. – Ebenso habe sie gestern über eine Matinee in Mannheim gelesen. Es sei Tolstoi vorgetragen worden. Sie habe ein lebhaftes Bild davon gehabt, wie der Saal und die Umgebung aussah. Plötzlich sei ihr sehr lebhaft ein Zimmer vor die Augen getreten nach einem Gemälde von Israëls; so hätte eigentlich die Umgebung bei jenen Vorträgen sein müssen. – Bilder und Stimmen stützen sich nach ihrer Angabe auf wirkliche Erlebnisse, die sie früher hatte, und sind nicht erfinderisch. Nur zwei Ausnahmen: Sie sah wenige Male plötzlich vor der Seele Landschaften von aufgewühlter Erde, Lavamassen und zischende Flammen. Das sei ihr entsetzlich und quälend gewesen (Gegensatz zu den sonstigen inneren Bildern). Sie habe schnell die Aufmerksamkeit auf etwas anderes gelenkt, um solche Bilder los zu werden. So etwas habe sie nie in Wirklichkeit gesehen. – Zweitens: »Ich fürchte, Sie werden mich auslachen. Ich stehe nämlich in einem sehr nahen Verhältnis zum Herrgott. Ich bin aber keine Frömmlerin.« Sie gehe seit Jahren nicht in die Kirche. Sie habe mit dem inneren Auge den lieben Herrgott oft gesehen, einen alten Mann mit silbergrauem Bart. Der habe dann auch durch die innere Stimme mit ihr gesprochen. Das habe sie sehr beglückt. Das sei ihr ein Halt gewesen. (Ob das denn mehr sei als bloßes Gedächtnis und als etwas, das nur in ihrer Seele vor sich gehe?). »Das weiß ich nicht.«

Nach Stimmen überhaupt gefragt, antwortet sie: *»Ich höre zwei Arten von Stimmen.«* Erstens die, von denen eben geredet wurde, und zweitens wirkliche Stimmen, menschliche Stimmen, die von außen kommen. Diese Stimmen seien so wie meine Stimme und die anderer Menschen, die sich mit ihr unterhalten. Diese habe sie die letzten 14 Tage vor der Einlieferung in die Klinik gehört. Das hängt so zusammen: Seit April 1910 bemerke sie, daß die Nachbarsleute über sie reden, sie verleumden und beschimpfen. Das hörte sie, wenn sie draußen war. Sie sah dann die Menschen, von denen die Worte gesprochen wurden, wenn auch wegen ihrer Kurzsichtigkeit nur undeutlich. Später hörte sie Stimmen von der Straße herein, und schließlich haben die Stimmen zu ihr gesprochen, ohne daß sie jemanden wahrnehmen konnte. Den ganzen Tag hörte sie Zurufe. Alle ihre Handlungen (niemals ihre Gedanken und Gefühle) wurden mit Bemerkungen begleitet. Es war als ob die Leute durch die Wände hätten sehen können. Sie müssen Löcher in die Wände gemacht haben. Die Stimmen kamen unzweifelhaft von außen, nur gedämpft durch die Wand. Sie waren laut und deutlich, erkennbar als bestimmte Personen. Sie begreife nicht, wie man sich den ganzen Tag so um sie kümmern könne, daß alle sich so auf einen Menschen und gerade auf sie sich vereinen. Die Leute hätten doch etwas Besseres zu tun. Diese Stimmen haben sie ungeheuer gequält. Sie habe, weil sie das nicht mehr ertragen konnte, sich das Leben nehmen wollen.

Nichts von Zwangsgedanken, gemachten Gedanken usw. Niemals Angst. Nur anfangs Trauer, dann Gereiztheit, schließlich Zorn. Jetzt wisse sie nicht, was weiter werden solle. Sie warte ab die Dinge, die da kommen werden. In der Klinik habe sie keine Stimmen gehört, die von außen in der Weise wie zu Hause kamen. Sie wolle nicht durchaus in Abrede stellen, daß auch *solche* Stimmen *krankhafter* Natur seien. Sie wolle sehen, wenn sie nach Hause nach F. käme, ob das jetzt aufhöre. Wenn ja, dann glaube sie, sie sei von einer Krankheit genesen.

In diesen *Urteilen über die Realität* der Stimmen bleibt sie sich nicht gleich. Einige Äußerungen von verschiedenen Tagen stelle ich zusammen: »Die Stimmen in F., die waren nicht seelisch, sondern menschlich.« »Die Luft in F. ist so klar und trägt so weit, daß ich selbst | leise 233
Worte gut verstehen kann.« »Ich kann mir nicht denken, daß es Einbildungen sind, ich habe alles so deutlich gehört.« Gewundert habe sie sich über die Stimmen durch die Wand, die seien auch wohl krankhaft gewesen. – Sie wolle nach den Stimmen forschen, diese durch die Wand könnten durch Überreizung zustande gekommen sein, aber nicht diejenigen, bei denen sie zugleich die Menschen sah. Ein andermal wieder meint sie, die Menschen habe sie wirklich gesehen, aber die Stimmen seien wohl Täuschung gewesen.

In diesem Falle wird das *Realitätsurteil schwankend,* mehr abrupt gefällt. Die Frau machte *nicht* den Eindruck, daß sie sich viel mit Erwägungen darüber abgab. Ihr Mißtrauen und ihre Eifersuchtsideen stehen vielmehr im Vordergrunde. Im akuten Zustande – wenn man die letzten erregten Tage vor der Einweisung so bezeichnen will – hängt das Realitätsurteil ganz und gar von diesen Wahnideen ab. Später aber scheint ihr das Realitätsurteil ziemlich *gleichgültig* zu sein. Nichts von dem Grauen, das die anderen Kranken haben, kein rechtes Gefühl für die Rätselhaftigkeit. Die Kühle und Gleichgültigkeit diesen Stimmen gegenüber »verstehen wir« nicht. Es ist eine Abnormität der Persönlichkeit vorhanden, die wir nach der Anamnese als Umwandlung durch die Krankheit ansehen können. So wird uns dieser mit den vorigen Fällen verglichen ganz andere Typus im Verhalten zur Realität der Trugwahrnehmungen erklärlich.

Dabei war aber die Kranke sehr intelligent und gewandt im Denken wie im sprachlichen Ausdruck. Sie fand ganz spontan Formulierungen für Beobachtungen, die vielen Kranken ganz entgehen. Ihre Schilderung des zweifachen Gedächtnisses und der zweierlei Art von Stimmen sind uns ein typischer Beleg für die Trennung der echten Halluzinationen und Pseudohalluzinationen. Das *psychologische Urteil* der Kranken war klarer und treffender als in vielen ähnlichen Fällen.

Gegenüber der Schwierigkeit, die es selbst bei besonderer Intelligenz, bei fehlender Umwandlung der Persönlichkeit und bei fehlenden Wahnideen, erst recht natürlich, wenn diese Momente hinzukamen, allen bisherigen Kranken machte, über ihre Trugwahrnehmungen zum richtigen Realitätsurteil zu kommen, wird uns im nächsten Fall auffallen, mit welcher Sicherheit sofort im ersten Moment das Urteil über die Unwirklichkeit der Täuschungen gefällt wird.

Fräulein *Merk,* 41 Jahre altes Dienstmädchen, war von jeher menschenscheu und leicht verletzt. Immer nervös. Nahm alles schwer, kam nie über etwas leicht hinweg und war immer schwierig zu behandeln. In der Arbeit von jeher leicht ermüdet, aber sehr gewissenhaft. Immer wenig Appetit, lieber nährte sie sich von Flüssigem. Sagte oft in Verstimmungen: wenn ich nur sterben könnt. Über jede Kleinigkeit weinte sie. Seit einiger Zeit fürchtete sie Dienstentlassung. Sie war 10 Jahre in derselben Stellung, die sie sehr gewissenhaft ausfüllte. Als vor kurzem eine Nichte der Herrin ins Haus kam, wurde sie eifersüchtig, hatte Abneigung gegen die Nichte und behauptete, diese wolle sie aus der Stellung verdrängen. »Wie wird es mir später gehen, wenn ich nicht mehr bei Ihnen bin«, so klagte sie ihrer Herrin. »Dann will ich schon lieber sterben.« Oft war sie sehr müde. Sie weinte mehr wie sonst. Man fand sie abends im Dunkeln in der Küche sitzen und Tränen vergießen. Sie zog sich schließlich schon bei Tage in ihr Zimmer zurück, riegelte ab und weinte. Vor Müdigkeit und Trauer legte sie sich aufs Bett. Durch zufälliges Pfeifen der Nichte meinte sie sich ausgespottet. Ihr Zustand wurde schließlich so, daß man sie in die Klinik brachte, wo sie sich schnell erholte, in normale Gemütslage kam und ganz sachlich über ihr Benehmen, das sie zwar für verständlich hielt, urteilte.

Dieses Fräulein erzählte von *Sinnestäuschungen,* die sie gelegentlich gehabt hatte. Diese Täuschungen hatten offenbar auch die Dienstfrau bedenklich gemacht und die Überführung mit veranlaßt.

234 | Vor einem Jahr hat sie öfters nachts *»Stöhnen« gehört,* im Wachen, wenn sie sich gerad ins Bett gelegt hatte. Sie wußte später schon vorher, daß es wiederkommen würde. Wenn sie sich aufrichtete, verschwand es, wenn sie sich hinlegte, kam es wieder. Es war ein Stöhnen und ein Wimmern, wie wenn jemand schwer krank wäre. Es war nicht sehr laut. Wie wenn der Kranke unter dem Bett läge. Sie sah nicht nach, denn sie wußte gleich, »daß es vom Blut kommt.« Sie konnte dann erst nicht einschlafen. Es war ihr ungemütlich, sie hatte etwas Angst dabei. Aber bald schlief sie doch darüber ein. Sie wußte ja, daß niemand im Zimmer war.

Vor kurzem saß sie abends allein am Tisch. Plötzlich *hörte sie Glockenläuten.* Es klang von weitem, aber ganz deutlich. Sie wußte gleich: das kann nicht sein, um einhalb zehn Uhr läutet es nicht. Sie machte aber das Fenster auf, um nachzuhören. Da war draußen nichts und die Erscheinung verschwunden. Dies war nur einmal, keine Angst, keine Unruhe, kein Erschöpfungsgefühl dabei.

Vor 14 Tagen abends um einhalb zehn saß sie mit ihrer Dienstherrin am Tisch. Auf einmal *hörte sie Musik,* es war wie ein Choral, von einem Instrument gespielt, nicht sehr laut, als wenn es von der Straße käme. Sie wußte sofort, daß es nicht Wirklichkeit sei. Es kam aber wie von außen. Sie wußte schon vom Glockenläuten her, daß sie »so etwas hat«. Sie erzählte es der Frau.

Diese suchte sie zu beruhigen. Es dauerte 2–3 Minuten und kam nicht wieder, war nur einmal. Es war sehr schöne Musik.

Vor einem Jahr hörte sie abends im Bett, *wie wenn Papier zusammengepatscht* würde. Sie sah gar nicht nach.

Sie wachte manchmal auf davon, daß sie *mit Namen* von ihrer Dienstfrau *gerufen* wurde. Es stellte sich dann heraus, daß diese gar nicht gerufen hatte.

Wenn sie sich hingelegt hatte, hatte sie wohl das Gefühl, als ob *jemand mit ganz leisen Tritten ans Bett* herankäme.

Vor einigen Wochen sah sie, nur einmal, wie sie sich gerade ins Bett gelegt hatte, *Gestalten* von der Wand ans Bett *schweben.* Es waren längliche Wesen. Sie sah sie nur ganz undeutlich, sah nicht einmal Köpfe. Sie meint, Wand und Zimmer mit den Gestalten gleichzeitig gesehen zu haben. Sie wußte, daß es Täuschung war und drehte sich schnell um, damit es aus dem Kopfe komme. Keine Angst, schlief bald ein.

Einmal hörte sie einen *brummenden Ton,* wie von einem alten Mann, es waren keine Worte dabei. Ihr Urteil war auch hier sofort richtig.

Es ist auffallend, daß diese Kranke bei ihren Trugwahrnehmungen *sofort* das unvermittelte richtige Realitätsurteil fällte. Wenn der Inhalt der Trugwahrnehmungen nicht gerade unmöglich ist, wie bei einigen von denen, die die Kranke erlebte, scheint uns die *sofortige* Korrektur ohne weitere Prüfungen nur dann verständlich, wenn entweder die Trugwahrnehmungen keine leibhaftigen, sondern nur Pseudohalluzinationen waren, oder wenn ihnen bei ihrer Leibhaftigkeit eine andere Eigentümlichkeit zukam, die sie von allen normalen Wahrnehmungen unterschied. Ich glaube *nicht*, daß man in Fällen, wie dem vorliegenden, eine *sichere Entscheidung* treffen kann, wenn einem nicht gerade ein Psychologe begegnet, der selbst diese Phänomene erlebte und beobachtete. Vielleicht kann uns eine Selbstschilderung Kandinskys in diesem Sinne dienen. Diese Phänomene werden mit der auf dem Gebiete der psychischen Symptomatologie so häufigen kritikfremden Sicherheit oft einfach für Halluzinationen erklärt. Um das Problematische dieser Vorgänge hervorzuheben, werden wir sie mit nun vielleicht unsererseits zu großer Sicherheit als Pseudohalluzinationen zu verstehen versuchen. In einigen der geschilderten Trugwahrnehmungen kann es sich um die merkwürdigen Phänomene im Halbschlaf handeln, bei denen wir die Frage, ob Halluzination oder Pseudohalluzination, wegen des getrübten Bewußtseinszustandes so schwer beantworten können.

| Die *Überlegungen,* die die Kranke als Begründung ihres richtigen Realitätsurteils angibt, mögen wohl stattgefunden haben, aber es scheint mir nicht, daß sie erst *auf Grund* dieser Überlegungen leibhaftige Halluzinationen richtig erkannt hätte. Selbst das Öffnen des Fensters geschah, wenn ich mich richtig in die Kranke versetze, nicht in dem Gefühl, dort werde sie das Glockenläuten deutlicher hören, sondern nur darum, weil sie urteilte: ich habe eine Halluzination, da muß ich doch untersuchen, ob es wirklich eine ist. Sie wußte schon *vorher,* was sie dabei konstatieren werde. 235

Von einer besonderen Eigenart der Halluzinationen weiß die Kranke nichts anzugeben. Daß jemand eine leibhaftige Halluzination, wenn außerdem der Inhalt durchaus möglich ist, doch sofort als Täuschung erkennt, ist nicht wahrscheinlich. Hinzu kommt die Art und die Ursache des Auftretens der Halluzinationen in diesem Fall, um zu der Ansicht zu führen, daß die Kranke sich in ihrem *psychologischen Urteil* irrte. Sie *urteilte,* es seien leibhaftige Halluzinationen, weil diese Pseudohalluzinationen unabhängig vom Willen mit vollendeter Deutlichkeit auftreten. Der *nicht beurteilte Mangel an Leibhaftigkeit* war aber, ohne daß sie es merkte, der *verständliche Grund* für ihr *sofortiges richtiges Realitätsurteil.*

Kandinsky, der in einer zwei Jahre dauernden Psychose echte Halluzinationen auf allen Sinnesgebieten kennen gelernt und zudem häufig Pseudohalluzinationen hatte, konnte bei eigener Erfahrung beide gut unterscheiden. Er schildert eine akustische Pseudohalluzination, die der des Fräulein *Merk* durchaus analog scheint, auf folgende Weise:

»Ich selbst, zum Pseudohalluzinieren mit dem Gesichte sehr geneigt, habe bis zur letzten Zeit keine hypnagogischen Pseudohalluzinationen des Gehörs gehabt. Ich hatte immer ein ziemlich gutes musikalisches Gedächtnis, aber die gehörten musikalischen Stücke resp. Fragmente aus denselben reproduzierten sich früher in meinem Gehirne immer nur in Form von Gehörserinnerungen, aber nicht in Form von Pseudohalluzinationen. Seit einiger Zeit habe ich aber angefangen auf der Zither zu spielen und, offenbar unter dem Einfluß dieser Übungen, sind bei mir auch hypnagogische Pseudohalluzinationen des Gehörs möglich geworden. Den 17. Februar 1884, nachdem ich des Abends meine gewohnten Beschäftigungen beendet hatte, zerstreute ich mich noch etwa eine Stunde mit dem Zitherspiel; als ich mich aber zu Bette legte, konnte ich doch nicht gleich einschlafen. Kurz vor dem Eintritt des Schlafes hörte ich plötzlich mit meinem inneren Ohre den Anfang einer an diesem Abende unter anderen Stücken gespielten Tyrolienne aus der Regimentstochter.[563] Die zwei ersten kurzen Sätze dieses Liedes erklangen mit einer so bedeutenden Bestimmtheit des Tones, daß man sogar den eigentümlichen Timbre der Zither ganz gut unterscheiden konnte; in der nächsten Passage folgten schon die einzelnen Töne mit wachsender Schnelligkeit, aber mit abnehmender Intensität aufeinander, so daß die Melodie, kaum begonnen, schon erstarb. Gleich, unmittelbar darauf, versuchte ich es, in meiner Vorstellung die gut bekannte Melodie eifrig reproduzierend, diese subjektive Erscheinung zum zweiten Male hervorzurufen, aber sie wiederholte sich nicht: es blieb eine musikalische Erinnerung, eine bloße akustische Vorstellung, es wurde aber nicht zur Pseudohalluzination« (l.c. S. 87).[564]

Menschen, die niemals echte Halluzinationen gehabt haben, und zum ersten Male Pseudohalluzinationen bekommen, ohne *bei sich* Übergangsformen zwischen diesen und den gewöhnlichen Vorstellungen erlebt zu haben, müssen verständlicherweise bei Mangel an Kenntnis der in Betracht kommenden Unterschiede zu dem irrtümlichen psychologischen Urteil kommen, es handle sich um echte Halluzinationen. Sie
236 werden dazu durch die Unabhängigkeit vom | Willen, die vollendete Deutlichkeit und die gegenüber Vorstellungen weitgehende Adäquatheit der Empfindungselemente dieser sinnlichen Elemente veranlaßt.

Ein Realitätsurteil in dem Sinne, daß die pseudohalluzinatorischen Wahrnehmungsgegenstände den normalen völlig gleichartig seien, wird kaum jemals gefällt. Das Realitätsurteil pflegt sofort richtig da zu sein. Nur in abnormen Bewußtseinszuständen, auch bei völliger Fesselung der Aufmerksamkeit durch den *Inhalt* der Pseudohalluzinationen und bei fehlendem ausdrücklichen Urteil verschwimmt die Realität im indifferenten Wirklichkeitscharakter. Die Betrachtung der Pseudohalluzinationen bei Bewußtseinstrübungen führt über unser Thema, das sich auf die Analyse von Erlebnissen bei ganz besonnenen, urteilsfähigen, nicht im Bewußtsein veränderten Personen beschränkt, hinaus.

Im folgenden lernen wir einen Fall kennen, bei dem sowohl solche pseudohalluzinatorischen Erlebnisse bei Bewußtseinsveränderungen (Wachträume) als auch isolierte Pseudohalluzinationen vorkamen. Das psychologische Urteil sowohl wie das Realitätsurteil sind dabei von Interesse.

Adam *Hesse,* Kaufmann, 50 Jahre alt, verheiratet, sucht im März 1911 die Poliklinik auf, weil er seit einiger Zeit so »Phantasien« mit Sinnestäuschungen habe. Am 15. Januar habe er sich bei einem Fest blamiert und eine Schmach erlitten. Seitdem habe er einen unruhigen Schlaf, träume sehr viel, habe ein »warmes Gefühl auf dem Hinterkopf« und jene Phantasien.

Vor 16 Jahren habe er schon einmal dasselbe gehabt. Er wollte heiraten, es wurde aber nichts, weil das Geld nicht reichte. Wie es endgültig aus war, habe er einige Tage diese »Phantasien« gehabt, die dann von selbst verschwanden.

Er hört und sieht plötzlich Dinge, die nicht da sind. Er sieht seine Bekannten – ein benachbarter Kaufmann, ein Schreinermeister und ein Lehrer sind die handelnden Figuren in diesen Erlebnissen –, aber immer nur *einen zur Zeit. Plötzlich* taucht einer auf, er kriegt einen heftigen *Schreck:* da sitzt der Lehrer auf einem Stuhl mit einem Buche, springt auf, droht ihm mit der Faust und schimpft gleichzeitig vor sich hin: »Der Lump hat einen schönen Streich gespielt« u. dgl.

Wie er gestern durch das Zimmer ging, hörte er plötzlich am Fenster von der Stimme des Lehrers die Worte: »Seht ihr da den Berufsbürgermeister von Lauerheim.« (Er setzte hinzu, er habe niemals an so etwas gedacht.) Die Stimme war sehr deutlich, kam wie von hinten, von ganz fern. »Es kam so aus der Luft.« Ich machte ihm mit Flüsterstimme vor und fragte, ob es lauter oder leiser gewesen sei. Er *betonte immer: noch leiser,* obgleich ich schon *fast unhörbar sprach.*

Manchmal hat sich *»der Kram lang fortgesponnen«.* »Dann bin ich zu mir gekommen, sagte mir, das kann ja nicht sein; dann war der Kram weg.« Dieses »Fortspinnen« dauert eine Minute, mehrere Minuten bis zu einer halben Stunde. Er hört und sieht gleichzeitig, war bei solchem »Spinnen« auch selbst beteiligt, antwortete und führte innerliche Gespräche mit den Stimmen. Einmal hat er innerlich den Lehrer heftig gescholten, als es ihm zu toll wurde. Da sank dieser vor ihm zusammen.

Heute nachmittag auf der Hauptstraße in Heidelberg begann es wieder vor einem Schaufenster. Es wurde wieder geredet, er sei zum Stadtrat ausersehen, solle sich an den Kommunalsachen beteiligen. Er sah schattenhafte Umrisse der betreffenden Leute. Schließlich drehte er sich geschwind um, damit ein Ende sei. Damit war das Ganze weg.

Heute nachmittag war er während des Fortspinnens *immer bei sich.* Sonst war er dabei auch *oft ganz abwesend.* Es kam vor, daß die Leute in seinem Laden es merkten. Er reichte den Leuten etwas hin, plötzlich überkam ihn die Phantasie, er stand traumverloren da. Nach einem Moment war es vorbei, und er bediente weiter. Immer hat er sich gegen diese Erscheinungen gewehrt, hat dagegen angekämpft. »Das hat aber eine gewisse Aufregung hervorgerufen.«

In den Zuständen von Abwesenheit war *immer ein Zusammenhang* in den Geschehnissen, es war eine *Scene.* Ganz *zusammenhanglose Worte »flogen«* ihm bei vollem Bewußtsein *»um | die* 237

Ohren«. Wie ein Blitz schnell erscheinend und wieder verschwindend, kamen Worte und Figuren. Seine Vorstellungen sind dabei wie früher, er hat keine *willkürliche* plastische Einbildungskraft. Alle die Phänomene kommen ungerufen und ungewollt.

Immer handelt es sich um denselben Inhaltskomplex: der Lehrer macht ihm Vorwürfe, daß er sich nicht hergeben wolle für kommunale Zwecke. Ein anderer droht, er werde seine ganze Verachtung an ihm ausschütten, wenn er sich nicht bereit erkläre, daran teilzunehmen u. dgl.

Die nächtlichen Träume sind so lebhaft, daß er meint, er sei wach gewesen. Aber seine Frau hat ihm gesagt, er habe fest geschlafen und geschnarcht.

Die Häufigkeit der Phantasien wechselt. Wenn er in Gesellschaft war, auch schon *in* der Gesellschaft, werden sie häufiger.

Als Mensch sei er anders als die übrigen. Er sei ein »Einsamer«, hänge gern seinen Träumen nach. Wenn einer ihm was Grobes sage, müsse er lange darüber fortspinnen. In großer Gesellschaft werde er immer still. Mit Frau und Kindern lebe er glücklich. Seine Lebensstimmung sei nicht gedrückt. Er habe Neigung, alles humorvoll aufzunehmen.

Er gibt nicht besonders gewandte Auskunft, muß sich viel fragen lassen. Dabei redet er aber viel. Er hat ein dauernd lächelndes Gesicht. Bei Erregung tritt häufig einseitiger Facialiskrampf auf (Tic convulsiv)[565]. Er ist verlegen, geniert sich mit seinen Phantasien. Er hat *Sorge, daß dahinter was steckt.* Einmal fürchtet er eine Geisteskrankheit. Dann denkt er, es könne doch vielleicht irgend etwas wie Fortpflanzung der Gedanken geben. Manchmal habe er »das Gefühl, als ob seine Gedanken durch alle Herzen in Lauerheim blitzen täten«. Das habe ihn furchtbar aufgeregt. »So was gibt es doch nicht, Herr Doktor?« Dies Gefühl, daß seine Gedanken herausblitzen, scheint damit zusammenzuhängen, daß gleichzeitig die Schatten der Leute vor seinen Augen erscheinen, wenn seine Gedanken mit ihnen zu tun haben. Aber er kann selbst nicht recht beschreiben, wie das eigentlich ist.

Es *beruhigt* ihn außerordentlich, sich zu vergewissern, was er ja auch selbst glaubte, daß das *nicht* auf *wirklichen* Vorgängen beruhen könne. Ebenso beruhigt es ihn, daß man ihm Hoffnung auf baldige Heilung macht. Daß die anderen ihm seine Erscheinungen machen, diese Idee hat er kaum ernstlich geglaubt, ist jedenfalls jetzt ganz davon abgebracht. Aber einmal sei doch was Merkwürdiges passiert, was ihn wieder an Gedankenübertragung habe denken lassen. Er *dachte* bei einem Tanzvergnügen, wie er sich über die Leute ärgerte: ich sprenge die ganze Gesellschaft mit Dynamit in die Luft. Gleich nachher kam einer der Herren, zeigte etwas und sagte wie zum Hohn: »Das ist Dynamit, meine Herren.« Er habe im Augenblick gemeint, da sei Gedankenfortpflanzung im Spiel. Jetzt glaube er das ja nicht mehr. Allerdings ist es ihm auch hier wieder beruhigend, seine Meinung vom Arzte bestätigt zu hören.

Die bei Bewußtseinsveränderung erfahrenen Erlebnisse lassen wir beiseite[i].[566] Die *isolierten* Trugwahrnehmungen waren nach unserer Ansicht Pseudohalluzinationen.

---

i Halluzinationen können zusammentreten und zusammenhängende Erlebnisse bilden, wie in dem ersten der beschriebenen Fälle. Der *Inhalt* der Halluzinationen ist dann derart, daß er sich mit realen Wahrnehmungen oder in sich selbst zu sinnvollem Zusammenhang bringen läßt. Diese Vorgänge sind Erlebnisse in dem Sinne, wie alle Wahrnehmungen auch im gesunden Leben Erlebnisse sein können. Demgegenüber möchten wir als technischen Terminus das Wort *»Erlebnis«* reservieren für *die von dem gewöhnlichen Erleben abgesprengten Zusammenhänge, die entweder bei völligem Entrücktsein oder in merkwürdiger Verschlingung mit der realen Wahrnehmung bei Bewußtseinsveränderung*

Er brachte sie nicht in Beziehung zur augenblicklichen realen Wahrnehmung. Er hielt sie, wenn nicht in kurzen Momenten für real, doch für Halluzinationen. Wollte ich erfahren, wie laut die Stimmen waren, konnte | ich aber so leise flüstern, wie ich wollte; 238
er sagte immer: es war noch leiser. Diese Antwort läßt sich nur so erklären, daß er mit der »Lautheit« die »Leibhaftigkeit« meinte. Wirklich gesprochene Worte sind, wenn sie noch so leise gesprochen werden, eben leibhaftig. Seine Stimmen waren aber nicht leibhaftig, wenn auch gewiß viel deutlicher als leises Geflüster. Darum sagte er bei diesem, seine Stimmen seien noch leiser gewesen, weil er immer fühlte, daß sie eigentlich ganz anders, daß sie, wenn wir das Wort »laut« hier für »leibhaftig« gebrauchen, überhaupt nicht laut waren. Es waren lebhafte, detaillierte, vom Willen unabhängige, plötzlich kommende und gehende Vorstellungen. Da sie dem Kranken infolge dieser Eigenschaften nicht als *seine* Vorstellungen unmittelbar kenntlich waren, sein psychologisches Urteil darum schwankend oder falsch war, versuchte er, irregeführt, eine Lokalisation in den objektiven Raum. »Hinter dem Kopf«, »ganz fern« glaubte er die Stimmen zu hören. Diese falsche Auffassung des Tatbestandes bei willkürlichen und plastischen Vorstellungen ist ganz gewöhnlich. Wir sagen auch von der optischen *Vorstellung*, wir sehen sie *vor uns*. Bei geeigneten Fragen ist hier die Unterscheidung bei der differenzierten optischen Raumanschauung leichter zu erreichen. Bei der akustischen ist es immer schwer, wenn derselbe Mensch nicht echte Trugwahrnehmungen und Pseudohalluzinationen gleichzeitig hat (vgl. den Fall *Kraus* S. 274).[567] Ein Gelehrter, der mir erzählte, wie der psychologische Hergang gewesen sei, als er einmal ein Drama

---

die Seele erfüllen. Diese Erlebnisse sind *mehr* als zusammenhängende Halluzinationen. Halluzinationen sind darin nur ein Element. Diese Erlebnisse bedürfen besonderer Untersuchung, auf die wir als nicht zum Thema unserer Arbeit gehörig hier nur hinweisen. Das *Realitätsurteil* über die Trugwahrnehmungen sowohl *während* dieser Erlebnisse, als *nach Ablauf* derselben kann genügend nur analysiert werden, wenn man über die Erlebnisformen sich klar geworden ist. Das Realitätsurteil *nach Ablauf* der Erlebnisse ist besonders beim *Alkoholdelirium* Gegenstand der Untersuchung gewesen. Zuletzt hat hierüber STERTZ (Über Residualwahn bei Alkoholdeliranten, Allgem. Zeitschr. f. Psych. 17, 540. | 1910) ausführlich gehandelt. Die Korrektur wird »verstanden« aus dem Gefühl 238
des *Gegensatzes der ganz verschiedenen Bewußtseinszustände* im Delir und im Normalzustand, ferner aus der inhaltlichen Absurdität vieler halluzinatorischer Erlebnisse. Umgekehrt versteht man den Residualwahn – d.h. die hinausgezögerte und verspätete oder ausbleibende Korrektur – aus der *Verringerung des Gegensatzes beider Bewußtseinszustände* (geringere Bewußtseinstrübung, lytischer Ausgang des Deliriums), aus der *Verirrung der rationalen Erwägungen* des Kranken in *systematisierende Erklärungswahnideen* bei geringer Bewußtseinstrübung, indem die Einsicht hier nicht einem bloß traumartigen Erlebnis, sondern einer *anderen, falschen Einsicht* gegenübersteht, oder schließlich aus der *mangelnden Initiative* und Energie zu kritischer Gedankentätigkeit als Teilerscheinung eines *stuporösen oder euphorischen Schwächezustandes*. Daß dieser Schwächezustand nicht mit Intelligenzdefekt zu verwechseln ist, betont STERTZ ausdrücklich. Ein Intelligenzdefekt, selbst wenn er hochgradig ist, läßt die Korrektur nach einem Delirium doch eintreten. Alle diese Zusammenhänge, die als »verständliche« ohne weiteres einleuchten, belegt und erhärtet STERTZ durch eine Reihe von Krankengeschichten, die die Mannigfaltigkeit und das Wechseln dieser Beziehungen in der individuellen Wirklichkeit hervortreten lassen.

geschrieben habe, schilderte, daß er die handelnden Personen völlig deutlich sprechen hörte, und daß er nur schrieb, was er hörte. Es sei zwar ganz leise gewesen, etwa so wie aus dem dritten Zimmer kommend. Aber er habe es ganz deutlich und passiv gehört, indem er ein Wurmloch im alten Tische ansah. Hier war es nach den weiteren Umständen ganz sicher, daß es sich nur um lebhafte, unwillkürliche Vorstellungen handelte (wie so viele Dichter sagen, daß nicht sie dichten, sondern daß »es dichtet«), nicht um Halluzinationen. Aber selbst hier passiert es einem begrifflich geschulten Menschen, daß er Vorstellungen in den objektiven Raum lokalisiert, oder vielmehr, daß er sie lokalisiert meint, während sie in Wirklichkeit nicht dort lokalisiert waren.

Es ist hier daran zu erinnern, daß es bei akustischen Wahrnehmungen relativ leicht
239 ist, unklar lokalisierte willkürlich irgendwo zu lokalisieren. Man | kann manchmal Geräusche abwechselnd links oder rechts oder hinten hören, wie man will. Diese Illusion kann ganz leibhaftig sein. Daß mit Vorstellungen, die die Eigenschaften von Pseudohalluzinationen haben, ähnlich verfahren wird, ist nicht unverständlich. Die akustische Pseudohalluzination wird dann in den optischen *vorgestellten* gerade umgebenden Raum lokalisiert. Man stellt sich das nebenliegende Zimmer vor und hört daher vermeintlich die Stimme. Daß hier die wirkliche Umgebung, obgleich sie *gleichzeitig wirklich* ist, doch in diesem Erlebnis als *vorgestellte* funktioniert, entgeht dem psychologisch ungeschulten Blick.

Der nächste Fall wird uns weiter über diese räumliche Lokalisation akustischer Wahrnehmungen und Vorstellungen belehren[i]. Uns ist hier wichtig zu demonstrieren, daß das *psychologische Urteil* ein Faktor ist, dessen sorgfältige Berücksichtigung und Kritik es uns erst ermöglicht, auf der einen Seite zur Feststellung des Tatbestandes der sinnlichen Phänomene, auf der anderen Seite zum Verständnis des Realitätsurteils zu kommen.

Das *Realitätsurteil* war in diesem Falle nicht von der absoluten Sicherheit wie in dem vorigen Falle des Fräulein *Merk*. Unser Kranker war vorsichtig. »Merkwürdige Sachen« konstatierte er. Bei seiner Ängstlichkeit fürchtete er vielleicht, es könne etwas so Entsetzliches wie Gedankenübertragung geben. Vielleicht mochte dies *Entsetzliche,* das Furcht einjagte, dabei eine solche Persönlichkeit *zugleich reizen.* Auf alle Fälle äußerte er Zeichen der Beruhigung darüber, vom Arzt die Versicherung zu bekommen, daß es so etwas nicht gäbe.

Trotz des Schwankens machte dieser Kranke den Eindruck, daß ihm von Anfang an die Unwirklichkeit aller seiner Trugwahrnehmungen klar, und daß sein *Zweifel nicht ernst gemeint* war. Er bot so den umgekehrten Eindruck, wie viele andere Kranke, die scheinbar zum Teil einsichtig über ihre Stimmen reden, denen man aber anmerkt, daß

---

i Vgl. die Bemerkungen zur Lokalisation im subjektiven oder objektiven Tonraum auf S. 249 ff. Es kommt uns hier nicht darauf an, diese Probleme, die dem akustischen Sinnesgebiet im *besonderen* angehören, zu erledigen. Dazu fehlt uns betreffs der Trugwahrnehmungen auf diesem Gebiet das ausreichende Material an Eigenbeobachtungen Kranker. Die Prinzipien der Analyse und die Fragen, die hier noch offen bleiben, darzulegen, muß uns genügen.

sie letztlich doch überzeugt von der Wirklichkeit derselben sind. Spielen diese gewissermaßen mit dem Gedanken der Unwirklichkeit ihrer für sie offenbar wirklichen Stimmen, so spielte unser Kranker mit dem Gedanken der Wirklichkeit seiner für ihn offenbar unwirklichen Wahrnehmungen. Und daß diese so unmittelbar als unwirklich erkannt wurden, dies lag wahrscheinlich an ihrer vom Kranken nicht im ausdrücklichen psychologischen Urteil bemerkten Eigenschaft als Pseudohalluzinationen. Daß er diese nicht bemerkte, konnte zugleich jene Lokalisation im objektiven Raum und die nicht völlig ernst gemeinten Realitätserwägungen hervorrufen.

Wir wenden uns zu einem weiteren Fall:

Friedrich *Weber*, ein 48 Jahre alter Landstreicher, ist seit mehreren Wochen, nach einem Unfall,
ruhelos und deprimiert. Im früheren Leben hatte er nach seinen Angaben nie eine Depression.
Er hörte »Geisterstimmen«, die sein ganzes Leben kannten, ihm alles vorwarfen, was er je verbrochen habe. Sie beschuldigten ihn, früher eine Ziege geschlechtlich mißbraucht zu haben,
Obst gestohlen zu haben usw. Mit allem hatten sie seiner Meinung nach durchaus | recht. Alle *240*
Menschen wußten von seinen Freveltaten. In der Verzweiflung machte er einen Erhängungsversuch. Der Strick riß. Er stand da, blutete ein wenig, setzte seinen Hut auf und ging weiter.

Januar 1911 wurde er in die Klinik gebracht. Er war orientiert und besonnen. Sein Gesichtsausdruck war tief bekümmert, alle geistigen Prozesse objektiv verlangsamt. Leise Stimme, lange Pausen. Zu jeder Auskunft ohne Widerstand bereit. Er klagte, es liege ein Druck auf ihm, er habe keine Ruhe, am liebsten wäre er tot. Wenn er zu Menschen komme, fürchte er jedesmal, sie jagten ihn fort wegen seiner Sünden.

Die *Geisterstimmen* höre er seit mehreren Wochen bei Tag und bei Nacht. Oft seien sie undeutlich, besonders wenn es in seiner Umgebung laut sei. Nur wenn es ganz still um ihn sei (wenn jemand redet, höre ich nichts), wenn nachts alle schlafen, dann höre er sie deutlich. Auch dann seien diese Stimmen ganz leise, viel leiser als wie ich spreche, auch noch leiser als es ist, wenn ich ihm so leise wie möglich zuflüstere. Auch weiter weg als mein Flüstern seien die Stimmen. Auf die Frage, ob andere die Stimmen auch hören, meint er einen Tag, daß dies der Fall sei, und daß infolgedessen alle Menschen von seinen Freveln wissen, am anderen Tage meint er aber das Gegenteil: die anderen könnten die Stimmen nicht hören, sie seien zu leise.

Die Stimmen kommen von oben oder mehr von rechts. Er habe oft hingesehen, aber es sei niemand da. Die Stimmen seien doch so nah, daß sie nicht von Menschen über der Decke kommen könnten, darum müßten es wohl Geisterstimmen sein. Die Stimmen werfen ihm alles vor, was er je Böses getan hat, und haben inhaltlich seiner Ansicht nach recht. Er wisse nicht, ob es gute oder böse Geister seien.

Auch Menschen auf der Straße haben ihm Schimpfworte nachgerufen, wenn er ganz nahe an ihnen vorbeiging. Das war erst in letzter Zeit, früher habe er auf der Straße Ruhe gehabt. Man rief: »Kaiservögler«, »Granlump«, »Sauhund«. Er habe nie jemanden zur Rede gestellt.

Er hält die Stimmen für wirklich, sie kommen von außen, nicht aus seinem Kopf.

Keine Bilder, keine quälenden Vorstellungen, keine Mißempfindungen, Geschmacks- oder Geruchstäuschungen. –

Nach mehreren Wochen, die er im Bett verbrachte, machte er noch ganz ähnliche Angaben. Er sei traurig, denke: »hättest du doch anders gelebt«. Aber »verschüttete Wasser kann man nicht mehr aufheben«. Er sinne immer hin und her.

Er hört noch die gleichen *Stimmen*. »Es muß eine Stimme dabei sein, die muß allwissend sein«, sagt er. Selbst wieviel Geld er überall verdient habe, sei bekannt. Der Inhalt der Stimmen ist mannigfaltig, doch vorwiegend aus depressiven Komplexen stammend. Sie sagen, er sei als Teufelskind geboren, unter dem Bette sei alles voll Geld, er solle nur unterschreiben, dann käme er zum Teufel; er müsse sein Leben lang in solchen Häusern bleiben, die Stimmen würden ihn nie verlassen, sie hätten beim lieben Gott angehalten, ihn verfolgen zu dürfen. Eine Stimme stellte sich vor: »Ich bin der Schmidtbend.« Manchmal müsse er lachen, wenn es rufe: »Geh hinab zu dem Lumpen, hau ihm fünf oder sechs hinauf«, und dann: »Jetzt hat er eins und noch eins und noch eins.« Oder es wird kommandiert: »Kleider holen« usw. Er habe jetzt keine Angst mehr vor den Stimmen. Anfangs dagegen habe er Angst gehabt und habe sich oft so geärgert, daß er das Essen wegschmiß.

Nach der Lautheit der Stimmen gefragt, antwortet er, daß sie viel leiser sei als unsere Sprache, wenn wir uns unterhalten, aber dennoch ziemlich laut. Wo die Stimmen seien? »Ich weiß nicht, wo die sind, wo die sprechen. Sie sind nicht weit weg, ich könnte sie sonst nicht hören.« Nach der Richtung gefragt, meint er, manchmal kämen sie aus der Höhe oder unter dem Kissen her oder von hinten. Die Stimmen sind verschieden, manchmal hört er eine heisere Stimme, aber nicht die eines bestimmten Menschen. »Ich kann überhaupt nicht urteilen, was das für Stimmen wären.« Sie reden auch verschieden laut. Ganze Sätze sind immer sehr leise, einzelne Worte lauter. Aufgefordert, vorzumachen, wie laut denn die Stimmen seien, *bewegt er die Lippen,* aber *man hört gar nichts,* und er fragt: ich weiß nicht, ob der Herr Doktor es verstanden hat.

Er träumt viel und lebhaft, von Fegefeuer und Hölle. Das ist quälend: ich weiß nicht, gibt's eine Hölle oder nicht.

Die Depression hat sich etwas gebessert. Daß er krank sei, meine er nicht. Er könne wohl arbeiten. »Wenn ich die Stimmen nicht hätt, wär ich wie ein anderer.« Die Stimmen hätten ihn zwar dumm gemacht, aber er wisse, was er tue. Gesichtsausdruck und depressives Verhalten sind noch unverändert.

241 | In diesem Fall ist es uns wieder sehr wahrscheinlich, daß es sich um *Pseudohalluzinationen* handelte. Die Lautheit der Stimmen ist wieder wie im vorigen Fall, so daß man nicht leise genug sprechen kann, um sie ihm richtig vorzumachen, und daß er lautlos die Lippen bewegt, wenn er sie nachmachen will.

Die *unsichere Lokalisation* ist wieder charakteristisch. Daß überhaupt in den äußeren Raum lokalisiert wird, das teilt dieser Fall mit beiden vorhergehenden. Wir vermuten als den Grund die Unklarheit des *psychologischen Urteils* und das Fehlen jeder bewußten Beobachtung. Im letzten Falle war es bei der Exploration auffallend, wie der Kranke ganz und gar nicht in die Geistesverfassung gebracht werden konnte, sich einmal genau zu vergegenwärtigen, wie die Stimmen eigentlich gewesen sind. Solche Fragestellung und solche Beobachtung liegt ihm so fern, daß er in jedem Augenblick wieder auf den *Inhalt* der Stimmen abschweift, der ihm so viel wichtiger ist und der ihn quält. Denn die Beschuldigungen sind nach seiner Ansicht wahr, und er muß immer darüber nachgrübeln.

Es fragt sich bei der räumlichen *Lokalisation,* ob sie wirklich *erlebt* oder *nachher* im psychologischen *Urteil* fälschlicherweise *behauptet* wurde. Im letzteren Falle verstehen wir das falsche Urteil über Lokalisation aus der falschen Auffassung des ganzen psychologischen Tatbestandes. Im ersteren Falle handelt es sich entweder um die fälschliche Lokalisation im zwar *gleichzeitig wirklich umgebenden,* aber im Augenblick als optische *Vorstellung* fungierenden Raum oder um psychologisch wirkliche Leibhaftigkeit. Bei solcher Leibhaftigkeit könnte es sich nicht um eine Pseudohalluzination handeln. Ich glaube aber, daß ein Kranker, der nicht psychologisch orientiert ist, sich in der Beurteilung der Lokalisation immer leicht irren wird, und daß in unserem Falle die für Pseudohalluzinationen angeführten Tatsachen gewichtiger sind als das trügerische Urteil eines Kranken, der die psychologische Frage gar nicht einmal erfaßt hat.

Das *Realitätsurteil* hat unseren Kranken kaum beschäftigt. Ob es Geisterstimmen sind oder etwas anderes, das ist ihm gleichgültig. Der Inhalt ist für ihn das Wichtige, die Vorwürfe und das Reden über seinen ganzen früheren Lebenswandel. Sie als pathologische Produkte anzusehen, dazu kann er sich nicht erheben, weil er in seinem depressiven Bewußtseinszustand kaum soviel nachdenken kann. Er hört es wohl an, wenn man ihm die Sache so erklärt, aber ohne Interesse. Von den Geisterstimmen redet er trotzdem weiter, als wenn ihm gar nichts darüber gesagt wäre. Sie haben für ihn Wirklichkeitscharakter, und gefragt, fällt er ein unvermitteltes Realitätsurteil, weiter gefragt und in die Enge getrieben, erklärt er, er wisse selbst nicht, was das für Stimmen seien.

Dieses Verhalten zeigte der Kranke im zuletzt beobachteten Zustand. Im Beginn der Psychose war es etwas anders. Er hatte *anfangs Angst und Grauen vor den Stimmen.* Infolge eines solchen Gemütszustandes haben die *drohenden* Erscheinungen *unmittelbaren Wirklichkeitscharakter.* Er entspricht dem Wirklichkeitscharakter der Illusionen, der diesen in Affekten der Furcht und des Entsetzens eignet. Selbst wenn jemand in solchen Zuständen dazu kommt, aus richtigen Erwägungen ein *richtiges* Realitätsurteil zu fällen, er *kann dies Urteil doch nicht recht wirksam werden lassen.* Man kann von *überwertigen*
| *Pseudohalluzinationen* und *überwertigen Illusionen* reden, wenn man diesen aus Affek- 242
ten verständlich hervorgegangenen Wirklichkeitscharakter kennzeichnen will. Klingt der Affekt ab, pflegen solche Illusionen in ihrer Realität richtig beurteilt zu werden[i]. In unserem Falle geschah das mit den Pseudohalluzinationen bisher noch nicht.

Wir haben in den bisherigen Fällen zunächst echte leibhafte Halluzinationen und das daran anschließende richtige oder falsche Realitätsurteil betrachtet und darauf in drei Fällen gesehen, welche Anzeichen beispielsweise uns in unsicheren Fällen zu der Ansicht führen können, daß es sich um Pseudohalluzinationen handelt, die psychologisch vom Kranken falsch beurteilt werden. In diesen drei Fällen war das Realitätsurteil im Unterschied von den früheren Fällen entweder ohne Nachdenken unmittelbar richtig oder, wenn Neigung zum falschen Urteil bestand, schien diese

i Diese überwertigen Pseudohalluzinationen entsprechen den überwertigen Ideen unter I b meines Schemas (s. S. 162 u. 165, Anm.).

Neigung nicht recht ernst, oder schließlich die Frage der Realität war in einem depressiven Bewußtseinszustand so gleichgültig, daß darüber nicht ernstlich nachgedacht wurde.

Zum Schluß wollen wir nun noch einen Fall betrachten, bei dem wir allerdings den reinen Tatbestand der Halluzinationen oder Erlebnisse nicht aufklären können, der uns aber Gelegenheit gibt, zu sehen, wie vom Kranken *zwei verschiedene Arten von Realität* angenommen werden, und welche Fragen uns dadurch aufgegeben sind.

August *Weingartner,* geboren 1863, ledig, war sein Leben lang in Mannheim. Nachdem er die Volksschule absolviert hatte, war er dauernd Speditionsarbeiter. Februar 1908 erstattete er beim Bezirksamt Anzeige wegen mannigfacher *Verfolgungen,* denen er ausgesetzt sei. Er wurde ins Krankenhaus und von dort in die psychiatrische Klinik gebracht.

In der Klinik vollständig orientiert, besonnen, geordnet, faßt richtig auf, gibt sachgemäße Auskunft. Seine Stimmung ist ziemlich indifferent, aber nicht gleichgültig. Sein Affekt ist, soweit vorhanden, ein adäquater. Keine Manieren, in keiner Weise läppisch.

Daß er zur Polizei gegangen ist und seine Verfolgungen und Mißhandlungen angezeigt hat, bedauert er lebhaft. Er hätte eben Beweise beibringen müssen, und die habe er nicht, obgleich alles Tatsache sei. Die Leute entwischten ihm immer. »Nun stehe ich da als ein Dummer; ich wollt, ich hätt's nicht angezeigt.«

Seine Quälereien hätten 1901 begonnen. Damals machte man aus ihm einen Löwen oder brachte einen Löwen in ihn hinein. Er konnte trotzdem weiterarbeiten, da der Löwe nur zuweilen, besonders nachts, zum Vorschein kam. Dann – etwa eine Viertelstunde lang – mußte er auf allen Vieren laufen und brüllen. 1903 ist der Löwe ihm zur Brust herausgesprungen und seitdem nicht wiedergekommen.

Es mißhandeln ihn eine ganze Anzahl von Menschen. Die haben »wissenschaftliche Bücher« und *handeln im »Roman«.* Aus den Büchern haben sie gelernt, auf eine merkwürdige Weise, die er selbst nicht nachmachen kann, ihm beizukommen. Ihr Zweck ist, einerseits Gewinn daraus zu ziehen (z.B. legen die Kerle ein Loch im Nacken an und ziehen dort Geld heraus), andererseits Leiden, die sie selbst betreffen würden, auf ihn abzuwälzen. Diese Menschen können *sich verwandeln,* Wände durchdringen, unter der Erde sein, aus der Erde aufsteigen usw. Als solche *»Menschen in der Verwandlung«* rücken sie ihm zu Leibe. Er hat sie auch gesehen, manche sind Zwerge, ½ m hoch, andere von natürlicher Größe, manche nackt, manche bekleidet. Er hat oft nach ihnen gegriffen. Sie entwischen zu leicht. Meist sind sie weg, wenn man zufassen will. Einem habe er einmal auf der Straße eine Ohrfeige gegeben. Einen anderen hat er gegriffen und zur Polizei schleppen wollen, aber eben vorher entwischte er wieder. So hat er keine Beweise. Doch hat er bestimmten Verdacht: Ein Metzger N., ein Zuckerbäcker F. und die Leute in der Weinwirtschaft zum Weinberge sind die Übeltäter, aber auch noch andere.

243 | Es gibt auch Menschen in der Verwandlung, die ihm gut gesinnt sind, aber wenige. Diese packen ihm Geld in seinen Nacken mit der Weisung, es wieder herauszunehmen, dann würde er ein reicher Mann. Aber die »Bösen« haben ihm schon vorher den Nacken angebohrt und ihrerseits das Geld genommen.

Damals, »als die Geschicksjahre angefangen haben«, wurde er für einen Engel gehalten. Das wollten die »bösen« Verwandelten nicht. Es wurde ihm vielmehr gesagt, es solle noch Schlimmeres kommen, und das ist: es wird ihm nachts der Schädel geöffnet und ausgekratzt, so daß er arge Schmerzen hat. Es werden nachts Weiber zu ihm gelegt, ihm die Natur abgezogen. Außerdem wer-

männliche und weibliche Geschlechtsteile an seinen Mund gebracht, so daß er am anderen rgen Bauchgrimmen hat. Durch den Nacken und durch die Glutäalgegend, wo er die vermeint-ıen Stellen als noch sichtbar dem Arzt zeigt, werden rote Papierstücke eingestopft, er fühlt es ganzen Schädel, wie es drückt, und bis weit ins linke Bein hinein wird alles vollgestopft.

Der Kranke hat auch Hexen gesehen, wie sie in Scharen tanzten. Sie waren sehr klein, ca. ½ m ɔß. Diese können Menschen hinlegen, den Geist aus seinem Munde nehmen und nachher eder hineinpacken. Ihm haben sie noch nichts getan, daher er auch immer wieder erklärt: s hat für mich keinen Wert.

Zahlreiche Gehörstäuschungen. Überall um die Klinik laufen Leute und rufen ihm etwas zu: müsse sein Schicksal tragen u. dgl. Er kann nur wenig vom Inhalt der Stimmen angeben.

Was der »*Roman*« eigentlich sei, ist bei ihm nicht zu einem vollendeten System geworden. ir stellen, da uns diese Seite der Symptome interessiert, weitere Äußerungen, die er darüber ı Laufe der Wochen gemacht hat, zusammen: Er erzählt: »Von Kindheit an habe ich büßen üssen im Roman.« »Der Roman ist die Verwandlung von den Menschen, der größte Blöd-nn, der Unsinn.« Als er 7 Jahre alt war, hat er eine Schlacht erlebt, die dauerte 2 Stunden. Er ar auf einmal wieder in Mannheim und wußte nicht, wie er hingekommen war. Es war, als b er in einem anderen Körper stecke. Einmal sei er in den Neckar gefallen. Eine Frau habe ihn epackt und gerettet. »Das war nicht im Roman, das war persönlich.« Im Roman könne er ichts machen, darum passe ihm die ganze Geschichte nicht. (Offenbar Gefühl des passiven rlebens.) In den Zuständen des Romans fühle er sich wohl anders, aber es sei keine Einbildung. r ist sehr ungehalten über die Dinge, redet von den »nichtsnutzigen Potentaten« im Roman. Aachen könnte er nichts dagegen. »Wenn ich was machen könnte, hätte ich mir ja geholfen.« m Roman sind die Menschen halb unsichtbar, nicht fest, man sieht sie nicht so genau. In einer Zeichnung sucht er den Unterschied anzudeuten, indem er einen natürlichen Menschen mit lickeren Strichen und schärferen Konturen, einen Menschen in der Verwandlung mit schwä-cheren Bleistiftstrichen, verwaschen zeichnet. Im Roman ist ein Zehnpfennigstück kleiner, das Portemonnaie auch kleiner. Die normalen Gegenstände bleiben, wie sie sind, nur die verwan-delten sind kleiner. Über sein Verhalten sagt der Kranke, um die Menschen in der Verwand-lung, die Stimmen usw. kümmere er sich nicht mehr. Er gebe nicht acht darauf, es habe ja kei-nen Wert. Er könne nichts dagegen machen, und der Arzt könne auch nichts dagegen machen, da müsse er sich abfinden. Hier in der Klinik sei es gerade wie draußen. Ein Mensch in der Ver-wandlung habe ihm noch vor kurzem im Nacken gesessen. »Der Roman ist überall in Mann-heim und sonst.« –

Die Intelligenz des Kranken ist gut. Er weiß über die jüngste Vergangenheit Bescheid, kann Aus-kunft geben über den russisch-japanischen Krieg und andere Ereignisse. Er gibt verständige Urteile ab und weiß sich mit jeder Frage irgendwie abzufinden. Auf die Behauptung, er sei blödsinnig: »Blödsinn und Blödsinn ist wieder zweierlei.« Daß man ihm nicht zu glauben scheint, regt ihn sehr auf: »Ich nehm's zurück, wenn Sie's nicht glauben, in meinem Sinn weiß ich, daß es wahr ist.«

Es ist unmöglich, aus diesem Bericht deutlich zu entnehmen, was bei dem Kranken isolierte Trugwahrnehmungen, was Erlebnisse in Bewußtseinsveränderungen, was Erinnerungsfälschungen, was echte Halluzinationen und was Pseudohalluzinationen sind. Er war zu einer besseren Beschreibung und zu einer genaueren Zergliederung nicht zu bringen. Wir sehen nur, daß er die Auffassung hat, daß gewisse natürliche Menschen die Fähigkeit haben, in einer | *anderen Wirklichkeit,* in der »Verwandlung«, 244 im »Roman« zu leben, und daß er in passiver Weise in diesem Roman erleiden muß, was diese in den Geschicksjahren über ihn verhängt haben. Würde der Mann zu eingehender Auskunft bereit und zu psychologischer Beobachtung fähig gewesen sein, so würden wir haben feststellen müssen, ob seiner Theorie vom Roman eine *einheitliche* Klasse tatsächlicher Phänomene zugrunde liegt, etwa pseudohalluzinatorische Wahrnehmungen, teilweise isoliert, teilweise in einem entrückten Zustand, oder etwa eine besondere Art leibhaftiger Wahrnehmungen, die durch bestimmte Merkmale (Mangel an Festigkeit, Durchsichtigkeit) von anderen Wahrnehmungen unterschieden sind, oder ob sich verschiedenartige Phänomene zusammengefunden haben, die er in seiner Idee vom Roman einheitlich deutet. Wir würden dann festzustellen haben, wie eventuelle abgegrenzte Erlebnisse verlaufen sind, welche Beziehungen diese zu isolierten Erscheinungen haben usw. Leider ist das in diesem wie in den meisten derartigen Fällen nicht möglich gewesen.

Die von uns geschilderten Fälle, besonders die letzten, sind jeder für sich genommen wenig beweisend, unklar, geben mehr Fragen auf als daß sie Antworten möglich machen. Wenn wir trotzdem diese Fälle aufführten, so taten wir es, weil es zur Zeit keine besseren gibt, und weil es den Stand unserer Wissenschaft zum Ausdruck bringt, *an dem vorliegenden Material die Gesichtspunkte der Fragestellung zu entwickeln.* So können wir daran mitwirken, daß derjenige, der das Glück hat, einen guten psychologischen Selbstbeobachter und auskunftsbereiten Menschen als Kranken zu explorieren, leichter sieht, was der allgemeinen Psychopathologie fehlt, und was sie unter anderem auf dem Gebiete der Trugwahrnehmungen analysieren muß. Denn davon sind wir überzeugt, daß *nur einzelne seltene,* sich selbst *gut beobachtende Kranke* diese allgemeine Psychopathologie, was das *Material* angeht, wirklich fördern können.

Vielleicht wendet man ein, die Untersuchung der Realitätsurteile über Sinnestäuschungen durch *Verstehen* sei zwecklos. Immer seien Geisteskranke, die Trugwahrnehmungen haben, *auch sonst krank,* ja jedes falsche Realitätsurteil über eine Hallucination sei schon *Wahnidee.* Ein normales Bewußtsein würde sie immer erkennen.

Demgegenüber meinen wir, daß es erstens Sinn hat, die verständlichen Zusammenhänge im Realitätsurteil herauszuschälen, um auf diesem Wege, wie sonst so auch hier, zu den letzten *unverständlichen* Elementen, zu den *eigentlich krankhaften* Elementen der betreffenden Erscheinungen zu kommen. Das Verstehen ist uns immer eine wichtige Methode, nicht bloß weil uns das Verstandene interessiert, sondern gerade weil wir erst durch Aussonderung des »Verstandenen« zum »Verrückten« kommen, das sich in manchen Fällen, die auf den ersten Blick die reichste Symptomatologie und die zahlreichsten Ideen zeigen, auf sehr weniges reduzieren mag.

Und zweitens sind wir der Ansicht, daß ein ganz *normales Bewußtsein,* wenn es auch *ausschließlich* von Trugwahrnehmungen betroffen wird, sich *sehr wohl täuschen lassen* kann, und daß die Wege der Täuschung, der teilweise oder gänzlich fehlenden, wie der
245 völligen Korrektur dem Verständnis zugäng|lich sind. Hier gewinnen *Versuche an*

Gesunden Interesse, die KÜLPE[i][568] angestellt hat. Wir können fast alle Menschen unter Bedingungen setzen, unter denen die entoptischen subjektiven Sinnesvorgänge (Nebel, Flimmern, Flecken, Streifen, Bänder), die unter normalen Umständen wegen ihrer Schwäche überhaupt nicht bemerkt werden, gleichen Wert mit äußeren Wahrnehmungen haben. Man muß nur im absolut dunkeln Raum nur solche Lichterscheinungen zur Wahrnehmung bringen, die an Helligkeit sich in der Stufe der entoptischen Phänomene bewegen. In einem Dunkelzimmer wurde den Versuchspersonen (Vp.) ein sehr wenig intensiver Lichtschein an die Wand projiziert, den sie in einer Entfernung von 1½ m sahen. Der Schein hatte die Form eines Quadrates. Variiert wurde die Größe des Quadrates, die Helligkeit und die Zeitdauer der Projektion (von 1–20 Sekunden). Die Vp. hatten die Aufgabe, jedesmal, wenn sie etwas sehen würden, dies Gesehene zu schildern.

Es zeigte sich, daß oft subjektive Lichterscheinungen für objektive erklärt wurden, manchmal auch objektive für subjektive, und daß oft Zweifel, ob das Phänomen objektiv oder subjektiv sei, laut wurden. Die Zahl der Fehler und Zweifel nahm zu mit der anderweitig feststellbaren Disposition der Vp. zu subjektiven Lichterscheinungen. Sie hing ferner ab von der Neigung der Persönlichkeiten zu Vorsicht und Zweifel. Überwiegend war immer die Tendenz zur Objektivierung. Die Motive der Objektivierung und Subjektivierung lagen teils im Einzelphänomen (z.B. Qualität eines eigentümlichen Grau bei den objektiven Erscheinungen, größere Helligkeit, Dauer, Plötzlichkeit des Auftretens und Verschwindens), teils in Beziehungen zu anderen Phänomenen (z.B. wurde, wenn Nachbilder auftraten, objektiviert; ferner diente die Abhängigkeit von Augenbewegungen und vom Schließen der Augen zur Urteilsbildung). Oberhalb einer bestimmten Helligkeitsgrenze wurde das Realitätsurteil ausnahmslos richtig gefällt.

KÜLPE spricht von dem Gegensatz der Subjektivierung und Objektivierung. Er macht nicht den doppelten Unterschied Leibhaftigkeit–Bildhaftigkeit und richtiges–falsches Realitätsurteil. Wir können nach unseren früheren Erwägungen jetzt leicht entscheiden, daß es sich *bei* KÜLPE nicht *um die Untersuchung der »unverständlichen« außerbewußten Genese der Leibhaftigkeit* (des Objektivitätscharakters) und ihres Gegensatzes, *sondern um die »verständliche« im Bewußtsein stattfindende Genese des Realitätsurteils* handelt. Was bei den Vp. verglichen wird, die entoptischen Wahrnehmungen und die realen Lichtwahrnehmungen, sind *beides* leibhaftige Erscheinungen, verschieden ist nur das Urteil, ob es sich um objektiv oder subjektiv *entstandene* Phänomene handelt.

Was lernen wir nun aus KÜLPES Versuchen für unsere Zwecke? Wir wollen zunächst die Ähnlichkeiten zwischen dem Urteil der Vp. und dem Realitätsurteil der Geistes-

i KÜLPE, OSWALD, Über die Objektivierung und Subjektivierung von Sinneseindrücken. Philosophische Studien, herausgegeben von Wundt, Bd. 19, 1902. Aus dieser Arbeit führen wir nur ganz Weniges an, das uns zu unserem Thema zu gehören scheint. Insbesondere lassen wir den erkenntnistheoretischen Gesichtspunkt KÜLPES ganz fort.

kranken und dann die Unterschiede betrachten. Wir lernen, daß es *unmöglich* ist, zum sicheren Realitätsurteil in jedem Einzelfall zu kommen, wenn reale und subjektive Phä-
246 nomene so gut wie identisch in Form | und Inhalt sind. Wir lernen die *Wege* kennen, die in den einfachen Verhältnissen des Versuchs beschritten wurden, um zum richtigen Urteil zu kommen. Wir sehen vielleicht auch bei einer Vp. den *Keim zu dem Grausen,* das Kranke gegenüber echten Trugwahrnehmungen empfinden, wenn sie ihren Sinnen nicht mehr trauen dürfen[i].[569] Diese Vp. (l.c. S. 519) erklärte nach Abschluß von etwa 35 Beobachtungen, sie sei mißtrauisch geworden und habe ein unangenehmes Gefühl, weil sie nicht wisse, wie ihr geschehe. Sie glaube nunmehr, es sei ihr überhaupt bisher noch kein Reiz zur Beurteilung dargeboten.

Wir können die Versuche aber *nicht* benutzen, um weitere Schlüsse daraus zu ziehen. Dazu sind die Umstände doch gegenüber denen bei echten Trugwahrnehmungen zu verschieden. Die subjektiven Phänomene sind hier die entoptischen, die durch Mitgehen mit den Bewegungen des Auges und durch Bestehenbleiben bei Augenschluß relativ leicht kenntlich sind. Es handelt sich um inhaltlich ganz gleichgültige Erscheinungen, die kaum den Charakter des Dinges, bloß den des Lichtscheins haben. Wie die Nachbilder, kann man diese entoptischen Erscheinungen wohl einmal unter gewissen Gesichtspunkten mit Trugwahrnehmungen vergleichen, aber kann sie mit ihnen nicht identifizieren. Sie sind außer in der Leibhaftigkeit in fast allem von echten Trugwahrnehmungen, außerdem natürlich auch von Pseudohalluzinationen völlig verschieden. Darum sind die Wege, auf denen sich das Realitätsurteil unter diesen Bedingungen entwickelt, zwar wichtig und interessant, aber durchaus nicht erschöpfend für das Realitätsurteil überhaupt, das, wie wir sahen, noch durch ganz andere Motive bestimmt werden und viel kompliziertere Wege einschlagen kann.

Unser doppelter Gegensatz Leibhaftigkeit–Bildhaftigkeit und richtiges–falsches Realitätsurteil und der damit zusammenhängende der verstehenden und erklärenden Methode muß sich schließlich noch bewähren gegenüber den Aufstellungen, die Pick[ii][570] über das Realitätsurteil im Anschluß an Goldstein machte, indem er zu Gunsten einer Auffassung Goldsteins bis dahin in der Psychiatrie unbekannte Versuche Strattons[571] als experimentum crucis[572] heranzog. Pick schildert diese Versuche auf folgende Weise: Stratton suchte »nach einer Versuchsanordnung, durch die es vermittels vorgesetzter

i »Jede wirkliche Sinnestäuschung (wenn sie überhaupt als eine solche anerkannt wird, d.h. wenn sie das Urteil nicht täuscht) wirkt im ersten Augenblick sowohl auf den Gesunden, wie auch auf den Geisteskranken ungeheuer erschütternd, und dabei ganz unabhängig von dem Inhalte, allein durch die Tatsache ihres Erscheinens selbst: bei einer solchen objektlosen Wahrnehmung, die doch den Charakter der Objektivität trägt, fühlt sich der Mensch plötzlich am Rande eines Abgrundes, wo Schein und Sein einerlei sind, weil die einzigen Vermittler zwischen dem denkenden Ich und der realen Welt, die Sinne, sich als hinterlistige Betrüger erweisen« (Kandinsky S. 56).

ii Pick, A., Bemerkungen über das Realitätsurteil von den Halluzinationen. Neurol. Centralbl. 1909, 66.

Glaslinsen ermöglicht würde, das Bild der Umgebung auf der Retina um 180° gedreht erscheinen zu lassen«.[573] Ein Auge wurde ausgeschaltet, »das andere mit dem Apparat versehene Auge wurde durch etwa 21 Stunden auf die Wirkungen des letzteren für das Sehen geprüft.«[574] Alles schien zunächst verkehrt, das Zimmer auf den Kopf gestellt. »Die Hände, die von unten in das Gesichtsfeld gebracht wurden, schienen von oben zu kommen und dementsprechend ergaben sich anfangs beträchtliche Störungen in der Ausführung aller Zweckbewegun|gen, die durch das Sehen dirigiert waren.«[575] Was uns hier 247
interessiert, das sind Beobachtungen, die Stratton aus der ersten Zeit des Experimentes mitteilt, wo alles verkehrt erschien, und die Hände von oben in das Gesichtsfeld zu kommen schienen. *»Obwohl alle diese Bilder klar und bestimmt waren, schienen sie zuerst nicht wirkliche Dinge zu sein wie bei normalem Sehen, sondern sie schienen verschoben, falsche oder illusorische Bilder* zwischen dem Beobachter und den Objekten oder Bildern selbst; denn die vom normalen Sehen her erhaltenen Erinnerungsbilder blieben auch weiterhin als das Muster und Kriterium der Wirklichkeit, die momentanen Wahrnehmungen wurden für einige Zeit unwillkürlich in die Sprache des normalen Sehens versetzt, sie wurden einfach als Zeichen benutzt zur Bestimmung, wie und wo das Objekt erscheinen würde, wenn es im normalen Sehen perzipiert würde. Die Dinge wurden in einer Weise gesehen und *in einer ganz anderen gedacht.* Das gilt natürlich auch für den eigenen Körper; seine Teile wurden dort gefühlt, wo sie bei normalem Sehen erscheinen, sie wurden aber in einer andern Position gesehen, aber die alte taktile und visuelle Lokalisation waren noch immer die reale Lokalisation.«[576] Aus der Zeit der Besserung dieses Dissenses berichtet Stratton weiter: »Die lebhafte Verbindung zwischen taktiler und optischer Perzeption begann allmählich die überwältigende Macht der alten, vom normalen Sehen her genommenen Lokalisation abzuschwächen; *die gesehenen Bilder wurden zu realen Dingen;* ich fühlte endlich meine Füße an den gesehenen Fußboden stoßen, obgleich dieser in der entgegengesetzten Richtung zu der des Gesichtsfeldes lag, in welche ich zu Beginn des Experimentes diese Tastempfindung verlegt hatte.«[577]

Goldstein hat betont, daß das Kriterium für das Realitätsurteil das Bewußtsein der Übereinstimmung der einzelnen Wahrnehmung mit dem gesamten Wahrnehmungsfelde, und für das Bewußtsein dieser Übereinstimmung wiederum das Bewußtsein der räumlichen Kontinuität des psychischen Einzelphänomens mit dem gesamten Wahrnehmungsfelde sei. Dies werde, meint Pick, durch die Versuche Strattons bestätigt. Goldstein *ging vom Realitätsurteil aus und fand durch Analyse als wichtigstes Moment für dasselbe die räumliche Kontinuität. Hier werde künstlich eine räumliche Diskontinuität hergestellt und nun werden objektiv wirkliche Dinge für unwirklich gehalten. Also ein wahres Experimentum crucis.*

In dieser Auffassung der Versuche scheint uns eine Reihe von Verwechslungen zu liegen. Der »Glaube an die Unwirklichkeit« der wirklichen Dinge ist *kein Urteil.* Die Vp. *urteilte* ganz gewiß: die Dinge sind durch den Apparat auf den Kopf gestellt; ich sehe die wirklichen Dinge, nur in umgekehrter Weise. Aber der *Tatbestand* war anders als bei gewöhnlicher Wahrnehmung. Wollen wir den Ausdruck »Unwirklichkeitsgefühl« uns zunächst einmal erlauben, so werden wir doch gleich feststellen können: es ist *nicht* das Unwirklichkeitsgefühl, das auf Grund früherer Erfahrungen und Urteile z.B. bei der Kranken im Falle Probsts schließlich die Stimmen begleitete. Es ist nicht ein durch frühere ausdrückliche Urteile »verständliches« als Unwirklichkeitsgefühl *abgekürztes* Urteil.

Wenn es nicht dieses Unwirklichkeitsgefühl ist, ist es dann *vielleicht der Subjektivi-*
248 *tätscharakter* der Vorstellungen, den diese gegenüber der Leibhaftigkeit | der Trugwahrnehmungen haben? Auch das *nicht.* Was die Vp. durch ihr Glas sah, war so *leibhaftig* wie andere Wahrnehmungen. Jenes »Unwirklichkeitsgefühl« muß einer besonderen Gruppe von Wahrnehmungen, die alle leibhaftig sind, eignen. Wir können die Dinge selbst, gemalte Bilder, Zeichnungen, Spiegelbilder wahrnehmen. In allen diesen Fällen nehmen wir etwas leibhaftig wahr, aber die Leibhaftigkeit ist eine verschiedene. Wollen wir diese verschiedene Leibhaftigkeit, die wir unmittelbar erleben, erklären, so können wir das nur durch associative Prozesse. Mit Recht weist Pick auf die räumliche Diskontinuität zwischen der Gesichts- und Tastwahrnehmung hin. Diese als Erklärungsmittel ist nicht selbst im Bewußtsein, aber daß sie da ist, hat das *Ausbleiben gewisser associativer Verschmelzungen* und damit Wirkungen zur Folge, die als verschiedene Arten von Leibhaftigkeit bewußt sind.

Aber diese *räumliche Diskontinuität* ist eine *ganz andere als die räumliche Diskontinuität zwischen Wahrnehmung und Vorstellung oder Pseudohalluzination.* Diese beiden Phänomene durch dasselbe Wort zu bezeichnen, was auch wohl Goldstein nahe liegt, ist von bedenklicher Wirkung. Um uns die Verschiedenheit dieser beiden Diskontinuitäten klarzumachen, nehmen wir vielleicht besser ein anderes Beispiel als das der Strattonschen Versuche. Hier bestand die Diskontinuität zwischen der Räumlichkeit verschiedener Sinnesgebiete. Wir brauchen zum deutlicheren Vergleich einen Fall, wo diese Art der Diskontinuität im gleichen Sinnesgebiet vorliegt. Dieser Fall ist leicht zu erleben. Sieht man mit einem Auge durch das eine Rohr eines Opernglases, so sieht man gleichzeitig mit dem einen Auge die wirkliche Umgebung, mit dem andern Auge einen kreisrunden Ausschnitt, der einen Teil der Umgebung in Vergrößerung oder Verkleinerung zeigt. Es besteht jetzt zwischen beiden Raumanschauungen die Strattonsche Diskontinuität, das im Opernglase Gesehene schwebt wie ein Bild vor dem übrigen.

Aber diese Diskontinuität besteht *innerhalb des gleichen objektiven Raums*, der gegenüber dem Vorstellungsraum in damit *unvergleichlicher Weise* diskontinuierlich ist. Man kann nicht Vorstellungsraum und objektiven Raum in *einem* Wahrnehmungsfeld vereinigen, man kann aber sehr gut die beiden eben geschilderten diskontinuierlichen Räumlichkeiten im objektiven Raum gleichzeitig sehen. Bewegt die Strattonsche Vp. ihre Hand, so sieht sie diese Bewegung im objektiven Raum, nur in einer Weise, die zu den gewohnten associativen Verschmelzungen nicht paßt. Bewegt dagegen der Pseudohalluzinant seine Hand nach seinen Phantasmen, so kommt er überhaupt nicht in den Raum, dem die Phantasmen angehören, er greift ins Leere. Bringt man sich diese Verhältnisse zur Klarheit, wird man ohne weiteres sehen, daß *rein deskriptiv die beiden gemeinten Diskontinuitäten ganz verschieden sind.*

Es würde über den Rahmen dieser Arbeit zu weit hinausführen, wenn wir die Strattonschen Versuche nun unsererseits interpretieren wollten. Wir müßten dazu zu weit ausholen in der Theorie der associativen Prozesse. Daß bei der Interpretation Picks die von uns gemachten Unterscheidungen nicht bemerkt werden, muß zum Nachweis genügen, daß sie keine Gegeninstanz gegen Aufstellungen bedeuten kann, in denen es auf diese Unterscheidungen (zwischen Leibhaftigkeit und Realitätsurteil) gerade ankommt. Hatte sich uns gezeigt, daß die Külpeschen *Versuche ausschließlich zum Verständnis des Realitäts|urteils,* nicht zur genetischen oder deskriptiven Erkenntnis der 249
Leibhaftigkeit und ihres Gegensatzes führten, können wir hier umgekehrt feststellen, daß die Strattonschen *Versuche* nichts zum Verständnis des Realitätsurteils beitragen, sondern *nur eine Bereicherung liefern zur Kenntnis unmittelbar erlebter, nicht geurteilter Arten von Leibhaftigkeit.* Die Motive von Urteilen kann man doch nur verstehen, wenn im Verlaufe eines psychischen Geschehens zu einer Zeit für das Subjekt Unklarheit herrschte, die dann im Urteil aufgeklärt wird. Der Vp. in Strattons Versuch mußte aber von Anfang an das Realitäts*urteil* klar sein. Ein Experimentum crucis für Goldsteins Analyse liegt nicht vor. Sollte es das sein, müßte die geschilderte Art räumlicher Diskontinuität zum falschen Realitäts*urteil* führen, indem wirkliche Dinge als nicht wirklich *beurteilt* würden. Davon kann in dem Versuch Strattons keine Rede sein.

Die von Pick so genannte Korrektur (»die gesehenen Dinge wurden zu realen«, indem die Vp. nun wirklich die Füße an den umgekehrt gesehenen Fußboden stoßen fühlte) ist *keine Korrektur durch Urteile,* die dabei vielmehr gar keine Rolle spielen, sondern es ist eine »Korrektur« *durch associative Einübung,* wenn man hierfür überhaupt das Wort Korrektur brauchen will.

Picks Aufstellungen sollten zur Bestätigung der Auffassungen Goldsteins über das Realitätsurteil dienen. Die Arbeit Goldsteins wurde von uns schon mehrfach kritisch herangezogen. Wir dürfen bei diesen Ausstellungen nicht stehenbleiben.

Goldstein hat den Unterschied zwischen den Halluzinationen als psychischen Tatbestand und dem Realitätsurteil durchgeführt. Wir verfolgen in dieser Arbeit dasselbe Ziel und glauben auf dem von Goldstein betretenen Wege weiterzugehen. Goldstein untersucht auf der einen Seite die Halluzinationen als psychischen Tatbestand und erörtert hier vor allem die somatischen Beziehungen. Auf der andern Seite wendet er sich zum Realitätsurteil, dessen eventuelle Abhängigkeit von Organempfindungen, von der Intensität der Empfindungen usw., dann auch von der Koinzidenz einer Wahrnehmung mit dem gesamten Wahrnehmungsfeld er studiert. Es scheint uns hier die Kluft zwischen somatischen Beziehungen, Organempfindungen usw. und dem Realitätsurteil zu groß. Goldstein überspringt eine Reihe von Zwischenfragen, die mit der *Leibhaftigkeit* Zusammenhängen und die wir in dieser Arbeit zum Thema gemacht haben. Er besitzt eine erste einfache schematische Analyse im Stil Wernickes. Aber er läßt damit alle feinere psychologische Analyse unter den Tisch fallen.

Die, wie wir finden, bei Goldstein nicht ganz festen Begriffe suchten wir schärfer zu fassen. Dadurch bestätigten wir seinen Grundgegensatz, aber die Grenze zwischen Realitätsurteil und psychischem Tatbestand der Halluzinationen mußten wir einerseits verschieben, indem wir Kandinskys Leibhaftigkeit zum psychischen Tatbestand stellten, andererseits suchten wir sie ihres schwankenden Charakters zu berauben.

Demgegenüber gibt es nun ein Erklärungsmittel in der Psychologie, das, falsch angewandt, alle unsere Trennungen, aber überhaupt alle klaren Trennungen im Psychischen in ein flüssiges Hin und Her zerrinnen läßt. Es sind das die *»unbewußten*
250 *Schlüsse«,*[578] die, durch Helmholtz' Autorität | unglücklicherweise gestützt, allzuoft und auch bei Goldstein[i] als ein selbstverständliches, vermeintlich anerkanntes Erklärungsmittel dienen. Rechnen wir die unbewußten Schlüsse dann zum Realitätsurteil, so ragt dieses weit und bis zu unbestimmter Grenze in das hinein, was wir als Tatbestand der Trugwahrnehmung zusammenfaßten; insbesondere wird alsbald die Leibhaftigkeit zu einem unbewußten Realitätsurteil.

Es würde hier zu weit führen, eine eingehendere Betrachtung über psychische Kausalität anzuknüpfen, wir müssen uns damit begnügen, in Thesenform unsere Stellung hierzu festzulegen. Es läßt sich nicht leugnen, daß mit vollem Bewußtsein gefällte Urteile in ihrem Resultat ohne neue bewußte Genese in abgekürzter Weise später wieder aktuell werden. Solche nicht neu begründete Urteile können wir als durch »unbewußte Schlüsse« entstanden ansehen. Diese haben aber das *Merkmal,* daß sie immer *nachträglich wieder bewußt gemacht werden können.* Wenn das Resultat sich dann als falsch herausstellt, kann es korrigiert werden. Wir müssen also als Kriterium für das Vorhandensein unbewußter Schlüsse mindestens fordern, daß ihr Resultat, wenn es falsch ist, *der Korrektur zugänglich* ist. Die leibhaftig geneigten Zöllnerschen Linien können aber z.B. nicht korrigiert werden, sie können darum nicht durch falsche *Urteile* entstanden sein. Ebenso ist es mit der Leibhaftigkeit der Sinnestäuschungen. Dagegen werden wir zugeben, daß der undifferenzierte Wirklichkeitscharakter als durch unbewußte, abgekürzte Urteile zustande gekommen interpretiert werden kann. Er ist darum auch, indem die unbewußten Schlüsse bewußt gemacht und eventuell als falsch erkannt werden, der Korrektur zugänglich. Die im undifferenzierten Zustand für wirklich geneigt angesehenen Linien werden nach Korrektur nicht mehr für wirklich geneigt *beurteilt,* aber leibhaftig geneigt *gesehen.* –

Interessante Experimente darüber, wie bei Gesunden durch Trugwahrnehmungen falsche Realitätsurteile mit ihren Folgen entstehen, hat Rose mitgeteilt[ii].[579] Er untersuchte die Veränderungen der Wahrnehmung in der *Santon*vergiftung. Wir geben aus

i l.c. S. 609 ff.

ii Rose, Edmund, Über die Halluzinationen im Santonrausch. Virchows Archiv 28. 1863.

der Arbeit nur zwei zum Realitätsurteil in Beziehung stehende Beobachtungen wieder. Rose schreibt:

»In einem meiner ersten Versuche, wo ich nur eben das Gelbsehen kannte, ging mein Kollege, als es verschwunden schien (d.h. als er sich daran gewöhnt hatte), zu Tisch in eine Restauration. Der Versuch war beendet und vergessen; bei lebhafter Unterhaltung im Freundeskreise bringt der Kellner die gelbe Eiersuppe. Sie roch ihm eigentümlich; auch sah sie ganz rot aus. Empört wies er die verdorbene Suppe zurück. Zum Gelächter seiner Freunde blieb er hartnäckig bei den ihnen unerklärlichen Behauptungen. Er kam darüber mit ihnen zum Wortwechsel und mein hitziger Kollege verläßt entrüstet und ärgerlich die schlechte Wirtschaft. Kein Zweifel, daß der Kellner ihn nicht für gescheit hielt. Jetzt wissen wir, daß sich in dieser Täuschung das erste Zeichen einer Geruchshalluzination und von Violettsehen einstellte, von dem damals noch niemand etwas ahnte. Auch kam der Kollege nicht darauf, da das Experiment abgelaufen schien und ihm bei der lebhaften Unterhaltung auch nicht wieder einfiel.«[580]

»Ein andermal kamen zwei Geschwister aus gebildeten Ständen, die beide nacheinander Santonsäure genommen, als sie dabei in einer Pause der Untersuchung von einer fremden Gesellschaft einen Besuch bekamen und das Gespräch zufällig sich auf den Rock eines Herrn gelenkt, darüber in Streit. Die eine hielt denselben für gelbgefärbt, die andere meinte, es sei | ein schö- 251
nes violettes Tuch. Der Herr, dessen Rock grau war und der nichts davon wußte, daß diese violettsichtig, jene violettblind sich gemacht hatten, schaute verwundert darein. Auch sie hatten im Gespräch die Ursache ihres Zwistes vergessen.«[581]

Würde man in diesen Fällen die Menschen an ihre Santonvergiftung erinnert und ihnen die Erscheinungen daraus erklärt haben, würde sicher alsbald das falsche Realitätsurteil verschwunden sein. Solche Erklärung in verbindlicher Form, wie in diesem Falle, können wir aber z.B. dem Kranken Dr. *Strauß* nicht geben – wir wissen ja selbst nicht, woher seine Sinnestäuschungen kommen. Nehmen wir noch die Fülle seiner Trugwahrnehmungen und die besonderen Eigenschaften derselben hinzu, so erkennen wir, wie ungeheuer schwierig es sein muß, ihnen gegenüber zum richtigen Urteil zu kommen. Diese Schwierigkeiten müssen wir ganz gegenwärtig haben und verstehen, wie weit man aus ihnen die Urteile des Kranken ableiten kann, bevor wir zur Konstatierung der paranoischen Bewußtseinsveränderung kommen. *Falsches Urteil über Sinnestäuschungen ist noch keine Paranoia.*

Nicht den ganzen Inhalt unserer Arbeit, sondern nur die uns wichtigsten Thesen fassen wir in folgenden *Schlußsätzen* zusammen:

1. Außer den echten Trugwahrnehmungen gibt es, ohne daß zwischen beiden ein Übergang bestände, pathologische Vorstellungen, die detailliert und unabhängig vom Willen sind (Pseudohalluzinationen Kandinskys).

2. Der Gegensatz der *Leibhaftigkeit* (Objektivitätscharakter) der echten Halluzinationen und der *Bildhaftigkeit* (Subjektivitäts- oder Vorstellungscharakter) der Pseudohalluzinationen ist zu trennen von dem Gegensatz des *richtigen* und *falschen Realitätsurteils.* Jener ist ein Unterschied der sinnlichen Phänomene, dieser ein Unterschied des Urteils *über* solche sinnlichen Phänomene.

3. Die Leibhaftigkeit ist etwas Gegebenes, das nur durch außerbewußte Vorgänge »erklärt«, das Realitätsurteil etwas im Bewußtsein Gewordenes, das aus seinen Motiven »verstanden« werden kann.

4. Vom Realitätsurteil ist das »psychologische Urteil« der Kranken zu trennen. Im ersteren beurteilen sie eine *äußere* Wirklichkeit, in letzteren beurteilen sie richtig oder falsch, was sie *selbst* wirklich erlebten.

5. Das aus Sinnestäuschungen »verständlich« ableitbare falsche Realitätsurteil ist zu trennen vom »unverständlichen« Realitätsurteil. Nur das letztere ist paranoisch.

| Die Trugwahrnehmungen 252
Kritisches Referat[582]

(Aufgabe und Methode des Referats.) Die endlose Literatur über Sinnestäuschungen, zumal wenn man das Wertvolle, was nicht gerade unter diesem Titel veröffentlicht ist, mit berücksichtigen will, vollständig zu übersehen und zu referieren, ist wohl unmöglich. Von vornherein habe ich darum auf Vollständigkeit in den *Literatur*angaben verzichtet. Ich habe mir die Aufgabe gestellt, den gegenwärtigen Bestand an *Tatsachen* und *Begriffen* zu referieren. Überall suchte ich nach dem Originalen und Wesentlichen. In der Anführung der Tatsachen und der Gesichtspunkte, die man angewandt hat, bemühte ich mich, Vollständigkeit einigermaßen zu erreichen. Darum konnte es aber unterbleiben, jeden Autor zu nennen, der dasselbe, was schon vor ihm gesagt war, noch einmal bestätigt hat. Es konnte auch unterbleiben, auf Rückständigkeiten jedesmal aufmerksam zu machen, wenn bekanntere Autoren diese längst überwunden haben. Vor allem das *Positive* sollte hervorgehoben werden.

Eine große Schwierigkeit bei der Benutzung der Literatur über unser Gebiet ist die vielfach übliche *Vermischung von Theorie, tatsächlicher Feststellung und Beschreibung.* Die Begriffe haben darum vielfach doppelte Bedeutung, eine theoretische und eine deskriptive, die sie in einem unklaren wechselnden Lichte erscheinen läßt. Es fehlt uns beim Studium der Literatur an festen Leit- und Grundbegriffen, wodurch wir nicht selten in Verwirrung gebracht werden, sodaß wir nicht recht wissen, was wir mit der betreffenden Arbeit anfangen sollen. Die Theorien sind meistens den Autoren das Liebste und Wertvollste. »Zur Theorie der Halluzinationen« ist Unendliches geschrieben. Einem kritischen Referat fällt hier die Aufgabe zu, soweit es irgend möglich ist, zu *trennen.* Es hat hinzuweisen auf die nicht weiter zurückführbaren, nicht beweisbaren Voraussetzungen, die nur evident erlebt werden können, z.B. den Unterschied von Wahrnehmung und Vorstellung, es hat die mit solchen Voraussetzungen gewonnenen deskriptiven Unterscheidungen, die Typen, die kausalen und die verständlichen Beziehungen herauszuheben und schließlich die Theorien für sich zu bringen. Allerdings kann diese Trennung nicht geschehen, indem das Referat in jene verschiedenen Teile zerfällt, sondern überall geraten bei der Art der Literatur und wohl auch der Sache diese Dinge durcheinander, die nun überall von neuem voneinander getrennt werden müssen.

Das *Positive* liegt in *zwei* Richtungen, die in einem gewissen Widerstreit stehen. Auf der einen Seite bemühte man sich, in dem weiten Gebiete der Täuschungen prinzipielle Unterscheidungen (wie etwa in Halluzinationen und Illusionen), genetische oder

deskriptive Verschiedenheiten zu finden, in diesen Hauptgruppen dann wieder feinere Abweichungen zu bemerken und besondere Arten und Modifikationen aufzustellen. Auf der andern Seite suchte man nach einem einheitlichen Prinzip, das alle diese
253 Erscheinungen, die das Gemeinsame | haben, ein *sinnlich* anschauliches Element zu enthalten, aus möglichst *einem* beherrschenden Gesichtspunkte durchsichtig erklären sollte. Hier verflüchtigen sich wieder die vorher gefundenen Unterschiede, es fanden sich Übergänge, alles war nur gradweise verschieden und die Phänomene erschienen im Grunde alle derselben Art.

Bei dem jetzigen Stande unserer Wissenschaft sind vorwiegend die Resultate der ersteren Richtung wichtig. Theoretische *Erklärungen* aus *einem* Prinzip haben bisher nie Anerkennung finden können und haben die Phänomene als klarer und bekannter erscheinen lassen, als sie sind. In jener ersten Richtung sind uns wiederum zwei Aufgaben gestellt. Wir sollen erstens die Phänomene kennen, welche vorkommen. Wir sollen sie kennen, *so wie sie wirklich sind,* sollen ihre Eigentümlichkeiten unterscheiden. Zweitens sollen wir erkennen, in welchen *kausalen* Beziehungen wir einzelne Trugwahrnehmungen stehen finden. In ersterer Beziehung wird mit Hilfe der Kranken möglichst genau beobachtet und unterschieden, was den sinnlichen Erlebnissen an Eigentümlichkeiten zukommt und die gefundenen »phänomenologischen« Unterschiede zu ersten Gruppierungen, wie sie heute allein möglich sind, verwertet. So allein lernen wir die charakteristischen Phänomene als solche wiederzuerkennen. In der zweiten Beziehung haben zufällige Beobachtungen und einzelne Experimente hier und da einigen Aufschluß gegeben.

Bei der Ausarbeitung des Referats gingen wir nicht so vor, daß wir *alle* Arbeiten zusammensuchten, aus deren Titel hervorging, der Inhalt handle über Trugwahrnehmungen, und diese dann referierten, sondern so, daß wir uns die Aufgabe in bestimmten Fragen *begrenzten* und nun suchten, was hierüber der Wissenschaft bekannt ist. Es lag uns nicht daran, jede Arbeit über Sinnestäuschungen irgendwo einzuordnen. Nicht eine Übersicht über die *Arbeiten,* sondern eine Übersicht über die *Sache* versuchten wir zu geben. Unser Referat kann daher demjenigen, der sich selbständig über die Lehren von den Sinnestäuschungen orientieren will, nicht die Lektüre der Literatur *ersetzen.* Das kann nach unserer Ansicht überhaupt kein Referat. Aber es kann ihm eine Formung des Materials darbieten, die ihm vielleicht das eigene Studium erleichtert. Er hat ein *Bild vom Ganzen,* das ihm eine Einordnung oder Beurteilung von Einzelarbeiten, die hier auch nicht erwähnt sind, ermöglicht.

Für das selbständige Studium der Literatur haben wir ein möglichst vollständiges *Literaturverzeichnis* der deutschen Arbeiten zu geben versucht. Jedoch ist die österreichische und französische Literatur unvollständig und die englische, italienische, holländische und russische Literatur zum überwiegenden Teil unberücksichtigt geblieben.

Da wir nicht die Arbeiten, sondern die Ergebnisse referieren wollten, haben wir vielfach dieselbe Arbeit an mehreren Stellen benutzt und selten eine ganze Arbeit an einer Stelle referiert. Viele Arbeiten kommen nur im Literaturverzeichnis vor. Das bedeutet nicht jedesmal ein Werturteil. – Viele Dinge aus der Lehre von den Sinnestäuschungen findet man überall an verschiedenen Stellen der Literatur angegeben. Diese immer mit Aufzählung der Namen zu referieren, erschien uns überflüssig, zumal die Sachen meist bekannt sind und nur der Vollständigkeit unseres schematisierenden Referates willen ihren Platz finden mußten.

| *(Abgrenzung der Sinnestäuschungen.)* Wollen wir zu Beginn das Gebiet der Sinnes- 254
täuschungen abgrenzen, so können wir das etwa in folgender Weise versuchen: alle normalen Wahrnehmungen stehen in einer *konstanten* und stetig abgestuften *Beziehung* zu *äußeren Vorgängen,* die bei der Verwertung von Wahrnehmungen zu Urteilen zur Übereinstimmung der Urteile untereinander und zur Verständigung in den Urteilen verschiedener Individuen führt. Die normalen Wahrnehmungen sind geeignet zu *gültigen* Urteilen *Anlaß* zu geben. Diejenigen Wahrnehmungen, die nicht in dieser Beziehung zu äußeren Vorgängen stehen und darum zur *Täuschung* des Urteils Anlaß geben, sind Sinnestäuschungen. Daraus ergeben sich zwei Begrenzungen des Themas: wir haben es erstens mit *leibhaftigen sinnlichen* Erlebnissen zu tun, *nicht* mit *vorstellungsmäßigen.* Wir haben es zweitens nur mit dem *Tatbestand* dieser sinnlichen Erlebnisse zu tun, *nicht* mit dem *Realitätsurteil* und anderen Urteilen über dieselben.

Aber auch dieses Gebiet der täuschenden *sinnlichen* Erlebnisse als *Tatbestände* ist noch zu groß. Alle diejenigen Sinnestäuschungen, die durch äußere physikalische Umstände oder durch den Bau der Sinnesorgane oder durch psychologische Gesetzmäßigkeiten bei *allen* Individuen (z.B. die geometrisch-optischen Täuschungen) in gleicher Weise auftreten, gehören nicht eigentlich in unser Gebiet. Wir können sie allerdings zum Vergleich vielfach zu Rate ziehen. KAHLBAUM[583] führte für diese *physikalischen, physiologischen* und *psychologischen* Täuschungen den zweckmäßigen Sammelnamen *»Phenazismen«*[584] ein, um dieses ganze in sich allerdings recht heterogene Gebiet von den Täuschungen abzugrenzen, mit denen wir es zu tun haben: den nur bei *einzelnen* Individuen und nur unter *besonderen Bedingungen* auftretenden Sinnestäuschungen. Es gehören also nicht eigentlich zu den Trugwahrnehmungen unseres Gebiets: die entoptischen und entotischen Phänomene,[585] die Nachbilder,[586] die Gerüche und Geschmäcke bei Katarrhen, die Lichterscheinungen und Geräusche bei elektrischer Reizung des Opticus[587] und des Hörnerven, die Schmerzen und Empfindungen bei Erkrankungen der Nervenbahnen (Neuritis[588] etc.), Kribbeln bei Ulnarisdruck, Gürtelgefühl bei Tabes[312] usw. Allen diesen Phänomenen ist gemeinsam, daß es sich um *reale Wahrnehmungen* körperlicher Zustände handelt. Nur werden diese vielfach falsch lokalisiert.

(Verwechslungen der Sinnestäuschungen.) Man könnte meinen, die Lehre von den Sinnestäuschungen sei durchsichtig, die Kenntnis ihrer Erscheinungsformen geläufig, wenn man aus der Sicherheit, mit der in diesen Dingen vielfach geurteilt wird, einen Schluß ziehen wollte. Das Gegenteil scheint der Fall zu sein. Man liest etwa in Kran-

kengeschichten auch noch aus unserer Zeit: »er halluzinierte«, »er sah Christus«, »er redete dauernd mit halluzinierten Gestalten«. Der Zusammenhang der betreffenden Krankengeschichten läßt jedoch den Leser zweifeln, ob überhaupt Sinnestäuschungen vorlagen. Im ersten Falle handelte es sich vielleicht nur um *Urteilstäuschungen:* der Mann hielt den Oberwärter für einen *Grafen;* im zweiten hat er vielleicht nur *geträumt;* im dritten hat vielleicht nur ein Manischer in der diesen Kranken geläufigen Art mit erfundenen Figuren zu eigenem Vergnügen Rede und Gegenrede *aufgeführt,* ohne
255 dabei selbst einer Täuschung zum Opfer zu fallen. Solche Ver|wechslungen der Trugwahrnehmungen sind mehrfach zu einem Gegenstand der Darstellung gemacht[i].[589] Man hat besonders auf folgende hingewiesen:

a) Die Täuschung liegt nicht im *sinnlichen* Erlebnis, sondern im *Urteil.* »Wenn z.B. ein Geisteskranker blanke Steinchen als Edelsteine, glänzende Metallstücke als Gold und Silber sammelt, oder ein geisteskranker Gelehrter allerlei Unrat aus dem Schutt hervorsucht und für Antiquitäten ausgibt, so ist das in Beziehung auf die Sinneswahrnehmung keine wesentlich andere Erscheinung, als wenn kleine Kinder blanke Steinchen usw. für Edelsteine und für Gold ansehen oder ungebildete Leute sich durch den Glanz über die Natur und den Wert eines Schmuckes täuschen lassen. Die Sinneswahrnehmung ist in allen Fällen eine ganz korrekte, falsch ist nur die Beurteilung, der Schluß von *einer* wahrgenommenen Eigenschaft des Objektes auf die übrigen Eigenschaften oder auf das Wesen des Dinges« (Kahlbaum S. 57).[590] Hier liegt nicht fälschende *Wahrnehmung,* sondern falsche *Deutung* normaler Wahrnehmung vor. Auch ein großer Teil der Fälle von *Personenverwechslung* beruht nicht auf falschen Wahrnehmungen. »Wenn z.B. Geisteskranke in der Irrenanstalt den ärztlichen Direktor etwa für einen Strafanstaltsdirektor oder andere Beamte für Strafanstaltsbeamte ansehen, oder wenn sie Personen in der Anstalt wegen oberflächlicher Ähnlichkeit in den Gesichtszügen oder anderen charakteristischen Eigenschaften mit Personen außerhalb der Anstalt identifizieren, so liegt in diesen Beispielen von Personenverwechslungen wohl ebensowenig ein Fehler in der Sinneswahrnehmung vor, als in der Verwechslung von blanken Steinchen und Edelsteinen« (Kahlbaum S. 60).[591]

b) Nicht Halluzination ist, was Hagen[ii] »*vagen Wahnsinn*« nennt. »Es gehören hierher jene Fälle, wo die Kranken, bald bloß unter dem Zwange ihrer Stimmung, bald mehr willkürlich aus innerer Lust sich eine Phantasiewelt um sich herum schaffen und lebhaft mit derselben verkehren, ohne doch im mindesten von der Realität derselben überzeugt zu sein. Indem sie sich dabei durch Äußeres nicht beirren lassen und ihre selbstgewählte Rolle ähnlich wie Schauspieler, aber mit größerer subjektiver Hingabe an die Situation, mit Eifer und mit der ganzen Energie spielen, welche die krankhafte Erregung ihnen verleiht, gewinnt es den Anschein, als ob sie auch wirklich mit ihren

---

i Vor allem Hagen (2) S. 14–28. Außerdem Kandinsky (3) S. 16 ff., 40 ff.; Kahlbaum S. 57, 60.

ii Wenn Hagen zitiert wird, ist immer die Arbeit 2 gemeint.

Sinnen die imaginäre Umgebung zu empfinden glaubten, während eine aufmerksame Beobachtung bald über den Ungrund einer solchen Annahme belehrt. Sie steigen lebhaft deklamierend in der Zelle, im Saal oder auf dem Gange auf und ab und halten Gespräche, meist zankenden Inhalts, mit eingebildeten Personen, in einer Weise, daß man meinen sollte, sie sehen letztere wirklich vor sich oder hörten sie reden; wenn man aber näher eingeht, so erkennt man bald, daß sie sich nur selbst Unterhaltung machen, sich kitzeln, sich erfreuen an dem ihrer Meinung nach beredten Zanken, Ausschelten, dem sie sich jetzt so ganz hingeben. Oft ist aber auch eine solche Imagination bloß durch das Bedürfnis herbeigeführt, sich für die innerlich herrschende Zank- und Streitsucht ein Objekt zu schaffen. Sie sehen wohl in einen Winkel oder auf den Boden, als ob | jemand da versteckt wäre und schelten und zanken da hinein, aber sie 256 perorieren und lärmen auch sonst, ohne solche Gebärden« (HAGEN S. 14).[592] Es handelt sich hier überall nicht um Sinnestäuschungen, sondern um *lebhafte Phantastereien,* die höchstens den Beobachter täuschen können.

c) *Früher* gehabte Vorstellungen und *Phantasien,* frühere *Träume* und ähnliches werden gelegentlich für leibhafte Wahrnehmungen ausgegeben (HAGEN S. 16 ff.). Wenige Kranke suchen sich auch interessant zu machen, *lügen* hinzu und geben für Sinnestäuschungen aus, was bloß Phantasterei war (KANDINSKY S. 40).

d) Sehr nahe liegt die Verwechslung von *Erinnerungsfälschungen* mit Sinnestäuschungen. Nicht, wie im vorigen Falle, eine Vorstellung in der Erinnerung wird mit einer Wahrnehmung verwechselt, sondern eine *eben erst entstehende Vorstellung* wird für die Erinnerung einer gehabten Wahrnehmung gehalten (HAGEN S. 19). Dies interessante Symptom ist zum Gegenstand einer ausgedehnten Literatur geworden, die nicht zu unserem Thema gehört.

Noch weitere Verwechslungen sind beschrieben. Zwei sehr wichtige unter ihnen, die Verwechslung von *Erlebnissen bei Bewußtseinstrübungen* und die Verwechslung von *Pseudohalluzinationen* (pathologischen Vorstellungen) mit Halluzinationen sind bestritten: man hat behauptet, daß es sich hier überall um Halluzinationen handele. Damit werden wir uns im weiteren noch eingehend abzugeben haben.

(Bewußtseinszustand und Sinnestäuschung.) Wenn wir uns klar werden wollen über die Sinnestäuschungen, so müssen wir hier wie überall bei den seelischen Erscheinungen einen *Teil herausgreifen,* für sich isoliert denken, obgleich er nur in engster *Verflechtung* mit und in mannigfaltiger *Abhängigkeit* von dem Gesamtstrom des bewußten Lebens vorhanden ist. Wir dürfen aber darum nicht den Fehler machen, diese Isolierung gleich zu Beginn für unsere Zwecke endgültig festzulegen und das übrige psychische Leben zu vergessen, sondern wir müssen die *seelischen Vorgänge, zu denen die Sinnestäuschungen in Beziehung stehen, immer im Auge behalten,* damit wir nicht ganz verschiedene Dinge für dasselbe halten – etwa die Traumhalluzinationen und die Halluzinationen des Paranoikers.

Ein Vergleich der Sinnestäuschungen untereinander setzt eine *Gleichheit* oder wenigstens große *Ähnlichkeit* des *Bewußtseinszustandes* voraus, in dem der Kranke sie erlebt und beurteilt. Am leichtesten vergleichen kann man die Sinnestäuschungen bei völlig geordnetem, orientiertem, zugänglichem, besonnenem Bewußtsein, wie wir es sowohl bei Gesunden, wie bei manchen Kranken z.B. der Dementia-praecox-Gruppe[593] u.a. finden. Dagegen bedeuten schwerere Veränderungen der Stimmung (Depressionen), ein unzugängliches oder wenigstens nur augenblicksweise zugängliches Wesen, Erregungszustände, erst recht natürlich alle Zustände der Unorientiertheit bis zum Traumzustande *Veränderungen des Bewußtseins,* die es nicht erlauben, die bei ihnen vorkommenden Sinnestäuschungen *ohne weiteres* gleichzustellen.

Hier liegt eine *Grenze* unseres Referates. Wir berichten über Sinnestäuschungen, soweit sich unter *Voraussetzung gleichen Bewußtseinszustandes* über sie etwas sagen läßt. Auf die Eigentümlichkeiten, die mit abnormen Bewußtseinszuständen zusammen-
257 hängen, gehen wir nur sehr wenig ein, da | dieses eine Analyse dieser Zustände – eine fast unüberwindlich schwierige Aufgabe – erforderte. Damit sind Fehler gegeben, die wir zwar dadurch, daß wir an ihre Quelle denken, vermindern, aber nicht ganz ausschalten können. Denn wir berichten auch über Sinnestäuschungen, die bei verändertem Bewußtsein beobachtet sind, *als ob* es in normalem Zustand geschehen sei. Eine Korrektur müßte von einer Darstellung der Bewußtseinsanomalien ausgehen. Diejenigen Bewußtseinszustände, in denen völlige »Entrückung«, wie im Traum, stattfindet, und in denen keine reale Wahrnehmung mehr gemacht wird, können wir wohl überhaupt nicht mit heranziehen, dagegen noch eher diejenigen, in denen *gleichzeitig* reale Wahrnehmungen und Trugwahrnehmungen erlebt werden (Hagen S. 17).

(Einteilung der Sinnestäuschungen.) Die Einteilung der Sinnestäuschungen kann nicht auf eine, nur allein richtige, sondern auf mannigfache Weise geschehen. Wie immer bei Phänomenen, die einer durchgreifenden theoretischen und kausalen Erklärung noch nicht unterworfen werden können, gibt es auf der einen Seite Einteilungen, die zwar sehr *bestimmt* und *klar,* aber *äußerlich* und *unbefriedigend* sind, etwa die Einteilung der Trugwahrnehmungen nach Sinnesgebieten, auf der andern Seite Einteilungen, die mehr in die *Tiefe* zu dringen scheinen, die aber *nicht* zu ganz *bestimmten* und *präzisen* Begriffen führen. Hierzu würde etwa die Unterscheidung der Illusionen und Halluzinationen zu rechnen sein. Wenn dieser Unterschied als der der Trugwahrnehmungen mit und ohne äußeren Reiz definiert wird, scheint er allerdings wohl klar, ist aber bei Beschränkung auf dieses Merkmal wiederum verflacht.

Bei der Gleichberechtigung mehrerer Einteilungen ist es klar, daß sie alle nur den Wert von Werkzeugen zur Orientierung haben. Unsere Aufgabe besteht darin, sie alle zu Worte kommen zu lassen, sie aber möglichst nirgends durcheinander zu werfen. Man kann einteilen nach Sinnesgebieten, nach dem Inhalt, nach kausalen Beziehungen, nach verstehbaren Abhängigkeiten, nach den Wirkungen, nach theoretischen Konstruktionen. Bei dieser Verschiedenartigkeit ist eine ganz klar und rücksichtslos durchgeführte Sonderung des Stoffes schwer zu erreichen. Es bestehen eben zwischen den verschiedenen Gesichtspunkten der Einteilung wieder Beziehungen, die man nicht vernachlässigen darf. So ist die Trennung zwischen Illusionen und Halluzinationen ursprünglich eine genetische (Fehlen oder Vorhandensein äußerer Reize), aber die Illusionen stehen deskriptiv neben den Pseudohalluzinationen, indem jene eine kontinuierliche Reihe von der normalen Wahrnehmung, diese von der normalen Vorstellung bis zu ausgeprägten pathologischen Phänomenen bilden. Indem die Pseudohalluzinationen wiederum deskriptiv neben den echten Halluzinationen stehen, schien es uns besonders klar, diese drei verschiedenen Phänomene nebeneinander zu schildern, obgleich genetische Gesichtspunkte nicht ausgeschaltet werden können.

Soweit solche Fälle wie dieser nicht im Wege standen, haben wir den Stoff jedoch nach folgenden getrennten Gesichtspunkten geordnet. Wir beschreiben zunächst die *allgemeinen deskriptiven Unterscheidungen,* soweit sie die Form des psychischen Geschehens betreffen unter Ausschaltung der Gruppierung nach Sinnesgebieten und Inhalten. Darauf referieren wir die *Abhängigkeitsbeziehungen,* und zwar zunächst die *somatischen,* dann die *psychischen.* So | vorbereitet, ordnen wir die Ergebnisse, die *einzelne* 258 *Sinnesgebiete* und besondere *Inhalte* betreffen. Ein weiterer Abschnitt gibt eine Übersicht der *theoretischen* Vorstellungen. Mehr lose gliedern sich diesen wesentlichen Kapiteln solche über das *Vorkommen* der Sinnestäuschungen, über ihre *Wirkungen* und über *Untersuchungsmethodik* an.

A. Die Erscheinungen

(Wahrnehmungsanomalien bei gleichbleibendem realen Wahrnehmungsgegenstand.) Wenn wir die Wahrnehmung rein deskriptiv analysieren, finden wir erstens Empfindungselemente, zweitens räumliche und zeitliche Form und drittens das wahrnehmende Meinen eines bestimmten Gegenstandes (den Akt)[i].

Diejenigen täuschenden Wahrnehmungen, bei denen Empfindungsqualitäten und räumliche oder zeitliche Form sich ändern, *ohne daß das Meinen eines bestimmten Gegenstandes anders wird,* gehören nicht zu den Halluzinationen im engeren Sinne. Es werden hier *nicht Dinge* gesehen, die *nicht* da sind. Die *wirklichen Dinge* werden nur *anders* gesehen. Hierher gehören folgende vier Arten trügerischer Wahrnehmung: bei gleichbleibendem Gegenstand kann verändert sein erstens die *Intensität,* zweitens die *Qualität* der Empfindungselemente, drittens die *räumliche Form* und viertens die *zeitliche* Anschauung.

Von *Intensitätsänderungen* der Empfindungselemente sind vor allem die Steigerungen bekannt. Die Kranken sehen die Farben leuchtender, hören die Töne lauter. Ein rotes Ziegeldach sieht so rot wie eine Flamme aus, das Zufallen einer Tür klingt wie

i Vgl. S. 232 ff.

Kanonendonner. Diese Phänomene werden als *Hyperästhesie* zusammengefaßt, für die vielfältige Beobachtungen mitgeteilt sind[i].[594] Sehen wir uns aber diese genauer an, so finden wir neben solchen, die wir eben durch Beispiele belegten, auch solche folgender Art: alle Geräusche sind lästig, durch jede Gehörswahrnehmung wird das Ohr malträtiert, jeder Vorgang in der Umgebung berührt den Kranken schmerzlich. Diese Erscheinungen sind gewiß von den vorhergehenden als etwas ganz Verschiedenes zu unterscheiden. Als *Hyperästhesie* wird also beschrieben: 1) eine *wirkliche Intensitätsverstärkung* der Empfindungselemente bei gleichen Reizen, 2) eine *abnorme Gefühlswirkung* von Wahrnehmungen, welche der Intensität nach unverändert sind. – Beachten wir diesen Unterschied, so sind Beobachtungen folgender Art in ihrer Deutung zweifelhaft. Ein paranoischer Kranker sagt: »Sie machen mir grelles Gehör, daß auf ein Geräusch mir Schaudern durch Mark und Bein fährt« (DEES).[595] Oder man hört von rekonvaleszenten Kranken, daß die halluzinatorischen Bilder ihnen noch schärfer, gleichsam wirklicher erschienen seien als die normale Wahrnehmung (SANDBERG).[596] Es ist wohl zweifelhaft, ob in solchen Fällen Intensitätsveränderungen der Empfindungen oder abnorme Wirkungen der der Intensität nach unauffälligen Empfindungen vorliegen. – Eine Hyperästhesie des Gehörorgans im Sinne einer Tieferlegung der Reizschwelle ist bei einigen Kranken mit dem elektrischen Strom nachgewiesen (JOLLY,[597] CHVOSTEK[598] u.a.). –

259 | Eine Verschiebung der Empfindungs*qualität* bei gleichbleibender gegenständlicher Wahrnehmung, so daß die Qualität nicht dem Reize entspricht, ist vorwiegend beim Gesichtssinn beobachtet und hier oft beschrieben. Alle diese Erscheinungen werden zusammenfassend *Dyschromatopsie* (FISCHER)[599] genannt. Im einzelnen werden Xanthopsie, Chloropsie, Erythropsie beschrieben.[600] ROSE lieferte eine sorgfältige Darstellung des Gelb- und Violettsehens nach Santon-Vergiftung. WILBRAND und SAENGER beschreiben, wie bei der nervösen Asthenopie[601] während des Lesens die Seiten plötzlich rot, die Buchstaben grün erscheinen usw.[602] In der senilen Demenz erscheinen manchmal alle Gegenstände blau (OBERSTEINER S. 246).[603] FISCHERS Kranke mit Makropsie sah alles »dunkler«, »einen weißen Mantel sah sie grau, Milch sah sie als schmutziges Wasser, die Farbe der Gesichter war eigenartig braun; sie stellte sich so Chinesen und Indianer vor; eine beschneite Fläche kam ihr grau und berußt vor.«[604] Die Augen waren völlig intakt, die Störung bei der hysterischen Patientin mußte eine zentrale sein. – ALTER resumiert die Beobachtung seines Falles: »bei einem Paralytiker, der sehr wahrscheinlich hemiachromatisch ist, tritt wiederholt ganz im Charakter eines Anfalls, schubartig, eine ausgesprochene Monochromatopsie, jedesmal auf Grün, ein. Dreimal verschwindet die Erscheinung ohne jede Konsequenz und im allmählichen Zurückgehen, zweimal folgt ihr, das eine Mal sicher ganz unmittelbar, eine totale Achromatopsie.«[605]

i Zusammenfassend bei GOLDSTEIN (3) S. 1036 ff.

Analoge Beobachtungen bei anderen Sinnen sind nicht besonders beschrieben. Doch dürften vielleicht Fälle, wie der ROSES, wo ein Santon vergifteter[529] eine Suppe schlecht riechend fand, oder solche, denen reines Wasser nach Blei schmeckt, hierher zu rechnen sein. Hier wird nicht halluziniert, insofern erst ein realer Reiz nur eine falsche Empfindungsqualität auslöst. –

Die Veränderung der Wahrnehmung *räumlicher* Formen bei gleichbleibendem Gegenstand ist beim Gesichtssinn von FISCHER in zwei Arbeiten untersucht.[606] Die Gegenstände werden von Kranken kleiner oder größer oder schief gesehen (vgl. die eingehendere Wiedergabe später in dem Abschnitt über den Gesichtssinn S. 337). KRAUSE (S. 847) beobachtete eine Paranoikerin, der Gartenmauern und Bäume ungewöhnlich groß und gleichzeitig weit entfernt erschienen.[607] –

Schließlich können wir noch kurz die Täuschung in der *zeitlichen* Form der Wahrnehmung erwähnen, obgleich wir damit einen Schritt über unser Gebiet hinaustun. Denn die Zeit ist nicht bloß Form des sinnlich gegenständlichen Erlebens, sondern alles Erlebens überhaupt. Zeitanschauungen können als scheinbare Verkürzung oder Verlängerung durchlebter Zeit auftreten. Einem paranoischen Kranken schienen einmal die Tage wesentlich kürzer als sonst zu sein, ein andermal schrieb er, daß sich der Eindruck bei ihm festsetzte, als ob einzelne Nächte die Dauer von Jahrhunderten gehabt hätten. Ein anderer Paranoiker, bei dem sich der Beginn seiner Erlebnisse objektiv auf ein Jahr zurückdatieren ließ, glaubte, es seien seitdem wohl acht bis zehn Jahre verflossen. Über dies Thema handeln unter andern GRIESINGER (Lehrbuch S. 111),[608] HECKER (S. 8).[609] Das Erleben scheinbar unermeßlicher Zeitstrecken, auch die obenerwähnte Mikropsie,[610] schildert BAUDELAIRE nach Selbstbeobachtungen anderer in seinen künstlichen Paradiesen (Opium und Haschisch).[611] –

| *(Illusionen.)* Nach dem Referat dessen, was wir über die trügerischen Wahrneh- *260*
mungen wissen, in denen nicht neue unwirkliche *Gegenstände,* sondern nur *wirkliche* Gegenstände *anders* gesehen werden, wenden wir uns nunmehr den eigentlichen Trugwahrnehmungen zu, in denen *neue Gegenstände* täuschend wahrgenommen werden. Wir referieren zunächst über drei große Gruppen solcher Trugwahrnehmungen, deren Aufstellung zwar bestritten ist, die sich aber sicher zur Zeit noch zur Übersicht und zur Auffassung der Phänomene als unentbehrlich erweisen. Indem wir von der normalen *Wahrnehmung* ausgehen und (genetisch) ihre Elemente sich nicht bloß ändern, sondern z.T. verschwinden, z.T. zu ihnen neue hinzutreten lassen, kommen wir zu den *Illusionen.* Indem wir dann von den normalen *Vorstellungen* ausgehen und ihnen (deskriptiv) immer mehr Eigenschaften der Wahrnehmung, wie Unabhängigkeit vom Willen, Detailliertheit, Deutlichkeit, aber nicht die Leibhaftigkeit der Wahrnehmungen beilegen, kommen wir zu den *Pseudohalluzinationen.* Illusionen und Pseudohalluzinationen erweisen sich als übergangslos verschieden, indem erstere immer den leibhaftigen Wahrnehmungscharakter, letztere den bildhaften Vorstellungscharakter bewahren. Von den Illusionen können wir schließlich zu den *echten Halluzinationen*

kommen, indem wir (genetische Betrachtung) alle aus äußeren Reizen stammenden Elemente in der Wahrnehmung fortfallen lassen.

Bei der Schilderung der drei Gruppen reden wir vorwiegend, wenn auch nicht ausschließlich, von den Wahrnehmungen des *Gesichtssinns.* Dieser Sinn ist der *differenzierteste,* an ihm ist es möglich, die feinsten Unterschiede zu bemerken. Die Elemente der Wahrnehmung sind bei ihm am deutlichsten getrennt[i]. Im weiteren Verlauf wird dann das Besprochene der Ergänzung und Einschränkung bei der Übertragung auf die niederen Sinne bedürfen.

Wenn wir nacherleben wollen, was die Kranken erleben, so gehen wir unwillkürlich und notwendigerweise von dem aus, was wir selbst erlebt haben. Wir verstehen nur, soweit die Erscheinungen bei den Kranken als Steigerungen oder Herabminderungen unserer normalen Erscheinungen oder in Analogie zu ihnen nachgebildet werden können. Wir wollen uns darum bei der Schilderung der Illusionen, Pseudohalluzinationen und echten Halluzinationen jedesmal Phänomene der »normalen« Psychologie vergegenwärtigen, die uns den Zugang zu den pathologischen Phänomenen leichter eröffnen.

Illusionen nennt man alle Wahrnehmungen, in denen sich äußere Sinnesreize mit
261 reproduzierten Elementen so zu einer Einheit verbinden, daß die | *direkten* von den *reproduzierten* Empfindungselementen *nicht unterscheidbar* sind. Diese Angleichung reproduktiver Elemente an die durch äußere Reize entstandenen nennt Wundt *Assimilation.*[513] Unter der großen Menge hierhergehöriger Phänomene können wir *drei Typen* unterscheiden:

1. Die *experimentelle* Untersuchung der Wahrnehmung hat ergeben, daß fast in *jede* Wahrnehmung irgendwelche reproduzierte Elemente aufgenommen sind. Die infolge sehr kurz dauernder Aufmerksamkeit spärlichen äußeren Sinnesreize werden fast immer ergänzt. Man ergänzt z.B. beim Hören eines Vortrages sehr viel im Sinne des Vorgetragenen und merkt diese Ergänzungen erst, wenn man sich einmal geirrt hat. Man übersieht fast alle Druckfehler in einem Buche und ergänzt oder korrigiert sie richtig im Sinne des Zusammenhangs. Alle diese Illusionen werden bei Hinlenkung der Auf-

---

i Wir wenden hier ein Prinzip an, das für die Untersuchung seelischer Erscheinungen eigentümlich ist und im Gegensatz zum Gebrauch bei der Bearbeitung physischer Phänomene steht. Am *meisten Aufschluß* geben uns auf *seelischem Gebiet* die *entwickelten* Erscheinungen, die wir dann wieder in die *einfachsten* Elemente zerlegen können. *Tierpsychosen* lassen sich nicht untersuchen, *Psychosen Schwachsinniger* sind für den Psychopathologen armselig an Ausbeute. Am geeignetsten sind ihm die Psychosen geistig hochstehender und zudem gebildeter Menschen. Ein Fall mit guter Selbstbeobachtung und Fähigkeit, sich mitzuteilen, kann ihn mehr lehren als hundert wenig intelligente und ungebildete Kranke, die gewöhnlich die Kliniken füllen. Die deutlichsten Unterscheidungen, die ihm die Eigenart der einzelnen psychischen Erscheinungen bei solchen Fällen erst recht zum Bewußtsein gebracht haben, befähigen ihn dann wohl, Schwachbegabte und ungebildete Kranke besser zu verstehen, als sie selber sich beobachten können. So kann uns auch der Gesichtssinn als höchststehender, differenziertester Sinn über die Sinnestäuschungen überhaupt die feinsten Analysen liefern.

merksamkeit sofort verbessert. (Vgl. über sie WUNDT, Ph. Ps. 3, 528 ff. Beispiele von experimentell hervorgerufenen Illusionen bei MESSER, Empfindung und Denken, S. 28 ff.)[612] Von diesen Assimilationen sind natürlich die Ergänzungen der Wahrnehmung zu trennen, die als reproduzierte deutlich unterscheidbar sind, z.B. die Vorstellung der abgewandten Seite des wahrgenommenen Hauses, die Vorstellung des süßen Geschmacks bei der Gesichtswahrnehmung eines Stückes Zucker usw. Bei jenen illusionären Assimilationen sind die reproduzierten Empfindungselemente völlig identisch mit solchen, die primär durch äußere Reize entstanden sind.

2. Mehr durch zufällige Beobachtungen als durch Experimente sind die Illusionen bekannt, die aus *Affekten* entstehen, oft auch bei Fixierung der Aufmerksamkeit stabil bleiben und nicht selten auch vor dem Urteil Realitätswert gewinnen. Bei einem nächtlichen Gang im Walde z.B. wird irgendeine Naturform für eine menschliche Gestalt gehalten.

3. *Ohne Affekt, ohne Realitätsurteil,* aber auch ohne daß die illusionären Gebilde bei Aufmerksamkeit zu *verschwinden* brauchen, gestaltet die *»aus unvollkommenen Sinneseindrücken produktive«*[613] Phantasie aus Wolken, aus alten Mauerflächen u. dgl. illusionäre Gebilde von *leibhaftiger Deutlichkeit.* JOH. MÜLLER schildert dies:

»Mich hat diese Plastizität der Phantasie in den Jahren der Kindheit oft geneckt. Eines erinnere ich mich am lebhaftesten. Durch die Fenster des Wohnzimmers im elterlichen Hause sah ich auf ein Haus der Straße von etwas altem Ansehen, an dem der Kalk an manchen Stellen sehr verschwärzt, an andern aber in vielgestaltigen Lappen abgefallen war, um hier eine ältere, auch wohl älteste Farbenbekleidung durchsehen zu lassen. Wenn ich nun nicht über die Schwelle durfte und gar manche Stunde des Tages am Fenster mit allerlei beschäftigt war, und durch das Fenster sehend immer nur die rußige verfallene Wand des Nachbarhauses betrachtete, gelang es mir, in den Umrissen des abgefallenen und stehengebliebenen Kalkes gar manche Gesichter zu erkennen, die durch die oft wiederholte Betrachtung sogar einen ganz sprechenden Ausdruck erhielten.« »Wenn ich nun die andern auch aufmerksam machen wollte, wie man doch gezwungen sei, an dem verfallenen Kalk allerlei Gesichter zu sehen, sollte freilich niemand mir recht geben, aber ich sah es doch ganz deutlich.« »In späteren Jahren wollte das nicht mehr gelingen, und wiewohl ich meine Figuren noch ganz deutlich im Sinne hatte, so konnte ich sie doch nicht mehr in den Umrissen wiederfinden, aus denen sie mir entstanden waren.« (S. 45 bis 46.)[614]

Lionardo da Vinci schreibt: »Wenn du in allerlei Gemäuer hineinschaust, das mit allerlei Flekken beschmutzt ist, oder in Gestein von verschiedener Mischung, – hast du da irgendwelche Szenerie zu erfinden, so wirst du dort Ähnlichkeiten mit diversen Landschaften finden, | die mit 262
Bergen geschmückt sind, Flüsse, Felsen, Bäume, Ebenen, große Täler und Hügel in wechselvoller Art; auch wirst du dort allerlei Schlachten sehen und lebhafte Gebärden von Figuren, sonderbare Physiognomien und Trachten und unendlich viele Dinge, die du auf eine vollkommene und gute Form zurückbringen kannst.«[615]

Diese drei Typen sind nicht aus einem Gesichtspunkt in den Illusionen unterschiedene Arten, sondern sie sind nebeneinander gestellte Phänomene, die durch Übergänge verbunden sind. Wir können nun die Erscheinungen in jedem dieser Typen nach der illusionären Seite gesteigert denken und kommen dann zu ebenso unterschiedenen *pathologischen Illusionen.*

Dem *ersten Typus* würde *ein Teil* der Verkennungen, falschen und ungenauen Wahrnehmungen entsprechen, die z.B. bei Paralytikern und Deliranten vorkommen. Soweit das falsche Vorlesen, das falsche Hören, das Verkennen optischer Wahrnehmungen auf solchen Illusionen beruht, kann es durch Analyse assoziativer Zusammenhänge in manchen Fällen verständlich werden. BONHOEFFER schildert, wie Deliranten *szenenhafte Illusionen* aus der Verkennung eines Bildes, das gezeigt wird, entwickeln. Die Illusionen stehen in einem *assoziativen*, ideenflüchtigen Zusammenhang:

> »Ein Bild des Herbstes aus der Kinderfibel zeigt im Vordergrunde, wie ein Apfelbaum geleert und Kartoffeln gegraben werden; im Hintergrunde wird gepflügt, gesäet, und ein Jäger schießt nach einem Hasen. Rechts ist ein Weinberg, von dem die Weingärtner mit Bütten herabsteigen. In der Höhe ist ein Schwarm Vögel. Das Bild wird von einem Deliranten folgendermaßen gedeutet (auf den mit Kartoffelgraben beschäftigten Mann deutend): Ein Stellmacher tut frisch geschlagene Fichten abrinden. Ein anderer rührt den Acker um. Hier ist die Feuerwehr (die Bütten tragenden Winzer), mittels Wagen ist Feuerwehr da; lauter Dampfmaschinen; 1, 2, 3, 4, 5, 6, 7 Wagen mit Mannschaft. Hier hat es gebrannt; geradeherüber an dem Apfelbaum hat es gebrannt. Sie sind fertig, sie räumen die Schläuche auf. Hier ist ein Schwarm Tauben, wahrscheinlich aus dem Hause, das abgebrannt ist. Daneben steht ein Schutzmann (der Jäger). Der trinkt Grog. Grog muß es sein, er wischt mit dem Taschentuch.«[616]

Immer ist in diesen Fällen die mangelnde *Aufmerksamkeit* der Faktor, der in Verbindung mit den dann wirksamen assoziativen Vorgängen diese Illusionen begreiflich macht, ebenso wie die entsprechenden »normalen« Illusionen.

Der *zweite Typus* wird durch die Illusionen repräsentiert, die Kranke in *Affekten* erleben, aus deren *Inhalt* die *Inhalte* ihrer trügerischen Wahrnehmung *verständlich* sind. In der Angst sieht der eine die Kleider an der Wand als hängende Leichen, dem Depressiven klingt ein gleichgültiges Geräusch wie Klirren von Ketten.

Am interessantesten ist der *dritte Typus* bei Geisteskranken. Ohne daß wir den Inhalt aus Affekt oder assoziativen Prozessen verstehen könnten, in besonnenem, ruhigem Zustand sehen diese Kranken in allen möglichen Wahrnehmungen die merkwürdigsten Dinge. Es scheint, daß diese Kranken solchen Illusionen meist mit richtigem Urteil gegenüberstehen. Einige Fälle mögen diesen Typus illustrieren:

> Eine Kranke der Heidelberger Klinik sah bei voller Besonnenheit und Orientierung, so daß sie ihre Erscheinungen gelegentlich auf Papier nachzeichnete, auf der Bettdecke »wie eingestickt« und an der Wand Menschen- und Tierköpfe, sämtlich farblos. Sie sah grimassierende Fratzen und deutete auf Sonnenflecke an der Wand als solche. Solche Dinge sah sie jahrelang und wußte immer, daß es sich um Täuschungen handelte. Sie berichtete z.B. einmal: das Auge bringt aus
> 263 jeder Vertiefung und Erhöhung ein Gesicht heraus. Anfangs April sah ich | den Kopf meines
> Vaters lebend. An Erscheinungen glaube ich nicht, aber meine Augen haben es gesehen; ich war

wach und erschrocken. Die Augen hatten drohenden Ausdruck. Die Fratzen sind flächenhaft und bewegen sich nicht. Sie sehen mich an. Wenn ich wegsehe, verändert es sich und es erscheint ein anderer Kopf, größer als lebensgroß und ineinandergeschoben, Männer und Frauen können es sein. Der Ausdruck ist meist gleichgültig. Erklären kann ich mir die Sache nicht.

Eine andere Kranke staunte selbst darüber, daß sie so merkwürdige Sachen sah. »Die Sachen formen sich zu Bildern, grad als wenn photographiert würde, als wenn ich zeichnete.« »Die runden Löcher am Fenster (Schlüssellöcher) werden zu Köpfen. Die machen immer so beißende Bewegungen gegen mich – manchmal ist alles weg, da sehe ich alles wie früher.«

Wieder eine andere Kranke erzählte, daß die Menschen die Gesichter wechseln. Ein ganz fremdes Gesicht liegt plötzlich im Bett nebenan. Eine andere Patientin wurde schon mehrmals als Männerkopf mit abgeschnittenen Haaren gesehen.

In der Literatur sind viele Beispiele von solchen Illusionen berichtet. GRIESINGER[126] erzählt von einer Melancholischen, der jedesmal, wenn sie in einen Spiegel sah, ein Schweinskopf entgegenstarrte.[617] Ein anderer Kranker sah, wenn er sich in einer Fensterscheibe spiegelte, die Züge eines Mädchens, wenn er sich im Spiegel sah, geschah dies nicht. Ein Sack sieht aus wie ein Krokodil, ein Waschlappen wie ein holzgeschnitzter Madonnenkopf, ein Haufen Fässer wie ungeheure Raubtiere (HAGEN).[618] Bei allen diesen kurz berichteten Fällen weiß man aber nicht recht, ob sie in unsere zweite oder dritte Gruppe zu stellen sind.

Das Gemeinsame der Illusionen ist, daß sie *reale Wahrnehmungselemente enthalten,* daß diese nicht neben ihnen fortbestehen, sondern *in* ihnen aufgehen. Der größte Teil der Illusionen zeichnet sich ferner aus durch die für uns bestehende *Verständlichkeit des Inhalts.* Die geschilderte dritte Gruppe entbehrt jedoch dieser Eigenschaft. Die Illusionen dieser Gruppe treten dem besonnenen Bewußtsein als etwas vollkommen Fremdes gegenüber, das die Kranken beobachten, entstehen und schwinden sehen können, während die übrigen Illusionen entweder durch Aufmerksamkeit sofort vernichtet werden, oder mit dem Affekt, aus dem sie geboren sind, sich wandeln. Wegen dieser tieferen Unterschiede der dritten Gruppe von den übrigen verdiente sie einen besonderen Namen. Man könnte sie als *Pareidolien* den Illusionen im engeren Sinne gegenüberstellen[i].[619] *Pareidolien* sind also aus Affekten und assoziativen Vorgängen *nicht verständliche,* bei *besonnenem Bewußtsein ohne* und gegen den *Willen* auftretende Umformungen realer Wahrnehmungen, so daß Elemente derselben in dieser Neuschöpfung *enthalten* sind.

Diese Bemerkungen enthalten schon die Abweisung zweier Verwechslungen. Zu den Illusionen gehören *nicht* die *intellektuellen Deutungen* und *nicht die funktionellen Halluzinationen.*

---

i KAHLBAUM führte den Terminus Pareidolie (Nebenbildwahrnehmung) für *alle* Illusionen, die eine *sinnliche* Ergänzung der Wahrnehmung bedeuten, ein, um sie auch terminologisch von *falschen Deutungen* der Wahrnehmungen durch *Schlüsse* zu unterscheiden. Da sein Terminus sich für das ganze Gebiet nicht eingebürgert hat, dürfte eine Beschränkung auf diese engere Gruppe erlaubt sein.

Die Unterscheidung der intellektuellen *Deutungen* von den sinnlichen Illusionen (vgl. oben S. 300) wurde schon von Kahlbaum und Hadlich[620] gemacht, und später u.a. von Liepmann als der Unterschied der *sensoriellen* und *intellektuellen* Illusionen betont.[555] Wird
264 glänzendes Metall für Gold, der Arzt | für einen Staatsanwalt gehalten, so ändern solche Auffassungen nichts am Vorgang der sinnlichen Wahrnehmung. Gleichbleibende Wahrnehmungsgegenstände werden nur falsch *beurteilt*. Schwieriger wird die Unterscheidung, wenn die Gegenstände der Wahrnehmung *selbst undeutlich* sind. Ein ferner Vorsprung am Berge wird als ein Häuschen oder als ein Felsblock aufgefaßt. Hier bleibt die Wahrnehmung selbst undeutlich. Aber mit dem Schwanken des Urteils kann auch sie schwanken, indem einmal vorwiegend die Momente, die einem Häuschen entsprechen, ein andermal die übrigen vorzugsweise wahrgenommen werden. Trotzdem wird man hier wohl kaum von einer Illusion sprechen, da eigentlich neue Wahrnehmungselemente nicht hinzutreten. Es schließen sich aber hier die Übergänge an Illusionen an.

Von prinzipieller Wichtigkeit ist die Unterscheidung der Illusionen von den *funktionellen Halluzinationen* (Kahlbaum S. 6 ff.). Während in den Illusionen reale Wahrnehmungselemente *enthalten* sind, treten hier *bei Gelegenheit* von Sinneswahrnehmungen, die als solche *für sich bestehen* bleiben, *zugleich* mit ihnen und *neben* ihnen Halluzinationen auf, die mit dem Aufhören der Sinneswahrnehmung ebenfalls wieder schwinden. Über diese Phänomene wird im Abschnitt über die Abhängigkeiten der Halluzinationen näher gehandelt.

(Pseudohalluzinationen.) Wir behandelten in den Illusionen solche Wahrnehmungserlebnisse, die sich in ihrem Empfindungsmaterial genetisch aus primären und sekundären Elementen zusammensetzten. Wir fanden die Reihe dieser Erlebnisse, indem wir von der normalen Wahrnehmung ausgingen und bis zur Pareidolie gelangten. Wir können nun zweitens von der normalen Vorstellung ausgehen und diejenigen Erlebnisse betrachten, die eine Reihe von Übergängen bis zu den Pseudohalluzinationen bilden, indem die Vorstellungen immer mehr Merkmale bekommen, die gewöhnlich nur den Wahrnehmungen eignen, ohne die Leibhaftigkeit der letzteren zu gewinnen.

Wahrnehmungen und *Vorstellungen* sind in vielen Beziehungen verschieden, aber überall zeigen sich Übergänge. Nur in *einer* Beziehung besteht ein übergangsloser Abgrund zwischen beiden: die Wahrnehmungen sind leibhaftig, die Vorstellungen sind es nicht. Der Unterschied der *Leibhaftigkeit* der Wahrnehmungen und der *Bildhaftigkeit* der Vorstellungen ist nicht zu verwechseln mit dem Gegensatz der *richtigen* und *falschen Realitätsurteile*. Beide Gegensätze kreuzen sich[i].[621] Die *Pseudohalluzinationen* sind Vorstellungen, insofern sie *nie Leibhaftigkeit* besitzen.

i Über alle diese Punkte handelt eingehend Jaspers.

Bevor die Pseudohalluzinationen begrifflich genauer charakterisiert werden, mag als anschauliche Grundlage ein Beispiel aus KANDINSKY Platz finden (S. 44 ff.)[i;622]:

»Am 18. August 1882 nimmt Dolinin des Abends 25 Tropfen tincturae opii simplicis[623] ein und fährt fort am Schreibtische zu arbeiten. Eine Stunde später bemerkt er eine große Leichtigkeit im Gange seiner Vorstellungen, sein Denken wird kräftiger und klarer als gewöhnlich. | Nachdem er 265
die Arbeit der aktiven Präapperzeption (gleich Apperzeption WUNDTS)[624] unterbrochen hat, beobachtet er (bei keineswegs umnebeltem Bewußtsein und ohne die geringste Neigung zum Schlafe oder Schlummer zu fühlen) im Verlaufe einer Stunde, mit geschlossenen Augen, äußerst verschiedenartige und lebhafte optische Pseudohalluzinationen: Gesichter und ganze Gestalten der an diesem Tage gesehenen Personen, Gesichter seiner alten Bekannten, die er schon längere Zeit nicht getroffen, ganz unbekannte Persönlichkeiten; zwischen denselben erscheinen von Zeit zu Zeit weiße, mit verschiedener Schrift bedruckte[625] Seiten, außerdem taucht zu wiederholten Malen das Bild einer gelben Rose hervor; endlich – ganze Bilder, die aus mehreren verschiedenartig kostümierten Personen in den mannigfaltigsten gegenseitigen Stellungen (aber immer ohne Bewegung) bestehen. Diese Bilder erscheinen für einen Augenblick und verschwinden, von neuen Bildern (die zu den frühern in gar keiner logischen Beziehung stehen) sogleich gefolgt. Sie werden scharf nach außen projiziert[626] und scheinen auf diese Weise vor[627] den Augen zu stehen, sind aber zugleich in gar keinem Verhältnis zum schwarzen Sehfeld der geschlossenen Augen: um die Bilder zu sehen, muß man die Aufmerksamkeit vom schwarzen Sehfelde ablenken; im Gegenteil, das Fixieren der Aufmerksamkeit auf dieses letztere unterbricht das Erscheinen der Bilder. Trotz vielfachen Versuchen ist es ihm nicht gelungen, das subjektive Bild so mit dem dunkeln Gesichtsfelde zu kombinieren, daß das erstere als ein Teil des letzteren erscheinen sollte. – Ungeachtet der scharfen Umrisse und lebhaften Farben, ungeachtet dessen, daß diese Bilder vor dem sehenden Subjekte zu stehen scheinen, besitzen sie den Charakter der Objektivität nicht;[628] für das unmittelbare Gefühl Dolinins scheint es, daß, obgleich er dieselben mit den Augen sehe, so ist es nicht mit jenen äußern Augen des Leibes, die das schwarze Sehfeld mit den darauf zuweilen auftauchenden nebligen Lichtflecken sehen, sondern mit andern, innern Augen, die sich hinter den äußern befinden. Die Entfernung dieser Bilder vom innern sehenden Auge ist verschieden, von 0,4–6,0 m, am häufigsten aber entspricht dieselbe der Entfernung des klaren Sehens, die in diesem Falle wegen Kurzsichtigkeit gering ist. Die Größe der menschlichen Gestalten wechselt von der natürlichen Größe an bis zur Größe der Figur eines photographischen Kabinettporträts.«[629] Die günstigsten Entstehungsbedingungen waren folgende: »Möglichst vollständig unterbrochene will-

i Über Pseudohalluzinationen ist das grundlegende Buch: KANDINSKY, Kritische und klinische Betrachtungen im Gebiete der Sinnestäuschungen. – Den Unterschied der Pseudohalluzinationen hat zwar KANDINSKY zum erstenmal ausführlich beschrieben und von anderen Unterscheidungen getrennt gehalten. Aber als solcher erkannt war der Unterschied schon vor ihm. Besonders BAILLARGER hat ihn in seiner Gegenüberstellung von psychischen und psycho-|sensoriellen Hal- 265
luzinationen getroffen. Schon vor BAILLARGER haben ihn *Kirchenschriftsteller* deutlich beschrieben. Z.B. heißt es in einem Werke (zit. bei BAILLARGER S. 384) bei der Schilderung göttlicher Offenbarungen: »Es gibt intellektuelle Stimmen, welche vor den Geist und in das Innere der Seele treten, es gibt imaginative, welche vor die Einbildungskraft treten, und es gibt körperliche, welche die äußeren Ohren des Körpers treffen.« – HAGENS Ausdruck Pseudohalluzinationen wäre besser aufzugeben. Er bezeichnet damit *alle* möglichen Phänomene, z.B. auch Erinnerungsfälschungen, die mit Halluzinationen *verwechselt* werden können.

kürliche Tätigkeit der Gedanken und passives Präapperzipieren, wobei die Aufmerksamkeit, ohne jegliche gezwungene Anstrengung, nur auf die innere Tätigkeit desjenigen Sinnes gerichtet sein muß (in den Selbstbeobachtungen Dolinins – hauptsächlich des Gesichts), dessen Pseudohalluzinationen man zu beobachten wünscht. Aktives Präapperzipieren der spontan entstehenden pseudohalluzinatorischen Bilder hält dieselben nur länger im Blickpunkte des Bewußtseins fest, als dieselben sich ohne diese aktive Anstrengung von seiten des Beobachters gehalten hätten. Das Ablenken der Aufmerksamkeit auf die subjektive Tätigkeit eines andern Sinnes (z.B. vom Gesicht zum Gehör) unterbricht teilweise oder auch vollkommen das Pseudohalluzinieren des ersten Sinnes. Das Pseudohalluzinieren hört ebenfalls auf beim Fixieren der Aufmerksamkeit auf das schwarze Feld der geschlossenen Augen, auf die umgebenden realen Gegenstände, wenn die Augen geöffnet sind, so wie auch mit dem Beginn der unwillkürlichen oder willkürlichen Tätigkeit des abstrakten Denkens.«[630]

Die Pseudohalluzinationen, für die uns Dolinins Selbstbeobachtungen ein Beispiel geben, *unterscheiden* sich *von den Wahrnehmungen* und *echten Halluzinationen durch das Fehlen der Leibhaftigkeit.* Leibhaftig ist ein unklarer Lichtschein im Dunkeln, ein Nachbild, ein körperlicher Gegenstand, ein leises Geräusch sowohl wie lauter Lärm; vorstellungsmäßig (oder bildhaftig) ist dies alles, wenn wir es uns jetzt vorstellen. Damit hängt zusammen, daß die Pseudohalluzinationen ebenso wie die Vorstellun-
266 gen nicht im äußeren Raum | (objektiven Raum), sondern im inneren, Vorstellungs-Raum (subjektiven Raum) gesehen werden.

Von Vorstellungen und Erinnerungsbildern unterscheiden sich die Pseudohalluzinationen vor allem in folgenden drei Richtungen:

a) *Vorstellungen* sind *abhängig vom Willen,* jede beliebige kann das Subjekt sich ins Bewußtsein rufen und wieder fallen lassen, verändern und kombinieren, wie es ihm beliebt. Wahrnehmungen sind dagegen *konstant,* werden mit dem *Gefühl der Passivität* (Rezeptivität) hingenommen, *können nicht verändert werden.* Dort herrscht der eigene Wille und seine Absichten, hier ein außersubjektiver Zusammenhang, der hinzunehmen ist. Zwischen diesen beiden Gegensätzen bestehen Übergänge. Pseudohalluzinationen verhalten sich nun im Unterschied von Vorstellungen in der geschilderten Richtung wie Wahrnehmungen: sie haben *keine Abhängigkeit vom bewußten Denken* und *vom Willen,* sie treten *spontan* auf, können nicht nach Willkür erzeugt oder verändert werden. Das Subjekt steht ihnen *rezeptiv* und *passiv* gegenüber.

b) Vorstellungen sind *unvollständig, zerflattern* und *zerfließen,* ihre Zeichnung ist *unbestimmt,* verwaschen. Sie *verschwinden* und müssen immer von neuem erzeugt werden. Die Wahrnehmungen haben dagegen *bestimmte Zeichnung, können festgehalten* werden, stehen *vollständig* und in allen Details vor uns. Auch in diesem durch Übergänge verbundenen Gegensatz verhalten sich die Pseudohalluzinationen wie Wahrnehmungen: sie haben deren *vollendete Detailliertheit,* alle feinsten Züge und Einzelheiten eines sinnlichen Bildes treten mit einem Male gleichzeitig vor das Bewußtsein. Die Erscheinung zerfließt nicht gleich, sondern ist *stetig* wie eine Wahrnehmung, bis sie mit einem Male verschwindet.

c) Die Empfindungs*elemente* der Vorstellungen, etwa das Rot des vorgestellten Bleistifts, können, besonders im Augenblick sofort nach der Wahrnehmung, den Empfindungselementen *»adäquat«* sein. Ob sie dann identisch oder qualitativ übergangslos verschieden (wenn auch adäquat) sind, ist noch nicht allgemeingültig entschieden. Nun sind die Vorstellungen bezüglich der Mehrzahl ihrer Elemente nicht adäquat. Manche Menschen stellen sich optisch sogar alles grau vor (dieses Grau ist einem möglichen wahrgenommenen Grau wieder adäquat, aber nicht etwa dem Braun, für das es stellvertretend in der Vorstellung seinen Platz hat). In den Pseudohalluzinationen sind nun nicht bloß alle Elemente detailliert vorhanden, sondern sie sind auch adäquat. Während sonst viele Farben in den Vorstellungen durch farblosere Nuancen und durch eine geringere Zahl von solchen *vertreten* werden, treten in den Pseudohalluzinationen in überwältigender Mehrzahl die *adäquaten Elemente* auf. Diese Eigenschaft der Pseudohalluzinationen wird vielfach mißverständlich ihre »Intensität« oder »Lebhaftigkeit« genannt[i].

Zusammenfassend würden wir also die Pseudohalluzinationen von den echten Halluzinationen durch ihren *Mangel an Leibhaftigkeit* und durch ihr Erscheinen im *subjektiven Raum* unterscheiden, von den Erinnerungs- und Phantasiebildern aber durch ihre *Unabhängigkeit vom Willen,* durch *Detail|liertheit, Stetigkeit* und *Adäquatheit* der Emp- 267
findungselemente gegenüber entsprechenden Wahrnehmungen (Lebhaftigkeit).

Zwischen Pseudohalluzinationen und echten Halluzinationen liegt ein übergangsloser *Abgrund,* zwischen den Pseudohalluzinationen und Phantasiebildern dagegen liegen *Übergänge.* So können Pseudohalluzinationen die Detailliertheit und Wahrnehmungsadäquatheit haben, aber abhängig vom Willen sein; sie können in der Detailliertheit viele Stufen der Vollkommenheit einnehmen usw. Ein Kranker schildert, daß er eine Zeitlang nach seiner akuten Psychose sich alles viel deutlicher und lebhafter habe vorstellen können. Er sah mit dem inneren Auge das ganze Schachbrett mit Figuren zum Blindspielen. Das verlor sich dann zu seinem Bedauern bald. Die Selbstschilderungen verschiedener Menschen bei FECHNER (Psychophysik, 2. Band)[631] zeigen, wie verschieden die sinnlichen Eigenschaften der Vorstellungen bei verschiedenen Individuen sind. Von einigen Zahlenkünstlern und Malern wird berichtet, wie enorm deutliche sinnliche Vorstellungen sie hatten. Diese Übergänge kommen nun aber *nicht bei jedem* Menschen, der Pseudohalluzinationen hat, vor. Vielmehr hat ein Kranker z.B. ganz gewöhnliche Vorstellungen und außerdem ausgeprägte Pseudohalluzinationen mit allen geschilderten Merkmalen, während die Zwischenstufen bei ihm nicht vorkommen. Bei anderen sind wiederum auch einige der Zwischenstufen da. So ergibt sich eine Fülle von Variationen.

---

i Hierüber S. 242 ff.

Zur Veranschaulichung geben wir nun noch einige Fälle wieder:

Perewalow (Kandinsky S. 93), ein chronischer Paranoiker, unterschied ein direktes Sprechen der Stimmen von außen durch Wände und Röhren von dem Sprechen vermittelst des Stromes, bei dem die Verfolger ihn etwas innerlich zu hören zwingen, wobei aber diese inneren Stimmen weder außen lokalisiert noch leibhaftig sind. Von letzteren wiederum unterschied er die gemachten Gedanken ohne jegliches inneres Hören. Hier werden die Gedanken ohne weitere Vermittlung von den Verfolgern in seinen Kopf geleitet.

Frau Kraus (S. 274)[632] gab an, sie habe zwei Gedächtnisse. Mit dem einen könne sie absichtlich wie andere Menschen sich an alles erinnern, durch das andere treten unwillkürlich vor ihr Bewußtsein innere Stimmen und innere Bilder. Von den inneren Stimmen unterschied sie wieder die äußeren Stimmen.

Der Strumpfwirker Fischer (Köppe)[633] hatte dreierlei Gehörsempfindungen: 1. Sausen, Brausen, Klirren. 2. Rufe, Musikstücke, Lieder, die lauteste Stimme Gottes, die wirklich durchs Ohr hindurch muß. 3. Eine leise Stimme Gottes; »da brauche ich gar nicht das Ohr dazu«. Diese hat mehrere Abstufungen. Die leiseste ist so, daß ein anderer sagen würde: das ist Denken. Sie ist kaum zu bemerken, daß man sich fragt: was hast du da eigentlich gehört.

(Echte Halluzinationen.) Von den Wahrnehmungen gelangten wir zu den Illusionen, von den Vorstellungen zu den Pseudohalluzinationen. Beiden Phänomenen stehen die echten Halluzinationen gegenüber. Die echten Halluzinationen sind *leibhaftige* Wahrnehmungen im *objektiven Raum,* die nicht aus realen Wahrnehmungen durch Umbildung, sondern *völlig neu* entstanden sind.

Als Vergleichsobjekte für echte Halluzinationen aus dem normalen Leben können wir die *Nachbilder,* einen Teil der Erscheinungen des *Sinnengedächtnisses* und einen Teil der von Joh. Müller beschriebenen *phantastischen Gesichtserscheinungen* verwerten.

Die *Nachbilder* sind allgemein bekannt. Es sind leibhaftige, ganz flache, nicht kör-
268 perliche Erscheinungen, die in den äußeren Raum projiziert werden | und von den Bewegungen des Auges abhängig sind. Schilderung bei Fechner S. 469 ff.; außerdem Wundt, Physiologische Psychologie.[634]

Von diesen Nachbildern (gleich Blendungsbildern von Müller[635] und Purkinje[636]) sind zu unterscheiden die *Erinnerungsnachbilder* (Fechner,[637] gleich den Nachbildern bei Purkinje). Dies sind durch Detailliertheit und Wahrnehmungsadäquatheit der Elemente besonders auffallende *Vorstellungen,* die *sofort* nach der Wahrnehmung zu beobachten sind. Schilderung bei Fechner S. 491 ff.

Die *Erscheinungen des Sinnengedächtnisses* (Fechner S. 500) gleichen den Nachbildern, insofern sie in das objektive dunkle Sehfeld des Augenschwarz projiziert sind (Henle,[638] Fechner) oder sogar im objektiven Raum gesehen werden. Obersteiner berichtet aus eigener Erfahrung Phänomene des Sinnengedächtnisses (S. 252):

»Als Student hatte ich mich vormittags viel mit der Untersuchung von Injektionspräparaten abgegeben. Einige Stunden später, nachdem die Augen sicherlich ausgeruht waren, tauchten plötzlich auf dem vor mir liegenden Blatte Papier die leuchtend rot gefärbten Gefäßbäumchen auf, so daß ich sie hätte greifen können.« – »Eine Thermometerkugel war gebrochen und die Quecksilberkügelchen liefen am Tisch umher. Ebenfalls nach mehreren Stunden sah ich die gleichen silberglänzenden Kugeln auf einem andern Tische liegen und rollen, und obwohl ich nicht begreifen konnte, wieso sie hierher kamen, wollte ich sie doch sammeln und wegwischen. Ich erstaunte, sie nicht fühlen zu können, und nach einiger Zeit verschwanden sie von selber.«[639]

Einen schönen Fall berichtet TODT.[640] Eine Schwester hörte nach durchwachten Nächten ganz leibhaftig das Stöhnen usw. des von ihr vorher gepflegten Patienten.

Die besondere Benennung dieser Phänomene als »Erscheinungen des Sinnengedächtnisses« beruht auf ihrem gesonderten Vorkommen. Im übrigen gehören sie unter den Begriff der halluzinatorischen Erinnerungen (siehe S. 349).

Die *»phantastischen Gesichtserscheinungen«* hat klassisch JOH. MÜLLER geschildert. Seine Selbstbeobachtungen sind so wichtig, daß ich sie in kurzem Auszug hierhersetze:

»Schlaflose Nächte wurden mir kürzer, wenn ich gleichsam wachend wandeln konnte unter den eigenen Geschöpfen meines Auges. Wenn ich diese leuchtenden Bilder beobachten will, sehe ich bei geschlossenen, vollkommen ausruhenden Augen in die Dunkelheit des Sehfeldes; mit einem Gefühl der Abspannung und größten Ruhe in den Augenmuskeln versenke ich mich ganz in die sinnliche Ruhe des Auges oder in die Dunkelheit des Sehfeldes. Allen Gedanken, allem Urteil wehre ich ab ... Wenn nun am Anfang immer noch das dunkle Sehfeld an einzelnen Lichtflecken, Nebeln, wandelnden und wechselnden Farben reich ist, so erscheinen statt dieser bald begrenzte Bilder von mannigfachen Gegenständen, anfangs in einem matten Schimmer, bald deutlicher. Daß sie wirklich leuchtend und manchmal auch farbig sind, daran ist kein Zweifel. Sie bewegen sich, verwandeln sich, entstehen manchmal ganz zu den Seiten des Sehfeldes mit einer Lebendigkeit und Deutlichkeit des Bildes, wie wir sonst nie so deutlich etwas zur Seite des Sehfeldes sehen. Mit der leisesten Bewegung der Augen sind sie gewöhnlich verschwunden, auch die Reflexion verscheucht sie auf der Stelle. Es sind selten bekannte Gestalten, gewöhnlich sonderbare Figuren, Menschen, Tiere, die ich nie gesehen, erleuchtete Räume, in denen ich noch nicht gewesen ... Nicht in der Nacht allein, zu jeder Zeit des Tages bin ich dieser Erscheinungen fähig. Gar manche Stunde der Ruhe, vom Schlafe weit entfernt, hab ich mit geschlossenen Augen zu ihrer Beobachtung zugebracht. Ich brauche mich oft nur hinzusetzen, die Augen zu schließen, von allem zu abstrahieren, so erscheinen unwillkürlich diese seit früher Jugend mir freundlich gewohnten Bilder ... Häufig erscheint das lichte Bild im dunkeln Sehfelde, häufig auch erhellt sich vor dem Erscheinen der einzelnen Bilder nach | und nach die Dun- *269*
kelheit des Sehfeldes zu einer Art von innerem matten Tageslicht. Gleich darauf erscheinen dann auch die Bilder. Ebenso merkwürdig als das Erscheinen der leuchtenden Bilder war mir, seit ich diesen Phänomenen beobachtend folge, das allmähliche Hellerwerden des Sehfeldes. Denn am Tage bei geschlossenen Augen nach und nach den lichten Tag von innen eintreten sehen, und in dem Tag des Auges leuchtende Gestalten als Produkte des Eigenlebens des Sinnes wandeln sehen, und alles dieses im wachenden Zustande, fern von allem Aberglauben, von aller Schwärmerei, bei nüchterner Reflexion, ist dem Beobachter etwas höchst Wunderbares ... Ich kann es auf das bestimmteste unterscheiden, in welchem Moment das Phantasma leuchtend wird. Ich sitze lange da mit geschlossenen Augen; alles, was ich mir einbilden will, ist bloße Vorstellung, vorgestellte Begrenzung im dunkeln Sehfeld, es leuchtet nicht, es bewegt sich nicht organisch im Sehfelde, auf einmal tritt der Moment der Sympathie zwischen dem Phantasti-

schen und dem Lichtnerven ein, urplötzlich stehen Gestalten leuchtend da, ohne alle Anregung durch die Vorstellung. Die Erscheinung ist urplötzlich, sie ist nie zuerst eingebildet, vorgestellt und dann leuchtend. Ich sehe nicht, was ich sehen möchte; ich kann mir nur gefallen lassen, was ich ohne alle Anregung leuchtend sehen muß. Der kurzsichtige Einwurf, daß diese Erscheinungen wie im Traume nur leuchtend vorgestellt oder, wie man sagt, eingebildet werden, fällt hier natürlich von selbst weg. Ich kann stundenlang mir einbilden und vorstellen, wenn die Disposition zur leuchtenden Erscheinung nicht da ist, nie wird dieses zuerst Vorgestellte den Schein der Lebendigkeit erhalten. Und urplötzlich erscheint ein Lichtes, nicht zuerst Vorgestelltes gegen meinen Willen, ohne alle erkennbare Assoziation. Aber diese Erscheinung, die ich selbst im wachenden Zustand leuchtend zu sehen fähig bin, leuchtet so gewiß, als der Blitz leuchtet, den ich als subjektives Gesichtsphänomen durch Druck dem Auge entlocke.«[641] (Vgl. Urbantschitsch,[642] Silberer.)[643]

Joh. Müller trennt noch nicht das Augenschwarz, das zum objektiven Raum Kandinskys gehört, von dem subjektiven Vorstellungsraum, in dem besonders viele der sogenannten hypnagogen Phänomene als bloße Pseudohalluzinationen erscheinen. In seiner Darstellung fließen diese Dinge zusammen, aber gerade in den angeführten Stellen meint er wahrscheinlich immer die Phänomene im objektiven Augenschwarz, die in Andeutungen sehr häufig, in solcher vollendeten Ausbildung sehr selten sind. Sehr viele Menschen können als phantastische Gesichtserscheinungen geometrische Figuren, komplizierte leuchtende Linienmuster, Kreise, Lichtfunken, Nebel u. dgl. sehen. Aus solchen Phänomenen entwickeln sich manchmal die komplizierten Erscheinungen Joh. Müllers. Hierher gehört auch die berühmte Selbstschilderung Goethes[644] (Müller S. 27). Külpe (S. 526)[645] beobachtete bei seinen Versuchspersonen die Fähigkeit zu subjektiven Lichterscheinungen. Einige konnten willkürlich bestimmte Farben, z.B. Blau oder Violett hervorrufen. Es zeigte sich bei diesen Fähigkeiten ein Übungseinfluß. Phantastische, begrenzte Erscheinungen traten nicht auf. Solche werden relativ häufig bei Nervösen beobachtet. Wilbrand und Saenger berichten von Menschen mit nervöser Asthenopie. Vielen erscheinen sofort nach Schluß der Augen Köpfe, Bilder, Landschaften. Manchmal traten diese Erscheinungen nur beim Bücken auf.

Diesen Phänomenen, die alle bei »geistesgesunden« Individuen beobachtet werden, schließen sich die echten Halluzinationen Geisteskranker deskriptiv unmittelbar an. Wir werden diese im einzelnen noch genau kennen lernen und unterlassen es hier, Beispiele aufzuzählen.

(Einwände gegen die Unterscheidung der Illusionen, Pseudohalluzinationen und Halluzinationen.) Gegen die scharfe Trennung der Illusionen, der Pseudohalluzinationen und der Halluzinationen sind mehrfach Bedenken erhoben worden. Daß zwischen den
270 Phänomenen große Unterschiede bestehen, daran | kann kein Zweifel sein, wohl aber daran, ob diese in den genannten Begriffen richtig formuliert sind.

Bei der Kritik des Begriffs der *Pseudohalluzinationen* läuft ein Mißverständnis unter, wenn man die Leibhaftigkeit der Illusionen und Halluzinationen als bejahendes Realitätsurteil, Leibhaftigkeit als Wirklichkeit interpretiert, und die Pseudohalluzinationen für Halluzinationen mit richtigem (negativen) Realitätsurteil erklärt. Demgegenüber ist daran festzuhalten, daß der Gegensatz der Leibhaftigkeit zur Bildhaftigkeit einen Unterschied im *Tatbestand* der sinnlichen Erlebnisse, richtiges und falsches Realitätsurteil ebenso wie Wirklichkeit Momente des *Urteils über diesen Tatbestand* treffen.

Ein *Übergehen einer Pseudohalluzination in eine Halluzination* oder umgekehrt ist nicht beschrieben. Eine scheinbare Ausnahme ist der Fall bei Kandinsky S. 105 Anm. Von seinem Kranken wird der Inhalt einer Pseudohalluzination aus Anlaß realer Wahrnehmung im nächsten Augenblick als funktionelle Halluzination erlebt, die mit der veranlassenden Wahrnehmung wieder aufhört. Ein »Übergang« findet hier nicht statt, es ist ein »Sprung«.

Den Unterschied zwischen *Halluzinationen und Illusionen* hat man mehrfach für unwesentlich oder äußerlich erklärt (vgl. Hagen S. 7 bis 12). Insbesondere ist auf das *Übergehen* der einen Phänomene in die andern hingewiesen worden. »Ein Bild z.B., das an der Wand hängt, scheint dem Kranken aus dem Rahmen hervorzutreten, in Lebensgröße auf ihn zuzuschreiten; das wäre zunächst eine Illusion; die Figur bewegt sich, es wird eine andere Figur daraus, die gar nicht mehr zu dem früheren Bilde paßt; das ist dann eine Halluzination geworden.« (Leubuscher.)[646] Uhthoff (S. 246 ff.) beschreibt einen Fall von Übergang der Illusionen in Halluzinationen: eine Kranke mit sympathischer Ophthalmie hatte zunächst farbige Lichterscheinungen, Gelb- und Blausehen. Sie nahm dann Schleier und Wolken wahr. Plötzlich unter Erregung sieht sie überall Vögel herumfliegen. Zwei Tage später sagt sie, aus den Vögeln seien gute Engel geworden. Wieder zwei Tage später sind es Menschen. Einige Wochen später gibt die Kranke an: »Die Farben kommen aus beiden Augen als fingerbreite, flordünne Bändchen. Diese Farben gehen dann an die Wand und bilden, indem sie sich aufwickeln, große und kleine Wickelchen. Aus den großen Wickeln bilden sich Bilder, die sich ihrerseits wieder zu Menschen umgestalten. Aus den Menschen werden dann auch Engel und diese kommen durch den Fußboden und die Wand in das Zimmer.«[647] Es wäre weiter auf Deliranten hinzuweisen, bei denen Illusionen und Halluzinationen, wenn sie sich szenenhaft entwickeln, kontinuierlich ineinander überzugehen scheinen.

Alle diese Tatsachen lehren, daß jedenfalls praktisch eine Trennung der Illusionen und Halluzinationen nicht strikte durchführbar ist, daß aber auch wohl tatsächlich in den Vorgängen kein scharfer Unterschied liegt. Schon die Pareidolien muten gegenüber den Affektillusionen eigentümlich »halluzinatorisch« an. –

Ob also die Trennung zwischen Illusionen, Pseudohalluzinationen und Halluzinationen auf die Dauer sich in dieser Form halten läßt, muß zweifelhaft bleiben. Joh. Müller und Fechner haben diese Trennung nicht gemacht. Fechner spricht immer von Übergängen, ja davon, daß »dasselbe Phänomen« sich bei verschiedenen Individuen einmal
als Erinnerungsnachbild, ein andermal | als phantastische Gesichtserscheinung im 271
objektiven Augenschwarz darstellen könne. Die hervorragendsten Autoren, die über die-

ses Gebiet geschrieben haben, waren nicht Psychiater. Sie kannten nicht jene Phänomene, die manche Psychiater mehr ahnend als begrifflich deutlich in ihrer Besonderheit »echte Halluzinationen« nennen. HAGEN versuchte durch seine Definition den Begriff auf diese einzuschränken und schaltete damit alle andern oben geschilderten Sinneserscheinungen aus. Die fundamentale Unterscheidung und vielseitige Erörterung der unterscheidenden Merkmale brachte KANDINSKYS Buch. Leider ist dieses Buch mit manchen Irrtümern, vor allem seiner somatischen Theorie über die Genese der Leibhaftigkeit belastet, Punkte, an denen die Kritiker mit Recht einsetzten, über die aber mit Unrecht die zentrale Stellung dieses Werkes für die Erfassung der Halluzinationen übersehen wurde. KANDINSKY, der selbst an einer halluzinatorischen Psychose gelitten hat, zeichnet sich durch eine seltene Plastik der Schilderung aus. Diese Dinge sind ja nicht einfach begrifflich zu »lernen«, sondern es bleibt ein Rest von Gefühl für die Unterschiede, das durch Schilderungen lebendiger, aber nicht mehr klarer wird. Ein sehr lebhaftes Gefühl für den von den echten Halluzinationen fundamental verschiedenen Charakter aller übrigen Erscheinungen im Gebiete der Sinne durchzieht sein ganzes Buch und geht auf den aufmerksamen Leser durch eine suggestive Kraft der Darstellung über.

Sollten sich nun aber auch die begrifflichen Formulierungen nicht halten lassen, zunächst brauchen wir die Begriffe der Illusion, an den Namen ESQUIROL geknüpft,[648] und den der Pseudohalluzination, an den Namen KANDINSKY geknüpft, noch als Werkzeug zur Charakterisierung der Phänomene. Sollten sie sich bei einer *eingehenden* Beschreibung neu beobachteter Sinnesvorgänge als unzureichend erweisen, so kann das nur erfreulich sein. Zur Zeit müssen diese Begriffe mit aller Strenge verwandt werden; vielleicht wird gerade in der Opposition zu ihnen die Beobachtung der Sinnestäuschungen, die schon lange kaum Neues gebracht hat, angeregt. Der Versuch, diese Begriffe abzutun durch die Behauptung überall bestehender allmählicher Übergänge ist gefährlich für die weitere Beobachtung. Erst scharfe Trennungen zu machen, von denen aus man sich zurechtfinden kann, bis die reife Kenntnis der Phänomene es erlaubt, wieder die Einheit zu sehen, das scheint das zweckmäßigste Prinzip. Vorher alles durch das bedrückende Wort »Übergänge« zu erledigen, übt lähmende Wirkungen aus auf weitere Analyse und Beobachtung, – hier wie sonst in der Psychiatrie.

(Elementare und komplexe Halluzinationen.) Außer den genannten Unterscheidungen begegnen uns in der Literatur noch einige besondere Gruppen von Trugwahrnehmungen. Man teilt z.B. ein in elementare und komplexe Halluzinationen. Erstere sind solche, in denen die Trugwahrnehmungen vorwiegend aus einzelnen *Empfindungselementen* bestehen (z.B. Funken, Flammen, Rauschen, Knallen), letztere solche, in denen komplizierter *geformte Gegenstände* wahrgenommen, z.B. Worte gehört, Gestalten gesehen werden. In dieser Formulierung bestehen keine prinzipiellen Unterschiede zwischen beiden Gruppen. Man kann den Unterschied aber zu einem prinzipiellen umdeuten: im einen Fall werden *Gegenstände wahrgenommen*, Gestalten oder Flammen, im andern Fall Empfindungen *bloß erlebt.* Wenn jemand z.B. ein Sausen hört, ohne es

| etwa als Wind zu vergegenständlichen, indem er es bloß als Empfindung vorüberge- 272
hen läßt, würde eine elementare Trugwahrnehmung vorliegen.

(Zwangshalluzinationen.) Als eine besondere Gruppe von Halluzinationen begegnen uns weiter in der Literatur die Zwangshalluzinationen (vgl. besonders SÉGLAS,[649] LÖWENFELD,[650] SKLIAR).[651] Dieses Wort hat eine mannigfaltige und darum nicht selten unklare Bedeutung. Es bedeutet entweder einen Begriff der speziellen Psychiatrie von klinisch-diagnostischem Sinn: Zwangshalluzinationen sind Halluzinationen, die bei einem Krankheitstypus »Zwangsirresein« vorkommen. Diese Bedeutung interessiert uns in diesem Referat nicht. Oder das Wort hat allgemein-psychopathologische Bedeutung und dann wiederum mehrfachen Sinn:

1. sind Zwangshalluzinationen alle die Halluzinationen, die bei *klarem* Bewußtsein mit voller *Einsicht* in das Krankhafte und mit einem *Gefühl des Zwanges,* diese Halluzinationen nicht los werden zu können, erlebt werden. Da bei richtigem Realitätsurteil wohl fast alle Halluzinationen dieses Gefühl des Zwanges hervorrufen, kommt diesem Begriffe keine besondere Bedeutung mehr zu. Er fällt zusammen mit dem, was man sonst Halluzinationen mit richtigem Realitätsurteil nennt.

2. hat man innerhalb jenes weitesten Begriffs (Halluzinationen bei klarem Bewußtsein mit Einsicht und Zwangsgefühl) begrenztere Gruppen ausgesondert, indem man Halluzinationen, die *aus Zwangserscheinungen hervorgehen* (obsession hallucinatoire SÉGLAS, sekundäre Zwangshalluzinationen LÖWENFELD), von denen unterschied, die *selbständig* mit den Merkmalen der Zwangserscheinung auftreten (hallucination obsedante SÉGLAS, primäre Zwangshalluzination LÖWENFELD). Manche fordern, z.B. SKLIAR, daß nur die zweite Gruppe Zwangshalluzinationen genannt würden. Auch SÉGLAS nannte sie »eigentliche Zwangshalluzinationen«.

3. innerhalb der sekundären Zwangshalluzinationen hat man wieder zwei Gruppen unterschieden: 1. solche, die auf Grund eines Angstaffektes mit Zwangsbefürchtungen (Phobien) als *Versinnlichung der Befürchtung* auftreten (wenn z.B. eine Kranke THOMSENS,[652] die in beständiger Angst war, daß eine rote Sublimatpastille[653] in ihrem Koffer alles vergiften könne, schließlich überall rote Flecke sah), 2. solche, die nach affektbetonten Erlebnissen wesentliche *Vorstellungsinhalte* solcher *Erlebnisse versinnlichen* (z.B. wenn ein Kind nach dem Tode König Ludwigs von Bayern und nach der dadurch entstandenen, von ihm miterlebten, allgemeinen Erregung abends in der Luft eine Büste des Königs schweben sieht, oder ein anderes Kind nach der Lektüre eines Romans eine darin vorkommende gespenstische Hand in der Dämmerung wahrnimmt). Die in diesen Fällen zu konstatierenden *psychischen Abhängigkeitsbeziehungen* sind an einer anderen Stelle unseres Referats zu bemerken. Sie scheinen es nicht zu rechtfertigen, eine besondere Gruppe als Zwangshalluzinationen abzugrenzen.

So ergibt sich uns, daß der Begriff der Zwangshalluzination, wenn überhaupt, bloß eine diagnostische Bedeutung der speziellen Psychiatrie bewahren kann, daß er dage-

gen keine Stelle in der allgemeinen Psychopathologie hat. Er bezeichnet keine deskriptiv besondere Klasse von Halluzinationen, sondern teilt sich ohne Schwierigkeit unter verschiedene Gesichtspunkte auf, die sich in ihm durchkreuzen, und unter denen die
273 mit seinem Namen beschriebenen | Erscheinungen gesondert zu behandeln sind: unter dem *Realitätsurteil* über die Halluzinationen und unter ihren *psychischen Abhängigkeitsbeziehungen.*

(Negative Halluzinationen.) Eine sehr merkwürdige Erscheinung, die besonders bei hypnotischer Einwirkung beobachtet ist, hat man als negative Halluzination beschrieben (BERNHEIM S. 41 ff.).[654] Die Menschen sehen eine bestimmte Gestalt, die da ist, z.B. den Arzt, nicht, während sie alles übrige sehen. LEMAITRE beschreibt einen Fall, in dem ein Mensch alle Gegenstände, nur sich selbst nicht, im Spiegel sah, als negative autoskopische Halluzination.[655]

(Trugwahrnehmungen bei getrübtem Bewußtsein.) Alle bisherigen Unterscheidungen setzten zunächst voraus, daß die Trugwahrnehmungen bei klarem und besonnenem Bewußtsein erlebt wurden (vgl. oben S. 300). Die Besprechung der Bewußtseinstrübungen liegt nicht in den Grenzen unseres Referats. Nur einige Punkte aus dem Problemgebiet: Trugwahrnehmungen bei Bewußtseinstrübungen führen wir an.

Eine große Rolle spielen in der Literatur die *hypnagogen Halluzinationen.* Als solche werden Phänomene beschrieben, die in den Zeiten vor dem Einschlafen auftreten, vom vollen Wachen bei geschlossenen Augen bis zum Traum. Unter diesen sinnlichen Phänomenen sind zwei Gruppen zu unterscheiden (HAGEN S. 74 Anm., besonders KANDINSKY S. 54 ff.): leibhaftige sinnliche Erscheinungen im Augenschwarz und eigentliche Pseudohalluzinationen. Die meisten der hypnagogen Halluzinationen der Gesunden gehören zu den letzteren: es sind detaillierte, plötzlich auftauchende sinnliche Vorstellungen, nicht leibhafte Trugwahrnehmungen. Aber auch letztere werden von Gesunden (z.B. JOH. MÜLLER) beobachtet. Selbstschilderung dieser Phänomene findet man bei MAURY[656] und HOPPE (1, S. 81 ff.; 2, S. 448 ff.).[657]

Es wird vielfach angegeben, daß sich die sogenannten *Halluzinationen des Traums* aus den hypnagogen entwickeln. Es scheint, daß sie dann nur aus den Pseudohalluzinationen hervorgehen. Ob man überhaupt von Traumhalluzinationen reden kann, ist bestritten. HAGEN rechnet sie nicht zu den echten Halluzinationen. Diese echten müßten gleichzeitig mit realen Wahrnehmungen auftreten, während im Traum das Individuum mit seiner ganzen Vorstellungswelt entrückt sei, so daß ihm von der wirklichen Welt nichts mehr inne werde. Aus demselben Grunde gehören die Phänomene ekstatischer Zustände und vollkommener Entrücktheit in anderen Bewußtseinstrübungen nach HAGEN nicht zu den Halluzinationen. Hiergegen wendet sich KANDINSKY S. 23 ff. Für die Auffassung HAGENS sprechen unter anderem Beobachtungen, die auf ein von den gewöhnlichen Traumvorgängen zu unterscheidendes, *echtes Halluzinieren im Traume* hinweisen. Kranke berichten von Träumen, die anders waren wie sonst, die Wirklichkeit waren. Sie werden durch Stimmen oder durch Stöße und durch Zupfen an der Bettdecke erweckt. NÄCKE[658] bringt eine Selbstbeobachtung: er glaubte im Schlafe eine elektrische Klingel zu hören und wachte davon auf (zit. nach OBERSTEINER S. 253). – Nachbilder nach Traumhalluzinationen sind behauptet, aber nicht sichergestellt (MÜLLER S. 26, 36; HAGEN S. 47, 49).

Dies führt auf die interessanten Phänomene, die *zwischen Schlaf und Wachen auftreten.* Besonders Kranke der Dementia-praecox-Gruppe können | über solche Erschei- 274
nungen berichten. BAILLARGER hat über sie eine besondere Arbeit geschrieben. –

Über die Träume der Halluzinanten und ihren Bewußtseinszustand im Wachen schildert KANDINSKY von sich selbst:

»Während der Periode des Sinnesdeliriums waren meine Träume (was Gesichtsbilder und das Gefühl des Fortbewegens im Raume anbetrifft) ungemein lebhaft. Es war ein Halluzinieren im Schlafe. Überhaupt bietet der Zustand des Wachens und des Schlafes bei einem halluzinierenden Kranken keinen so scharfen Unterschied dar: einerseits sind die Traumbilder so lebhaft, daß der Kranke sozusagen im Schlafe wacht, andrerseits sind die Halluzinationen des wachen Zustandes so wunderlich und mannigfaltig, daß man sagen kann – der Kranke träumt – wachend. Meine Träume während der Krankheit waren oft nicht weniger lebhaft als etwas in Wirklichkeit Erlebtes; zuweilen, wenn einige Traumbilder in meiner Erinnerung aufstiegen, konnte ich nur nach langsamem und mühsamem Erwägen entscheiden, ob ich dieselben in Wirklichkeit erlebt oder nur geträumt hatte. (1, S. 459.)«[659]

Man hat schließlich noch nach *Beziehungen zwischen der Art des Bewußtseinszustandes und besonderen Halluzinationen* gesucht. GOLDSTEIN (1) meint, daß ganz allgemein, nicht nur bei Alkoholpsychosen, in Bewußtseinstrübung mehr optische, in besonnenen Zuständen mehr akustische Halluzinationen auftreten, und glaubt hier nicht einen zufälligen, sondern einen psychologisch verständlichen Zusammenhang zu finden (S. 263).[660] – BERZE nimmt an, daß die Perzeptionshalluzinationen (Wahrnehmungstäuschungen KRAEPELINS)[661] vom Bewußtseinszustand unabhängig sind, daß dagegen die Apperzeptionshalluzinationen (Einbildungstäuschungen KRAEPELINS)[662] nur bei Einengung des Bewußtseins auftreten.[663]

B. Die Abhängigkeitsbeziehungen

(Die somatischen Abhängigkeitsbeziehungen. Die Abhängigkeit von den peripheren Sinnesorganen.) »Eine Ätiologie der Halluzinationen gibt es so wenig wie es eine Anatomie derselben gibt.« Dieser Satz von NEUMANN (Lehrbuch S. 120)[664] besteht in folgendem Sinne noch heute zu Recht: wir kennen keine Ursachen, die *immer* bestimmte Halluzinationen zur Folge hätten. Selbst durch Einführung von Giften, an die man denken könnte, entstehen nicht immer Sinnestäuschungen, und wenn sie unter bestimmten Bedingungen auch fast immer entstehen, so doch nicht als Folge der Giftwirkung für sich allein, sondern als Element eines ganzen Krankheitsbildes. Auch eine Anatomie der Halluzinationen gibt es insofern nicht, als es keinen anatomischen Befund gibt,

aus dem mit Sicherheit oder auch nur mit überwiegender Wahrscheinlichkeit auf das frühere Bestehen von Sinnestäuschungen geschlossen werden könnte.

Bestehen aber auch keine eindeutigen Beziehungen bestimmter Ursachen oder bestimmter Hirnbefunde zu Sinnestäuschungen, die immer deren notwendige Folge sein müßten, so kennt man doch eine große Reihe hochinteressanter Fälle, in denen eine Abhängigkeit tatsächlich bestehender Sinnestäuschungen von solchen Befunden *im Einzelfall* möglich, wahrscheinlich oder gar zweifellos war. Diese Befunde können nie die alleinige Ursache gewesen sein, aber ohne sie wäre es in vielen Fällen überhaupt
275 nicht zu Täuschungen | gekommen oder hätten die Täuschungen nicht ihre besondere Form angenommen.

Wir referieren zunächst die Abhängigkeit des *Auftretens* der Trugwahrnehmungen von somatischen Erkrankungen der peripheren Sinnesorgane, des Sinnhirns und von äußeren Reizen, und dann die Abhängigkeit der *Form und des Inhalts* der Trugwahrnehmungen von solchen äußeren Reizen oder von bestimmten Erkrankungen.

Fälle von *Halluzinationen bei Erkrankungen der peripheren Sinnesorgane* sind in größerer Zahl veröffentlicht. Einige der interessantesten mögen kurz wiedergegeben werden:

Aus der reichhaltigen Arbeit UHTHOFFS Fall 1, S. 241 ff.: Alte Chorioiditis.[538] Zentrales positives Skotom.[665] Damit etwa 20 Jahre ohne besondere Erscheinungen. Eines Tages dumpfes Gefühl im Kopf und Mattigkeit. »An demselben Tage bemerkte die Kranke plötzlich, als sie aus dem Fenster sah, ›Rebenlaub‹ auf dem Pflaster des Hofes, welches sich bewegte und in der Größe wechselte. Diese Erscheinung der Blätter bestand einige Tage lang, dann wurde ein Baum mit Knospen daraus. Wenn sie auf der Straße spazieren geht, sieht sie den Baum zwischen den wirklichen Sträuchern wie in einem Nebel auftauchen. Bei genauerer Beobachtung unterscheidet sie die wirklichen Blätter von den ›fingierten‹, letztere sind ›wie gemalt‹, ihre Farbe ist mehr blaugrau, ›wie getuscht‹, und alles hat eine gleichmäßige Farbe, ›während die natürlichen Blätter doch oft eine verschiedene Farbe, heller und dunkler, haben‹«. »Die Phantasieblätter sind wie aufgeklebt, während die natürlichen abstehen von der Wand.« »Die Scheinblätter sind in der Entfernung größer, ganz in der Nähe sehr klein, wie ein Pfennig und ganz rund.« »Die wirklichen Blätter sind öfter verschieden geformt, gerollt usw., während die Scheinblätter glatt und platt liegen.« – Nach einiger Zeit sieht Pat. auch »Blumen von überirdischer Schönheit, in schönen und allen möglichen Farben, ferner kleine Sterne, Arabesken, kleine Buketts; alles wundervoll«.[666] Beim genaueren Studium machte die sehr intelligente Pat. noch folgende Angaben über die Erscheinungen. Die Blätter, Sträucher usw. zeigen sich lokalisiert in das Bereich der positiven zentralen Gesichtsfelddefekte, und das wechselt die Größe sehr mit der Entfernung. In 10 cm z.B. hat die Erscheinung einen Durchmesser von ca. 2 cm. Auf ein gegenüberliegendes Haus projiziert, ist sie so groß, daß sie ein ganzes Fenster deckt. – Bei Bewegungen der Augen wandern die Erscheinungen mit, ja, Pat. merkt gerade an diesem Mitwandern, daß es keine wirklichen Objekte sind, welche stillstehen.[667] – Bei geschlossenen Augen verschwinden diese Erscheinungen und machen dann eigentümlichen Gebilden Platz (»goldener Stern auf schwarzem Grund und darum herum häufig ein konzentrisch blauer und roter Ring«). – Die halluzinierten Dinge verdecken den Hintergrund, sind undurchsichtig, wie Pat. bestimmt angibt. – Die Dauer der Erscheinungen war eine recht lange, Monate hindurch, allerdings in wechselnder Intensität.

»Allmählich verblaßt das Gesträuch und macht dem nebligen Fleck Platz.« In einem gewissen Stadium zu dieser Zeit »bleibt es Nebel, wenn ich es nicht beachte, aber es wird wieder Gesträuch daraus, wenn ich sehr darauf achte«.[668]

Aus derselben Arbeit Fall 4, S. 252: Retrobulbäre Neuritis. Nach längerem Bestehen traten eines Tages eigentümliche subjektive optische Erscheinungen auf. Der Kranke sah zuerst »ein großes Zifferblatt mit Zahlen, aber ohne Zeiger vor beiden Augen, vier Tage lang. Später zwei sich an den Flächen reibende Glasscheiben, dann ein großes feuriges Rost (eiserne, glühende und netzförmig angeordnete Stäbe). Dieselben schwommen zusammen zu einem großen feurigen Klumpen und durch diese große feurige Masse konnte Pat. noch seinen Sohn am Tisch sitzen sehen.« »Jede dieser Erscheinungen hielt ca. einen Tag an, und zuletzt kamen noch fliegende Vögel, dieselben waren weiße und graue Reiher, Schwalben und Enten, langsam heranschwebend.«[669]

NÄGELI[670] gibt eine sehr eingehende und klare Schilderung seiner halluzinatorischen Erscheinungen, die er wahrnahm, als er nach einer Verbrennung des Auges mit kochendem Spiritus im verdunkelten Zimmer lag. Er weiß nicht, ob er anfangs überhaupt Lichtempfindungen hatte. Erst etwa in der 28. Stunde fiel ihm auf, daß das ganze Gesichtsfeld gleichmäßig und ziemlich intensiv erhellt war. »Bald nach der ersten Wahrnehmung zeigten sich einzelne Partien des Sehfeldes mehr, andere weniger erleuchtet; die letzteren erschienen als graue, | wolkenähnliche Flecken, 276
bald isoliert, bald zusammenhängend. Dann traten undeutliche Figuren auf. Etwa nach zwei Stunden wurden die Gegenstände ganz deutlich und von da an war es vollkommen, als ob ich am hellen Tag mit offenen Augen in die Welt hineinblickte. Ich sah, was man gewöhnlich zu sehen pflegt, Landschaften, Häuser, Zimmer, Menschen.«[671] Er sah merkwürdigerweise nie das, was ihn täglich umgab, individuell waren ihm die Gegenstände und Landschaften nicht bekannt, sie hatten aber nichts Phantastisches oder Naturwidriges an sich. Öffnete er das beinahe gesunde Auge, verschwanden sie. Er konnte sie nie willkürlich hervorrufen oder ändern. Wenn er es versuchte, traten jedesmal ganz andere Verwandlungen ein, als er gewollt hatte. In den Bildern war keine Bewegung, sie waren ganz unbelebt. Sie wanderten mit seinen Kopfbewegungen. Die Bilder selbst zeigten fortwährend Verwandlungen, jedoch so, daß alle Stadien der Verwandlung völlig scharfe Bilder und dementsprechend auch manchmal unnatürlich waren, z.B. wenn die Zacken einer Eislandschaft sich in Köpfe verwandelten. Die Erscheinungen machten auf Nägeli immer einen wohltuenden Eindruck. Eine Täuschung des Urteils fand nicht statt. Jedoch schildert er: »In der Zerstreuung setzte ich einmal das Glas Limonade auf den Tisch, den ich mit verbundenen Augen vor mir sah, und es fiel zu Boden.«[672] Aufmerksame Betrachtung brachte eine Verschärfung der Bilder hervor. – Im gesunden Zustand hat Nägeli keine phantastischen Gesichtserscheinungen bei Augenschluß und keine hypnagogen Halluzinationen. –

Berühmt ist der Fall GRAEFES:[673] Betagter Mann. Vor vier Jahren beide Augen durch innere Entzündungen verloren. Bulbi atrophisch, durch Palpation Verkalkungen zu erkennen. Seitdem heftige Lichterscheinungen, die nachts beim Einschlafen hindern. »Seit 1½ Jahren (im Anschluß an eine heftige Gemütserschütterung) hatten sich die einfachen Licht- und Farbenerscheinungen (farbige Flecke, rote, leuchtende Kugeln, hellgrüne Streifen) dahin modifiziert, daß auf der Höhe jedes Paroxysmus, und zwar mit Erschöpfung der farbigen Figuren, zusammengesetztere Gestalten sich halluzinationsartig darboten, so daß Pat. Pferde- und Eselsköpfe, auch menschliche Gesichter zu sehen glaubte.«[674] GRAEFE durchschnitt die Optici. In den Wochen nach der Durchschneidung hatte der Pat. weder Licht und Farbenerscheinungen noch Halluzinationen. –

Der Fall HUDOVERNIGS:[675] Belasteter neurasthenischer Jüngling, Auftreten eines ständigen Geräusches ohne nachweisbaren Grund, dazu einer menschlichen Stimme, welche ihm seine

Gedanken vorspricht. Sonst keine somatische oder psychische Veränderung. Im rechten äußeren Gehörgang – rechts waren die Stimmen deutlicher – fand sich ein Wattepfropf und wurde entfernt. Danach hörten die Halluzinationen auf. – Auch Köppe berichtet von Fällen, in denen Beseitigung des Ohrleidens die Stimmen zum Verschwinden brachte.

Über weitere solche Fälle vgl. besonders die Arbeit Uhthoffs, Traugott[676] (Halluzination bei Katarakt). Alzheimer S. 477,[677] Köppe, Redlich und Kaufmann,[678] Bonhoeffer S. 16 (Bedeutung peripherer Endorgane für die Sinnestäuschungen der Deliranten).[679] Charakteristisch sind die Halluzinationen, die bei Tabes vorkommen. Darüber zusammenfassend Bouzigues.[680]

In allen diesen Fällen ist ein Zusammenhang mit den Vorgängen im peripheren Sinnesapparat kaum zu leugnen. Auf der andern Seite warnt Uhthoff davor, die Häufigkeit peripherer Augenveränderungen als Ausgangspunkte für Halluzinationen zu überschätzen. Gegenüber derartigen Behauptungen meint er: »Ich kann auf Grundlage meiner langjährigen regelmäßigen ophthalmoskopischen Untersuchungen von Geisteskranken diese Angaben nicht bestätigen, finde sogar, daß die Fälle gar nicht besonders häufig sind, wo man mit Sicherheit bestimmte pathologische Augenveränderungen für die Entstehung von Gesichtshalluzinationen verantwortlich machen kann.«[681] Ähnliche Einwände, glaubt er, müsse man gegen Redlich und Kaufmann bezüglich der Abhängigkeit der Halluzinationen von Ohrerkrankungen machen.

In den geschilderten Fällen ist ein Zusammenhang mit den Vorgängen im peripheren Sinnesapparat vorhanden. Umgekehrt sind auch *Halluzinationen* beobachtet bei *Fehlen der peripheren Sinnesorgane,* bei völliger *Blindheit* und *Taubheit.* Wie weit in sol-
277 chen Fällen periphere Reize in der Art der vorigen | Fälle noch mitspielen ist nicht immer zu entscheiden. Ob sie in irgendeinem Falle völlig ausgeschlossen werden können, ist wohl zweifelhaft. (Vgl. Esquirol, der die Tatsache zuerst konstatierte,[682] Joh. Müller S. 32–34, Griesinger S. 88, Hagen S. 62 ff., Uhthoff S. 255 ff., Berger und Saenger im Anschluß an den Vortrag von Kleist S. 914.[683] Einen Fall vollständiger Taubheit mit Gehörshalluzinationen siehe z.B. Köppe S. 50 ff.).

(Abhängigkeit von Vorgängen im Sinnhirn.) Ebenso wie bei Erkrankungen des peripheren Sinnesapparats sind Gesichtshalluzinationen bei Erkrankungen des Occipitallappens beobachtet worden. Hierfür sind besonders die hemianopischen[684] Halluzinationen bemerkenswert (über diese besonders Henschen[685] und Uhthoff; vgl. später S. 339). Auch plötzliche Lichterscheinungen sind bei Zerstörung des Occipitallappens aufgetreten. Der Kranke Schirmers[686] sah eines Tages im 74. Jahre, als er vom Spaziergang heimkehrte, plötzlich Feuer vor den Augen und war von dem Moment an blind, konnte nicht mehr hell und dunkel unterscheiden. Analoge Beobachtungen bezüglich anderer Sinnesflächen in ähnlich beweisender Form sind nicht beschrieben. Es handelt sich z.B. um wirre Geräusche, Maschinensausen u. dgl. bei traumatischer Epilepsie. Ob Geruchsempfindungen bei Tumoren, die den Lobus olfactorius[687] drücken (Christian),[688] zu den Halluzinationen gestellt werden dürfen, ist wohl zweifelhaft. Sie stehen zu Lichterscheinungen bei peripheren Affektionen des Auges in Parallele.

(Abhängigkeit von äußeren Reizen.) In den Fällen von Abhängigkeit der Halluzinationen von Erkrankungen der Sinnesorgane pflegt man die Vorstellung bereit zu halten, daß der Reiz dieser Erkrankungen die Ursache war. Auch zu äußeren Reizen bei gesunden Sinnesorganen stehen die Halluzinationen in merkwürdigen Beziehungen.

Ein Kranker SANDERS[689] (Alkoholpsychose) hörte im Badehaus jedesmal Mädchenstimmen, wenn aus dem Hahne das Wasser lief. Sobald der Hahn geschlossen wurde, hörte er auch die Stimmen nicht mehr. Er hörte dabei beides: das Laufen des Wassers *und* die Stimmen.

Ein Kranker KAHLBAUMS (S. 7) hörte bei der Landarbeit, wenn es still war, nichts. Sprachen jedoch in der Ferne Menschen, so hörte er diese undeutlich sprechen und gleichzeitig außerdem die alten Stimmen mit ähnlichen Inhalten wie früher, als er sie noch spontan hörte.

Ein weiterer interessanter Fall bei KANDINSKY S. 105 Anm.

In solchen Fällen, in denen die reale Wahrnehmung nicht illusionärer Bestandteil einer Trugwahrnehmung wird, jedoch notwendige Bedingung ist, bei deren Anlaß *neben* dieser realen Wahrnehmung echte Halluzinationen auftreten, spricht KAHLBAUM von *funktionellen Halluzinationen.* Solche Fälle sind auch auf dem Gebiete des Gesichtssinns beobachtet. Nur bei offenen Augen wurde halluziniert, bei Schließen der Augen und bei Verdunklung des Zimmers verschwanden die Halluzinationen (HAGEN S. 61, dort weitere Literatur). Demgegenüber tritt die Mehrzahl der Halluzinationen gerade umgekehrt vorwiegend im Dunkeln, bei geschlossenen Augen und im Stillen auf. Nach dem allerdings wohl mehr äußerlichen Merkmal, daß Stimmen nicht mehr bei verstopften Ohren, sondern nur bei offenem Gehörgang auftreten, können wir den Fall PICKS hierherstellen (3, S. 332):[690]

Langjährige Halluzinantin. Sie ist links sehr schwerhörig, rechts hört sie gut. Sie hört ihre Stimmen nur rechts. Wenn man das rechte Ohr mit Watte verstopft, hört sie keine Stimmen, | *278*
sondern nur ein Sausen. Nimmt man die Watte fort, hört sie sogleich wieder die alten Stimmen. – Links findet man als Ursache der Schwerhörigkeit einen alten Cerumenpfropf. Nach Entfernung desselben hört sie ihre Stimmen beiderseits.

Von den funktionellen Halluzinationen, die eine Empfindung im gleichen Sinnesgebiet als Bedingung brauchen, unterscheidet KAHLBAUM die *Reflexhalluzinationen,* die durch Reize von andern Sinnesgebieten her ausgelöst werden (S. 34 ff.). KÖPPE beobachtete (S. 55), wie in Abhängigkeit von Schmerzreizen bei Untersuchung des äußeren Gehörgangs Stimmen auftraten. Ähnliches beobachtete JOLLY bei einem Falle, der bei Einwirkung des elektrischen Stroms überhaupt zum erstenmal Stimmen hörte (S. 519–520). »Die Erregung trat nicht etwa, wie bei direkter Wirkung auf den Acusticus,[691] nur bei den bestimmten Momenten der Kathodenschließung und der Kathodenöffnung ein, sondern erfolgte in ziemlich regelloser Weise bei allen denjenigen Einwirkungen des Stroms, welche Schmerz erzeugen.«[692] – MORAVCSIK schildert folgenden klassischen Fall einer Reflexhalluzination:

Ein Alkoholist »war bereits frei von Halluzinationen, als im Verlaufe eines Gespräches plötzlich eine Stimmgabel hinter seinem Kopfe ertönte. Nach kurzem, ruhigem Hinsinnen beginnt Pat. unter den Zeichen einer lebhaften Angst mit den Füßen zu treten, wirft sich zu Boden, schlägt den Fußboden und klopft seine Kleider, als ob er etwas wegkehren wollte und beklagt sich über das zahlreiche Ungeziefer. Nach Entfernung der Stimmgabel bemerkt Pat. überrascht, daß das Ungeziefer verschwunden sei, doch erschien dasselbe sofort nach neuerlichem Ertönen der Stimmgabel.«[693]

Die beiden letzten Fälle waren schon Arbeiten entnommen, die an Stelle *zufälliger Beobachtung* des Zusammenhangs der Halluzinationen mit äußeren Reizen oder Erkrankungen der Sinnesorgane die *planmäßige Beobachtung der Abhängigkeit von experimentell variierten Reizen* setzen. Solche Untersuchungen sind besonders bei Alkoholdeliranten ausgeführt (Liepmann, Bonhoeffer, Bechterew,[694] Moravcsik), aber auch bei funktionellen Psychosen (Jolly, Fischer, Chvostek, Goldstein). Man benutzte entweder inadäquate Reize, wie Druck auf das Auge und elektrischen Strom für den Acusticus, oder adäquate Reize, wie Stimmgabel, farbige Gegenstände usw. Das Gesamtresultat ist, daß bei *beliebigen Reizen in disponierten Organen Sinnestäuschungen ausgelöst werden.*[695]

Besonders bekannt sind die Visionen geworden, die Liepmann bei Deliranten durch Druck auf das Auge hervorrief. Er hat diese Phänomene eingehend geschildert und analysiert.[696] Sie zeigen nach ihrem Inhalt häufig Verwandtschaft mit der Purkinjeschen Druckfigur: Sonne und Sterne, Zahlen, Geschriebenes und Gedrucktes, aber auch ganz andere Dinge werden gesehen.[697] Dabei haben diese Druckvisionen nie etwas Schreckhaftes, sondern der Delirant steht ihnen ruhig beobachtend gegenüber. Alzheimer beobachtete ähnliche Druckvisionen bei »chronischer Verrücktheit«, bei Epilepsie, Hysterie und Paralyse. Ein Beispiel von solchen Druckvisionen bei Hysterie ist folgendes (S. 475):

»Druck auf die Augäpfel. Was sehen Sie? Kopf, Totenkopf, Büste, Sterne, Spinne mit vielen Füßen, Figur, Figur aus Ringen, rot, grün, blau, gelb, in der Mitte einen Stern, Frosch, einen Vogel mit schönem Gefieder wie ein Pfau, ein Tapetenmuster, gelbe und blaue Sterne, einen Baum, grau, braun, grün, gelb, ein Hampelmann sitzt darauf. Verschiedene Figuren ineinander, ein Wappen, ein Stern.«[698]

279 | Daß bei den Druckvisionen der Druck nicht die einzige Ursache ist, sondern daß *Richtung der Aufmerksamkeit und Einredung* mit in Betracht kommt, legt Bonhoeffer dar (S. 18 ff.). –

Goldstein beobachtete planmäßig die Abhängigkeit der Stimmen einer Kranken mit man.-depr. Irresein.[699] Es ließen sich diese sonst spontan auftretenden Stimmen durch Gehörsreize hervorrufen und entsprachen in Rhythmus und Tonhöhe diesen Reizen. Auch Berührungs-, Schmerz- und Gesichtsreize erwiesen sich als geeignet zur Hervorrufung von Gehörshalluzinationen (Reflexhalluzinationen).

(Abhängigkeit des Inhalts von äußeren Reizen und von lokalen Erkrankungen.) Hatten wir bisher vorwiegend unsere Aufmerksamkeit auf die Abhängigkeit des *Auftretens* der Halluzinationen gelegt, wenden wir uns jetzt zur Frage, wie der *Inhalt* der Halluzinationen durch die Art des Reizes beeinflußt wird. *Theoretisch* können wir die meisten der im Folgenden berichteten Fälle auch zu den psychischen Abhängigkeiten der Halluzinationen stellen. Wir meinen assoziativ zu verstehen, wie der Reizinhalt zu dem eintretenden halluzinatorischen Phänomen »paßt«. Da die Reize sich aber hier außerhalb alles gegenständlich Geformten halten und vorwiegend das bloße Material der Empfindungs*elemente* bieten, stellen wir diese Versuche noch hierher. Dabei sind wir uns einer gewissen Willkürlichkeit bewußt, die jedes Einteilungsprinzip mit sich bringen muß.

Die Selbstbeobachtung von LAZARUS[700] bildet die erste einer Reihe von Arbeiten:

LAZARUS hatte längere Zeit seine Augen mit einem Fernrohr angestrengt. Als er sich nach etwa zehn Minuten abwandte, sah er plötzlich einen entfernten Freund als Leiche vor sich. Er erklärte sich die Erinnerung an diesen Freund in diesem Augenblick auf assoziativem Wege, wußte aber nicht, warum er ihn als Leiche sah. Da bemerkte er beim Schließen der Augen, daß das ganze Gesichtsfeld grünlichgrau in Leichenfarbe erschien. Er stellte nun andere Personen aus der Erinnerung vor, auch diese erschienen ebenso als Leichen. »Nicht alle Personen, die ich sehen wollte, erschienen mir als Bilder. Bei geöffneten Augen sah ich die Bilder entweder gar nicht oder verschwindend unbestimmt in der Farbe.« Bald mußte die Beobachtung aufgegeben werden, da alles verblaßte.[701]

Die Abhängigkeit der Leichenerscheinung von der Farbe des Gesichtsfeldes ist in diesem Falle möglich. Spätere Autoren haben in analoger Weise *Untersuchungen mit farbigen Gläsern* gemacht.

In einigen Fällen gelang es GUINON und SOPHIE WOLTKE[702] durch Vorhalten farbiger Gläser bestimmte Halluzinationen hervorzurufen (z.B. blaues Glas: Bild der Mutter der Kranken am blauen Himmel; gelbes Glas: Dame in gelbem Kleide). Diese Halluzinationen kehrten dann bei demselben Reiz in gleicher Weise wieder. Der Inhalt der betreffenden Halluzinationen ist ganz unabhängig vom Willen des Untersuchers. Es findet nur eine Beeinflussung statt, die man nachträglich feststellen kann.

SEGAL[703] beeinflußte ebenfalls den Inhalt von Halluzinationen durch farbige Gläser. Bei rotem Glas wurde Feuer gesehen, bei blauem Glas »ein schreckliches Tier (Wolf)«. In allen diesen Fällen handelt es sich um Hysterische.

Bestehende Halluzinationen wurden *durch Prismen verdoppelt, durch Konkav- oder Konvexgläser verkleinert resp. vergrößert.*

SEPPILLI beobachtete eine Gesichtshalluzinantin. Stellte man eine undurchsichtige Scheibe zwischen den Ort, wo die Erscheinung gesehen wurde, und die Pat., verschwanden sie. Ein | *280*
Prisma verdoppelte die Erscheinung. Beim Sehen durch das Okular- oder Objektivende eines Opernglases wurde die Erscheinung vergrößert resp. verkleinert.

PICK machte eine analoge Beobachtung (3, S. 334):[704] Eine 19jährige manisch-depressive Kranke klagt über Gesichtshalluzinationen. Es tanzen ihr fast fortwährend graue Figürchen vor den Augen. Dieselben sind nicht durchsichtig, so daß die dahinter liegenden Objekte durch dieselben entsprechend verdeckt werden. Nach dem Vorsetzen eines starken Konkavglases gibt die Kranke an, sie sehe die Figürchen kleiner. Mit farbigen Gläsern sieht sie sie in entsprechenden Farben.

Gehörshalluzinationen erhielten den *Rhythmus des Klopfens* (GOLDSTEIN), des Tikkens einer Uhr, des Geräusches beim Fahren der Eisenbahn. FÜHRER[705] beobachtete bei sich selbst und bei Kranken den Rhythmus von Gehörshalluzinationen, der dem Rhythmus des im Ohr hörbaren Pulses entsprach.

Zu den Reflexhalluzinationen in Parallele zu stellen sind die Beobachtungen, in denen *eigene Bewegungen den Reiz für Bewegungen halluzinierter Objekte* bilden. MOURLY VOLD[706] hat für die Traumhalluzinationen diese Beziehungen besonders hervorgehoben. GIOVANNI[707] beobachtete eine Kranke mit Gesichtshalluzinationen. Die halluzinierten Gestalten zeigten dieselben Verzerrungen des Gesichts, Zuckungen der Halsmuskulatur usw., welche bei der Kranken stattfanden.

PICK hat auf einen merkwürdigen Zusammenhang zwischen Erkrankungen des Sinnes- und Sprachapparats einerseits und dem Inhalt der bei ihnen vorkommenden Halluzinationen andererseits hingewiesen. Aphasische[491] halluzinieren gelegentlich aphasische Wortzusammensetzungen, Hemianopische hemianopisch verstümmelte Figuren.

PICK (1, 3, 6)[708] deutet eine ältere Beobachtung von HOLLAND und einen eigenen Fall als in Abhängigkeit von dem organischen Vorgang stehend. In beiden Fällen: Schwere motorische und sensorische Aphasie nach einem Anfall (PICKS Fall ist eine Paralyse). Nach drei Tagen die Erscheinungen fast verschwunden. Auftreten von Gehörshalluzinationen für wenige Stunden. Mit dem Aufhören derselben sind auch die letzten Reste von Aphasie geschwunden. Es handelte sich bei den Halluzinationen jedesmal um dem Kranken unverständliche Worte, die in Wiederholungen auftraten. Im Falle PICKS waren die Halluzinationen nur rechtsseitig, was dem rechtsseitigen Anfall resp. dem Prozeß in der linken Hemisphäre entsprach. – Später hat PICK noch einen derartigen Fall veröffentlicht: Früher luetischer Kranker. Sensorische Aphasie mit Paraphasie von eintägiger Dauer. Am folgenden Tag auf dem rechten Ohre Halluzinationen von ebenfalls verstümmelten sinnlosen Silben. Am Abend noch fortdauernde, aber nicht mehr paraphasische Halluzinationen. Nach vier Tagen die Halluzinationen verschwunden. – Auch ALBRECHT[709] beobachtete aphasische Halluzinationen.

Hemianopisch verstümmelte Gesichtshalluzinationen beobachteten PICK (2), HENSCHEN, HOCHE.

(Die psychischen Abhängigkeitsbeziehungen.) Die Abhängigkeit der Halluzinationen von physischen Bedingungen trennen wir von den Abhängigkeitsbeziehungen, in denen Halluzinationen zu psychischen Vorgängen stehen. Dieser Gesichtspunkt hat zu einer Unterscheidung der Halluzinationen in *vermittelte* und *unvermittelte* geführt. Die vermittelten Halluzinationen haben irgendeine Beziehung zum Inhalt des bewußten psychischen Geschehens, die unvermittelten stehen in gar keiner Beziehung zu

diesem bewußten psychischen Geschehen, schieben sich vielmehr abrupt und zusammenhangslos in dasselbe hinein. Wir haben es jetzt also nur mit den vermittelten Halluzinationen zu tun.

| Wir betrachten zunächst die Abhängigkeit des *Daseins* der Halluzinationen von psychischen Bedingungen, darauf die Abhängigkeit ihres *Inhalts*. Das Dasein der Halluzinationen steht in Abhängigkeit von der *Aufmerksamkeit;* sie können z.T. *willkürlich hervorgerufen* werden, schließlich können sie *suggeriert* werden. 281

Zur *Aufmerksamkeit* verhalten sich die Halluzinationen entgegengesetzt. Die Mehrzahl ist von der *Hinlenkung* der Aufmerksamkeit abhängig. Wenn die Kranken lauschen, hören sie, wenn sie eine optische Erscheinung genauer betrachten, sehen sie sie deutlicher; wenn sie ihre Aufmerksamkeit von äußeren Gegenständen ab ins Leere richten, erscheinen die Pseudohalluzinationen. Die *Ablenkung* der Aufmerksamkeit bringt diese Halluzinationen unter Umständen zum Verschwinden. Wenn der Pseudohalluzinant mit aller Energie äußere Gegenstände betrachtet, verschwinden die Pseudohalluzinationen. Wenn ein Kranker, der Stimmen hört, etwa ein Vaterunser betet und nur daran denkt, verschwinden die Stimmen. Ebenso wirkt Beschäftigung, Gesellschaft usw. Dabei verblassen die Halluzinationen, während sie bei Hinlenkung der Aufmerksamkeit auf sie wiederkehren (vgl. KANDINSKYS Selbstschilderung 1, S. 458). Alle Halluzinationen haben aber in wechselnder Stärke die Eigenschaft, die Aufmerksamkeit auf sich zu ziehen und zu fesseln.

Einige Halluzinationen verhalten sich aber gerade umgekehrt. Die Stimmen *verschwinden, wenn die Aufmerksamkeit auf sie gerichtet* wird. Die Kranken schelten, daß sie »nicht zu erhaschen« sind, daß es »ein Blendwerk der Hölle« sei (BINSWANGER, Lehrbuch S. 6).[710]

Die Abhängigkeit der Sinnestäuschungen bei Deliranten von der Aufmerksamkeit hat BONHOEFFER untersucht (2, S. 18 ff.).[711] Er unterscheidet die *maximale* und die *habituelle Aufmerksamkeit.* Erstere liegt bei vollster Anspannung durch den Untersucher, letztere bei dem gewöhnlichen unbeeinflußten Zustand der Deliranten vor. Zwischen beiden liegt eine mittlere Aufmerksamkeit bei der gewöhnlichen Unterhaltung. Das Verhalten der Halluzinationen zur Aufmerksamkeit bei Deliranten faßt BONHOEFFER zusammen: »Bei scharfer Anspannung der Aufmerksamkeit zum Zwecke der Feststellung ihrer maximalen Größe auf irgendeinem Sinnesgebiete ... stellt sich eine vermehrte Neigung, auf dem betreffenden Sinnesgebiet zu halluzinieren, ein.« »Wird die Aufmerksamkeit auf einem mittleren Niveau gehalten, aber doch so stark in Anspruch genommen, daß der Kranke dem Untersucher Rede und Antwort stehen muß, so werden die Sinnestäuschungen, wie bei allen halluzinierenden Geisteskranken, selten.« »Es besteht beim Deliranten dauernd eine Neigung, zu einem noch tieferen Niveau der Aufmerksamkeit herabzusinken. Bei diesem Zustande des Bewußtseins hört der normale Vorstellungsverlauf auf, und die Neigung der auftauchenden Vorstellungen, einen sinnlichen Charakter anzunehmen, macht sich in dem Auftreten zahlreicher Illusionen und szenenhafter Sinnestäuschungen geltend.«[712] –

Von großem Interesse sind die wenigen Mitteilungen über ein *willkürliches Hervorrufen von Trugwahrnehmungen.* Zwei Extreme sind hier zu unterscheiden. Die Willkür ruft entweder die Trugwahrnehmungen nur indirekt hervor, indem sie das Bewußtsein in einen geeigneten Zustand versetzt. Dies schildert KANDINSKY (I, S. 459): die günstigste
282 Bedingung zum Auftreten der | Halluzinationen sei das Ausschließen jeder Aktivität, das Verhalten einfach als Zuschauer oder Zuhörer. »Die Willkür hat nur den Einfluß auf die Halluzinationen, daß man sich in den den Halluzinationen günstigsten Zustand absichtlich versetzen kann.«[713] Auf der andern Seite sind Fälle beschrieben worden, in denen Menschen Trugwahrnehmungen direkt hervorrufen konnten. Sie konnten absichtlich etwas Bestimmtes sehen oder hören.

Über die phantastischen Gesichtserscheinungen (vgl. S. 315) wird Entgegengesetztes berichtet. JOH. MÜLLER konnte nur sehen, was von selbst kam, und konnte nicht das Geringste daran ändern oder gar absichtlich hervorrufen. H. MEYER (S. 239 ff.)[714] dagegen lernte es, willkürlich Phantasmen hervorzurufen. Er sah absichtlich Profile und Würfel und konnte schließlich fast jeden Gegenstand, den er wollte, absichtlich in der Erscheinung sehen. Diese absichtlich hervorgerufenen Figuren verschwanden aber nach einiger Zeit von selbst oder wandelten sich in andere um, ohne daß er das hätte verhindern können. Er konnte auch reine Farben ohne Objekte sehen, die das ganze Gesichtsfeld ausfüllten. Doch hatte die Willkür auch ihre Grenzen. Unnatürliche Dinge, z.B. blaue Gesichter, konnte er nicht sehen. Diese erschienen dann vielmehr in natürlichen Farben. Alle diese Phänomene sind wie die phantastischen Gesichtserscheinungen überhaupt nur bei geschlossenen Augen zu sehen. Sie ließen bei MEYER, wenn er die Augen schnell öffnete, oft komplementäre Nachbilder zurück. Gehör- und Geruchsempfindungen konnte MEYER nicht absichtlich hervorrufen, dagegen wohl einige Hautempfindungen, wie Wärme, Kühle, Druck, aber nicht die Wahrnehmung von Stich, Schnitt oder Schlag. (Vgl. hierzu HAGEN, S. 41, FECHNER.)

Den Gegensatz der Naturen, die wohl phantastische Gesichtserscheinungen, die sich von selbst einstellen, beobachten, von denen, die sie willkürlich hervorrufen können, schilderte JOH. MÜLLER (Handbuch der Physiologie. 1840, Bd. 2, S. 567):[715] »Im Jahre 1828 hatte ich Gelegenheit mich mit Goethe über diesen, uns beiden gleichinteressierenden Gegenstand zu unterhalten ... Ich erklärte, daß ich durchaus keinen Einfluß des Willens auf Hervorrufung und Verwandlung derselben habe, ... Goethe hingegen konnte das Thema willkürlich angeben, und dann erfolgte allerdings scheinbar unwillkürlich, aber gesetzmäßig und symmetrisch das Umgestalten. Ein Unterschied zweier Naturen, wovon die eine die größte Fülle der dichterischen Gestaltungskraft besaß, die andere aber auf die Untersuchung des Wirklichen und des in der Natur Geschehenen gerichtet ist.«[716]

Fälle von *Geisteskranken, die willkürlich Halluzinationen hervorriefen,* sind nur wenig und überaus kurz beschrieben.

KAHLBAUM bemerkt bei einem Falle (S. 11): »Erwähnenswert ist ferner, daß er öfters gewissermaßen die Wahrnehmung erregte und auch ein gewisses Bewußtsein davon hatte, daß er sie willkürlich selbst erzeuge ... ›Nun passen Sie einmal auf, sobald ein Wölkchen kommen wird, werde ich Gottes Stimme vernehmen.‹ Das geschah wirklich. Der Kranke meinte das nicht bildlich.«[717]

PARANT[718] berichtet von einer 38jährigen Kranken, die seit langem an Paranoia mit Halluzinationen leidet. Einige derselben kann sie willkürlich produzieren. Sie glaubt sich an zwei unsichtbare Personen (Majore) wenden zu müssen, um ihren Rat einzuholen. Sie geht an einen bestimmten Ort an eine Mauer, klopft mehrere Male und wartet auf Nachricht, daß die beiden da sind. Dann stellt sie Fragen und erhält Antworten, z.B. über ihre Ansicht, daß sie | schlecht *283*
behandelt werde und dergleichen. Manchmal hört sie, wie die beiden sich erst beraten, bevor sie Antwort geben.

Vgl. ferner KELP[719] und HAGEN S. 81.

HAGEN, der das willkürliche Hervorrufen von Halluzinationen für sichergestellt hält, schildert den Verlauf in Analogie zu Krämpfen, die durch beharrliche Aufmerksamkeit auf einen Punkt bei Disponierten hervorgerufen, dann aber nicht mehr willkürlich zum Schwinden gebracht werden können. Ebenso ruft der Kranke sich die Halluzinationen, bringt sie dann aber nicht mehr zum Schweigen.

Im Gegensatz zu solchen Angaben schildert KANDINSKY von seinen eigenen Halluzinationen: »Kein einziges Mal ist es mir gelungen, absichtlich eine bestimmte Halluzination hervorzurufen, oder eine Erinnerung, ein Phantasiebild in eine Halluzination zu verwandeln, so wie es mir auch nie gelungen ist, eine früher, wenn auch vor kurzer Zeit dagewesene Halluzination zu erneuern.«[720] –

Für die Tatsache, daß man in hypnotischem Zustand alle möglichen *Trugwahrnehmungen durch Suggestion*[424] hervorrufen kann, findet man bei BERNHEIM viele Beispiele. Bekannt ist die Tatsache, daß man Deliranten, vorzüglich auf optischem Gebiete, ganz bestimmte Dinge in Trugwahrnehmungen zu sehen suggerieren kann.

Interessant sind die Versuche über *Suggestion von Trugwahrnehmungen bei Gesunden.* SEASHORE[721] hat solche angestellt. Zum Beispiel:

»Am Ende eines langen vollkommen dunklen Korridors befand sich eine ganz matt beleuchtete suspendierte Perle. Der Prüfling hatte nun vom andern Ende des Korridors aus langsam vorwärts zu schreiten, bis er den schwachen Schimmer der Perle eben wahrnehmen konnte. Der Versuch wurde zwanzigmal wiederholt, doch beim 11., 16., 18. und 20. Mal war die Perle entfernt, also in Wirklichkeit nichts zu sehen. Ungefähr zwei Drittel der Geprüften unterlagen der Halluzination. Sie wußten, wann, wo und wie die Perle zu erblicken war, und dies genügte, um das Vorstellungsbild in das wirkliche Gesichtsfeld zu projizieren.« (Zit. nach STERN.)[722]

Auch BINET und HENRI haben ähnliche Versuche gemacht:

»Eine Serie Flaschen wurde vor den Prüfling gestellt, mit der Bemerkung, daß die in den Flaschen befindlichen Wattebäusche lauter verschiedene Gerüche, diese aber in minimalen Dosen, enthielten. Die Gerüche seien die folgenden: Rose, Vanille, Tabak usw.; der Prüfling solle versuchen, ob eine so feine Geruchsempfindlichkeit habe, daß er jene Parfüms herauserkenne. In Wirklichke enthielt eine einzige Flasche einen schwachen Geruch, und zwar von Vanille, die anderen ware absolut geruchlos. Von 8 geprüften 18- bis 20jährigen Schülern blieb nur einer völlig unbeeinfluß durch die Suggestion: er erkannte einmal Vanille und siebenmal nichts. Die Hälfte der Prüfling verfiel der Täuschung bei 2, die übrigen bei 3 und 4 Flaschen.« (Zit. nach STERN.)[723]

GEHRKE und ROSENBACH (Physikal. Zeitschrift 1905)[724] beobachteten, daß im völ lig verdunkelten Raume das Bewegen der eigenen Hand vor die Augen hin eine Ver dunklung zu bewirken schien, während dieselbe Bewegung einer fremden Hand nich bemerkt wurde. – Zu vergleichen ist hier auch die Arbeit KÜLPES.

All diese Versuche zeigen, daß nicht nur Illusionen, sondern auch Halluzinationer
284 durch Erwartung hervorgerufen werden können. Allerdings halten | sich diese Halluzinationen in sehr elementaren Grenzen und betreffen nur Empfindungen von geringster Intensität.

Die *Beeinflussung von Halluzinationen bei Geisteskranken durch Wachsuggestion* hat FRITZSCHE untersucht.[725] Besonders Kranke mit Paranoia chronica erwiesen sich sehr beeinflußbar auf Sinnesgebieten, auf denen sie auch sonst halluzinierten, und nur auf diesen. Wurde durch eine plötzliche Wahrnehmung die Aufmerksamkeit des Kranken erregt, z.B. an der Bettdecke gezupft, so hörte er Stimmen mit einem dazu passenden Inhalt, etwa: Herr Doktor, lassen Sie das Bett in Ruh.[726] Dasselbe war bei zugerufenen Worten zu beobachten, z.B. auf »Krankheit« hörte der Kranke: »Wir befürchten, daß er die Schwindsucht kriegt.«[727] Der Inhalt der Stimmen ließ sich lenken durch Suggestionen wie: »Jetzt reden die Stimmen ganz traurig«, »jetzt schelten sie«.[728] Es gelang auch, Gerüche und Geschmäcke zu suggerieren. Alle diese Phänomene sind durchaus analog den vermittelten Halluzinationen.

Wenn wir im Referat hier die Abhängigkeit der Halluzinationen von Aufmerksamkeit, Willkür und Suggestion trennten, so macht man mit Recht die Bemerkung, es handle sich im Grunde immer um dasselbe. *Überall* ist die *Aufmerksamkeit* beteiligt. Diese wird entweder durch die eigene Willkür oder durch Autosuggestion, Erwartung und Fremdsuggestion geleitet. Die verschiedenen Begriffe sind darum doch zur Beschreibung zweckmäßig, wenn man ihnen nur keine erklärende Bedeutung beilegt.

Über *psychische Abhängigkeiten* gibt es noch eine Reihe *zufälliger Einzelbeobachtungen.* Man hat z.B. gesehen, daß bei vorhandener Disposition die *Erregung von Affekten* jedesmal Halluzinationen hervorbringt. Man beobachtet besonders im Beginn der Dem. praec., daß die Kranken ihre Stimmen nur hören, *wenn es an sich möglich ist,* daß gesprochen wird, z.B. nur draußen, wenn Menschen sichtbar sind, nicht wenn sie allein im Zimmer sind. Oder man beobachtet, daß Kranke, wenn sie in eine *neue Umgebung* kommen, etwa beim Wechseln der Anstalt, eine Zeitlang keine Stimmen hören. –

Bei der psychischen Abhängigkeit des *Inhalts* der Trugwahrnehmungen können wir unterscheiden: die Abhängigkeit vom *gleichzeitigen übrigen Bewußtseinsinhalt,* sei es von Affekten und Gemütsbewegungen, sei es von Vorstellungen, und die Abhängigkeit *von der Gesamtpersönlichkeit und ihrer Bildung.*

Der *Gesamtlage der Gefühle* entspricht der Inhalt der Halluzinationen. In depressiven Zuständen werden Schimpfworte, Vorwürfe, Anklagen, Unglücksprophezeiungen, ferner Stöhnen Angehöriger, Kettenrasseln u. dgl. gehört, Visionen aus der Hölle oder andere entsetzliche Vorgänge erlebt. In expansiven Zuständen wird umgekehrt der Inhalt beglückend. – Die Autoren sind in allen solchen Fällen manchmal geneigt, umgekehrt den Inhalt der Trugwahrnehmungen für das Primäre zu halten.

Zum jeweiligen *Inhalt der Vorstellungen* verhalten sich die Trugwahrnehmungen ebenfalls nicht gleichmäßig. Auf der einen Seite stehen diejenigen, die überhaupt keine Beziehungen zum Gedankeninhalt haben, auf der andern diejenigen, die ganz und gar davon abhängig sind. Kandinsky (1, S. 417)[729] bemerkt bei der Schilderung seiner eigenen Halluzinationen, daß die Gedanken einen wenig bestimmenden Einfluß
auf sie hatten. Ein unmittelbarer Zusam|menhang zwischen Wahnideen, Zwangsvor- 285
stellungen und ihnen lag höchstens bei einem Zehntel der Halluzinationen vor. Im übrigen gingen lebhafte Erinnerungen usw. auf der einen Seite, Halluzinationen auf der andern Seite ihren eigenen Gang. – Umgekehrt entspricht der Inhalt der gewöhnlich zu den Zwangshalluzinationen gerechneten Trugwahrnehmungen den Vorstellungen. Die Kranke erwartet rote Flecke, von Sublimat herrührend, zu finden und sieht alsbald überall rote Flecke. In der Angst vor Glasgegenständen wird beständig das Geräusch zerschlagenen Glases gehört, usw. – Auch phantastische Gesichtserscheinungen können so auftreten, H. Meyer (S. 235) sah Gegenstände, an die er gerade dachte, manchmal plötzlich leibhaftig.

Die Abhängigkeit des Inhalts der Trugwahrnehmungen von *Persönlichkeit und Bildung* ist wenig untersucht. Hier spielt die ganze Lehre von der Beziehung des Inhalts der Psychose zum Kulturniveau und Kulturkreis hinein, die über allgemeine Bemerkungen nicht hinausgekommen ist. Wir setzen zwar voraus, daß die inhaltlichen Elemente der psychotischen Erlebnisse aus früherer Erfahrung irgendwie stammen müssen; das ist aber im einzelnen schwer nachzuweisen und es macht oft den Eindruck, als wenn den Kranken in der Psychose auch inhaltlich ganz Neues offenbar würde. Kandinsky erzählt von seinen eigenen Halluzinationen:

> Übrigens waren die meisten Halluzinationen derart, daß sie nicht in direktem Widerspruch mit meinem persönlichen Charakter und meiner Bildungsstufe standen. Es waren aber, besonders in späterer Zeit, auch solche, die zu meinem großen Erstaunen, weder im allgemeinen, noch im einzelnen mit meiner Bildungs- und Entwicklungsstufe harmonierten, so daß ich anfangs diese Sinnestäuschungen nicht als meine eigenen anerkennen wollte, von denen sie sich in meinen Augen ganz deutlich unterschieden. Zur Erklärung dieser sonderbaren Halluzinationen hatte ich während der Krankheit eine besondere Theorie erfunden, – »die Theorie der psychischen Induktion«. Es ist kein Zweifel daran, ich halluziniere, dachte ich bei mir selbst, die Zentren meiner Sinnesorgane sind aufs Höchste erregt. Aber einige von meinen Halluzinationen

unterschieden sich dermaßen von allen anderen, »passen durchaus nicht zu mir«, so daß ich voraussetzen muß, daß ich von andern Kranken angesteckt werde (1, S. 458).[730]

C. Die einzelnen Gebiete der Trugwahrnehmungen

(Gesichtssinn.) Von allen Sinnen ist der Gesichtssinn der reizvollste. Die Feinheit des Objekts trifft zusammen mit der Feinheit seiner begrifflichen Bearbeitung. Und auf keinem anderen Sinnesgebiet gibt es eine so weitgehende Differenzierung und eine so merkwürdige Verschlingung physiologischer mit psychologischen Problemen. Leider fällt von dieser Klarheit nur ein geringer Abglanz auf die Lehre von den Gesichtshalluzinationen, wenn wir auch über dies Gebiet die ausgezeichnete Arbeit des Ophthalmologen Uhthoff besitzen. Was man erreicht hat, suchen wir kurz zu referieren.

Wir haben gelernt, die Pseudohalluzinationen, die im innern, *subjektiven* Raum, im Vorstellungsraum erscheinen, von den echten Halluzinationen zu unterscheiden, die im objektiven Raum, sei es im *Augenschwarz,* sei es im *realen äußeren Raum* gesehen werden. Die Pseudohalluzinationen sind von den Halluzinationen im äußeren Raum relativ leicht zu unterscheiden. Schwierig sind aber die Phänomene im Augenschwarz
286 zu erkennen. Nach den Analysen Kandinskys | können wir die These aufstellen: Pseudohalluzinatorische Phänomene sind nur im subjektiven Raum, nie unter veränderten Bedingungen im Augenschwarz oder im äußeren Raum zu sehen, dagegen ist es gelegentlich möglich, *dieselbe* Erscheinung nacheinander und abwechselnd im Augenschwarz und im äußeren Raum zu sehen.

Diese Tatsache betrifft die Frage des *Verhaltens* der Gesichtshalluzinationen *bei Augenschluß und bei Öffnung der Augen.* Die »phantastischen Gesichtserscheinungen« Joh. Müllers waren nur im Augenschwarz sichtbar, beim Öffnen der Augen verschwanden sie. Dagegen verschwanden die S. 322 wiedergegebenen Halluzinationen der Kranken Uhthoffs umgekehrt bei Augenschluß. Diesen beiden Möglichkeiten gegenüber berichtet Kandinsky von sich selbst, daß einfache Halluzinationen, wie z.B. ein phosphoreszierender Punkt mit einem Schweif, der vor den Augen Kreise und Spiralgänge beschrieb, sowohl bei offenen wie bei geschlossenen Augen sichtbar war. Dagegen verschwanden die komplizierteren Halluzinationen bei Augenschluß oder wurden durch andere ersetzt. – Ein Kranker Sanders (2, S. 480) schildert:

> Vom Fenster her kamen Gestalten. Ein Kopf ließ sich auf den Kranken nieder. »Voller Schrecken vergrub ich mich in die Kissen, jedoch nur so lange ich meine Augen geschlossen hielt, verschwanden jene Phantome, und ebenso beim vollständigen Öffnen derselben; waren dieselben jedoch nur halbgeschlossen, so konnte ich sicher sein, daß keine Sekunde ohne eine neue Vision verging.« –[731]

Von den Erscheinungen im äußeren Raum *folgen* manche den *Bewegungen der Augen,* andere haben einen *festen unbeweglichen Ort,* wieder andere haben *Eigenbewegung.* Für die den Augenbewegungen folgenden Phänomene ist der erwähnte (S. 322)

Fall Uhthoffs ein Beispiel. Für die unbeweglichen ist ein zuverlässiges Beispiel Kandinsky: Ein Teil seiner Halluzinationen verschwand völlig beim Abwenden der Augen von ihnen, so daß in der neuen Richtung gar nichts oder ein ganz neues Bild erschien; »bei sehr raschem Zurückwenden der Augen konnte ich zuweilen das eben gesehene Bild wiedererblicken«.[732] Relativ klare Beispiele sind ferner die meist zu den Zwangshalluzinationen gezählten isoliert vorkommenden optischen Phänomene, die z.B. Löwenfeld beschreibt:[733]

Ein vierzehnjähriges Mädchen sieht einige Zeit fast jede Nacht über ihrem Bett vor dem Einschlafen und beim Aufwachen eine Hand, und zwar nicht als Schattenbild, sondern deutlich körperlich hervortretend, überlebensgroß und mit einem Ringe versehen. Über die Entstehung dieser anscheinend sonderbaren Halluzination wußte die Pat. anfangs nichts Näheres anzugeben. Auf Befragen, ob sie nicht von etwas ähnlichem gehört oder gelesen habe, gab sie jedoch zu, daß sie einen Roman (die hübsche Miß Neville von Crooker[734]) gelesen habe, in welchem von dem Erscheinen einer gespenstischen Hand erzählt wird. An diese mußte sie in der Folge öfters denken, und einige Zeit später sah sie nachts die Hand. Die Halluzination verlor sich bald wieder.

Ein ähnliches Beispiel S. 208.[735] (In diesen beiden Fällen ist auffallend übereinstimmend: die feste Lokalisation, das Schweben in der Luft, die Körperlichkeit, die Überlebensgröße) vgl. ferner Vergely.[736]

Als Beispiel einer Eigenbewegung des halluzinierten Gegenstandes mag wieder ein Beispiel aus der Selbstschilderung Kandinskys Platz finden: (1, S. 460)

| Ein anderes Mal, als ich mich fertig machte zu schlafen, sah ich plötzlich vor mir eine Sta- *287*
tuette mittlerer Größe aus weißem Marmor, in der Art ungefähr wie eine Venus accroupie;[737] nach einigen Sekunden fiel der Kopf der Statuette ab, und hinterließ einen glatten Halsstummel mit grellroten Muskeln; als der Kopf gefallen war, zerbrach er in der Mitte, wobei das Gehirn entblößt wurde und das Blut reichlich floß; der Kontrast zwischen dem weißen Marmor und dem roten Blute war besonders grell.[738]

Es schließen sich hier die interessanten Beobachtungen über *scheinbare Bewegung real wahrgenommener Gegenstände* an. Es handelt sich *nicht* um Gefühle, als ob ein äußeres Objekt sich bewege, während weder eine wirkliche noch eine scheinbare Bewegung wahrgenommen wird (Löwenfeld S. 174 ff.), sondern um leibhaftig wahrgenommene Bewegungen realer Objekte, die in Wirklichkeit in Ruhe sind. Krause hat diese Phänomene genau beschrieben. Bei vollem Bewußtsein sehen die Kranken reale Objekte, die in bezug auf Gestalt, Größe, Umriß, Farbe keine Veränderung erfahren, sich bewegen. Die Selbstschilderung eines gebildeten Kranken lautet (S. 839):

»Ich fühlte mich genötigt, auf diesen Ofen den Blick zu richten, der sich alsbald zu drehen schien und mit der Wand ab- und zunehmende Winkel bildete und daher dem Blicke bald die weiße Vorderwand, bald mehr die Kante und die Seite darbot und ihn dann nach rechts auf die grüngestrichene Wand und von dieser abwärts zu den braunen Wandstreifen längs des Fußbodens hinlenkte. Daß der Ofen sich wirklich bewegte, glaubte ich nicht, ich schrieb vielmehr die Bewegung meinem Auge zu, das absichtlich von außen durch einen Apparat mit Hilfe von Elektrizität gedreht wurde. Es schien mir auch, als ob ich die Drehung des Auges deutlich empfände, sie war mir peinlich, ohne daß ich mich ihr entziehen konnte.«[739] »Hierzu schienen mir durch Augendrehung die Fußwand des Bettes und besonders die Köpfe der Bettpfosten in eine zukende Scheinbewegung versetzt zu werden.«[740]

Ein anderer Fall KRAUSES (S. 849): »Er sah die Hebungen und Senkungen des ihm wohlbekannten Weges wiederholt miteinander verwechselt. Wo nach seiner Erinnerung der Weg ansteigen mußte, fiel er und umgekehrt«,[741] »viele der ihn umgebenden Gestalten bewegten sich in schwankendem Gange.«[742]

Solche Beobachtungen sind nicht so selten. Kranke sehen die Bilder an den Wänden hüpfende Bewegungen machen. Die Möbel werden lebendig und bewegen sich usw. Auch an Deliranten, die die Wände einstürzen sehen, wäre zu erinnern. Doch ist immer zu bedenken, daß es sich nicht um Schwindelzustände mit scheinbaren Drehbewegungen handelt, sondern daß ohne Schwindel und bei klarem Bewußtsein einzelne Gegenstände im Verhältnis zu andern sich zu bewegen scheinen. –

Ähnlich wie bei den Bewegungen haben wir bei der Größe der gesehenen Dinge zwei Fragen: die wechselnde Größe halluzinierter Dinge und die trügerisch veränderte Größe real wahrgenommener Dinge.

Die *Größe der Halluzinationen* (PICK (3), UHTHOFF) verhält sich verschieden. Die einen verhalten sich wie normale Gegenstände. Sie behalten ihre Größe, ob in die Ferne oder in die Nähe gesehen wird, sie verändern sie, wenn sie durch vergrößernde oder verkleinernde Gläser betrachtet werden. Hierin können sich dieselben Halluzinationen zu verschiedenen Zeiten verschieden verhalten (PICK (3) S. 334). Die andern dagegen verändern ihre Größe mit dem Fernpunkt des Auges. Die Kranke UHTHOFFS sah dasselbe Rebenlaub größer an der Wand des gegenüberliegenden Hauses als in der Nähe. Ähnliches berichtet HUGHLINGS JACKSON von Halluzinationen bei Migräne (zit.
288 | nach UHTHOFF).[743] Man kann zum Vergleich normale Täuschungen heranziehen. Beim Friseur sieht man in dem großen Spiegel den im Rücken stehenden Schrank. Eine über den Spiegel laufende Fliege wird trügerischer Weise nicht hier sondern auf dem entfernten Schrank gesehen. Sie erscheint leibhaftig wie eine große Brummfliege. Bei gleichem Gesichtswinkel erscheinen die Dinge verschieden groß je nach der Entfernung, in die sie projiziert werden. Gerade umgekehrt verhalten sich die Täuschungen bei einem Kranken SANDERS (2, S. 491). Sah dieser an die Wand neben seinem Bette, waren die Figuren lebensgroß. Sah er ins Zimmer, waren sie winzig klein.

Wir wissen nicht, welche Rolle bei den Gesichtshalluzinationen die *Accomodation*[744] hat, ob die Kranken auf eine Entfernung, die ihren Halluzinationen entspricht, accomodieren oder nicht, ob die Halluzinationen fixiert oder ob sie gesehen werden beim leeren Blick in die Ferne; oder ob beides vorkommt und eine Wesensverschiedenheit der Halluzinationen dadurch begründet wird.

Störungen in der Größenwahrnehmung realer Gegenstände sind von FISCHER eingehend untersucht. Man beobachtet *Mikropsie* und *Makropsie*.[745] Alle Gegenstände erscheinen verkleinert oder vergrößert. Eine Kranke FISCHERS erzählt: »Es würde Ihnen auch wunderlich vorkommen, wenn alles plötzlich so groß wäre; es war alles wie in einem Riesenschloß«.[746] Der Makropsie entsprechend wurde Mikrographie beobachtet (PICK, FISCHER). Die Kranken schreiben, da sie alles größer sehen, in einer Schrift, die in ihrer vergrößerten Wahrnehmung ihrer gewohnten Größe entsprach, aber objektiv kleiner war. In solchen Fällen ließ sich die Wahrnehmung der Größe durch Mittel wie Atropin,[747] Eserin[748] und Gläser beeinflussen. Bei Mikropsie verhielt sich alles umgekehrt. Ferner beobachtete FISCHER (2)[749] einen hysterischen Patienten, der in einem vorübergehenden Verwirrtheitszustande alle Dinge und seine Halluzinationen *verzerrt* sah. Von zwei gleich langen Stäben sah er den linken länger, Häuser und Gesichter waren nach links zu größer, nach rechts zu kleiner, so daß alles schief aussah.

Eine eingehende experimentelle und psychologische Analyse der Fälle führte FISCHER zu folgenden Unterscheidungen: der *muskulären Dysmegalopsie*,[750] die ihre Ursache in peripheren Anomalien des Accomodationsapparates hat, stehen die von ihm beschriebenen Störungen als *nervöse Dysmegalopsie* gegenüber. Unter letzterer trennte er wieder zwei Arten, die er *kortikale* und *transkortikale* Dysmegalopsie nennt. Bei der ersteren sind nur die Wahrnehmungen, nicht die Halluzinationen, bei der letzteren auch die Halluzinationen dysmegalopisch verzerrt. Die ersteren folgen dem anatomisch-physiologischen Schema, die letzteren halten sich nur an »psychische Gesetze«.

DI GASPERO veröffentlichte einen Fall von Halluzinose, in dem nur Menschen als Riesen in erschreckenden Farben gesehen wurden, während die toten Gegenstände normale Größe behielten.[751] Bei ihm findet man die gesamte Literatur über Mikropsie und Makropsie.

Interessante Phänomene teilt LÖWENFELD unter Verwertung der Literatur mit dem Namen *Zwangsempfindungen* mit (S. 176 ff.). Ein Kranker hat das Gefühl, als ob das Plumeau, mit dem er zugedeckt ist, von ungeheurer Größe und Schwere sei. Wenn er eine Person ein Bündel Heu tragen sah, schien es ihm, als trage dieselbe ein ganzes Fuder. Hier ist die Unterscheidung zwischen | Gefühlen, als ob etwas sei, von leibhaftigen *289* sinnlichen Erlebnissen schwierig. Merkwürdig sind die Beobachtungen über *Verdopplung der Halluzinationen bei seitlichem Verschieben des einen Bulbus* oder durch vorgesetzte *Prismen* (HOCHE, SEPPILLI). Die Kranke UHTHOFFS konnte ihre positiven Skotome durch Bulbusverschiebung verdoppeln (während noch Halluzinationen bestanden, war dies Phänomen noch nicht geprüft worden). Nachbilder werden durch Bulbusverschiebung nicht verdoppelt. –

Die *Qualität* der Gesichtstäuschungen ist außerordentlich mannigfaltig. Man unterscheidet *elementare* (Lichtblitze, Funken, wirbelnde Sterne, Feuersäulen, Regenbogenfarben etc.) und *komplexe* (Dinge, Gestalten, Bilder etc.), deutliche und schattenhafte, zweidimensionale (Bilder) und dreidimensionale (Körperhaftes), durchsichtige und undurchsichtige, farblose und farbige, unter letzteren grelle, gesättigte und blasse, solche, die einzelne Dinge oder Panoramen, Szenen darstellen usw.

Manche Arten gelten als charakteristisch, z.B. multiple und bewegliche für Alkoholdelir, »mikroskopische« für Kokainvergiftung, vorbeiziehende, immer wechselnde Bilder, denen gegenüber sich der Kranke als passiver Beobachter verhält, für Haschisch und Opiumvergiftung, gesättigte, farbenreiche, in rot und blau strahlende für Epilepsie, völlig ruhige, wie tote für solche bei Augenaffektionen des Gesunden usw. Alle diese Dinge entbehren einer systematischen Untersuchung und treffen nur in gewissem Grad, nicht wörtlich genau zu. Zur qualitativen Veranschaulichung mögen noch einige Fälle Platz finden:

Älterer Patient; völlige Erblindung durch Amotio retinae mit Cataracta[752] complicata. Intensive Lichterscheinungen vor beiden Augen, seit Jahren in quälender Weise andauernd. An den hellen Tagen ist es ihm, als ob seine Augen von dem intensivsten grellsten Licht geblendet werden »wie grellstes elektrisches Licht«, »als ob auf eine weiße Kalkwand intensiv die Sonne scheine« usw. Die dunklen Tage sind die »guten«. »Das Blindsein ist gar nichts gegen diese intensivste Blendung, die mich zur Verzweiflung bringt.« In der letzten Zeit werden die Perioden der Blendung immer häufiger, die dunklen Tage seltener und kürzer. »Anfangs war es wie eine grell blendende Wand vor mir, jetzt ist es schon mehr, als ob der ganze Raum von diesem intensivsten Licht erfüllt ist.« (Uhthoff S. 372.)[753]

Wilbrand und Saenger schildern (S. 64), daß den Kranken mit nervöser Asthenopie »allerhand Photopsien,[754] als fallende helle Flocken, farbige Kugeln, glänzende Flächen und kaleidoskopisches Farbenspiel beschwerlich fallen; daneben wird häufig über eine allzulange Fortdauer physiologischer Nachbilder Klage geführt, und manche Patienten beschweren sich, daß während des Lesens die Seiten des Buches ihnen plötzlich rot erscheinen und die Buchstaben grün vorkämen ... Bei den meisten Pat. scheint eine Steigerung der Intensität physiologischer Licht- und Farbennebel vorhanden zu sein. Vielen erscheinen sofort nach Augenschluß Köpfe, Bilder, Landschaften usw.«[755]

Einer Versuchsperson Roses erschien drei viertel Stunden nach Einnahme von Santonsäure das finstere Gesichtsfeld innen blau und von einem roten Kreise umsäumt, eine Erscheinung, welche anhielt. Um 9 Uhr 25 Minuten ging das ganze Feld aus Rot durch Violett in Blau über, dann zeigten sich grüne Kugeln darin und teils roter, teils gelber Staub mit sehr lebhafter jagender Bewegung auf blauem Grunde. Diese Erscheinung hielt in der Art an, und muß sehr intensiv gewesen sein. Erst um 10 Uhr 5 Minuten wurde die Bewegung der Kugeln ruhiger (S. 40).

Vgl. die phantastischen Gesichtserscheinungen Joh. Müllers S. 268.[756]

Elementare Gesichtshalluzinationen bei Kranken der Dementia praecox-Gruppe hat unter anderen Hagen geschildert (S. 57, Anm.): Er hat »mehrere Fälle kennen gelernt, wo die Kranken im Anfange der Störung bloßen Lichtschein sahen, oder ein Gespinst von lauter leuchtenden Fäden um sich her, oder ihr ganzes dunkles Zimmer am Abend voll Sterne oder langen phosphoreszierenden Streifen, Flämmchen, welche aus dem Boden und den Wänden heraus schlugen«.[757]

290 | Die S. 322 zitierte Kranke Uhthoffs sah die halluzinierten Objekte anders wie normale. Die Scheinblätter waren »wie gemalt«, »wie getuscht«, »glatt auf der Fläche der Wand«, »gleichmäßig gefärbt«.[758]

Ein Kranker der Dementia praecox-Gruppe schildert: »Sie machen, daß vor meinen Augen Gestalten von schwarzen Fliegen erscheinen, worauf es oftmals vor mir trüb wird und ich die Gegenstände nicht mehr sehe. Dann, daß ich alles gelb sehe und grell, daß es mich blendet« (DEES).[759]

KANDINSKY schildert (S. 460):

Einige von meinen Halluzinationen waren verhältnismäßig blaß und undeutlich, so wie die Gegenstände einem Kurzsichtigen erscheinen, dessen Augen sich an die Entfernung noch nicht angepaßt haben. Andere wieder waren so lebhaft und kompliziert, glänzten in allen Farben wie wirkliche Gegenstände. Diese lebhaften Gesichtsbilder verdeckten vollständig die realen Gegenstände. Während einer Woche sah ich an einer und derselben mit glatten einfarbigen Tapeten beklebten Wand eine Reihe großer in wunderliche, vergoldete Rahmen eingefaßter Bilder al fresco, Landschaften, Küstenansichten, zuweilen Porträts, wobei die Farben ebenso lebhaft wie in wirklichen Bildern italienischer Künstler waren.[760]

Eine Kranke sah in der Wanne undeutlich Tiere, Ratten, Frösche, Käfer usw. Sie greift danach, um sich immer wieder zu überzeugen, daß sie nicht da sind. Den Arzt, die Wärter sah sie als phantastische Riesengestalten, wenn sie wirklich vor ihr standen (SKLIAR S. 877).[761] Dieselbe Kranke hatte vorher Visionen. Sie suchte sich zu überzeugen, ob diese Visionen Gespenster sind; zu diesem Zwecke schaute sie dieselben fest an, da bekamen aber die Bilder ein noch schrecklicheres Aussehen; sie stellte dann dem Gespenst irgend welche unsinnige Fragen, über die sie selber lachte, oder sie wandte sich zu ihm und fragte: wer bist du, oder: woher bist du? und dann beruhigte sie sich (SKLIAR S. 871).[762]

Ein Kranker erzählt (KÖPPE S. 47):

Ich sehe häufig Männer, am Tage schwarz und nachts feurig. Das fängt ganz von selber an; da fängt es sich an zu drehen und da fange ich an es zu sehen: Männer, die an den Wänden herumgehen und wie ein Leichenzug schleichen; die Betten und Fenster sehe ich dann nicht in der Nacht; alles ist schwarz und die Männer feurig, so wie der Himmel schwarz ist und die Sterne feurig. Sie bewegen sich einer hinter dem andern, sie machen Faxen und nicken mir zu und verhöhnen mich mit Gesichtern und manchmal springen und tanzen sie auch. Sie scheinen mir immer von rechts nach links um mich herum zu gehen. Ich sehe auch Schlangen, nicht stärker als ein Strohhalm, die bewegen sich ganz ordentlich, nachts auch feurig. Bei Tage kommt's auch; da sehe ich dann die Männer und Schlangen schwarz; auch wenn ich hier in der Stube bei den andern bin, gehen sie an der Wand herum. Es dauert ein paar Minuten, ehe ich wieder weiß, daß ich unter den Kranken hier bin, aber auch wenn ich wieder das Natürliche sehe, kommen noch immer einzelne Männer zwischendurch. Wenn das kommt, habe ich meinen Verstand nicht, der ist dann halb weg; es kommt mit einem Male, ich fühle mit einem Male das Pulsieren in den Adern am Hals und am Arm, dann kommt's in die Höhe; ich habe mich unters Bett gesteckt, da habe ich sie aber auch noch gesehen, dann fängt sich das Bett, die Stühle an zu drehen.[763]

Über den *Ort der Entstehung* der Gesichtshalluzinationen in dem Sinne einer Beziehung zu Vorgängen an bestimmten Stellen des Sinnesapparates oder Nervensystems ist viel gehandelt worden. Insbesondere hat man nach Kriterien gesucht, um die periphere Entstehung von der zentralen zu unterscheiden. Beimischung elementarer Empfindungen, Verschwinden bei Augenschluß, Einseitigkeit, Wandern mit den Augenbewegungen, Verdopplung durch Bulbusverschiebung sollen für peripheren Ursprung sprechen. *Alles* ist jedoch auch beobachtet bei Fällen, in denen an den Augen nichts zu finden war. –

Einer besonderen Besprechung bedürfen die *hemianopischen Halluzinationen* (dazu besonders UHTHOFF S. 256 ff. und HENSCHEN). Diese oft beobachteten Erscheinungen treten fast nur bei Erkrankungen des Occipitallappens auf. Nur ein Fall wurde beobachtet (DE SCHWEINITZ),[764] bei dem ein Tumor am Tractus opticus als Bedingung angesehen werden konnte, und ein sehr interessanter Fall (HOCHE), der als funktionell gedeutet
291 wurde. Die Halluzina|tionen bei den zu Hemianopsie führenden Erkrankungen erscheinen durchweg im erblindeten Gesichtsfeld. Nur wenige Fälle sind beobachtet, bei denen sie in der sehenden Hälfte auftraten. Die Art der hemianopischen Halluzinationen zeigt *zwei Typen.* Eine charakteristische Art tritt als konstante, gleichmäßige, einförmige, bewegungslose Halluzination auf, die allmählich verblaßt. Die anderen sind von wechselndem Inhalt, von großer Mannigfaltigkeit, und zeigen Bewegungen. Die halluzinierten Dinge sind fast immer ganze, nur selten (HENSCHEN) wurden halbierte Menschen und Gegenstände gesehen.

(Gehörssinn.) Beim Gehörssinn sowohl wie beim Gesichtssinn können wir *entotische* (rsp. entoptische) Phänomene, *subjektive Empfindungen und Halluzinationen* unterscheiden. Entotische wie entoptische Phänomene sind solche, die durch Vorgänge *außerhalb* der Aufnahmeapparate, die die äußeren physikalischen Vorgänge in Nervenvorgänge transformieren, bedingt sind (Geräusche bei Verstopfung des äußeren Gehörgangs, Knarren bei Katarrhen, Hören des Pulses usw. beim Gehörssinn, mouches volantes,[765] astigmatische Erscheinungen, monokuläres Doppelsehen usw. beim Gesichtssinn). Subjektive Empfindungen entstehen *innerhalb* der nervösen Substanz und unterscheiden sich von den Halluzinationen dadurch, daß sie elementar und nicht gegenständlich, dinghaft sind. Von diesen subjektiven Empfindungen sind die Halluzinationen im Einzelfall wie prinzipiell nicht sicher zu unterscheiden. Die Halluzinationen sind vorwiegend *komplexe* Phänomene gegenüber *elementaren* Sinnesvorgängen. Werden bei letzteren einzelne Empfindungen, Geräusche, Klänge, Rauschen, Knallen, Zischen erlebt, ohne notwendig vergegenständlicht zu werden, so werden bei ersteren Gegenstände und Vorgänge wahrgenommen, sei es daß Worte, Gespräche, Lispeln und Wispern, verworrenes Gerede (Phoneme), sei es daß Melodien, Trompetenstöße, Glockenläuten, Orgelspiel (musikalische Trugwahrnehmungen, darüber zusammenfassend PROSKAUER)[766] gehört werden. Einige Beispiele mögen wieder zur Veranschaulichung dienen:

Bekannt ist das *Klingen* nach starken Chiningaben,[767] nach Blutverlusten usw.

Selten kommt ein Hören *einzelner Klänge* bei geistig gesunden Personen in der Form der Erscheinungen des Sinnengedächtnisses vor. MOOS[768] berichtet von einem Lehrer, der jedesmal, wenn er den Gesang seiner Schüler am Klavier begleitet hatte, eine Stunde lang zwei musikalische Töne hörte, und zwar immer dieselben, g und h (Neuralgie des Acusticus nach MOOS). Ähnliche Fälle sind zusammengestellt bei PROSKAUER.

Sehr unklar pflegt die Sachlage zu sein, wenn man von den Kranken über *verworrenes* Gerede erfährt. Sie wissen bestimmt, daß sie etwas gehört haben, aber man kann durch Fragen nicht erfahren, woher und in welcher Weise. Über diese Fälle wissen wir kaum mehr als HAGEN, der schreibt (S. 75):[769]

Was die Gehörshalluzinationen betrifft, so wissen bekanntlich viele Geisteskranke, die daran leiden, uns durchaus nicht mit Bestimmtheit die anzugeben, die sie hören, obgleich sie sich im allgemeinen über einen gewissen Sinn des Gehörten beschweren. Fragt man sie näher aus, so heißt es entweder: »Sie wissen es ja schon« oder: »Es wird eben gesprochen, es ist ja immer so ein Gesumm«. Offenbar hören sie verworrenes Geräusch, das für sie aber einen eigentümlichen Eindruck macht, der sie nötigt, es auf sich zu beziehen, und in welches sie einen Sinn hineinlegen, welcher allein ihnen dann noch im Bewußtsein bleibt. Manche sagen auch selbst, daß einzelne Worte, die sie hören, für sie ganze Sätze lediglich *bedeuten*.

Aus einer Selbstschilderung (KIESER[770] S. 436 ff.):

Es ist so erstaunend als schrecklich und für mich erniedrigend, welch akustische Übungen und Experimente – auch musikalische – mit meinen Ohren und mit meinem Leibe seit beinahe zwanzig Jahren gemacht wurden! ... Ein und dasselbe Wort ertönte oft ohne alle | Unterbrechung 2 bis 3 Stunden lang! Man hörte dann auch lang fortgesetzte Reden über mich mehrenteils schimpflichen Inhalts, wobei oft die Stimme mir wohlbekannter Personen nachgeahmt wurde: die Vorträge enthielten aber stets wenig Wahrheit und mehrenteils die allerschändlichsten Lügen und Verleumdungen meiner Person und oft auch anderer. Oft wurde dazu promulgiert, daß ich es sei, der dies alles sage ... Die Schurken wollten dabei auch noch Kurzweil machen, bedienten sich bei ihren Bekanntmachungen und Nachrichten der Onomatopoeie, der Paranomasie und anderer Redefiguren, und stellen ein redendes Perpetuum mobile dar. Diese unablässig fortwährenden Töne werden oft nur in der Nähe, oft aber eine halbe, ja eine ganze Stunde weit gehört. Sie werden aus meinem Körper gleichsam abgeschnellt und abgeschossen und das mannigfachste Geräusch und Getöse wird herumgeschleudert, besonders wenn ich in ein Haus trete oder in ein Dorf oder in eine Stadt komme, daher ich seit mehreren Jahren beinahe wie ein Einsiedler lebe. Dabei klingen mir die Ohren fast unaufhörlich und oft so stark, daß es ziemlich weit hörbar ist. In Sonderheit wird in den Wäldern und Gesträuchen hauptsächlich bei windigem und stürmischem Wetter, ein oft entsetzlicher dämonisch-scheinender Spuk erregt, auch jeder einzeln stehende Baum wird bei meiner Annäherung, selbst bei stillem Wetter, zu einigem Rauschen und Ertönenlassen von Worten und Redensarten gebracht. Ein Gleiches geschieht mit dem Gewässer, wie denn überhaupt alle Elemente zu meiner Pein angewendet werden![771]

292

Sehr merkwürdig ist manchmal die *Lokalisation* der Gehörstäuschungen. Normalerweise hören wir alles von außen, nur unter Wasser, wenn die äußeren Gehörgänge luftleer sind, klingt alles im Kopf. Die Kranken hören ihre Halluzinationen auch z.T. von außen, sie lokalisieren sie aber oft in ihren Körper, hören Stimmen unter der Schädeldecke, im Bauche, aus dem Kopfe, aus dem Fuß usw. Die von außen kommenden schwirren manchmal um die Ohren ohne feste Lokalisation. Oft werden sie an bestimmte Stellen lokalisiert: sie hören die Menschen, die drüben auf dem Felde arbeiten, über sich schelten, oder sie hören die Stimmen von einer Ecke des Zimmers, aus bestimmten Möbeln, ferner von den Schuhsohlen der herumgehenden Menschen her, aus dem laufenden Wasser, aus der tickenden Uhr.

Die letzten Fälle kennen wir als funktionelle Halluzinationen. Bei Geräuschen werden Stimmen gehört, indem die realen Geräusche gleichzeitig weiter gehört und nicht etwa illusionärer Bestandteil einer Trugwahrnehmung werden. Ein Kranker[772] schildert:

Ich habe noch des Umstandes zu gedenken, daß alle Geräusche, die ich vernehme, namentlich solche von einer gewissen längeren Dauer, wie das Rasseln der Eisenbahnzüge, das Schnurren der Kettendampfer, die Musik etwaiger Konzerte usw., die von den Stimmen in meinen Kopf hineingesprochenen Worte, sowie diejenigen Worte, in die ich meine Gedanken selbständig mit entsprechender Nervenschwingung formuliere, zu sprechen scheinen. Es handelt sich hier, im Gegensatz zu der Sprache der Sonne und der gewunderten Vögel, natürlich nur um ein subjektives Gefühl: der Klang der gesprochenen oder von mir entwickelten Worte teilt sich eben von selbst den von mir gleichzeitig empfangenen Gehörseindrücken der Eisenbahn, Kettendampfer, knarrenden Stiefel usw. mit; es fällt mir nicht ein, zu behaupten, daß die Eisenbahnen, Kettendampfer usw. wirklich sprechen, wie dies bei der Sonne und den Vögeln der Fall ist.[773]
(Vgl. ferner KANDINSKY S. 105, Anm. und KIESER S. 438 ff.)

Ist das Geräusch, an das sich die Gehörshalluzinationen funktionell anschließen, rhythmisch, so sind auch die Halluzinationen rhythmisch. In diesem Sinne kann das Ticken der Uhr, der eigene Carotispuls (FÜHRER) oder willkürliches Klopfen (GOLDSTEIN) usw. wirken. Manche Gehörshalluzinationen sind abhängig von Erkrankungen des Ohres (KÖPPE, REDLICH und KAUFMANN). GRIESINGER (S. 92) führt einen Kranken an, bei dem mit der Respiration der Klang und die Ferne der Stimme wechselte.

293 | Was den *Inhalt* der Stimmen betrifft, so handelt es sich entweder um einzelne Worte oder um ganze Sätze, um einzelne Stimmen, um Stimmgewirr oder um geordnete Unterhaltung der Stimmen untereinander oder mit dem Kranken. Es sind Frauen-, Männer-, Kinderstimmen, Stimmen von Bekannten oder Unbekannten, oder ganz undefinierbare, gar nicht menschliche Stimmen. Es werden Schimpfworte zugerufen, Beschuldigungen jeder Art, oder es sind sinnlose Worte, leere Wiederholungen u. dgl.

Besonders merkwürdig ist die oft beobachtete *Abhängigkeit des Auftretens der Stimmen von der Umgebung.* Diese Kranken hören nur Stimmen, wenn es grade paßt, wenn es möglich ist, daß sie grade etwas hören können. Sie hören Stimmen, wenn sie in der Nähe Menschen sehen, wenn sie auf der Straße, im Restaurant, auf der Bahn sind. Wenn sie sich aber einsam auf dem Zimmer halten, hören sie nichts. Hierher kann man auch die häufige Beobachtung stellen, daß bei Wechsel des Aufenthalts, z.B. nach Einlieferung in die Irrenanstalt, nach der Überführung in eine andere Anstalt Paranoiker zunächst nichts mehr hören. Sie meinen, ihren Verfolgern entronnen zu sein. –

Auf dem Gebiete des Gehörssinns sind deutlich die Halluzinationen von den *Pseudohalluzinationen* zu unterscheiden. Die *»inneren Stimmen«*, die doch irgendwie als etwas Fremdes gegen den Willen des Kranken ihm innerlich zurufen, sind sehr häufig. Von ihnen sowohl als von den echten Halluzinationen sind die *»gemachten Gedanken«*

zu unterscheiden, die ohne daß im sinnlichen Element das Abnorme liegt, ebenfalls dem Kranken durch eine fremde Macht eingegeben werden. (Über alles dies KANDINSKY.)

(Geschmack und Geruch.) Über Geschmacks- und Geruchshalluzinationen ist wenig Allgemeines zu sagen. Es handelt sich um so einfache Sinnesvorgänge, daß selbst eine Unterscheidung in elementare und komplexe Halluzinationen Schwierigkeiten macht. Die Unmöglichkeit der Abgrenzung der Illusionen und Halluzinationen auf diesem Gebiete wird vielfach betont. Im Prinzip und manchmal auch in praxi kann man unterscheiden zwischen solchen Halluzinationen, die ganz *spontan* auftreten und solchen, in denen objektive Gerüche und Geschmacksempfindungen *anders* gerochen und geschmeckt werden.

ROSE beobachtete in der Santonvergiftung sowohl Geschmacksillusionen, wenn spontan kein Geschmack auftrat, wohl aber reines Wasser intensiv bitter schmeckte, wie Halluzinationen, wenn spontan ein Geschmack auftrat. WERNICH[774] beobachtete Geschmacksparästhesien nach Morphiuminjektionen bei Kachektischen.[89] Ein Geisteskranker schildert: Mit dem Geschmack ist es sonderbar; ich schmecke die Speisen, wies grade kommt, Kohl wie Honig oder auch auf andere Art; oft finde ich beim Kosten die Suppe so wenig gesalzen, daß ich viel Salz hineintun will; in demselben Moment, wo ichs noch nicht getan, schmeckts dann plötzlich wie versalzen. (KÖPPE S. 34.)[775]

Geruchshalluzinationen kommen oft bei Geisteskranken vor. Sie klagen über Kohlendunst, Schwefelgeruch, über stinkende Luft, daß sie nicht schlafen können. Sie riechen Urin, Stuhlgang, Schweiß, oder sie riechen einen von ihnen selbst ausgehenden penetranten Gestank. BULLEN[776] hat die Geruchshalluzinationen besonders behandelt.

(Allgemeiner Sinn.) Unter dem Worte »allgemeiner Sinn«[777] fassen wir hier alle Sinnesempfindungen und Wahrnehmungen zusammen, die nach Abzug | der vier höheren Sinne noch übrig bleiben. Die Psychologie und Physiologie hat in diesem allgemeinen Sinn eine weitgehende Differenzierung gefunden (vgl. die Lehrbücher von WUNDT u.a.), die aber noch nicht planmäßig in Beziehung zu den Erlebnissen der Geisteskranken gesetzt wurde. Hier besitzen wir eine ungeheure Mannigfaltigkeit von Angaben über rätselhafte Empfindungen, die wiederzugeben zu weit führt, da sie bisher keiner systematischen Ordnung unterworfen wurden. Nur einiges kann herausgegriffen werden. *294*

Es ist schwierig, aber prinzipiell zu fordern, die wirklichen *sinnlichen* Erlebnisse auf dem Gebiet des allgemeinen Sinns von den wahnhaften *Deutungen* zu trennen, bei letzteren aber die zugrunde liegenden sinnlichen Vorgänge zur Klarheit zu bringen. Zweitens ist es ebenso schwierig, aber prinzipiell wichtig, die *sinnlichen* Daten von *Gefühlen* zu trennen. Allerdings ist diese Trennung bestritten worden (STUMPF).[778] Über die mit dieser Trennung verknüpften Fragen ist die Arbeit von OESTERREICH[779] heranzuziehen, die sich mit der Rolle der Gefühle bei der Wahrnehmung überhaupt beschäftigt.

Aus der Fülle der hierhergehörigen sinnlichen Vorgänge sind einige charakteristische Gruppen herausgelöst. Man kann wohl *thermische* (der Fußboden ist brennend heiß, unerträgliches Hitzegefühl) von *haptischen* (kalter Wind bläst die Kranken an, es krabbeln Würmer und Insekten, überall wird gestochen) Trugwahrnehmungen unterscheiden. Unter letzteren hat man *hygrische* Halluzinationen (Wahrnehmungen von Nässe und Flüssigkeiten) (Ravenna *und* Montagnini)[780] ausgesondert. Interessant sind die Halluzinationen im *Muskelsinn*[781] (Cramer).[782] Der Boden hebt und senkt sich, das Bett wird gehoben. Die Kranken versinken, fliegen usw. Ein Gegenstand wiegt in der Hand auffallend leicht oder schwer. Die Trugwahrnehmungen von Bewegungen äußerer Gegenstände werden als Halluzinationen im Muskelsinn der Augen, die Stimmen im Sprachapparat als Halluzinationen in den Muskeln dieses Gebiets aufgefaßt. – Ein Teil dieser Halluzinationen und andere, besonders Schwindelzustände, werden als Halluzinationen im *Vestibularapparat*[783] gedeutet. Zahllos sind die Angaben der Kranken über *Organsensationen.* Kopf und Glieder sind dick geschwollen, Teile sind verdreht, Glieder werden abwechselnd größer und kleiner. Es wird mit Drähten an Haaren und Zehen gezogen usw. Mit vielen dieser Sinneswahrnehmungen scheint das leibhaftige Erlebnis, daß es von außen gemacht wird, einherzugehen. Die Kranken deuten nicht etwa beliebige abnorme Organsensationen so, sondern nehmen dies »von außen« sofort wahr. So beobachtet man, daß dieselben Kranken Schmerzen und Empfindungen bei körperlichen Krankheiten (Angina, Gelenkrheumatismus) richtig auffassen, dagegen ihre besonderen Empfindungen als von außen gemacht erleben.

Von den Arbeiten, die besonders viel Material über den allgemeinen Sinn enthalten, sind u.a. anzuführen Schüle,[784] Pfersdorff,[785] Cramer.

(Lokalisation der Trugwahrnehmungen.) Über die räumliche Lokalisation der Halluzinationen wurde schon mehrfach referiert. Wir haben die mannigfachen Arten der Lokalisation der optischen und akustischen Phänomene aufgezählt und haben besonders gesehen, daß nur die echten Halluzinationen und Illusionen in den äußeren Raum, die Pseudohalluzinationen in den inneren, den Vorstellungsraum lokalisiert werden. Es feh-
295 len uns noch die *extracam|pinen Halluzinationen* Bleulers.[549] Dies sind bestimmt lokalisierte Pseudohalluzinationen. Die Kranken sehen hinter sich Gestalten. Eine Kranke in Zürich hört in Berlin sprechen, obgleich sie orientiert über ihren Aufenthalt in Zürich ist. Ein Delirant fühlt beständig feine Wasserstrahlen von der Decke her auf seinen Handrükken gerichtet, obgleich er sie nicht sehen kann. Diese Fälle haben das Gemeinsame, daß ein sinnlich erlebter Vorgang außerhalb des Sinnesfeldes lokalisiert wird. Es handelt sich nach Bleuler sicher um Vorstellungen von sinnlicher Lebhaftigkeit. Wir wissen, daß diese Vorstellungen von Kandinsky als Pseudohalluzinationen beschrieben worden sind. Ein Kranker, der selbst seine extracampinen Halluzinationen schildert, schreibt:

> Mit dem leiblichen Auge kann man natürlich nicht sehen, was im Innern des eigenen Körpers und an gewissen Teilen der Außenfläche z.B. auf dem Kopfe oder auf dem Rücken vorgeht,

wohl aber mit dem geistigen Auge, sofern – wie bei mir – die hierzu erforderliche Beleuchtung des inneren Nervensystems durch Strahlen geliefert wird.[786]

(Einseitige Halluzinationen.) Einseitige Halluzinationen (vollständige Literatur bis 1894 bei HIGIER,[787] ferner UHTHOFF S. 248 ff., viele Einzelarbeiten) sind auf dem Gebiet des Gehörs, des Gesichts und des Tastsinns beschrieben. Das Gemeinsame dieser Fälle ist, daß nur entsprechend einem Auge, entsprechend einem Ohr, oder nur auf der einen Körperseite Trugwahrnehmungen vorkommen. Ein großer Teil der Fälle hängt mit somatisch greifbaren, einseitigen Affektionen zusammen. Einseitige Ohrerkrankungen, intraokuläre Erkrankungen, Halbseitenerscheinungen hängen irgendwie mit ihnen zusammen. Über die hemianopischen Trugwahrnehmungen wurde unter dem Gesichtssinn berichtet. Ein weiterer Teil der Fälle aber ist nicht auf solche anatomische Unterlagen zu beziehen. Ein Paranoiker z.B. hört die ihn plagenden Stimmen der Druden immer nur rechts und sagt, daß diese Wesen ihm nur zur rechten Seite wären (HAGEN S. 60). Eine besondere Form dieser einseitigen Halluzinationen sind die *antagonistischen.* Auf dem einen Ohr hören die Kranken beleidigende, auf dem andern Ohr aufmunternde Stimmen.

(Zusammenhänge der Trugwahrnehmungen.) Wir haben bisher im wesentlichen von einzelnen Trugwahrnehmungen einzelner Sinnesgebiete oder gar einzelnen Empfindungen gehandelt. Nun ist die Frage, welche inneren Zusammenhänge bestehen zwischen den Trugwahrnehmungen untereinander, zwischen denen mehrerer Sinne und zwischen Trugwahrnehmungen und realen Wahrnehmungen. Es gibt Trugwahrnehmungen, die in gleicher Weise (z.B. immer dasselbe Wort, immer ein bestimmter Vogel) dauernd wiederkehren (stabile Halluzinationen KAHLBAUMS) und wechselnde, die immer Neues bringen (erethische[270] Halluzinationen KAHLBAUMS). Bei den ersteren, den stabilen, kann von einem Zusammenhang nicht viel die Rede sein. Auch die Mehrzahl der letzteren befindet sich in einer sinnfälligen Inkongruenz zu den realen Wahrnehmungen und hat in sich keinen durchgehenden Zusammenhang. Doch bestehen in der Ausbildung solcher Zusammenhänge große Verschiedenheiten. Für die *Pseudohalluzinationen* schildert KANDINSKY *zwei Typen* (S. 157 ff.), die wir schematisch und von anderen Gesichtspunkten gereinigt wiedergeben. *Erstens zusammenhangslose:* vollkommen unabhängig vom Willen treten einzelne (stabile und wechselnde) Pseudohalluzinationen ins Bewußtsein. Sie | haben weder mit den jeweiligen Gedanken noch unter 296
sich einen inhaltlichen Zusammenhang. Sie beschränken sich meist auf einen Sinn; treten gleichzeitig z.B. Gehörs- und Gesichtshalluzinationen auf, so passen beide nicht zueinander und sind ohne Beziehung. *Zweitens zusammenhängende:* wechselnde, oft massenhafte Pseudohalluzinationen treten in Zusammenhang mit den jeweiligen Gedanken auf. Sie bilden untereinander inhaltliche Zusammenhänge, Szenen. Waren die zusammenhangslosen immer gleich an Detailliertheit, Deutlichkeit und Sinnesadäquatheit, so sind diese zusammenhängenden ganz wechselnd in dieser Hinsicht und

bilden alle Übergänge von detaillierter Lebendigkeit zu vorstellungsartiger Verblaßtheit und Armut. Die Erscheinungen der verschiedenen Sinnesgebiete passen zueinander. Die äußeren Wahrnehmungen werden vielfach nicht mehr beobachtet. Einen Fall des letzteren Typus hat HOEPFFNER[788] veröffentlicht. Der erstere Typus wird durch die häufigen Pseudohalluzinationen der besonnenen Kranken der Dem.-praec.-Gruppe veranschaulicht.

Bei den Pseudohalluzinationen des zweiten Typus, wie ihn der Fall HOEPFFNERS klassisch darstellt, handelt es sich um mehr als bloß diese. Es sind »Erlebnisse«, abgegrenzt gegen das normale Leben, in sich abgerundet, die bei einer schwer zu beschreibenden Veränderung des Bewußtseins mit Beteiligung des Interesses, der Triebe und Gefühle des Erlebenden vor sich gehen. Solche pseudohalluzinatorischen Zusammenhänge, vermischt mit echten Halluzinationen und realen Wahrnehmungen und mit anderen elementaren Symptomen bei einer Bewußtseinsveränderung bauen die Erlebniskomplexe vieler akuten Wahnsinnsformen auf. In dem Maße, als hier Zusammenhang zu finden ist, wird man von »Erlebnissen« der Kranken sprechen, in dem Maße als die Zusammenhangslosigkeit zunimmt, nähert sich der Komplex dem Bilde der Amentia, die bei der Zerstückelung des psychischen Geschehens nur einzelne Trugwahrnehmungen ohne Verbindung zwischen ihnen, wie überhaupt nur einzelne psychische Akte zeigt, bei der keine Erlebnisse stattfinden, darum auch Erinnerungslosigkeit besteht.

Die bisher gemeinten Zusammenhänge bestanden durchweg bei einem veränderten Bewußtsein. Viel merkwürdiger sind die Zusammenhänge, die bei voller Besonnenheit erlebt werden. In älteren psychiatrischen Schriften (z.B. BIRD,[789] KELP) wird berichtet von Fällen, in denen ein Kranker etwa einen halluzinierten Menschen ins Zimmer kommen, Platz nehmen sieht, sich mit ihm unterhält, schließlich ihn wieder gehen sieht. Jedenfalls wurden Unterhaltungen mit halluzinierten Gestalten gern berichtet. Als idealtypische Vorstellung von dieser Art Halluzinationen kann die Schilderung DOSTOJEWSKYS gelten, der in den »Brüdern Karamasow« einen Menschen im Beginn eines Deliriums beschreibt, der sich mit einer Gestalt, die auf dem Kanapee sitzt, unterhält:

Der Kranke erklärt: »Ich bin jetzt im Delirium – rede so viel Unsinn, wie du willst – .. Ich sehe dich nicht, ich höre deine Stimme nicht, denn ich weiß, ich bin es selbst, ich selbst spreche und nicht du. Du bist eine Lüge, eine Krankheit, ein Trugbild ...« Die Gestalt redet über seine intimsten Angelegenheiten. Der Kranke: »Schweig oder ich gebe dir einen Fußtritt.« »Das ließe ich mir gefallen, denn ich würde damit meinen Zweck erreichen. Willst du mir einen Fußtritt geben,
297 so mußt du an meine Wirklichkeit glauben.« Ein Freund klopft ans Fenster. | Das Klopfen wurde
stärker. Iwan (der Kranke) wollte zum Fenster gehen, aber er war wie gefesselt, vergeblich nahm er sich vor, sich aufzuraffen, die Kräfte versagten ihm ... auf dem Divan gegenüber saß niemand. »Und es ist doch kein Traum«, rief Iwan, »ich schwöre, es war kein Traum, es hat wirklich stattgefunden.«[790]

Solche Halluzinationen, in denen halluzinierte Gestalten ganz wie reale sich in den Erlebenszusammenhang eines besonnenen Menschen einfügen, sprechen, sogar die Erwägungen der Realität zulassen, sind glaubwürdig in neuerer Zeit nicht berichtet, womit natürlich nicht gesagt ist, daß so etwas nicht seltenerweise einmal vorkommen könnte. Als Beispiel für schon sehr merkwürdige Beobachtungen mögen folgende dienen:

Seppilli berichtet über den Zusammenhang mit objektiven Wahrnehmungen: Eine Kranke sah den Teufel nur links und nur wenn sie etwas zur Seite blickte. Stellte man nun eine undurchsichtige Scheibe zwischen die Erscheinung resp. den Ort, an dem die Erscheinung gesehen wurde, und das linke Auge der Kranken, so verschwand jene sofort resp. erschien überhaupt nicht. Ein vor das linke Auge gehaltenes Prisma verdoppelte die Erscheinung. Dieselbe schien sich der Pat. zu nähern oder von ihr zu entfernen, je nachdem ob letztere durch das Okular oder Objektivende eines Opernglases sah. In einem in genügender Entfernung aufgestellten Spiegel erblickte die Pat. die Gestalt zweimal, und zwar an der ganz richtigen Stelle, wie man es von dem Bilde eines realen Objekts hätte erwarten müssen.

Sander (2, S. 492) gibt folgende Selbstschilderung eines Pat. Plötzlich trat eine Gestalt in Lebensgröße vor das Bett des Kranken. »Sie kniete nieder und faltete bittend die Hände – da schrie ich auf, ich meine meinen Vater zu erkennen. Von diesem Schrei erwachen meine Stubenkollegen; ich zünde Licht an und erzähle ihnen meine Vision, – sie suchen zu beruhigen, das Licht wird wieder ausgelöscht, und – zum zweitenmal dieselbe Erscheinung im weißen Gewande mit geisterbleichem Gesichte. Nun schießt mir der Gedanke durch den Kopf: dein Vater ist jetzt gestorben, er will seinem Sohne noch ein Zeichen geben. – Denken, Aufschreien, um Verzeihung flehen und um den Segen des Sterbenden oder Gestorbenen, war das Werk einer Sekunde. Da sehe ich die Gestalt auf den Stuhl vor mein Bett treten, segnend die Hände erheben und sie über mir ausstrecken. »Ein Zeichen, mein Vater, daß du mir vergeben!« Da neigt sich die Gestalt über mich und bringt ihre Hände dicht an meinen Kopf und im nächsten Augenblick war alles zerronnen.«[791]

Von anderen Zusammenhängen mögen noch einzelne Beispiele, ohne irgendwie damit vollständig sein zu können, aufgezählt sein. Der Inhalt der Stimmen ist bei manchen Kranken derart, daß er sie auf Absichten der Sprecher, auf Zwecke schließen läßt. Was sie hören, ist nicht sinnlos, sondern geht auf Ziele oder hat jedenfalls irgendeinen Sinn für das Leben der Kranken. – Manche Stimmen machen Bemerkungen zu allen Handlungen: jetzt setzt er sich, jetzt läuft er ans Fenster usw., oder zu den Gedanken, oder zu beiden. – Wirkliche Gegenstände erscheinen durch die Halluzinationen wie durch einen durchsichtigen Schleier bedeckt. – Eine Stimme sagt dem Kranken, was ihm nachts angetan werden wird und das trifft zu (Dees).

(Sprachhalluzinationen.) Die Halluzinationen, deren Inhalt die Sprache ist, haben eine besonders eingehende Analyse erfahren, die durch die Ergebnisse der Aphasieforschungen beeinflußt ist. Im sinnlichen Material der Sprachsymbole unterscheidet man vier Gruppen von Empfindungskomplexen: beim Hören und Sprechen spielen »Wortklangbilder« und »Sprachbewegungsbilder« (kinästhetische Empfindungen in

den Muskeln des Sprachapparats), beim Lesen und Schreiben »Wortgesichtsbilder« und »Schreibbewegungsbilder« (kinästhetische Empfindungen in den Muskeln, die zum Schreiben gebraucht werden) eine Rolle. In allen diesen vier Arten von Empfin-
298 dungskomplexen, die | Sprachsymbole aufbauen, sind Halluzinationen beobachtet worden. In Wortklangbildern treten die gewöhnlichen Stimmen auf. Halluzinationen in Wortbewegungsbildern werden seltener beobachtet. CRAMER hat sie eingehend beschrieben.

Ein Heidelberger Kranker schilderte seine Stimmen: es ist wie ein Drang durch den Kopf und wenn ich es aufhalten will, kriege ich Krämpfe. Es ist, wie wenn der Sprechapparat keinen Zusammenhang mit den Gedanken hätte, es ist keine Stimme, es ist ein Verkehr in einer Sprache, die lautlos ist, ich weiß gar nicht, wie ich es erklären soll.

Halluzinationen in Schreibbewegungsbildern sind von MARGULIES beschrieben worden:

Ein 18jähriger Gymnasiast hatte viel an spiritistischen Sitzungen teilgenommen und die Psychographie getrieben. Er erkrankte an einer hysterischen Psychose und nahm in derselben Schreibbewegungen der Hand in der Tasche wahr, durch die ihm Gedanken, wie er meinte, von Gott, mitgeteilt wurden. Er sprang in den Fluß infolge eines Befehls, der ihm von diesen Schreibbewegungen mitgeteilt wurde. Genesung. Krankheitseinsicht. (Ob es sich um wirkliche Bewegungen oder um Halluzinationen handelte, ist wohl fraglich.)

Ein Halluzinieren von Schriftzeichen mit dem Gesichtssinn beschreibt HALBEY.

Einige Fälle von Sprachhalluzinationen bei *Taubstummen* sind beobachtet, die bei dem Ausfall des Sinnesgebiets des Gehörs besonders interessant sein müssen. CRAMER konstatierte Sinnestäuschungen von der Dignität einer Gehörstäuschung bei einem von früh an taubstummen Menschen, welcher sicher niemals in der Lage war, sich eine akustische Vorstellung, resp. Wortklangbilder zu erwerben. Solche Sinnestäuschungen stehen an überzeugender Wirkung echten Gehörstäuschungen durchaus gleich. Der Kranke hört, daß er Prinz sei u. dgl. Das geschieht durch das Material der Bewegungsvorstellungen des Sprachapparats. Außerdem hatte er kinästhetische Sinnestäuschungen in den Bewegungsbildern der zur Zeichensprache erforderlichen Handbewegungen. – SANJUAU berichtet von einem taubstummen Kranken mit optisch mimischen Halluzinationen von verbaler Bedeutung.

Eine besondere Form der Sprachhalluzinationen ist das *Gedankenlautwerden* (CRAMER, KLINKE, JULIUSBURGER, BECHTEREW, COLOLIAN, KRAUSE, gute Zusammenfassung bei STÖRRING S. 42 ff.). Es ist nicht gemeint der *Wahn des Gedankenlautwerdens:* Kranke glauben durch irgendwelche Schlüsse oder primäre Wahnideen, daß ihre Gedanken andern bekannt werden. Das *halluzinatorische Gedankenlautwerden* besteht darin, daß das, was der Kranke denkt, ausgesprochen wird. Hier ist zweierlei zu unterscheiden. Entweder wird das, was gedacht oder erlebt wurde, dem Kranken in anderer

Fassung zugerufen und werden Randbemerkungen dazu gemacht; oder die Gedanken werden in der gleichen Form sofort vor- oder nachgesprochen (*Doppeldenken* Störring). Werden die Gedanken nicht in Sprachlauten, sondern in sichtbaren Schriftzeichen wiederholt, so spricht man von *Gedankensichtbarwerden* (Halbey). Das Gedankenlautwerden hat zu einer umfassenden Literatur Anlaß gegeben, in der gestritten wurde, ob es in sprachlich motorischer oder in akustischer Form stattfinde. Das Resultat ist, daß es sich in allen nur möglichen Formen äußert. Die lautgewordenen Gedanken werden in Bewegungen | der Zunge gefühlt, an bestimmten Stellen im Körper gehört, oder sie kom- *299*
men aus der Ferne oder erklingen aus Geräuschen usw. – Beim lauten Aussprechen der Gedanken hört das halluzinatorische Gedankenlautwerden auf. – Beim Lesen werden die Gedanken manchmal vor-, manchmal nachgesprochen.

(Besondere Inhalte.) Als einen besonderen Inhalt kann man zusammenfassen die *Trugwahrnehmungen von Bewegungen* (Hagen S. 60 ff.). Es bewegen sich die optischen Halluzinationen im objektiven Raum, und nicht nur diese, sondern auch Möbel, Sterne, Häuser. Stimmen kommen näher. Wasser fließt am Körper entlang, Sensationen bewegen sich durch den Körper usw. Einen großen Teil der Bewegungshalluzinationen hat Cramer durch Trugwahrnehmungen im Muskelsinn erklärt. Diese finden entweder in den sensorischen Zentren der Körpermuskulatur statt und bewirken Schweben, Fallen u. dgl., oder in den Muskeln des Auges und bewirken Bewegungen der gesehenen Dinge. –

Man kann den Inhalt der Halluzinationen daraufhin betrachten, ob er eine getreue Reproduktion bestimmter vergangener Erlebnisse oder ob er zwar noch nicht genau in dieser Weise erlebte, aber doch qualitativ den wirklichen Erlebnissen ähnliche oder schließlich, ob er der Art nach nie Erlebtes darstellt. Die mittlere Gruppe als das unter diesem Gesichtspunkt Indifferente, Gewöhnliche lassen wir beiseite. In der ersten Gruppe handelt es sich um *halluzinatorische Erinnerungen,* die Bechterew beschrieben hat. Hier handelt es sich entweder um bestimmte in der Zeit lokalisierte einmal erlebte Ereignisse (z.B. die getreue Gehörshalluzination eines zu bestimmter Zeit vorher geführten Gesprächs, das Träumen genau desselben, was am Tage vorher erlebt wurde, etwa der Aufführung einer Oper) oder um Gegenstände, die zwar oft gesehen wurden, aber durch ihr einmaliges Dasein bestimmt sind (z.B. die halluzinatorische Wahrnehmung der gewohnten räumlichen Umgebung, der Stimme der Frau). – In der letzten Gruppe, die in Übergängen sich aus der mittleren entwickelt, handelt es sich um *phantastische Halluzinationen.* Kranke sehen glühende Lavamassen, Menschen mit abgehauenen Köpfen, aufgebrochenen Erdboden mit züngelnden Flammen usw., Dinge, die sie in dieser Weise niemals im Leben gesehen haben.

Ferner wurden die Inhalte der Trugwahrnehmungen dahin unterschieden, ob sie *zur eigenen Person in Beziehung* stehen oder ob diese sich ihnen gegenüber als *bloßer Zuschauer* verhält. Die meisten Halluzinationen gehören der ersten Gruppe an. Für die letztere kann man anführen die meisten künstlichen Halluzinationen bei Deliranten, die Halluzinationen bei peripheren Erkrankungen des Auges wie bei Nägeli, ferner manche hysterische Wachträumereien usw.

Mit dem Namen »*autoskopische Halluzinationen*« wurden solche benannt, in denen der Kranke sich selbst vor sich sieht und zugleich die Bewegungen des halluzinierten Bildes am eigenen Körper empfindet (Lemaitre, Janet, I, S. 413,[792] Féré (3),[793] Naudascher).[794]

Man kann mit der Aufzählung bestimmter Unterscheidungen von Inhalten natürlich endlos fortfahren. Die genannten sind zufällig in der Literatur verbreitet und darum referiert. Nur eine Fragestellung möchten wir noch anführen: die Frage der Häu-
300 figkeit bestimmter Inhalte nach bestimmten | Ursachen oder bei bestimmten Krankheiten, die Frage, ob Inhalten Spezifität zukommt. Darauf sind viele positive Antworten gegeben, denen aber keine unbedingte Gültigkeit zukommt (siehe oben S. 338).

D. Die Definition der Halluzinationen und die Theorien

Theorien sind bedingt durch die Abgrenzung und *Definition* dessen, wozu die Theorie Erklärungen bringen soll. Die Definition der Halluzinationen ist nicht eindeutig festgelegt. Einstimmigkeit herrscht nur darin, daß es auf abnorme Weise, nicht durch normale äußere Reizvorgänge entstandene Erscheinungen sind. Die Schwierigkeiten liegen in der Abgrenzung auf der einen Seite gegen *Vorstellungsphänomene,* auf der andern Seite gegen *Urteilsvorgänge.*

Die Abgrenzung gegen *Vorstellungsphänomene,* zu denen dann die Pseudohalluzinationen gerechnet werden, geschieht entweder prinzipiell (Hagen, Kandinsky usw.) oder es wird ein gradweiser Unterschied angenommen (Griesinger, Goldstein usw.). Im letzteren Falle sind Pseudohalluzinationen Übergangsphänomene. Die Definition Hagens lautet: wir verstehen unter Halluzination das leibhafte Erscheinen eines subjektiv entstandenen Bildes neben und gleichzeitig mit wirklichen Sinnesempfindungen und in gleicher Geltung mit diesen (S. 28).[795] Die Forderung gleichzeitigen Erlebens realer Sinneswahrnehmungen ist praktisch brauchbar, weil dadurch eine Verwechslung mit traumartigen Vorgängen verhütet wird, kann aber wohl nicht prinzipiell aufrecht erhalten werden. Die Worte »gleiche Geltung« dürfen nicht so aufgefaßt werden, als ob ein Realitätsurteil gemeint sei. Es soll heißen: gleiche Leibhaftigkeit. – Die Ansicht eines graduellen Unterschiedes zwischen Halluzination resp. Wahrnehmung und Vorstellung vertritt z.B. Goldstein: »Die Halluzination ist ein subjektiver Vorgang wie die Vorstellung, sie unterscheidet sich wie die Wahrnehmung von dieser nur durch die graduellen Unterschiede« (S. 617).[796]

Das *Realitätsurteil* über Sinnestäuschungen wurde mehrfach als zum Begriff gehörig angesehen. Eine Sinnestäuschung sollte nur dann vorliegen, wenn sie auch falscher Weise für real gehalten wurde. In diesem Sinne wurden Worte wie die Hagens von der gleichen Geltung mißverstanden. Goldstein trennte prinzipiell das Realitätsurteil vom sinnlichen Vorgang, verwechselte aber dies Realitätsurteil mit der Leibhaftigkeit, die von Hagen und Kandinsky für die echten Halluzinationen gefordert wurde (über diese Verwechslung handelt Jaspers). Es ist jedenfalls entschieden, daß das Realitätsurteil nicht zum sinnlichen Tatbestand gehört. Eine Definition der Halluzinationen, die die Abtrennung von Vorstellungsphänomenen und Urteilen berücksichtigt, würde also lauten: Halluzinationen sind leibhaftige Sinnesvorgänge, die nicht durch die normalen äußeren Reize, sondern durch abnorme innere Prozesse entstanden sind. Sie entbehren dadurch der regelmäßigen Beziehung zu äußeren Vorgängen, welche Bedingung der Richtigkeit des Realitätsurteils ist. Auf diese Weise geben sie Anlaß zu falschen Realitätsurteilen, haben aber nicht notwendig solche zur Folge, da eine Korrektur durch andere Wahrnehmungen und Erwägungen möglich ist. Oder kürzer:

| *Halluzinationen sind abnorm entstandene, leibhaftige, nicht vorstellungsmäßige Sinnes-* 301
vorgänge, die vom Realitätsurteil als einem Urteil über solche Sinnesvorgänge nichts in sich tragen. –

Die *Theorien,* die man über die Entstehung der Halluzinationen erdacht hat, sind sehr zahlreich. Eine jede hat wieder eine andere Nuance. Von Einigkeit ist man sehr weit entfernt. Trotzdem ziehen sich ein paar wenige Gedankenmotive durch alle hindurch, die in Abwandlungen und Vermischungen überall wiederkehren. Wir stellen uns nicht die Aufgabe, die zahllosen Theorien, sondern nur diese wenigen Gedankenmotive zu referieren.

Die Theorien über Halluzinationen betreffen nicht psychopathologische Vorgänge, die unserem einfühlenden oder rationalen Verständnis zugänglich sind, indem wir uns in sie hineinversetzen, sondern sie betreffen Phänomene, die als etwas Erstes, psychologisch nicht weiter Zurückführbares, für das Bewußtsein wie aus dem Nichts Entstandenes da sind. Theorien über die Entstehung der Halluzinationen arbeiten darum notwendig mit außerbewußten Vorgängen. Sie wenden sich entweder an die *somatischen Grundlagen* der Halluzinationen oder an ein *unbewußtes psychisches Geschehen.*

Die somatischen Grundlagen interessieren den Theoretiker zunächst anatomisch-lokalisatorisch: wo kommen die Halluzinationen zustande? Die Antworten haben gelautet: im peripheren Sinnesapparat (Hoppe), in den subkortikalen Ganglien (Schröder v. d. Kolk, Meynert, Kandinsky), in der Hirnrinde (Tamburini, Ziehen, Goldstein, alle Neueren).

Die Vertreter der *peripheren Theorie* weisen auf die S. 322 referierten Abhängigkeiten der Halluzinationen von Erkrankungen der Sinnesapparate hin. Sie pflegen widerlegt zu werden durch Hinweis auf die Fälle von Halluzinationen bei peripherer Blindheit oder Taubheit.

Die Vertreter der *zentralen Theorie* weisen darauf hin, daß die zentralen Sinnesflächen nach physiologischen Ergebnissen notwendige Bedingung alles sinnlichen Materials sind, und daß Halluzinationen bei Erkrankungen dieser Sinnesflächen beobachtet wurden. Man hat sogar ein Tierexperiment herangezogen:

Danillo[797] injizierte Hunden Absinth und rief dadurch ein Delirium hervor: die Ohren werden gespitzt, ein bestimmter Punkt wird mit den Augen fixiert und unter ängstlichem Heulen und Bellen sucht der Hund zu beißen, macht Abwehrbewegungen. Dieses »Bild eines durch schreckhafte Halluzinationen gequälten Tieres« konnte Danillo auch hervorrufen, wenn die Sehhügel zerstört waren, aber nicht, wenn er die Rinde durch flache Schnitte abgetragen hatte.

Das Für und Wider dieser Theorien hat Goldstein eingehend erörtert. Wir können diesen lokalisatorischen Bestrebungen nur soweit Bedeutung zuerkennen, als sie entweder eine lokalisatorische Abhängigkeit direkt aufzeigen können oder als Hypothese für Fragestellungen zu somatischen *Untersuchungen,* bei denen möglicherweise solche Aufzeigung geschehen kann, dienen. Dagegen muß ihnen *jede Bedeutung zur Interpretation psychologischer Tatsachen,* wenn sie nicht auf jener Basis beruhen, *abgesprochen* werden.

Mit den Vorstellungen über anatomische Lokalisation verbinden sich vielfach solche über *funktionelle* Grundlagen. Man spricht von einer Erregbarkeitssteigerung der
302 kortikalen Sinnesflächen, stellt Erwägungen an, ob autochthon | entstandene Erregungen oder Erregungen durch Zuleitung die Ursache der dort entstandenen Halluzinationen sind. Diese Zuleitung kann eine zentripetale von den peripheren Apparaten her oder eine zentrifugale sogar von der »Psyche« her sein (die Theorien, die den Entstehungsort der Halluzinationen in der Peripherie sehen, nehmen eine zentrifugale Erregungsleitung bis in die Sinnesorgane, z.B. bis in die Retina an). Diese Theorien sind mit folgender Vorstellung verknüpft: jedem psychischen Vorgang denkt man sich einen somatisch-funktionellen zugeordnet. Indem man diese funktionellen Vorgänge nicht gerade anatomisch-lokalisatorisch aber doch eben funktionell-lokalisatorisch auffaßt, steigt man mit der Lokalisation über die zentralen Sinnesflächen hinaus in verschiedene Stationen des Reichs des dem Seelischen Zugeordneten. So erklärt man dann etwa, daß Gedanken zu Halluzinationen werden, daß manche Halluzinationen willkürlich hervorgerufen wurden und den Unterschied der vermittelten und unvermittelten Halluzinationen. Indem die den psychischen Vorgängen zugeordneten funktionell-somatischen Prozesse rückläufig die Sinnesflächen reizen, entstehen die Reperzeptionshalluzinationen (Kahlbaum),[798] die den vermittelten entsprechen; indem eine autochthone Erregung in den Sinnesflächen stattfindet, entstehen die Perzeptionshalluzinationen, die den unvermittelten entsprechen. Diese werden auch wohl Wahrnehmungstäuschungen, jene Einbildungstäuschungen genannt. Man unterscheidet weiter den Fall, daß die rückläufige Erregung eine abnorm starke ist, oder den, daß diese normal, aber die Sinnesfläche übererregbar ist usw. Auf die Frage, *welche Reize* jene Erregungen oder jene gesteigerte Erregbarkeit bedingen, hat man zur Zeit keine Antwort, stellt nur fest, daß es ganz verschiedene Reize sein könnten, und daß der Qualität der Reize kein Einfluß auf die Qualität der Sinnestäuschungen zuzukommen brauche. Oder man hilft sich mit einer Analogie: es handle sich um Krampfvorgänge in den sensoriellen Mechanismen (Hagen).

Wir können zu allem dem nur sagen, daß *man von jenen zugeordneten funktionell-somatischen Vorgängen nichts weiß und nicht weiß, wie man sie finden könnte;* daß man eine Reihe wichtiger psychologischer Unterscheidungen besitzt, die dadurch nicht an Wert gewinnen, daß man sie an erfundene somatische Vorgänge bindet; schließlich daß solche theoretischen Erwägungen immer für einige Fälle ganz plausibel sind, aber nie für alle passen.

Mit den letzten der theoretischen Vorstellungen sind wir schon auf das Gebiet des Psychischen gelangt. Hier hat man eine Reihe unklarer oder falscher Vorstellungen über die Ursachen der Halluzinationen entwickelt, wie »Steigerung der Einbildungskraft«, »Mangel an Kritik«, »partieller Traumzustand«, »Einengung des Bewußtseins«, »Urteilstäuschung« usw., die wir nicht eingehender behandeln wollen. Nur zwei Gedankengänge bedürfen wenigstens einer kurzen Erwähnung, die von Lipps und von Freud.

Lipps[799] meint, daß in jeder Vorstellung die Tendenz liegt, in volles Erleben überzugehen, d.h. daß jede Vorstellung die Tendenz hat, Empfindung, Wahrnehmung zu werden. Diese Tendenz wird normalerweise durch Gegentendenzen gehemmt. Fallen diese aber weg, so wird die Vorstellung volles Erleben, wird sie Halluzination. Der Wegfall der Gegentendenzen geschieht z.B. durch Erwartung oder durch Suggestion, oder durch affektive Betonung der Tendenz usw. So erklären sich nach ihm die Sinnestäuschungen.

| Beschäftigt Lipps sich ganz allgemein mit der Frage des Zustandekommens der 303
Halluzinationen, so Freud,[552] dessen Gedankengänge mit denen von Lipps zum Teil sehr verwandt sind, vorwiegend mit der Frage, wie der *besondere Inhalt* der Halluzinationen entsteht. Er ist der Ansicht, daß die Halluzinationen der Hysterie, der Paranoia, die Visionen geistesgesunder Personen ebenso wie die Traumvorstellungen »Regressionen« entsprechen, d.h. *in Bilder verwandelte Gedanken* sind, und daß nur solche Gedanken diese Verwandlung erfahren, welche mit unterdrückten oder unbewußt gebliebenen Erinnerungen im intimen Zusammenhang stehen.

Das Rätsel, dessen Aufklärung Freuds Gedanken dienen sollen, ist die Auswahl der besonderen Inhalte im Einzelfall. Warum hört der Kranke gerade diese Stimmen? warum nicht andere Stimmen, oder Musik oder elementare Geräusche? Warum sieht er gerade einen roten Kopf mit grünen Augen, warum nicht blaue Augen oder Landschaften? Freuds unbewußte Vorgänge bringen Zusammenhang in diese rätselhaften Inhalte und machen jeden einzelnen verständlich. Demgegenüber kann die somatische Theorie hier wieder nur ärmlich ihre den psychischen Vorgängen zugeordneten somatischen Vorgänge verwerten. Sie sagt, ein Reiz trifft einen funktionellen Zusammenhang von Wahrnehmungsresiduen, ein »Merksystem« (Hirth).[800] Indem theoretisch die »spezifische Energie der Sinneselemente auf das ganze Assoziationssystem übertragen wird« (Wernicke),[801] erklärt sich der besondere Inhalt aus den zufälligen Angriffspunkten eines beliebigen Reizes (vgl. Goldstein S. 1042).

Wir haben schon genug des Theoretischen gebracht, ohne allerdings einer Vollständigkeit auch nur nahe zu sein. In den zahllosen theoretischen Entwicklungen mischen sich die aufgezeigten Gedankenmotive in mannigfaltiger Weise. Psychische und somatische Theorien gehen Verbindungen ein und werden mit dem Sammelnamen der psychosensoriellen Theorie bezeichnet. Jede besondere Beobachtung hat beinahe besondere Konstruktionen hervorgerufen, die dann auch auf einige andere Beobachtungen Licht zu werfen schienen. Es ist eine große Mühe, dann überall das Beobachtete von den Konstruktionen und besonders in den Konstruktionen die verschiedenen Prinzipien zu trennen. Hat man sich einige Zeit dieser verdrießlichen Arbeit unterzogen, so hat man solche theoretischen Konstruktionen gründlich satt, es sei denn, daß sie eine solche begriffliche Reinheit und Konsequenz besitzen wie etwa die von LIPPS.

E. Excurse

Häufigkeit der Trugwahrnehmungen und Vorkommen bei bestimmten Psychosen

Man hat die Häufigkeit der Trugwahrnehmungen bei Geisteskranken überhaupt gezählt und extrem verschiedene Resultate gefunden. Früher hat man sie für eine sehr häufige Erscheinung gehalten, seit HAGENS Kritik wurden sie als viel seltener angesehen. Man hat gelernt, nicht leichtfertig mit der Annahme von Halluzinationen bei der Hand zu sein und bleibt tatsächlich in vielen Fällen zweifelhaft, ob und was für welche vorliegen.

Ferner ist das Vorkommen der Halluzinationen *bei Gesunden* vielfach Gegenstand
304 der Diskussion gewesen (PARISH), die unfruchtbar war wegen des | schwankenden Krankheitsbegriffs. Das Vorkommen von Halluzinationen bei nicht Psychotischen ist sicher. Besonders Fälle wie die von NÄGELI, JOH. MÜLLER u.a. dürften nicht gerade so sehr selten sein. In neuerer Zeit berichtet KLIENEBERGER über isolierte Gesichtstäuschungen bei im übrigen geistig gesunden Menschen, besonders bei Arteriosklerose, jedenfalls im hohen Alter. Ähnliche Erfahrungen bringen in der Diskussion zu diesem Vortrag FOERSTER und BONHOEFFER.

Die Häufigkeit der Sinnestäuschungen bei einzelnen Psychosen ist eine Frage, die in die spezielle Psychiatrie gehört, ebenso wie die Frage der Häufigkeit bestimmter Arten von Sinnestäuschungen bei bestimmten Psychosen (vgl. oben S. 338).

Verhalten der Kranken zu den Trugwahrnehmungen

Das Verhalten der Kranken zu den Trugwahrnehmungen ist hier nicht eingehend zu beschreiben, sondern nur anzudeuten. Es hängt nicht nur von der Art der Sinnestäuschungen, von dem sinnlichen Tatbestand, sondern auch von der gesamten Psyche, von der Persönlichkeit, von den andern Krankheitserscheinungen ab.

In akuten Psychosen besteht manchmal eine völlige *Fesselung* der Aufmerksamkeit durch die Sinnestäuschungen, im späteren Verlaufe bildet sich eine *Gewöhnung* aus: die Sinnestäuschungen werden als gleichgültige Phänomene kaum noch beachtet. Auf die Stimmung wirken manche intensiv ein, das ganze *Gefühlsleben* wird von ihnen *ergriffen.* Andere werden von den Kranken als merkwürdige Phänomene einfach *beobachtet ohne innere Beteiligung.* Manche werden rasch *vergessen,* andere prägen sich tief ein und bilden ein *fundamentales Erlebnis.*

Vielfach ist die *überwältigende Macht* auffällig, die die Sinnestäuschungen haben. Gebietende Stimmen bezeichnet man als imperative Halluzinationen. Es wird Kranken befohlen, keinen Bissen zu essen, unbeweglich still zu liegen oder ins Wasser zu springen. Ein Kranker mußte »zur Verbesserung seines Kräftezustandes« auf Kommando der Stimmen bestimmte gymnastische Bewegungen machen. Er fand es unmöglich, sich dem Befehl zu entziehen.

Auch das *Realitätsurteil* gehört nicht zum Tatbestand der Sinnestäuschungen, sondern ist das Resultat des Verhaltens der von den Täuschungen befallenen Psyche (Analyse bei GOLDSTEIN und JASPERS).

Untersuchungsschema

Der Zweck dieses Schemas ist nicht die Zusammenstellung eines Fragebogens, der nun von Anfang bis zu Ende je nach Bedürfnis durchgefragt werden kann. Auf solche Weise kann man Kranke nicht untersuchen. Was man für ein Individuum vor sich hat, was man bisher zufällig oder absichtlich erfahren hat, die Situation, in der man sich mit dem Kranken befindet, sein Bewußtseinszustand und anderes verlangen bis zu einem gewissen Grade bei jeder Untersuchung eine | neue Schöpfung der geeigneten Fragen. Darum 305
soll man nicht einen Fragebogen im Kopf haben, sondern nur wissen, was für Dinge man auf irgendeine Weise herausbekommen muß[i]. Außerdem sind aber immerhin eine Reihe von technischen Kniffen, auch in Form besonderer einzelner Fragen lernbar. Die Dinge, auf die es bei dem jetzigen Stande unserer Kenntnis ankommt, sind aus dem ganzen Referat zu ersehen. Einige Frageformen, technische Hilfsmittel und einige Gesichtspunkte bei der Untersuchung sollen unsystematisch hier noch aufgezählt werden.

Die Exploration der Kranken nach Sinnestäuschungen darf nicht so vor sich gehen, daß wir sie die Inhalte einfach erzählen lassen, wie sie ihnen gerade einfallen. Dem Kranken sind ja gerade diese *Inhalte,* das was die Erscheinungen ihm bedeuten, das allein Wichtige. Wir wollen vor allem die *Formen* feststellen, in denen die Erlebnisse stattfinden, und müssen daher nach Dingen fragen, über die spontan etwas anzugeben, ja über

i Ist die Variierung der einzelnen Untersuchung eine Sache der Kunst, die nur zum Teil lernbar ist, wird dabei in jedem einzelnen Fall neu »geschaffen«, so ist auf der anderen Seite festzuhalten, daß die Mitteilung des Gefundenen, wenn sie Geltung beansprucht, Wissenschaft ist und feststehender immer wieder gebrauchter Begriffe bedarf. Darum ist es ein großer Fehler, sich für jeden Fall ad hoc seine naturgemäß verschwommenen psychopathologischen Begriffe zu bilden, die beim nächsten Fall wieder vergessen sind. Schöpferisch und immer wechselnd in der Untersuchung der einzelnen Menschen, an feste Begriffe angelehnt und neue Begriffe behutsam und dann mit der Absicht der Dauer festlegend bei der Mitteilung des Gefundenen!

die überhaupt nachzudenken dem Kranken ohne uns gar nicht eingefallen wäre. Wenn z.B. ein Kranker stolz und beglückt erzählt: Gott erscheine ihm mit silbernem Barte als alter Mann und spreche zu ihm in milden Worten, so ist es uns nicht wichtig, nun weiter zu hören, auch den Engel Gabriel und ganze Engelscharen, die Himmelsleiter und die auf und ab steigenden Gestalten habe er gesehen. Vielmehr ist es wichtig zu wissen, was manchmal schon durch eine Frage, manchmal erst nach langem Bemühen auf Umwegen zu erfahren ist, daß er alles dies nicht gleichzeitig mit äußeren Gegenständen, sondern nur mit dem inneren Auge gesehen habe, daß die Stimme Gottes nicht laut wie andere menschliche Stimmen, sondern nur ihm vernehmbar als innere lautlose und doch von einer fremden Macht kommende, deutlich vernehmbare Stimme erklungen sei. Solche Unterschiede pflegen dem Kranken gleichgültig zu sein. Uns bedeuten sie die fundamentale Unterscheidung in Pseudohalluzinationen und echte Halluzinationen.

Dieser Fall zeigt uns, was allgemein gilt: die *eigentlichen Beobachter* in der Lehre von den Halluzinationen sind *die Kranken,* nicht wir. Wir beobachten nur durch die Kranken, indem wir anregen, richtig verstehen und unterscheiden. Unsere Beobachtung ist daher von der Beobachtungsfähigkeit der Kranken, von ihrer Intelligenz, ihrer Bildung, ihrer Lust, Auskunft zu geben, abhängig (über diese Frage und das *»psychologische Urteil«* der Kranken Jaspers S. 259 ff.).[802]

Ob überhaupt Sinnestäuschungen vorhanden sind bei Kranken, die keine Auskunft geben, hat man aus vielen, aber durchaus unsicheren Merkmalen zu erschließen gesucht, die immerhin als Wegweiser nützlich sind. Binswanger faßt die wichtigsten zusammen:

> Der bald starre, verzückte, bald unruhig und scheu hin und her irrende Blick des Visionärs, der gespannte, unbewegliche, erwartungsvolle Gesichtsausdruck, die gezwungene Kopfhaltung
> 306 | des auf seine Stimmen horchenden Gehörshalluzinanten sind charakteristische Merkmale ... Die Kranken stopfen sich die Ohren zu, verkriechen sich unter die Bettdecke, halten sich (bei Geruchshalluzinationen) die Nase zu, verweigern (bei Geschmackshalluzinationen) die Nahrungsaufnahme oder spucken entrüstet das Essen wieder aus. (Lehrbuch S. 11. Vgl. Schüle S. 134 ff., Neumann S. 115 ff.)

Eine eigentliche Untersuchung der Sinnestäuschungen kann nur stattfinden, wenn der Kranke Auskunft gibt, uns versteht, nachdenkt, sich das, wonach gefragt wird, vergegenwärtigt, zu kleinen Experimenten bereit ist.

Untersuchung der *Gesichtstäuschungen:* Was wird gesehen? Wann? Bei offenen oder geschlossenen Augen, oder in beiden Fällen? Wenn nur bei geschlossenen Augen gesehen wird, sind die Dinge dann im Augenschwarz oder verschwinden sie, wenn das Augenschwarz absichtlich angesehen wird? Es ist auf diese Weise zu erkunden, ob die Dinge im Augenschwarz oder im inneren Vorstellungsraum erscheinen. Wenn letzteres stattfindet, ist die Abhängigkeit vom Willen, die Art des Auftretens, des Schwindens, des sich Veränderns zu beschreiben. Wenn Täuschungen bei offenen Augen eintreten, ist wiederum zu untersuchen, ob gleichzeitig die Gegenstände der

Umgebung und die Täuschungen gesehen werden, an welcher Stelle des Raumes die Täuschungen Platz hatten, ob sie selbständige Bewegungen besaßen, wie sie sich zu den realen Gegenständen verhielten. Ihre Farbigkeit, Durchsichtigkeit, Körperlichkeit ist festzustellen, die Dauer ihres Bestehens, die Art, wie sie verschwinden. Bei Deliranten (Liepmann), zuweilen auch bei anderen Kranken (Alzheimer), kann man bei Druck auf die Augäpfel phantastische Erscheinungen im Augenschwarz entstehen und beschreiben lassen. Reichardt gibt an: Man gibt dem Kranken (im hellsten Tages- bzw. Sonnenlicht) ein leeres, großes Blatt Papier in die Hand und fordert ihn ohne weitere Suggestivfragen auf, zu erzählen, was er sieht. – Wer den seltenen Fall zur Untersuchung bekommt, daß ein besonnener Kranker Gesichtstäuschungen im äußeren Raum hat, würde Gelegenheit haben, die merkwürdigen Angaben über das Verhalten der Gesichtstäuschungen bei Verschiebung eines Bulbus, beim Vorsetzen von Prismen und vergrößernden Gläsern, bei Verdeckung des Ortes, an dem die halluzinierte Erscheinung gesehen wird, beim Wegwenden und Zurückleiten des Blicks usw. nachzuprüfen und zu ergänzen. Die Art der leibhaftigen Gesichtstäuschungen ist unter Vergleich mit normalen Wahrnehmungen genau zu beschreiben.

Gehörstäuschungen: Was wird gehört? Elementare Täuschungen? Musik? Geräusche, Klänge, Melodien? Stimmen, Worte oder Sätze? Sprechen mehrere? Frauen, Männer, Kinder oder uncharakteristische Stimmen? Wie laut sind die Stimmen? Nachmachen lassen oder vormachen und fragen, ob lauter oder leiser? Fragen nach den Merkmalen der Pseudohalluzinationen. Woher kommen die Stimmen? Im äußeren Raum lokalisiert? Nah oder fern? Näher oder ferner kommend und in Bewegung? Sprechen Personen, die zugleich gesehen werden? Beziehung zu realen Geräuschen, Vögeln usw.?

Das Gedankenlautwerden kann besonderer Untersuchung unterzogen werden. Man sucht zu erkunden, ob Äußerungen wie »es werden mir meine Gedanken gesagt, abgezogen« auf wahnhaften Deutungen oder auf halluzinatorischen Vorgängen beruht. Im letzteren Falle, ob die Gedanken einfach ausgesprochen oder ob zu den Gedanken in Beziehung stehende Bemerkungen gemacht werden, oder ob beides geschieht. Liegt echtes Gedankenlautwerden vor: Lesen lassen (leise), schreiben lassen, zeichnen lassen. Darauf fragen: haben Sie etwas gemerkt? Wenn ja: wurde vor- oder nachgesprochen? War vielleicht beim Lesen etwas zu hören, beim Zeichnen nichts? Versuch mit lautem Lesen, Verschwinden der Stimmen? Rechnen lassen, die Stimme hilft manchmal oder spricht nur nach.

Wenn Kranke von langen Gesprächen und Reden erzählen, die sie gehört haben, so können sie meist keine bestimmten Sätze mehr angeben, sondern erzählen in unbestimmter, referierender Weise. Dies wurde vielfach als Zeichen angesehen, daß es sich nicht um wirkliche Halluzinationen gehandelt habe. Doch macht Kandinsky mit Recht darauf aufmerksam (S. 30), daß man nach längeren Gesprächen nie mehr einzelne Sätze angeben könne. Das ist eher möglich, wenn *ein* erstaunlicher Satz oder *ein* Wort halluziniert wurde.

Wenn Sinnestäuschungen überhaupt vorliegen, wird man alle Sinnesgebiete durchprüfen. Wenn auf mehreren halluziniert wird, ist festzustellen, ob ein | Zusammen- *307*
hang zwischen verschiedenen Sinnesgebieten besteht. Man erkundet die Dauer, die Häufigkeit, die Anlässe des Auftretens der Sinnestäuschungen. Meist wird es sich nicht um isolierte Sinnestäuschungen, sondern um komplizierte Phänomene, anfallsartige Zustände, Erlebnisse, Bewußtseinsveränderungen handeln, deren deutliche Beschreibung natürlich viel mehr als bloße Beachtung der Sinnestäuschungen erfordert.

Literaturverzeichnis.

Dem folgenden *Literaturverzeichnis* mögen einige orientierende Bemerkungen vorausgesandt werden.

Unter der großen Menge der veröffentlichten Arbeiten gibt es mehrere von überragendem Werte, auf die besonders hingewiesen werden muß. JOH. MÜLLERS Buch vom Jahre 1826 ist sowohl durch Selbstschilderungen wie durch den großen wissenschaftlichen Zug, der nach Ideen arbeitet, dauernd wertvoll. Grundlegende Arbeiten, auf denen auch die Lehrbuchdarstellungen fußen, wurden von KAHLBAUM und HAGEN geschrieben. Nach ihnen bedeutet noch einen weiteren großen Fortschritt das Buch KANDINSKYS.

Ferner möchten wir noch einmal einige der guten Selbstschilderungen nennen: DAVID, KANDINSKY, NÄGELI, die Kranken von FLOURNOY, KLINKE, KIESER, SANDER.

Schließlich möchte ich bemerken, daß die Nichtnennung einer Arbeit im Text des Referates nicht immer eine abfällige Beurteilung und daß die Nennung nicht immer eine besonders hohe Bewertung bedeuten soll. Jedes Referat ist, wenn es nicht ein systemloses Aggregat ist, schließlich gegen den einzelnen ungerecht, sei es, daß er zu viel, sei es, daß er zu wenig Raum einnimmt. Ich bitte darum in dieser Beziehung um Nachsicht und bin zufrieden, wenn ich, dem Plane dieses Referats entsprechend, eine einigermaßen übersichtliche Wiedergabe der *Resultate* erreicht habe.

(*Abkürzungen:* A. f. P. = Archiv f. Psychiatrie. A. Z. = Allgem. Zeitschr. f. Psychiatrie. C. f. N. = Centralblatt f. Nervenheilkunde u. Psychiatrie. M. f. P. = Monatsschrift f. Psychiatrie u. Neurol. N. C. = Neurolog. Centralblatt.)

ALZHEIMER, Über die durch Druck auf den Augapfel hervorgerufenen Visionen. C. f. N. 1895, S. 473.

ALBRECHT, Aphasie und Geistesstörung. A. Z. 61.

ALTER, Monochromatopsie und Farbenblindheit. N. C. 22, 290.

ARSIMOLES, Impulsions obsédiantes d'origine hallucinatoire. L'encéphale août 1909.

BAILLARGER, 1. Des Hallucinations, des causes qui les produisent et des maladies qu'elles caractérisent. Mém. de l'Académie de médezine T. XII. Paris 1846.

— 2. De l'influence de l'état intermédiaire à la veille et au sommeil sur la production et la marche des hallucinations. l.c.

— 3. Physiologie des hallucinations, les deux théories. Ann. méd.-psych. Juillet 1886.

BALL, Considérations sur un cas d'hallucinations de l'ouie consécutives à une inflammation chronique de l'oreille moyenne. L'encéphale, 1881. N. I.

BALLET et GLENARD, Troubles hallucinatoires et délirants observables chez les tabétiques. Journal de Psych. normale et path. 7, 38. 1909.

BECHTEREW, 1. Über den suggestiven Einfluß der akustischen Sinnestäuschungen. C. f. N. 20, 508. 1892.

— 2. Über die künstliche Hervorrufung von Sinnestäuschungen bei an halluzinatorischen Formen von Wahnsinn leidenden Alkoholikern. C. f. N. 20, 504. 1897.

— 3. Über das Hören der eigenen Gedanken. A. f. P. 30, 284. 1898.

— 4. Über Störungen im Gebiete der Sinnesperzeption bei Geisteskranken. M. f. P. 13, 590.

— 5. Über die Bedeutung der Aufmerksamkeit für Lokalisation und Entwicklung halluzinatorischer Bilder. C. f. N. 28, 239. 1905.

— 6. Über halluzinatorische Erinnerungen. C. f. N. 32, 421. 1909.

Bergmann, Götting. Naturf.-Vers. 1854. Psychiatr. Corresp. 1, Nr. 8.
| Bernheim, Die Suggestion und ihre Heilwirkung. Deutsch von Freud, 1888. *308*
Berze, 1. Das Bewußtsein der Halluzinierenden. Jahrb. f. Psychiatrie, 16.
— 2. Bemerkungen zur Theorie der Halluzinationen. A. f. P. 46, 1009. 1910.
Bidon, Hémianopsie avec hallucinations autoscopiques ou spéculaires et sur les hallucinations altruïstes. Compt. rend. de le société de biologie, Mai 1891.
Binet, L'hallucination. Recherches théorétiques et expérimentales. Revue philos. 1884, S. 411.
Binet et Henri, La Psychologie individuelle, Année psych. 2, 453.
Bird, Merkwürdiger Traum und Sehen von Phantasmen. Zeitschr. f. psych. Ärzte von Nasse, 1820, S. 768.
Bleuler, Extracampine Halluzinationen. Psych. neur. Woch. 1903, Nr. 25.
Blum, Psychosen thyreopriver Hunde. N. C. 21, 695. Über Halluz. S. 696.
Bonhoeffer, 1. Der Geisteszustand der Alkoholdeliranten. Breslau 1897.
— 2. Die akuten Geisteskrankheiten der Gewohnheitstrinker. Jena 1901.
Bouzigues, Des hallucinations chez les tabétiques. These de Paris 1909.
Bottex, Über die durch subjektive Zustände der Sinne begründeten Täuschungen des Bewußtseins. Übers. von Doste, 1838.
Briand, Hallucinations de caractère pénible dans le Tabes dorsalis. Ann. méd. psych. 1897.
Brierre de Boismont, Des hallucinations. 3. édit. 1862.
Brosius, Einiges über Halluzinationen. Corresp. Blatt der deutsch. Gesellsch. f. Psychiatrie und gericht. Psych. 2, 82. 1855.
Buccola, La reazione elettrica dell'acustico negli alienati. Riv. sper. di freniatria. 11, 1. 1885.
Bullen, Olfactory hallucinations in the insane. The journal of mental Science. 1899 1.
Chaslin, Contribution à l'étude des rapports du délire avec les hallucinations. Ann. méd. psych. 12, 45. 1890.
Christian, Hallucinations persistantes de la vue chez un dément provoquées et entretenues par une tumeur de la glande pituitaire, Ann. méd. psych. Juillet 1892.
Chvostek, Beiträge zur Theorie der Halluzinationen. Jahrb. f. Psych. 11.
Colman, Hallucinations in the sane associated with local organic disease of the sensory organs etc. Brit. med. Journ. 1894, S. 1015.
Cramer, 1. Die Halluzinationen im Muskelsinn und ihre klinische Bedeutung. Freiburg 1889.
— 2. Über Sinnestäuschungen bei geisteskranken Taubstummen, nebst einigen Bemerkungen über die Bedeutung der Wortklangbilder und Wortbewegungsbilder bei Gehörstäuschungen. A. f. P. 28, 875.
— 3. Über eine bestimmte Gruppe von Sinnestäuschungen bei primären Stimmungsanomalien. A. Z. 47.
— 4. Zur Theorie des Gedankenlautwerdens. A. f. P. 30, 646.
Danillo, Essai expérimental de localisation anatomique des symptômes du delire toxique chez le chien. Compt. rend. des séances de l'acad. des sciences. 1882.
David, J. J., Halluzinationen. Neue Rundschau, 1906, S. 874.
Dees, Ein Beitrag zur Kenntnis der funktionellen Störungen der Großhirnrinde. A. Z. 47, 383.
Döllken, Über Halluzinationen und Gedankenlautwerden. A. f. P. 44, 425.
Dupouy, Un cas d'hallucinations conscientes. L'encéphale 1908 III, 2, 241.
Ellis, Havelock, A note on the phenomena of mental intoxication. Lancet 1892.
Esquirol, Des maladies mentales. Paris 1838. Deutsch von Bernhardt Berlin, 1838. 2. Band.

EXNER, Das Verschwinden der Nachbilder bei Augenbewegungen. Zeitschr. f. Psych. u. Phys. d. Sinn.

FECHNER, Elemente der Psychophysik. 2. Aufl. Leipzig 1889.

FÉRÉ, 1. Mouvements de la pupille et propriétés du prisme dans les hallucinations provoquées des hystériques. Progr. méd. 1881, No. 53.

— 2. Les signes physiques des hallucinations. Revue de méd. 1890, S. 758.

— 3. Notes sur les hallucinations autoscopiques ou spéculaires et sur les hallucinations altruistes. Compt. rend. de la société de biologie. 16 Mai 1891.

FISCHER, FR., Über einige Veränderungen, welche Gehörshalluzinationen unter dem Einfluß des galvanischen Stroms erleiden. A. f. P. 18.

FISCHER, O., 1. Über Makropsie und deren Beziehungen zur Mikrographie sowie über eine eigentümliche Störung der Lichtempfindung. M. f. P. 19, 290.

309 | FISCHER, O., 2. Ein weiterer Beitrag zur Klinik und Pathogenese der hysterischen Dysmegalopsie. M. f. P. 21, 1.

FLOURNOY, Le cas de Charles Bonnet. Archives de la Psychologie de la Suisse romande 1, 1902.

v. FRANKL-HOCHWART, Über Psychosen nach Augenoperationen. Jahrb. f. Psych. 9, 153.

FREUD, Die Traumdeutung. 2. Aufl. 1909, S. 336 ff.

FREUSBERG, Über Sinnestäuschungen im Hanfrausch. A. Z. 34, 216.

FREUND, Ein Fall von Gehörstäuschung bei Erkrankung des peripheren Gehörorgans. A. Z. 57, 405.

FRITZSCHE, Über Beeinflussung von Halluzinationen und Wahnideen bei Geisteskranken durch Wachsuggestion. Diss. Berlin 1905.

FUCHS, Eine Beobachtung über die Lokalisation der hypnagogischen Halluzinationen. N. C. 7, 131.

FÜHRER, Über das Zustandekommen der Gehörstäuschungen. C. f. N. 1894, S. 57.

DI GASPERO, Über das Phänomen der Makropsie als Symptom bei akuter toxischer Hallucinose. Journ. f. Psych. u. Neur. 11, 115. 1909.

GELLHORN, Die Halluzinationen bei der Dem. paralyt. und eine kurze Kritik derselben, zugleich ein Beitrag zur Lehre von den Halluzinationen. Diss. Marburg 1890.

GIOVANNI, Sopra un singolare fenomeno allucinatorio presentato da una nevrosica. Riv. speriment. die freniatria. 1887, S. 359.

GOLDSTEIN, 1. Ein Beitrag zur Lehre von den Alkoholpsychosen. Nebst einigen Bemerkungen über die Entstehung von Halluzinationen. A. Z. 64, 259 ff.

— 2. Ein Fall von man.-depr. Mischzustand. A. f. P. 43.

— 3. Zur Theorie der Halluzinationen. A. f. P. 44.

v. GRAEFE, Ophthalmologische Mitteilungen nach Vorträgen in der Berliner medizinischen Gesellschaft. Berl. klin. Woch. 1867, Nr. 31.

GRASHEY, Über Halluzinationen. Münch. med. Woch. 1893, Nr. 8 und 9.

GUINON und SOPHIE WOLTKE, De l'influence des excitations des Organes des sens sur les hallucinations de la phase passionnelle de l'attaque hystérique. Arch. de neur. 1891.

HACK TUKE, Hallucinations and the subjective sensations of the sane. Brain 1889, January.

HADLICH, Vortrag und Diskussion über Sinnestäuschungen. A. f. P. 4, 255, 256, 261.

HAGEN, 1. Die Sinnestäuschungen in bezug auf Psychologie, Heilkunde und Rechtspflege. Leipzig 1837.

— 2. Zur Theorie der Halluzinationen. A. Z. 25, 1.

HALBEY, Über das Symptom des Gedankensichtbarwerdens. A. Z. 1908, S. 307.

Henschen, Klinische und anatomische Beiträge zur Pathologie des Gehirns. Upsala 1890–1894.

Hibbert, Andeutungen zur Theorie der Geistererscheinungen. A. d. engl. Weimar 1825.

Hecker, Über Visionen. Berlin 1848.

Henle, Caspers Wochenschrift 28, 1838.

Heveroch, Zur Theorie der Halluzinationen. A. f. P. 47, 774.

Higier, Über unilaterale Halluzinationen. Wiener Klinik 1894, S. 139.

Hilbert, Die sogenannten phantastischen Gesichtserscheinungen. Knapp-Schweigers Arch. f. Augenheilkunde 26, 192. 1893.

Hoche, Doppelseitige Hemianopsia inferior und andere sensorisch-sensible Störungen bei einer funktionellen Psychose. A. f. P. 23, 70.

Hoepffner, Ein Fall phantastischer Erlebnisse im Verlauf einer chronischen Lungentuberkulose. Zeitschr. f. d. gesamte Neur. u. Psych. 4, 678.

Hoppe, 1. Beschreibung und Erklärung der vor dem Einschlafen entstehenden Halluzinationen des Gesichts. Jahrb. f. Psych. 6, 81 ff.

— 2. Der entoptische Inhalt des Auges und das entoptische Sehfeld beim halluzinatorischen Sehen. A. Z. 43, 438.

— 3. Einiges über die Theorie der Halluzinationen. A. Z. 44, 318.

— 4. Die Personenverwechslung mit Beziehung auf die Seelenblindheit. A. Z. 44, 626.

— 5. Erklärung der Sinnestäuschungen bei Gesunden und bei Kranken. 4. Aufl. 1888.

Hudovernig, Fall von peripher entstandener Sinnestäuschung. C. f. N. 24, 255.

Janet, Les obsessions et la Psychasthénie. Paris 1903. 1, 85.

Jaspers, Zur Analyse der Trugwahrnehmungen (Leibhaftigkeit und Realitätsurteil). Zeitschr. f. d. ges. Neur. u. Psych. 6, 460.

| Jendrassik, Über die Entstehung der Halluzinationen und des Wahnes. N. C. 24, 1089. *310*

Jolly, 1. Beiträge zur Theorie der Halluzinationen. A. f. P. 4, 495.

— 2. Über subjektive Gesichtserscheinungen infolge von Verbrennung der Augen. A. Z. 40, 684.

Juliusburger, Zur Lehre vom Gedankenlautwerden. A. Z. 55, 29.

Kahlbaum, Die Sinnesdelirien. A. Z. 23.

Kandinsky, 1. Zur Lehre von den Halluzinationen. A. f. P. 11, 453.

— 2. Kritische und klinische Betrachtungen im Gebiete der Sinnestäuschungen. Vorläufige Mitteilung. C. f. N. 1884, S. 481

— 3. Kritische und klinische Betrachtungen im Gebiete der Sinnestäuschungen. Berlin 1885.

Kaplan, Illusionen im Muskelgefühl der Augenmuskeln usw. A. Z. 54, 1090.

Kelp, Gesichts- und Gehörshalluzination als seltene Form. A. Z. 39, 834.

Kieser, Melancholia daemonomaniaca occulta in einem Selbstbekenntnis des Kranken geschildert. A. Z. 10, 423.

Klieneberger, Über isolierte Gehörstäuschungen. A. Z. 66, 914.

Kleist, Fragestellungen der allgemeinen Psychopathologie, mit Diskussionsbemerkungen. C. f. N. 28, 914. 1905.

Klinke, 1. Über das Symptom des Gedankenlautwerdens. A. f. P. 26, 147.

— 2. Ein Fall von Sinnestäuschungen und Zwangsvorstellungen. Jahrb. f. Psych. 9.

Köppe, Gehörsstörungen und Psychose. A. Z. 24, 10.

Köppen, Über Gedankenlautwerden. A. f. P. 30, 971.

Kraepelin, Über Trugwahrnehmungen. Vierteljahrsschrift f. wiss. Phil. 5.

Krafft-Ebing, Die Sinnesdelirien. Diss. Erlangen 1864.

Kramer, Zur Genese der Halluzinationen. Prag. med. Woch. 20, 16.

Krause, Über eine bisher wenig beobachtete Form von Gesichtstäuschungen bei Geisteskranke A. f. P. 29, 830.

Krause, Über das Lautwerden der eigenen Gedanken. Char. Ann. 28.

Kreibig, Über den Begriff der Sinnestäuschung. Zeitschr. f. Phil. 120, 197.

Külpe, Über die Objektivierung und Subjektivierung von Sinneseindrücken. Phil. Stud. vo Wundt. 19, 501.

Kutzinski, Ein Fall von Zwangshalluzinationen. A. Z. 66, 215.

Lachmund, Über vereinzelt auftauchende Halluzinationen bei Epileptikern. M. f. P. 15, 434.

Lamy, Hémianopsie avec hallucinations dans la partie abolie du champ de la vision. Revue neu rol. 1895, No. 5.

Lazarus, Zur Lehre von den Sinnestäuschungen. Berlin 1867. (Aus Zeitschr. f. Völkerpsych.) Ref in A. Z. 25, 250.

Leroy, Les hallucinations lilliputiennes. Ann. méd. psych. 67, 278. 1909.

Lemaitre, Hallucinations autoscopiques et automatismes divers chez des écoliers. Arch. de Psych de la Suisse romande. 1, 1902.

Leubuscher, Über die Entstehung der Sinnestäuschung. Ein Beitrag zur Anthropologie. Berlin 1852.

Liepmann, Über die Delirien der Alkoholisten usw. A. f. P. 27, 172.

Lipps, Vom Fühlen, Wollen und Denken. 2. Aufl. 1907, S. 102 ff.

Löwenfeld, Über die psychischen Zwangserscheinungen. Wiesbaden 1904.

Lugaro, Sulle pseudo-allucinazioni. Riv. di patol. nerv. e ment. 1903.

Luys, Leçons sur les hallucinations et les illusions. Gaz. des hôp. 1880. Ref. in A. Z. 38, 444.

Mabille, Cas de guérison d'hallucinations unilatérales d'ouie de cause externe. Ann. méd. psych. 1883, S. 412.

Magnan, Des hallucinations bilatérales à caractère différent suivant le côté affecté. Arch. de neurol. 1883, No. 2/18.

Margulies, Über graphisch-kinästhetische Halluzinationen. N. C. 25, 651.

Maury, Le sommeil et les rêves. Paris 1861.

Mayer, A., Die Sinnestäuschungen, Halluzinationen und Illusionen. Wien 1869.

Meyer, Ludwig, Über den Charakter der Halluzinationen bei Geisteskranken. Centr. f. die med. Wissensch. 1865, Nr. 43.

Mendel, Der gegenwärtige Stand der Lehre von den Halluzinationen. Berl. klin. Woch. 1890, Nr. 26.

311 | Meyer, H., Untersuchungen über die Physiologie der Nervenfaser. Tübingen 1843, S. 239, 241, 310, 315.

Meyer, Isidor, Über einseitige Halluzinationen. Diss. Berlin 1896.

Michéa, Du Délire des sensations, Ouvrage couronné par l'acad. roy. de méd. Paris 1846.

Moos, Über das subjektive Hören wirklicher musikalischer Töne. Virchows Archiv 9, 1867.

Moravcsik, Künstlich hervorgerufene Halluzinationen. C. f. N. 29, 209.

Moreau, Des hallucinations chez les enfants. L'encéph. 1888, No. 2.

Mönkemöller, Deckung eines Erinnerungsdefektes durch Halluzination. Vierteljahrsschr. f. gerichtl. Med. 1902.

Müller, Johannes, Über die phantastischen Gesichtserscheinungen. Koblenz 1826.

Nägeli, Über selbstbeobachtete Gesichtserscheinungen. Sitzungsber. der k. bayr. Akad. d. Wiss. zu München 1868. 1, 503.

NAUDASCHER, Trois cas d'hallucinations spéculaires. Ann. méd. psych. 68, 284. 1910.
NEUMANN, Lehrbuch der Psychiatrie. 1859.
NICOLAI in der Berliner Monatsschr. 1799. Auch in Nicolai, Phil. Abhandl. 1, 58 ff.
OBERSTEINER, Die Sinnestäuschungen in Dittrichs Handbuch der ärztl. Sachverständigentätigkeit 9, 2. 1910.
PARANT, Note sur la pathogénie des hallucinations à propos d'un cas d'hallucinations volontaires psychosensorielles chez une aliénée. Ann. méd. psych. 1882, S. 372.
PARISH, Über Trugwahrnehmung. Leipzig 1894.
PETERSON, Homonymous hemiopic hallucinations. New York med. journ. 1890, Aug. Ref. N. C. 10, 155.
PFERSDORFF, 1. Über intestinale Wahnideen im manisch-depressiven Irresein. C. f. N. 1904, S. 161 ff.
— 2. Der Wahn der körperlichen Beeinflussung. M. f. P. 17, 157.
PICK, 1. Über Halluzinationen bei zentralen Defekten der Sinneswerkzeuge. Prag. med. Woch. 1883, Nr. 44.
— 2. Beitrag zur Lehre von den Halluzinationen. Jahrb. f. Psych. 2, 44.
— 3. Beiträge zur Lehre von den Halluzinationen. N. C. 11, 329.
— 4. Über die Beziehung zwischen Zwangsvorstellungen und Halluzinationen. Prag. med. Woch. 20, 450. 1895.
— 5. Mitteilungen aus den Grenzgebieten der Psychiatrie und Neurologie. Wien. klin. Woch. 1905. I. Weiterer Beitrag zur Lehre von der Mikrographie. IV. Über Halluzinationen in pathologisch veränderten sensorischen Mechanismen.
— 6. Bemerkungen über das Realitätsurteil von den Halluzinationen. N. C. 28, 66.
PICKOTT, Psychomotor hallucinations and double personality in a case of paranoia. The journ. of nerv. et ment. diseases 1903. May.
PINGEL, Ein Symptomenkomplex von zwei Formen der Erinnerungsfälschungen und von Gedankenlautwerden. Diss. Königsberg 1908.
POHL, Der halluzinatorische Prozeß. Jahrb. f. Psych. 3. 1881.
PROBST, Über das Gedankenlautwerden und über Halluzinationen ohne Wahnideen. M. f. P. 13, 401.
PROSKAUER, Über musikalische Trugwahrnehmungen. Diss. Freiburg 1907.
RANSCHBURG, Über die Wirkung gleichzeitiger homogener und heterogener Reize mit Bezug auf die Entstehung der Illusionen. C. f. N. 1903, S. 344.
RAVENNA e MONTAGNINI, Contributo alio studio della illusione igrica. Riv. di patol. nerv. e ment. 1902. Ref. N. C. 22, 223.
REDLICH und KAUFMANN, Über Ohrenuntersuchungen bei Gehörshalluzinationen. Wien. klin. Woch. 1896, S. 35.
REGIS, Traumartige Halluzinationen bei Degenerierten. N. C. 14, 185.
REICHARDT, Zur Symptomatologie des Delirium tremens. N. C. 24, 551.
ROBERTSON, Unilateral hallucinations. The journ. of mental science 1902.
ROSE, Über die Halluzinationen im Santonrausch. Virchows Archiv 28, 1863.
SALOMON, Über Doppeldenken. Diss. Breslau 1885.
SANDER, 1. Ein Fall von Delirium potatorum als kasuistischer Beitrag zur Lehre von den Sinnestäuschungen. Psychiatr. Centralbl. 7, 14, 106, 126. 1877.
— 2. Zwei Fälle von Delirium potatorum. A. f. P. 1, 490 ff.

312 | Sander, 3. Epileptische Anfälle mit subjektiven Geruchsempfindungen bei Zerstörung des linken Tractus olfactorius durch einen Tumor. A. f. P. 4, 234.
– 4. Sinnestäuschungen. Eulenburgs Realenzyklopädie d. ges. Heilk. 18, 325. 1889.
Sanjuau, Sur les hallucinations symboliques dans les psychoses et dans les rêves des sourds-muets. Arch. d. Neurol. 1897, No. 15.
Sante de Sanctis e Maria Montessori, Sulle cosidette allucinazione antagonistiche. Policlinico 1892.
Schirmer, Subjektive Lichterscheinungen bei totalem Verluste des Sehvermögens durch Zerstörung der Rinde beider Hinterhauptslappen. Diss. Marburg 1895.
Schmidt-Rimpler, Delirien nach Verschluß der Augen und im Dunkelzimmer. A. f. P. 9, 233.
Schüle, Die Dysphrenia neuralgica. Karlsruhe 1867.
de Schweinitz, A case of homonymous hemiopic hallucinations with lesion of right optic tract. New York medic. Journ. 1891.
Seashore, Measurements of illusions and hallucinations in normal life. Studies from the Yale laboratory. 1895.
Segal, Über den Charakter der Halluzinationen bei hysteroepileptischen Anfällen in Abhängigkeit von der Reizung der Sinnesorgane. Ref. von Michel in Jahresber. f. Augenheilkunde 1890, S. 436.
Séglas, 1. De l'obsession hallucinatoire et de l'hallucination obsédante. Ann. méd. psych. 1892.
— 2. Les hallucinations et le dédoublement de la personnalité dans la folie systématique. nn. méd. psych. 1894. 20, 5.
— 3. Sur les phénomènes dits hallucinations psychiques. Arch. de neurol. 1900.
— 4. Les hallucinations unilatérales. Ann. méd. psych. 1902. 15, 353; 16, 208, 374.
— 5. Des hallucinations antagonistes unilatérales et alternantes. Ann. méd. psych. 18, 11. 1903.
Seppilli, Contributo allo studio delle allucinazioni unilaterali. Riv. sper. di fren. 16, 82. 1890. Ref. in N. C. 9, 663.
Sérieux, Sur un cas d'hallucinations motrices verbales chez une paralytique générale. Bull. de la soc. de méd. ment, de Belgique. 1894. Juni. Ref. N. C. 14, 380.
Silberer, Bericht über eine Methode, gewisse symbolische Halluzinationserscheinungen hervorzurufen und zu beobachten. Jahrb. f. Psychoanalyse 1, 513 ff. 1909.
Skliar, Beiträge zur Lehre von den Zwangshalluzinationen. A. Z. 67, 867.
Skoczinsky, Beitrag zur Kenntnis der Sprachbewegungshalluzinationen und ihrer Beziehung zum Gedankenlautwerden. Char. Ann. 27.
Solbrig, Die Beziehungen des Muskelsinns zur psychischen Erkrankung. A. Z. 28, 369.
Souchon, Über einseitige Halluzinationen. Diss. Berlin 1890.
Störring, Vorlesungen über Psychopathologie. Leipzig 1890, S. 30–109.
Stransky, Schwerhörigkeit mit Pseudohalluzinationen (Gedankenecho). Wien. klin. Woch. 24, 187.
Tamburini, 1. Sulle genesi delle allucinazioni. Riv. sper. di fren. Rev. in A. Z. 38, 43.
— 2. Über motorische Halluzinationen. Arch. ital. etc. Ref. in A. Z. 48, 229.
Tanzi, Una teoria dell'allucinazione. Riv. di pat. nerv. e ment. 1901. Ref. in N. C. 21, 682.
Thomsen, Zur Klinik und Ätiologie der Zwangserscheinungen, über Zwangshalluzinationen usw. A. f. P. 44.
Tigges, Zur Theorie der Halluzinationen. A. Z. 48, 309.
Todt, Zur Lehre von den Halluzinationen. Klin. f. psych. u. nerv. Krankh. von Sommer 4, 212.

Traugott, Beitrag zur Kasuistik der isolierten Gesichtshalluzinationen. Berl. klin. Woch. 1896, Nr. 28.
Trenel, Hallucinations obsédantes et obsessions hallucinatoires. Ann. méd. psych. 57 (10, 460). 1909.
Truelle et Bonhomme, État obsédant à forme hallucinatoire. Bull. dc la soc. clin. de med. ment. 3, 92. 1910. Ref. Z. f. d. ges. Neurol. u. Psych. 1, 547.
Uhthoff, Beiträge zu den Gesichtstäuschungen (Halluzinationen, Illusionen usw.) bei Erkrankungen des Sehorgans. M. f. P. 5, 241, 370.
Urbantschitsch, Über subjektive optische Anschauungsbilder. Wien 1907.
Vallet et Fasson, Hallucinations dialoguées conscientes. Revue de psychiatr. et de psychol. exp. 13, 16–20. 1909.
Vaschide, Les hallucinations télépathiques. Paris 1908.
| Vaschide et Vurpas, Les données anatomiques et expérimentales sur la structure des hallucina- *313*
tions. Journ. de neur. 1902. Ref. in C. f. N. 1904, S. 70.
Vergely, Hallucinations diurnes chez les enfants. Rev. mens. des malad. de l'enfance. 20. Ref. in N. C. 21, 831.
Vold, Über Halluzinationen, vorzüglich Gesichtshalluzinationen auf der Grundlage von cutanmotorischen Zuständen und derjenigen von vergangenen Gesichtseindrücken. A. Z. 57, 834.
Wernich, Beitrag zu den Parästhesien des Geschmacks. A. f. P. 2, 174.
Wilbrand und Saenger, Über Sehstörungen bei funktionellen Nervenleiden. Leipzig 1892, S. 64.

| Die phänomenologische Forschungsrichtung in der Psychopathologie[803] 314

Es ist üblich, bei der Untersuchung Geisteskranker zwischen objektiven und subjektiven Symptomen zu unterscheiden. *Objektive* Symptome sind alle in die *sinnlich wahrnehmbare* Erscheinung tretenden Vorgänge: Reflexe, registrierbare Bewegungen, das photographierbare Gesicht, motorische Erregungen, sprachliche Äußerungen, schriftliche Produkte, Handlungen, Lebensführung usw., ferner gehören zu den objektiven Symptomen alle *meßbaren Leistungen,* wie Arbeitsfähigkeit, Übungsfähigkeit, Gedächtnisleistungen usw. Schließlich pflegt man auch noch zu den objektiven Symptomen zu rechnen die Wahnideen, die Erinnerungsfälschungen u. dgl., mit einem Worte die *rationalen Inhalte* sprachlicher Produkte, die wir zwar nicht sinnlich wahrnehmen, sondern nur verstehen können, die wir aber ohne Zuhilfenahme irgendeines inneren Hineinversetzens in Seelisches einfach durch *Denken,* d.h. rational, verstehen.

Während alle objektiven Symptome jedermann, der die Fähigkeit zu sinnlicher Wahrnehmung und zu logischem Denken hat, unmittelbar demonstriert und in ihrem wirklichen Vorhandensein überzeugend dargestellt werden können, sind die *subjektiven* Symptome, wenn sie erfaßt werden wollen, auf etwas angewiesen, das man im Gegensatz zu sinnlichem Wahrnehmen und logischem Denken eben subjektiv zu nennen pflegt: sie können nicht mit Sinnesorganen gesehen, sondern nur durch Hineinversetzen in die Seele des anderen, durch Einfühlen erfaßt werden, sie können nur durch Mit*erleben,* nicht durch *Denken* zur inneren Anschauung gebracht werden. Subjektive Symptome sind alle Gemütsbewegungen und inneren Vorgänge, die wir in der sinnlichen Erscheinung, die auf diese Weise zum »*Ausdruck*« wird, *unmittelbar* zu *erfassen* meinen, wie die Angst, die Trauer, die Lustigkeit. Subjektive Symptome sind ferner alle die seelischen Erlebnisse und Phänomene, die die Kranken uns *schildern* und die durch ihr *Urteil* und ihre Darstellung hindurch uns erst *mittelbar* zugänglich werden. Schließlich sind subjektive Symptome die seelischen Vorgänge, die aus Bruchstücken der beiden vorhergehenden Daten, aus Handlungen, Lebensführung usw. *gedeutet,* erschlossen werden.

Mit der Unterscheidung der objektiven und subjektiven Symptome pflegt sich durchweg sehr entschieden ein *Wertgegensatz* zu verbinden. Objektive Symptome sind die allein sicheren, mit ihnen allein läßt sich wissenschaftlich etwas anfangen, während subjektive Symptome zwar noch vielfach zur vorläufigen Orientierung nicht gut zu entbehren sein sollen, aber für eminent unsicher in ihrer Feststellung und für

unfruchtbar in bezug auf weitere wissenschaftliche Untersuchungen gehalten werden. Es besteht das Verlangen, auf den objektiven Symptomen allein die Lehre von den Gei-
315 steskrankheiten auf|zubauen, und das Ideal, alle subjektiven Symptome völlig zu eliminieren. Es ist das eine Anschauung, die ebenso in der Psychologie wie in der Psychiatrie ihre mehr oder weniger konsequenten Vertreter findet. Eine *objektive Psychologie* stellt sich einer *subjektiven Psychologie* gegenüber. Die erste will nur mit objektiven Daten arbeiten und führt in ihrer Konsequenz zu einer *Psychologie ohne Seelisches*,[804] die letztere, welche den andersartigen Wert der ersteren übrigens nie zu verkennen pflegt, hält auf Selbstbeobachtung, subjektive Zergliederung, auf Feststellung der Daseinsweisen des Seelischen, der Eigenart der Phänomene, und gibt solchen Untersuchungen auch dann Wert, wenn sie ohne alle objektiven Anhaltspunkte gemacht werden. Beispiele der objektiven Psychologie sind breite Kapitel aus der Lehre von der Sinneswahrnehmung, Gedächtnismessungen und die Untersuchung der Arbeitskurve mit ihren Komponenten. Wir nehmen die letztere als Beispiel, um uns daran bewußt zu machen, daß diese Untersuchungen planmäßig zu einer Eliminierung des Seelischen führen. Nicht Ermüdungs*gefühle* (Müdigkeit), sondern *objektive* Ermüdung wird untersucht. Alle Begriffe wie Ermüdbarkeit, Erholbarkeit, Übungsfähigkeit, Übungsfestigkeit, Pausenwirkung usw. beziehen sich auf objektiv meßbare Leistungen, wobei es ganz gleichgültig ist, ob es sich um eine Maschine resp. einen seelenlosen lebenden Organismus oder um einen beseelten Menschen handelt. Allerdings pflegen solche objektiven Untersuchungen dann sekundär – natürlich mit vollem Recht – subjektive seelische Phänomene zur Deutung oder zum Vergleich mit den objektiven Leistungen heranzuziehen. Dann wird die subjektive Psychologie benutzt, von der in diesem Aufsatz die Rede sein soll. Nun ist es kein Zweifel, daß die objektive Psychologie handgreiflichere, sicherere, für jedermann leichter faßliche Resultate ergibt als die subjektive. Doch ist der Unterschied in bezug auf die *Höhe* der Sicherheit nur ein gradweiser, in bezug auf die *Art* der Sicherheit allerdings ein prinzipiell verschiedener. Denn die subjektive Psychologie führt *immer zur letzten Erfüllung der Begriffe und Meinungen in der inneren Vergegenwärtigung und Anschauung des Seelischen,* während jene objektive Psychologie ihre letzten Erfüllungen in den von niemand bestrittenen sinnlichen Wahrnehmungen, in Zahlen, Kurven oder rationalen Inhalten hat.

Was will nun die vielgeschmähte *subjektive Psychologie?* Während die objektive durch möglichste Ausschaltung des Seelischen fast oder ganz zur Physiologie wird, will sie gerade das Seelenleben selbst zum Gegenstand behalten. Sie fragt sich – ganz allgemein gesagt – wovon ist das *seelische Erleben* abhängig, was für Folgen hat es, was für Zusammenhänge sind in ihm zu erfassen. Antworten auf solche Fragen sind ihre eigentlichen Erkenntnisziele. Bei jeder besonderen Frage aber sieht sie sich vor die Notwendigkeit gestellt, sich klar zu sein und anderen klar zu machen, welches *bestimmte* seelische Erleben sie gerade meint. Denn sie sieht sich einer unübersehbaren Mannigfaltigkeit seelischer Phänomene gegenüber, die sie nicht überhaupt, sondern aus denen sie einzelnes untersuchen kann. Bevor sie also an ihre eigentliche Arbeit geht, muß sie sich vergegenwärtigen und klären, welche seelischen Phänomene sie meint, mit welchen diese nicht verwechselt werden dürfen, mit welchen sie Ähnlichkeit haben usw. Indem diese Vorarbeit der Vergegenwärtigung, des klärenden Abgrenzens und der übersichtlichen Ordnung der | seelischen Phänomene *selbständig* betrieben 316 wird, entsteht die *Phänomenologie*. Daß diese Vorarbeit vorübergehend zum Selbstzweck gemacht wird, beruht darauf, daß sie schwierig und umfassend ist. Solange man diese selbständige, planmäßige Untersuchung nicht in Angriff nahm, blieb die phänomenologische Vorarbeit immer auf unter sich unzusammenhängende, einfallsmäßige, ad hoc zurechtgemachte Erwägungen beschränkt, in denen zwar manche gute Ansätze zu entdecken sind, bei denen aber die Forschung nicht stehen bleiben durfte.

Innerhalb der psychologischen Forschung hat E. HUSSERL[805] den entscheidenden Schritt zur planmäßigen Phänomenologie getan, nachdem ihm durch BRENTANO[806] und seine Schule und TH. LIPPS vorgearbeitet war.[807] Für die Psychopathologie gibt es eine Reihe von Ansätzen zu einer Phänomenologie[i],[808] aber zu einer allgemeiner anerkannten Forschungsrichtung, die planmäßige Vorarbeit für die Aufgaben der eigentlichen Psychopathologie leistet, ist sie noch nicht geworden. Da hier wirklich viele fruchtbare Aufgaben liegen, an denen jedermann mitarbeiten kann, erscheint uns eine programmatische Darlegung des Ziels und der Methode angebracht.

Im *täglichen Leben* denkt niemand an isolierte seelische Phänomene seiner selbst oder anderer. Wir sind innerlich immer auf das gerichtet, *um dessenwillen* wir erleben, nicht auf unsere seelischen Vorgänge *beim* Erleben. Wir verstehen die anderen nicht durch Betrachtung und Analyse des Seelenlebens, sondern indem wir mit ihnen im Zusammenhang der Ereignisse, Schicksale und Handlungen leben. Und wenn wir wirklich einmal die seelischen Erlebnisse selbst betrachten, so pflegen wir das dann immer nur im *Zusammenhang* der von uns verstandenen Anlässe und der von uns verstandenen Folgen zu tun, oder wir pflegen in charakterologischen Kategorien Persönlichkeiten zu klassifizieren. Wir haben nie Anlaß, seelische Phänomene isoliert, eine Wahrnehmung für sich, ein Gefühl zu betrachten und in seiner Erscheinung, Daseinsweise, Gegebenheit zu beschreiben. *Ebenso* kann sich der Psychiater gegenüber einem Kranken verhalten. Er kann miterleben, soweit solches eben immer, ohne daß ein Nachdenken erforderlich ist, eintritt, er kann darin ein durchaus persönliches, unformulierbares und unmitteilbares Verstehen gewinnen, das aber auch für ihn selbst rei-

i Das Buch KANDINSKYS, Kritische und klinische Betrachtungen im Gebiete der Sinnestäuschungen, Berlin 1885, ist fast ganz phänomenologisch, abgesehen von den ohne Schaden für das Buch zu vernachlässigenden theoretischen Bemerkungen. OESTERREICH, Die Phänomenologie des Ich in ihren Grundproblemen, Leipzig 1910, und HACKER, Systematische Traumbeobachtungen, Archiv f. Psych. 21, 1, 1911, treiben planmäßig Phänomenologie solcher Erscheinungen, die der Psychopathologie besonders wichtig sind. In zwei Arbeiten (Zur Analyse der Trugwahrnehmungen, s. S. 229, und: Die Trugwahrnehmungen, s. S. 297) habe ich mich in derselben Richtung bemüht.

nes Erleben bleibt, nicht bewußte Kenntnis wird. Er gewinnt wohl Übung im Verstehen aber keine Sammlung bewußter Erfahrungen, die er klarer als in vagen Eindrücken und »Gefühlen« vergleichen kann, die er ordnet, festlegt, zur Prüfung hergibt.

Diese Einstellung im bloß miterlebenden Verstehen, die für die einzelne Persönlichkeit ungeheuer befriedigend, ja je nach Veranlagung letzter Zweck des ganzen Berufs sein kann, ist nun allerdings in besonderem Sinne subjektiv. Und wenn aus solchem Gesamtverstehen heraus ohne weitere Zurückführung, *ohne feste regelmäßige*
317 *Begriffe* dann *einzelne Behauptungen* aufgestellt oder | Formulierungen gegeben werden, so muß solchen allerdings im tadelnden Sinne die Benennung des *»nur« Subjektiven* gegeben werden. Denn sie sind nicht diskutierbar und nicht nachprüfbar. Können wir daher dieses Verstehen zwar wegen der darin sich zeigenden menschlich wertvollen Begabungen sehr hoch schätzen, so können wir es doch niemals Wissenschaft nennen, weder das in sublimierter Form vor sich gehende Verstehen, wie es unter Menschen kultivierter Kreise seit Jahrhunderten geübt wird, noch das begriffslose Versenken des mitfühlenden Psychiaters.

Wenn demgegenüber sich noch eine *psychologische Wissenschaft* entwickeln will, so muß sie sich von vornherein klar sein, daß sie sich zwar als Ideal das völlig bewußt gewordene, in festen Formen darstellbare Verstehen des Seelischen aufstellt, das unbewußt, vage, nur persönlich und subjektiv jene eben geschilderte Einstellung bei dazu begabten Menschen erreicht; sie muß sich klar sein, daß sie aber diesem Ideal nicht entfernt entsprechen kann, sondern in Anfängen befangen ist, die ihr wohl Aussichten eröffnen, für die aber ein solches Ideal in der Unendlichkeit liegt. Daher kommt es, daß viele ihr persönliches Verstehen zu eigener Befriedigung allein üben, und vom Standpunkt ihres wenn auch vagen, doch umfassenden Eindringens über die Versuche bewußter psychologischer Festlegung von Begriffen als harmlose Flachheiten und Trivialitäten lächeln[i]. Daß es sich nur bei den bewußten psychologischen Festlegungen um Wissen handelt, gibt diesen vom wissenschaftlichen Standpunkt – aber auch nur von diesem – den alleinigen Wert.

Diese Einstellung nun, die nicht beim verstehenden *Erleben* bleiben, sondern zu einem mitteilbaren, nachprüfbaren, diskutierbaren *Wissen* kommen will, sieht vor sich eine Unendlichkeit höchst mannigfaltiger seelischer Phänomene, in denen noch durchaus unklare Zusammenhänge walten, die ihre noch zu findenden Abhängigkeiten und Folgen haben. Der erste Schritt zum wissenschaftlichen Erfassen – das muß doch zweifellos sein – ist hier ein Aussondern, Begrenzen, Unterscheiden und Beschreiben *bestimmter* seelischer Phänomene, die dadurch *klar vergegenwärtigt* und mit einem

i Daß sich Psychologen Trivialitäten massenhaft haben zuschulden kommen lassen, ist nicht zu leugnen. Ebensowenig ist zu leugnen, daß an Stelle einer auf planmäßiger Phänomenologie gegründeten Wissenschaft sich manchmal eine Pseudopsychologie etabliert; der Inhalt jenes persönlichen und, vom Standpunkt der Mitteilbarkeit aus gesehen, vagen Verstehens wird einfach statt in vernünftigem Deutsch in *ebensowenig präzisen*, aber gelehrten Ausdrücken dargestellt.

bestimmten Ausdruck regelmäßig benannt werden. Vergegenwärtigung dessen, was im Kranken wirklich vorgeht, was er eigentlich erlebt, wie ihm etwas im Bewußtsein gegeben ist, wie ihm zumute ist usw. ist der Anfang, bei dem zunächst von Zusammenhängen, vom Erleben als Ganzem, erst recht von Hinzugedachtem, zugrunde liegend Gedachtem, theoretischen Vorstellungen ganz abzusehen ist. Nur das wirklich im Bewußtsein Vorhandene soll vergegenwärtigt werden, alles nicht wirklich im Bewußtsein Gegebene ist nicht vorhanden. Wir müssen alle überkommenen Theorien, psychologische Konstruktionen oder materialistische Mythologien von Hirnvorgängen beiseite lassen, wir müssen uns rein dem zuwenden, was wir in seinem wirklichen Dasein verstehen, erfassen, unterscheiden und beschreiben können. Dies ist eine, wie die Erfahrung lehrt, sehr | schwierige Aufgabe. Diese eigentümliche phänomenologi- *318*
sche Vorurteilslosigkeit ist nicht ursprünglicher Besitz, sondern mühsamer Erwerb nach langer kritischer Arbeit und oft vergeblichen Bemühungen in Konstruktionen und Mythologien. Wie wir als Kinder die Dinge zuerst zeichnen, nicht so wie wir sie sehen, sondern so wie wir sie denken, ebenso gehen wir als Psychologen und Psychopathologen durch eine Stufe, in der wir uns das Psychische irgendwie *denken,* zur vorurteilslosen unmittelbaren Erfassung des Psychischen so wie es *ist.* Und es ist eine immer neue Mühe und ein immer von neuem durch Überwindung der Vorurteile zu erwerbendes Gut: diese phänomenologische Einstellung.

Wie machen wir es nun, wenn wir seelische Phänomene isolieren, charakterisieren und begrifflich festlegen? Wir können seelische Phänomene nicht abbilden, nicht durch irgend etwas sinnlich Wahrnehmbares vor Augen stellen. Wir können uns selbst und andere nur von allen Seiten hinleiten, dieses Bestimmte sich zu vergegenwärtigen. Die Genese, die Bedingungen und Konstellationen, unter denen dieses Phänomen auftritt, die Zusammenhänge, in denen es da zu sein pflegt, die gegenständlichen Inhalte, die es vielleicht hat, ferner anschauliche Vergleiche und Symbolisierungen, eine Art suggestiver, von Künstlern am eindringlichsten erreichter Hinlenkung, Aufzeigung von schon vorher bekannten Phänomenen, die als Elemente des Gegenwärtigen eine Rolle spielen usw., müssen von außen her zu dem eigentlich gemeinten seelischen Phänomen leiten. Es ist *ein durch alle diese Hinleitungen verstärkter Appell* an den anderen und, bei späterer Benutzung unserer Feststellungen, an uns selbst, sich die gemeinten Phänomene zu vergegenwärtigen. Je zahlreicher und spezieller die Hinleitungen sind, desto sicherer muß es ein bestimmtes, charakteristisches Phänomen sein, das hier gemeint ist. Diese *selbständige* Vergegenwärtigung psychologischer Dinge an der Hand der immer äußerlichen Hinweise ist die Bedingung, unter der allein *überhaupt irgendeine Arbeit* über *Psychologisches* verstanden werden kann.

Wie der Histologe die eigentümlichen morphologischen Elemente zwar eingehend beschreibt, aber doch nur so, daß jeder andere alsdann es leichter hat, sie selbst zu *sehen,* und wie der Histologe bei denen, die ihn wirklich verstehen wollen, dieses Selbstsehen voraussetzen oder herbeiführen muß, so kann auch der Phänomenologe wohl vielerlei

Merkmale, Unterscheidungen, Verwechslungen angeben, um die qualitativ eigentümlichen, psychischen Gegebenheiten zu beschreiben. Aber er muß darauf rechnen, daß die anderen nicht *bloß* mit*denken,* sondern daß sie in Umgang und Unterhaltung mit Kranken und in eigener Vergegenwärtigung mit*sehen. Dieses* Sehen ist kein sinnliches, sondern ein verstehendes. Man muß dieses ganz eigentümliche, unreduzierbare Letzte, dieses sich »zur Gegebenheit bringen«, »verstehen«, »erfassen«, »erschauen«, »sich vergegenwärtigen« üben und begriffen haben, um auch nur einen Schritt in der Phänomenologie vorwärts zu tun. Nur so kann man fruchtbare Kritik sich erwerben, die sich sowohl gegen Konstruktionen, wie gegen das unfruchtbare, ertötende Leugnen jeder Möglichkeit eines Fortschritts wendet. Wer keine Augen hat zu sehen, kann keine Histologie treiben; wer sich sträubt oder unbegabt ist, sich Seelisches zu vergegenwärtigen und lebendig zu schauen, kann keine Phänomenologie begreifen.

319 | Diese letzte, unreduzierbare Qualität seelischer Phänomene, die nur durch jenen Appell unter mannigfachen Hinleitungen von vielen identisch gemeint werden kann, liegt schon bei den einfachsten Sinnesqualitäten, z.B. blau, rot, Farbe, Ton, wie bei Raumanschauung, Gegenstandsbewußtsein, Wahrnehmung, Vorstellung, Gedanke usw. vor. Wir haben sie auf dem Gebiet der Psychopathologie z.B. bei den Pseudohalluzinationen, dem déjà vu, der Entfremdung der Wahrnehmungswelt, dem Erleben der eigenen Verdoppelung, der Depersonalisation usw., wobei allerdings alle diese Namen nur eine Gruppe unter sich noch wieder nach Nuancen verschiedener seelischer Phänomene benennen.

Für die *Vergegenwärtigung* all dieser phänomenologisch letzten Qualitäten haben wir schon mehrfach Ausdrücke wie *sehen, schauen, einfühlen, verstehen* u. dgl. gebraucht. Mit all diesen Ausdrücken ist dasselbe *letzte,* unsere Begriffe erst erfüllende *Erlebnis* verstanden, das auf dem psychologischen Gebiete dasselbe ist, wie auf naturwissenschaftlichem die sinnliche Wahrnehmung. Wie diese sinnliche Wahrnehmung durch Demonstration eines Objekts wachgerufen wird, so jene verstehende, einfühlende Vergegenwärtigung durch die genannten Hinleitungen, das unmittelbare Erfassen der Ausdrucksphänomene, das Versenken in Selbstschilderungen. Aus dieser Ausdrucksweise ergibt sich schon, daß Einfühlung und Verstehen noch nicht ein einfaches letztes Phänomen sind, sondern wohl noch eine Reihe zu unterscheidender Tatbestände in sich enthalten. Wie die Wahrnehmung gibt diese Einfühlung zunächst selbst der Phänomenologie, deren Grundlage sie ist, eine Aufgabe, dann der genetischen Untersuchung[i].[809] Beide interessieren uns an dieser Stelle nicht. Wir haben hier nur diese Erfüllung unseres Wissens in den einfühlenden und verstehenden Erlebnissen zu konstatieren und die Frage der Sicherheit dieser Art, in der uns Tatsachen zugänglich sind,

i Die gesamte Literatur zur Einfühlung und zum Verstehen ist durch das klärende Referat GEIGERS leicht aufzufinden: Über das Wesen und die Bedeutung der Einfühlung, Bericht über den IV. Kongreß für experim. Psychol. 1910.

aufzuwerfen. Diese Frage ist, wenn man einmal diese Erlebnisse analog den Wahrnehmungserlebnissen als etwas Letztes anerkannt hat, dahin zu beantworten: die technischen Hilfsmittel zur Aufbewahrung einmal gehabter Anschauungen zum späteren Vergleich und manches andere sind auf dem Gebiet der Einfühlungserlebnisse für immer so unvollkommen, daß hier mit viel mehr Schwierigkeiten zu kämpfen ist als auf dem Gebiet sinnlicher Wahrnehmung; Sicherheit wird hier aber in prinzipiell gleicher Weise durch Vergleich, Wiederholung, Nachprüfung der Einfühlungserlebnisse, der Vergegenwärtigungen erreicht, wie durch Vergleich, Wiederholung und Nachprüfung der in sinnlicher Wahrnehmung gefundenen naturwissenschaftlichen Ergebnisse. Unsicherheit herrscht auf beiden Gebieten. Daß sie auf der psychologischen Seite größer ist, ist nicht zu bestreiten. Aber das ist nur ein gradweiser Unterschied.

Ob wir unsere eigenen seelischen Erlebnisse der Vergangenheit oder die anderer Menschen uns vergegenwärtigen, ist ziemlich gleich. Ein bedeutender Unterschied liegt anscheinend nur vor zwischen den bei *planmäßiger experimenteller Selbstbeobachtung an perseverierenden Erlebnissen* gewonnenen | Beobachtungen[i][810] und den bloßen 320
verstehenden Vergegenwärtigungen. Für unsere Untersuchungen psychopathologischer Phänomene kommt wohl fast nur das letztere in Betracht, da Kranke zu Selbstbeobachtungen im ersteren Sinne wohl nur selten und unter besonders günstigen Umständen bei einfachen Störungen (Trugwahrnehmungen bei besonnenem Bewußtsein, Agnosien usw.) gebracht werden können. Diese verstehende Vergegenwärtigung der Phänomene der seelisch Kranken hat aber durch die Begriffe, die durch phänomenologische Untersuchung der ersten Art gewonnen sind, immer bedeutende Förderung zu erwarten.

Die *Mittel* der phänomenologischen Analyse und Festlegung dessen, was Kranke wirklich erleben, sind dreierlei Art: erstens die Versenkung in Gebaren, Benehmen, *Ausdrucksbewegungen;* zweitens die *Exploration* mit ihrer Befragung und der von uns geleiteten Auskunft der Kranken über sich selbst; drittens die schriftlich niedergelegten *Selbstschilderungen,* die selten gut, dann aber immer sehr wertvoll und eventuell benutzbar sind auch ohne persönliche Kenntnis der Verfasser. In allen diesen Fällen treiben wir Phänomenologie, insofern wir auf das Seelische dabei eingestellt sind, und nicht auf die objektiven Erscheinungen, die hier vielmehr nur Durchgangspunkt, nur Mittel, nicht selbst Untersuchungsgegenstand sind. Von ganz besonderem Werte sind aber die guten *Selbstschilderungen*[ii].[811]

---

i Hier sind die Arbeiten der Külpeschen Schule für die Phänomenologie außerordentlich fruchtbar gewesen. Alle diese höchst verwickelten Dinge sollen hier, wo es nur auf die Feststellung der phänomenologischen Forschungsrichtung überhaupt abgesehen ist, nicht detailliert dargelegt werden. Vgl. übrigens zur Selbstbeobachtung ELIAS MÜLLER, Zur Analyse der Gedächtnistätigkeit und des Vorstellungsverlaufs, Leipzig 1911, S. 161–176.

ii Wir können es uns nicht versagen, es ganz besonders hervorzuheben, daß es für die Phänomenologie von größtem Werte ist, wenn solche veröffentlicht werden. Da besonders gebildete und in-

Suchen wir durch diese Mittel dem Seelenleben der Kranken näher zu kommen, so haben wir zunächst ein unübersehbares, dauernd fließendes Chaos immer wechselnder Phänomene vor uns. Unser erstes Ziel muß sein, darin einzelnes zu begrenzen, es von
321 allen Seiten her für uns selbst zu dauerndem | Gebrauch und für andere zu vergegenwärtigen und mit einem konstant mit sich identisch zu brauchenden Namen zu versehen. Die psychopathologischen Phänomene legen eine solche isolierende, von Zusammenhängen abstrahierende, phänomenologische Betrachtung, die nur das Gegebene vergegenwärtigen, nicht genetisch verstehen, die nur sehen, nicht erklären will, sehr nahe. Pathologischerweise treten zahlreiche seelische Phänomene ohne verständliche Bedingungen auf, psychologisch angesehen aus dem Nichts, kausal angesehen durch den Krankheitsvorgang verursacht. Lebhafte Erinnerungen an Dinge, die nie erlebt wurden, Gedanken mit dem Bewußtsein ihrer Richtigkeit, ohne daß dieses Bewußtsein verständlich begründet wäre (Wahnideen), Stimmungen und Affekte, die völlig spontan ohne zugrunde liegende Erlebnisse oder Gedanken auftreten, und vieles andere sind häufige Erscheinungen. Diese sind das Objekt phänomenologischer Untersuchung, die feststellt und vergegenwärtigt, wie sie eigentlich sind. Drei Gruppen von Phänomenen sind auf diese Weise zu gewinnen. Die einen sind von uns allen *im eigenen Erleben gekannt*. Sie sind ebenso beschaffen wie die entsprechenden, normalerweise verständlich bedingten Seelenvorgänge. Nur durch ihre Genese unterscheiden sich die im übrigen völlig gleichen Phänomene der Kranken, z.B. viele Erinnerungsfälschungen. Die zweiten sind von uns als *Steigerungen, Herabsetzungen oder Mischungen selbsterlebter Phänomene* zu erfassen, z.B. die selige Ergriffenheit mancher akuter Psychosen, die Pseudohalluzinationen, die perversen Triebregungen. Wie weit hier unser verstehendes Vergegenwärtigen geht, auch ohne die Grundlage eigener bewußter Erlebnisse ähnlicher Richtung, das ist eine nicht

---

telligente Kranke gute Selbstschilderungen liefern, würden sich Ärzte an Privatanstalten, die solche leichter gewinnen können als Ärzte an öffentlichen Anstalten, die fast nur Kranke aus den tieferen Volksschichten beobachten, das größte Verdienst erwerben, wenn sie der Öffentlichkeit diese Schilderungen zugänglich machten. Es gilt wohl noch vielfach als unzulänglich und minderwertig, einen »Fall« zu veröffentlichen, und es bedarf des Hinweises auf den außerordentlich großen Wert der Selbstschilderungen, damit es mehr als bisher üblich wird, solche zu sammeln und zu verwerten. Ich möchte die Bitte aussprechen, daß Leser dieser Zeilen, die im Besitze guter Selbstschilderungen sind – d.h. solcher, die wirklich erlebte seelische Phänomene anschaulich vor Augen führen –, diese doch veröffentlichen, oder, falls sie sich dazu nicht entschließen mögen, sie mir zur Einsicht und eventuellen Verwertung zu überlassen. Für in dieser Hinsicht interessierte Leser führe ich einige der besten bisher veröffentlichten Selbstschilderungen auf. Es sind nicht viele: SCHREBER, Denkwürdigkeiten eines Nervenkranken, Leipzig 1903. – TH. DE QUINCEY, Bekenntnisse eines Opiumessers, deutsch, Stuttgart 1886. – GERARD DE NERVAL, Aurelia, deutsch, München 1910 (allerdings literarisch geformt). – J. J. DAVID, Halluzinationen, Die neue Rundschau 17, 874. – WOLLNY, Erklärungen der Tollheit von Haslam, Leipzig 1889. – KANDINSKY, Zur Lehre von den Halluzinationen, Archiv f. Psych. 11, 453. – Die Kranken von FOREL, Archiv f. Psych. 34, 960. – KLINKE, Jahrb. f. Psych. 9. – KIESER, Allgem. Zeitschr. f. Psych. 10, 423. – ENGELKEN, ebenda 6, 586. – MEINERT, Alkoholwahnsinnig, Dresden 1907.

endgültig zu beantwortende Frage. Es scheint manchmal, als ginge unser Verstehen weit hinaus über die Möglichkeit auch nur ähnlichen eigenen Erlebens. Die dritte Gruppe von krankhaften Phänomenen wird vor diesen letzteren durch *völlige Unzugänglichkeit für ein verstehendes Vergegenwärtigen* ausgezeichnet. Wir kommen ihnen nur durch Analogien und Bilder näher. Und wir bemerken sie im Einzelfall nicht durch positives Verstehen, sondern durch den Stoß, den der Gang unseres Verstehens durch dieses Unverständliche erfährt. Hierhin mögen z.B. alle die »gemachten« Gedanken, »gemachten« Stimmungen usw. gehören, von denen viele Kranke zweifellos als Erlebnissen berichten, die wir aber immer nur durch diese und ähnliche Ausdrücke und durch eine Reihe von Feststellungen dessen, um was es sich *nicht* handelt, identifizieren. Manche Kranke, die in ihrer Psychose noch ein Bewußtsein vom normalen Seelenleben haben, erkennen selbst die Unmöglichkeit, ihre Erlebnisse in der gewohnten Sprache zu beschreiben. Ein Kranker erklärte, »daß es sich dabei zum Teil um Dinge handelt, die sich in menschlicher Sprache überhaupt nicht ausdrücken lassen ... um einigermaßen verständlich zu werden, werde ich viel in Bildern und Gleichnissen reden müssen, die vielleicht nur annähernd das Richtige treffen; denn die Vergleichung mit bekannten menschlichen Erfahrungstatsachen ist der einzige Weg ... (an anderer Stelle) es kommt die Erwägung hinzu, daß es sich dabei größtenteils um Visionen handelt, deren *Bilder* ich zwar im Kopfe habe, deren Beschreibung in *Worten* aber ungemein schwierig, zum Teil geradezu unmöglich ist.« Manche – nicht viele – der Wortneubildungen Kranker beruhen auf solchen Benennungen ganz eigener Erlebnisse. | Ein Kranker suchte eine Sensation in der 322
Hüfte dadurch näher zu beschreiben, daß er auf die Frage, ob es Zuckungen seien, antwortete: »Nein, das sind nicht Zuckungen, das sind Zoppungen.«

In dieser Richtung der Begrenzung und Benennung einzelner Erlebnisformen hat die Psychiatrie von Anfang an Arbeit geleistet, sie konnte natürlich nie ohne solche phänomenologische Festlegung auch nur einen Schritt gehen. So wurden Wahnideen, Sinnestäuschungen, depressive und expansive Affekte und anderes beschrieben. Alles dieses wird Grundlage weiterer phänomenologischer Feststellungen bleiben. Aber es muß oft gereinigt werden von dem Ballast theoretischer Erwägungen über die körperlichen Grundlagen und über die konstruierten seelischen Zusammenhänge. Von diesen theoretischen Bemühungen sind zahlreiche phänomenologische Ansätze alsbald erstickt worden. Wir werden uns jetzt auch nicht mehr mit ein paar spärlichen Kategorien zufrieden geben, sondern uns voraussetzungslos den Phänomenen hingeben, und wo wir eines sehen, es uns ganz zu vergegenwärtigen suchen, ohne mit unseren psychologischen Kenntnissen schon vermeintlich vorher zu wissen, was es ist. Die geläufige Einteilung der Symptome des Irreseins in Sinnestäuschungen und Wahnideen ist zwar als kurzes Schlagwort brauchbar, aber es steckt eine noch nicht übersehbare Menge ganz verschiedener Phänomene in diesen Bezeichnungen. Einige Beispiele sollen veranschaulichen, was für Phänomene etwa festgelegt werden. a) Kandinsky beschrieb die *Pseudohalluzinationen,* eine gewisse Art pathologischer Vorstellungen.

Sie unterscheiden sich von normalen Vorstellungen durch große sinnliche Bestimmtheit, Deutlichkeit, Detailliertheit, durch Auftreten unabhängig vom Willen und gegen ihn, somit durch das Erlebnis der Passivität und Rezeptivität. Von den Trugwahrnehmungen wie von normalen Wahrnehmungen unterscheiden sie sich aber durch ihr Auftreten nicht im äußeren Raum zugleich mit den Wahrnehmungen, sondern im inneren Raum, in dem wir auch die Vorstellungen vor uns sehen. Diese Pseudohalluzinationen hat man mit theoretischen Bedenken angegriffen. Es handelt sich jedoch ausschließlich um ein phänomenologisches, deskriptives Problem. Man kann die beschriebenen Fälle phänomenologisch anders vergegenwärtigen in einer vielleicht evidenteren Weise. Man kann dazu andere Fälle (Selbstschilderungen, Ergebnisse von Explorationen) heranziehen, aber nur durch solche anschauliche Vergegenwärtigung, nie durch theoretische Erwägungen ist KANDINSKY zu widerlegen. Das Bewußtsein von der Selbständigkeit der phänomenologischen Aufgabe bewahrt hier vor völlig mißverstehenden und daher unfruchtbaren Kritiken. b) Kranke erleben nicht selten ein Phänomen, in dem ihnen in eindringlicher Weise bewußt wird, daß hinter ihnen oder über ihnen jemand ist. Dieser Jemand dreht sich mit ihnen, wenn sie sich umschauen. Sie »fühlen« es, es ist »wirklich« jemand da. Aber sie empfinden keine Berührung, sie empfinden gar nichts, sie können ihn auch nicht zu Gesicht bekommen. Manche Kranke urteilen trotzdem: es ist niemand da, andere sind überzeugt von dem Dasein dieses Jemand, dessen Gegenwart sie sich so leibhaftig bewußt sind. Es handelt sich hier offenbar nicht um Sinnestäuschungen, insofern das sinnliche Element fehlt, es handelt sich nicht um Wahnideen, insofern ein Erlebnis vorhanden ist, das selbst erst
323 im Urteil richtig oder wahnhaft ver|arbeitet wird[i].[812] c) Noch ein drittes Beispiel, aus dem Reich der Gefühle, soll veranschaulichen, daß man durch bloßes Versenken in einzelne Phänomene ohne System und ohne Theorie zu einer Vergegenwärtigung und Bestimmung solcher Phänomene kommt, die zunächst einfach aneinandergereiht werden. Man spricht von ekstatischen Gefühlen. In diesen kann man schnell, wenn nicht verschiedene Phänomene, doch verschiedene Nuancen unterscheiden – auf die Richtigkeit des einzelnen Beispiels kommt es hier natürlich nicht an. Man findet erstens eine allgemeine Begeisterung, Rührung, Ergriffenheit über alles Mögliche, zweitens eine tiefe innere Seligkeit, die hier und da eine beglückende Vorstellung aus sich erzeugt, drittens ein Gefühl seliger Erhöhung und Begnadung, Heiligung und großer Bedeutung. Solche und ähnliche schnell zu machende Unterscheidungen bedürfen, wenn sie Wert haben sollen, des phänomenologischen Ausbaus, respektive der Richtigstellung und der phänomenologischen Fixierung.

Wir kennen jetzt die *Mittel* der psychopathologischen Phänomenologie (Ausdrucksbewegungen, Exploration, Selbstschilderungen) und die *Wege des Hinleitens* zur eige-

---

i Diese und ähnliche Phänomene beschreibe ich bald an anderer Stelle an der Hand von Fällen als »leibhaftige Bewußtheiten«.

nen Vergegenwärtigung (Genese, Bedingungen und Konstellationen des Auftretens der Phänomene, Inhalte derselben, in ihnen vorhandene schon bekannte phänomenologische Elemente, symbolische Hinweise usw.), und wir wissen, daß schließlich nur der *Appell* an den anderen, sich unter Berücksichtigung alles Aufgeführten das Phänomen zur eigenen Vergegenwärtigung zu bringen, übrig bleibt. In einer phänomenologischen Arbeit werden daher einzelne Fälle, daraus gewonnene allgemeine Beschreibungen, und Festsetzungen von Benennungen vorkommen. Es ist kein Vorwurf, sondern nur die Konstatierung einer Tatsache, daß die Phänomenologie eigentlich bloß unmittelbar Gegebenes benennt. Nur daß der Weg, der zu einer allgemeineren Verständigung im Einzelfalle führen kann, und daß die relative Vollständigkeit der phänomenologischen Begrenzung immer schwierig zu gewinnen ist. Dabei ist zu bedenken, daß das Erlebnis eines einzelnen Kranken immer unendlich an Mannigfaltigkeit ist, daß die Phänomenologie aber daraus nur etwas Allgemeines herausholt, das bei dem Erlebnis eines anderen Falles, das wir darum dasselbe nennen, ebenso ist, während jene Unendlichkeit des Individuellen immer wechselt. Es besteht also das Verhältnis, daß die Phänomenologie auf der einen Seite abstrahiert von einer Unendlichkeit wechselnder Bestandteile, auf der anderen Seite durchaus nicht einem Abstrakten, sondern einem voll Anschaulichen zugewandt ist. Nur soweit etwas zur wirklichen, unmittelbaren Gegebenheit zu bringen, d.h. anschaulich ist, ist es Gegenstand der Phänomenologie.

Setzen wir den Fall, daß durch die beschriebenen phänomenologischen Begrenzungen eine Reihe von Phänomenen allgemein vergegenwärtigt und bewußt gemacht werden können. Wir kommen nun anscheinend zum zweiten Male vor ein neues Chaos zahlloser benannter Phänomene, die unser wissenschaftliches Bedürfnis noch durchaus nicht befriedigen. Zum *Begrenzen* einzelner Phänomene muß das *Ordnen* kommen, um die Mannigfaltigkeit des Seelischen sich planmäßig bewußt und bis zu der jeweilig erreichten Grenze übersehbar | zu machen. Man kann die Phänomene ganz verschie- *324*
den ordnen je nach dem Zweck, den man gerade hat. Zum Beispiel kann man ordnen nach der Genese, nach eventuellen körperlichen Bedingungen, nach den Inhalten, nach der Bedeutung, die die Phänomene unter irgendeinem Gesichtspunkt haben (etwa logische, ethische, ästhetische Phänomene des Seelischen). Man wird allen diesen Ordnungsprinzipien an ihrer Stelle ihr Recht geben. Für die Phänomenologie selbst sind sie wenig befriedigend. Hier suchen wir nach einer Ordnung, die die seelischen Phänomene nach ihrer *phänomenologischen Verwandtschaft* nebeneinander stellt, so wie etwa die unendlich zahlreichen Farben im Farbenkreis, resp. der Farbenkugel phänomenologisch befriedigend übersehbar gemacht sind. Nun stellt sich beim jetzigen Stande der Phänomenologie heraus, daß es eine Reihe von Erscheinungsgruppen gibt, zwischen denen überhaupt keine Verwandtschaft bemerkbar ist: Sinnesempfindungen und Gedanken, Trugwahrnehmungen und Wahnurteile sind durch einen *Abgrund* geschiedene, gar nicht durch *Übergänge* verbundene Phänomene. Solche gar nicht verwandte Phänomene lassen sich nur nebeneinanderstellen, nicht weiter ordnen. Wie

weit sich diese Trennungen schließlich auf eine oder wenige Grundunterscheidungen innerhalb des Seelischen reduzieren werden, läßt sich noch nicht übersehen.

Den völlig getrennten Phänomenen stehen auf der anderen Seite Gruppen übersehbar geordneter, verwandter Erscheinungen gegenüber. Zwischen diesen pflegt es dann auch Übergänge zu geben, wie zwischen Farben. Ein Beispiel[i] solcher Ordnung verwandter Phänomene in einer Übersicht sind die *Pseudohalluzinationen.* Es zeigt sich bei näherer Betrachtung einzelner Fälle, daß es Übergänge zwischen normalen Vorstellungen und völlig ausgebildeten Pseudohalluzinationen (die nie leibhaftig sind und immer im inneren, dem Vorstellungsraum bleiben) gibt. Um diese übersehbar zu machen, gelingt es, *vier Hauptgegensätze* aufzufinden, zwischen denen diese Phänomene in einer Reihe von Übergängen schwanken können. Wenn wir in jeder dieser Reihen etwa den Ort beschreiben, haben wir das besondere Phänomen, das zwischen Vorstellung und Pseudohalluzination liegt, phänomenologisch genügend charakterisiert. Diese vier Gegensätze sind:

Ausgebildete Pseudohalluzinationen	*Normale Vorstellungen*
1. Haben bestimmte Zeichnung, stehen vollständig mit allen Details vor uns.	Haben unbestimmte Zeichnung, stehen unvollständig und nur in einzelnen Details vor uns.
2. Haben bezüglich der einzelnen Empfindungselemente die völlige Adäquatheit an entsprechende Wahrnehmungen.	Haben diese Adäquatheit nur in ganz wenigen Empfindungselementen oder gar nicht, z. B. ist in einer Gesichtsvorstellung alles grau.
3. Sind konstant und können leicht in derselben Weise festgehalten werden.	Zerflattern und zerfließen und müssen immer von neuem erzeugt werden.
4. Sind unabhängig vom Willen, können nicht beliebig hervorgerufen und nicht verändert werden. Sie werden mit dem Gefühl der Passivität und Rezeptivität hingenommen.	Sind abhängig vom Willen, können beliebig hervorgerufen und verändert werden. Sie werden mit dem Gefühle der Aktivität produziert.

325 | Dies Beispiel, auf das wir an dieser Stelle nicht weiter eingehen, zeigt, wie es etwa gelingt, verwandte Phänomene rein phänomenologisch zu gruppieren, indem *nur wirklich erlebte Seiten dieser Phänomene* Einteilungsgesichtspunkte abgeben, während Hinzugedachtes, Theoretisches noch ganz fern bleibt. Es geht zugleich aus den Ausführungen hervor, wie wichtig es ist, um mit einem Schlagwort zu reden, die *phänomenologischen Übergänge* von den *phänomenologischen Abgründen* zu unterscheiden. Die ersten erlauben phänomenologische Ordnungen, die letzteren nur Gegensatzpaare oder Aufzählungen. Damit ist es zugleich natürlich, daß man sich zur Anerkennung

i Es kommt mir *hier* wieder nicht darauf an, ob gerade das gewählte Beispiel richtig ist. Es soll nur zur Veranschaulichung des Zieles dienen.

einer phänomenologisch neuen Gruppe von Phänomenen, die von den bisherigen durch einen Abgrund getrennt ist, nur schwer und nur bei anschaulicher Vergegenwärtigung entschließen wird. Trotzdem ist es bei dem gegenwärtigen Stande, bei dem viele alles Seelische auf möglichst wenige einfache Qualitäten zurückführen wollen, besser, einige Phänomene zu viel anzunehmen, die man dann doch bald einordnen wird, als in die Flachheit aus wenigen Elementen aufgebauter psychologischer Systeme zu verfallen.

Während nämlich das Ideal der Phänomenologie eine *übersehbar geordnete Unendlichkeit unreduzierbarer seelischer Qualitäten* ist, gibt es im Gegensatz zu diesem ein anderes Ideal, das Ideal *möglichst weniger letzter Elemente,* wie sie etwa die Chemie besitzt. Aus deren Kombination sollen alle komplizierteren seelischen Phänomene abgeleitet, durch Analyse in solche Elemente sollen alle seelischen Phänomene genügend dargestellt werden. Schließlich kann eine solche Anschauung es in ihrer Konsequenz nicht für sinnlos halten, mit einem einzigen letzten Seelenatom auszukommen, aus dem in verschiedenen Zusammensetzungen alles Seelische sich aufbaut. Dieses an der Naturwissenschaft orientierte Ideal hat gewiß einen Sinn für die *Genese* der seelischen Qualitäten. Wie die unendlich mannigfaltigen Farben genetisch auf bloß quantitativ verschiedene Schwingungen zurückgeführt werden, kann man wünschen, andere seelische Qualitäten genetisch aufzuklären und dann vielleicht unter diesem Gesichtspunkt auch anders zu ordnen. Aber für die Phänomenologie selbst scheint solche Forderung ganz sinnlos. Die phänomenologische Analyse hat zum Ziel, sich die seelischen Phänomene durch deutliche Begrenzung bewußt zu machen. Sie verfährt dabei *unter anderem* auch so, seelische Qualitäten aufzuzeigen, die in dem gerade Gemeinten als Teil vorkommen. Diese Zerlegung komplexer Gebilde in solche Teile, die *nur ein* Weg ist, wird von jener eigentlich bloß für die Genese berechneten Anschauung für die *einzige* Analyse gehalten. Für sie würde z.B. die Wahrnehmung durch Zerlegung in Empfindungselemente, räumliche Anschauung und intentionalen Akt aufgeklärt sein, während die wahre Phänomenologie nun erst durch Vergleich mit der Vorstellung, die aus denselben Elementen aufgebaut ist, mit dem Urteil u.a. zu einer Charakterisierung der Wahrnehmung als einer unreduzierbaren seelischen Qualität gelangt. Gelingt es daher wohl zuweilen der Auffassung der »Analyse *in letzte Elemente*«, sich ebenso wie die Auffassung der »Analyse als *Begrenzung letzter Qualitäten*« für frei von genetischen Gesichtspunkten und für rein phänomenologisch auszugeben, so verfällt sie doch bei jeder Gelegenheit in die Verwechslung mit genetischer Betrachtung zurück: es *entstehen* für sie dann die komplexen Gebilde wieder aus den zusammentretenden Elementen. | Im Gegensatz zu diesen Anschauun- 326
gen hat die Phänomenologie nicht einmal das Ideal möglichst weniger letzter Elemente. Im Gegenteil, sie will die Unendlichkeit seelischer Phänomene nicht einschränken, sie aber, soweit es angeht – das ist natürlich eine unendliche Aufgabe – *übersehbar,* sich *deutlich bewußt* und im einzelnen *wiedererkennbar* machen.

Wir haben, wenn auch nur in den größten Zügen, Ziel und Methode der Phänomenologie dargelegt, der Phänomenologie, die zwar immer getrieben wurde, aber nie recht zu einer hemmungslosen Entwicklung kam. Da ihre Vermischung mit anderen Forschungsaufgaben immer ihr Hauptschaden war, wollen wir noch einmal kurz aufzählen, was die Phänomenologie nicht will, und womit sie nicht verwechselt werden darf.

Die Phänomenologie hat es nur mit wirklich Erlebtem, nur mit Anschaulichem zu tun, *nicht* mit irgendwelchen Dingen, die dem Seelischen *zugrunde liegend gedacht,* die *theoretisch konstruiert* werden. Bei allen ihren Feststellungen muß sie sich fragen: wird dies auch wirklich erlebt? Ist dies auch wirklich im Bewußtsein gegeben? Ihre Feststellungen haben dadurch ihre Sicherheit, daß die Vergegenwärtigung seelischer Wirklichkeit immer wieder gelingt, sie können nur dadurch widerlegt werden, daß die bisher falsch vergegenwärtigten Tatbestände richtig vergegenwärtigt werden, nicht dadurch, daß aus irgendwelchen theoretischen Sätzen die Unmöglichkeit oder die Andersheit dargetan wird. Phänomenologie kann durch Theorie nichts gewinnen, höchstens verlieren. Die Richtigkeit der einzelnen Vergegenwärtigung ist nicht nach allgemeinen Kriterien zu kontrollieren. Sie muß ihren Maßstab immer in sich selbst finden.

Die Phänomenologie hat es mit dem wirklich Erlebten zu tun. Sie sieht das Seelische »von innen« in unmittelbarer Vergegenwärtigung an. Sie hat es daher *nicht* mit der Untersuchung der *nach außen tretenden Erscheinungen,* den motorischen Phänomenen, den Ausdrucksbewegungen als solchen, den objektiven Leistungen zu tun. Inwiefern Ausdrucksbewegungen und Selbstschilderungen nicht Gegenstand, aber Mittel der Phänomenologie sind, wurde oben dargelegt.

Die Phänomenologie hat es ferner *nicht* zu tun mit der *Genese* seelischer Phänomene. Sie ist nur Vorbedingung für solche genetische Untersuchung, läßt sie selbst aber noch ganz beiseite und kann durch sie nicht widerlegt und nicht gefördert werden. Die Untersuchung der Entstehung der Farben, der Wahrnehmungen usw. ist der Phänomenologie fremd. Ganz besonders gefährlich sind ihr weniger solche tatsächlichen genetischen Untersuchungen als die »Hirnmythologien«[813] gewesen, die die Phänomenologie interpretierten und ersetzten durch Konstruktionen von physiologischen und pathologischen Hirnvorgängen. WERNICKE,[361] der bedeutende phänomenologische Feststellungen gemacht hat, hat diese mit solchen Interpretationen durch Assoziationsfasern,[814] Sejunktion[815] u. dgl. entstellt. Diese Konstruktionen pflegen phänomenologische Untersuchungen nicht ans Ende kommen zu lassen. Sie müssen zwar im Anfang notgedrungen Phänomenologie treiben, aber wenn sie dann bei ihrer Theorie angelangt sind, fühlen sie sicheren Boden und finden Phänomenologisches in merkwürdiger Verkennung ihrer eigenen Quellen »subjektiv«.

327 | Schließlich ist phänomenologische Betrachtung auch *zu trennen von genetischem Verstehen seelischer Vorgänge,* diesem eigenartigen, nur auf Seelisches anwendbarem Verstehen, für das Seelisches aus Seelischem mit Evidenz »hervorgeht«, für das es selbstverständlich ist, daß der Angegriffene zornig, der betrogene Liebhaber eifersüch-

tig wird. Wir reden sowohl bei der phänomenologischen Vergegenwärtigung wie bei diesem Erfassen des Auseinanderhervorgehens von »verstehen«. Um Verwechslungen zu vermeiden, nennen wir das phänomenologische Verstehen der seelischen Zustände das *statische Verstehen,* das nur die Gegebenheiten, Erlebnisse, Bewußtseinsweisen erfaßt und die Grundlage ihres Begrenzens und Charakterisierens ist. Das Verstehen der Zusammenhänge seelischer Erlebnisse, des Hervorgehens des Seelischen aus Seelischem nennen wir das *genetische Verstehen.* Hat es nun die Phänomenologie nicht mit diesem genetischen Verstehen zu tun, ist sie vielmehr von diesem durchaus gesondert zu behandeln, hat sie doch eventuell zum Gegenstand *regelmäßige Folgen* von Seelischem, die in Wirklichkeit erlebt werden und zusammen eine eigenartige phänomenologische Einheit bilden. Vielleicht ist das Willenserlebnis hierfür ein Beispiel. Diese *phänomenologische Folge* ist etwas ganz anderes als ein *verstandenes Auseinanderhervorgehen.* Wir beschränken die Phänomenologie auf das statisch Verständliche.

Es ist selbstverständlich, daß wir, wenn wir die Psychopathologie als Ganzes ansehen, unser eigentliches Interesse in dem genetisch Verständlichen, in außerbewußten Abhängigkeitsbeziehungen, in der Feststellung von körperlichen Ursachen seelischer Vorgänge, mit einem Wort in den *Zusammenhängen* finden. Die Phänomenologie lehrt uns nur die Formen kennen, in denen alles Erleben, alles seelisch Wirkliche geschieht, sie lehrt uns nicht die Inhalte des persönlichen Einzelerlebens und nicht die außerbewußten Grundlagen kennen, auf denen dies Seelische wie der Schaum auf dem Meere als dünne Oberfläche schwimmt. In die Tiefen dieses Außerbewußten zu dringen wird immer wegen der erkannten Zusammenhänge mehr reizen, als bloß phänomenologische Feststellungen zu machen, deren genaue Erledigung doch die Vorbedingung für alle weiteren Untersuchungen ist. Allein in den phänomenologisch gefundenen Formen spielt sich das unserem unmittelbaren Erfassen zugängliche *wirkliche Seelenleben ab,* das zu begreifen wir schließlich allein alle die außerbewußten Zusammenhänge untersuchen.

Zum Schluß deuten wir noch *einzelne Aufgaben* der Phänomenologie an. Es ist überhaupt kein Gebiet psychopathologischer Phänomenologie vorhanden, das abgeschlossen wäre. Selbst da, wo ein Phänomen anschaulich klar ist, wie bei manchen Arten von Trugwahrnehmungen, ist die gute Kasuistik, die als Erfahrungsbeleg dienen kann, so spärlich, daß sorgfältig beschriebene Fälle noch immer von großem Werte sind. Bezüglich der Arten von Trugwahrnehmungen, die besonders bei den höheren Sinnen mit Erfolg zu untersuchen sind, ist noch viel zu tun. Man braucht nur an die Frage der Gesichtstäuschungen im objektiven Raum gleichzeitig mit realen Wahrnehmungen zu denken. Die Phänomenologie der Wahnerlebnisse ist kaum in Angriff genommen worden. Was darüber existiert, steckt in den Arbeiten über Gefühle als erstes Symptom der Paranoia. Die Phänomenologie der pathologischen Gefühle ist unglaublich ärmlich. Das Beste ist in den ausgezeichneten Arbeiten JANETS[816] zu fin-

328 den, in | denen aber auf sorgfältige Begrenzung und Ordnung wenig Wert gelegt ist[i].[817] Das Persönlichkeitsbewußtsein ist von OESTERREICH systematisch bearbeitet worden. Für diese Probleme würden phänomenologische Schilderungen von Psychiatern,[818] die das Material in Händen haben, und Selbstschilderungen, die eingehender als die bisherigen sind, den größten Wert haben.

In der Histologie wird verlangt, man solle sich bei der Hirnrindenuntersuchung von jedem Fädchen, jedem Körnchen Rechenschaft geben. Ganz analog fordert die Phänomenologie: *man soll sich von jedem seelischen Phänomen, jedem Erlebnis Rechenschaft geben, das in der Exploration der Kranken und in ihren Selbstschilderungen zutage tritt.* Man soll sich auf keinen Fall mit dem Gesamteindruck und einigen ad hoc herausgeholten Details zufrieden geben, sondern von jeder Einzelheit wissen, wie man sie aufzufassen und zu beurteilen hat. Verfährt man einige Zeit auf diese Weise, dann wird einem einerseits manches weniger wunderbar, was man oft sah und was derjenige, der nur mit dem Gesamteindruck arbeitet, sich nicht bewußt gemacht hat und je nach der augenblicklichen Richtung seiner Eindrucksfähigkeit immer wieder erstaunlich und noch nie dagewesen findet; andererseits aber achtet man auf das, was einem wirklich unbekannt ist, und gerät in begründetes Staunen. Es ist keine Gefahr, daß dies Staunen je aufhöre.

Es ist selbstverständlich, daß viele Psychiater schon durchaus so verfahren und es mit Recht als eine Anmaßung empfänden, wenn ihnen damit Neues gesagt werden sollte. Aber es ist die phänomenologische Einstellung durchaus nicht so verbreitet, daß man sie nicht immer wieder fordern müßte. Man darf hoffen, daß aus ihr noch wertvolle Bereicherungen der Kenntnis dessen, was Kranke *wirklich erleben,* erwachsen werden.

---

i Die Erweiterung der Phänomenologie der Gefühle wird vor allem die Arbeiten GEIGERS zu berücksichtigen haben: Das Bewußtsein von Gefühlen, Münchener Philosoph. Abhandl., Th. Lipps zu seinem 60. Geburtstag gewidmet, und: Zum Problem der Stimmungseinfühlung, Zeitschr. f. Ästhetik 6, 1. 1911.

| Kausale und »verständliche« Zusammenhänge zwischen Schicksal und Psychose bei der Dementia praecox (Schizophrenie)[819]

Verständliche Zusammenhänge sind etwas durchaus anderes als *kausale* Zusammenhänge. Zum Beispiel *verstehen* wir eine Handlung aus Motiven, *erklären* wir eine Bewegung kausal durch Nervenreize. Wir *verstehen,* wie aus Affekten Stimmungen hervorgehen, aus Stimmungen bestimmte Hoffnungen, Phantasien und Befürchtungen entspringen, wir *erklären* das Entstehen und Vergehen von Gedächtnisdispositionen, von Ermüdung und Erholung usw. Das Verstehen von Seelischem aus anderem Seelischem nennt man auch *psychologisches Erklären,* und die naturwissenschaftlichen Forscher, die es nur mit sinnlich Wahrnehmbarem und mit kausalen Erklärungen zu tun haben, äußern eine begreifliche und berechtigte Abneigung gegen das psychologische Erklären, wenn es irgendwo ihre Arbeit *ersetzen* soll. Man hat die verständlichen Zusammenhänge des Seelischen auch *Kausalität von innen* genannt und damit den unüberbrückbaren Abgrund bezeichnet, der zwischen diesen nur gleichnisweise kausal zu nennenden und den echten kausalen Zusammenhängen, der *Kausalität von außen,* besteht.

Verstehende und *kausal erklärende Analyse* greifen bei der Erforschung des Menschen in zwar sehr komplizierter, aber bei genauerer methodologischer Besinnung doch durchaus übersehbarer und klarer Weise ineinander. Wir haben uns in diesem Aufsatz nicht die Aufgabe gestellt, diese Verhältnisse im einzelnen auseinanderzulegen. Wir wollen vielmehr an *konkreten* Fällen kausale und *verständliche* Zusammenhänge herauszuschälen suchen. Ob und wieweit durch das Verstehen, das sogenannte psychologische Erklären, unsere Einsicht gefördert wird, das kann nur die Herbeischaffung konkreten Materials zeigen. Dieses wollen wir vermehren. Wir können aber nicht umhin, vorher in ganz kurzer, thesenhafter Form die methodologischen Verhältnisse dieser Forschungsrichtung festzulegen und dabei die gebrauchten Worte mit festen Begriffen zu verbinden[i].[820]

Methodologische Übersicht

Wir beabsichtigen mit unseren Thesen an dieser Stelle nicht, Forscher, die auf ganz anderen Wegen gehen, zu überzeugen. Wir beabsichtigen nur, solchen, die Ähnliches

---

i Aus der Literatur ist besonders bemerkenswert Simmel, Probleme der Geschichtsphilosophie, Kap. I, und Max Weber, Roscher und Knies usw. in Schmollers Jahrbüchern Bd. 27, 29, 30; 1903–1906.

330 anstreben wie wir, vorläufig die methodologischen Voraussetzungen | bewußt zu machen, nach denen wir arbeiten. In diesem Sinne bitten wir die apodiktische Form zu verstehen, ohne die wir die hier gebotene Kürze nicht erreichen können.

1. *Äußerer und innerer Sinn.* Wir vergleichen – es ist aber *nur* ein Vergleich – das Gegebensein der mit unseren Sinnesorganen wahrgenommenen, äußeren Welt mit dem Gegebensein der nicht sinnlich wahrgenommenen inneren Welt. Wir können Pflanzen, Tiere und alle anderen Gegenstände *einzeln* konkret wahrnehmen, und beschreiben, wir können ferner *Zusammenhänge* in die sinnlichen Fakta bringen durch Erklärungen, durch kausales Denken. Ähnlich können wir seelische *Zustände*, seelische Gegebenheiten, Erlebnisse, Bewußtseinsweisen als solche (z.B. Vorstellungen, Gedanken, Gefühle, Pseudohalluzinationen, wahnhafte Ideen, Triebregungen usw.) uns anschaulich vergegenwärtigen und beschreiben. Wir können zweitens seelische *Zusammenhänge* verstehen; verstehen, wie Seelisches aus Seelischem hervorgeht, wie Handlungen aus Motiven entspringen, wie Stimmungen und Affekte aus Situationen und Erlebnissen hervorgehen. Der *sinnlichen Wahrnehmung* steht die *anschauliche Vergegenwärtigung von Seelischem, der kausalen Erklärung* das *psychologische Verstehen* gegenüber. Da beide Weisen, Seelisches uns nahe zu bringen, »verstehen« genannt werden, unterscheiden wir das Verstehen der Zustände als *statisches* Verstehen von dem Verstehen der Zusammenhänge als *genetisches* Verstehen. Die seelischen Zustände zu vergegenwärtigen, abzugrenzen, zu beschreiben und zu ordnen ist die Aufgabe der *Phänomenologie*[i],[821] seelische Zusammenhänge überzeugend zu begreifen, ist die gänzlich andere der *verstehenden Psychologie.*

2. *Das genetische Verstehen.* Das Verstehen, wie Seelisches aus Seelischem hervorgeht, ist mannigfacher Art. Die erste wichtige Trennung machte SIMMEL, der das Verstehen des *Gesprochenen* vom Verstehen des *Sprechers* unterschied.[822] Wenn die Inhalte von Gedanken nach den Regeln der Logik einsichtig auseinander hervorgehen, so verstehen wir diese Zusammenhänge *rational.* Wenn wir die Gedankeninhalte aber verstehen als entsprungen aus den Stimmungen, Wünschen und Befürchtungen des Denkenden, so verstehen wir die Zusammenhänge erst eigentlich *psychologisch* oder *einfühlend.* Führt das *rationale Verstehen* immer nur zur Feststellung, daß ein rationaler, ganz ohne alle Psychologie verständlicher Komplex Inhalt einer Seele war, führt uns das *einfühlende Verstehen* in seelische Zusammenhänge selbst hinein. Ist das rationale Verstehen nur ein *Hilfsmittel* der Psychologie, so das einfühlende Verstehen *Psychologie selbst.*[823]

3. *Verstehende Psychologie*[824] *und Leistungspsychologie.*[825] Die verstehende Psychologie hat durchaus andere Aufgaben, als die aus der Physiologie entwickelte Leistungs-

---

i Die Phänomenologie wurde von HUSSERL (Logische Untersuchungen, zweiter Band) entwickelt. Für unsere Zwecke vgl. meinen Aufsatz über die phänomenolog. Forschungsrichtung in der Psychopathologie, s. S. 367.

psychologie. Beide kommen sich gegenseitig nicht ins Gehege, und keine hat das Recht, die andere zu kritisieren, da beide ganz verschiedene Ziele verfolgen. Die Leistungspsychologie, die nur experimentell zu brauchbaren Ergebnissen kommen kann, verfährt in der Weise, daß den Versuchspersonen *Aufgaben* gestellt werden, deren Lösungen nach verschiedenen Maß|stäben *gemessen* werden. Die Abhängigkeit der Lei- *331*
stungen von verschiedenen Faktoren wird durch Wechsel der Bedingungen planmäßig untersucht und dadurch langsam die komplexe Leistung in elementarere Leistungen analysiert; es werden Ursachen ihrer Entstehung gefunden und Theorien über kausale Verkettungen gebildet. Untersuchungen des Gedächtnisses, der Wahrnehmung, des Bewußtseinsumfanges, der Arbeitsfähigkeit usw., alle verfahren im Prinzip auf dieselbe Weise und haben im Laufe der Jahrzehnte den wertvollen Bau der physiologischen Psychologie geschaffen, die nur von geisteswissenschaftlichen Forschern, die fälschlich die verstehende Psychologie für die einzige hielten, in ihrem Werte verkannt wurde[i].[826] Diese Leistungspsychologie will *gar nichts* verstehen, sie versetzt sich auf keine Weise in Seelisches hinein, sondern behandelt im Prinzip den ganzen psychophysischen Mechanismus wie ein seelenloses Lebewesen, dessen Funktionen untersucht werden. Sie vermag als *objektive Psychologie* (gegenüber der verstehenden Psychologie und Phänomenologie als *subjektiver Psychologie*) zu außerordentlich exakten Resultaten zu kommen. Sie kann aber ihrem Wesen nach auf phänomenologische Fragen und auf Fragen der verstehenden Psychologie *nie* eine Antwort geben. Wie es falsch ist, daß manche Geisteswissenschaftler die Leistungspsychologie *an sich* verachten, ebenso falsch ist es, daß naturwissenschaftlich gerichtete, nur Sinnliches, nur Experiment und Statistik anerkennende Forscher die verstehende Psychologie verachten. Die Forschungsrichtungen verfolgen ganz verschiedene Ziele. Der Fehler entsteht erst, wenn sie sich *ersetzen* und fälschlich aus dem einen in das andere Gebiet etwas *übertragen* wollen.

4. *Die Evidenz des genetischen Verstehens und die Herkunft derselben.* Wenn NIETZSCHE uns überzeugend verständlich macht, wie aus dem Bewußtsein von Schwäche, Armseligkeit und Leiden moralische Prinzipien, moralische Forderungen und Erlösungsreligion entspringen, weil die Seele auf diesem Umweg trotz ihrer Schwäche ihren Willen zur Macht befriedigen will,[827] so erleben wir eine unmittelbare Evidenz, die wir nicht weiter zurückführen, nicht auf eine andere Evidenz gründen können. Auf solchen Evidenzerlebnissen gegenüber ganz unpersönlichen, losgelösten, verständlichen Zusammenhängen baut sich alle verstehende Psychologie auf. Solche Evidenz wird aus *Anlaß* der Erfahrung gegenüber menschlichen Persönlichkeiten gewonnen, aber

---

i Die experimentelle Psychologie hat mit der Külpeschen Schule eine ganz neue Entwicklung über die Leistungspsychologie hinaus genommen, indem die Experimente mit planmäßiger Selbstbeobachtung die Phänomenologie fördern. Die Leistungspsychologie erfordert Experimente. Aber nicht *alle* Experimente dienen bloß der Leistungspsychologie, wenn auch die meisten.

nicht *durch* Erfahrung, die sich wiederholt, induktiv *bewiesen.* Sie hat ihre Überzeugungskraft *in sich selbst.* Die Anerkennung dieser Evidenz ist Voraussetzung der verstehenden Psychologie, so wie die Anerkennung der Wahrnehmungsrealität und Kausalität Voraussetzung der Naturwissenschaft ist. Die Frage nach der *psychologischen Genese* dieser Evidenz steht außerhalb der Methodologie, ebenso wie die Genese der Wahrnehmung oder der Evidenz in der Überzeugung von einem Kausalzusammenhang außerhalb der Untersuchung über die Voraussetzungen der Naturwissenschaft liegt. Die Frage der Genese des evidenten Verstehens ist in der Psychologie der Einfühlung in Angriff genommen. Diese interessiert uns im methodologischen Zusammen-
332 hang also nicht. Wir | möchten jedoch bemerken, daß die Meinung, evidentes Verstehen lasse sich auf wiederholte Erfahrung *gründen* und sei nicht etwas Letztes, ebenso falsch und ebenso zu bekämpfen ist, wie die Meinung, die Evidenz des Kausalprinzips lasse sich durch Erfahrung *begründen.* Diese Meinung ist selbst dann falsch, wenn die psychologische Genese der Evidenz auf wiederholte Erfahrung hinwiese.

5. *Evidenz des Verstehens und Wirklichkeit, Verstehen und Deuten.* Wenn NIETZSCHE jenen überzeugend verständlichen Zusammenhang zwischen Bewußtsein der Schwäche und Moral auf den wirklichen einzelnen Vorgang der Entstehung des Christentums überträgt,[828] so kann diese Übertragung auf den *Einzelfall* falsch sein, trotz der Richtigkeit des *generellen (idealtypischen)*[829] Verstehens jenes Zusammenhangs. Das Urteil über die *Wirklichkeit* eines verständlichen Zusammenhangs im Einzelfall beruht *nicht allein* auf der Evidenz desselben, sondern vor allem auf dem *objektiven Material sinnlicher, greifbarer Anhaltspunkte* (sprachliche Inhalte, geistige Schöpfungen aller Art, Handlungen, Lebensführung, Ausdrucksbewegungen), die einzeln verstanden werden, aber immer in gewissem Maße unvollständig bleiben. Alles Verstehen einzelner *wirklicher* Vorgänge bleibt daher mehr oder weniger ein *Deuten,* das nur in seltenen Fällen relativ hohe Grade der Vollständigkeit erreichen kann. Die Verhältnisse werden am deutlichsten durch einen Vergleich des Verhaltens der *Kausalregeln* und der *evident verständlichen Zusammenhänge* zur Wirklichkeit. Kausalregeln sind eben *Regeln,* sind *induktiv* gewonnen, gipfeln in *Theorien,* die etwas der unmittelbar gegebenen Wirklichkeit zugrunde Liegendes denken. Unter sie wird ein Fall *subsumiert.* Genetisch verständliche Zusammenhänge sind *idealtypische*[i][830] *Zusammenhänge,* sind *in sich evident* (nicht induktiv gewonnen), führen *nicht* zu *Theorien,* sondern sind ein *Maßstab,* an dem einzelne wirkliche Vorgänge gemessen und als *mehr oder weniger verständlich* erkannt werden. Fälschlicherweise treten verständliche Zusammenhänge als Regeln auf, indem die *Häufigkeit* des Vorkommens eines verständlichen Zusammenhangs konstatiert wird. Seine Evidenz wird dadurch jedoch in keiner Weise vermehrt; nicht er selbst, sondern seine Häufigkeit ist induktiv gefunden. Zum Beispiel ist die Häufigkeit

---

i Über den Begriff des Idealtypus vgl. MAX WEBER. Die »Objektivität« sozialwissenschaftlicher und sozialpolitischer Erkenntnis, Archiv f. Sozialw. Bd. 19, 1904.

des verständlichen Zusammenhangs zwischen Brotpreis und Diebstahl konstatiert. Die Häufigkeit des verständlichen Zusammenhangs zwischen Herbstwitterung und Selbstmord ist durch die Selbstmordkurve, die im Frühjahr am höchsten ist, gar nicht bestätigt, darum ist aber der verständliche Zusammenhang *nicht falsch. Ein* wirklicher Fall kann uns Anlaß werden zum Begreifen eines verständlichen Zusammenhangs, die Häufigkeit tut dann zur Vermehrung der einmal gewonnenen Evidenz nichts hinzu. Ihre Feststellung dient ganz anderen Interessen. Im Prinzip ist es durchaus denkbar, daß etwa ein Dichter verständliche Zusammenhänge überzeugend darstellt, die noch niemals vorgekommen sind. Sie sind *unwirklich,* besitzen aber ihre *generelle Evidenz in idealtypischem Sinne.*

6. *Grenzen des Verstehens, Unbeschränktheit des Erklärens.* Der naheliegende Gedanke, das Psychische sei das Gebiet des Verstehens, das Physische das Gebiet des kausalen Erklärens, ist falsch. Es gibt *keinen* realen Vorgang, | sei er physischer oder psychischer 333
Natur, der nicht im Prinzip kausaler Erklärung zugänglich wäre; *auch* die psychischen Vorgänge können kausaler Erklärung unterworfen werden. Diese kausale Erklärung hat z.B. schon erfolgreich angefangen zu arbeiten in den psychophysiologischen Untersuchungen über das Zustandekommen der Sinneswahrnehmung, in den Entdekkungen über die Abhängigkeit der Sprachfunktion von bestimmten Hirnzentren usw. Auch eine *Folge* psychischer Zustände, deren jeder für sich natürlich phänomenologisch (statisch) verstanden sein muß, könnte im Prinzip kausal erklärt werden. Es ist nicht widersinnig zu denken, daß man einmal nach irgendwelchen Regeln das Aufeinanderfolgen verständlich zusammengehöriger Denkakte kausal erklären könnte, *ohne* den verständlichen Zusammenhang zu beachten. Hier würde die Verständlichkeit des Zusammenhangs jener psychischen Vorgänge dann ebenso gleichgültig und zufällig für die kausale Erklärung sein, wie in einem andern Fall die Unverständlichkeit. Es ist also im Prinzip nicht widersinnig, *denselben* realen psychischen Vorgang sowohl zu verstehen, wie zu erklären. Nur sind die beiden gefundenen Zusammenhänge von ganz verschiedener Herkunft und ganz verschiedener Art der Geltung. Sie helfen sich gegenseitig nicht im geringsten. Die Erklärung macht den Zusammenhang nicht verständlicher, das Verständnis macht ihn nicht erklärter. Jedes, das Verstehen wie das Erklären, bedeutet dem andern gegenüber etwas Neues[i]. Tatsächlich ist übrigens kein Vorgang bekannt, der in diesem Sinne sowohl verstanden wie erklärt werden könnte. Die Auffindung eines solchen Vorganges ist ein in der Unendlichkeit liegendes Problem. Etwas ganz anderes ist es, daß bei fast allen psychologischen Untersuchungen das Verstehen und Erklären zusammengehen. Diese *Kombination* der Methoden ist unentbehrlich für die Psychologie, aber in keinem Falle treffen das Verstehen und das Erklären von verschiedenen Seiten her *denselben* realen Teil des komplexen seelischen Vorgangs.

---

i Diese Dinge setzt überzeugend MAX WEBER auseinander, l.c.

Während wir bei kausaler Erklärung nirgends auf prinzipielle Grenzen stoßen, sondern nach allen Seiten hin in die Unendlichkeit weiterbauen, stoßen wir beim Verstehen überall auf *Grenzen.* Das Dasein der seelischen Anlagen, die Regeln von Erwerb und Verlust der Gedächtnisdispositionen, die Folge der seelischen Konstitutionen in der Reihe des Wachstums und der Lebensalter, und alles übrige, das wir als Unterbau des Seelischen zusammenfassen können, ist Grenze für unser Verstehen. In mythologischen Zeiten glaubte der Mensch den Donar im Blitz und Donner zu verstehen. Es gab Forscher, die noch meinten, *alles* Seelische sei verständlich. Jetzt wissen wir, daß *nur gewisse Seiten des Seelischen* unserem Verstehen zugänglich sind. Die Frage, wie weit die Grenzen gesteckt sind, werden wir, nachdem die Arten des Kausalerklärens in der Psychologie kurz gekennzeichnet sind, in dem Problem »Verstehen und Unbewußtes« kennen lernen.

7. *Arten des kausalen Erklärens in der Psychologie.* Kausale Untersuchung sucht induktiv nach Regeln des Zusammenhangs. In primitiver Form werden *bloße Regeln* gefunden, indem ein Vorgang als Ursache, der andere als Wirkung angesehen wird, z.B. eine
334 Gemütsstimmung als Wirkung der Einfuhr | von Alkohol in den Körper. In vollendeter Form werden auf Grund beherrschender Theorien (z.B. der Atomtheorie in der Chemie) Kausal*gleichungen* gefunden. In der Psychologie kommt nur jene erstere Stufe in Frage. Hier besitzen wir *keine beherrschende Theorie,* sondern benutzen ganz verschiedene Dinge als Elemente des kausalen Denkens, sei es, daß wir sie als Ursache, sei es, daß wir sie als Wirkung betrachten. Diese Elemente werden bei den jeweiligen Forschungs*möglichkeiten* nach dem jeweiligen Forschungs*zweck* gebildet. Die *Arten kausalen Denkens* in der Psychologie wechseln nach der *Art dieser Elemente.* Um zur Bildung von Elementen kausaler Erklärungen zu dienen, rückt die ganze Begriffsbildung der Phänomenologie und der verstehenden Psychologie wieder in das Reich kausalen Denkens hinein. Phänomenologische Einheiten, z.B. eine Halluzination, eine Wahrnehmungsart, werden durch körperliche Vorgänge erklärt, verständliche Zusammenhänge komplizierter Art werden als Einheit angesehen, die – z.B. ein manischer Symptomenkomplex mit allen seinen Inhalten – als Wirkung eines Hirnprozesses oder als unverständliche Wirkung einer gemütlichen Erschütterung, etwa des Todesfalles eines nahestehenden Menschen, sich erweisen. Selbst das unendliche Ganze der verständlichen Zusammenhänge in einem Individuum, das wir Persönlichkeit nennen, wird in kausaler Betrachtung unter Umständen als Einheit (als Element) angesehen, dessen kausale Genese etwa nach Vererbungsregeln untersucht wird. Immer müssen wir bei solchen *kausalen* Untersuchungen den phänomenologischen Einheiten oder den verständlichen Zusammenhängen etwas *Außerbewußtes zugrunde liegend denken* und müssen so Begriffe von *außerbewußten Dispositionen, Anlagen, seelischen Konstitutionen* und *außerbewußten Mechanismen* verwenden. Diese Begriffe können jedoch in der Psychologie *nicht* zu alleinherrschenden *Theorien* entwickelt werden, sondern werden nur für die jeweiligen Untersuchungszwecke, soweit sie sich als brauchbar erweisen, benutzt.

8. *Verstehen und Unbewußtes.* Es liegt im Wesen alles *kausalen* Untersuchens, daß es in *außerbewußte* Grundlagen des Seelischen dringt. Es scheint zunächst, daß alle Phänomenologie und alle verstehende Psychologie *im Bewußtsein* bleibt. Dieser Gegensatz bleibt auch tatsächlich bestehen. Für Phänomenologie und verstehende Psychologie ist es aber nie endgültig klar, wo die *Grenzen des Bewußtseins* liegen. Beide gewinnen immer weiter vordringend an Boden. Die Phänomenologie beschreibt vorher gänzlich *unbemerkte* Weisen seelischen Daseins und die verstehende Psychologie begreift bis dahin *unbemerkte* seelische Zusammenhänge, so wenn sie gewisse moralische Anschauungen als Reaktionsbildungen auf das Bewußtsein von Schwäche, Ohnmacht und Armseligkeit begreift. So erlebt es jeder Psychologe bei sich selbst, daß sich sein seelisches Leben zunehmend erhellt, daß Unbemerktes ihm bewußt wird,[831] und daß er nie sicher weiß, ob er an der letzten Grenze angelangt ist.

Es ist durchaus falsch, wenn *dies* Unbewußte, das durch Phänomenologie und verstehende Psychologie aus *Unbemerktem* zu *Gewußtem* gemacht wird mit dem echten Unbewußten, dem prinzipiell *Außerbewußten,* nie Bemerkbaren zusammengeworfen wird. Das Unbewußte als Unbemerktes ist tatsächlich erlebt. Das Unbewußte als Außerbewußtes ist nicht tatsächlich erlebt. | Wir tun gut, das Unbewußte in ersterem Sinne 335
auch gewöhnlich *unbemerkt,* das Unbewußte im zweiten Sinne *außerbewußt* zu nennen[i].[832]

Von jeher war es die Aufgabe aller Psychologie, Unbemerktes ins Bewußtsein zu erheben. Die Evidenz solcher Einsichten erhielt sich immer dadurch, daß jeder andere dasselbe als wirklich erlebt unter günstigen Umständen ebenfalls bemerken konnte. Nun gibt es eine Reihe von Tatsachen, die wir *nicht* aus nachträglich zu bemerkenden *wirklich erlebten* Vorgängen verstehen können, die wir aber doch zu verstehen meinen. Zum Beispiel ist von Charcot[833] und Möbius das Zusammentreffen der Ausbreitung hysterischer Sensibilitäts- und Motilitätsstörungen mit den groben physiologisch-anatomischen Vorstellungen des befallenen Kranken betont und daraus verstanden worden. Man konnte aber nicht als Ausgangspunkt der Störung eine solche Vorstellung wirklich nachweisen – abgesehen vom Fall der Suggestion[424] –, sondern verstand die Störung, *als ob* sie durch einen bewußten Vorgang bedingt wäre. Ob es sich in diesen Fällen nun wirklich um diese Genese handelt, wenngleich die Aufklärung unbemerkter, aber wirklicher seelischer Vorgänge ausbleibt, oder ob es sich nur um eine treffende *Charakteristik* bestimmter Symptome durch eine *Fiktion* handelt, das steht dahin. Freud,[834] der solche *»als ob verstandene«* Phänomene in großer Menge beschrieben hat, vergleicht seine Tätigkeit mit der eines Archäologen, der aus einer Reihe von Bruchstücken aus vergangenen Zeiten menschliche Geistestätigkeit deutet. Der große Unterschied ist nur der, daß der Archäologe deutet, was einmal *wirklich* da war, während bei dem *»als ob Verstehen«* das wirkliche Dasein des Verstandenen gänzlich dahingestellt bleibt.

---

i Vgl. Hellpach, Unbewußtes oder Wechselwirkung, in der Zeitschr. f. Psychologie.

Der verstehenden Psychologie stehen also große Ausdehnungsmöglichkeiten dadurch offen, daß sie *Unbemerktes* zum Bewußtsein erhebt. Ob sie dagegen durch ein »als ob Verstehen« auch in *Außerbewußtes* dringen kann, muß immer zweifelhaft bleiben. Ob die *Fiktion* des »als ob Verstehens« sich zur Charakterisierung gewisser Phänomene als brauchbar erweist, ist eine Frage, die nicht generell, sondern nur für den Einzelfall entschieden werden kann.

9. *Die Aufgaben der verstehenden Psychologie.* Die Formulierung der täglich gewohnten verständlichen Zusammenhänge, die im gewöhnlichen Sprachgebrauch jedermann bekannt sind, führt zu Trivialitäten. Die Aufgaben der verstehenden Psychologie sind das Ausdehnen des Verstehens über dies Bekannte hinaus ins *Unbemerkte,* ferner eine Ausdehnung auf *ganz ungewöhnliche* Zusammenhänge (wie z.B. sexuell perverse Triebe samt ihren Zusammenhängen mit anderen Triebregungen), schließlich das Herausschälen der *verständlichen Zusammenhänge aus psychotischen Zuständen,* die zunächst nur verworren zu sein scheinen. Der letzteren Aufgabe will das Material dieser Arbeit dienen.

10. *Verstehen und Werten.* Es besteht das Faktum, daß wir alle genetisch verständlichen Zusammenhänge *an sich* positiv oder negativ werten, während wir alles Unverständliche, wenn überhaupt, nur als *Mittel* zu etwas anderem werten. So werten wir das Hervorgehen von moralischen Forderungen aus dem Ressentiment *an sich* abschät-
336 zig, so werten wir Gedächtnis *nur* als Werkzeug. | In der Wissenschaft der Psychologie haben wir uns nun aber von *allen* solchen *Wertungen* aufs strengste fern zu halten. Wir haben nur die verständlichen Zusammenhänge als solche zu erfassen und zu erkennen. Es besteht aber naturgemäß manchmal der *Schein,* als ob wir werten, indem wir in einem konkreten Fall einen verständlichen Zusammenhang erkennen. Dieser Schein entsteht, weil der verständliche Zusammenhang an sich von *allen* Menschen *sofort* negativ oder positiv gewertet wird. Diesem *Schein* können wir uns auf keine Weise entziehen. Übrigens *beruhen* richtige Wertungen auf richtigem Verstehen und da richtiges Verstehen selten und so schwierig ist – es kann eigentlich nur bei besonderer Veranlagung und bewußter erkenntnismäßiger Entwicklung eine gewisse Gewähr für Treffsicherheit geben –, ist alles Werten anderer Menschen meist falsch und vom Zufall und außererkenntnismäßigen Quellen abhängig. – Da jeder Mensch gern günstig gewertet werden will, fühlt er sich meist *richtig* verstanden, wenn eine günstige Wertung das Resultat ist. Daher ist im Sprachgebrauch des täglichen Lebens das Wort »Verstehen« häufig für »günstig Werten« identisch gebraucht, und es entsteht das Faktum, daß negativ gewertete Menschen und zumal in Situationen, wo ihr negativer Wert offen zutage tritt, ihr Verständnis so ganz besonders schwierig und sich immer unverstanden finden.

11. *Die bisherigen Leistungen verstehender Psychologie.* Bei jeder Analyse einer *einzelnen* Persönlichkeit, einer bestimmten Handlung kann etwas für die verstehende Psychologie geleistet sein. Was nicht an solchen einzelnen Analysen, sondern an Aufdek-

kung von *generellen* verständlichen Zusammenhängen geleistet ist, das ist niemals in planmäßiger, systematischer Weise geschehen, sondern in Form von Essays, Reflektionen, Aphorismen. Und hier ist der Erwerb für die verstehende Psychologie fast immer durchsetzt mit Bewertungen und mit »Lebensweisheit«. Der einzigartige Wert dieser Leistungen bleibt darum doch bestehen: Verständliche Zusammenhänge sind neu und überzeugend immer nur durch die Intuition seltener Menschen entdeckt worden. Von ihnen her fließt direkt oder indirekt durch Vermittlung von sekundären Quellen das meiste unserer bewußten Kenntnis verständlichen menschlichen Seelenlebens. Nach einigen Vorläufern im Altertum (THEOPHRASTS Charaktere)[835] sind besonders hervorragend die Franzosen MONTAIGNE, LA BRUYÈRE, LAROCHEFOUCAULD, VAUVENARGUES, CHAMFORT.[836] Durchaus einzig und der größte von allen verstehenden Psychologen ist NIETZSCHE[837] (besonders Menschliches, Allzumenschliches; Morgenröte; Fröhliche Wissenschaft; Zur Genealogie der Moral).[838]

Innerhalb der Psychiatrie hat sich verstehende Psychologie zu allen Zeiten betätigt. Auf der einen Seite wurde sie viel zu weit ausgedehnt in den früheren Lehren von den »psychischen Ursachen« der Geisteskrankheiten, auf der andern Seite – besonders in neuerer Zeit bei der Abnahme des allgemeinen Niveaus geisteswissenschaftlicher Bildung – wurde sie vergrößert, versimpelt und schließlich trat wohl der Wunsch auf, sie gänzlich auszuschalten. Eine gewisse Höhe hat sie fast immer in Frankreich besessen. JANET[839] ist in unseren Tagen ihr vorzüglichster Forscher. In Deutschland hat die verstehende Psychologie in der Psychiatrie einen neuen Aufschwung genommen mit der Lehre von den *reaktiven Psychosen*[840] (BONHOEFFER, WILMANNS, BIRNBAUM u.a.), die man besonders | in den abnormen Zuständen der Untersuchungs- und Strafhaft stu- *337*
dierte. In der Lehre von den *psychopathischen Persönlichkeiten*[841] (hysterischer Charakter usw.) hat sie sich gleichfalls langsam entwickelt. Im ganzen ist sie aber arm geblieben.

Gleichzeitig mit diesen Bestrebungen in der Psychiatrie hat sich in einer gewissen Reaktion zur früheren extrem somatischen Forschungsrichtung die Freudsche psychologische Lehre entwickelt. Durch die Zahl der Mitarbeiter und die Menge der Publikationen hat diese Schule einen beispiellosen Erfolg gehabt. Nicht nur wegen dieses Erfolges, sondern vor allem wegen des außerordentlich interessanten Inhaltes dieser Lehren, kann kein Psychopathologe umhin, Stellung zu nehmen. Leider ist es zur Zeit so, daß die Mehrzahl entweder *Freudianer* oder *Freudverächter* sind. An Stelle einer kritischen Durcharbeitung des Einzelnen und Annahme des Überzeugenden, geben sich die einen den Lehren bedingungslos hin, lehnen die anderen alles in Bausch und Bogen ab. Von hervorragenden Forschern, die sich wesentlichen Teilen der Freudschen Lehre angeschlossen haben, ist BLEULER einer der Wenigen, die eine kritische Stellung einnehmen[i].[842] Wir bemühen uns ebenfalls, an dem, was uns einleuchtet, positiv mit-

---

i BLEULERS Schizophrenie (Wien 1911), auf die wir in dieser Arbeit noch eingehender zurückkommen, ist ein psychiatrisches Buch über Psychosen im engeren Sinne, das endlich wieder verste-

zuarbeiten und zu einer kritischen Stellung zu kommen, die wir hier in Kürze auf Grund der früheren methodologischen Bemerkungen formulieren:

a) Bei FREUD handelt es sich tatsächlich um *verstehende* Psychologie, nicht um *kausale* Erklärung, wie FREUD meint. Kausale Erklärungen spielen hinein, indem die physischen Grundlagen eines *ganzen* verständlichen Zusammenhanges als Ursache z.B. einer Armlähmung, einer Bewußtseinstrübung usw., angesehen werden.

b) FREUD lehrt in überzeugender Weise viele *einzelne* verständliche Zusammenhänge kennen. Wir verstehen, wie ins Unbemerkte verdrängte Komplexe sich in Symbolen wieder zeigen. Wir verstehen die Reaktionsbildungen auf verdrängte Triebe, die Unterscheidung der primären, echten von den sekundären, nur als Symbole oder Sublimierungen vorhandenen seelischen Vorgängen. FREUD führt hier teilweise Lehren NIETZSCHES detailliert aus. Er dringt weit vor ins unbemerkte Seelenleben, das durch ihn zum Bewußtsein erhoben wird.

c) Auf der Verwechslung verständlicher Zusammenhänge mit kausalen Zusammenhängen beruht die Unrichtigkeit der Freudschen Forderung, daß *alles* im Seelenleben, daß *jeder* Vorgang *verständlich* (sinnvoll determiniert) sei. Nur die Forderung unbegrenzter Kausalität, nicht die Forderung unbegrenzter Verständlichkeit besteht zu Recht. Mit diesem Irrtum hängt ein anderer zusammen. FREUD macht aus *verständlichen* Zusammenhängen *Theorien* über die Ursachen des gesamten seelischen Ablaufs, während Verstehen seinem Wesen nach *nie* zu Theorien führen kann, während kausale Erklärungen *immer* zu Theorien führen müssen (die vermutende *Deutung* eines einzelnen seelischen Vorgangs – nur solche *einzelne* Deutungen kann es geben – ist natürlich *keine* Theorie).

338 | d) In zahlreichen Fällen handelt es sich bei FREUD nicht um ein Verstehen und ins Bewußtsein Heben *unbemerkter* Zusammenhänge, sondern um ein *»als ob Verstehen« außerbewußter* Zusammenhänge. Wenn man bedenkt, daß der Psychiater akuten Psychosen gegenüber weiter nichts als Verworrenheit, Desorientierung, Leistungsdefekte oder sinnlose Wahnideen bei Orientierung konstatiert, so muß es als ein Fortschritt erscheinen, wenn es gelingt, durch »als ob verständliche« Zusammenhänge in diesem Chaos vorläufig etwas zu charakterisieren und zu ordnen (zum Beispiel die Wahninhalte der Dementia praecox). Ebenso war es früher ein Fortschritt, wenn die Art der Verteilung hysterischer Sensibilitäts- und Motilitätsstörungen aus dem verständlichen Zusammenhang mit den groben anatomischen Vorstellungen der Kranken charakterisiert wurde. Besonders die Untersuchungen JANETS ergeben übrigens, daß es tatsächlich *Abspaltungen* seelischer Zusammenhänge bei der Hysterie gibt.[843]

---

hende Psychologie bei der Analyse dieser Psychosen zu verwenden weiß. Es ist voll ausgezeichneter Beobachtungen. An vorzüglichen Einzelheiten reich, hat es als Ganzes Fehler durch den Mangel methodologischer Klärung, durch allzu zahlreiche Wiederholungen und falsche, mindestens sehr diskutable, allzu dogmatisch vorgetragene allgemein-psychologische und philosophische Anschauungen.

Man hat es im selben Individuum in extremen Fällen mit zwei Seelen zu tun, die nichts voneinander wissen. In solchen tatsächlichen Spaltungen hat das *»als ob* Verstehen« eine *reale* Bedeutung. Es ist eine nicht beweiskräftig zu beantwortende Frage, wie weit solche Abspaltungen vorkommen (Janetsche Fälle sind sehr selten), ob auch bei der Dementia praecox eine Abspaltung tatsächlich existiert (wie z.B. JUNG und BLEULER lehren)[844]. Man wird gut tun, hier sein endgültiges Urteil zu suspendieren. Die Freudschen Forscher sind jedenfalls in der schnellen Annahme von Abspaltungen sehr unvorsichtig und die »als ob verständlichen« Zusammenhänge, die z.B. JUNG bei der Dementia praecox glaubte aufzudecken, sind zum großen Teil wenig überzeugend.

e) Ein Fehler der Freudschen Lehren besteht in der *zunehmenden Simplizität* seines Verstehens, die mit der Verwandlung der verständlichen Zusammenhänge in *Theorie* zusammenhängt. Theorien drängen zur *Einfachheit,* das Verstehen findet unendliche *Mannigfaltigkeit.* FREUD glaubt nun, ungefähr *alles* Seelische auf Sexualität in einem weiten Sinne gleichsam als die einzige primäre Kraft verständlich zurückführen zu können. Besonders Schriften mancher seiner Schüler sind durch diese Simplizität unerträglich langweilig. Man weiß immer schon vorher, daß in jeder Arbeit dasselbe steht. Hier macht die verstehende Psychologie keine Fortschritte mehr. –

Unsere methodologischen Bemerkungen wollten nirgends *beweisen,* sondern unsern Standpunkt und unsere Terminologie, die wir im Weiteren brauchen, *festlegen.* Wir haben uns in dieser Arbeit die besondere Aufgabe gestellt, nach den verständlichen Zusammenhängen zwischen Schicksal und gewissen akuten Psychosen zu suchen, deren Eigenart unter den reaktiven Psychosen wir bestimmen möchten. Um uns diese Aufgabe zu erleichtern, brauchen wir noch eine zweite Vorbedingung, eine begriffliche Klärung der Lehre von den reaktiven Psychosen.

Die Lehre von den reaktiven Psychosen

MÖBIUS trennte die *exogenen* Psychosen, die durch eine äußere Ursache (z.B. die Syphilis,[845] übermäßige Alkoholzufuhr usw.) entscheidend bestimmt sind, von den *endogenen* Psychosen, die vorwiegend aus der inneren Veran|lagung entspringen.[846] *Innerhalb* der endogenen Psychosen unterscheiden wir mit HELLPACH[i] die *reaktive* von der *produktiven* Abnormität.[847] In der ersteren reagiert eine gleichbleibende abnorme Konstitution in abnormer Weise auf äußere Anlässe, um nachher zum früheren Zustande zurückzukehren, in der letzteren läuft ohne äußere Anlässe ein Prozeß ab, der zunehmend die seelische Konstitution verändert. 339

i Grundlinien einer Psychologie der Hysterie. 1904, S. 71 ff.

Die Begriffe exogen, endogen, Reaktion, Prozeß dienten lange zur Abgrenzung sogenannter Krankheitseinheiten.[848] In unserer Zeit verbreitet sich zunehmend die Einsicht, daß eine Abgrenzung von Krankheits-»Einheiten« *ausschließlich* auf hirnanatomischem Wege oder durch andere *somatische* Untersuchungsmethoden gelingen kann, daß dagegen eine klinische scharfe Abgrenzung und Definition von Krankheitseinheiten ein für alle Mal aussichtslos ist. Die gewonnenen Begriffe werden dadurch keineswegs wertlos, sie verschieben nur ihren Sinn aus der speziellen Psychiatrie in die allgemeine Psychopathologie. So scheint uns auch der Begriff der Reaktion eine Wandlung zu erfahren, die ihn aus einem Begriff einer degenerativen[237] Krankheitsgruppe in einen allgemein psychopathologischen Begriff für abnorme Seelenzustände macht, die bei allen oder wenigstens sehr vielen, im übrigen ganz verschiedenen Psychosen auftreten. In diesem Sinne muß der Begriff der Reaktion eine Verengerung und eine Erweiterung erfahren.

Eine *Verengerung* des Begriffs scheint uns in folgender Richtung nötig. Wenn ein Mensch durch die Menstruation, durch körperliche Ermüdung, durch Hunger, durch Haft, durch Heimweh, durch den Todesfall eines Anverwandten völlig heilbare abnorme Seelenzustände bekam, so sprach man in allen diesen Fällen von reaktiven Psychosen. Nach unserer Unterscheidung der *kausalen* und *verständlichen* Zusammenhänge werden wir hier einen tiefen Unterschied zwischen Menstruation, Ermüdung, Hunger auf der einen, Heimweh, Todesfall auf der andern Seite machen, während die Haft von beiden Seiten etwas, mehr jedoch von der letzteren besitzt. In den ersteren Fällen wirken Dinge, die gänzlich außerbewußt, physisch sind, auf die seelische Disposition ein. Sie verändern die seelische Disposition auf unbekannte Weise und dadurch treten abnorme seelische Phänomene subjektiver und objektiver Art zutage. Zwischen Ursache und Wirkung besteht *ausschließlich* ein *kausales* Band. In den letzteren Fällen (Heimweh, Todesfall) ist die außerbewußte Grundlage der seelischen Erschütterung Ursache einer Veränderung der seelischen Disposition (in den verschiedensten Richtungen: vermehrte Reizbarkeit, Bewußtseinsveränderung, Disposition zu bestimmten Gefühlsgruppen usw.). Dies ist ein kausales Band, bei dem allerdings beide außerbewußten Glieder nur gedacht und hypothetisch sind. *Dazu* kommt aber ein *verständliches* Band: Wir verstehen die seelische Erschütterung aus der Situation, und wir verstehen meistens Form oder Inhalt der Psychose oder beides aus der seelischen Erschütterung zu einem beträchtlichen Teile. Wie wir hier verstehen, werden wir alsbald sehen. Zunächst beschränken wir den Begriff der *reaktiven Psychose* (die Terminologie ist natürlich, wie immer, willkürlich) auf die abnormen seelischen Veränderun-
340 gen, die auf ein *Erlebnis* hin eintreten. Die *Bedeutung,* die die Vorgänge für die | Seele haben, ihr *Erlebniswert,* die *Gemütserschütterung,* die mit ihnen verständlich verbunden ist, nicht gewisse physische Wirkungen berechtigen dazu, einen daraufhin entstehenden abnormen Zustand reaktive Psychose zu nennen. Bei der Haft z.B. sind Ursachen einer psychologischen Reaktion das Bewußtsein der Bedeutung dieses Vorganges, der

möglichen Folgen, ferner die Stimmung der Situation, die Einsamkeit, die Dunkelheit, die kahlen Wände, schließlich vor allem die unsichere Spannung auf das, was kommen wird. Außerdem wirken aber rein physisch auf die entstehende seelische Disposition die geringe Nahrungsaufnahme infolge mangelnden Appetits und schlechten Essens, die Erschöpfung durch Schlaflosigkeit usw. Beide Ursachengruppen vereinigen sich vielleicht, um das Bild der Haftpsychose[234] zur Entstehung zu bringen.

Eine *Erweiterung* des Begriffs der reaktiven Psychose ist unabweislich in folgender Richtung: unter diesen Begriff fallen *alle* abnormen Seelenzustände, die auf ein *Erlebnis* in unmittelbarem Zusammenhang mit demselben, in *rückbildungsfähiger Weise* und so auftreten, daß die *Inhalte* des neuen Zustandes einen verständlichen Zusammenhang mit dem Erlebnis haben. Ob eine solche reaktive Psychose bei einem Psychopathen, einem Schizophrenen, einem organisch Kranken auftritt, ist gleichgültig. Die *Arten* der reaktiven Psychosen werden allerdings recht verschieden sein.

Nachdem wir den Begriff der reaktiven Psychose in grober Weise abgegrenzt haben, müssen wir einmal durchdenken, *wie sich kausale und verständliche Zusammenhänge in diesem Begriffe zusammenfinden,* um nachher dann wieder ohne Schaden in abgekürzter Form reden zu können.

Daß irgendein seelischer Vorgang, irgendein verständlicher Zusammenhang *wirklich* ist, bedeutet immer das intakte Funktionieren außerordentlich kompliziert zu denkender, aber fast immer gänzlich unbekannter außerbewußter Mechanismen. Wir lernten einsehen, daß die *Kausalität* nirgends aufhört, und daß gegenüber den kausalen Zusammenhängen die *verständlichen* Zusammenhänge an gewissen Stellen des Naturgeschehens ein *Plus* bedeuten, das nicht etwa das kausale Denken irgendwo unterbinden darf. Wir konstatieren ferner, daß im *kausal*psychologischen Denken als *Elemente* kausaler Verkettung u.a. die hinzu gedachten außerbewußten Grundlagen seelischer Zustände und verständlicher erlebter Zusammenhänge auftreten.

Nun denken wir in einer großen Zahl von Fällen reaktiven Verhaltens überhaupt nicht an kausale Zusammenhänge zwischen den außerbewußten Grundlagen. Wir bleiben ganz beim Hineinversetzen in die verständlichen Zusammenhänge z.B. zwischen Mißgeschick und adäquater Verstimmung. Denn wir wissen ja nie etwa Direktes von jenen außerbewußten Kausalzusammenhängen (oder Mechanismen) und haben in diesen Fällen, in denen die gesamte individuelle *seelische Disposition* während des reaktiven Verhaltens annähernd *die gleiche bleibt,* keinen Anlaß an sie zu denken, wenn wir nicht gerade an die zu postulierenden außerbewußten (z.B. physischen) Grundlagen menschlicher *Art*verschiedenheiten denken wollen. Anders ist das in allen *den* Fällen reaktiven Verhaltens, in denen auf eine Gemütserschütterung hin eine Bewußtseinsveränderung, ein hysterisches Delirium, ein halluzinatorisch-paranoischer Zustand usw. eintritt. In diesen Fällen hat die außerbewußte Grundlage der seelischen Erschütterung eine vorübergehende *völlige Verände|rung der ganzen seelischen* 341
Disposition und der außerbewußten seelischen Mechanismen bewirkt, in denen die

psychotischen verständlichen Zusammenhänge nun ihre abnormen Grundlagen haben. Im ersteren Falle handelt es sich um *gradweise* Verschiedenheiten von unserem eigenen Reagieren, im letzteren Falle um das Auftreten neuer – abnormer – außerbewußter Mechanismen.

In dem einen Falle sind wir überhaupt nicht geneigt, die verstehende Psychologie zu verlassen, in dem anderen tritt kausales Denken notwendig hinzu. Zwischen beiden Fällen bestehen trotzdem Übergänge, die wir bei prinzipieller Auseinandersetzung vernachlässigen. Die *Verschiedenartigkeit* des reaktiven Verhaltens der Menschen besteht in ersterem Falle in der *Verschiedenartigkeit der verständlichen Zusammenhänge* (deren Auftreten wir auf die persönliche Charakterveranlagung schieben[i].[849] Sie besteht im zweiten Falle sowohl in dieser Verschiedenheit der verständlichen Zusammenhänge, wie außerdem in der *Entstehung mannigfach verschiedener veränderter seelischer Dispositionen* mit ihren neuen Mechanismen infolge der seelischen Erschütterung (das Auftreten dieser Art pathologischer Reaktionen schieben wir entweder auf eine angeborene abnorme seelische Konstitution oder auf eine durch einen Prozeß erst neu entstandene abnorme Konstitution). So zeigen sich ganz verschiedene, veränderte seelische Dispositionen in der Lähmung aller Gefühlsregungen, in der Bewußtseinstrübung, in einem besonnenen halluzinatorisch-paranoischen Zustand, im Ganserschen Dämmerzustand,[850] im Stupor[25] usw. Alle diese Zustände können der Ausdruck der durch die seelische Erschütterung bewirkten neuen seelischen Disposition sein. Diese neue Disposition müssen wir uns durch die *außerbewußte* Grundlage der seelischen Erschütterung ebenso *kausal* bewirkt denken, wie die objektiv greifbaren *körperlichen* Veränderungen bei seelischen Erschütterungen, wie z.B. vasomotorische, motorische, sekretorische Veränderungen. Wir nennen die *bei* der durch die Erschütterung bewirkten neuen Disposition auftretenden Seelenzustände dann reaktiv, wenn zwischen dem neuen Zustand und dem Erlebnis irgendwelche augenfällige verständliche Zusammenhänge faßbar sind.

Von den *reaktiven* Psychosen müssen wir die durch eine seelische Erschütterung bloß *ausgelösten* Psychosen *im Prinzip* wohl unterscheiden. So löst ein Todesfall z.B. einen katatonischen Prozeß oder eine Manie oder eine periodische Depression aus. Die seelische Erschütterung ist nur der letzte eventuell entbehrliche *Anlaß,* durch den eine Krankheit zum Ausbruch kommt, die auch ohne diesen Anlaß schließlich entstanden wäre und nun nach ihren eigenen Gesetzen in völliger Unabhängigkeit vom psychischen Anlaß verläuft. Psychologisch besteht der Unterschied, daß *reaktive* Psy-

---

i »Jedes Geschlecht, jeder Stand, jedes Individuum holt sich seine geistigen Wunden auf dem Kampfplatze, den ihm die Natur und die äußeren Umstände angewiesen haben, und jeder hat wieder einen anderen Punkt, auf dem er am verletzlichsten ist, eine andere Sphäre, von der am leichtesten heftige Erschütterungen ausgehen, der eine sein Geld, der andere seine äußere Wertschätzung, der dritte seine Gefühle, seinen Glauben, sein Wissen, seine Familie.« (GRIESINGER: Psychische Krankheiten, 4. Aufl. 1876, S. 170.)

chosen nur auf *unlustvolle* Erlebnisse eintreten, daß dagegen ein *lustvolles* Erlebnis – wenn auch sehr selten – durch die damit verbundene Gleichgewichtserschütterung wohl Anlaß für den Ausbruch eines sonstwie verursachten Krankheitszustandes sein kann. | So klagen Psychasthenische wohl über eine Vermehrung ihrer Beschwerden 342
nach stark erfreuenden Eindrücken, über den eintretenden »Rückschlag«. Solche Beschwerden haben dann nichts mit dem Inhalt des Erlebnisses zu tun. Die nur ausgelösten Psychosen sind von derselben Wesensart, wie die spontan entstehenden, seien es Prozesse oder vorübergehende Phasen. Bei *spontanen* Psychosen beobachtet man ein primäres, nur körperlich zu erklärendes Wachsen der Krankheit, ohne Beziehung zum persönlichen Schicksal und Erleben des Kranken, mit zufälligem Inhalt. Bei heilbaren Phasen besteht nachher die Tendenz, die Krankheit klar zu erkennen und ihr als etwas gänzlich Fremdes frei gegenüberzustehen. Bei *reaktiven* Psychosen beobachtet man entweder eine *sofortige* Reaktion auf ein eingreifendes Erlebnis, oder nach *längerem* unbemerkten Reifen, im verständlichen Zusammenhang mit dem Schicksal und den täglich wiederkehrenden Eindrücken, gleichsam eine Entladung. Es besteht nach Ablauf der Psychose zwar die Fähigkeit, die Psychose *im Urteil* rückhaltlos für krank zu erklären. Es besteht aber die Tendenz einer Nachwirkung der psychotischen Inhalte, die aus dem Schicksal erwachsen sind, auch auf das weitere Leben und damit die Neigung, trotz *intellektueller* richtiger Stellungnahme doch im *Gefühls-* und *Trieb*leben den krankhaften Inhalten nicht frei gegenüberzustehen.

Von den echten *reaktiven* Psychosen müssen wir außer den spontanen und ausgelösten Psychosen auch die durch seelische Erschütterung, *ohne* daß ein verständlicher Zusammenhang besteht, *bloß kausal* bewirkten abnormen Zustände wohl unterscheiden, so z.B. die vasomotorischen, neurasthenischen Symptomenkomplexe mit Angstzuständen usw. nach Katastrophen. Diese Trennungen sind *im Prinzip* alle sehr einfach. In der Wirklichkeit bilden die Fälle durchweg Übergänge, Mischungen reaktiver und spontaner, verständlicher und bloß kausaler Momente. Die schematische Klarheit der Prinzipien ist uns aber nötig, um konkrete Fälle nicht etwa unter das Schema zu subsumieren, sondern nach allen Gesichtspunkten zu analysieren. Im Einzelfall kann z.B. ein dem Wesen nach spontaner Krankheitsschub seine Inhalte gerade aus dem letzten Erleben nehmen, und man ist nicht imstande, das Reaktive vom Schub zu trennen, wird aber die reaktiven Momente nicht *gänzlich* leugnen können. –

Verständliche Zusammenhänge, die *einzelne* Seiten der Psychose bilden, aber *nie das Ganze* ausmachen, sind z.B. folgende: Der abnorme Seelenzustand als Ganzes dient einem gewissen Zweck des Kranken, dem auch die einzelnen Züge der Krankheit mehr oder weniger adäquat sind. Der Kranke will unzurechnungsfähig sein und bekommt eine Haftpsychose, er will eine Rente haben und bekommt eine Rentenneurose, er will in einer Anstalt versorgt sein und hat die mannigfachen Beschwerden der Anstaltsbummler usw. Diese Kranken erstreben instinktiv eine Erfüllung ihres Wunsches auf diesem Wege. Die Wunscherfüllung gelingt ihnen *durch* die Psychose (»Zweckpsycho-

sen«). In anderen Fällen erreichen Kranke eine Wunscherfüllung *in* der Psychose selbst. Man spricht wohl von einer Flucht in die Psychose. Was die Wirklichkeit ihnen nicht bietet, erleben sie in der Krankheit. In wieder anderen Fällen treten in der Psychose in
343 wahnhafter und halluzinatorischer Weise alle | Ängste, Nöte, ebenso wie alle Hoffnungen und Wünsche durcheinander und nacheinander als wirklich erfüllte auf. –

Wollen wir die reaktiven Zustände einteilen, so können wir das *erstens* nach den *Anlässen* tun (Haftpsychosen, Heimwehpsychosen, Gouvernantenparanoia,[851] Erdbebenpsychosen usw.). Ein besonders wichtiger Unterschied besteht zwischen den durch *plötzliche* Erlebnisse entstehenden heftigsten Gemütserschütterungen (Schreck, Entsetzen, Wut, z.B. bei sexuellen Attentaten, Erdbeben, überhaupt Katastrophen[i],[852] Todesfall usw.) und den aus dem *dauernden* Schicksal in langsam zunehmender Weise entspringenden tiefen Gemütsveränderungen (Abnahme der Lebenshoffnungen mit zunehmendem Alter, lebenslängliche Gefangenschaft[ii][853] usw.). Wenn wir die verständlichen Zusammenhänge analysieren wollen, werden wir uns den *besonderen* Inhalten eingehend zuwenden.

Zweitens können wir einteilen nach der *eigenartigen seelischen Struktur der reaktiven Zustände,* die sich sowohl in den objektiven Phänomenen (Orientierung, motorisches Verhalten, Gedächtnis usw.) wie im subjektiven Erleben (Gefühlsweisen, Gegenstandsbewußtsein, Art der Inhalte, Phantastik usw.) zeigt, und auf verschiedene Arten außerbewußter Mechanismen und Dispositionsveränderungen hinweist. So unterscheidet man Bewußtseinstrübungen, die besonnenen paranoischen Zustände, die Verstimmungen und protrahierten Affektschwankungen[iii],[854] die pathologischen Affekte usw.

Drittens kann man die reaktiven Zustände einteilen nach der *Art der seelischen Konstitution,* die die Reaktion bedingt. Diese kann man in die zwei großen Gruppen der *psychopathischen* und *schizophrenen* Konstitution einteilen, von denen die erste eine dauernde Anlage, die zweite einen fortschreitenden Prozeß darstellt. Als psychopathische Reaktionen wären z.B. die hysterischen, psychasthenischen Stimmungsreaktionen aufzuzählen. Den Begriff einer reaktiven Psychose bei Schizophrenie hat BLEULER zuerst aufgestellt. BLEULER unterscheidet unter den akuten Psychosen der Schizophrenie zwischen *Schüben,* die spontan durch den Krankheitsprozeß entstehen und *Reaktionen,* die auf Grund der schizophrenen Veränderung auf ein äußeres Erlebnis hin stattfinden. Welche Unterschiede zwischen Schüben und Reaktionen der Schizophrenie muß man erwarten? Schübe hinterlassen eine *dauernde* Veränderung, Reaktionen führen *zum früheren Zustand zurück.* Schübe enthalten *allgemeine* Inhalte aus beliebigen vergangenen Zeiten, Reaktionen haben *bestimmte* Inhalte aus einem oder mehre-

i STIERLIN, Über die medizinischen Folgezustände der Katastrophe von Courrières. Mon. f. Psych. u. Neurol. 25.

ii RÜDIN, Habilitationsschrift. München 1910.

iii BRESOWSKY, Über protrahierte Affektschwankungen und eknoische Zustände. Monatsschr. f. Psych. u. Neurol., 31, E. H. 239. 1912.

ren *Erlebnissen* her, aus denen die Psychose *kontinuierlich* hervorging. Schübe entstehen *spontan,* Reaktionen in *zeitlichem* Zusammenhang mit *Erlebnissen.* –

In der modernen Lehre von den reaktiven Psychosen handelt es sich zum Teil um
ein Aufleben *früherer Lehren* von den *psychischen Ursachen.* Doch ist die neuere Lehre in
den Grundlagen umgestaltet. Wenn ältere Autoren in 60–70 Prozent ihrer Fälle psy-
chische Ursachen fanden, so heißt das nichts | anderes, als daß die Inhalte der man- 344
nigfachsten geistigen Erkrankungen zum Teil in verständlichem Zusammenhang mit dem früheren Leben stehen. Wir sondern jetzt daraus die Fälle, in denen nicht nur zufällig einige Inhalte übernommen sind, sondern in denen kurze, abgrenzbare Psychosen in deutlich reaktiver Weise auf Erlebnisse entstehen. Wir sondern ferner die Krankheitsschübe, die *zufällige Inhalte ohne Erlebniswert aus dem früheren Leben* nehmen. Wir sondern ferner die Krankheitszustände, die durch eine psychische Erschütterung, die gleichsam der letzte Tropfen zum Überlaufen des Gefäßes ist, bloß *veranlaßt* werden (Manie, katatonischer Zustand usw., etwa durch einen Todesfall), Krankheitszustände, die ganz unabhängig von der letzten psychischen Veranlassung ihren eigenen Verlauf nehmen. Wir sondern überhaupt das kausale Moment streng von den verständlichen Zusammenhängen und glauben niemals durch eine »psychische Ursache« *allein* eine geistige Erkrankung erklären zu können, wenn wir auch ihre Erscheinungsweise zu einem guten Teil psychologisch verstehen. Wenn alte Psychiater (z.B. ESQUIROL, deutsche Übersetzung S. 34–55)[855] die Geisteskrankheiten aus *»Leidenschaften«* (z.B. Monomanien) von den Geisteskrankheiten aus *»Erschöpfung der Organe«* (z.B. Demenz der Greise) trennten, so besteht dieser Gegensatz in der ganz veränderten Form der Unterscheidung *psychologischen Verstehens* und *kausalen Erklärens* heute fort. Während wir aber wohl Fälle finden, bei denen wir mit psychologischem Verständnis gar nichts ausrichten können (wie z.B. bei der senilen Demenz), so können wir heute doch prinzipiell in *keinem* Fall auf *kausale* Fragen verzichten, auch wenn wir sehr viel »verstehen«. Woher kommt die seelische Konstitution, die diese verständlichen Zusammenhänge möglich machte? So fragen wir auch bei reaktiven Psychosen im engeren Sinne. Mit dieser Frage sind wir über die täuschende kausale Befriedigung hinaus, die frühere Psychiater mit der Feststellung einer »psychischen Ursache« verbanden. Das *Interesse* aber für die *verständlichen* Zusammenhänge, welche auf der – durch kausal zu erklärende Vorgänge – krankhaft veränderten Basis des Seelenlebens erwachsen, ist heute in Zunahme begriffen.

Die *jetzt* verbreitete Auffassung von den psychischen Ursachen hat zuletzt BONHOEFFER[i][856] im Zusammenhang dargestellt. BLEULER dehnt das Vorkommen »psychischer Ursachen« viel weiter aus. Wir glauben, daß er Recht hat, unter der Voraussetzung, daß wir in der ganzen Lehre von den psychischen Ursachen *kausale* und *verständ-*

---

i BONHOEFFER, Wie weit kommen psychogene Krankheitszustände und Krankheitsprozesse vor, die nicht der Hysterie zuzurechnen sind? Allgem. Zeitschr. f. Psych. 68, 370 ff.

liche Zusammenhänge trennen. Dann ergibt sich eine Reihe von Übergängen in zwei Richtungen. 1. Auf der einen Seite stehen abnorme Seelenzustände, die durch eine seelische Erschütterung ursächlich bedingt sind (Katastrophenpsychose), *ohne* daß zwischen Inhalt und Ursache viele verständliche Beziehungen beständen. Auf der andern Seite stehen durch außerbewußte Prozesse entstandene Veränderungen der seelischen Konstitution, deren einzelne Phase resp. Schub *trotzdem* massenhafte verständliche Zusammenhänge mit dem Schicksal des Individuums zeigt. 2. Auf der einen Seite stehen Psychosen, die durch eine seelische Erschütterung als wesentliche Ursache bedingt
345 sind und *auch* überzeugende verständliche Zusammenhänge zwi|schen Erlebnis und Psychoseninhalt zeigen *(echte reaktive Psychosen).* Auf der andern Seite stehen durch Prozesse entstandene Psychosen, deren Inhalt keinen verständlichen Zusammenhang mit dem Schicksal zeigt, wenn auch natürlich die Inhalte irgendwie aus früherem Leben genommen sein müssen, ohne daß ihr Erlebniswert, ihr Wert als Schicksal das Ausschlaggebende für den Eintritt in den Psychoseninhalt wäre *(reine Phasen oder Schübe).*

Psychosen, die im Bleulerschen Sinne zur Schizophrenie zu zählen sind, werden wir im folgenden als reaktive Psychosen kennen lernen. Wir werden sie *phänomenologisch, kausal, genetisch verstehend* betrachten, und werden dabei als Hauptziel die Herausstellung des Zusammenhangs zwischen Schicksal und akuter Psychose, eben die Reaktivität, im Auge haben[i]. Der erste Fall ist psychologisch grob und einfach. Er wird mehr ein *prinzipielles* Interesse haben. Der zweite Fall ist psychologisch feiner und dürfte durch die bei ihm eruierten Zusammenhänge *an sich* Interesse erwecken.

Moritz Klink[ii,857] geb. 1879, ein körperlich außerordentlich kräftiger Taglöhner, machte im Juni 1911 und im Juni 1912 je eine kurzdauernde, erlebnisreiche akute Psychose durch.

Vorgeschichte

Heredität: Vater an Apoplexie gestorben. Ein Bruder war bis zum 16. Jahr in einer Erziehungsanstalt.

Kindheit (eigene Angaben): Beim Stiefbruder des Vaters in einem kleinen ländlichen Orte, dann beim Großvater aufgewachsen, da seine Eltern tot waren. Ärmliche Verhältnisse. Als Junge war er immer vergnügt, hat gern gesungen. In der Schule lernte er leicht. Weil er mehr Dummheiten machte – wobei er immer der erste war – als lernte, kam er nur bis zur 5. Klasse (siebenklassige Schule). – Während der ganzen Schulzeit bettnässend. Mit 11 Jahren Typhus. Dabei traten auch psychische Erscheinungen auf. Er habe sich in die Ecke gesetzt, sich versteckt, habe einmal einen Bettlaken als Unterhose anziehen wollen. Nachts habe er mitunter gemeint, er wäre schon wieweit fort. Er lag etwa 8 Monate zu Bett. Als er aufstand, habe er nicht mehr laufen können.

---

i Nach dem gegenwärtigen Stande, vielleicht der Natur der Sache nach für immer, kann man eine psychopathologische Frage nur im Hinblick auf das Ganze untersuchen. Wir müssen von Fällen, die zu *einer* Frage beitragen sollen, möglichst *alles* uns erreichbare Material zusammentragen. Nur so können die Fälle späteren Forschern noch in brauchbarer Weise als Material zur Nachprüfung dienen.

ii *Alle* in den Krankengeschichten vorkommenden Namen sind natürlich nicht die wirklichen, sondern Decknamen.

Er weiß aus seiner Kindheit von einigen besonders lebhaften »Träumen« zu erzählen. Als er 10 Jahre alt war, starb der Großvater. Zwischen dem ersten und dritten Tage nach dem Begräbnis sah er unter dem Kopfkissen eine Ringelnatter, er habe gekrischen, dann habe er weiter geschlafen. Bald danach habe er ganz deutlich den Großvater gesehen. Er habe in der Angst nach der Großmutter gerufen. Als die fragte, was er wolle, war er schon wach und sah nichts mehr. Gleich darauf schlief er wieder ein. – Nach einem Mord habe er bald danach geträumt, er sehe den Ermordeten unter den Pappeln liegen, wie er ihn kurz zuvor in Wirklichkeit gesehen hatte. Er habe aufgeschrien, sei erwacht; dann war es fertig. Wiederum schlief er gleich von neuem ein. – Er sei als Junge nicht besonders ängstlich gewesen. Den »Katzenlauf« über den Dachfirst habe er zwar zuerst nicht gewagt, habe ihn dann aber allein probiert und ihn den Kameraden vorgemacht. – Eine Zeitlang habe er nicht sehen können, wenn einer geblutet hat.

Nach der Schule war er in der Landwirtschaft, dann als Kutscher tätig. 1899–1901 war er beim *Militär.* 1902 *heiratete* er. Die Ehe war bald eine unglückliche.

Im Laufe seines Lebens hat er mehrere *Unfälle* ohne Folgen erlitten. Er fiel vom Baum und kam erst im Bett zu sich. Eine Eisenbahnschiene fiel ihm auf den Kopf.

| *Strafen.* Beim Militär zweimal Mittelarrest wegen Gehorsamsverweigerung. 1898 drei Tage 346
Haft wegen Dienstentlaufens, 1899 drei Monate Gefängnis wegen Diebstahls (er stahl einer Magd aus der Kommode Geld, das er sofort vertrank). 1899 drei Tage Haft wegen Dienstentlaufens, 1905 drei Wochen Gefängnis wegen Untreue mit Unterschlagung.

Der Kranke hat immer, *bis zuletzt, regelmäßig gearbeitet,* zuletzt als Taglöhner im Kohlensyndikat.

Über den *Alkoholgenuß* des Kranken erfahren wir von ihm selbst, daß er früher als Kutscher vor der Militärzeit viel getrunken habe (wieviel weiß er nicht mehr), und daß er damals mehr habe vertragen können. Beim Militär habe er fast nichts getrunken, später bei der Arbeit, wie sich das gehöre, durchschnittlich täglich 6 Flaschen Bier (1 Flasche = 0,7 l). In den letzten Jahren sei er manchmal betrunken gewesen. Wenn er sich geärgert habe, habe er getrunken. Das sei wohl zweimal die Woche passiert, aber auch wochenlang gar nicht. In den letzten Wochen vor seinen beiden Psychosen (1911 und 1912) habe er nicht mehr wie sonst getrunken, er habe regelmäßig gearbeitet und habe gar keinen Nachlaß seiner Arbeitskraft bemerkt. Er hält sich trotzdem für einen Trinker und will, »um seiner Frau mit gutem Beispiel voranzugehen« (vgl. später) in eine Heilanstalt für Trinker. Er erklärt jedoch, daß er gar keine Sucht nach dem Bier habe (Schnaps habe er nie getrunken), und daß es ihm nicht schwer falle, das Trinken zu lassen. Er habe das einmal, um es den Leuten zu zeigen, 8 Tage ohne Schwierigkeit getan. Er habe mehr nur dann getrunken, wenn er sich ärgerte. Angaben seiner Frau, daß er in der Betrunkenheit das Bett naß mache und Möbel zerschlage, bestätigt er: im Jahre 1907 habe er einige Male, aber nicht oft, wieder Bettnässen gehabt, zuletzt noch einmal in diesem Jahre, wenn er zu viel getrunken habe. Im Jahre 1907 habe er auch *einmal* in der Betrunkenheit und im Ärger Möbel zerschlagen, d.h. Verzierungen abgeschlagen u. dgl. Sie konnten nachher wieder repariert werden. Die Wirtin, bei der er die letzten 6 Wochen vor seiner zweiten Erkrankung (1912) allein wohnte, gab an, daß er ein fleißiger und nüchterner Arbeiter sei. Seine Frau dagegen gibt dem Trinken die Hauptschuld an der unglücklichen Ehe. Schon ein Vierteljahr nach der Heirat habe es angefangen. Sie gibt an, daß er – auch in der Betrunkenheit – gegen die *Kinder* nie besonders grob war, und daß er nie Eifersuchtsszenen gemacht hat. Dagegen hat er ihr fast nie den Verdienst abgegeben. Jeder der Ehegatten ging seiner Wege.

Diese Verhältnisse sind jedoch ohne Zweifel nicht oder nicht allein auf den Alkohol zurückzuführen. Die *Ehe* wurde 1902 geschlossen. Zwei uneheliche Kinder der Frau (nicht von ihm) adoptierte er, sie bekam von ihm noch ein Kind. Nach seiner Meinung begannen die Mißhelligkeiten erst 1904, als die Familie nach Mannheim zog. Seine Frau sei 1905 als Putzfrau in ein Bordell gegangen, dort habe sie alles Schlechte gelernt, habe sich fein gemacht, sei mit Männern gelaufen, habe sich nicht mehr um den Haushalt gekümmert. Daher habe er mit den Kindern allein leben müssen. Er habe auswärts gegessen und natürlich der Frau nicht mehr seinen Lohn gegeben, die ihrerseits für sich von ihrem Dirnenverdienst lebte. Die Frau stellt die Sache anders dar. Der Mann habe von ihr *verlangt,* sie solle sich für Geld den Männern hingeben; sie könne abends noch mal fortgehen, sie habe gleich 10 Mark verdient. Der Mann habe sie ins Bordell *geschickt.* Er habe ohne Grund ihr nie mehr den Wochenverdienst gegeben. *Daher* habe sie selbst verdienen müssen. Sie sei seit zwei Jahren *tatsächlich* Prostituierte.

Der Mann hat sich, wie er erzählt, über die Untreue der Frau immer sehr *aufgeregt.* Sie versprach ihm z.B. abends mit ihm ins Apollotheater zu gehen. Kam er von der Arbeit nach Hause, war sie schon mit einem anderen hingegangen. Wenn er sich ärgerte und im Ärger mehr trank, so waren *solche* Ereignisse fast immer die Ursache. Die Frau habe ihn völlig vernachlässigt.

Die Frau beklagt sich über *Mißhandlungen.* So habe der Mann vor 2 Jahren morgens – er kam vom Weg zur Arbeit wieder *zurück* – Pfeffer auf ihre Genitalien geworfen, daß sie fast nicht mehr laufen konnte. Der Mann gibt das zu, verweigerte nähere Auskunft und erklärt empört: hätte ich Dynamit gehabt, hätte ich Dynamit hineingesteckt.

Beim *Geschlechtsverkehr* hat die Frau am Mann nichts Abnormes bemerkt. Er war *nicht* besonders appetent. Zum letzten Male verkehrten sie im April 1912, kurz bevor sie ihn verließ. Über seine außerehelichen Geschlechtsbeziehungen weiß die Frau nur, daß er einmal vor langen Jahren nach der Heirat den ganzen Zahltag ins Bordell getragen hat. Er gibt das zu, es sei nur einmal vorgekommen. Sonst will der Kranke während der Ehe keine weiteren geschlechtlichen
347 Beziehungen gehabt haben, zumal in den *letzten* Jahren habe er sich um *kein* | Mädchen gekümmert. Vor der Ehe hat der Kranke mehrere Verhältnisse gehabt, von denen er mit einem gewissen Stolze erzählt.

Aus dem Verhalten des Kranken geht hervor, daß *ihm an seiner Frau ungeheuer viel liegt.* Er denkt kaum etwas anderes, läuft ihr geradezu nach, ist immer bereit, ihr alles zu verzeihen, will selbst jetzt, »um ihr mit gutem Beispiel voranzugehen«, in eine Trinkerheilanstalt. Nur ganz vorübergehend hat er sowohl im Jahre 1911 nach der ersten Psychose wie im Jahre 1912 vor und nach der zweiten Psychose an Scheidung gedacht. Aber solche Gedanken hat er sofort aufgegeben und sich nur bemüht, mit der Frau um jeden Preis wieder zusammenzukommen. »Man hat nur *eine* Ehe.«

Die zuletzt angedeutete Stellung des Mannes zu seiner Gattin spielt beim Ausbruch beider Psychosen eine unzweifelhafte Rolle. Beide Male hat die Frau ihn verlassen – was sonst nicht vorgekommen ist – beide Male mußte er allein leben und beide Male brach nach dem Verlauf von einigen Wochen die akute Psychose aus, die das erstemal 2 Tage dauerte, während die völlige Korrektur und Wiederherstellung ca. 3 Wochen in Anspruch nahm; die das zweitemal 7 Tage dauerte, dann aber sofort in völlige Heilung überging. Wir wenden uns zur ersten Psychose.

Die erste Psychose (Juni 1911)

Die Frau hatte ein Verhältnis mit dem bei der Familie wohnenden Schlafburschen Martin Bauer. Diesen warf der Mann hinaus. Bauer holte seinen Bruder und beide *verprügelten* den Klink sehr energisch mit einem Stück Kabel. Das war Anfang Mai 1911. Mitte Mai, so erzählt der Kranke weiter, habe die Frau morgens zu ihm gesagt, er solle daheim bleiben. Er sei aber doch zur Arbeit gegangen. Beim Abschied sagte die Frau: Du wirst sehen, was passiert! Denselben Abend hat er bis 8 Uhr geschafft. Als er heimkam, hörte er vom Sohn, seine Frau sei mit Bauer »durchgegangen«. Klink war sehr unglücklich, nahm aber an, seine Frau sei mit Gewalt entführt worden, da sie doch selbst gebeten habe, er solle daheim bleiben.

Die Frau erzählte uns, sie sei mit dem Bauer nach Frankfurt gefahren: »Von meinem Mann habe ich doch nichts gehabt, von dem anderen hatte ich wenigstens Geld.« Der gab ihr »den ganzen Zahltag«. In Frankfurt sei sie in einer Wirtschaft tätig gewesen, der Geliebte in einer Fabrik. Die Kinder ließ sie bei der in Mannheim lebenden Mutter.

In seiner Verzweiflung *verkaufte* Klink *sämtliche Möbel.* Die er nicht verkaufen konnte, verschenkte er. Die Kinder lebten ja bei seiner Schwiegermutter. Er selbst nahm bei einer Wirtin Privatlogis für sich.

In den nächsten Wochen nach der Entführung der Frau, erzählte K. weiter, wurde er *immer aufgeregter.* Er arbeitete als Pechfahrer im Kohlensyndikat. Dabei wurde er beständig durch die *Sticheleien seiner Mitarbeiter* gereizt.

Am 16. Juni hörte Klink von seinem Meister, er habe die Frau am Arme Bauers in Ludwigshafen gesehen. Klink forschte die Schwiegermutter aus, erfuhr aber nichts. Tags darauf ging er wieder zu dieser und erfuhr, seine Frau sei bei ihrer Schwester in Ludwigshafen. Dort fand Klink seine Frau und begrüßte sie mit den ironischen Worten: »Nun Madame, von der Reise zurück?«, worauf die Frau erwiderte: »Ja.« Die Frau sagte »Ja« als er fragte, ob sie wieder zu ihm kommen wolle, war aber immer einsilbig und ängstlich. Klink sah jetzt den Bauer im Zimmer, wurde maßlos zornig, beherrschte sich aber und ging allein nach Hause, voll *Angst vor dem Bauer* und *ohne Mut, seine Frau mitzunehmen,* obwohl er ihr ansah, daß sie gern mitgekommen wäre. Dies war am 17. Juni. Der Kranke wartete die ganze Woche, ob seine Frau kommen würde. Sie kam jedoch nicht.

Am Samstag (24. Juni) abend glaubte er, mehrere Leute seien aufs Dach geklettert und schössen mit Revolvern nach ihm. Gesehen hat er die Leute nicht, auch nicht den Knall der Schüsse gehört. Er hat nur den Rauch gesehen. Getroffen hat ihn keiner. Zwei Schutzleute waren auch dabei.

Am 26. Juni, Montag, war er morgens früh beim Arbeitsnachweis. Er hatte seine Stelle beim Kohlensyndikat aufgegeben, weil die Mitarbeiter ihn so *aufgezogen* hatten, und suchte nun neue Arbeit. Von nun an weiß der Kranke selbst nicht mehr, was Wirklichkeit war und was nicht; er meint, daß das meiste, *was mit Bauer zusammenhängt, von jetzt an wohl seine Krankheit gewesen sei.*

Bauer fragte, ob keiner namens K. da sei. K. antwortete: »Doch da ist er.« B. erwiderte: »Ich schieß ihn tot, daß er die Kränk hat«, und zeigte dabei einen Revolver mit 6 Kugeln, den | er in 348
der Richtung auf K. hielt. Der Bauer ging dann in eine benachbarte Wirtschaft und wollte dort das Tranchiermesser holen, K. sah, daß er das Messer schon in der Hand hatte, die Wirtsleute ließen ihn aber nicht hinaus, sondern nahmen ihm das Messer wieder ab. K. ging zur Polizei, um Anzeige gegen Bauer zu erstatten. Zwei Schutzleute begleiteten ihn zum Arbeitsnachweis zurück. Sie fragten, ob der Bauer auf ihn geschossen habe? »Nein.« Da könnten sie nichts machen, wenn er nicht eine Tat ausgeführt habe. »Da muß man also erst totgeschossen sein, ehe man zu seinem Recht kommt.« K. bekam einen Arbeitsschein fürs Sägewerk. Den ganzen Vormittag glaubte dann K., der Bauer laufe ihm nach. Er hat ihn immer gehört, aber nicht gesehen. Bauer sagte, er werde schon dafür sorgen, daß K. nicht im Sägewerk eingestellt wird.

Von ½ 2–6 Uhr arbeitete K. in seiner neuen Stellung am Sägewerk. Auf dem Heimweg von der Arbeit sah er wieder in einer Wirtschaft die beiden Brüder Bauer. Sie wollten ihm nach, wurden aber von einigen Leuten, mit denen sie zusammensaßen, nicht herausgelassen.

Daheim aß K. zur Nacht. Dann war es ihm, als ob jemand gesagt hätte, es sei ein Herr da, der wolle ihn sprechen, er solle auf die Polizei kommen. Es war, wie wenn es im Innern gesprochen hätte. Er dachte, vielleicht habe seine Frau jemanden auf die Polizei geschickt, ihren Schwager oder sonst jemanden. Er ging deshalb um 8 Uhr wieder zur Polizei. Draußen setzte er sich auf eine Bank. Plötzlich kamen die beiden Bauer auf ihn zugesprungen. Als K. sie sah, sprang er auf gegen sie und dachte: »Entweder müssen sie mich jetzt zusammenschlagen oder zusammenschießen, oder was sie machen.« Ein Schutzmann rief, er solle zurückbleiben und sie gehen lassen (das alles war nach des Kranken jetziger Ansicht keine Wirklichkeit). Auf der Straße kamen ihm dann ungefähr 200 Arbeiter entgegen, alle mit einem Revolver bewaffnet. Sie riefen: »Das ist der Mörder.« Er hat kein Knallen gehört. Auch hätten ihn die Arbeiter gar nicht treffen können. Denn er hatte sich geschützt geglaubt durch eine Erfindung: Gegen ihn gehe kein Revolver los, nur wenn man die Waffe von ihm wegwende, gehe sie los.

Nun ging K. zur Polizeiwache. Dort wurde er gefragt, was denn mit seiner Frau geschehen solle. Er sagte, sie solle heimkommen, das Bett sei ja noch da. Der Schutzmann sagte: dann müsse er 250 Mark zahlen. Er: wenn alles gut wird, sind die 250 Mark auch zu bezahlen. Wozu, danach hat er nicht gefragt.

Nun meinte der Schutzmann, er sei lungenkrank und müsse zum Arzt. Um 9 Uhr wurde er in einem Sanitätswagen zum Krankenhaus gebracht. Der Begleiter sagte, die beiden Bauer würden auch ins Krankenhaus kommen. Er erwiderte, er wolle sie nicht sehen. Er sah sie aber schon in einem Auto hinter dem Sanitätswagen. Im Krankenhaus sah er sie wieder.

Er erklärte im Krankenhaus, er wolle morgen früh um 6 Uhr arbeiten und jetzt wolle er wieder fort, wurde aber gegen seinen Willen zurückbehalten, in eine Zelle gesperrt und der Kleider beraubt. »Und da war ich eine Zeitlang drin, und dann hab ich auf einmal angefangen.« Er habe getobt, habe seine Frau, seine Kinder, die beiden Bauer und andere Leute gesehen. Er schrie, sie seien Schuld, daß er hier sei. Der Bauer solle es jetzt mit seiner Frau nicht so machen, wie er es mit anderen Mädels gemacht habe (er hatte sich nämlich schon einmal 26 Wochen von einem Mädchen aushalten lassen). Dabei habe er immer auf den Bauer losgeschlagen. Frau und Kinder sagten, sie wollten von B. nichts mehr wissen. Aber B. hat immer seine Frau hochgehoben und gesagt: sie darf nicht fort. Auf diese Weise, so sagt der Kranke, habe er so lange geschafft, bis er müd geworden und eingeschlafen sei. Wie er ausgeschlafen habe am Dienstag morgen, sei alles vorbei gewesen. –

Die *Anamnese von seiten anderer Personen* bestätigt und ergänzt seine Angaben. Nach den Angaben seiner Wirtin, bei der er die letzten Wochen allein wohnte, sah er am Samstag Leute aufs Dach klettern, nach ihm schießen, hörte sie schimpfen, er wäre der Mörder. Er sah Ratten, Mäuse, Tiger im Zimmer, war sehr ängstlich. Er sprach ganz verworren. Auf der Straße waren 170 Kanonen auf ihn abgeschossen, doch keine habe getroffen.

Am Montag abend im Krankenhaus war er nach Bericht des Arztes sehr unruhig, lief in der Zelle hin und her, schlug gegen die Wand, sah den Schlafburschen Bauer, sprach mit Frau und Kindern. Am Dienstag vormittag war er ruhiger, erzählte, daß man auf ihn geschossen habe, daß er aber unverletzlich sei. Er sah noch allerhand Getier.

Am 28. Juni (Mittwoch) kam K. in die *Heidelberger Klinik*. Er war bei der Aufnahme ruhig, geordnet und völlig orientiert, faßte gut auf und gab sinngemäße Antworten. Er erzählte seine Vorgeschichte richtig. Aus seinen Erlebnissen am Montag abend erzählte er nur von der Erfindung seiner Unverletzlichkeit. Das hänge mit Magnetismus zusammen, sei noch | nicht ganz ausgearbeitet, er müsse es sich noch überlegen. Das bringt er mit gehobener Zuversichtlichkeit vor und mit der Überzeugung, wirklich eine Erfindung zu besitzen.

349

Sein weiteres Verhalten war ruhig. Er faßte den *Plan, sich scheiden zu lassen.* Nach einigen Wochen wurde er voll einsichtig. Er führte seine Erkrankung darauf zurück: sein Blut sei so in Wallung gewesen, daß er sich die Menschen vorstellen konnte im Geist und sie mit Augen sah, weil er an sie dachte. Die 200 Arbeiter habe er auch in der Aufregung gesehen. »Die Leut haben ja gar nicht das Herz gehabt, mich anzusehen, ich muß ganz verstellt gewesen sein in den Gesichtszügen.« Aus Angst vor dem *Bauer* habe er bei *jedem,* der auf ihn zukam, gedacht, der wolle ihn totschießen. Die Erfindungsidee korrigiert er: da ist überhaupt nichts dran. Jetzt sei er gänzlich davon abgekommen: *»Jetzt hab ich meine Gedanken wieder zurückgeschlagen auf meine Familie.«*

In den nächsten Wochen zeigt er recht geringen Affekt bei Entlassungswünschen, was man damals auf seinen chronischen Alkoholismus zurückzuführen suchte. Er versuchte jetzt wiederholt den Aufenthaltsort seiner Frau zu erfahren, doch ohne Erfolg. Schon am 2. Juli schrieb er an seine Frau: »Liebe Marie und Mutter! Ich kenne nur noch Arbeit, und Umgang in besseren Kreisen. Das viele Trinken ist jetzt ausgeschlossen. Ich möchte mich der Natur besser widmen ... Wenn ich heimkomme, beginnt ein neues Leben. Es kann bald möglich sein, kann aber auch noch etliche Wochen anhalten. Das steht ganz den Herren Ärzten frei. Bitte schreibt mir diese Woche, wenn niemand kommt, wie es bei Euch steht, was die Kinder machen, ob überhaupt alle gesund sind, zum Schluß noch, ob Martin Bauer nebst Karl noch nicht zur Einsicht gekommen sind. Eine Familie so ins Unglück zu stürzen. Aber ich bin geduldig, daß wißt ihr Mutter. Ich vertraue auf Gott und scheue niemand. Das habt ihr schon oft gesehen. Es kommt auch diese Stunde wieder, wo wir zusammen sind. Ich schließe hiermit mein Schreiben, in der Hoffnung, daß alles gesund ist. Achtungsvollst Moritz Klink.«

Am 6. September wurde K. gesund *entlassen.* Sofort nach der Entlassung hat er wieder regelmäßig geschafft, aber – nach Angabe der Frau – das Geld nicht heimgebracht. Es wurden neue Möbel gekauft – die alten hatte K. ja verkauft, als die Frau durchging – für etwa 475 Mark, auf Abzahlung. Die Eheleute zogen wieder zusammen. Sein Trinken blieb gleich. Von auffallenden Zügen seines Wesens kann die Frau nicht berichten. Sie fand ihn normal. Das einzig Auffällige ist seine *Lektüre.* Er liest keine Zeitungen, gar nichts, außer gewissen Büchern, die er sich meist von auswärts kommen ließ. Schon vor 3 Jahren hat er Bücher bei einem Reisenden bestellt, die die Frau nachher nicht annahm. Was für welche es waren, weiß sie nicht. Er besaß das siebente Buch Mosis,[858] las manchmal darin, hielt es unter Verschluß. Er erzählte, es stände darin, daß man Geister sehen könne. Daß er selbst Geister sehen könne, hat er nie gesagt. Aus Leipzig ließ er sich Bücher über Heilkunde kommen; wie er selbst sagt, um sich über Gallensteine, an denen seine Frau leidet, zu orientieren. Aus Amerika bekam er Bücher von »Prof. Sage«; das gab er aber auf, weil es zu teuer war. März 1912 ließ er sich von »Prof. Roxerie, Kingstown« sein Horoskop stellen. »Er hat mir mein Leben geschildert, als wenn er wirklich bei mir wäre«, und habe ihn gewarnt, er solle sich vor einer gewissen Person in acht nehmen. Weitere Zuschriften lehnte er wegen hohen Preises ab, obgleich der Professor von 25 Mk. auf 4 Mk. herunterging.

Die zweite Psychose (Juni 1912)

Bei dem unregelmäßigen Leben beider Ehegatten kam es nicht zur geordneten Abzahlung der neugekauften *Möbel.* Daher wurden diese ihnen *am 7. Mai fortgenommen.* Nun ging seine Frau mit den Kindern wieder zur Mutter, er ging wieder ins Privatlogis. Die Möbel sollten zwar noch einmal zurückgebracht werden, aber die Frau wollte nicht wieder zu ihm. Das ganze Jahr über hat sich K. wenig oder gar nicht aufgeregt, jetzt begann die Aufregung aufs neue. Er machte sich Tag für Tag Gedanken: »Meiner Frau liegt nichts an der Sache, gut, mag sie tun, was sie will.«

»Jetzt ist man 10 Jahre verheiratet und hockt nun allein.« »Wenn sie nicht will, laß sie laufen.« »Es ist doch nicht schön, wenn man zu fremden Leuten heimgeht.« Solche Gedanken und andere kamen ihm abends. Morgens ging er gleich zur Arbeit, schaffte den ganzen Tag – die Arbeit wurde ihm leicht –, dachte an nichts, aber abends um 7, wenn er heimging, dann gings los. Er sprach sich gar nicht aus. Keinem seiner Kameraden hat er irgend etwas erzählt. Seinen Heimweg des Abends nahm er so, daß er am Hause seiner Schwiegermutter vorbeikam, um im Vor-
350 beigehen die Kinder zu sehen. Manchmal gelang das, | meist nicht. Dann aß er zu Nacht, blieb allein und ging um 10 Uhr ins Bett. Geschlafen hat er gut und nicht auffallend geträumt.

Während der ganzen Zeit, seitdem die Möbel abgeholt waren, hat er seine Frau noch dreimal gesehen: am selben Tag (7. Mai) und zwei Tage später ging er zu ihr, die nun bei der Schwiegermutter wohnte, um sie zur Rückkehr zu veranlassen. Es war vergeblich. Am 27. Mai (Pfingstmontag) ging er in die Wirtschaft, in der seine Frau als Kellnerin tätig war, um sie zu sprechen. Es ging nicht, weil zu viele Leute da waren und weil sie bedienen mußte. »Zur Vorsehung« hatte er daher schon einen Brief geschrieben, den er ihr gab mit den Worten, sie könne ihn zu Hause lesen. Darin stand, daß es so nicht weiter gehe, sie solle es sich genau überlegen, sie wollten wieder zusammenleben, »er tät versuchen, auf gütlichem Wege die Sache in Ordnung zu bringen«. Wenn sie das nicht wolle, würde er ihr die Kinder entziehen und dem Waisenrat zur Erziehung geben. Er machte sie auf ihren Ruf aufmerksam, darauf, was die Leute reden würden usw. Die Frau machte diesen Brief sogleich auf, las etwas davon, zerriß ihn dann und warf ihn ins Feuer. Die Wirtin schaute beim Lesen spöttisch mit hinein. K. war außerordentlich aufgeregt, blieb aber sitzen und betrank sich mit zwei Kameraden. Abends ging er früh zu Bett.

K. versichert bestimmt, während der ganzen Zeit mit keinem Mädchen irgendwelche Beziehungen gehabt oder geschlechtlich verkehrt zu haben. Er habe gar keinen Versuch in der Richtung gemacht. »Jeder hat ein anderes Genie.«

Anfangs hatte er gedacht: die Weiber kommen immer gleich zurück, kommen sie nicht in drei Stunden, kommen sie in drei Tagen, kommen sie nicht in drei Tagen, kommen sie in drei Wochen, kommen sie nicht in drei Wochen, dann kommen sie überhaupt nicht mehr. Jetzt war die Zeit abgelaufen, er dachte: sie kommt nicht mehr. Er nahm es zunächst »auf die leichte Achsel«, tat die ersten Schritte zur *Ehescheidung* und dazu, der Frau die Kinder entziehen zu lassen, wurde vorgeladen, *regte sich* dann aber *sehr auf,* ließ die Sache auf sich beruhen, wurde ruhiger und dachte: *»Ich überlege mirs mal,* geh zur Arbeit.«

Am *Sonnabend, 1. Juni,* arbeitete er bis zum Abend, war dann nicht ganz wohl, unruhig und ängstlich. Es waren die *ersten Vorboten* der Psychose, die er in den nächsten Tagen in Mannheim durchmachte. *Samstag* (8. Juni) kam er in die hiesige Klinik und bot keine psychischen Erscheinungen mehr.

Die *objektive Anamnese* ist dürftig. Die Wirtin, bei der er die letzten Wochen wohnte, schildert ihn als einen fleißigen und nüchternen Arbeiter. In der Nacht vom Sonntag auf Montag sei er unruhig geworden, sah Gestalten auf sich zukommen, die ihm etwas antun wollten. Er fürchtete, seine Frau dringe ins Zimmer, verhängte die Fenster. Am Dienstag kam er ins Krankenhaus, war meist ruhig, dann wieder in allgemeiner Unruhe, schrappte auf dem Boden: seine Frau säße darunter; er höre und sehe sie. Die Flecke auf dem Boden sind ihm die Augen anderer Leute. In der Nacht vom Donnerstag auf Freitag war er sehr unruhig, klopfte an die Türen, sagte, der Doktor habe Geld gewonnen, das müsse er sich abholen.

Sehr eingehend ist Klinks *Selbstschilderung* der Psychose. Er bleibt sich in seinen Angaben mündlich und schriftlich durchaus gleich und hat offenbar eine ausgezeichnete, konstante

Erinnerung. Kurze Zeit nach der Psychose hat er die Selbstschilderung schriftlich angefangen, dann weigerte er sich, sie fortzusetzen. Das Geschriebene ist so gut, daß wir es vollständig hier wiedergeben. Der erste Teil handelt von seiner Ehe. Trotzdem manche Wiederholungen vorkommen, geben wir ihn unverkürzt, da er ein gutes Bild der Persönlichkeit und ihrer Nöte gibt. Der zweite Teil handelt von der Psychose.

Die Selbstschilderung wird wörtlich mit allen orthographischen und grammatikalischen Fehlern wiedergegeben. Von mir rühren nur einige Umstellungen größerer Partien der richtigen Chronologie wegen, ferner die Absätze und der kursive Druck einiger Worte her.

Selbstschilderung. Erster Teil

An die Direcktion der psychiatrischen Klinik Heidelberg.

Ich lege meinen *Ehestand, nebst Krankheit,* folgender maßen dar. Ich verheiratete, mich am 13ten Dezember, 1902 in F. Von anfang lebten wir glücklich zusammen, am 15ten August 1904 zogen wir nach Mannheim, da war das Unglück vor der Türe. Ungefähr im halben März, 1905 kam dann meine Frau, in die Gutmannstraße, oder Ehrenstraße genannt, als Putzfrau, was sie da noch nicht wußte, lernte sie, da in der Dirnen Gesellschaft. Sie war da tätig bis | zum 22ten 351
Mai 1910 oder 22ten Mai 1909 das kann ich jetzt nicht genau behaupten. Sie hatte drei Kinder, von denen ich zwei meinen Namen erteilte, das dritte war bei seinem Vater in F. Herrn A … geblieben! Ich verunglückte, dann am 4ten oder 10ten Mai 1910 beim umlegen von einpetonierten Eisenbahnschienen, wo von mir eine fünfmeterlange Eisenbahnschiene am Boden abbrach, mir auf den Kopf fiehl, mich am rechten Kopf verletzte, auch den Rechten Fuß verletzte. Meine Krankheit, kommt nicht von dem fielen Trinken, sondern daß sind *hauptsächlich Gedanken, die ich mir gemacht habe, über meine Frau und Kinder.* Ich gebe ja zu, weil ich getrunken habe, daß es so weit gekommen ist, daß ich voriges Jahr, in die Klinick gekommen bin. Denn am 2ten Januar 1911 nahm ich einen Logisherrn namens Martin Bauer, von Mundenheim, dieser knüpfte Verhältnis mit meiner Frau an und sie gewann in sofort lieb. Auf Fastnacht machten wir einen Maskenball in Ludwigshafen mit, von dort an war es fertig. Als ich dahinter kam, bekamm ich herzhaft die Haut gegerbt von Martin und Karl Bauer. Ich wies hierauf meiner Frau Martha Katz und Martin Bauer die Tür und ließ durch die Polizei Martin Bauer die Wohnung verbieten. Er arbeitete damals bei mir, in der Syndikatfreie Kohlenvereinigung Industriehafen. Aus Aehrgeiz hörte ich am 9ten Mai 1911 auf zu arbeiten, weil ich zu bekannt war, Ich fragte dann am 16ten Mai 1911 in der Spiegelfabrik nach und erhielt sofort Arbeit. Ich Arbeitete am 17ten Mai 1911 bis abends achtuhr, als ich um 8¾ Uhr nach Hause kam standen die Kinder an der Haustür und weinten. Als ich fragte warum sie weinen gaben sie mir zur Antwort die Mutter sei fort da fragte ich Wo sie sei, ob sie bei der Großmutter oder in der Stadt sei! ich erhielt dann zur Antwort, daß sie *mit Martin Bauer durchgebrannt* sei. Ich hörte am 18ten Mai in der Spiegelfabrik auf und fing am 19ten Mai wieder bei der Syndikatfreie Kohlenvereinigung an zu Arbeiten. Ich machte mir dann Gedanken, daß die Frau mit Bauer verschwunden war, daß die sich ein schönes Leben machen! und ich solle für ihr Blut sorgen, was ich anerkannt habe, aber doch in Wirklichkeit nicht das rechte Blut ist oder war. Ich wußte zu allem Glück, in meiner Aufregung doch noch mir zu helfen, ich ließ ihr den Schlüsselzwang, auferlegen welches bestätigt ist, und in Band neun, Seite neunundvierzig eingetragen ist, auf dem Großherzoglichen Bezirksamt. Ich *lebte* dann *in den Tag,* machte mir *allerhand Gedanken,* wie es noch kommen wird, mit mir und den Kindern. Wo ich gewohnt habe, wurde mir zu Ohren getragen, daß meine Frau fiel Herren Empfangen würde, was mir auch wieder fiehl half, zur *Aufregung.* Als dann der erste Juni her-

bei kam, sollte oder wollte ich Ausziehen, *in der Aufregung, verkaufte ich meine Möbel,* und wo ich nichts erhielt verschenkte ich es, warum die Leute, haben mir nichts gegeben. Die zwei Kinder Adolf und Frieda Katz, genannt Klink schickte ich zur Großmutter. Meine Tochter Maria Klink, welche am 6. Februar 1904 zu F. geboren ist, nahm ich mit mir in mein Prievat Logie, und zahlte für das Kind viermark. Ich wohnte damals bei Herrn C., M... Straße No. ... 3 Treppen. Auch da *konnte ich mich nicht beherrschen, dachte immer was mir noch wiederfahren könne,* was dann auch entlich geschah, vom Trinken ist das auf keinen Fall, sonst wäre ich schon längst in die Klinik gekommen, es sind nur gedanken, sorgen, und Kummer gewässen, daß meine Frau sich nicht mehr an mir störte mit andern herum zog und das Kellnerieren nicht mehr ließ. Mit mir ging sie nicht mehr aus, sie hatte ja andere Herrn genug, und wenn ich zur Arbeit gegangen war, da war sie sicher daß ich nicht den ganzen Tag nach Hause kam, da konnte sie schalten und walten wie sie wollte. Als ich aber Abends nach Hause kam, erzählten mir die Kinder Es doch daß jemand bei ihr war, sie sich eingeschlossen habe, und wenn Kinder von 15, 12 und 8 Jahre da sind, ist es leicht denkbar daß die Kinder es doch sehen und neugierig sind was es da giebt, so erzählten sie mir alles ich gewann meine Kinder sehr lieb indem ich ihnen als etwas gab. So war denn meine Frau in der siebten Woche von mir fort, ich lebte dann *unruhig,* arbeitete aber jeden Tag, *konnte nicht mehr Essen,* mußte schwer Arbeiten, so hielt ich es denn durch *Trinken* bis zum 21. Juni, am 23ten Juni 1911 wurde ich dann in das Krankenhaus Mannheim eingeliefert und am 25ten Juni kam ich dann in die Klinik nach Heidelberg bis 6. September 1911. Ich *wollte mich voriges Jahr schon scheiden lassen,* hatte ich es getan, so wäre ich dieses Jahr nicht in die Klinik nach Heidelberg gekommen. Ich habe genug abgeraten bekommen, daß ich nicht mehr, zu meiner Frau gehen sollte, indem es doch nicht mehr gut tue mit ihr zusammen zu leben. Hätte ich Herrn Dr. K., voriges Jahr gefolgt, wie er zu mir sagte ich solle mich doch von ihr scheiden lassen, wie ich bei Herrn Doktor K. im verhörzimmer war, ich sagte wohl das lasse ich draußen in der Freiheit machen, was aber nicht zustande kam, weil wir uns wieder versöhnten, nur der Kinder wegen, habe ich das gemacht. Aber nun ??? habe ich die alte Sache wieder, wir leben von
352 | anfang wieder gut. Ich wurde am 6. September entlassen, arbeitete fünftage, bei der Firma A... Holzgeschäft, dann kam ich in die Oelfabrik H..., da war ich neuntage, bis wir am 20. September, wieder Ich mit Frau und Kindern zusammen lebten. Ich habe bei der Firma F. Möbel gekauft, auf Wechsel monatlich am 15ten 20 Mark und 21 Mark Miete, das wäre ganz schön gegangen, wenn meiner Frau daran gelegen wäre. Zuerst war es ihr Recht, dann machte sie mir die größte grobheiten, daß ich die Möbel auf Wechsel gekauft habe. Ich habe 41,70 Mark anbezahlt, und vier Wechsel eingelöst und den Miet bezahlt bis 1ten April. *Meiner Frau lag an der ganzen Familienangelegenheit nichts mehr daran ich ließ den Mut dann auch sinken,* denn ältesten Sohn den wir hatten, durfte ich nicht anhalten zur arbeit, was mich doch auch kränkte, Er ist ein Jahr aus der Schule, hat aber noch keine sechswochen gearbeitet, ich hielt in imer an, zur Arbeit, wenn er es nicht tue so würde ich ihn ins Arbeits haus tun lassen, so war halt *imer der Streit in der Familie.* Sie ging als Kellnerin, jeden Tag, machte den andern Herrn den Hof, und kam manche Nacht nicht nach Hause, hätte ich da dreingeschlagen, so wäre ich eingesperrt worden. So bekam ich denn große Feinde aber auch große Freunde welche auf meiner Seite standen. Sie wollte ja schon voriges Jahr, schon mit dem *Elektrischen Schaffner* durchbrennen, solch eine Mutter, hat doch keine Liebe zu ihren Kindern? das war das erste neues was ich am 7ten September nach meine entlassung von der Klinik Heidelberg erfuhr. Der Schaffner hat ihr dann zugeredet, sie soll es sich ja überlegen, ehe sie wieder zu mir ginge. Er brachte es dann auch fertig mit ihr zusammen zu kommen, so kam er denn jeden Tag, in meine Wohnung was bewiesen ist durch den Haus-

herrn. Er hat mich aufmerksam gemacht, daß der Elektrische Straßenbahnschaffner alle Tage zu meiner Frau komme, aber auch noch mehr Herren sind gekommen. Da braucht man nicht ein Trinker zu sein, wenn man sich das zu Herzen nimmt, wie eine Frau einen Mann umtrehen kann, zudem ist der Mann von der Straßenbahn, verheiratet, hat auch ein oder zwei Kinder. Ich brachte heraus, daß er meiner Frau zwanzigmark gab, sie solle ihm drei Hemden kaufen was sie auch tat. Die Hemden kosteten zwölfmark was geschah mit den acht Mark???

Ich arbeitete zuletzt bei H... Fuhrunternehmer und Kiesgeschäft, vom 19ten April Mittwochs bis Samstag den ersten Juni 1912 als Taglöhner. Ich arbeitete jeden Tag, mit eineinhalbtätgiger unterbrechung. Da wurde ich einmal *vorgeladen, wegen Vormundschaftssachen,* das anderemal wurde ich *verklagt wegen Möbelsachen.* Ich trank jeden Tag mein Bier während der Arbeit nach maß und Ziel, Ich verbrauchte jeden Tag, zweimark da glaubte meine Frau, es sei zu fiel, drei Flaschen Bier kosten 60 Pfenig Ein Leibgenbrot 26 Pfg. Ein Rippchen oder Wurst so sind gleich zweimark fort jetzt hat man noch nichts warmes. Eßt man zu Mittag kostet 60 Pfg. oder zu Nacht 50 Pfg. also *sie kochte nicht* sie ging Servieren, so waren die Kinder, wie ich selbst, auf sich angewiesen. Ich sagte oft zu ihr, daß es so nicht weitergehen kann, daß es anders werden müsse, sie solle zu Hause bleiben, in ihrer Haushaltung, der Sohn solle arbeiten gehen und sie solle kochen, da hätten wir doch ein anderes Leben, das nützte alles nichts! ich gehe Servieren und du kannst machen was du willst. Die Frau war schuld, und der Mann war schuld, Ihr lag nichts am Möbel zum bezahlen, noch an Miete zu bezahlen, so kam es dann am Maimark Dienstag, daß wir die *Möbel geholt bekamen,* ich wollte danach gehen, sie weigerte sich und sagte sie gehe zu ihrer Mutter, Ich solle meine Tochter nur zu mir nehmen das tat ich nicht, sondern nahm Abends meinen ältesten Sohn zu mir schlafen. Ich kam dann noch zweimal zu meiner Frau, und fragte sie was eigentlich los sei, ob sie mich wirklich, wieder nach Heidelberg bringen wolle. Sie gab mir zur antwort sie miete sich ein Möbelliertes Zimmer und ginge hinein. Ich schlief dann achttage in einer Wirtschaft, dann mietete ich mir in der S...straße No. ... im dritten Stock eine Schlafstelle, bei Frau K. Witwe. Ich teilte dann dem Bürgermeisteramt ergebenst mit, daß meiner Frau die Kinder genommen werden sollten, indem meine Frau so einen schlechten Lebenswandel führe, und die Kinder eine andere Erziehung bedürfen, da ich *Ehescheidung beantrage.* So wurde ich vor den Waissenrat geladen, und mir mitgeteilt, Ich solle bei dem Gemeindegericht Ehescheidung beantragen, so würden ihr die Kinder schon entzogen werden. Ich sagte, daß so lange meine Frau, die Kinder in ihren Händen hat, ich ihr keinen Pfennig bezahle was ich auch tat. Meine Frau hätte sich so ganz wohl gefühlt, wenn ich ihr so zehn Mark alle Wochen gegeben hätte, und sie mit andern herumziehen können. Wenn eine Frau mit andern Männern lebt als dem mit ihren Ehemann, so hat er auch für nichts zu sorgen, so sollen die Herrn die Familie verhalten die mit der Frau verkehren, Ich wurde voriges Jahr genug gewarnd, Ich solle sie laufen lassen, dachte aber immer an die Kinder, was mit diesen geschehen würde, desshalb nahm ich | meine Frau noch einmal. Aber es ist mein Verderben bis jetzt gewesen. Ein jeder[i] wollte sie hei- *353*
raten, oder lieben, sie gingen alle Donnerstag in das Apollo Theater, wenn meine Frau frei hatte, oder machten sonst Ausflüge miteinander. Mir versprach sie als, morgens heute Abend, gehen wir einmal zusammen aus, was aber nicht geschah. Sondern als ich nach Hause kam, war meine Frau als schon längst verschwunden und ließ mir als zurück, sie komme bald, dann werden wir einmal ins Apollo Theater gehen. Aber mein warten war als vergebens, sie kam nie zu früh, ihre zeit war durchschnittlich, zwischen zwei bis dreiuhr, oder gar noch Später. Einmal war es ihr

i Martin Bauer und der elektrische Straßenbahnschaffner.

nicht wohl, da kam sie schon um elfeinhalbuhr. Da braucht man kein Trinker zu sein! Das kann kein Gesunder Menschenverstand aushalten! *wie meine Frau einem zu grunde richten kann, durch verachtung haß und bitterkeit. Ich lasse mich scheiden,* und lasse ihr die Kinder nehmen, lasse sie in eine Anstalt bringen, und will gerne alles bezahlen, was es kostet »aber von mir erhält sie« keinen roten Pfenig. Sie schläft bei ihrem Sohn von nahezu 16zehn Jahre und die beiden Mädchen, wo schon zwölf und 8½ Jahr alt sind, ist daß eine Erziehung das wird geduldet, nein es gibt noch Recht und Gerechtigkeit darauf stütze ich mich. *Ich werde jetzt schon sorge tragen, daß ich geschieden werde,* und meiner Frau die Kinder genommen werden, damit sie auch sieht was Mutterliebe oder Elternliebe heißt. Eine Frau die ihre Kinder verlassen kann und mit andern Männer herumziehen Sind keine Frauen. Wie die Herrn Aerzte urteilen daß Ueberlasse ich Ihnen, denn das behaupte ich fest, daß mir überhaupt kein Glaube geschenkt wird, das weiß ich ganz gewiß. Aber dennoch lasse ich den Mut nicht sinken, denn Ich füge mich in mein Schicksal, das mir beschieden ist, ich werde später doch noch angehört werden. Es war ja oder es ist ja! ganz unnötig meinen Ehestand zu schildern! denn so lange man in der Klinik untergebracht ist findet man keine Rechte. Da hat man nichts mehr zu sagen sondern nur abwarten was mit einem Geschied das steht in Ihren Händen ob es Freiheit Anstalt auf imer Blüht ich stehe in meinem Rechte aber das findet man hier niemals demnach heißt es den Mut nicht verlieren. Zum Schlusse möchte ich noch den Herrn Aerzten mitteilen daß ich in L 3 No. … bei Herrn M… Gastwirt zum roten Ochsen gewohnt habe und mir Herr M… mitteilte, daß meine Frau des Tagsüber viel Herrenbesuch empfinge. Ich wohnte bei Herrn P… U…straße No. … da bekam ich mitgeteilt, daß meine Frau fiel Herrnbesuch empfinge. Ich wohnte in der F…straße No. … 3 Treppen bei Herrn R… Metzgermeister da erhielt ich dieselbe Nachricht, daß meine Frau viele Herrn empfinge, es nicht so weiter gehen könne und ich Ausziehen müsse. So ist es mir bei noch mehr gegangen wo ich gewohnt habe, aber als heißt es der Klink ist dem Alkohol übergeben, bei den Herrn Aerzten. Ich lasse die Herrn auf ihrem Glauben und ich behaupte meine Pflichten und Rechte wenn ich sie auch hier nicht finde. Den hier bin ich gebunden. Man darf ja heute die Wahrheit gar nicht mehr sagen sonst kommt man ins Zuchthaus wenn einer die Rechte Wahrheit spricht? Das kann mir auch geschehen, weil ich zu weit gegangen bin mit der Wahrheit. Die Person die die Unwahrheit sagt kommt häute fiel weiter.

Zweiter Teil

Am ersten Juni arbeitete ich, bis 7 Uhr abends, da war es mir schon *unwohl.* Ich trank bei H. zwei Glas Bier, ließ mich Rasieren, ging heim zahlte bei Witwe K… mein Schlafgeld, sie sprach noch Ich solle mir nur keine unnötigen Gedanken machen, und soll mich darüber hinwegsetzen. Was mir meine Schlaf Kameraden auch rieten. Nachdem ging ich fort um zu Nacht zuessen, und trank zwei Bier dazu, suchte einen Freund auf um am nächsten Tag spazieren zu gehen in den Wald, fand in dort nicht trank ein Bier an der Schenke fragte nach ihm, und ging gleich wieder fort. Ich machte mich auf den Weg nach Hause, hörte ihn in der andern Wirtschaft trank ein Glas Sprudelwasser, und sprachen noch vom frühen aufstehen, und um viereinhalbuhr fortzugehen. Nachdem ging ich zu meinen drei Schlaf Kameraden, um Schlafen zu gehen. Wir gingen zusammen nach Hause, da merkten sie schon, daß ich *ängstlich* mich fühlte, sie Redeten mir immer zu, ich brauche mich nicht zu fürchten, wir sind ja alle zuhause bei dir. Ich verschloß Türe, und Fenster stand aber doch öfters auf, und *schaute mich um, ob ich auch Sicher war.*

Entlich schlief ich ruhig ein bis *Sonntagfrüh vieruhrfünfundvierzig. Auf einmal* fuhr ich in die
354 höhe, hörte wie *mein Schwager,* vor dem Hause war, und schimpfte und *mich bedrohte.* | Ich stand

dann auf, um zu sehen was los sei, sah aber niemand, auf einmal kam noch ein Schwager dazu, seine Frau hörte ich auch sprechen, meine Schwiegermutter, und meine beide ledigen Schwägerinnen, sie alle *gaben mir vollständig Recht,* daß ich es so mache, dann haben sie auch meine Frau eingeschlossen, nebst den Kindern. Sie wollten sie zu mir führen, aber sie tat es nicht. Meine beiden Schwager nebst Schwiegermutter sagten dann, wenn du nicht zu ihm gehst so läßt er sich scheiden, was er schon bei dem Bürgermeisteramt beantragt hat, und du bekommst die großen Kinder genommen. Sie sprach hierauf das kann er nicht, und das tut er auch nicht. Sie rief mir ich gab antwort, aber sah niemand, Und dachte sofort, daß das doch eine teuschung für mich sein konnte. Meine Schlafkameraden wollten mich mitnehmen aber ich ging nicht mehr ich erzählte von dem vorgang, sie lachten mich aus, und ging auch nicht mit meinem Freund spazieren. Als ich allein war, da wars noch schlimmer, der Streit wurde schärfer, aber konnte niemand sehen. Meine schlafkameraden, sprachen sie hörten nichts, ich würde mir das so vorstellen, es sei doch niemand da wo über mich schimpfe. Allein ich bestand darauf, daß die Angehörigen es von mir hatten, über mich herfallen würden, und so blieb ich zu Hause. Gegen zwölfuhr mittags, kam ein Schlafkamerad und nahm mich dann mit, ich war da schon etwas ruhiger, als ich auf die Straße kam! Auf einmal hörte ich wieder, daß mein Schwager, nebst seiner Frau und Schwiegermutter über mich herfallen wollten. Sie trohten mir, mit tod schlachen, oder ich steche ihn nieder oder ich schieße in zu sammen, weil er von meiner Schwester gegangen ist, der verfluchte Narr. Dann hörte ich aber gleich darauf, dem tust du aber nichts dem Mann den kenne ich schon von Kind auf der tut keinen Menschen etwas, dann sprach mein Schwager darauf wir hohlen ihn heute Nacht heraus aus der schlafstelle, der soll nur zu seiner Frau und Kindern gehen, er ging vielleicht gern herunter, aber er hat jetzt Angst vor mir, ich tue ihm nichts, aber auf den Backen schlag ich ihm doch, daß es ihm ganz anders wird. Dann hörte ich wieder wie *sie meine Frau und Kinder mißhandelten,* sie schrien ja nach mir, und ich habe als gerufen, aber es gab mir immer Antwort, kam aber niemand, sah aber auch niemand. Meine Angehörigen sprachen immer zu meiner Frau gehe ja zu ihm sonst schlachen wir dich tot du bist ganz allein schuld, daß er fort ist und ihr nichts zu essen habt! wir können euch nicht füttern und verhalten und dein Mann wohnt hier und kann seinen schönen verdienst, für sich verbrauchen. Das gefällt ihm denn er hat dirs und dem Waisenrat gesagt, daß er keinen Pfenig für dich wie für die Kinder bezahle. Dann sprach mein ältester Sohn von nahezu 16 Jahren, wenn uns unser Vater in die Anstalt verbringen will, so schieße ich ihn zusammen. Mein Schwager hat dann meinen Sohn kräftig verschlachen, und zu ihm gesacht, Jetzt willst du dich vergreifen, an deinem Vater, der würde dir schon helfen, wenn er herauskomme. Meine Frau klagte mir dann daß mein Sohn es ihr so schlecht machen würde er jetzt überhaupt nichts mehr arbeiten wolle, und er habe die beiden Mädchen so mißhandelt daß sie nicht mehr das Herz hätte fort Servieren zu gehen. Sie würde mich doch von ganzen Herzen bitten wieder heimzukommen, damit die Kinder doch einen Vater wieder sehen könnten und ich dem großen wieder auf die Socken gehen solle. Aber ich Antwortete darauf ich komme heute nicht, zu ihr *sie solle nur herzhaft zu mir kommen, und mich bitten,* dann werde ich mirs überlegen was ich tue. Ich hörte daß die *Kinder Hunger hatten,* ich rief öfters, sie sollen zu mir heraufkommen ich hätte Brot und Wurst da, sie können sich satt Essen, ich werde ihnen auch Geld geben, daß die Mutter ihnen auch was warmes Essen kochen kann. Aber keines von den Kindern kam. Ich teilte als das Brot und Wurst und rief ihnen und gab ihnen gute worte, ich sah niemand, und hörte nur meine Frau klagen, ich solle doch wieder heimkommen.

Ich und mein Kamerad gingen dann in die Wirtschaft von V... da trank ich drei Glas Bier dort waren die anderen schlafkameraden. Dort feierte ein guter Freund von ihnen Geburtstag, dort

wartete ich, bis wir alle vier zusammen gingen[i]. Wir gingen dann zusammen heimwärts, neben unserer Wohnung tranken wir oder vielmehr ich ein Bier. Da hört ich dann wieder, *heute Nacht hohlen wir ihn* schon heraus schlachen die Fenster ein, und tragen ihn wenn er schläft mit samtem Bett herunter. Und bekommen wir ihn heute Nacht nicht, so fahre ich morgen am Sandloch vorbei dort werde ich schon mit ihm abrechnen. Um fünfeinhalbuhr legten wir uns alle vier schlafkameraden zu Bett um zu schlafen. Sie redeten mir dann alle zu ich soll doch vernünf-
355 tig sein und mir die Gedanken aus dem Kopfe schlachen es sei doch | niemand da und es wolle doch niemand etwas von mir, ich würde mir Gedanken machen darüber, sie hätten aber keinen Sinn. Ich schlief endlich ruhig ein, entlich wurde ich wach, schaute nach den Fenstern ob sie noch alle verschlossen sind, ob die Tür noch verschlossen war, sie war noch verschlossen, aber ein Fenster hatten doch meine Kameraden aufgemacht. Da war ich dann wieder unruhig, hörte wie sie *auf dem Dach herum kletterten, um mich zu hohlen.* Ich rief einen Kameraden, daß sie mich schon wieder suchten, er aber sagte sei doch vernünftig lege dich in dein Bett und schlafe, du kannst ja morgen gar nicht Arbeiten.

Ich ging in mein Bett, konnte aber nicht schlafen. Meine *Frau* kam in Gedanken zu mir, was ja alles nur Täuschung ist, redete mit guten worten zu mir, versprach ihr, leistete aber keine Folge dann kam *Martin Bauer* zu mir, und zuletzt noch der andere Liebhaber der *Elektrische Schaffner* nebst seiner Frau. Aber alle vier waren sie *ganz nackt,* es hatte von ihnen niemand Kleider an. Sie *wollten mich dann foltern,* und benahmen sich gegenseitig *Unsittlich.* Sie fragten mich ob es mir so gefalle, wenn nicht so würden sie mich umbringen, ich stand dann auf hörte nichts mehr sprechen, sondern sah nur noch meine Frau mit Kindern nebst Martin Bauer an der Decke in meinem Zimmer stehen[ii]. Es sprach dann nur meine Frau, daß sie nicht mehr zu mir käme, *sie sei verlobt mit dem Schaffner,* denn er wäre schon von der Straßenbahn geworfen worden, wegen mir, und *jetzt müsse sie ihn heiraten.* Sonst gings ihr schlecht. Dem Schaffner seine Frau wollte dann zu mir, das tat ich aber denn doch nicht. Ich sprach darauf sie wäre doch noch nicht geschieden, so konnten sie doch nicht heiraten. Sie sprachen dann beide, sie seien schon beisammen, was ja die Hauptsache wäre. Ich aber erwiderte dem neuen glücklichen Ehepaar recht fiel glück und baldige heirat, versprach aber, daß ich mich jetzt nicht scheiden lasse wolle, damit sie nicht heiraten können.

Ich wurde dabei recht müde, konnte aber nicht schlafen. Entlich lebte alles vor mir, mir kamen aller hand Gedanken, auf einmal wurde ich oder mein Zimmer überfüllt mit *Angehörigen von meiner Seite aus, bis in das weiteste Glied von meinem Vater aus.* Nämlich von meinem Uhr Uhr Uhr Uhr Uhr Uhr Uhrgroßvater, der soll mir erzählt haben, daß er am 15. April 1475 geboren und die selbe großmutter, am 15. März 1473 geboren sind, und *mir nichts bößes wiederfahren könne,* das sprachen dieselben angehörigen bis herunter zu meinem Vater und mutter nebst meiner ältesten Schwester welche auch schon gestorben ist. Entlich zwischen elf und zwölfuhr dann des Nachts, wurde ich wieder munter dachte aber immer daran das ich doch Schwehr geteuscht bin, konnte mich aber dennoch nicht mehr beherrschen, sondern mein Vater und Mutter, welche ich überhaupt nicht gekannt habe, sprachen dann auch zu mir sie sind ja so früh gestorben

---

i In der Kneipe sagte einer: »Dem tun wir nichts, den kennen wir schon lang«, ein anderer: »den schieß ich zusammen.« Sie drehten ihm dabei den Rücken zu, er sah nicht ihr Gesicht, hörte nur die Worte.

ii Sie verkehrten im Stehen geschlechtlich miteinander. Der Schaffner rief: »Gelt, das möchtest du auch.« Der Kranke hat laut geantwortet. Er habe alles mit offenen Augen gesehen. Genauere An-

daß ich mir sie nicht forstellen konnte er sprach daß er verwundet worden sei 1866 und 1870–71 in dem Feldzug, mein Großvater erzählte mir auch von 1848 und meines Vaters Brüder erzählten mir die welche verwundet und gefallen wären in den Feldzügen, und daß *sie mich in schutz nehmen würden,* das dauert dann sofort bis einuhr. Sie kamen alle an mein Bett und fragten mich was ich wolle, und warum ich sie störe in ihrem Grabe. Ich antwortete daß ich sie nicht gerufen hätte, sie sollen nur ruhig schlafen, was sie mir auch wünschten, allein sie erschienen doch alle an meinem Bette und sprachen wie sie alle hießen, wie sie alle zu mir verwandt sind bis in den ältesten Stamm von vierzehnhundert fünfundsiebenzig Jahre.

Dann gegen Tag schlief ich ein und zwar sehr gut. Man Montagfrüh, war ich sehr müte, wollte dennoch zur Arbeit gehen, konnte aber nicht. Meine Hausfrau Witwe K... sagte, ich solle nur zuhause bleiben, ich solle aufstehen, und solle Kaffee trinken, sie würde mir Thee kochen das trank ich und solle mich schlafen legen. Dann schickte sie zu Herrn Doktor C. M...straße Mannheim.

Als ich dann in mein Zimmer kam, hörte ich *meine Frau* jammern und klagen, hörte *ihren Bruder,* daß er mit ihr schimpfte, weil er mich nicht bewältigen konnte, war er bös geworden, indem ich stärker war wie Er. Ihr Bruder hatte meine Frau bei sich wohnen, er wollte sie dann fortjagen, sie solle nur zu mir gehen, sie hätte mich geheiratet, so müsse sie auch mit mir leben. Ich hörte dann wie *meine Frau mißhandelt wurde,* dann wärte ich in Gedanken ab und fragte | als daß 356
er ihr nichts tun könne, hörte dann meine Schwiegermutter sprechen, indem sie als sagte, siehst du der *Moritz ist doch stärker als du* der hat die Gewalt über dich, daß du die Martha samt den Kindern nicht mißhandeln kannst. Endlich erholte ich mich wieder, stand auf, und da sah ich auf der entgegen gesetzten seite, daß meine sämtlichen *Angehörigen auf dem Dache* waren, und mir alle zuriefen, ich solle ihnen doch helfen, daß sie wieder herunter kämen, Ich schaute in meiner Teuschung wirklich was da zu machen sei, und half ihnen herunter. Sie kamen aber wieder auf das Dach, und sah dann daß es eine *schöne wunderbare Ebene* war, und daß die Gestalten von *schönem schein* umgeben waren, auf einmal hörte ich klagen, war meine *Frau vom Dache durch ein Loch gefallen,* meine Schwiegermutter fiel auch vom Dache, und eine jede hat dann Einen Arm und ein Bein gebrochen meine Frau soll auch noch das Kreuz gebrochen haben. Sie wurde in das allgemeine Krankenhaus verbracht, wo *sie mich dann um Verzeihung baht* für das was sie mir schon angetan hätte, sie könne sonst nicht sterben, und solle doch die Kinder bei mir behalten. *Ich verziehe ihr dann alles,* und versprach ihr, daß ich die Kinder sofort noch holen werde, und mit ihnen nocheinmal sie sehen wolle, was sie aber ablehnde, dann hörte ich daß ihre Mutter alles gehört habe, und die dann zu mir sagte, daß das *alles nicht wahr* sei, was sie Eben mit mir Gesprochen habe. Sondern sie ganz gesund und munter zu Hause sitze, und daß ihr Sohn fort in die Fremde sei und sie doch noch einmal froh wäre, wenn ich wieder bei ihnen wäre. Sie dürfe aber nicht mehr, *der Elektrische* würde für fest bei ihr sitzen, und sie werden *jetzt bald heiraten.* Mein Schwager kam dazu, seine Mutter erzählte ihm den vorgang, was geschehen wäre zwischen mir und meiner Frau, und daß die Mutter mir die Wahrheit gesagt hätte daß mich meine Frau belogen habe.

Gegen sechsuhr Montagsabend kam dann *Herr Doktor* C... von M...straße Mannheim zu mir S...straße. Er sprach zu mir ich solle nicht vorderhand Arbeiten gehen. Es wäre besser, wenn ich mich ein paar Tage erhohlen werde, er fragte mich, ob ich schon einmal mit den Nerven zu tun

---

gaben sind recht unsicher: er habe eigentlich nicht gesehen, wo und worauf sie standen, sondern nur auf ihre Worte gehört. Wenn er sich wegdrehte, sah er nichts; »sah ich wieder zur Seite, sah ich sie wieder«. Ob er bei geschlossenen Augen auch etwas gesehen hat, weiß er nicht.

gehabt habe, ich antwortete, vorigesjahr. Da sprach ich von 23. Juli bis 6ten September. Da war ich zehn Wochen in Heidelberg. Er sprach dann es wäre ja noch nicht so schlimm, ich soll aber nur nicht arbeiten gehen, sonst könne es schlimm werden. Ich solle morgen früh zu ihm kommen in die Sprechstunde, er würde mir dann einen Schein ausstellen, für ins Krankenhaus ich brauche deswegen nicht nach Heidelberg. Aber ich sagte so würde ich doch lieber gleich nach Heidelberg gehen, denn vorigesjahr, war ich auch zwei Tage im Krankenhaus hier hatte keine Ruhe wurde immer unruhiger, als ich nach Heidelberg kam, von der Stunde ab, war ich zufrieden, und Sah, und hörte nichts mehr, darauf sagte dann Herrn Doktor C..., wenn ich glaube, daß es mir in Heidelberg beruhigter wäre, so wirde er mir raten, daß ich mich hinwende, so wäre ich in acht bis vierzehn Tagen, wiederhergestellt. Ich solle am Dienstag früh zur Sprechstunde kommen, dann wird er schon meinen Wunsch erfüllen.

Meine Augen waren verstellt darauf, und ich *sah alles doppelt,* meine Augen funkelten, und es war als wenn *es blitzte vor mir.*

Den ganzen Tag durch *sah* ich dann *gestalten,* hörte daß sich die *Nachbars Leute beklagten, über die Bilder die sie bei mir sahen,* ich wolle nichts arbeiten, ich würde mein Geld so leichter verdienen. Darauf sagte ich daß ich mit meiner Familie seit 15. August 1904 hier wohne, und ich jeden Tag gearbeitet habe. Ich *schämte mich,* und *hing meine Fenster mit einer Tischdecke zu* damit die Leute nichts mehr sehen konnten. Darauf wahr ich dann ruhig, und legte mich wieder zu Bett, konnte nicht schlafen, stand dann auf und setzte mich in das Gartenhaus, und meine Hausfrau, ließ mir Milch holen, welche ich dann trank. Nach neun uhr legte ich mich schlafen, da sah ich in dem Fenster einen *weißen bekannten Mann* stehen, mit *Pickel spate und schaufel* ich hörte dann daß meine angehörigen sagten aha jetzt haben sie ihn jetzt ist er verloren und ich fürchtete mich aber darauf nicht, denn das Gesicht habe ich gekannt, ich ging hin, und sprach was er wolle, antwortete er *wenn ich meine Frau ihm nicht lasse, zur verfügung, daß er sie heiraten könne müsse ich sterben.* Darauf stand ich an dem Fenster und sah das die Gestalt sich auf und ab bewege, nahm den Vorhang, in die hand und sah daß die Person in dem Fenster verschwunden war. Als ich von dem Fenster hinwegtrat, kam sie wieder. Ich machte dann den Vorhang hinweg, und hing mit der Tischdecke wieder das Fenster zu.

Auf einmal kamen dann ungefähr *zwölf bessere Herrn* zu mir, sprachen aber nichts von mir den ich verstand sie nicht. Entlich *jagte ich sie hinaus,* darauf kamen *ganz schwarz gekleidete Herrn.*
357 Es war ein *kleiner Junge* dabei, den ich nicht kannte, der *mich verriet* daß ich | sie hinausgejagt habe. Sie haben dann zwei Tot geschlagen, entlich fanden sich mich noch im Bett *konnten mich aber nicht totschlagen.*

Entlich kamen die *Herrn Aerzte von Heidelberg* dem Professor nebst Herrn Kronfeld Ranke Willmanns Schultheiß,[859] und zwei Wärter da hielt mir Herr Professor meine Photographie vor welche ich gleich kannte. Auf einmal haben sie mir eine größere und kleinere Platte auf meinen Kopf geheftet, welche ich versuchte sie zu entfernen, brachte es aber nicht fertig. Auch haben sie größere und kleinere *Bürsten* gehabt, um *mich* vollständig *ganz schwarz zu machen.* Ich zog das Deckbett über den Kopf entlich war das Deckbett durch, und ich sah, daß ich jetzt ganz schwarz war, dann legten sich die Herren schlafen, neben mich um den Tisch herum als seien es hängematten. Als ich dann sah, daß sie schliefen, stand ich auf und ging in ein anderes Zimmer zu meinen Kameraden, einer tat mich dann wieder in mein Bett, und zu allem glück waren die Herrn verschwunden.

Und ich dachte dann darüber nach wie sie hinausgekommen sind, denn alle Fenster waren doch geschlossen. Meine Gedanken kamen dann wieder zusammen und ich nahm mir fest vor die Gedanken aus dem Kopf zu schlachen, und jetzt ruhig zu schlafen. Allein als ich schlief hörte ich dann wieder etwas ich schaute mich um, sah meine Frau, den Elektrischenstraßenbahn Schaffner, nebst seiner Frau und Martin Bauer. Des Schaffners Frau stand neben mir am Bett und betete, ich aber wies sie zurück und sagte sie solle nur bei ihrem Manne bleiben. Sie waren alle ebenfalls schwarz konnten sich aber sofort reinigen, und sagte sie könnten mich retten, *wenn ich ihnen meine Frau überlasse.* Sie haben mich dann *der länge nach in Stücke zerschnitten* das fühlte ich war aber in meinem Schicksal *geduldig*[i]. Der Schaffner löste die plättchen die mir die Aerzte auf meinem Kopf befestigt haben und befestigte sie auf den Kopf des Martin Bauer der hätte mein Namen führen sollen, aber sie haben meinen Namen nicht recht verstanden und er gab sich für Valentin Klint aus nicht Klink und sie glaubten ich sei tot. So heiratet der Schaffner Martha Klink und Bauer die Frau des Schaffners.

Nach zwölfuhr Montags um die Mitternacht, hörte ich etwas saußen und stand auf was da kommen solle. Und sah so ähnlich wie ein *Luftschiff* aus, bloß vorn als wie ein Pferd, und einen Lenker, der das fahrzeug lenkte, das hielt vor meiner Wohnung auf der Straße, und verankerte sich fest, aber immer frei in der Luft, darauß sprangen eine *unmasse Männer,* welche vermummt waren, und *mich suchten,* welche *mich mitnehmen* wollten. Sie suchten erst auf der entgegengesetzten Seite dann sagte eine Frau hier ist niemand, wen sucht ihr sie Antworteten nichts, da sagte die Frau geht nur gerate dort hinüber dort werdet ihr ihn schon finden, den ihr sucht dort steht er ja, und lacht euch aus. Ich stand wirklich in meiner Teuschung am Fenster, und sah dem ganzen vorgang zu und freute mich selber darüber, daß die Sache so schön war. Entlich kamen sie dann auch zu mir, fanden mich, aber sie konnten nicht herein denn die Fenster waren verschlossen, nebst der Türe. Ich freute mich dann wie sie so diensteifrig waren und konnten mir nichts anhaben. Einer von ihnen steckte einen Zettel an mein Fenster, ich war aber schlauer wie sie, denn ich war nicht neugierig was darauf stand. Auf einmal hörte ich, daß *mich die Männer verdammt* haben, in die tiefste verdammnis. Dann hörte ich *Frau und Kinder* nebst den anderen Angehörigen klagen, daß sie *auch* von diesen Leuten *verdammt* worden wären und das hätten sie von mir doch nicht geglaubt, daß ich ihnen das antun würde. *Wenn sie das gewußt hätten, so hätten sie mich anders behandelt. Ich aber sagte, was geschehen ist, das ist geschehen, und ich kenne bloß Pflicht Recht und Gerechtigkeit das sind meine drei Eigenschaften. Und keine Lügen wie ihr das ganze Jahr mir vormacht.*

Entlich war alles von mir verschwunden, und sah daß das doch nicht möglich sein könnte, was ich jetzt gesehen habe, und machte dann eines von den drei Fenster auf und schöpfte ein wenig frische Luft. Dann ging ich wieder schlafen, als ich am Einschlafen war, da hatte ich einen schönen Traum. Auf einmal *packten mich drei oder vier Mann, und brachten mich fort.* Ich *wollte schreien,* bekam es aber *verboten,* wenn ich einen Laut von mir gebe, so müsse ich mein Leben lassen. Da kam ich in eine *Ungeheure große schwarze Halle.* Dort wurden die Leute *sordiert,* ich war natürlich nicht mehr so ruhig, und fing an zu sprechen. Dann ließen sie mich weit einen Schacht hinunter, dort wurden die Menschen *entleibt,* und der Geist wurde aufgefangen, und behalten. Entlich war ich gerettet, ich wurde übersehen wie ich entleibt werden sollte, der Mann der dieses machte hatte ein kleines scheuflein und stach als den Leuten | in die Brust und Leib, *358*
drehte es herum, und holte so alles aus dem Körber, warf es hinweg und ein anderer fing den

i Beim Zerschneiden hat er »so Zucken gespürt«. Er hatte keine Schmerzen, hat kein Blut gesehen. Er hat aber gehört: »Ich zerschneid ihn in Stücke.« Den Bauer hat er aber wirklich gesehen, er kniete auf dem Kranken, als er im Bette lag.

Geist auf. Es tauert als nicht lange, so fing als der Geist an zu sprechen. Auf einmal kam der Befehl den Moritz Klink dürft ihr nicht entleiben, das ist ein *besonderer Mann* denn diesen müssen wir erst auslernen lassen. Da kam die Antwort es ist zu spät, das hörte ich und ich rief es ist nicht zu spät, ich lebe noch. Da kamen die Herren Aerzte nebst Professor der Klinik Heidelberg, und sahen nach, ob ich der Mann auch richtig wäre, denn da wollten noch mehr befreit sein. Aber ich war der rechte Klink, den meine Photographie leugnete nicht. Und so wurde ich denn an die Oberfläche befördert denn es hieß, ich müsse verschont bleiben und müsse zuerst meine *Prüfung ablegen.* Ich wurde dann zu hören Personen bestimmt, und *meine sämtlichen Angehörigen wurden verschont* und wurden nicht Entleibt, sondern sie wurden sofort in ihre Wohnung befördert. Sie waren aber doch Neugierig, was aus mir werden soll und was mir jetzt geschehe. Sie waren einmal froh daß sie gerettet waren, und ich fügte mich in mein Schicksaal, und sagte nach mir brauchen sie sich nicht zu kümmern. Mir wurden dann *Verträge vorgelegt,* bekam sie vorgelesen, aber ich bat, daß ich sie nicht unterzeichnen kann indem ich noch sehr unerfahren wäre. Die Herrn haben dann eine Prüfung fest gesetzt, auf Dienstagfrüh halb neunuhr. Ich wurde dann aus meinem Schlaf gestört, und lag dann aber zu allem glück in meiner Wohnung im Bett. Und dachte dann Eigentlich darüber nach, wie sich die Sache zu getragen hatte. Und sprach für mich Gott sei Dank daß das nicht in wirklichkeit so ist daß du dich nur geteuscht hast und daß das gar nicht giebt.

Ich fühlte mich schwach und sehnte mich dann nach dem Krankenhaus aber fiel mehr nach der psychiatrischen Klinick Heidelberg, denn ich wußte wie mir es voriges Jahr war. Ich hörte dann noch in der Montag nacht, wie mir verschiedene Leute getroht haben, weil sie mit meiner Frau Intimen verkehr gehabt haben, was ich behaupte, darum ich auch Ehescheidung beantragen wolle. Sie kamen alle bis ans Haus, aber zu mir in mein Zimmer kam niemand.

Entlich wurde es *Dienstag früh.* Ich überlegte mir was jetzt zu machen wäre, ob ich arbeiten gehen solle oder zum Herrn Doktor C... in die Sprechstunde. Denn ich war sehr matt, Frau K... gab mir Thee den ich trank, und wollte spazieren gehen. Allein ich fühlte, daß ich schwach war und legte mich wieder in mein Bett. Auf einmal wurde mir die *Prüfung angemeldet,* und ich legte mich auf den Rücken, da sah ich sämtliche bekannte Aerzte, nebst der Direktion der psyichiatrischen Klinick. Es wurden mir Bilder gezeigt, die ich alle kannte, durch Gläser. Aber ich *konnte alle Fragen beantworten,* die an mich gestellt wurden. Die andern haben gezögert, und haben falsche Namen gehabt sie nannten sich Klint und ich war der richtige Klink denn ich war in meinem ersten Bild recht und im zweiten Bilde war ich verschnitten, so sagte ich sofort, daß sie nur die Herren Teuschen wollen, sie sind es nicht. Ich war der Rechte, und *erhielt die höchste auszeichnung, nähmlich den Fuchs.* Und *wurde zum Brillanten König der Sonne ernannt.* Und erhielt den Titel einer Oberdirektors. Es wurde niedergeschrieben, und sollte am fünften Juni in der psyichiatrischen Klinick sein um besprechung. Ich sollte zwanzigmark erhalten, für Reißegeld. Es wurde auch der Name Klint nieder geschrieben, als die falschen herum geführt wurden, und diesen Titel nebst Kleider sahen, waren sie froh, als sie aber auf die andere Seite kamen, und ihren unrichtigen Namen sahen, da ward es ihnen Angst, und sie sahen dann zu mir aber es war zu spät, sie waren verloren, denn sie waren verdammt als verräter, und verleumter, sie wurden entleibt, und kamen in die Hölle, die Prüfung war jetzt zu ente, und sie haben mich jetzt liegen lassen, den ich war in meinem Bett und ich war auch sehr froh, daß ich aus den Gedanken haus war, aber es dauert nicht lange, so wurde ich wieder gerufen, denn es soll jetzt jemand kommen, und mich abholen, aber ich wollte mich sofort anziehen, um nach Heidelberg zu fahren. Jetzt sah ich zu meinem erstaunen, daß die schwarzen Männer mich niederschießen wollten. Allein des Tages Licht tat ihnen weh und sie zogen wieder ab. Da kamen die des Tages aber ich war nicht mehr in meinem Zimmer. Und diese ganze Sache soll so herbei geführt worden sein, in dem ich gesagt haben soll *Senn Sadorie*[i] das hätte mich beanlagt, mich mit der bösen Geisterwelt in Verbindung zu bringen. Mir wurde dann mitgeteilt, ich hätte sollen das *Senn* weglassen, und *Sadorie Marckius* sagen sollen.

Es ist dann den *Befehlshaber der Nacht* gefahren gekommen, in einem Korb Dienstagsmittags um zwölfuhr und wollte mich abholen. Er sprach, ich solle auf das Dach kommen, und soll mitfahren, ich sprach ich kann nicht auf das Dach, indem ich noch Fleisch und Blut bin.

| Hier wurde die Selbstschilderung unterbrochen. Den weiteren Verlauf lernte man nur *mündlich* kennen, wobei jedoch von Tag zu Tag mehr die Weigerung, Auskunft zu geben, hervortrat. Wir schildern zunächst den weiteren Inhalt des Erlebens, um dann über den allgemeinen seelischen Zustand das, was sich feststellen ließ, zu berichten. *359*

Die in der Selbstschilderung zuletzt geschilderte Situation wurde unterbrochen als um *2 Uhr* ein Wärter, den der Kranke sofort wiedererkannte, ihn in einem Sanitätswagen zum Mannheimer Krankenhause brachte. Im Krankenhause verlangte er sofort nach Heidelberg. An der Pforte wurde er nach Personalien gefragt und dann in eine Zelle gebracht.

In der Zelle hörte er, alle Leute müßten ins Krankenhaus, weil er darin sei. Er hörte dauernd das Tor öffnen und schließen, Wagenrasseln. Er hörte die Stimme des Arztes: den schaffen wir nach Heidelberg, er hat's verlangt.

Der Befehlshaber der Nacht erschien wieder mit schwarzem Barte, dunklen Augen, dunklen Kleidern, langen Stiefeln, hatte einen photographischen Apparat in der Hand, den er zum Fenster hineinließ. Der Kranke stand im Hellen und mußte hineinsehen. Der Kranke als »brillanter König der Sonne« war für den Tag gleichsam dasselbe, was jener für die Nacht war. Der forderte nun den Kranken auf, seine Stelle einzunehmen, der Befehlshaber der Nacht wolle bei Tag befehlen, weil Klink krank sei. Sie wechselten die Stellung. Dann sagte der Befehlshaber der Nacht, es sei Tarifbruch, ein dem Kranken rätselhafter Tatbestand. Der Befehlshaber der Nacht hatte ohne Erlaubnis des Befehlshabers der Gebirgspartie (des Obersten von allen Personen, die vorkamen) bei Tag befohlen. Der Kranke antwortete, er habe nichts vereinbart.

Zwischen 8 und 9 Uhr abends hörte er seine Frau. Sie sagte, er habe *30 Jahre Gefängnis* gekriegt. Er sah die Frau als Photographie im Fenster. Er meinte, sie sei in Wirklichkeit in der Zelle nebenan. Er sagte ihr, er sei noch nicht zur Verhandlung gekommen, er nähme nichts an. Mit der Frau unterhandelte er. Sie bat um *Verzeihung,* er sagte: erst wenn die Strafe herum ist. Wegen eines Gepolters sollten dann seine Frau und er *geköpft* werden. Er hört, wie seine Frau gepackt wurde. Da erschien wieder der *Befehlshaber der Nacht* und sagte, es geschehe ihm nichts. Er hörte den Henkerklotz fortschaffen. Der Befehlshaber der Nacht photographierte sein Frau. Diese hing plötzlich am Ofenloch wie eine Wachspuppe. Er hörte sie aber weglaufen und sah sich selbst am Loch hängen und wurde photographiert. Der Befehlshaber der Nacht photographierte den Klink, um dessen Gesicht für sich zu gewinnen, so lange er auch am Tage befiehlt, bis Klink gesund sei.

Am Oberlicht sah er jetzt einen *Korb* und *darin einen Kopf* mit Schnurrbart, der mit ihm sprach und ihm sagte, der *Geist der Nacht* habe *Tarifbruch* begangen, der werde umgebracht werden, *auch der Kranke* werde wegen Tarifbruch erschossen. Es kamen zwei Riemen, die ganze Zelle mit

i Das Wort ist ihm gänzlich rätselhaft. Er hat es in der Psychose sagen hören. Ob das Wort einmal in seiner Lektüre vorgekommen ist, weiß er nicht.

Bett wurde durch einen Motor in die Höhe gehoben. Er sah zwei ganz neue Riemen. Er fühlte es, daß es hoch ging. Er sah zum Fenster hinaus, daß er in Dachhöhe war. Der Arzt rief: wir lassen Militär kommen und schießen ihn tot. Der Geist der Nacht selbst erschien in weißem Gewande und besänftigte ihn: sei nur ruhig, sie tun uns nichts. Zuerst kamen nun 50 Schutzleute, ihn zu verhaften. Er hörte sie nur, sah sie nicht. Er hörte, daß angeordnet wurde: fünfzig. Dann wurde Militär geholt, das von unten auf ihn schießen wollte, während er mit der Zelle in der Luft schwebte. Er hörte den Schritt der Truppen, aber er hörte es *nicht* schießen. Der Geist der Nacht, der den Feind mit einem Scheinwerfer beobachtete, sagte, zuerst bekomme er, dann der Kranke 12 Schuß. Der Kranke hörte nichts, sah aber über dem Oberlicht eine große, helle Kugel vorbeifliegen. Es war, wie wenn Tag wäre. Es hieß: jetzt ist er tot. Ein Offizier kam (wie wenn er eine Holztreppe heraufkomme) nachzusehen, ob da kein Schwindel getrieben werde. Man hörte ihn vor der Tür. Der sah, daß der Geist noch lebe. Es wurde von neuem geschossen. Dann hieß es, morgens um 5 Uhr werde noch einmal geschossen.

Jetzt rückte die *»süddeutsche Gebirgspartie«* heran: »Der Oberbefehlshaber mit seinem ganzen Hofrat und seinen Beamten.« Wer das war, weiß er nicht. Die Gebirgspartie trieb die Soldaten in die Flucht.

Der Mann in dem Korbe – eine Art Beobachter – wollte den Kranken nachher foltern. Das kam so: er wollte den Kranken in seine Stellung hineinbringen. Dieser weigerte sich: »das ist zu einsam für mich, das tu ich nicht.« Der »meldete« ihn und der Kranke bekam »wegen Gehorsamsverweigerung 30 Jahre.« Warum er Gehorsam zu leisten hatte, weiß er nicht. Er wollte nun einschlafen aber der im Korb verlangte, er müsse wachbleiben, sonst würde er ihn wieder melden,
360 denn dann sei er des Todes schuldig. Ferner verlangte er, der Kranke solle | sich ruhig verhalten, damit man ihn nicht höre. Schließlich sagte der Mann im Korbe, er wolle dem Kranken viel schenken, wenn er ihm sein Gehirn vermache. Er wollte nämlich sein Gehirn, weil der Kranke gescheiter war als er. Er war ja in der Prüfung allen über gewesen und hatte den »Fuchs«, die Auszeichnung, die das Zeichen für Schlauheit ist. Der Kranke war jetzt seiner nicht mehr mächtig. Er schlief ein, war diese ganze Zeit immer zwischen Schlaf und Wachen. Aber der Mann im Korb ließ ihn nicht schlafen, weckte ihn, so daß er sofort wieder aufwachte und auch wieder jenen Mann sah. Dann schlief er aber doch ein. Als er wieder erwachte, hatte er ein Gefühl, als ob ein Loch im Kopf wäre, als ob er hineingreifen könne. Er dachte: nun bin ich doch betrogen, er hat mich durch List gefangen. Er hörte: jetzt hat er dem den Verstand vollends genommen. Der Mann im Korbe hatte ihm *das Gehirn herausgenommen.* Als der nun sah, daß der Kranke den Fuchs hatte, sagte er »o, Tarifbruch«, folglich mußte der Mann mit dem Tode bestraft werden. Übrigens erklärte der Mann: ich setze ihm ein anderes Gehirn ein, nahm einem Jungen von 6–7 Jahren mit einem Instrument das Gehirn aus dem Kopf und setzte es dem Kranken ein, während dessen echtes Gehirn auf einem Tischchen vor ihm lag. Der Kranke griff mit der linken Hand an den Kopf, warf ihm das Kindergehirn entgegen: »wenn mein Verstand schon fort ist, brauche ich auch das nicht.« Dabei hatte er das Gefühl, daß er seiner Sinne nicht mehr mächtig war, daß er gar nicht mehr denken könne. Der Mann warf ihm nun von oben sein rechtes Gehirn hinunter und sagte, er selbst sei nun des Todes schuldig, weil er Tarifbruch begangen habe. Der Kranke wollte sein Gehirn in die Tasche stecken, hatte aber keine Kleider an und ließ es liegen und legte es neben sich auf die Bank. Alles im Kopf war leer. Er schlief nun wieder ein, schreckte aber gleich wieder auf und sah, daß das Gehirn trocken war, als wenn es sich verkrümeln ließ. Er nahm es und warf es in die Ecke. Noch eine Zeitlang hatte er ein leeres Gefühl, anderes geschah nun, er dachte nicht mehr daran und es wurde gesagt, er sei doch noch

gescheit. Er habe sich hingesetzt, über das Vorgefallene nachgedacht, sich an den Kopf gefühlt und bemerkt, das alles nichts war. Da dachte er: Du hast mal schön dummes Zeug zusammengemacht. Er hörte es ¾ schlagen. »Da war ich wieder froh, daß alles nichts war«. Er war ganz erleichtert, habe aber geschwitzt.

Am *Mittwochmorgen* wurde dem Kranken eine Strafe von 30 Jahren zudiktiert, irrtümlich, als ob er auch »Tarifbruch« begangen hätte. Dann hörte er den Befehl: der Mann wird befreit, erhält eine Belohnung. Er soll sofort entlassen werden. Dann wieder sieht er Schutzleute, die ihn verhaften und ins Gefängnis bringen wollen.

An diesem Morgen ändert sich die Situation, die nun bis zum Schluß (Überführung nach Heidelberg am Sonnabend) beibehalten wird. Der Kranke ist *auf einem Schiff*. Das Schiff fährt auf einem *Kanal*. Er ist in einer Zelle, durch deren Fenster er das Ufer sieht. Auf diesem Schiff spielten sich nun in einem zunehmend wirren Durcheinander und in häufigen Wiederholungen zahllose Szenen ab, die der Kranke aufzählt: Hinrichtung, Verbrennung, Erhängen, Erdrücken, Verhungern, Aufgefressenwerden von wilden Tieren, Verbringung auf eine Insel zu 90 Jahren Gefängnis usw. Das heißt, dies alles geschah *nicht*, sondern *sollte* geschehen. Im einzelnen mag noch folgendes aufgezählt werden. Schutzleute sagten: »Den schaffen wir raus und schmeißen ihn ins Wasser, oder wir lassen ihn übers Feld laufen und schießen ihn zusammen, dann teilen wir das Geld.« Oder »wir machen los und fahren fort und machen vorne auf, dann sinkt es« (das Schiff). Dann beratschlagten sie, sie wollten den Kranken verhungern lassen, die Belohnung, die dem Kranken zugedacht war, holen und teilen. – Plötzlich ging das Fenster auf, es kamen Löwen und Tiger rein und kamen auf den Kranken zu. Als er nach ihnen griff, waren sie verschwunden. – Er hörte die Schiffsmaschine gehen, merkte, wie man vor der Schleuse hielt, bis sie geöffnet war. – Die Riegel wurden losgemacht, daß das Schiff sinken sollte. Aber es sank nicht, weil es im Kanal nicht tief genug war. Er sah Wasser in die Zelle dringen, doch nicht viel. Der dreiteilige Boden wurde geöffnet und er sah durch den Spalt Wasser. – Die – nach seiner Meinung wirklichen, dauernd gesehenen Bäume – wurden einmal undeutlicher. Er spürte, wie das Schiff seitwärts ging und aufs feindliche Ufer hinübergezogen wurde. Die Bäume entfernten sich. Das eine Ufer war nämlich das »heimatliche«, das andere das »feindliche«. Hier waren große Löcher, in die man die Menschen, die nicht geköpft werden sollten, verschwinden ließ. In eines sollte der Kranke 25 m hinunter gelassen werden, dort wollte man ihn dann in das 82 m tiefe Loch fallen lassen. Zwischendurch hörte er den Kapitän: »Der kriegt nichts mehr zu essen; der kommt ins Wasser hinein; der wird geköpft; der kommt ins Loch usw.«. Seine Frau wurde dreimal ins Wasser geworfen. Er hörte sie rufen | und schreien. Aber sie kam jedesmal wieder 361
ans Land. Dann wurde seine Frau in ein Loch zu Ratten geschmissen. Wieder rief sie um Hilfe. Er antwortete, er könne nicht heraus, die Leute machten nicht auf. Aber er bat: »Wenn ihr mich auch hineinschmeißen wollt, schmeißt mich dazu, wo sie drin ist.« – Ein anderes mal hörte er wieder seine Frau sagen, es sei eine Depesche gekommen, er solle nicht umgebracht werden, er habe seine 30 Jahre geschenkt bekommen. Er müsse nach Heidelberg gebracht werden.

In dem Loch wurde seine *Frau nun endgültig tot* und von Ratten zerfressen. Auch seine Kinder waren getötet. Aber am nächsten Tag sah der Kranke das Gesicht seiner Frau an der Wand, sprach mit seiner Frau, die nun als *Geist* erschien. Sie erzählte, der große Sohn habe die zwei Mädels ins Wasser geworfen, zum Schluß wäre er selbst hineingeschmissen worden. Dann erklärte sie ihm, wie er sterben solle, *damit er zu ihr käme*. Er müsse auch ertränkt werden. *Sie hätte ihn immer noch gern*. Sie lag dann in einer gewissen Entfernung neben ihm. Es fand aber keinerlei Berührung statt. Seine Frau klagte einmal, sie habe Hunger. Er legte ein Stück Brötchen aufs Bett. So begleitete ihn nun *dauernd* seine Frau als Geist, bis zuletzt als er in die Heidelberger Klinik kam. Er nahm sie nicht mit hinein. Sie klagte, nun sei sie verlassen, sagte: »Kennst du mich und die Kinder nicht mehr« und »Adieu Moritz, wir sehen uns nicht mehr« und ging fort. Er war im Augenblick voller Schmerz. Aber schon im Bad der Klinik hatte er »alles vergessen«. Nur daß seine Frau wirklich gestorben sei, diese Idee begleitete ihn noch einige Tage.

Vom Moment des Eintritts in die Klinik an hat er keine Stimmen mehr gehört und nichts mehr gesehen und erlebt. Er war außerordentlich *matt und erschöpft* (Gewichtsabnahme während der Psychose von 156 auf 138 Pfd.) und schlief fest. Er machte auch objektiv einen Eindruck, daß man an einen erschöpften Deliranten denken mußte. Als er am *Sonntag* aufwachte, dachte er wieder, seine Frau sei tot. Erst im Laufe einiger Tage wurde es ihm klar, daß *alles* Täuschung gewesen sei. Bevor wir den Dauerzustand und den weiteren Verlauf beschreiben, geben wir das relativ wenige wieder, was wir von dem nicht gebildeten und nicht sehr gut beobachtenden Kranken über die allgemeinen psychologischen Verhältnisse in der Psychose erfahren konnten.

Im Anfang der Psychose bis zum Eintritt ins Mannheimer Krankenhaus folgte relativ langsam eine Szene der anderen, dazwischen waren ziemlich lange Unterbrechungen. Dieselbe Szene wiederholte sich nicht. Von Tag zu Tag wurde das Erleben massenhafter, schließlich »fieberhaft«. Der Anfang »war ein leichter« gegen die Ereignisse im Krankenhaus. Jedoch blieb der Kranke seiner Meinung nach immer bei *vollem Bewußtsein, war ganz wach,* kann sich an alles *erinnern* (mit Ausnahme einzelner Details, z.B. des Namens des Oberbefehlshabers der Gebirgspartie usw.).

Im Anfang der Psychose war er ziemlich lange Zeiten zwischendurch wieder ganz frei, wie das aus der Schilderung hervorgeht. Als dann die Erlebnisse reicher und kontinuierlicher wurden, gelang es ihm immer wieder, sich völlig zu orientieren und alles zu verscheuchen. Er legte sich auf die Seite, dann waren die nackten Menschen fort. Oder er ging aus dem Bett, dann war es fort. Wiederholt sagte er sich dann: das war Täuschung, was war das für dummes Zeug. »Zeitweise wußte ich nicht, wo ich war, wurde überwältigt von den Gedanken, faßte mich aber zusammen und wußte dann wieder Bescheid.« Schließlich im Krankenhause orientierte er sich am Wärter, sah zur Tür hinaus und fand: es ist kein Schiff, sondern das Krankenhaus. Er wunderte sich: das ist ein Schiff und ist doch in der Mittelstadt. Aber das waren nur kurze Momente und er weiß überhaupt nicht, ob er die letzten Tage sich orientiert hat. »Da hats mich fest gepackt.« »Ich wußte nicht mehr, ob Tag oder Nacht war, glaubte am Samstag, es sei schon Sonntag.« Dabei erklärte er aber, er sei *ganz wach* gewesen und würde, wenn etwas Wirkliches an ihn herangetreten wäre, sich haben orientieren können. »Ich habe alles gekannt, was vorkam.« Er würde immer gewußt haben, daß wir 1912 schreiben. Als er aus dem Krankenhaus nach Heidelberg übergeführt wurde, wußte er gleich, was los war.

Die Art seiner Bewußtseinszustände vermag der Kranke nicht deutlich zu schildern. Er betont das volle Wachsein, sagt aber ein anderes Mal auch wieder, daß die Orientierung in den Zwischenmomenten wie ein Zusichkommen war. Es war aber, *nicht,* das betont er, wie wenn man aus einem Traum aufwacht. Der Vergleich mit einem Traum scheint ihm nicht treffend: es war alles zu wirklich, was er erlebte, und er war doch ganz wach.

Die ganze Zeit der Psychose hat er *nur ganz wenig und kurz geschlafen.* »Sonst hätt ich nicht so
362 viel abgenommen.« Manchmal überwältigte ihn aber doch für Momente, wie er meint, | der Schlaf (vgl. die Schilderung, wie ihm im Schlaf das Gehirn genommen wurde). Er war ganz außerordentlich matt, hatte zuletzt Schmerzen in den Gliedern und schlief schon zeitweise im Wagen auf der Fahrt Mannheim-Heidelberg ein.

Die Schilderung seiner Erlebnisse erscheint uns zu geordnet. Er ist sich der *Widersprüche* nicht recht bewußt, die im Laufe der Psychose dasselbe Erleben in ganz verschiedenen – aber immer konstant in der Erinnerung wiederkehrenden – Beleuchtungen erscheinen lassen. Am meisten tritt das noch bei der Gehirnszene hervor.

Das *Persönlichkeitsbewußtsein* des Kranken war, soviel er angibt, immer erhalten. Er war zwar brillanter König der Sonne u.a. geworden, aber er fühlt sich immer als Klink.

Er hat nie ein Kraftgefühl, ein Gefühl von Macht gehabt, hat *nie etwas aktiv* getan, sondern mußte nur Rede und Antwort auf alle Fragen und Befehle stehen. Er fühlte sich gänzlich machtlos, passiv, abhängig. Ich war »als wie gefangen genommen.« Im Anfang der Psychose hatte er sehr große *Angst,* aber schon bald – seit der »Prüfung« und dem »Zerschneiden« – verschwand die Angst. Er nahm mehr *gleichgültig* hin, was kam, und wenn es auch das Entsetzlichste war. »Da konnte ich nichts ausrichten; da gilts aushalten, sonst nichts, was will man da machen, wenn man da drin liegt. Es war mir egal, was kommen würde.« »Jetzt mußt halt sehen, wie das geht.« Niemals hatte er nach seiner Ansicht ein Gefühl der Beglückung, wenn er hohe Titel u. dgl. bekam. Wenn er einen Augenblick herauskam aus dem Erlebten, fühlte er sich *erleichtert.* Als er bei der Überführung nach Heidelberg aus der Droschke sah, sagt er, »war ich froh, daß ich aus dem Delirium heraus bin. Das soll jeder mal mitmachen. Ich war *froh, daß ich Ruhe hatte.«*

In den letzten Tagen der Psychose habe er sich kaum Gedanken über den Zustand gemacht. »Ich war so im Gewirr drin, daß das Denken fertig war.« Manchmal habe er sich aber »ganz faul hingelegt« und gesagt: »was geht das alles mich an«. Er dachte sich, ich antworte nicht mehr als ich will; wenn ich müde bin, leg ich mich auf die Seite. Wenn er sich regte, rief man gleich: »Ruhe«. Abgesehen von diesen kleinen Zügen, habe er sich niemals gewehrt, sondern alles über sich ergehen lassen.

Bezüglich der *Art, wie ihm die Inhalte seines Erlebens gegeben waren,* vermag der Kranke keine sehr deutliche Auskunft zu geben. Ich hatte den Eindruck, daß in seinen Schilderungen das sinnlich anschauliche Element im Verhältnis zu dem, wie es wirklich war, zu sehr in den Vordergrund tritt. Immerhin hat er eine Fülle von Trugwahrnehmungen gehabt. Optische: Gestalten, Bilder, Tiere, Luftschiff, Korb usw. Während der ganzen Psychose hörte er Stimmen, deren Art nicht festzustellen war, die aber anscheinend leibhaftig waren. Daneben spielten ohne Zweifel Bewußtheiten eine große Rolle, doch hat er darüber nichts angegeben.

Nach Ablauf der akuten Psychose mit dem Eintritt in die Klinik – also in unserer Beobachtung *immer* – war Klink dauernd besonnen, geordnet und orientiert. Es gingen aber in den Wochen, die er noch in der Klinik blieb, *seelische Wandlungen* mit ihm vor. Anfangs erzählte er rückhaltlos von seinen Erlebnissen, schrieb die Selbstschilderung, bis er – nach etwa 2 Wochen – erklärte, er schreibe nichts mehr, er wollte, er hätte das andere auch nicht geschrieben. In der Selbstschilderung heißt es auch, daß er sich von seiner Frau scheiden lassen will, jetzt ist das Gegenteil der Fall. Er hat nur den einen Wunsch, seine Frau zu sprechen. »Erst meine Frau, dann mach ich die Schilderung zu Ende.« Seine Frau kam und sagte, sie wolle nun allein bleiben und nicht mehr mit ihm zusammen leben. Am nächsten Tage erklärte er, die Schilderung auch jetzt nicht weiter machen zu wollen. »Ich habe das ganz beiseite getan, ich bin ganz leicht und entlastet.« Er ist ohne Zweifel heiterer gestimmt als vor dem Besuch seiner Frau, trotz des ungünstigen Resultats. Er erklärt: er habe getan, was er gekonnt, er habe in die Trinkerheilanstalt wollen, um der Frau mit gutem Beispiel voranzugehen usw. Nun sei ihm alles recht. Dann sagte er aber wieder: »Meine Frau hat keinen Grund sich scheiden zu lassen. Ich laß mich nicht scheiden.« Er drängt gar nicht auf Entlassung: »Das steht bei den Herren Ärzten, da hab ich gar nichts zu befehlen darüber.«

Auch mündlich machte der Kranke jetzt Schwierigkeiten. Er verweigerte oft direkt die Antwort, besonders bezüglich des letzten Teils der Psychose, in dem die Frau als Geist erschien. Er äußerte: »Wenn ich so was erzähl, komme ich gleich in Wallung, daß ich schwitz.« »Überhaupt, wenn ich was erzählen soll, kann ich's doch nicht so, wie es war, es fehlen die Ausdrücke.« »Ich kann mich an alles erinnern, will mich aber nicht darein vertiefen.« »Was soll ich mich jedesmal aufregen und immer wieder erzählen. Erst wenn bei mir alles im klaren ist (er meint sein
363 Verhältnis zur Frau), schreib ich's von draußen und brings in die Klinik.« | »Ich hab schon genug erzählt, es gibt keine drei, die so was erzählen.« Während der Erzählungen kann man objektiv seine tatsächliche Erregung beobachten. Er wird rot und blaß, schwitzt, benimmt sich verlegen (bei der Frage nach Erhöhung seiner Persönlichkeit, Beglückungsgefühlen u.a.).

Es ist nun im weiteren sehr auffallend, wie er mit unleugbarem *Optimismus von der Zukunft seiner Ehe* denkt. Allerdings sagt er wohl mal, wenn seine Frau nun wieder untreu werde: »dann wird standhaft vorgegangen, dann wird geschieden,« aber ohne rechten Ernst. Seine Frau, seit langem prostituiert, lehnt ab, wieder mit ihm zusammen zu kommen, besucht ihn nur einmal, kommt dann nicht wieder. Allerdings erhält er einen Brief von seiner Schwägerin, seine Frau wolle zu ihm kommen, wenn er sein Versprechen halte: Lohn abgeben, nichts trinken. Daß seine Frau nicht mehr kommt, motiviert er: sie geniert sich, weil sie das letzte Mal den Ärzten so ungünstige Angaben über ihn gemacht habe. Er glaubt, seine Ehe wird gut, eigentlich ist für ihn daran kein Zweifel: »Voriges Jahr hab ich zwei Tage gebraucht. Sonntag wirds gut sein« mit dieser Meinung wurde er am Mittwoch, 31. Juli, entlassen.

Gegen die Ärzte war er im allgemeinen etwas mißtrauisch, ohne *bestimmte* Wahnideen zu haben. Er meinte, man wolle ihn vielleicht verrückt machen u. dgl. oder wieder, man glaube, er sei verrückt, er sei blödsinnig. Man helfe seiner Frau und gebe ihm gar kein Recht. »Heutzutage hat der Mann ja gar kein Recht mehr, weil das Frauenrecht ist.«

Das *Benehmen* des Kranken in Bewegungen und Gesten ist natürlich. Der Gesichtsausdruck ist nicht auffallend. Vielleicht fällt manchmal eine gewisse Euphorie ohne genügende Motivierung auf. Der ganze Ausdruck hat bei dem starken großen Manne etwas Mattes.

Zur Charakterisierung seiner Art folgen noch weiter einige Stellen *aus Briefen:* Am 28. Juni 1912 schrieb er den ersten Brief:

> »Werte Schwägerin ..... Ich bitte doch jetzt auch noch einmal, daß ich die ganze Familie Katz (Familie der Frau) nebst Angehörigen innigst um Verzeihung. Indem ich jetzt doch einsehe daß ich die Hauptschuld trage ..... Ich habe das vergangene Leben vor Augen, die Gegenwart auch. Aber die Zukunft soll aber jetzt doch ein glückliches Leben sein für unsere Familie. Ich hätte etwas Wichtiges zu sprechen mit meiner lieben Frau und Kindern, denn ich habe jetzt doch keine Ruhe mehr mich länger zu verbergen vor Euch ... Ich hoffe, daß mir meine liebe Frau und die größeren Kinder alles verzeihen, was ich auch tun werde, um wieder ein *friedliches* Leben zu führen .....
>
> Achtungsvoll M. K.«.

Dazu schreibt er »Ich bitte um baldige Antwort ..... zum Schluß

Horch, liebe Schwägerin mein,
Ich, Euer fünftes Stiefsöhnlein
Fand in dem Trunk mein Sterbebett
Ich schrie: »Ach Martha, rettet mich.«
Doch keine wars, die's hören tat,

So schlummert ich in Angst und Pein
So nach und nach im Trunke ein,
Denn liebe Schwägerin, denk daran,
Was Gott tut, das ist wohlgetan.

Viele Grüße sendet Euer Schwager an
alle Angehörigen
Achtungsvoll Moritz.«

Am 7. Juli schreibt er an seine Frau:

»Liebe Frau und Kinder!

Ich teile Dir ergebenst mit, daß ich Dich doch zu sprechen wünsche ..... (will ins »blaue Kreuz« eintreten, und in Trinkerheilanstalt, Versprechungen usw.) ..... Ich erwarte Dich ganz bestimmt am Dienstag mittag. Du sollst auch kommen, damit ich nachher ganz beruhigt und gewiß bin, was Du erhältst, wenn ich fortgehe zur Heilung. Viele Grüße ..... M. K. Liebe Frau, wenn Du kommst, so bringe mir was zu rauchen mit. Auf baldiges Versöhnen.«

Bei der Analyse des Kranken können wir erstens die Erscheinungsweise der akuten Psychose in subjektiver Hinsicht, die *Phänomenologie* der Psychose in ihren wesentlichen Zügen charakterisieren. Zweitens können wir auf Grund | der anamnestischen Daten zur Frage der *Ursache und damit der Art der Psychose* Stellung nehmen, drittens können wir den *verständlichen Zusammenhängen* zwischen dem Schicksal des Kranken und dem Erleben in der Psychose nachgehen. Wir hatten keine Möglichkeit, die objektiven Erscheinungen der Psychose, die Veränderungen der psychischen Funktionen im Sinne der *Leistung* zu untersuchen, wie es in anderen Fällen die experimentelle Psychopathologie ermöglicht, müssen also in unserem Falle, ebenso wie in dem folgenden, auf die Gesichtspunkte der *Leistungs*psychologie verzichten. *364*

1. Bezüglich der *Phänomenologie* beschränken wir uns auf die zweite Psychose, wegen der allein wir den Kranken persönlich explorieren konnten, und verweisen auf die Schilderung gegen Schluß der Krankengeschichte (S. 420). Der *allgemeine Bewußtseinszustand* des Kranken ist seiner Art nach nicht endgültig klar geworden. Seine Schilderungen klingen manchmal so, wie wenn er ein traumhaftes Versunkensein und nachfolgendes Zusichkommen erlebt hätte. Er betont aber auf Fragen immer sein *volles Bewußtsein* bei all seinen Erlebnissen, sein *volles Wachsein.* Vorübergehend hat er geschlafen und diesen Schlaf *in der Psychose* weiß er von dem Wachsein *in der Psychose* wohl zu unterscheiden. Er hat an alle Zeiten aus der Psychose eine *ausgezeichnete detaillierte Erinnerung,* die sich in mehrfacher Exploration und in der schriftlichen Selbstschilderung als völlig identisch bleibend erwies. Es handelt sich also in keiner Weise um die Art der Erinnerung, die man an traumhafte Zustände besitzt. Sein Bewußtseinszustand war ferner derart, daß *reale Tatsachen,* die von außen an ihn herantraten, als solche *richtig erkannt* wurden. Er war während seiner Psychose insofern *orientiert.* Er

wußte, um was es sich handelte, sobald seine Wirtin ihm Tee brachte, der Doktor ihn in der Wohnung besuchte, er zum Krankenhaus gebracht wurde, als er von Mannheim nach Heidelberg überführt wurde. Er war sich seiner »Täuschungen«, seiner Krankheit anfangs oft, später selten bewußt. Während er anfangs entweder in seinen Erlebnissen *oder* in der Wirklichkeit lebte, wurde zunehmend *die Wirklichkeit in die Erlebnisse mit hineingezogen* und z.B. dieselbe Zelle meist als Schiffskabine, kurze Momente aber auch als Krankenhauszelle angesehen *(doppelte Orientierung).*

Die Erlebnisse waren anfangs einzelne Szenen, die sich mit freien Zwischenpausen folgten. Später wurde das Erleben immer kontinuierlicher, ununterbrochen, »fieberhaft«. Anfangs kehrte dasselbe Erlebnis nicht zweimal in gleicher Weise wieder. Zuletzt fanden Wiederholungen in dem schließlich wirren Durcheinander statt.

Anfangs hatte der Kranke lebhafte Angstgefühle, große Furcht vor Verfolgungen, bald *verlor sich* dies Gefühl *in der Psychose* völlig. Er wurde eigentümlich *gleichgültig,* ließ alles gehen, sah es sich an, fürchtete sich nicht, war fatalistisch. Dabei fehlte ihm jede Spur von Aktivität. Er gab sich gänzlich *passiv* hin, fühlte sich absolut machtlos, willenlos. Als das Erleben aufhörte, hatte er nur das Gefühl der Erlösung, daß er nun *Ruhe habe.*

Wir *charakterisieren* diesen Typus einer kurz dauernden Psychose zusammenfassend: Bei *völlig wachem* Bewußtsein und *erhaltener Orientierungsfähigkeit* findet ein aus einzelnen anfänglichen *Szenen,* aus *Angst,* und *Verfolgungswahn* sich entwickelndes
365 außerordentlich *reiches Erleben* statt, bei dem | die Angst gänzlich schwindet und einem Gefühle großer *Gleichgültigkeit* bei *passivem, willenlosem Hingegebensein* Platz macht. Schließlich besteht eine zuverlässige, *detaillierte Erinnerung* an alle Einzelheiten.

2. Fragen wir nach den *Ursachen dieser Psychose,* so ist das gleichzeitig die Frage nach der Diagnose. Im Beginn unserer Exploration glaubten wir nach den anamnestischen Daten, nach der sinnlichen Anschaulichkeit der Erlebnisse, nach der großen Erschöpfung durch die Psychose und dem terminalen Schlaf mit folgender Einsicht, daß es sich um eine *alkoholische* Psychose handele. Diese Ansicht mußte aus folgenden Gründen *aufgegeben* werden: Der *psychologische Typus* der Psychose war durchaus kein alkoholischer, die Phantastik der Erlebnisse, deren Zusammenhang, die Fähigkeit zur Orientierung sprachen gegen Delirium. Nur der Beginn mit Angst und Verfolgung bei Orientierung ließ an Alkoholhalluzinose denken, der weitere Verlauf mit Gleichgültigkeit und Passivität ohne Angst sprach entschieden dagegen. Ferner sprachen die *anamnestischen Daten* wohl für Alkohol*genuß*, aber *nicht* für *Alkoholismus:* Seine Strafen sind keine Strafen für Alkohol- (Gewalt-)delikte, er hatte dauernd ohne Abnahme der Leistungsfähigkeit gearbeitet, sein Benehmen zu Hause war kein alkoholisches; trotz seiner berechtigten Eifersucht, die ihm so nahe ging, fehlte ganz der Typus des alkoholischen Eifersuchtswahns. Zeichen von *Sucht* zum Alkohol konnten nicht nachgewiesen werden, vielmehr wurde eine Abhängigkeit stärkeren Alkoholgenusses von Verstimmungen über das Verhalten der Frau wahrscheinlich. Schließlich sprach der *dauernde Habitus* des

Kranken gegen Alkoholismus: Es fehlte der Trinkerhumor, die überlegene Einsichtslosigkeit. Er gab Alkoholgenuß rückhaltlos zu, will auch in eine Trinkerheilanstalt, wenn man es wünsche. Es fehlten auch alle körperlichen Zeichen des Alkoholismus.

Sieht man die Krankengeschichte als Ganzes an, so kann kein Zweifel sein, daß beide Psychosen *reaktiver* Natur sind. Dem Mann *liegt am Zusammenleben mit Frau und Kindern außerordentlich viel.* Er schildert überzeugend, wie nahe ihm die verächtliche Behandlung durch seine Frau geht. *Zweimal* hat die Frau ihn *verlassen.* Er mußte allein leben, litt außerordentlich, dachte in der freien Zeit immer an sein Geschick und bekam *beide* Male, das erstemal *nach ca. 7 Wochen,* das zweitemal *nach ca. 3–3½ Wochen,* seine Psychose, *deren Inhalt* jedesmal vorwiegend das *Verhältnis zu seiner Frau* bildete. Die einzelnen verständlichen Zusammenhänge werden wir alsbald aufzählen. Zunächst fragen wir nach der *Ursache,* durch die der Mann zu einer solchen psychotischen Reaktion auf sein Geschick kam. War es seine dauernde, von Kindheit an bestehende seelische Konstitution? (Handelte es sich etwa um eine *hysterische* Reaktion?) Oder hat ein Prozeß den Mann verändert und handelt es sich um eine Reaktion auf der Basis der durch den Prozeß geschaffenen Veränderung? (Handelt es sich um eine *schizophrene* Reaktion?) Wir sind der letzteren Ansicht aus folgenden Gründen: Die Psychose selbst zeigt *nicht* die für solche *schweren* hysterischen Reaktionen charakteristische Bewußtseinstrübung, es fehlt der hysterische Charakter, und es fehlt auch in der Psychose jeder theatralische Zug. Es fehlen hysterische Stigmata. Unter den Merkmalen der akuten Psychose sind die Phantastik der Inhalte, das reiche Erleben ohne ausgesprochene Bewußtseinstrübung bei erhaltener Orientierungsfähigkeit und | guter 366
Erinnerung solche Züge, die wir bei den Psychosen sicherer Prozesse häufig zu finden gewohnt sind. Ein bestimmter *Beginn* des Prozesses ließ sich nicht konstatieren, dagegen sprachen für das Bestehen eines Prozesses die merkwürdige Lektüre, das starre Verhalten des Kranken, die Nachwirkung der Psychose, die ihn bei urteilsmäßiger Krankheitseinsicht doch gefühlsmäßig keine klare objektive Stellung gewinnen ließ, sein trotz aller Untreue der Frau und trotz ihrer Ablehnung kritiklos festgehaltenes Streben nach Zusammenleben mit ihr, sein Optimismus in dieser Beziehung, seine Ansätze zu wahnhaften Auffassungen (Mißtrauen gegen Ärzte), schließlich seine etwas merkwürdigen Schriftstücke. Wenn auch ein Prozeß nicht im strengen Sinne als *bewiesen* angesehen werden kann, so dürfte doch überzeugend sein, daß die Psychosen weder alkoholisch, noch hysterisch sind, und daß sie wenigstens in die Verwandtschaft der gewöhnlichen schizophrenen erlebnisreichen Psychosen gehören. Eine nähere Differenzierung ist zur Zeit, wo wir nur so wenige allgemeinste Krankheitsbegriffe haben, nicht möglich. Wer den *psychologischen* Typus einer Psychose entscheidend sein läßt, für den ist die Diagnose Schizophrenie in unserem Falle wohl sicher, wer den Nachweis eines *zu bestimmter Zeit beginnenden* Prozesses und der *Unheilbarkeit* verlangt, muß zweifelhaft bleiben und eventuell die Unmöglichkeit dieser Feststellungen auf die niedrige Bildungsstufe des Kranken zurückführen.

3. Der *verständliche Zusammenhang* zwischen Eheschicksal und Inhalt der Psychose des Kranken liegt auf der Hand. Nicht *beliebige* Inhalte des vergangenen Lebens, sondern Inhalte der *letzten* durch sein Schicksal bedingten wirklichen *Gemütserschütterung* gehen in die Psychose ein, nicht der selbstverständliche Zusammenhang aller psychotischen Inhalte mit irgend wann früher erworbenen Inhalten, sondern der Zusammenhang zwischen auslösendem Erlebnis und psychotischem Erleben liegt vor. Es fragt sich nur, *wie weit* wir unser Verstehen ausdehnen können, wo das vage und wo das grundlose Deuten anfängt.

Der Kranke *selbst* ist sich klar: »Meine Krankheit kommt nicht von vielem Trinken, sondern das sind hauptsächlich Gedanken, die ich mir gemacht habe über meine Frau und Kinder«, und nach eingehender Darstellung der Verhältnisse meint er: »Da braucht man kein Trinker zu sein. Das kann kein gesunder Menschenverstand aushalten. Wie meine Frau einen zugrunde richten kann durch Verachtung, Haß und Bitterkeit.« Über die grobe Feststellung dieses Zusammenhangs hinaus hilft uns der Kranke nicht durch seine eigene Beurteilung, sondern nur durch seine Schilderungen.

Wir wenden uns zur *ersten Psychose.* Als seine Frau mit ihrem Liebhaber Martin Bauer durchgebrannt war, begannen die intensiven seelischen Erschütterungen, aus denen nach sieben Wochen die Psychose hervorwuchs. Der Kranke schildert uns seine Aufregung, seine Gedanken, wie die beiden nun ein schönes Leben führen und er bezahlen muß. Er schildert, wie er sich zu helfen sucht durch den Schlüsselzwang; wie er dann in den Tag hineinlebte und sich dem Gedanken hingab, was wohl mit ihm und den Kindern werden würde. Seine Aufregung wurde durch Zuträgereien über sonstige Untreue der Frau gesteigert. In der zunehmenden Aufregung verkaufte er 14 Tage nach
367 dem Fortgang der Frau alle Möbel; die er nicht verkaufen konnte, verschenkte er. | Wie er nun in Privatlogis wohnte, schreibt er, »konnte ich mich nicht beherrschen, dachte immer, was mir noch widerfahren könne«. Er »lebte unruhig«, arbeitete aber jeden Tag, konnte nicht mehr essen und »hielt sich mit Trinken durch«. Als seine Frau nach Mannheim zurückgekommen war, versuchte er sie zur Rückkehr zu ihm zu veranlassen, hatte dabei große Angst vor dem anwesenden Liebhaber, der ihn vor mehreren Wochen einmal verprügelt hatte. Er erreichte nichts, wurde durch Sticheleien seiner Mitarbeiter noch mehr gequält und verfiel nach acht Tagen dann in einen psychotischen Zustand, der langsam im Laufe mehrerer Tage aus dem besonnenen Zustand herauswuchs und dann in zwei Tagen abgelaufen war. Sein Zustand entwickelte sich mit Angst und dem Bewußtsein, verfolgt zu sein; er bewegte sich in der wirklichen Welt, suchte geordnet eine neue Arbeitsstelle auf dem Arbeitsnachweis, aber wurde dabei dauernd von dem Liebhaber seiner Frau verfolgt. Dazu kamen dann zahllose unbekannte Menschen, 117 Kanonen usw., die es auf ihn abgesehen hatten. Auf dem Höhepunkte seiner Krankheit in der Krankenhauszelle sah er den Liebhaber seiner Frau, sah er seine Kinder. Er schlug auf den Liebhaber los. Seine Frau verlangte er für sich, doch der Liebhaber hob sie hoch und hielt sie fest. Auf diese Weise tobte er einige Stunden,

bis er einschlief und bis auf die fehlende völlige Einsicht am nächsten Tage genesen erwachte.

Inhalt der psychotischen Erlebnisse waren also die Ängste und Wünsche des Kranken, die ihn die letzten Wochen vor der Psychose dauernd beseelt hatten. Dieselben Ängste und Wünsche, die die lange Folge von Gemütserschütterungen bedingten, welche die Veränderung in den seelischen Mechanismen zur vorübergehenden Psychose zur Folge hatten. Vor allem die Ängste fanden in der Psychose ihre Verwirklichung durch die Verfolgung von seiten des Liebhabers. Aus Angst vor dem Bauer, so meint er selbst, habe er dann bei jedem, der auf ihn zukam, gedacht, der wolle ihn totschießen. Aber auch Wünsche fanden Erfüllung: Er verprügelte den Liebhaber und war nahe daran, seine Frau wiederzugewinnen.

Können wir noch weiter in unserem Verständnis gehen? Können wir die phantastischen Verfolgungen durch Menschenmassen und Kanonen, die Erfindung einer Sicherung vor Kugeln, den Inhalt der Stimmen, er sei ein Mörder usw., verstehen? Wir wissen, daß die Freudsche Schule uns hier eine Menge von Zusammenhängen lehren würde: Irgendwelche Kindheitserinnerungen stehen hinter dem eigentümlichen sexuellen Verhältnis zu seiner Frau, das so wenig sinnlich betont ist; sein Wunsch, den Liebhaber zu ermorden, klingt ihm aus den Vorwürfen seiner Verfolger, er sei ein Mörder, entgegen; sein verdrängtes Minderwertigkeitsgefühl ist durch das Gefühl der Sicherheit vor Kugeln und durch den Stolz des Erfinders im Bewußtsein vertreten usw. Für uns hat *dieses* Verstehen keine starke Überzeugungskraft. Es ist ein »als ob Verstehen«, das uns sowohl bezüglich des Mördervorwurfs, wie bezüglich der Erfinderidee und der Sicherung eine gewisse Plausibilität besitzt, ohne uns zu befriedigen. Zufällige, d.h. nicht durch die affektbetonten Erlebnisse und Schicksale *verständliche,* sondern *gleichgültige* Assoziationen aus irgendwelchen früheren und gegenwärtigen Eindrücken können u.E. zum selben Resultat führen. Der Unterschied zwischen den verständlichen Zusammenhängen, deren Existenz wir beipflichten, und den abgelehnten besteht in der, auf Grund der | verfügbaren Menge an Materialgrundlagen ermöglichten, psycho- *368*
logischen Einfühlung (nicht rationalem Eindenken), die uns eine mehr oder minder große Evidenz des psychologischen Zusammenhangs aufzwingt. Der Natur dieser Evidenz nach kann es nicht anders sein, daß es alle Übergänge gibt von *überzeugenden* Zusammenhängen über *zweifelhafte,* mehr oder weniger *plausible,* zu *nicht im geringsten einleuchtenden* Zusammenhängen. Somatisch gerichtete Psychiater pflegen die *Grenze zu eng* zu stecken, die Freudsche Schule *steckt überhaupt keine Grenzen* und urteilt nicht selten auf Grund *rationalen Eindenkens* in assoziative Beziehungen, statt auf Grund breiten *psychologischen Einfühlens.*

Der Verlauf in der ersten Zeit nach der Psychose ist charakteristisch. Die Psychose muß gleichsam eine Entladung, eine Erlösung von seinen bedrückenden Sorgen und Ängsten, eine Befreiung von Druck und Verzweiflung mit sich gebracht haben. Er ist die ersten Tage *zufrieden,* redet von seiner Erfinderidee, will sich *scheiden lassen.* Aber nach einigen Wochen sagt er: »Jetzt hab' ich meine Gedanken zurückgeschlagen auf meine Familie.« Er bemüht sich um seine Frau in sehr planmäßiger und konsequenter Weise, will sich nicht mehr scheiden lassen und kehrt dann tatsächlich zum Zusammenleben mit der Familie zurück.

Entwicklung und Verlauf der *zweiten Psychose* haben eine große Ähnlichkeit mit der ersten. Nur bricht die Psychose schneller aus, dauert länger (sieben Tage) und wird an Inhalt außerordentlich viel reicher. Wieder verläßt ihn die Frau, nachdem schon das Jahr über manche Ärgernisse vorgekommen waren: Der elektrische Schaffner taucht als neuer Liebhaber auf. Wieder dauert es einige Zeit, daß der Kranke, seinen Gedanken hingegeben, aus seiner seelischen Erschütterung heraus psychotisch wird. Wieder steht der Inhalt der Psychose in deutlichen Beziehungen zu seinem Schicksal, wieder fühlt er sich nach Ablauf der Psychose befreit, will sich scheiden lassen, gibt rückhaltlos Auskunft und wieder wendet er seine Wünsche nach wenigen Wochen ganz auf das Zusammenleben mit seiner Frau zurück, gibt alle Scheidungspläne auf und wird gleichzeitig verschlossener, ablehnender, bezüglich aller sein Schicksal und seine Psychose betreffenden Fragen.

Bezüglich des Seelenzustandes des Kranken in der Zeit, als seine Frau ihn wieder verlassen hatte, bezüglich seiner unglücklichen Versuche, eine Einigung herbeizuführen und bezüglich seines schnell wieder zurückgenommenen Antrags auf Ehescheidung verweisen wir auf die zusammenhängende Schilderung in der Krankengeschichte. Die Psychose trat wieder an einem Samstagabend und am Sonntag auf (*vielleicht* spielt der länger dauernde Mangel an Ablenkung durch die Arbeit dabei eine gewisse Rolle).

Die Veränderung der seelischen Disposition und der außerbewußten Mechanismen, deren Ursache wir in den dauernden Gemütserschütterungen bei einer schizophrenen Konstitution erblicken, machte sich zuerst in unbestimmter *Angst* und in dem *Gefühl der Unsicherheit* bemerkbar. Nach wenigen Stunden gewannen die vagen Gefühle aber schon Inhalte, und zwar zunächst ausschließlich solche, die sich auf das Verhältnis zu seiner Frau bezogen: Sein Schwager und andere Anverwandte bedrohen ihn, dann geben sie ihm wieder »vollständig Recht« und wollen seine Frau zwingen, zu ihm zurückzukehren. Stimmen der Schwäger rufen: Ich steche ihn nieder, und dann: Dem
369 tust du | nichts, den kenne ich von Kind an. So wechselte das immer hin und her. Dann hörte er, wie seine Frau mißhandelt wurde, seine Kinder nach ihm schrien, seine Frau wieder zu ihm wollte. Er stellte sich auf einen gnädigen Standpunkt: Sie solle nur herzhaft kommen, dann wolle er sich's überlegen. Seine hungernden Kinder rief er zu Brot und Wurst, die er teilte, aber es kam niemand. Es handelt sich also zunächst um die *psychotische Realisierung von Vorgängen,* die in seiner jetzigen Situation tatsächlich möglich waren und *die den eigentlichen Inhalt seines Lebens in der letzten Zeit bilden.*

In einer zweiten Phase treten phantastische Realisierungen auf, die aber noch durchaus in derselben verständlichen Beziehung zum Anlaß der Psychose stehen. Die beiden Liebhaber seiner Frau, Bauer und der elektrische Schaffner und die Frau des letzteren traten völlig nackt auf, wollten ihn foltern, koitierten miteinander unter Fragen, ob ihm das gefalle. Seine Frau erklärte, den Schaffner heiraten zu wollen, der Kranke wünschte Glück, aber weigerte sich, sich scheiden zu lassen.

In einer dritten Phase erscheinen dem Kranken seine ihm ganz unbekannten Vorfahren, erzählen ihm ihre Geschichte, versichern ihn, daß ihm nichts widerfahren könne, daß sie ihn in Schutz nehmen würden. Es liegt nahe, diese Szene zu *deuten* als Wunscherfüllung eines Triebes nach Schutz und Sicherheit in den Verfolgungen, und den Vorwurf der Ahnen, warum er sie im Grabe störe, – er hatte sie bewußt gar nicht gerufen – zu verstehen, *als ob* ein unbewußter Wunsch von seiner Seite sie herbeigerufen hätte.

Wir haben jetzt also drei Motive für die psychotischen Inhalte: 1. Realisierung des Wunsches zur neuen Vereinigung mit seiner Frau und Realisierung von Hinderungsgründen. 2. Realisierung der vor der Psychose tatsächlich möglichen Verfolgung durch die Liebhaber und die Verwandten seiner Frau. 3. *Vielleicht* Realisierung eines Wunsches nach größerer Stärke, nach Schutz und Sicherheit. Diese drei Motive ziehen sich durch die ganze weitere Psychose. Doch bleibt nur der Inhalt bezüglich seiner Frau deutlich als solcher erkennbar, während die Verfolgungen und die Erhöhung der eigenen Person phantastischen Charakter annehmen und nur durch eine komplizierte Symbolik als im Zusammenhang mit der ursprünglichen Verfolgung stehend verstanden werden können.

Seine *Frau* brach ein Bein, war schwer krank, bat ihn um Verzeihung, die er gewährte. Das Gegenspiel dazu war dann, daß alles gelogen war, daß sie gar nicht in Gefahr ist, zu sterben, daß sie den Schaffner heiraten will. – Als er im Laufe der Verfolgungen verdammt wurde, wurden seine Frau und Kinder *mit* ihm verdammt. Diese waren erstaunt, hätten nicht geglaubt, daß er ihnen das antun würde (»als *ob* verständlich« als Wunscherfüllung). Wenn sie das gewußt hätten, hätten sie ihn anders behandelt. – Wiederholt bittet seine Frau ihn um Verzeihung, ist mit ihm im Krankenhaus, wird mißhandelt, gerettet, ruft ihn um Hilfe, wird schließlich in einem Loche ermordet. Er bittet, man möge ihn ins selbe Loch werfen. Nun begleitet ihn aber seine *Frau als Geist.* Sie lehrt ihn, wie er sterben muß, um zu ihr zu kommen, die ihn immer noch gern hat. Sie war nun in einer gewissen Entfernung dauernd als Geist bei ihm. Er legte ihr Brot zum Essen hin. Zuletzt beim Eintritt in die Heidelberger Klinik verließ *er* sie, die nun ihrerseits klagte, nun sei sie verlassen: »Kennst | du mich und die Kinder nicht 370
mehr?« »Adieu, Moritz, wir sehen uns nicht mehr,« waren ihre letzten Worte. – Die Psychose gewährt dem Kranken also bezüglich seiner Frau nach vielem Hin und Her schließlich eine ziemlich vollständige Wunscherfüllung.

Die *Verfolgungen* traten anfangs noch als Drohungen auf, die im Zusammenhang mit seinem Ehekonflikt stehen: Er soll sterben oder in die Heirat seiner Frau mit deren Liebhaber einwilligen. Dann wird aber Verfolgung, Schutz und Erhöhung seiner Person zu einer einheitlichen Folge phantastischer Erlebnisse, die in der Krankengeschichte der Menge nach am meisten hervortreten. Der Kranke wird verdammt, soll mit vielen anderen »entleibt« werden, wird in einer großen Halle »sortiert«, durch Zufall gerettet, dann nach glänzendem Bestehen einer Prüfung absichtlich am Leben gelassen. Ihm werden »Verträge« vorgelegt, er wird zum »brillanten König der Sonne« oder zum »Befehlshaber des Tages« ernannt, begeht durch Abtreten seiner Stellung wegen seiner Krankheit an dem Befehlshaber der Nacht ohne Wissen »Tarifbruch«, wird wieder verfolgt, geschossen usw. Durch Tücken eines andern wird ihm sein Gehirn genommen, Verwechslungen kommen vor usw.

Außer der allgemeinen Stimmung des Verfolgtwerdens und des Gerettet- und Geschütztwerdens, vermögen wir zwischen diesen Inhalten und dem Schicksal, das die Psychose veranlaßt, keinen überzeugenden verständlichen Zusammenhang einzusehen. Wir wissen wohl, daß die Freudsche Schule durch Symbolik solche Zusammenhänge nicht bloß im einzelnen entdecken würde, sondern daß sie *alles* verständlich machen würde. Da durch Übertragung der Symbolik von *andern* Fällen her wohl eine *mögliche,* nicht aber eine überzeugende Deutung gewonnen werden kann, verzichten wir auf eine Zusammenstellung der Symbolik aus den Schriften der Züricher Schule,[860] die auf unsern Fall eventuell übertragbar wäre. Da in zahlreichen Unterhaltungen mit dem Kranken über seine Inhalte *für uns solche* Symbolik nicht feststellbar war – außer den wenigen möglichen Komplexwirkungen, die wir in der Krankengeschichte registriert haben –, müssen wir vorläufig verzichten, tiefer in das Verständnis dieses Falles einzudringen. Wir gestehen aber, daß wir nicht der Ansicht sind, die überhaupt möglichen Grenzen des Verstehens hier schon annähernd erreicht zu haben.

Nach Ablauf der Psychose fühlt sich der Kranke frei, spricht rückhaltlos, verfaßt seine Selbstschilderung. Er ist voll natürlicher Empörung auf seine Frau: »Ich lasse mich scheiden und lasse ihr die Kinder nehmen.« Als er nach einigen Wochen wieder ganz im Gegenteil nur den einen Gedanken hat, wie er wieder zu seiner Frau kommen kann, wird er auch verschlossen und ablehnend, ohne daß man seinen Zustand als psychotisch hätte ansehen können. Er versprach, den Rest seiner Selbstschilderung zu schicken, sobald er wieder mit seiner Frau zusammen sei. Er hat das nicht getan.

Dr. Joseph Mendel,[861] geb. 1883, Jude, machte im Mai 1912 eine etwa 14 Tage dauernde akute erlebnisreiche Psychose durch. Um die Übersicht zu erleichtern, setzen wir die Chronologie der Hauptereignisse voran: 1904 Abiturium, wurde Jurist; 1906 Plan umzusatteln, Erlahmen seines Fleißes; 1908 Philosophische Studien; 1910 stärkere Veränderung, intensive philosophische Studien in München; 1911 Referendar in der Heimat, im Dezember Staatsexamen; 1912 in der Heimat;
371 Februar Eindruck der Dame X; Anfang April Examensent|täuschung durch schlechte Note; 8. Mai unerwarteter Eindruck der Dame X; 12. Mai (Sonntag) wegen Nervosität Reise in einen Badeort; 14. Mai (Dienstag) Aufnahme in die Heidelberger Klinik mitten in der akuten Psychose.

Die Anamnese von den Angehörigen

Heredität: Vater nervös, jähzornig, eigenartig, sehr selbständig. Sämtliche Geschwister des Vaters absonderlich, leben zurückgezogen, haben wenig menschliches Verständnis für die Eigenart anderer. Ein Bruder an Tabes gestorben. *Mutter* nervös, Verwandtschaft der Mutter ohne Besonderheiten. Großeltern beiderseits ohne Besonderheiten.

Der Kranke ist der älteste von drei Kindern. Der Bruder ist nervös und hat leichte Stimmungsschwankungen. Die Schwester ist auch nervös, magenleidend, zu Beschwerden neigend.

Die *Ehe der Eltern* war eine für die Mutter erzwungene. In der Ehe gab es viel Disharmonien. Der Vater ist Kaufmann, lebt in recht guten Verhältnissen.

Kindheit: Lernte etwas spät laufen und sprechen. Kein Bettnässen, keine Angstzustände, keine Gichter, keine Ohnmachten. Er hatte aber schon als Kind einen *Hang zur Bequemlichkeit und Unselbständigkeit.* Auf der Schule war er anfangs ein guter, später ein mittlerer Schüler. Die *Schule war ihm eine Tortur.* In den letzten Schuljahren war er trotz seiner guten Begabung und trotz seines Fleißes ein schlechter Schüler. Er war immer sehr erregt bei Klassenarbeiten und schüchtern bei Antworten. In Unterprima trat er wegen schlechter Zensuren aus und wurde Kaufmann. Dieser Beruf lag ihm nicht, er war sehr niedergedrückt. Nach 6 Monaten arbeitete er wieder privatim für die Schule, trat wieder ein und machte nun, nachdem die Zensuren jetzt besser waren, mit 20½ Jahren 1904 das Abiturium mit guten Noten.

Er war bis dahin nicht reizbar, hatte keine Stimmungsschwankungen, war jedoch schon als Kind etwas phantastisch, hatte schon als Schüler Interesse für Philosophie.

Körperlich war er bedeutend kräftiger als später, war ein guter Turner. In sexueller Beziehung war er nicht auffällig.

Nach dem *Abiturium* (1904) ging er, um *Jurisprudenz* zu studieren, zur Universität. Er arbeitete fleißig in seinem Berufe, war aber sehr unselbständig. Er war nicht aktiv. Nebenbei hatte er lebhaftes Interesse für Philosophie und Literatur und äußerte damals schon, er möchte sich diesen Fächern zuwenden.

Im 4. oder 5. Semester (1906, jetzt vor 6 Jahren) *ließ sein Fleiß nach.* Das Interesse für Jurisprudenz verwandelte sich in Ekel und Abscheu. Er studierte immer mehr *schöne Literatur* und *Philosophie,* und hatte den ernstlichen *Plan, umzusatteln.* Seit jener Zeit hat er mehr Alkoholika genossen, fiel öfters als angeheitert auf, was zu sein er selbst aber immer bestritt.

Seit 1908 fühlte er sich *unverstanden* und falsch von der Familie behandelt, besonders weil sie seinem Umsatteln zur Philosophie nicht entgegenkam. Er hatte Auftritte mit seinen Eltern wegen dieses Planes. Diese Auftritte regten ihn sehr auf. – Auch unter Kameraden fühlte er sich unbehaglich, isolierte sich mehr und mehr, die Gesellschaft paßte ihm nicht, die Menschen hatten so wenig Interessen (es waren Juristen und Mediziner).

Er war in all den Jahren oft *verstimmt.* Viel auffallender wurde das seit 1910. Seit dieser Zeit war er nach dem Eindruck des Bruders *stärker verändert.* In dieser Zeit trieb er in München unter Täuschung seiner Eltern ausschließlich Philosophie und wollte eine Abhandlung (sein »System«) schreiben (vgl. später). Er war seit dieser Zeit auffallend *wortkarg.* Er klagte über den Verkehr, über die ihm nicht zusagende Gesellschaft. Sein ständiges Thema war, daß er sich *nicht wohl* fühle. Ferner war sein Wesen viel *mißtrauischer.* Nachdem er München verließ, war er tief *deprimiert,* war *unzugänglich,* hatte keinen Appetit, war *reizbar,* dabei *ohne jede Initiative.* Auf der einen Seite manchmal sehr beeinflußbar, war er in anderer Hinsicht ganz unzugänglich, besonders sobald er die Absicht merkte, daß man ihn beeinflussen wollte.

Die Wesensänderung des Kranken machte sich zum Teil als *Steigerung früher immer vorhandener Charakterzüge* bemerkbar. Immer war er kritisch und sehr scharf (er selbst sagt: ich bin *negativer* als mein Bruder, ich finde schneller den Haken), jetzt entwickelte sich ein vernichtender *Skepticismus.* Niemals hatte er Initiative wie ein normaler Mensch, jetzt verlor er fast alle Initiative.

Sein *Benehmen* seit der Münchener Zeit (die letzten 1½ Jahre) schildert der Bruder: Er »simulierte gern den Verrückten«, besonders wenn er angeheitert war. Er stellte sich gleichgültig, ohne
372 es innerlich zu sein. Ab und zu hatte er etwas Gezwungenes in seinem Benehmen. | Dann war er in den letzten Jahren auffallend brüsk und beleidigend gegen Bekannte, im allgemeinen aber sehr schüchtern. Er war auffallend reinlich, wusch sich sehr oft die Hände, hatte aber keine Bakterienfurcht. In sexueller Beziehung war er immer sehr zurückhaltend.

»Wissenschaft ist nichts, hat nie Ergebnisse« und ähnliche Äußerungen machte er in den letzten 3 Jahren häufig. Seine skeptischen Äußerungen waren aber von der Laune abhängig. Innerlich fühlte er sich schon seit 5 Jahren andern Leuten weit überlegen. Man hielt ihn übrigens in seinem Kreise für einen hochbegabten Juristen.

Dezember 1911 machte er sein *Staatsexamen.* Er hatte überhaupt nicht dazu gearbeitet, faßte das ganze Examen als Humbug auf und unterdrückte nicht völlig manche als »Frivolitäten« aufgefaßte Äußerungen. So setzte er als Motto auf die Arbeit: »Haben Sie nicht den kleinen Cohn gesehen.« Mit seiner Arbeit war er übrigens sehr zufrieden, hielt sie für gut und erwartete bestimmt, die Note I zu bekommen.

Anfang April erhielt er die *Note,* aber eine *schlechte II.* Das hat ihn *sehr aufgeregt.* Ein paar Tage hat er weder essen noch schlafen können, wollte immer allein sein und duldete außer der Schwester niemanden bei sich. Am ersten Tage hat er sich betrunken, kam am andern Morgen spät aus dem Bett und war sehr verstimmt. Er hatte dann einen Auftritt mit der Mutter, die ihm die Leviten las. Appetitlosigkeit und »nervöse Magenaffektion«, Schlafstörung und Verstimmung gingen nach 8 Tagen zurück, doch blieb er leicht erregt und etwas nervös.

Er war nun von Mitte April an ruhiger, zugänglicher, faßte den Plan, sich als Jurist zu habilitieren und begann »gedanklich« an einem juristischen Thema zu arbeiten. Er las viel in juristischen Büchern. Jedoch merkte er, daß er nichts fertig brachte, erklärte, er habe keine Ausdauer und wurde zunehmend verstimmter. Abends starrte er den Bruder mehrmals in den letzten Wochen an: Gelt du kennst mich nicht mehr? Der Bruder ist überzeugt, daß er das mit vollem Ernst sagte. Theatralisches lag ihm fern.

Am 7. Mai war Besuch im Hause. Er konnte gegen ein junges Mädchen in seiner Depression nicht höflich genug sein, das schien ihn noch mehr zu verstimmen. Abends machte ihm seine Mutter Vorwürfe, er solle sich endlich zu einem Lebensberuf entschließen. Er blieb still, aß nichts. Am 9. Mai verstimmte ihn ein Bekannter, der nach seinem Beruf fragte, merklich. Die Verstimmung ging bis zum 10. Mai wieder zurück. An diesem Tage meinte er sogar, es werde besser. Am Abend dieses Tages passierte trotzdem die Begegnung mit dem Rad auf dem Spaziergang mit der Schwester (vgl. später). Seine Äußerungen wurden so aufgefaßt, als ob er *nicht wisse, ob er halluziniere oder nicht.*

Nun begann er sehr *wenig zu schlafen,* bekam vom Arzt Schlafmittel. Er klagte wohl über Kopfweh und meinte, er brauche Ruhe.

Am *Sonntag, den 12. Mai* reiste er auf Rat des Arztes zur Erholung *nach einem größeren Badeort.* Seine Mutter meinte, ob ihn nicht jemand aus der Familie begleiten, oder ob er nicht in N. unter ärztliche Aufsicht sollte. Der Arzt hielt das für unnötig. So fuhr er allein, ging ins Hotel, aß zu

Abend, ging zum Kurkonzert. Dort bekam er einen *»Anfall«*, einen Erregungszustand, wurde festgenommen und ins Krankenhaus gebracht. Zunächst war er in einer Einzelzelle, dann wurde er mit andern Kranken zusammengelegt.

Am *Montag* kam seine Schwester und sein Onkel. Er sagte zur Schwester: Gelt Hanne, ich bin doch nicht verrückt? Darauf weinte er. Am Tage vorher sollte er gesagt haben, er sei der Kaiser von China. Jetzt antwortete er dem Arzt: heute sei er der Papst. Das sagte er lachend, so daß die Schwester den Eindruck hatte, er wolle den Arzt verulken. Er sei wohl durch die Fragen gereizt worden. Beim Besuch sei der Kranke ganz ruhig gewesen. Ein Wärter kam mit, als sie im Auto zur Heidelberger Klinik fuhren. Im Auto erschrak er, als er Heidelberg erkannte. Er schlug vor, ins Hotel zu fahren. Er erschrak, als der Chauffeur nach der Klinik fragte. Bei Ankunft vor der Klinik antwortete er nicht mehr. Beim Abschied von der Schwester war er gezwungen freundlich. Auf diese Weise kam der Kranke am *Dienstag abend in die Klinik.*

Objektive Beobachtung in der Klinik während der akuten Psychose

In sich zusammengesunken saß er im Aufnahmezimmer, blickte vor sich hin und stand nicht auf, als der Arzt kam. Auf Orientierungsfragen gibt er mit leiser Stimme richtige Antworten: er komme von N., sei dort aufgeregt gewesen, sei im Kurpark auf und ab gerannt, | habe sich aber *373*
nicht ausgezogen, wie man behauptete. Man habe ihn ins Krankenhaus gebracht und dort Einspritzungen gemacht. Er lächelt beim Sprechen den Wärter und Arzt an. Ohne Widerstreben geht er mit auf die Abteilung. Im Privatzimmer verhält er sich ruhig, sitzt, als der Arzt kommt, in kauernder Stellung am Fußende des Bettes, legt sich aber sofort ordentlich hin.

Am nächsten Tage *(Mittwoch)* ist er wiederum orientiert, hat keine Beschwerden, »nur phantastische Vorstellungen, von denen ich nicht weiß, ob es Phantasie oder Wirklichkeit ist ..., so weiß ich nicht, ob Sie in Wirklichkeit hier sitzen oder ein anderer sind.« »Ich glaube, daß Sie ich sind, vielleicht mehr.« Nach seinen »Phantasien« gefragt, meint er: das ist ein langer Prozeß, wenn ich da anfange, das dauert lange, ich kenne mich in der Datierung nicht aus. Er erzählt von einer Dame X., von dem großen Eindruck dieser Persönlichkeit, wie er dachte, es sei seine Schwester. »Als ich sie sah, traten Nervenzuckungen im Gesicht auf und merkwürdige Empfindungen.«

Ferner erzählt er von seinem jetzigen Zustand: alle Geräusche spür ich in mir, jetzt das Geräusch draußen faß ich auf als »Rache«. Ich versteh auch die Vogelstimmen. Jetzt der Zug (Eisenbahn) heißt: ich soll ruhig sein. Es heißt jetzt: »Wehe, wehe«.

Und weiter urteilt er über alles: »na, es ist ja berechtigt, wenn man mit mir spielt, weil jeder in mir, und ich in jedem bin; denn nur die Phantasie ist Wirklichkeit, und die Welt (Wirklichkeit) ist Phantasie geworden für jeden durch mich.« Er habe nicht mehr Kraft wie andere: »sobald ein anderer das einsieht, hat er dieselbe Kraft wie ich.« »Ich bin nicht Gott, aber sein Sohn wie jeder andere auch ... Sie müssen einen besonderen Sinn in meine Worte legen, sonst ist es Bockmist. Alles kam mir in den letzten 3 Jahren. Wenn ich andern Leuten das sage, dann ist das Größenwahn.«

Alle diese Sätze spricht er mit leiser Stimme, ganz langsam, *wie wenn* er sich zwischen jedem Satze erst noch einmal lang besinnen müsse, schaut dabei den Arzt unverwandt an. Zu einer kurzen Darstellung seiner Erlebnisse ist er nicht zu bringen. Eine geordnete Unterredung ist mit ihm nicht möglich. Er unterbricht sich plötzlich, schaut horchend zum Fenster, fragt, ob der Arzt nicht eben gehört habe, wie der Hund »Du Narr, du Narr« bellte. Er höre die Kobolde sprechen, ihn necken, höre die Stimme der Dame X. Die Stühle im Rutschen sprechen. Er ist dazwischen ganz aufmerksam, lächelt einmal den Arzt an, schaut dann wieder düster drein. Manchmal macht sein Ausdruck einen ratlosen *Eindruck*.

Wiederholt deutet er an, er vermute im Arzt eine bekannte Person. Auf die Frage, wer er denn sei, verbirgt er seinen Kopf in die Kissen, schluchzt, ohne daß man den *Eindruck* hat, er sei gemütlich besonders berührt. Dann sagt er leise vor sich hin: »Diese Frage durfte nicht getan werden.« Dabei haben die Gebärden etwas Theatralisches. Schließlich sagt er in sich selbst bedauerndem Tone, er sei der Sohn eines Mannes, den man für verrückt halte. »Sie wissen schon, wen ich meine.« Nach langer Pause und eindringlichen Fragen, sagt er ohne jeden Stolz: »ich bin der Sohn des Königs Otto von Bayern«.[862]

Er verspricht, den Anforderungen zu folgen, im Bett zu bleiben und reicht zum Abschied freundlich die Hand.

In der Nacht schlief der Kranke wenig trotz Schlafmittel und verließ wiederholt das Bett. Am Morgen erzählte er: er habe einen Kampf durchmachen müssen, der aber noch nicht zu Ende sei. Er wolle die Welt erlösen, dies sei noch nicht gelungen. Wenn er gestern gesagt habe, er sei der Sohn des Königs Otto, dann sei es noch nicht soweit gewesen wie heute, heute sei er der Teufel. Er hat die ganze Nacht Stimmen gehört, die ihm zuriefen und ihn neckten, aus den Möbeln und von der Straße kamen. Eine geordnete Unterredung ist wieder nicht möglich. Er schweift im Reden weiter und sagt z.B.: »Die Welt ist in mir. Sie sind auch in mir, ich bin auch in Ihnen. Die Welt ist für mich Phantasie, nicht Wirklichkeit. Die Stimmen sind auch in mir, denn die Welt ist ja in mir.«

Der Gesichtsausdruck scheint meist gleichgültig, dann wieder ratlos. Die Hände hält er in die Höhe mit gespreizten Fingern. Er motiviert das damit, daß die Haut jucke, wie wenn kleine Würmer darin herumkröchen oder Rattengift darin sei. Beim Weggehen gibt er zunächst nicht die Hand, weil es jucke; nach einigem Zögern schüttelt er aber die Hand des Arztes unter freundlichem Lachen. Tagsüber rennt er plötzlich impulsiv aus dem Zimmer, mit schnellen Schritten, bleibt auf dem Korridor unschlüssig stehen und läßt sich dann willig zurückführen. Mitten in der Unterredung lief er einmal auf den Abort und blieb dort lange sitzen.

374 | In der folgenden Nacht *(Donnerstag zu Freitag)* verunreinigte er das Bett mit Kot, urinierte in ein Trinkglas. Er gibt als Motiv an: er wisse wohl, daß es unschicklich sei, Stimmen hätten es befohlen.

Abends äußerte er, man habe ihn in N. durch Morphium-Injektion vergiften wollen, korrigiert dann, das sei wohl nur zur Beruhigung geschehen. Auch hier hat er an Speisen Gestank wahrgenommen. Er vermutete vorübergehend, das Ministerium, das ihm die Rückgabe seiner Examensarbeit verweigert habe, wolle ihn mit Hilfe der Anstalt auf die Seite schaffen.

Von Tag zu Tag besserte sich der Zustand. Der Kranke hörte im Garten noch neckende Stimmen, »er höre aber nicht darauf«. *Nach etwa weiteren 10 Tagen* ist er völlig besonnen, geordnet und zugänglich. Anfangs gab er an, er versuche selbst damit fertig zu werden, manchmal gelinge es ihm aber für kurze Zeit nicht, Wirklichkeit und Phantasie scharf zu trennen. Über seine psychologischen Inhalte suchte er anfangs mit einem Scherz hinwegzugehen, jetzt ist er zu eingehender Auskunft bereit und hält den Zustand für durchaus krankhaft.

Sein Bruder, der ihn besuchte *(27. Mai)* fand seinen Zustand so gut, wie er ihn in den letzten zwei Jahren nicht mehr gesehen habe. Vom Spaziergang mit seinem Bruder kehrte er nicht zurück, reiste vielmehr *in seine Heimat.* Am nächsten Tage kam er müde und etwas deprimiert *wieder in die Klinik.* Nun begann die eingehende Exploration, die die Grundlage der Schilderung seiner Erlebnisse sein wird.

Die Lebensgeschichte, vom Kranken selbst erzählt

Als Kind bedeutete ihm die *Religionsstunde* etwas. Er hatte schon *metaphysische* Neigungen, ging zeitweise gern auf den *Kirchhof,* hatte Neigung zu *Todesgedanken.* Mit 18 Jahren las er Schopenhauer. In den ersten Semestern hörte er Wundt, ohne ihn recht zu verstehen, las Eucken,[863] las Nietzsche. Diese philosophischen Studien trieb er *neben* seinen juristischen.

Vor 6 Jahren reiste er plötzlich im Semester von München nach Hause, um mit den Eltern zu sprechen; er wollte zur Philosophie *umsatteln,* hatte einen Widerwillen gegen die Jurisprudenz. Damals war er »nervös, wie jeder bei einer inneren Umwälzung«. Er empfand sein Tun als erste eigene Willensäußerung.

Doch gab er nach einiger Zeit die Philosophie auf, wandte sich ernstlich der Jurisprudenz zu, so daß er genügend lernte, um Examen zu machen, so viel, daß er sogar als sehr guter Jurist in seinem Bekanntenkreise galt.

Vor 4 Jahren fing er wieder mit der Philosophie an, und zwar beschäftigte er sich lange und ausschließlich mit dem Problem der Beziehung von Leib und Seele. In dieser Frage: Parallelismus oder Wechselwirkung, studierte er: 1. Fechner, Spinoza, 2. Busse,[864] Rehmke,[865] Ebbinghaus,[866] Wundt, Petzoldt,[867] Avenarius,[868] Mach,[869] 3. Drew,[870] Plotin, Plato (Übersetzung bei Diederichs),[871] Kierkegaard, Bergson.[872] Das Resultat war für ihn, während er ursprünglich zum Parallelismus geneigt war, daß man beide Theorien mit gleichem Recht vertreten könnte.

Vor 2½ Jahren trat durch Anregung der Studien seines Bruders eine Schwenkung ein. Er studierte Fries,[873] Apelt[874] und dann Kant. Es bemächtigte sich seiner zunehmend das Gefühl, daß seine Begabung auf dem Gebiet der Philosophie liege und er war der Ansicht: »Ich kann keinen juristischen praktischen Beruf ergreifen, bevor ich mir nicht philosophisch klar bin.«

Vor 1½ Jahren, als er sich als Referendar weiter praktisch ausbilden mußte, konnte er es nicht mehr aushalten, täuschte auf bewußte Art seine Eltern, die glaubten, er sei als Referendar tätig, während er nach München reiste und sich ausschließlich der Philosophie zuwandte. Er besuchte ein philosophisches Seminar, ließ es aber, da der Lehrer zu langsam und zu elementar vorging. Er blieb allein für sich und arbeitete den ganzen Tag mit ungeheurer Intensität. Dabei hatte er das Bewußtsein des Schaffenkönnens und Schaffenmüssens: »in 6 Monaten muß ich mein System haben; sonst eine Kugel vor den Kopf.« Damit wollte er sich dann nachträglich seinen Eltern gegenüber rechtfertigen und endgültig Philosoph werden. Hauptstudium war ihm zunächst Kant, dann Husserl, der ihm durch seinen Scharfsinn unendlich imponierte. Rickert[875] empfand er als viel weniger scharfsinnig, als breit und geschwätzig, Natorp[876] als ganz zurückgeblieben. Dagegen las er mit Hingabe neben Husserl Teile aus Bergmann,[877] Bolzano,[878] Brentano.[879]

Schon nach 4 Monaten erlahmte sein Interesse: bei Husserl, dem Scharfsinnigen, entdeckte er Widersprüche; er selbst brachte kein System zu Stande. Er war ängstlich, sein Betrug könne entdeckt werden. Niemand wußte davon, das war ihm selbstverständlich, da er nicht gegen | die *375*
Eltern unwahr sein wollte, während er andern die Wahrheit sagte. Seine Bekannten glaubten daher alle, er arbeite als Jurist. Nun bemerkte er Anspielungen der Bekannten, die darauf hinzudeuten schienen, daß sie von seinem Betrug wußten. Eines Tages wurde das zu einer Szene mit seinem Freunde, der ahnungslos war und von ihm einen vorwurfsvollen Brief bekam, den er gar nicht verstehen konnte. Da es nun nach der Ansicht des Kranken »heraus war«, reiste er schleunigst ab, zunächst zu seinem Bruder, um mit dem zu sprechen, wie er mit den Eltern reden sollte.

Der Bruder (Angaben von diesem Bruder) traf ihn tief deprimiert. Er war »übertrieben traurig, hatte Mangel an jeder Initiative, hatte selbst zur Philosophie keine Lust mehr. Er war gänzlich willenlos, man konnte mit ihm machen, was man wollte. Körperlich verwahrlost war er aber nicht.«

Nun ging der Kranke in seine Heimat zu seinen Eltern. Diese waren natürlicherweise unzufrieden. Sie haben ihn von jeher gedrängt, einen bestimmten Beruf zu ergreifen und waren gegen die Philosophie. Er arbeitete nun regelmäßig auf einem Bezirksamt und nahm sich vor, zur rechten Zeit das letzte juristische Examen zu machen.

Er las nichts Philosophisches mehr, hatte sein Selbstvertrauen in der Philosophie völlig verloren, dachte jedoch viel über die Probleme nach und entwickelte die Ansätze, die bei ihm immer aufgetaucht waren, zum Prinzip. Er wurde konsequenter *Skeptiker.* Während er in Diskussionen, z.B. mit seinem Bruder, wohl eine Lust an seiner kritischen Schärfe empfand, war ihm jedoch der Skeptizismus nicht eine bloße theoretische Spielerei, sondern eine erlebte Qual. Er fühlte seit langem, daß er nichts endgültig für wahr halten *konnte,* daß er nicht bloß in der Wissenschaft, sondern auch in der Lebensführung und der Kunst gegenüber keiner zuverlässigen Stellungnahme *fähig* war. So zweifelte er an allem und trieb diesen Zweifel gelegentlich in alle Konsequenzen: keinen Satz kann ich behaupten, nicht einmal diesen Satz, gar nichts kann ich behaupten, es ist sinnlos mit mir zu reden, ich selbst tue Sinnloses, wenn ich anders als zum augenblicklichen Vergnügen denke. Seine Freunde fanden den Standpunkt zwar unwiderleglich und konsequent, meinten aber, die Durchführung sei nur im Irrenhaus möglich. Bei diesen Worten fällt dem Kranken plötzlich ein, wo er ist und er sagt verlegen: Ach, ich bin ja im Irrenhaus.

Bei der Darlegung seines Skeptizismus kommt der Kranke besonders auf Kants Dialektik zu sprechen, nämlich auf die Stellen, die den *unendlichen Regressus* in der Kausalität usw. behandeln,[880] ferner auf alle die logischen Erwägungen, die irgendwo einen *Zirkel* ergeben.

Er war verzweifelt, verzweifelt an seiner Zukunft und am Leben. Doch war das nur *eine* Seite seines Seelenlebens dieser Zeit.

Er wandte sich mehr literarischen Interessen zu und war empört, daß sein Vater dies »Romanlesen« so gering einschätzte. Er las viel solcher Sachen. Jetzt urteilt er über das Verhalten seiner Verwandten in jener Zeit: sie hätten ihn wegen seiner Philosophie gehänselt, gemeint, er sei zu genialisch, sei überspannt. Sein Freund und sein Bruder spöttelten gern, wenn auch nicht boshaft, sondern mit Gefühl und Sympathie für ihn. Jedenfalls meint er, sie hätten ihn »zu leicht« behandelt. Nun ging er zur Regierung gleichsam zum Trotz, weil er meint, die andern glaubten, er geniere sich nach dem Mißerfolg. Er ging regelmäßig, aber arbeitete überhaupt nicht zum Examen. Da er für einen guten Juristen galt, glaubte er, es werde auch ohne das gehen; und er ging mit dem Bewußtsein dem Examen entgegen: entweder mache ich I oder falle ich durch.

Während der Kranke mir bis hierhin seine Lebensgeschichte *ohne Hinsicht auf die Krankheit* erzählte, gab er mir nun im weiteren eine Darstellung der *Vorboten seiner Krankheit und der Psychose selbst.* Aus der Darstellung wird hervorgehen, wie weit er Einsicht für die Details besaß, wie weit nicht.

Der Kranke ist lebhaft, sehr bereit, Auskunft zu geben. Er geht oft eilig im Zimmer auf und ab, versetzt sich eifrig in die psychotischen Zustände zurück und schildert sie auf diese Weise sehr anschaulich. Er steht seiner akuten Phase mit intellektuell voller Einsicht gegenüber und hat selbst ein gewisses Interesse, die seelischen Vorgänge zu entwirren und zum Ausdruck zu bringen. Dabei ringt er oft um das Wort, korrigiert sich manchmal, lehnt dargebotene Ausdrücke ab. Man hat den Eindruck, daß die Vergegenwärtigung des Vergangenen bei ihm zwar bestimmt ist, daß ihm aber bei seiner hohen Selbstkritik eine adaequate Schilderung schwer fällt.

| Die Zunahme der Einfühlungsfähigkeit in den letzten drei Jahren 376

Vor etwa 3 Jahren (Abschluß des Studiums), merkte er ganz allmählich eine Veränderung seiner Einfühlungsfähigkeit. Er hatte von jeher das Bedürfnis, viel zu verstehen, brauchte dazu aber immer eine Vorarbeit des *Denkens.* Jetzt begann er sich ohne Denken viel *unmittelbarer* und *intensiver* einzufühlen. Vor etwa 2 Jahren (unmittelbar vor der Abreise nach München zu den philosophischen Studien) nahm diese Einfühlungsfähigkeit wieder zu; seit Februar 1912 (Begegnung der Dame X.) war eine weitere starke Steigerung, im April (der Examensmißerfolg) noch einmal eine Steigerung. Er fühlte sich so intensiv ein, daß er z.B. dachte: keiner versteht so fein und so differenziert etwa Irene Triesch.[881] Er erlebte aufs stärkste mit, wenn er Dostojewski las. Hamlet regte ihn auf, daß er die ganze Nacht nicht schlafen konnte. Dabei trieb ihn immer weiter ein Wille zur Bildung. Er wollte möglichst intensiv verstehen. Doch niemals in all den Jahren hat er »sich bei der Einfühlung verloren«. Sie kostete immer noch eine gewisse *Anstrengung,* während das intensive Erleben der vergangenen psychotischen Phase *ganz von selbst* kam, von einer noch ganz anderen Unmittelbarkeit war und dazu führte, »daß er sich ganz verlor«.

Vor einem Jahre etwa las er Wölfflins Dürer.[882] Er fühlte sich sehr unterlegen an Kenntnissen, aber fühlte sich dem Autor an Verständnis der Werke Dürers weit überlegen, was den *seelischen Ausdruck der Personen* anging. Er empfand eine unmittelbare seelische Bedeutung der Bilder, die bei Wölfflins Schilderung nicht in dem Maße hervortrat: z.B. erstes Selbstbildnis: Erwachen des Bewußtseins seiner selbst. In der Haltung der Hand liegt so ein Erschrecken; das bin ich selbst. Ein ganz neues Erleben blitzt in ihm auf, von der Art, wie es in dem Satze ausgedrückt ist: »Wer sich doppelt sieht, der stirbt.« Besonderen Eindruck machten die Holzschnittfolgen des Marienlebens und der Passion (ferner besonders Bilder der alten Pinakothek).

Die Menschen der Umgebung *erschienen* ihm schon länger (seit 2–2 ½ Jahren) anders. Es kam allmählich, daß sich seine *Auffassung* änderte. Er glaubt nicht, daß die Menschen anders geworden *seien.* Er hatte ein eigentümliches Gefühl: die Menschen fühlen und erleben komplizierter, als sie selbst wissen. Sie kommen nicht zum Bewußtsein ihrer eigenen Kompliziertheit (namentlich Frauen). Bei diesen Gefühlen hatte er selbst das Bewußtsein von etwas Anormalen. Er wußte: andere haben das nicht.

Die letzten äußeren Erlebnisse vor der Psychose

Im Februar 1912 sah er auf der Straße *eine Dame,* die großen Eindruck auf ihn machte. Er fühlte sofort jene eben bemerkte unbewußte Kompliziertheit dieses Wesens. Er fühlte den eigenartigen Charakter. Sie ist kolossal entwicklungsfähig, aber noch so naiv, ihrer selbst gar nicht bewußt. Vielleicht darum wurde er so angezogen. Er sah es ihr am Gesicht an, wie vielseitig und differenziert sie fühlte. Im Theater beobachtete er sie. Sie hat auch ihn schnell verstanden. Das bemerkte er sofort an Gesichtsveränderungen (offenbar wahnhaft). Ein Verständnis feinster Art ging zwischen ihnen beiden hin und her, ein Nachfühlen von dem, was man selbst fühlt. Er hat die Dame dann oft auf der Straße gesehen. Zu persönlicher Bekanntschaft ist es offiziell nie gekommen. Er hat sich der Dame nie zu nähern versucht. Sie lebt in andern Gesellschaftskreisen als er, darum war auch keine Gelegenheit zur Bekanntschaft vorhanden. Diese Dame spielt im weiteren eine bedeutende Rolle. Sie war in fernes Ausland abgereist. Er meinte, sie würde nicht wiederkommen. Am 8. Mai 1912 sah er sie auf der Promenade seiner Heimatstadt. Er war aufs höchste überrascht, fragte seine Schwester, ob das Fräulein X. sei und rief: »Ja, da ist sie wirklich da.« Nicht im Ernst, aber in der Überraschung kam ihm das Bedürfnis, sich die Wirklichkeit bestätigen zu lassen.

Neben dieser Dame spielten unter den der Krankheit vorhergehenden seelischen Erschütterungen die Probleme von *Beruf und Lebensaufgabe* eine Rolle. Er dachte, er kriegt im Examen eine I oder er fällt durch. »Ich fühle mich so wohl, ich glaube, ich krieg eine I«, so war seine Stimmung. Dann kam der große Ärger, über die schlechte Zensur. Er glaubte, daß man wegen frivoler Bemerkungen seinerseits schlecht zensiert habe. Er gewann die Überzeugung, es sei nicht mit rechten Dingen zugegangen. Im *April* erfuhr er die schlechte Examensnote (Näheres darüber in der objektiven Anamnese). Die drei Etappen in der seelischen Ver|änderung sind also: 377
1912. *Februar:* Dame X. gesehen. *April:* Examensmißerfolg. *8. Mai:* Frl. X. wiedergesehen. Ein Einfluß dieser äußeren Ereignisse auf den seelischen Zustand ist nach der subjektiven Anamnese unverkennbar. Äußerlich habe er sich dabei nie etwas anmerken lassen, meinte er. Als er Frl. X. wiedersah, benahm er sich im Gespräch, als ob er gar keinen besonderen Eindruck erlebte.

Die wahnhaften Erlebnisse nach dem Examensmißerfolg

Erst spät und ungern rückt der Kranke mit Gedanken und Erlebnissen heraus, die ihm, nachdem er die schlechte Note erhalten hatte, vor Ausbruch der Psychose passierten. Er hatte die Idee, im Staatsexamen betrogen zu sein. Man habe ihn zu Unrecht zurückgesetzt. Das Ministerium wolle ihn offenbar bei Seite drängen.

Auf der Straße gingen ihm Richter und Verwaltungsbeamte aus dem Wege. Die Leute grüßten ihn nicht und machten ein möglichst undurchdringliches Gesicht. Die Leute, gegen die er Antipathie hatte, hatten Angst vor ihm, wohl weil er sie so wütend anschaute.

Wenn er durch die Felder ging, so fühlte er, daß alle Bauern ihn kannten, ihm wohl wollten. Mit Redensarten hänselten sie ihn auf liebenswürdige Weise, das sollte heißen, daß man mit ihm sympathisiere. Er fühlte, daß eine *Revolution* im Anzug sei, daß man allgemein losgehen wolle.

Dann gab es bösartige Leute, die gegen ihn waren. Es gab Reibereien und gewisse Ereignisse, deren eigentliche Bedeutung ihm nicht klar ist: Eines Tages (vielleicht 8 Tage vor der akuten Psychose) bekam er von seinem Buchhändler einen Antiquariatskatalog über Romane. Die einzelnen Namen und Titel spielten zweifellos auf ihn selbst an. Entweder hatte das einer geschickt, der ihm wohl will oder einer, der ihn zu Dummheiten veranlassen und sich über ihn lustig machen will. Jedenfalls ist er *nicht* vom Buchhändler geschickt, sondern irgend jemand hat sich ein Kouvert der Buchhandlung mit Aufdruck verschafft und die Zusendung fingiert. Der Buchhändler hat ihm auch, obgleich er da sehr viel kaufte, niemals Anpreisungen geschickt. Ein Romantitel »Fleiß und Arbeit« soll ein Lustigmachen über Zeugnisse sein, die ihm über seine Referendartätigkeit ausgestellt werden. Da wurde einmal der Fleiß bei ihm besonders betont. »Schlichter Abschied« deutet auf sein Beiseitegeschobenwerden durch das Ministerium. Der Name Ohnet[883] ist zu lesen oh net (= oh, nicht). »Nieder mit Napoleon« beziehe sich auf ihn. Jetzt (*nach* der akuten Psychose) meint er: »ich kümmere mich nicht darum.« Beide Auffassungsweisen, es sei Anspielung oder es sei ein harmloser Katalog, beständen bei ihm nebeneinander.

Auf der Straße und im Bett hörte er manchmal (nicht oft) Worte, die sich auf ihn bezogen. Auf der Straße: »Das ist der Mann«, »Sein Vater stellt ihm noch seine Kleider«, »Geh nicht rasch, ein klein bißchen langsamer«, »Er geht noch spazieren, er ist noch nicht ganz so weit«. Im Bett: »Sollte man denken, daß ein Mensch soll das fertig bringen können«, »Ruhig, ruhig, Du darfst nichts sagen«.

Vier Tage vor dem Ausbruch der Psychose wurde vor dem Hause ein Ständchen gebracht. Darin kam vor: »Siegreich wollen wir Napoleon schlagen.« Das hatte Bezug auf seine Einbildung, das Staatsexamen als eine verrückte Prüfungsmethode abschaffen zu können.

Auch jetzt nach der Psychose ist der Kranke sich über alle diese Erlebnisse nicht im Klaren. Er gibt bei jedem einzelnen Erlebnis Täuschungsmöglichkeit zu, aber, *»es lag eine Unsumme von Erlebnissen vor, die alle auf denselben Punkt deuteten«*. Ein eigentliches System hat er *nicht* erarbeitet. Es ist *alles unklar:* die Intriguen des Ministeriums, die Vorboten eines revolutionären Vorgangs, die Anspielungen auf ihn usw.

Die letzten Tage vor der Psychose

Aus den letzten Tagen vor der Abreise nach dem Badeort (12. Mai) berichtet er folgendes: Ca. am 8. Mai (am Tage, an dem er Frl. X. wiedersah) war er abends in seinem Zimmer. Dies hat Aussicht auf einen viereckigen Platz und gegenüberliegende Häuser. Im Hause gegenüber wurde abends oft ein *Kind* ausgezogen, was er durchs Fenster beobachten konnte. Heute war das ganz anders wie sonst. Das Kind war wie tot und wurde nach dem Auskleiden *eingewickelt.* Es war ganz steif und machte den Eindruck einer *Mumie.* Das Kind wurde fortgetragen, aber nach einiger Zeit wiederholte sich der ganze Vorgang in genau derselben Weise. | Dann wurde die Jalousie zurückgezogen, *378*
und es wurde hell gemacht. Die Dauer des Vorganges war eine normale. Die Wiederholung geschah sofort ohne lange Pause. Als er sah, daß das Kind steif wie eine Mumie war, *bezog er den Vorgang sofort auf sich,* zumal vom mittleren Stockwerk ein paar Tage vorher ihm von einer Dame gewinkt worden war. Er fragt sich gleich, ob das jemand anders sei und nicht ein Dienstmädchen, die das Kind einwickele; ob das Ganze nicht die Bedeutung habe, ihm ein Zeichen zu geben. Jetzt war ihm die Bedeutung unklar. Erst auf der Reise nach dem Badeorte wurde sie ihm klar: »ich soll selbst willenlos werden und mich ganz dem, was auf mich eindringt hingeben (Einwicklung), dann wird es irgendwie hell werden (Erleuchtung des Zimmers)«. In den darauf folgenden Tagen wurde diese Bedeutung dann religiös: er muß sich hingeben, damit das goldene Zeitalter, die Erlösung kommt. Ob es sich bei dem Vorgang um Halluzinationen oder um Umdeutungen handelte, das weiß er nicht. Er findet keinen Maßstab zur Beurteilung, ob es Halluzinationen waren. Er findet dies unwahrscheinlich. Die Beziehung des Vorganges auf sich selbst hält er bei der Situation nicht für abnorm, sondern für durchaus verständlich.

Ca. am 10. Mai nachts um 2 Uhr erlebte er folgendes: Er saß am Tisch in der Nähe des offenen Fensters. Der Laden an einem Fenster gegenüber war halb geschlossen. Mit einem Scheinwerfer wurde plötzlich das Zimmer erleuchtet, um zu sehen, ob er wach sei, dann verschwand er gleich wieder. Nun begann eine *kinematographische Vorstellung* auf dem Laden. Er sah, wie er dort sich selbst auszog, langsam, schwer und müde. Gleich dachte er, das sieht doch jeder auf der Straße. Er überlegte sich, was das bedeuten soll, dann kam dasselbe Bild noch einmal. Er trat zum Fenster und zog sich selbst aus, und nun wurde die Darstellung plötzlich abgebrochen. Als sie verschwunden war, zog er sich wirklich aus mit dem Bewußtsein, die Sache verstanden zu haben: »Das muß irgend jemand sein, der es gut mit mir meint«. Er dachte an Frank Wedekind.[884] Bei der kinematographischen Darstellung sah er gleichzeitig die Straße. Es war gar kein Zweifel an der Wirklichkeit. Es dauerte etwa 3 Minuten. Auch jetzt kann er nur wegen der Unwahrscheinlichkeit an Halluzinationen glauben. Es schien damals der Mond. In seinem Zimmer hatte er kein Licht. – Am selben Tage begegnete ihm auf der Straße eine Frau. Sofort überkam ihn die Idee: »Das muß Frau Frank Wedekind sein.« Er kannte sie von früher her. Sie sah genau so aus. Wie im Schmerz schaute sie schnell weg.

Am Tage vor der Reise nach dem Badeorte, am 11. Mai, machte er einen *Spaziergang* mit seiner Schwester. Damals schon *fühlte* er die Umgebung verändert. Die sinnliche *Wahrnehmung* war jedoch nach seinen bestimmten Aussagen während der ganzen Psychose *nicht* verändert (keine Intensitätsverstärkung usw.). Es war *unheimlich.* Ein Radfahrer fuhr über den Weg. Das Licht der Laterne erschreckte ihn. Er hatte das Gefühl des Außergewöhnlichen, Übernatürlichen. Er dachte an die Möglichkeit, es sei ein Licht, mit dem man sie beobachte. Jedoch wurde das nicht zu einem bestimmten Gedanken. Er fragte seine Schwester und ärgerte sich, daß sie es bloß für eine Laterne erklärte. Er meinte, seine Schwester erlebe das gerade so wie er. »Daß es eine Laterne war, das sah ich auch.«

Das Gefühl, seine Schwester erlebe geradeso wie er, war vorher auf das Lebendigste dagewesen. Er fühlte in ihr eine *Erweiterung ihrer Persönlichkeit,* »oder so ähnlich«, die ihn nun vollständig verstände, die alle seine Stimmungsschwankungen genau mitmachte. Er glaubte dann, es *sei nicht seine Schwester.* Er fragte sie direkt danach. Sie sah zwar so aus. Auf einmal war das unheimliche Gefühl über ihn gekommen, ganz ohne Gründe, bloß als Gefühl. Dabei liebte er diese Schwester, die doch nicht seine Schwester war, sehr. Er hatte Gedanken: Die äußere Figur ist nebensächlich. Es gibt eine Möglichkeit des *Seelenwechsels.* Es sei eine andere Persönlichkeit in seiner Schwester. Diese Persönlichkeit fühlte er dann gewissermaßen als seine *eigene.* Er fühlte sich *verdoppelt,* aber *andersgeschlechtlich verdoppelt.* Dies Doppelgefühl war jetzt noch unklar, wurde erst später deutlicher. Vielleicht blitzte es jetzt nur einen Moment auf. Dieses Gefühl des Doppeltseins schwand jedenfalls nach 2 Minuten. Es blieb nur das Gefühl des *Unheimlichen* und *Außergewöhnlichen.* Nach der Szene mit dem Radfahrer war er verstimmt. Er dachte, seine Schwester verstehe ihn nicht, oder sie verstehe ihn doch so gut und verstelle sich nur.

An diesem Tage sagte er auch abends zur Schwester unmittelbar nach der Radfahrerszene: *»Bin ich denn verrückt?«* Darauf fühlte er einen *heftigen Schmerz im Kopf,* im Gehirn, als wenn etwas zerstört werde. Er sagte weiter: *»Es pressiert, ins Irrenhaus!«* Er war sich ganz klar, daß die Leute, besonders wenn sie alles wüßten, was er *dachte,* ihn für verrückt halten müßten. *Er selbst*
379 *hielt sich aber nicht für verrückt.* Er empfand seinen Zustand »als durchaus | wirklich« und dachte: »ich bin wohl allein, aber warum soll ich das verrückt nennen«. Doch dachte er dann immer wieder: alle anderen wissen es auch und verstellen sich. Die allgemeine Verstellung beunruhigte ihn sehr, es war ihm alles unsicher.

Die akute Psychose

Am Sonntag, den 12. Mai, fuhr er *nach dem Kurort.* Auf der *Eisenbahnfahrt* begannen die Erlebnisse der akuten Psychose einen zusammenhängenden Charakter zu bekommen. Es war herrliches Wetter, die Berge, der Sonnenschein waren wie Bilder von Thoma.[885] Es war so schön, daß er das Gefühl hatte vom Beginn des goldenen Zeitalters. Ins Abteil stiegen junge Leute ein, ein Mädchen und ein Junge. Sie spielten Lieder auf der Harmonika. Diese ergriffen ihn merkwürdig tief. Er *bezog sie auf sich.* »Es hat so was Kolossales ...« Er drehte sich herum und mußte weinen.

Dabei bemerkt der Kranke, daß er eigentlich früher nie Verständnis für Musik in ausgeprägter Weise hatte. Er war immer der Literatur und der bildenden Kunst zugewandt. Nun begann dies Ergriffenwerden durch Musik, das im weiteren Verlaufe noch eine große Rolle spielt.

Alle Bemerkungen, die gemacht wurden, *bezogen sich auf ihn.* Als er weinte, sagte der Junge: »Hör auf, spiel was Lustiges.« Wenn ihn die Musik nicht berührte, hieß es: »Hast falsch gespielt.« Meist reagierte er stark und differenziert in seinen Gefühlen. Wenn er nicht reagierte, hat alles gelacht. Es wurden Anspielungen auf frühere Erlebnisse gemacht. Es kam der Gedanke: *jeder andere weiß alles von mir, die geringsten Kleinigkeiten;* er schloß es aus den Anspielungen auf solche Kleinigkeiten. – Er hatte das Gefühl, als ob er mit dem Zuge immer hin und her fahre, einmal sagte man: »Das war St. Petersburg.« Einmal stieg er dann aus, besann sich aber und stieg wieder ein, und kam richtig nach dem Kurort. Es kam ihm vor, als ob alle Leute ihn gutmütig hänseln wollten. Bei all diesen Vorgängen beherrschte ihn nun folgende Vorstellung: Ich und alle (Ausnahmen siehe später) Leute sind in Wirklichkeit gestorben, in Wahrheit gibt es nur noch die übersinnliche Welt. Raum und Zeit gibt es in Wirklichkeit nicht mehr. Alle Leute lebten nach seinem Gefühl schon vollständig in der höheren Welt. Nur weil er so an der Welt klebte, hat er Raum und Zeit »mitgenommen« und muß *noch* alles menschlich sehen. Er sei noch Mensch, aber *auch* schon gestorben. Die Leute sind alle schon im Himmel. Er wird ihnen nachkommen, indem er sie alle noch eine Stufe höher hinaufreißt. Erst müsse er aber noch die Nichtgestorbenen befreien, d.h. warten bis sie tot sind. Er dachte an Töten durch Gedanken u. dgl. Er dürfe sich aber *nicht verraten,* daß er noch als Mensch fühle. Tatsächlich *wußten* aber die andern den Sachverhalt und lachten darum über ihn, weil er noch im Raum hin- und herfahre. Dabei beseelte ihn das Gefühl, daß die übersinnliche Welt, das goldene Zeitalter *bevorstehe.* Aus dem Zusammenhang mit diesen Vorstellungen sind die Inhalte der Worte verständlich, die er von Mitreisenden hörte: »Er weiß von gar nichts«; »paß auf, sag nicht so viel, sonst verrätst ihn«; »er hat gar keine Ahnung, was er heute abend noch machen wird. Er wird auf der Bühne nackt coitieren.« Dabei war er sich bewußt, daß, wenn diese Anforderung an ihn herantrete, er das tun würde. Die Leute würden ihn nicht kümmern. Vielleicht würden sich alle ausziehen, und dann sei das goldene Zeitalter da. *Sexuelle Bedeutung* hatten viele Redensarten. Um sich davor zu schützen, ging er in ein Abteil, wo nur Frauen saßen. Aber gleich sagte eine Dame zur andern, indem sie eine große Tasche aufsperrte: »Schau mal, welch eine himmlische Tasche.« Das war, wie er am Gesichtsausdruck merkte und am hellen Auflachen der andern, symbolisch gemeint. Die Leute wußten, daß er sinnlich wenig erregbar ist, und daß er nur selten Wollust verspürt hat. In diesem Sinne wurde, ohne Bosheit neckend, gesagt: »Im Mai 1911 hat er einen Stoß verspürt.« Einmal hieß es von einem draußen winkenden Mädchen: »Da winkt seine Braut.«

Über seine Sexualität redet der Kranke ohne Aufdringlichkeit und auch ohne Prüderie. Er erzählt, daß er von jeher nur wenig und sehr selten sinnlich gewesen sei. Er sei beinahe frigid. Im Widerspruch dazu ständen die »geilen Erregungen«, die er im weiteren Verlauf seiner Psychose erlebte.

Immer beherrschte ihn jetzt die Idee vom goldenen Zeitalter. Es war im Kurort ein prachtvolles Wetter, wie ein Vorstadium zum goldenen Zeitalter. Kamen Wolken, so machten ihm auch diese Freude. Es war der Eindruck dem zu vergleichen, den er vor H. v. Marées Bildern in Schleisheim hatte.[886] Es ist heiß, dachte er, damit sich alle ausziehen können. Alle Häßlichkeit wird schwinden.

| Mädchen pufften ihn in die Seite. Alles bezog sich auf ihn. Er reagierte nicht, denn er meinte, 380
er *müsse ruhig sein,* er dürfe nichts sagen, sonst brächte er die Erlösung nicht fertig. Es beherrschte ihn *geradezu ein Zwang, nicht fragen zu dürfen.*

Er stellte im Zuge *noch Erwägungen* an darüber, was denn nun eigentlich Wirklichkeit sei. Er war sich der vielen *Widersprüche bewußt,* hielt sie aber für möglich. »Ich habe beides erlebt, die übersinnliche Welt, und die wirkliche, die ich für Schein hielt, den ich nur noch sehen mußte.« Je näher er dem Kurort kam, desto weniger habe er in dieser Richtung nachgedacht.

Im Kurort stieg er aus dem Zug, ging aus dem Bahnhof, um sich einen *Wagen zu nehmen.* Wie er zum Kutscher ging, hörte er rufen: »O wart, der Joseph kommt.« Auf seine Frage, ob er ihn zum Hotel X. hinauffahren wollte, antwortete er: Nein, da fahre ich heut nicht hinauf. Der Kranke hatte das Gefühl, es würden nun alle Kutscher so reagieren. Aber er fand einen, der ihn fahren wollte. Nun dachte er: Ich will doch mal sehen, ob ich recht hab, ob die Leute wirklich gestorben sind und nur zum Schein da sind; ich will mal sehen wie sie reagieren. Er gab dem Gepäckträger statt ein paar Groschen wie selbstverständlich 3 Mark. Er war nie ganz sicher, ob Wirklichkeit oder Schein. Der Gepäckträger schaute ihn einen Augenblick groß an, schien plötzlich zu verstehen, lächelte, dankte und ging. Er ließ ihn laufen und dachte: es ist wirklich das goldene Zeitalter, Geld ist Nebensache geworden in der Welt. Als der Wagen vor dem Hotel ankam, forderte der Kutscher 3,10 Mark. Das fiel ihm als *merkwürdige* Zahl auf, und er sah das *absichtlich* beherrschte Gesicht des Kutschers. Es sollte ein Witz sein. Das Geld hat keine Bedeutung. Es war ihm eine neue Bestätigung. Wenn also wirklich das Geld Nebensache ist, will ich ihm mal 10 Pfg. geben. Dazu hatte er aber nicht die Courage, sondern zahlte richtig. Vielleicht ist es doch noch die Wirklichkeit, zweifelte er.

Nun ging er gleich *ins Hotel.* Er verlangte ein Zimmer mit freiem Blick. Man gab ihm eins mit mäßiger Aussicht nach hinten. Kurz nachher klopfte es: »Es fällt mir eben ein, wir haben noch ein besseres Zimmer.« Er sieht es sich an: »Das nehme ich.« Wieder nach kurzer Zeit klopfte es: Kellner: »Wir haben ein *noch* besseres Zimmer.« Er sieht es sich wieder an: »Gut, ich nehme dies.« Das war ihm nun ein sehr *merkwürdiges* Benehmen. Er dachte: ich muß eben alles noch menschlich sehen; die halten mich zum Narren; *ich will mal sehen, was weiter wird.* Dann meinte er, er solle sich waschen: »Vielleicht werd ich dann klarer.« Er bestellte sich ein Bad. Im Badezimmer war *kein Stuhl.* Das bestätigte ihm – es war ein sehr gutes Hotel – die jetzige Unwirklichkeit der Scheinwelt. Nachdem er geordnet gebadet hatte, macht er einen *Spaziergang.* Es war sogenannter Nelkentag im Kurort. Er lachte über die Scheinnarretei. Aber er dachte: gut, ich stecke auch eine Nelke an, und kaufte sich eine.

Während dieser Zeit beseelte ihn fortwährend die Idee vom goldenen Zeitalter. Dabei tauchte ihm jetzt das Bewußtsein auf, daß Schwester, Mutter und andere Angehörige noch am Leben seien: »Die muß ich erst noch befreien.« Im Zusammenhang damit kam der Gedanke, seine Schwester habe ihn vergiftet. Sie habe es aus einem edlen Motiv getan; als sie sah, daß er verrückt wurde, und er selbst das dann aussprach, habe sie ihm sein Schicksal ersparen wollen. Diese und manche anderen Ideen hat er im weiteren Verlaufe der Psychose vergessen, ist nicht mehr darauf zurückgekommen.

Nun kam er *zum Hotel zurück.* Beim Eintritt hörte er den Portier einen andern fragen: »Tut er noch immer Wunder?« Jener antwortete: »Ja, ganz gewaltig.« Der Kranke lachte hell hinaus. Beim Eintrag seines Namens schrieb er unter Beruf: »Rekonvaleszent«, »um mir unliebsame Besucher fern zu halten.« Er sei in einer gewissen *frivolen Stimmung* gewesen und habe solche Sachen mit Bewußtsein gemacht, jedoch ohne jedes Gefühl, Theater zu spielen. Nach kurzem kam der Kellner und fragte, ob er Arzt sei (er hatte Dr. M. geschrieben). Er verneinte und fand auch dies wieder merkwürdig. Eine Kurkarte wurde bestellt, und ferner wurde ihm ein Konzertbillet verabfolgt. Erstaunt fragte er, ob er denn zwei Karten brauche, Kurkarte und Konzertbillet. Es war ihm sofort wahrscheinlich, daß »die Dame« mit ihm sein werde, daher die zwei Billets. Die Hoteliersfrau aber sah ihn bei dieser Situation mit einem Blick an, dem er den Zweifel an seiner geistigen Gesundheit anmerkte.

Der Kranke aß *nun zu Abend.* Die umhersitzenden Personen machten Anspielungen auf ihn, wußten von seinem Examen. Er trank seinen Wein und saß ruhig und unauffällig da. Nach dem Essen ging er in das *Konzert* im Kurgarten. Als er ins Tor getreten war, bezog er die Musik irgendwie allgemein auf sich. Gerade im Moment seines Eintretens setzte sie ein. Die Musik, die früher auf ihn gar keine Wirkung ausübte, packte ihn jetzt, erregte ihn bis zur Raserei. Er fühlte,
381 wie sein ganzer Körper in seinen Muskeln mitlebte, wie alle Gefühle, | alles Lachen und Weinen

in allen Nuancen in ihm Widerhall fanden. Die Vorgänge entwickelten sich nun in folgender Weise: Als er, der Musik zuhörend, auf die Terrasse des Kurgartens getreten war, fühlte er den Zwang, einen ganz bestimmten Weg zu gehen. Er fühlte, daß er genau in die Fußstapfen einer andern Persönlichkeit trat. »Dabei fühlte ich, ich kann mich dem Zwange entziehen. Aber ich will den Willen ablehnen, will nachgeben und mich hingeben« (das System des eingewickelten Kindes trat ihm ins Bewußtsein). Der Zwang wurde stärker, plötzlich blieb er stehen: »Hier muß ich stehen bleiben.« Der Körper begann nun in seinen Bewegungen der Musik rhythmisch zu folgen. Dabei blieb der Kopf ganz frei; er beobachtete, daß Leute über ihn lachten, daß jemand, den er scharf ansah, wegging usw. Die Körperbewegungen kamen *automatisch* wie von selbst, und *doch wollte* er sie. Die Muskeln arbeiteten von selbst, nachdem er sie einmal hatte machen lassen, was sie taten. Nun hätte er – das fühlte er – sich dem Zwange auch *nicht* mehr entziehen können. Er brauchte gar nicht auf seinen Körper zu achten, es ging völlig von selbst. Bei diesen rhythmischen Bewegungen begleitete ihn ein sehr intensives Erlebnis. Anfangs fühlte er: die Dame ist noch nicht da. Dann: jetzt könnte sie da sein. – Jetzt spür ich: sie macht die Bewegungen mit. Etwa 10 Meter hinter mir, mir den Rücken zugedreht, folgte sie jeder kleinsten Bewegung. Er sah sie gar nicht und hatte sie nicht gesehen, aber er wußte es ganz sicher. Diese intensivste Wirklichkeit war überwältigend. Den Sinnen traute er weniger. »Es war evident,« wenn schon ein Ausdruck aus der Lehre von der normalen Überzeugung genommen werden soll. Er wußte ganz bestimmt: es war diese Dame. Er wußte, daß sie genau dieselben Bewegungen machte, obgleich er sie auf keine Weise körperlich fühlte und wahrnahm. Wenn ein blasses Vorstellungsbild das Bewußtsein der Gegenwart der Dame begleitete, stellte er sie sich jedenfalls ohne Besonderheiten in normalen Kleidern vor.

Zum Schluß sprach sich in der Musik wilde Empörung aus. Er fühlte sich aufs Heftigste gepackt, und dann war Musik und Bewegungszwang zu Ende. Nun faßte er den *bewußten Willen zu normalem Benehmen.* In dieser Absicht ging er zu einem Kellner und bestellte sich eine Zigarre. Doch dauerte es nicht lange, da überkam ihn wieder ein Drang zum Hin- und Hergehen. »Ich hätte mich noch beherrschen können, aber einmal drin war ich machtlos.« Er merkte, wie er die Gewalt über sich verlor, rannte den Kellner um, sprang über die Balustrade der Terrasse und stürzte in den Park mit dem Bewußtsein: *die Dame,* die eben die Bewegungen mitmachte, *ist fort;* ich muß ihr folgen; er hatte das Gefühl, überall dorthin zu gehen, wo sie eben gewesen war; im Widerspruch dazu kam der Gedanke, er laufe überall eilig die Wege nach, die sie *heute morgen* gegangen sei; und der Gedanke, vielleicht sei sie überhaupt nicht mehr da. In andern Momenten fühlte er die Dame wieder als seine eigene andersgeschlechtliche Verdoppelung.

Bei dem rasenden Lauf durch den Park wurde er nun *von Kurgästen gepackt.* Das ließ er sich gern gefallen. Er war sich dabei über seine Situation völlig klar und wurde einen Augenblick ruhiger. In kurzem kam wieder der Drang über ihn. Er schrie: »Obacht, es kommt wieder über mich; pakken Sie mich. Es langt nicht, es langt nicht, noch ein paar her.« Nach etwa einer halben Minute wurde er wieder ruhig, und das wiederholte sich *anfallsweise* noch mehrere Male. Immer hatte er dabei das Gefühl von der Nähe der Dame. Ging eine ganz fremde Dame vorüber, so schrie er einmal: »Das ist sie; soll zum Teufel gehen.« In diesem wie in einem andern Falle sah er genau, daß es nicht die bestimmte Dame sei, aber er dachte an die Möglichkeit der Verwandlung. Von weitem sah er eine Dame aus dem Wagen steigen. Unmittelbar war ihm klar: »Das ist sie.« Er mußte in ihrer Nähe sein. Dabei war er gar nicht geschlechtlich erregt, nur nahe sein wollte er. Er meint, daß vielleicht die mutige Art – fast alle Menschen, merkte er, hatten Angst vor ihm – mit der die Dame auf ihn zuging, ihm imponierte und an die Seelenidentität mit »der Dame« denken ließ.

Auf dem Wege zum Krankenhaus kamen noch mehrere Male die »Anfälle«. Er fühlte dabei eine *ungeheure Kraft* und fühlte, wie schwach alle die Menschen seien, die ihn halten. Darum schrie er: Jetzt geb ich Euch »10 Männer-Kraft« und steigerte das bis in die Milliarden. Dabei fühlte er, wie seine Kräfte beträchtlich weniger wurden, und er schließlich ganz matt war. Auf diesem Wege verfluchte er laut den Herrgott, daß er ihm das philosophische System (den Skeptizismus) gegeben habe. »Ich will es mal zwingen, er soll mich vernichten, oder er soll mir die Einsicht geben.«

Im Krankenhaus sah er einen Gobelin mit dem Gang nach Golgatha. Er stampfte auf und rief:
382 »Dich hab ich immer gesucht; ich bin halt der ewige Jude.«[887] Im weiteren kam ihm | einen Augenblick der Gedanke, er ginge in ein Kloster und sei der Bruder Medardus (E. Th. A. Hoffmann).[888] Hauptsächlich beherrschte ihn aber jetzt die Idee, in einer höheren Welt zu sein. Er fühlte sich gehoben, im Himmel und trotzdem verdammt, weiter als Mensch zu fühlen und die andern als Menschen zu sehen. Dabei wußte er gleichzeitig ganz richtig, wo er war und wurde jetzt in die *Zelle für Tobsüchtige* geführt. Er trat lustig herein mit den Worten: »Ach, das ist ja glänzend, da kann ich ja gar nichts kaput machen« (völlig leerer Raum). »Und der Opferaltar der Menschheit ist auch da.« Dabei schlug er auf das in der Zelle stehende Klosett in seiner Wut auf den Herrgott, daß er mit so viel Schmutz unser Dasein belastet habe, und dem Gefühl, es sei recht, daß dafür auf diese Weise die Menschen unserm Herrgott opfern.

Die ihm begegnende Krankenschwester erkannte er jedesmal unmittelbar als »die Dame«. Sie hatte auch diesmal körperliche Ähnlichkeit. Die Ähnlichkeit mit dem Bilde von Lionardo führte ihn zum Namen *Mona Lisa.*[889] Als Mona Lisa begleitete ihn die Dame in dem weiteren Verlauf der Psychose.

Es *wechselten* jetzt vorübergehend in weniger zusammenhängender Weise *mehrere Erlebniskreise:* es bemächtigte sich seiner das Bewußtsein, alles Anorganische sei beseelt (Reminiszenz an FECHNER).[890] Beim Ausziehen hatte er seine Schuhe hingeworfen, das empfand er als Brutalität, nahm die Schuhe, streichelte den Boden und stellte die Schuhe dann leise hin. Seine Hosen legte er vorsichtig und sachte auf den »Opferaltar«.

Ganz allgemein betont der Kranke, daß *alles,* was er in der Psychose tat, *motiviert* war. »Und zwar oft *doppelt motiviert.*[«] Es bestand ein sinnliches und ein transzendentales Motiv, z.B. bei der Verunreinigung des Bettes: sinnliches Motiv: der körperliche Drang im Schlafzustand; transzendentales Motiv: Aussonderung alles Unreinen aus der übersinnlichen Welt, die er in sich hatte. »Ich hatte keine Hemmungsausfälle. Ich hätte es zurückhalten können.«

Er empfand ein starkes *Bedürfnis zum Fluchen.* Sein philosophisches System (skeptische Verzweiflung) sei dabei bestimmend gewesen. Er schrie: »Unser Herrgott, ich verfluche ihn, wir sind bloß da, weil er gefickt hat.« Dabei warf er wütend Hemdenknopf und Krawatte an die Wand, empfand einen Augenblick schmerzlich die Verletzung des anorganischen Seelenlebens, wurde sich dann aber klar: »Halt, ich bin der Herrgott, ich habe ihn umgebracht. Ich darf mich nicht so benehmen.« Beim Werfen des Hemdenknopfes meinte er: es muß nun doch donnern. Dabei hörte er die Musik vom Kurpark her, dachte an »Siegfried« und »in Wirklichkeit schien sich ihm nun *Romantisches* zu wiederholen«, er hörte Germanen ziehen und lebte eine Zeitlang in diesem Kreise. Er »fühlte, daß überall in der Welt sich die romantischen Geschichten jetzt in neuer Form abspielten«.

Vorherrschend wurde aber wieder der Erlebniskreis des *goldenen Zeitalters.* Er dachte: hätte Gott nicht gesündigt, da gebe es kein Elend. Dafür muß der neue Gott (er) sich selbst verdammen, er müsse *immer* in der Zelle bleiben, dann gebe es das goldene Zeitalter. Vorübergehend überkam ihn das Bewußtsein, die Phantasiewelt selbst geschaffen zu haben, doch ganz selten.

Er war von einem *Riesenkraftgefühl* durchdrungen, ballte in der Wut die Fäuste, hatte aber nicht den Gedanken, irgend jemandem etwas zu tun.

Er glaubte, er käme nun in dieselbe Versuchung wie Gott. Draußen steht die Mona Lisa. Er kann mit ihr Kinder zeugen und ruft: Die Mona Lisa soll hereinkommen. Öffnete sich die Tür, so schrie er schnell, sie soll draußen bleiben. So schwankte er zwischen Anlocken und Wegstoßen.

In diesen Stunden entwickelte sich nun auch das Gefühl der Gegenwart der andern Persönlichkeit und der *Verdoppelung* weiter. Bisher hatte er in Schwankungen erlebt; eine *andere* Persönlichkeit gegenwärtig, die bis ins kleinste mitfühlt und sich mit bewegt, die dann er *selbst* in der Verdoppelung, er selbst als Weib ist. Nun in der Zelle wurde die Verdoppelung völlig deutlich. Jetzt steckte *die andere Persönlichkeit in ihm,* er fühlte in sich den weiblichen Körper. Er fühlte die weiblichen Brüste, die runden Hüften, die weiblichen Genitalien. Dabei fühlte er *gleichzeitig* seine eigene männliche Form und Genitalien. Doch fühlte er *sich* gewissermaßen *als den Kern,* als realer, das Weibliche *wie durchsichtig, wie gespensterhaft.* Doch fühlte er das Leben des weiblichen Körpers, das Atmen usw. sehr deutlich. Als Mann fühlte er sich lang, hatte ein riesiges Glied und fühlte sich schön, wie den Adam Dürers.[891] Er betastete sich in seiner Schönheit. So lang und wohl proportioniert, dachte er, werden nun alle Menschen. Zwischen ihm als Mann und ihm selbst als Weib kam es nun zum Coitus. Es war ein Liebesgefühl ohne alle sexuelle Erregung, »so ein freies, gehobenes Gefühl,« ohne | Wollust waren doch die Sinnesempfindungen des Coitus da. Als der *383*
Coitus herum war, war das ganze Erlebnis der Verdoppelung fort. Es mag das vielleicht ½ Minute gedauert haben. Ziemlich *plötzlich* veränderte sich der Zustand. Es ging eine *schnelle Wandlung* vor sich in körperlicher Beziehung. Gleichwohl hatte er das Bewußtsein, daß er immer derselbe war, *geistig gleich* blieb. Selbst später, als er Gott u.a. wurde, hatte er immer das Bewußtsein: ich bin der Joseph Mendel, der nun Gott geworden ist. Einige Tage später in Heidelberg wiederholte sich noch einmal das gleiche Erleben der körperlichen Verdoppelung. Sonst kam es nicht mehr vor.

Schon vor diesem Koituserleben hatte er vom Arzte eine *Einspritzung* bekommen. Dabei hat er furchtbar laut geschrien. Die Schwester (Mona Lisa) half. Er war sich der Situation bewußt. Die Schwester war geniert und er sagte guten Humors – wie er immer zwischendurch war –: »Ach, schau mal da, wie die Mona Lisa geschamig ist.« Nach der Einspritzung kam ein duselnder Zustand, in dem das Weibgefühl lebhaft hervortrat und zum beschriebenen Coitus führt. Dann spürte er jenen Übergang in einen anderen Zustand, eine Veränderung. Es war nichts Weibliches mehr da, sondern er ganz allein. Nun war er »furchtbar geil«, fühlte den Zwang: »jetzt soll ich onanieren« und tat es; »es hat nicht viel dazu gehört,« meint er. Nach diesem Akt schlief er ein und hatte eine ruhige Nacht.

Im allgemeinen bemerkt der Kranke, daß die Beschreibung nicht leicht sei. *»Es ist so furchtbar unlogisch.«* Doch betont er, daß die Zusammenhänge, die er beschrieb, sicher da waren, und daß die dramatischen Weltvorgänge, die vor allem am nächsten Tag einsetzten, den Hauptraum unter den zusammenhängenden Erlebnissen einnahmen. An diesem Tage bildeten die Vorstellungen von doppelter Wirklichkeit, goldenem Zeitalter, eigenem Kampf, Beziehungen zum Herrgott usw. das Vorspiel. Zwischendurch, so betont er, sei ihm übrigens der Arzt auch als durchaus real und nicht bloß als Schein vorgekommen. Es bestanden fortdauernd *Schwankungen* in seinem Zustand.

Am *Montag,* dem nächsten Tage, glaubte er beim Aufwachen, es *müsse eine Ewigkeit her sein,* daß er in dieser Zelle sei. Aber er *»fühlte sich jetzt normal«.* Er wollte nach Hause, bat den Wärter, ihm Kleider zu bringen und einen Nervenarzt zu holen. Er war durchaus klar und orientiert, wartete lange auf die ärztliche Visite. Doch war er nicht völlig gesund: »Die Sachen lagen in der

Luft; was ich erlebte, war nicht getilgt.« Es war als phantastisches Erleben abgeschwächt. Er fühlte sich so wie zu Hause vor der Abreise nach dem Kurort. Er überlegte: vielleicht ist das alles doch gestern gewesen, vielleicht ist es doch keine Ewigkeit her.

Im Laufe des Vormittags begannen die Phantasien von neuem. Zunächst ging es etwas durcheinander, so daß der Kranke keine genaue Erinnerung der zeitlichen Reihenfolge hat. *»Hier ist eine Lücke, ich weiß den Anfang nicht recht.«* Er lag z.B. auf dem Bett, hatte die Vorstellung: ich habe den Herrgott besiegt, aber nicht den Gott-Vater, sondern Jesus. Er lag mit offenen Augen da. Die Sonne schien durch die Milchglasscheiben in die Zelle. Er hatte das Gefühl: der Raum ist verschwunden. Diese Zelle ist der einzige Raum, sie schwebt außerhalb der Welt. Die Wesen außer ihm existieren raumlos. Für die Zeit hatte er keinen Maßstab mehr, lebte ohne Gefühl, wie viel Zeit vorbeigehe. Ärzte, Krankenhaus, alles das war ihm verschwunden. Er lebte ausschließlich in den ungeheuren Ereignissen außerhalb der Zelle bei den überirdischen Wesen. Diese Ereignisse waren ihm unmittelbar bewußt, außerdem hörte er Stimmen und sah manchmal irgend etwas, wie im weiteren Verlauf deutlich wird. Die Ereignisse entwickelten sich nun in einem relativ konsequenten Zusammenhang.

Er war sich also bewußt: die ganze Menschheit besteht nur noch aus überirdischen Wesen; diese leben im höchsten Maße der Seligkeit unter der Herrschaft des alten Gottes, der Judentum, Christentum usw. vereinigte. Nur der Buddhismus und die Religion des Konfuzius war noch draußen. Die frühere Welt ist tot, nur er ist noch menschlich. Nun erlebte er mit kolossaler Bestimmtheit, wie alle Gott beschworen, auch ihn zu erlösen, aus der Zelle, aus Raum und Zeit zu befreien, sterben zu lassen und zum überirdischen Wesen wie sie zu machen. Daraus entsprang jetzt ein Kampf. Gott hätte diese Erlösung vollführt, wenn der Kranke mit demselben Zustand, wie die andern ihn hatten, zufrieden gewesen wäre. Er verlangte aber: alle Wesen sollen Gott gleich sein, nur dann will ich aus der Zelle gehen. Alle Pflanzen, Tiere, die ganze anorganische Welt sollen Gott gleich werden. Die anorganische Welt wurde ihm durch das Sandkorn repräsentiert, das seelisch geradeso kompliziert ist wie andere Seelen. Auch das Sandkorn soll Gott gleich in der überirdischen Welt leben. Er selbst kam sich oft als Sandkorn vor. Weiter
384 sollten auch abstrakte Begriffe in jene Welt gottgleich eingehen. Alle Tugenden und | auch alle Laster: Geilheit (= Venus), Verrat, Heuchelei usw. Jedes Wesen soll Gott gleich das *alles in sich haben,* so verlangte er; und willkürlich soll jedes Wesen das alles in sich hervorrufen können. Eine kolossale Abwechslung wird so in den Himmel kommen. Es wird eine Lust sein, dort zu leben. Man kann niemandem böse sein, denn er ist *gleichzeitig alles.* Der Kranke merkte: alle andern helfen ihm und bestürmen den Herrgott, nachzugeben. Er stellte weitere Verlangen: Auch Rheinwein und Tabak soll in den Himmel, auch ein bißchen Scheißdreck und Pisse. »Wenn wir das auf der Erde haben, soll er es auch droben haben.« Die anorganische Materie, die Elemente helfen auch. Die Sandkörner als Engel neckten den Herrgott. Dem machte das selber Spaß. Vielleicht wäre er auf alles eingegangen, aber nun stellte der Kranke ein weiteres Verlangen: Auch der Teufel und die Hölle sollen hinauf. Er dachte, Frank Wedekind ist vielleicht der Teufel und infolgedessen: Der Teufel ist doch viel feiner als der Herrgott. Der Kranke merkte gleich: diese Macht hat unser Herrgott nicht. Gott wird ganz ernst. Die Stimmen verstummen. Da sah er, wie der Verschlag der Zelle in die Höhe klappte und ein Gespenst in das Zimmer huschte. Es war hemdartig durchscheinend, ohne deutliche Form. Es huschte unters Bett. Das war der Herrgott. Ihm war unheimlich: was will er? Eine Stimme ruft: »Du mußt jetzt.« Er fühlte eine Armbewegung. Das ist der Tod. Wie ein elektrischer Schlag ging es durch den ganzen Körper. Doch der Kranke war stärker. Gott hatte ihn *ohne* Erfüllung seines Verlangens in den Him-

mel nehmen und darum *töten* wollen. Nun, wo der Kranke sich als *stärker* erwies, mußte der Herrgott »in ihn einziehen« und des Kranken Stärke noch vermehren. Dann wird der Kranke selbst den Kampf mit dem Teufel bestehen müssen.

Nun fand zunächst der *Einzug Gottes* und damit der ganzen übersinnlichen Welt zur Stärkung seiner Kraft in ihm statt. Er fühlte, wie Gott durch die Füße in ihn drang. Ein Kribbeln ging durch seine Beine. Seine Mutter zog ein. Alle Genies zogen ein. Einer nach dem andern. Er fühlte bei jedem in seinem eigenen Gesicht den Ausdruck und erkannte ihn daran. So fühlte er, wie sein Gesicht den Ausdruck Dostojewskis annahm, dann Bonapartes. Er fühlte gleichzeitig dessen ganze Energie und Kraft. d'Annunzio,[892] Grabbe,[893] Plato kamen. Schrittweise wie Soldaten marschierten sie ein. Wenn die Luft kam, wenn Frauen kamen, wenn die himmlische Liebe kam, ging es milder zu. Auch abstrakte Begriffe zogen ein: die Geilheit, der Jud, der Narr. Er fühlte Anatole France[894] und dabei die Essenz seiner Werke: die Ironie, das Weinen, das Delikate. Eines folgte immer auf das andere. Was in ihm war, bemerkte er in der Folgezeit nicht jeden Augenblick, »es blieb aber jederzeit erregbar«. Seine Gesichtsmuskulatur fühlte er viel weicher und mannigfaltiger als je. Er besaß nun die *Fähigkeit zu allen Stimmungen.* Und er fühlte sich *riesenstark.* Bei dem Einzug machte er immer »katatonische Bewegungen«, um den Wesen Platz zu machen und sie einzurichten. Stimmen halfen z.B.: »jetzt der Ellenbogen«. Zunächst war alles durcheinander, man wechselte die Plätze, schließlich war eine gewisse Regelmäßigkeit. Sie machten es untereinander aus. Die großen Männer saßen im Kopf, die Künstler im Gesichtsausdruck, die Krieger in den Armen; im Herzen nahm die Dame Mona Lisa Platz. Ganz innen im Herzen saßen Stein und Sandkorn. Endlich war der Einzug fertig. Es wurde geschlossen. Nun gehts los. Er dachte an das Symbol des eingewickelten Kindes: ich darf nicht aktiv sein, ich muß abwarten und liegen bleiben. Das tat er.

Wieder öffnete sich nun die Klappe an der Korridorwand der Zelle. Der Kranke sah den Kopf des *Teufels* zu ihm hineinschauen. Er sah ihn leibhaftig. Mit seinen Hörnern, braun und haarig sah er aus wie ein Faun. Die Augenbrauen waren rot. Der Kranke erschreckte nicht im geringsten, denn er wußte: ich schmeiß ihn bestimmt um. Im Gefühl seiner Kraft rief er dem draußen stehenden Teufel zu: »aufgemacht«. Die Klappe schlug zu. Der Teufel gab sich schon besiegt und zog nun zu den übrigen in ihn hinein. Seine Kraft wuchs wiederum enorm an. Bei diesem »Sieg« hatte er das Bewußtsein: nicht nur wegen meiner Kraft, sondern weil ich ihn auch in den Himmel heben wollte, gab der Teufel so schnell nach.

Nun hatte der Kranke aber noch den Gedanken: es gibt noch eine *Unmasse von Göttern außer mir.* Diese, fühlte er in seiner kolossalen Stärke, werden alle freiwillig in mich einziehen. Er glaubte, seine Zelle liege an einem riesig langen Gang, an den noch viele andere Zellen stoßen: in diesen befinden sich die andern Götter: Baal, Buddha, Mohammed usw. Ein Kampf konnte nötig werden. Doch er wußte, daß nun der Teufel hilft. In diesem Augenblick kam der Wärter herein, den er für die Form hielt, in der der Teufel kam. Der brachte Mittagessen. Auf die Frage: soll ich essen? kam die Antwort: ja, ja, daß Sie kräftig werden. Nun | nahm er das Essen mit einer *385*
Riesengier. Den ersten Bissen schluckte er noch, dann wurde nur noch geschlungen. Er fühlte, die ganze Welt in ihm will ja zu essen haben, alle haben Hunger. Schon merkte er, wie alles in ihm ißt. In ihm wurde mit rasender Gier alles aufgenommen. Durch den ganzen Körper fühlte er es. Von innen wurde an seinen Brüsten gezogen. Er kam sich in diesem Zustand vor wie Buddha, den er glaubt so dargestellt gesehen zu haben. Aber Buddha war noch nicht in ihm. Der Kampf muß jetzt losgehen. Er schrie: aufgemacht. Sofort hörte er wie mit Beilschlägen eine der Zellentüren gesprengt wurde. Es kam Buddha. Der Augenblick »Kampf oder Einzug« dauerte nicht lange. Buddha zog ein. Das wiederholte sich wohl 20mal: »Aufgemacht«, dann Beil-

schläge, dann Einzug des Gottes. Wie er dann wieder »aufgemacht« schrie, klopfte es nicht mehr. Das war ein Zeichen, daß *nun alle Götter der Erde in ihm sind.* Er fühlte sich erfüllt von ihnen. Nur noch ein klein wenig Raum – die Zelle – hat er um sich, sonst ist alles Weltgeschehen übersinnlich. Jetzt wollte er – gewissermaßen zur Probe seiner Kraft – die *mächtigste Handlung* ausführen. Er befahl: *»Der Raum verschwinde.«* Es geschah nicht. Er hatte trotz der ungeheuren Ereignisse noch nicht genug Kraft, obgleich er in dem Bewußtsein großer Anstrengung immer zum Kampf bereit war, im Gefühle seiner Gewalt die Fäuste ballte, die Muskeln straffte.

Jetzt war eine *Pause.* Nach kurzer Zeit fühlte er, ohne zu sehen: jetzt kommt eine Göttin. Er fühlte, daß sie draußen ist und er fühlte: es ist die Mona Lisa. Es war eine neue Versuchung: wenn er jetzt Menschen mit ihr zeugte, müßte das ein glückliches Geschlecht sein. Aber er hatte das Bewußtsein: ich darf es nicht. Es gibt noch mehr *Götter außer der Erde;* ich will *alle* zu *einem* machen. Hier überkam ihn der erschreckende Gedanke: vielleicht gibt es hier so etwas ähnliches, wie den unendlichen Regressus beim Skeptizismus. Doch er entschloß sich: ich will es versuchen, alle Götter zu einem zu machen. Er merkte gleich, daß die Mona Lisa ihn versteht, sie zog zu den übrigen zu ihm ein. Daß es dieselbe Mona Lisa war, die schon in ihm saß, darauf kam es nicht an. Das Draußen und Drinnen war manchmal für ihn ganz identisch.

Jetzt waren alle Götter, die jemals auf der Erde verehrt wurden, in ihm. Die Mona Lisa weinte, weil die andern Göttinnen die mit ihr im Herzen saßen, mächtiger und schöner sind. Das tat ihm weh und er tröstete sie. Alle Götter und Genien hatten in ihm einen bestimmten Platz. Aber die anfängliche Lokalisation (Krieger im Arm, Künstler im Gesicht usw.) war verloren gegangen. Die Welt der alten Götter saß zusammengedrängt auf einem Raum und stückweise, wie durch Schotten abgetrennt, folgten durch den ganzen Körper andere Gruppen. Sie hatten *keine Einheit, verstanden sich nicht.* Es bestand jetzt die *Aufgabe, Einheit und Ordnung zu schaffen.*

Inzwischen kam wieder der Wärter (= Teufel) und brachte, wie sich der Kranke gut erinnerte, Kaffee mit 2 Hörnchen. Es wiederholte sich derselbe Vorgang wie früher, die ganze Welt in ihm fraß gierig.

Ferner kam der *Besuch des Medizinalrats.* Wegen der zwinkernden Augenbewegungen dachte der Kranke, der sei die Inkorporation eines Vogels, vielleicht sei er aber auch der Herrgott. Jedenfalls verstellt sich das Wesen in der Scheinwelt. Darum gab er zunächst sinnlose Antworten, wußte das selbst und dachte: der andere verstellt sich ja auch. So sagte er z.B. ex vacuo:[895] »Auf dem Boden laufen Wanzen, im Bett sind keine«, und lachte dazu. Dann wollte er sich aber in der menschlichen Scheinwelt menschlich benehmen und antwortete auf die Frage nach seiner Krankheit: »Ich leide an einem religiösen Wahnsystem,« denn er wußte, daß es menschlich so aussehen mußte. Er betont jetzt, daß er damals durchaus keine Einsicht hatte, geschweige denn vorübergehend gesund war. Auf die Frage nach einem juristischen Paragraphen antwortete er geordnet und ließ sich darüber aus, daß die Verletzung der geistigen Gesundheit nicht bestraft werde. Dabei kam ihm der Gedanke: an meiner Verrücktheit ist vielleicht das Staatsministerium schuld. Denn wenn der Medizinalrat wirklich Mensch ist, das war ihm klar, dann sei er tatsächlich verrückt. Dazu bemerkt der Kranke im allgemeinen: *»Ich habe immer eine Unmasse gleichzeitig gedacht, was nicht in derselben Sphäre lag.«*

Nun war die Aufgabe: *Ordnung* schaffen in der Götter- und Genienwelt. Im Gedanken an das Symbol der Einwicklung lag er passiv da. Die Mona Lisa wird helfen. Er merkte nun, daß alle Götter wieder auszogen. Es fanden draußen furchtbare Kämpfe statt, das fühlte er. Die Götter konnten sich nicht einigen. Schließlich gelang es ihrer Beratung, Einigkeit zu erzielen. Nun fand von neuem der Einzug statt, genau wie früher: einer nach dem andern. Durch Bewegungen

schaffte er Platz. Gegen Schluß merkte er, wie die Mona Lisa von innen | her sein Augenlid hob. 386
Sie wollte sehen, ob er schon schlafe. Denn sein Schlaf war das Zeichen, daß alle in ihm seien. Er schlief nicht. Es stellte sich heraus, daß zu früh abgeschlossen war. Es kam der Befehl: alles hinaus. Dieser Vorgang des Ein- und Auszugs wiederholte sich nun unendliche Male. Er fühlte, das liegt am »Verrat«, der irgend etwas jedesmal anstellt. Schließlich gelang endlich der Einzug ohne Störung. Er hatte das Gefühl, eine Unsumme von Ewigkeiten sei vergangen. Nun fing er an zu duseln, nicht gerade zu schlafen. Das war das Zeichen, daß alles in ihm war. Jetzt dachte er: es steht noch der *Kampf bevor mit den andern Göttern, die nicht zur Erde gehören.* Er fühlte gesteigertes Leben in sich. Muskelgefühl, Intellekt, Kraft, das Riesenherz mit den Göttinnen, die Riesentritte der Kriegsgötter fühlte er. (Er meint spontan, der Pulsschlag habe hier die Grundlage gebildet.) Er war einer ungeheuren Liebe fähig.

Er öffnete die Augen. In der Decke waren allerlei Risse. Anstatt deren sah er nun alle Götter an der Decke. Alle stellten sich ihm vor und sahen ihn liebevoll an. Einer, der Sonnengott, sah ihn besonders lange an. Es war ein durchdringender Blick, offenbar um des Kranken Blick zu stärken. Dieser Sonnengott hatte einen geradezu blendenden Blick. Die wirkliche Sonne, die ins Fenster schien, erschien dabei fahl. Der Gott hatte einen hängenden Schnurrbart, sah wild aus. Beiseite lag der Tod als Gerippe. Er war lahmgelegt und besiegt für alle Zeiten. Beim Sehen der Götter fühlte er, wie er stärker wurde. Er hatte nun das Bewußtsein, daß er alle und alles sehen könne. Da merkte er: der Teufel, die Laster, die Hölle *genieren sich.* Er kommandierte: jeder kann jede Gestalt annehmen, die er will. Bei allen diesen Vorgängen war sein Ich nicht mehr das persönliche Ich, sondern *das Ich mit der ganzen Welt erfüllt.*

Von neuem überkam ihn der Gedanke: ich muß noch an die *außerirdischen Götter.* Bei diesem Gedanken wurde es totenstill. Ihm war klar: das müssen Riesenwelten sein. Alles schreckt in ihm zusammen vor dem Schaurigen, was noch zu erleben ist. Alles ist bereit zu sterben. Er fühlte das Stattfinden ungeheurer Kämpfe, fühlte Sieg und den Einzug der Besiegten. Neue Kämpfe, neuer Einzug und so weiter bis zur Ruhe. Nun war in ihm *die irdische Welt vor der ungeheuren außerirdischen ganz klein geworden.* Er war tief traurig. Eine Art Heimwehgefühl beseelte ihn. Vorher war es lustig in ihm gewesen. Die einen hatten ihn gekitzelt, die Schwaben ihm die Hände geschüttelt usw. Jetzt war das alles weg. Die Kämpfe, die er nur gefühlt, die andern aber erlebt hatten, hatten zum Einzug jener Welten und zur Bedrängnis der irdischen Welt geführt. Es herrschte eine unheimliche Stille. Er hatte sofort den Gedanken: in *dieser Riesenwelt* kann ich *keine Ordnung* schaffen. Die *Unendlichkeit* kann er nicht fassen. Er setzte den alten Gott zur Herrschaft ein. Er selbst (der neue Gott) wollte *bloß in der irdischen* übersinnlichen Welt herrschen und leben, nach der er Heimweh hatte. Als er Gott eingesetzt hatte, *brauchte er sich nicht mehr um die Ordnung zu kümmern.* Er befahl noch den Irdischen: »Wer nicht da bleiben will, kann in jene höheren Sphären, in die übergroße Welt fahren.« Auf diesem Wege – so hatte er das *Gefühl* – war er *gleichzeitig von dem skeptischen Regressus ad infinitum befreit.*

Durch die ganze Folge der Erlebnisse ging ein Gefühl: alle Genien haben mir *vorgearbeitet;* ich bin eigentlich nur der *Zusammenfassende;* dadurch habe ich die Kraft. Er glaubte, alle Großen hätten den bösen Blick: Frank Wedekind, Mizzi Schaffer,[896] Irene Triesch; diese Menschen seien der Tod. Er hätte sie alle *ausgehalten,* dadurch sei alles möglich geworden.

Wie aus den Schilderungen hervorgeht, hatte er während der ganzen Zeit die *widersprechendsten Vorstellungen.* Das ist ihm nicht nur jetzt, sondern das war ihm schon damals bewußt. Er war oft in Zweifeln. Seine Stimmung hatte vielfach *etwas Gepreßtes, etwas Weinerliches* darüber, daß er *selbst in der überirdischen Welt* aus seinen *Zweifeln nicht herauskomme.* Er fragte sich oft:

sind das meine Freunde? oder nicht? *»Zwanzig Vorstellungen* hatte ich *vom selben Vorgang,* wie man ihn interpretieren konnte.« Der Zweifel war immer gelegentlich vorhanden, nahm aber jetzt im weiteren Verlauf sehr zu. Nur eins wußte er immer gewiß: Die Mona Lisa verläßt mich nicht. Als der Arzt fragte, ob er Dante gelesen habe, kam ihm die Vorstellung: ist die Mona Lisa meine Beatrice?[897] –

Am Montag Abend kam ein Arzt. Er wurde aus der Zelle in ein anderes Zimmer geführt. Aus dem Bett, in das er kam, ging ein Mann mit verbundenem Kopf fort. Außer ihm waren noch drei im Zimmer. Als er dalag, kam ihm der Gedanke: Ich habe zwar die Hölle erlöst, die Götter und alles, nur das *Fegefeuer* habe ich vergessen. Das wird noch kommen. Die drei wollten ihm gewiß
387 helfen. Er fragte sie, ob sie ihn wecken wollten, wenn der Kampf an ihn | herantrete. Dabei dachte er, die andern verständen ihn sofort. Sie antworteten: Ja, ja, wir wecken dich. Gleichzeitig zwitscherten die Vögel. Er erkannte die Bedeutung: auch sie wollen ihn wecken. Nun war er ruhig und schlief kurze Zeit. Im Beginn der Nacht wachte er auf und nun begannen ähnliche Vorgänge wie früher. Er kommandiert: aufgemacht, hörte Beilschläge, das ganze Fegefeuer zog ein. Es dauerte lange. Schließlich ließ er abstrakte Begriffe kommen und kommandierte: »alles was existiert, soll kommen«; »das Nichts«; »der Gegensatz zu allem«; »der Gegensatz zum Gegensatz« und so fort ad infinitum. Schließlich war alles erlöst, und er ruhig. Er scherzte die ganze Nacht mit den dreien, prophezeite: morgen gibts feinen Wein, Burgunder, Bordeaux ... Die lachten. Er hatte *dabei* immer seine übersinnlichen Ideen: Rauben und Morden ist so berechtigt als Liebe; es gibt *keine Wertunterschiede mehr;* solches und ähnliches hing nach seiner Meinung mit seiner Philosophie: der Skepsis, zusammen.

Am *Dienstag morgen* wurde einer entlassen. Zwei blieben noch da. Beim Kaffee fühlte er sich kolossal froh. Er dachte: »Es ist mir doch etwas Großes gelungen. Aber warum bin ich denn selbst noch da eingesperrt. Wenn ich auch bloß ein Sandkorn bin. Ich habe doch jeden zum Gott gemacht. Vielleicht befreit mich die Mona Lisa.« Er verkroch sich unter die Bettdecke, fühlte einen Luftzug, wie wenn er gestreichelt würde. Er deckte sich wieder auf und dachte jetzt: »Ich bin doch ein kolossales Rindvieh. Ich hab gedacht, ich hab die Welt erlöst. Ich bin doch der *Bruder Medardus.* Es sind 3000 Jahre vergangen. Ich bin in der Wirklichkeit. Aber alle Menschen, die ich kannte, sind tot.« Dabei hatte er nun das Gefühl großer *Verlassenheit und Traurigkeit.* (Verschmelzung des »Medardus« mit einer Geschichte vom Klosterbruder, wie er selbst angibt.) Es war ihm klar: »Das war Narretei, was ich bis jetzt trieb.« Er betete inbrünstig zu einem über der Tür hängenden gekreuzigten Christus. Er wußte nicht, was mit ihm los war. Es war ihm furchtbar *unheimlich.* Er faßte den Entschluß, nun in alle Ewigkeit zu beten. Die zwei andern im Zimmer weinten. Doch machte der eine einmal einen Scherz. Der Kranke betete: Dein Wille geschehe. Der andere: Nein, sein Wille geschehe. Darauf der Kranke aus Versehen: Mein Wille geschehe. Als er es merkte: Du Spitzbub halt den Mund.

Seit zwei Tagen hatte er sich nicht gewaschen. In seinem Gesicht saßen oft *Fliegen.* Er meinte: aus Zärtlichkeit. Sie störten ihn aber am Schlaf. Er wollte gern schlafen; wenn ich das tue, werde ich vielleicht doch erlöst. Einer der andern legte ihm Papier über den Kopf zum Schutz gegen die Fliegen. Er schlief aber nicht recht, fühlte ein Streicheln am Körper, fühlte sich weiblich, hörte eine Stimme, er solle zum Weib werden. Der Zusammenhang mit dem Vorhergehenden war nun fast völlig unterbrochen. Er dachte: vielleicht werde ich Papst. Als er auf einer Tafel »Speyer« las, dachte er gleich: ich muß zum Bischof nach Speyer.

Eben fährt draußen ein *Zeppelin-Luftschiff* vorbei. Er steht nackt am Fenster mit Weibsgefühl. Das Luftschiff kam ganz nahe. Er meinte, es führe in den Himmel. Er fühlte, wie wenn ihm Flügel wachsen würden. Sie konnten aber nicht wachsen. Es klangen Gedanken von außerirdischen Welten von früher an. Alles soll hinauf, was nicht auf der Erde bleiben will. Vielleicht geht er selbst mit. Doch der Zeppelin flog fort ohne ihn. Das tat ihm weh. Er blieb zurück in dem Bewußtsein: jetzt muß ich in alle Ewigkeit in diesem Zustand in dieser Zelle bleiben.

Am *Dienstag nachmittag* kam sein Onkel. Er unterhielt sich normal, machte aber dazwischen eigentümliche Bemerkungen. Dessen war er sich damals selbst bewußt. Dann kam seine Schwester herein. Er fühlte sich ihr gegenüber fremd. Als beide fort waren, hänselten ihn die beiden andern Kranken im selben Zimmer: Haben Sie aber ein schönes Schwesterchen; und die lassen Sie da allein liegen. Das machte den Kranken sehr wütend. Jetzt wurden ihm Kleider gebracht. Er wusch sich, zog sich an, schwankte dabei etwas. Er hörte, wie gesagt wurde, es werde eine russische Kapelle hier gebaut. Er: ist der Dostojewski hier? Die andern: Ja. Er: dann bleib ich hier. Als Onkel und Schwester ihn abholten, um ihn nach Heidelberg zu bringen, wollte er nicht mit: ohne die zwei gehe ich nicht fort (das war auch in übersinnlichen Vorstellungen begründet). Als man sagte, sie wollten nur einen Spaziergang machen, ging er mit. Er hatte aber ein großes *Mißtrauen* gegen Onkel und Schwester. Vom Onkel dachte er: das ist mein Vetter in Gestalt des Onkels. Von der Schwester: vielleicht ist es meine Schwester, vielleicht die Dame; meine wirkliche Schwester ist die Dame. *»Es wechselte jetzt das ganze Wahnsystem.«* Die Dame und er selbst sind *Kinder des Königs Otto* von Bayern. Durch Gedankenübertragung sind sie gezeugt worden. »Und es gibt doch Gedankenzeugung.« Er glaubte, sie müßten den als geisteskrank eingesperrten König befreien. Der Kranke meint, die Erlebnisinhalte seien um einen Grad wirklicher, weniger phantastisch geworden. Dann tauchte | der Gedanke auf, Frank Wedekind sei der König Otto, *388*
der in dieser Verkleidung sich unter Menschen bewege. Damit in Zusammenhang trat der schon vor der akuten Psychose gebildete Wahn, das Ministerium arbeite gegen ihn. Nun wurde ihm das begreiflich. Als Sohn des Königs Otto wollten sie ihn ausschalten.

Auf der *Autofahrt nach Heidelberg* sah er am Wege den Mann mit dem verbundenen Kopf, der sein Bett verließ, als er ins andere Zimmer kam. Der machte eine tiefe Verbeugung. Das bestärkte ihn in der Idee, Kronprinz zu sein. Er sprang öfters im Wagen auf. Als sie sich Heidelberg näherten, dachte er, es sei die neue Hauptstadt geworden. Eben vor Heidelberg sah er am Wege die Dame. Er sprang rasend auf. Sie sah sehr traurig aus. Er wußte, daß er zum Arzt sollte. Von der Klinik dachte er: vielleicht ist sie das Schloß. Sie erschien ihm als beides, sowohl als Schloß, wie als Irrenklinik. Er hat beständig geschwankt und gezweifelt und schließlich sogar andere Kranke gefragt, wo er denn eigentlich sei. Der Wärter, der mit im Auto fuhr, erschien ihm als Freund: der drückte ihm so liebevoll die Hand. Im Bad wurden ihm die Nägel geschnitten. Das nahm er lustig. Als er fertig war: »Passen Sie auf, ich kann doch noch mit ihnen kratzen.«

In der ersten *Nacht in Heidelberg* lebte er in Neuschwanstein.[898] An der Wand sah er König Otto, eine Krone in den Kopf gepreßt. Davor stand ein Jud. Für den weiteren Verlauf ist dem Kranken *die zeitliche Reihenfolge verloren gegangen.* Es gab *nicht mehr ein so relativ zusammenhängendes Erleben wie im Kurort.* Außer den Beziehungen zu König Otto, die immer wiederkehrten, traten vorübergehend alle möglichen andern Erlebniskomplexe auf; er fühlte, daß er seziert wurde. Das tat nicht weh, aber er fühlte den Rücken aufgeschnitten, ein Bein abgeschnitten, aber (»wuppti«) sprang alles immer wieder in die alte Stellung zurück, er war unverwüstlich. Diese Sektion erlebte er so, daß er sich gleichzeitig im Bett und drüben im Sektionssaal fühlte. »Die andern meinen, sie hätten mich draußen und sezierten mich und gleichzeitig liege ich hier.« Dann wieder glaubte er zu erleben, wie er im Grabe von Würmern zerfressen wurde. Dann fraßen wieder Ratten ihn aus. Er fühlte überall das Nagen und Fressen, aber sie konnten ihm nichts anhaben, da er grade so schnell wiederwuchs. Dann fühlte er sich einmal als armer Lazarus usw. Er selbst war abwechselnd Herrgott und Teufel. Das schien ihm gleichgültig. Alle Gegensätze waren ja gleich. Zusammenfassend meint der Kranke, daß er *alles, was er je gelesen oder in der Phantasie ausgemalt hat, jetzt in der Psychose erlebt habe.*

Als dies relativ wenig zusammenhängende Erleben in Heidelberg etwa 2 bis 3 Tage gedauert hatte, trat in der Nacht *von seiner Seite eine neue Stellungnahme zu allem* auf: Zuletzt ergriffen ihn die Gedanken, es sei *unmöglich,* den Widerspruch aufzulösen, daß Gott und der Teufel in ihm identisch seien. »Und die Zweiheit ist doch die Einheit« – »Nein es geht nicht.« Er bat Gott, ihm zu helfen und die Dreieinigkeit: »Ich, Gott, Teufel« zustande zu bringen. Sein Ich war hier wie früher nicht das individuelle Ich, sondern das Ich = alles was in mir ist, die ganze Welt. Aber alles was in ihm war, war wieder in allem andern drin. Solche Gedanken und das immer mehr chaotisch gewordene Erleben brachten ihn »zur Raserei«. Er sagte sich ganz willkürlich: *»ich kann die Phantasiewelt nicht mehr ertragen;* ich *will* in die Wirklichkeit zurück«. Dabei war ihm bewußt, die Phantasien sind wertvoller als die Wirklichkeit, sie sind wirklicher als die Wirklichkeit; er war sich der Schönheit der Phantasie bewußt. Aber: *»ich halts nicht mehr aus«.* Er betont, daß er durchaus noch keine Einsicht besaß – das dauerte noch mehrere Tage, in denen Stimmen und andere Erlebnisse noch häufig vorkamen – daß er zwar immer »Wirklichkeit« und »Phantasiewelt« scharf trennen konnte, aber nicht wußte, welche er für die eigentlich wirkliche halten sollte. Während er anfangs ganz zur Phantasiewelt neigte, nahm der Zweifel allmählich zu.

Es klopfte an der Wand. Er hörte Frank Wedekinds Stimme. Er fühlte es wie *eine Suggestion,*[424] daß er nun zur Wirklichkeit zurück solle, da er sich unfähig erwiesen hatte, die Welt zu erlösen.

Zufällig legte er die *Hände unter den Hinterkopf.* Er fühlte, wie durch den Druck das im ganzen Körper empfundene Klopfen des Pulses besänftigt wurde, daß Kopf und Herz, die vorher durcheinander gingen, sich dadurch wieder trennten. Dieses unwillkürlich gewonnene Mittel, die Hände unter den Kopf zu legen, wandte er im weiteren Verlauf nun absichtlich an. Ein anderes Mittel kam ihm wie suggeriert vor: er sagte *unendlich oft vor sich hin: ich bin so dumm, es geht mir ein Mühlrad im Kopf herum.* Dadurch wurden seine Gedanken unterbrochen, und er *abgelenkt* von
389 dem Phantasieerleben. Ganze Nächte habe er auf diese Weise | gesummt. *Unwillkürlich* trat dies alles ein, aber er fühlte *dann* seinen *Willen* und die *Anstrengung,* die es ihm kostete, langsam zur Wirklichkeit zurückkehren. Er nahm sich vor, wieder wie ein Normaler zu handeln und alles so wie ein Normaler anzusehen. Die letzte aktive Anstrengung war es gewesen, als er im Kurort sich eine Zigarre bestellte. Bis zu dieser Nacht hatte er sich ganz den Erlebnissen *hingegeben,* oft geleitet von dem Symbol des eingewickelten Kindes. Nun begann die aktive Anstrengung von neuem, nicht aus irgendeiner Einsicht heraus, sondern rein aus dem *Willen,* weil »er es nicht mehr aushalten konnte«. Bevor wir den weiteren Verlauf und seine schließliche Einsicht beschreiben, suchen wir noch einiges von den Arten der vergangenen seelischen Erlebnisse zu schildern.

Bei den dramatischen Welterlebnissen war alles als *Wirklichkeit* einfach *»evident«.* »Ich erlebte das, was außen vorging *unmittelbar* und dem *entsprach* immer ein Zucken im Körper«. »In mir und außer mir, das war identisch.« *»Diese Gefühlsevidenz ist die stärkste, die es gibt.* Wenn ich selbst das Gegenteil gesehen hätte, das wäre vollständig gleich gewesen. Immer war es; es ist so, es ist gar kein Zweifel – d.h. im Augenblick des Erlebens.« Dabei begleiteten ihn vage *Vorstellungen* von den Geschehnissen, die manchmal etwas intensiver, manchmal auch fast rein gedanklich waren. Immer war trotzdem der Inhalt dieser Vorstellungen unbedingt sicher. »Wie Kierkegaard fordert, selbst das Paradoxe müsse man glauben, so erlebte ich es.«

Scheinwelt und übersinnliche Welt waren für ihn völlig *klar getrennt,* doch nur für das *Gefühl* abzugrenzen. In der Eisenbahn nach dem Badeort saßen links 4 Menschen, die lebten, rechts vier, die nur Schein und tot waren. Das *fühlte* er unmittelbar. Dazu hörte er eine Stimme: er merkt gar nicht, daß er »einseitig« ist.

Der Kranke hatte eine ganze Menge *sinnlicher Anhaltspunkte,* durch die hindurch er von jenem Weltgeschehen wußte. Er betont aber, daß davon nicht die Sicherheit der Evidenz gekommen sei, diese sei vielmehr *unmittelbar* gewesen. Er wußte alles ganz bestimmt. Von den sinnlichen Anhaltspunkten spielen eine große Rolle die *Körperempfindungen.* »Ich bezog immer *dasselbe* bestimmte Körpergefühl auf *denselben* übersinnlichen Vorgang« (bei den Ein- und Auszügen). Z.B. war das Kitzeln durch seine Mutter solch ein ganz bestimmtes Kitzeln. Bei diesen Körperempfindungen dachte er: ich muß mich menschlich sehen, aber er fühlte, daß er in Wirklichkeit etwas ganz anderes war. Er glaubte alles zu umfassen, was sich außerhalb des kleinen Raumes abspielte. Doch bemerkt er, wie *widerspruchsvoll* das räumliche und das eigentlich raumlose übersinnliche Geschehen durcheinanderging. Nur wenn der Einzug war, fühlte er sich als ein die ganze Welt Umfassender, beim Auszug fühlte er sich auch räumlich allein und vereinsamt.

Neben dem unmittelbaren Erleben der evidenten übersinnlichen Wirklichkeit war er aber durchaus fähig zu Gedanken, zu Erwägungen von Möglichkeiten: *vielleicht* existieren noch weitere Götter, es ist *möglich;* ich muß abwarten. Er war ferner in Zwischenaugenblicken, wie aus den früheren Schilderungen hervorgeht, zu Zweifeln fähig.

Weitere *sinnliche Anhaltspunkte* waren das *Klopfen* mit Beilen, das er hörte, das Aufhören des Klopfens, die *Schritte* der draußen Vorbeigehenden, dann vor allem die sehr zahlreichen *Stimmen.* Diese kamen genau so wie wirklich Gesprochenes von außen und waren mannigfaltiger Art. Die Schwaben riefen – er meinte, grade vor dem Fenster – »Bravo Josef«, »wir sind wieder da«; »der Wein ist a dabei«; »a bissl Scheißdreck ist a dabei«. Manche Stimmen waren weiter weg, wie wenn aus größerer Entfernung sehr laut gerufen wird, manchmal wie wenn von weit her ein Echo hergetragen wurde. Die Sandkörner sprachen als Engelchen wie Kinderstimmen. Sie waren so nah, wie wenn sie vom Gang her sprächen usw. In sich selbst hörte er Laute, wie wenn Bläschen zerspringen, Magenknurren. In diese körperlichen Vorgänge verlegte er auch die Stimmen, so daß er dachte: das klingt wie ein Bauchredner. Ferner hörte er Stimmen *aus allen Geräuschen der Umgebung,* aus rutschenden Stühlen, aus Eisenbahnpfiff, Wagengeräusch usw. Die Stimmen der Vögel verstand er gewöhnlich, ohne Worte von ihnen zu hören, in ihrer *Bedeutung.* Dann hörte er auch *aus* dem Gezwitscher *Worte* heraus im Vogelton, nicht wie ein Mensch spricht: »Du Narr«; »er helft dir nicht« (als er zu Gott betete). Im Wagengeräusch hörte er Bauern in Holzschuhen gehen, Kobolde arbeiten, Hephästos[899] schmieden (dabei hielt er sich einen Augenblick selbst für Hephästos, da ein Bein gelähmt war). Das Schmauchen der Lokomotive hieß: hoch, hoch, hoch in die Lüfte fahren, das Pfeifen: Gift, Gift.

Gesehen hat er im ganzen wenig: die Illusionen aus den Ritzen der Decke, den leuchtenden Sonnengott, den König Otto an der Wand, den Teufel hinter der Klappe, den Herrgott | als durchsich- *390*
tiges Tuch durch die Lüfte kommend. Die Personen, die er sah, sah er alle richtig. Wenn er sie als andere Persönlichkeiten verkannte, so »lag das nur im System«, nicht *in der Wahrnehmung.* Bestätigungen der Verkennungen – »ich hätte sie aber nicht gebraucht« – nahm er aus Eigentümlichkeiten ihres Verhaltens, aus einer entfernten Ähnlichkeit. Das wurde ihm aber beim Erleben kaum bewußt. Immer zwischendurch hatte er wieder das Gefühl: vielleicht ist sie es doch nicht usw.

In Heidelberg hat er auch *Geruchs- und Geschmackstäuschungen* gehabt. Das Essen schmeckte absonderlich, die Luft roch nach Laboratoriumsgerüchen. Er dachte an Vergiftung, meinte, das ginge vielleicht vom Staatsministerium aus.

Auf *keinem* Sinnesgebiete hat der Kranke irgendwelche *Pseudohalluzinationen* gehabt. Er hatte nur Illusionen und echte Halluzinationen. Von den *Sinnestäuschungen* werden noch *einige aufgezählt:* Die Stimmen der Engelchen (Sandkörner) baten ganz leise für ihn beim lieben Gott, aber ganz deutlich für ihn hörbar. – Er hörte *keine* befehlenden Stimmen. »Die Vorstellungen, die Erlebnisse zwangen mich.« – Alle Götter waren *stumm.* Nur einmal sagte der Herrgott »Du mußt« (siehe oben), als er in die Zelle geflogen war. Auf Fragen an die Götter und Genien bekam er keine Antwort. Er erkannte die Genien ausschließlich am Gefühl und an den Empfindungen des Gesichtsausdrucks. Sogar seine Haare legten sich dabei in eine andere Frisur. – Als er summte: es geht mir ein Mühlrad im Kopf herum, fühlte er tatsächlich ein Rad im Kopfe, fühlte es wie Kaffeemühlen an der Brust. Das Empfinden, daß sein Körper sich verändert, hat er oft gehabt. Der Schlag war wie ein elektrischer Schlag. Es war manchmal, wie wenn ein Strom durch den Körper ginge.

Während der Psychose – so betont der Kranke – waren alle *Handlungen motiviert.* Sinnlose Bewegungen, »katatonische Bewegungen« seien gar nicht vorgekommen. Er gab die Hand dem Arzt nicht, weil er meinte, daß der Arzt dann verdammt würde. Er lief auf den Gang, weil er König Otto befreien wollte. Er ließ sich zurückführen, weil er dann sah, daß es noch nicht Zeit sei. Er klopfte im Hotel an die eigene Zimmertür, weil er den eventuellen Dieb nicht stören wollte; in dem Bewußtsein: es ist alles gleichgültig und berechtigt, ich muß alles geschehen lassen usw.

Desorientiert sei er *nie* gewesen, nur mal *zerstreut,* wenn er grade ganz bei den Erlebnissen war. So habe er ins Wasserglas uriniert: er meinte, der Topf sei fort, da der Wärter ihn abgeholt hatte. Er suchte nach einem Eimer, sah das Glas, dachte, die Kranken in dem Kurort hatten auch Gläser, und benutzte es. Dies war »das irdische Motiv«. Er konnte aber keinen Augenblick mehr warten, da »der Rest des Schlechten hinaus mußte«. Das war das »transzendentale Motiv«. Diese *Doppelheit der Motive* betonte er weiter beim Rülpsen und bei den Blähungen, beim nächtlichen Verunreinigen des Bettes: das sei im Schlaf gekommen mit dem Bewußtsein: das ist gut, daß nun alles Unreine (übersinnlich) hinaus ist. Dann war ihm der Schmutz sofort sehr unangenehm. Er hat nicht geschmiert.

Nie sei er eigentlich *ratlos* gewesen. Er konnte sich immer zurechtfinden. Wenn der Arzt kam, dachte er immer: was will er wohl, wie beurteilt er mich wohl? Dann sagte er etwas, bloß um zu sehen, wie der Arzt reagiere, und um daraus Schlüsse zu ziehen; er sagte z.B. unmotiviert: »Warum erschrecken Sie denn so?« *»Wiewohl ich verrückt war, war ich doch bei Verstand«* meint jetzt der Kranke. Was seine *Stimmung* in der Psychose angeht, so war diese natürlich *wechselnd* und sehr mannigfaltig. »Eigentlich fühlte ich mich *immer unbehaglich.«* Er fühlte sich allein im Raum, und der Gedanke, in alle Ewigkeit da zu liegen (Anklingen von Tannhäuseridee),[900] war fürchterlich. Er mußte denken: bald kommt niemand mehr. Dann hatte er ein *lustiges* Gefühl, wenn z.B. die Schwaben kamen. Oft war er humorvoll, machte Scherze und dachte: ich will meine schwäbische Natur nicht verleugnen. Wenn die Götter einzogen, fragte er: sind noch viel da? Mit seinem Scherzen wollte er die Ergriffenheit der stummen Götter nicht aufkommen lassen. Doch fühlte er sich selbst dabei gleichzeitig ergriffen, hatte Verantwortungsgefühl für seine Aufgabe. Doch war er auch wieder *gleichgültig:* Wenns nicht gelingt, auch gut. Er hatte zwar den Entschluß, alles einzusetzen, aber der Ausgang war ihm *egal.* Bei allem fühlte er sich nie »groß«. *»Ich bin bestimmt, ich muß es tun«* war die Stimmung. Er dachte wenig nach, sondern erlebte unmittelbar *passiv,* aber in dem Bewußtsein, zum Kampfe gerüstet zu sein, wenn die Aufforderung kommen sollte.

Von Einzelheiten ist noch zu erwähnen: Eine Zeitlang fühlte er *den rechten Arm wie gelähmt,* er war am Ellenbogen schmerzhaft, und konnte ihn nicht bewegen. Dadurch fühlte er sich als

Frank Wedekind. Einmal kam ihm auch ein *Bein wie gelähmt* vor. *Niemals* hatte er | das Gefühl 391
des *Grausens,* Sinnestäuschung und Wirklichkeit nicht unterscheiden zu können. Niemals Gleichgewichtstäuschungen. Kein Lauterhören von Geräuschen (überhaupt keine Hyperästhesien). Nie Schwindel, Kopfweh nur einmal in der Heimat (siehe oben). Kein Ohrensausen. Er hat keine auffälligen Schweißausbrüche bemerkt. – Überall im Körper war dauernd ein *Klopfen* (Herz). – Stuhlverstopfung, aber oft uriniert. – *Schlechter Geschmack* im Munde, so daß er einmal sagte: »Die Halsstinkerei muß ein Ende nehmen.« – Manchmal schüttelte er die Hand in dem Gefühl, damit beim »Einzug« den Schwaben die Hand zu drücken.

Sowohl der Hergang in der *Bekämpfung der Psychose* wie die spätere *Einsicht* sind ebenso komplizierte Gebilde wie alle Einzelheiten dieser Psychose. Nachdem er den beschriebenen Weg der *Ablenkung* gefunden hatte, bekämpfte er auf diese Weise seine Vorstellungen, *obwohl* er noch daran glaubte. *»Nachdem auf diese Weise der Phantasiestrudel einmal abgelöst war, konnte ich zu mir kommen.«* Er gab sich von jener Nacht an große *Mühe, sich zu benehmen wie ein normaler Mensch.* Im Kurpark war die Selbstbeherrschung endgültig unmöglich geworden. Jetzt begann sie von neuem. Er hatte große Anstrengung ruhig »zu urteilen, wie Menschen es tun«, so z.B. über eine Zeitung gegenüber dem Wärter oder dem Arzt. Ob es Wirklichkeit oder Phantasie war, war ihm damals völlig *gleichgültig,* als er zur Wirklichkeit *wollte.* Er wollte, weil er es nicht mehr aushielt. Das Erleben war *erledigt,* nicht *beurteilt.* Er dachte noch nicht darüber nach.

Erst als er im Laufe der Tage sich sein Seelenleben wieder zur Normalität hin *verändert* hatte, reflektierte er z.B.: ich hab das *Gefühl,* eine Ewigkeit hinter mir zu haben, aber in der *Wirklichkeit* muß ich das akzeptieren, daß es der 18. Mai ist. Diese Reflexionen führten bald dazu, daß er seine *volle Einsicht* in seiner *intellektuellen* Beurteilung der Krankheit gewann. Doch war diese Stellung nicht einfach: »Es gibt für mich *keinen Maßstab,* warum die Halluzination weniger evident wäre als Wirklichkeit«; »ich besitze gar keinen Maßstab dafür, ob das *übersinnliche Wirklichkeit oder Phantasie* war«; »im Scherz« und »als Philosoph« mache er solche Einwände. Natürlich wisse er, daß ein in der Wirklichkeit Lebender, und daß er als ein solcher, die Krankheit *nur* als Phantasie ansehen könne. Noch mehrere Wochen später äußerte er in diesem Sinne von seiner Psychose: »ich *zweifle* bezüglich der Wirklichkeit; *theoretisch, praktisch nicht;* ich würde ja dauernd eingesperrt, wenn ich sie für wirklich hielte«. Es tat ihm leid, daß ihm die Phantasiewelt aus der Erinnerung langsam entschwände.

Nach der Psychose

Von vielen Dingen, aus den Tagen *vor* der Psychose, weiß er *nicht bestimmt,* ob das Wirklichkeit oder auch Psychose war. Deswegen fühlt er sich *in seiner Heimat so unsicher* und mag nicht zurück. Er weiß nicht sich zu benehmen, weil er *in der Vergangenheit* Krankheitsinhalt und Wirklichkeit im Einzelfalle nicht scharf trennen kann.

Bezüglich der Erlebnisse *vor* der Psychose hat er *keine Einsicht.* Die Beziehung der Kindeseinwicklung auf sich hält er »bei der Situation« nicht für krankhaft, wenn auch für irrtümlich. Dagegen die Beziehung des Inhalts des übersandten Antiquariatskataloges auf seine Person hält er noch für richtig. Diese Meinung und die Ansichten über die Machinationen des Ministeriums gänzlich für Beziehungswahn zu erklären, hält er für unmöglich. Ängstlich und etwas empört sagt er: »Wenn ich das für krank halten soll, muß ich mich *ganz* für krank halten, das Beste, was ich habe, meine Intelligenz und alles ..., daß ich darauf komme, daß ich das heraus merke.«

Im Laufe der Zeit wurde es ihm *peinlich,* über sich Auskunft zu geben. Früher habe er mir freier erzählt »aus Trotz, weil ich noch zweifelte«. *»Wenn man gesund ist, will man ganz richtig und objek-*

tiv die Sachen nicht gern erzählen.« Man geniere sich, weil die Erlebnisse wirklich waren und man dabei wach war. Das unterscheide sie vom Traum, den man ohne Gêne objektiv erzähle.

Nachdem die akute Psychose abgelaufen war, ging der Kranke *zur Erholung aufs Land,* kam aber zur Konsultation noch häufig in die Klinik. Es wurden noch eine Reihe abnormer Erscheinungen beobachtet:

Die *Gemütszustände* waren anfangs noch zum Teil extremer Art. Der Kranke fühlte sich manchmal sehr glücklich. »Alle Melancholie, aller Druck, alle Schwermut ist weg. Das ist nun alles durch das Delirium erledigt.« Dieses war gleichsam notwendig, »um die Spannung los zu werden«. »Nun
392 ist alle philosophische Bohrerei über den Haufen geworfen, ich kann ganz | naiv leben.« So traten *lebensfreudige Stimmungen* auf, wie er sie noch nie hatte. Er fühlte sich »ganz anders, gestärkt«. Den ganzen Tag scherzte er, fühlte sich lustig und fidel, scherzte auch über seinen eigenen Zustand. Während der ganzen letzten Jahre, meint er, sei er dagegen immer gedrückt gewesen.

Demgegenüber machten sich aber *bald entgegengesetzte* Stimmungen geltend. Er fühlte sich hoffnungslos, sah sich keinen Lebensaufgaben gewachsen, wußte nicht, was aus ihm werden sollte, sah das Leben als eine Unmöglichkeit an, hatte Selbstmordgedanken, aber nicht ernste. »Ich *will* mir eben das Leben nicht nehmen, ich kann's nicht.« Solche verzweifelte Trostlosigkeit konnte hohe Grade erreichen und trat manchmal *anfallsweise* auf, so daß sie spontan kam und nach einer Stunde wieder verschwunden war.

In den ersten Tagen nach der Psychose war er *einen Tag in seiner Heimat.* Hier machte er einen sehr kurz dauernden *merkwürdigen Zustand* durch. Er hatte eine Art Traum, war jedoch nicht im Halbschlummer, sondern bei geschlossenen Augen *völlig wach* mit dem richtigen Bewußtsein seiner körperlichen Lage. Er hatte plötzlich unter Schwindel und Durcheinander im Kopf »eine Veränderung« erlebt und sah in diesem völlig wachen Zustand im *Vorstellungsraum* mit großer Deutlichkeit, wie ein Wärter ein Glas Wein ins Zimmer brachte, das der Kranke zurückwies. Wieder ging eine kleine »Veränderung« vor sich, und er sah nun im *Augenschwarz* einen *Totenkopf.* Diesen faßte er fest ins Auge, lachte ihn an und fühlte dabei seine Stärke. Er fühlte einen Druck auf den Lidern, daß er sie geschlossen halten sollte. Der Totenkopf zerplatzte. Es blieb ein kleines Nachbild übrig, das wie ein Auge aussah und schnell verschwand. Dabei hatte er das Gefühl, daß sein eigener Kopf zum Totenkopf wurde. Er fühlte wie die Kopfhaut schwand, die Knochen und die Zähne klapperten. Das beobachtete er ohne Angst und Gruseln wie ein interessantes Phänomen. Er wollte mal sehen, was kommt. Dann war ziemlich *plötzlich alles vorbei,* er machte die Augen auf und war wie vorher. Dieser ganze Zustand, bei dem er immer gänzlich wach war, dauerte vielleicht 30 Sekunden, höchstens.

In den weiteren Wochen las der Kranke auf dem Lande (Anatole France u.a.), ging manchmal zur Stadt ins Theater und beschloß Kunstgeschichte oder Literatur zum Beruf zu machen. Oft zweifelte er an seinen Kräften und seiner Energie. Er nimmt es aber immer wieder in Aussicht.

Trotz seines geordneten Lebens zeigten sich noch manche Erscheinungen. Abends wurde es ihm manchmal *unheimlich,* wenn im Tal ein Vogel rief und dann näher kam, als *ob* das etwas bedeute. Er meint, das sei »an der Grenze«. Solche Gefühle könnten Gesunde genau so haben. Oder wenn ein Schrank im Nebenzimmer gerückt wurde, so hörte er wieder die klagende Materie. Mit dem Winde fächelte der Luftgeist ihm ins Zimmer. Im Bellen des Hundes hörte er: »Du Narr, du Narr.« Alles dies kommt ihm auch gegen seinen Willen. Er weiß die Abnormität und Irrealität, aber er kann sich manchmal so wenig wehren, daß ihn das »du Narr« geradezu ärgert. Doch sei dies alles ähnlich so, wie wenn ein Gesunder absichtlich seine Gefühle und sein Hören so einstelle.

Einmal – so erzählt er ungern – auf einem Spaziergang im Wald überkam ihn die *Phantasiewelt »König Otto«* wieder mit dem Bewußtsein, es sei wirklich: König Otto sein Vater, Frank Wedekind = König Otto, Frau Wedekind und Mizzi Schaffer und die Dame X. seine Schwestern. Das dauerte wohl *eine Viertelstunde*. Im übrigen aber dachte er auch noch manchmal daran und meinte wohl gelegentlich: »Ja beweisen kann mir niemand, daß ich nicht Sohn von König Otto bin.« Schon vor seiner Krankheit sind ihm Mizzi Schaffer, andere Schauspielerinnen vom Residenztheater, die Dame X. als Menschen derselben Art mit ihm erschienen. Das sei kein Zweifel. »Ich *weiß totsicher,* daß Mizzi Schaffer Interesse für mich hatte.« Er hat sie zwar *nie kennen gelernt,* und sie kann ihn nur im Theater öfter gesehen und beobachtet haben. Aber er hat bemerkt, wie sie ihren Mann im Wagen im Vorbeifahren auf ihn aufmerksam machte; »ein feiner Mann«. Er sah sich um. Und einmal im Theater saß sie hinter ihm. Er klatschte auffällig laut zu einem Witz und erregte die Aufmerksamkeit des Publikums. Da machte sie ohne Zweifel eine Bemerkung, die ihn beruhigen sollte. –

Zuweilen hat er *Kopfschmerz* im Hinterkopf. Niemals Schwindel. Nachts im Bett sieht er manchmal Blitze, Helligkeitserscheinungen, an der Decke kaleidoskopartige Tapetenmuster in lebhaften Farben. Es sind mosaikartige, wechselnde Muster, niemals Blumen, Gestalten oder andere Formen. Manchmal etwas Ohrenklingen. –

Die erste Zeit nach der Krankheit, als er auf ärztliche Anordnung nicht an die Zukunft dachte, sondern sich ausschließlich der Erholung hingab, ging es ihm am besten. Er meint, | daß er *393*
infolge der Anwesenheit der Mutter wieder an die Zukunft dachte und nun wieder Mißstimmungen bekam. Die Mutter, so meint er, hatte Mißtrauen, er sei noch krank, – daraus schließt er, daß Mißtrauen allgemein und nicht krankhaft sei –, sie ärgerte ihn durch banale Gespräche. Ihre Gegenwart war ihm offenbar nicht lieb. Allein fühlt er sich wohl. –

Am 23. Juli bekam der Kranke einen *abnormen Zustand,* der 3 Tage dauerte. Er begann mit einem Anfalle früh morgens, der höchstens 12–15 Sekunden dauerte. Es war ein *etwas schmerzhafter Starrkrampf.* Er war ganz bewegungslos, konnte die Augen nicht aufmachen. Dabei wurde es vor den Augen ganz hell, und er sah – bei geschlossenen Augen – in der Ferne eine kleine Jesusstatuette. Diese bewegte sich. Die Strahlen fielen auf ihn. Er fühlte sich dann scheintot, fühlte sich ganz vergangen zu einem bloßen mathematischen Punkt. So sah er eine Rauchwolke entstehen, Jesus war verschwunden. Aus der Rauchwolke entstand ein Teufel und plötzlich war alles weg. Er fühlte sich ganz frei und bewegungsfähig. Während des Anfalls war er *ganz klar, bei vollem Bewußtsein* und, wie er meint, über seine wirkliche Situation orientiert.

Die nächsten drei Stunden stand er unter dem Eindruck der »transzendentalen Bedeutung« dieses Erlebnisses. Er fühlte sich sehr matt. Das Erleben war so leibhaftig gewesen, daß er an eine bloße Täuschung nicht glauben konnte. Er überlegt: der Teufel hat es gemacht. Sofort hörte er eine Stimme: Du Narr. Er dachte: Nein, Gott hat es gemacht, und sofort hörte er es aus dem Rufen des Hahns: Kikiriki = du Rindvieh. So dachte er hin und her, und dies Denken wurde in diesen Tagen zum *Jagen* der Gedanken, zu einem *ewig wiederkehrenden Wechsel von ja und nein.* Es war ganz fürchterlich. Die Gedanken überwältigten ihn durch ihre *Menge.* Es war »ein regressus ad infinitum«. Er hatte eine wahnsinnige Angst, meinte er würde lieber mit der Titanic[901] auf dem Ozean untergehen, als so das Gefühl zu erleben, gleich werde er verrückt. In der Angst vor dem Wahnsinn ließ er sich freiwillig in die Klinik aufnehmen, dann war sofort alles vorbei, und er konnte am nächsten Tage wieder entlassen werden. Die nächsten Wochen ging es ihm gut.

Zur Charakterisierung des Kranken sei noch ein *Brief* hergesetzt, den er am 4. Juni an mich schrieb. Er zeigt deutlich hebephrene Züge und den eigenartigen Humor ohne eigentliche lustige Färbung, den uns der Kranke auch selbst beschrieb:

4. Juni 1912.

»Geehrter Herr Doktor! Seit gestern bin ich nun hier und fühle mich in dieser prachtvollen Umgebung trotz der vorüberstreichenden Regenwetter recht behaglich. Daß man mich meiner alten Freiheit zurückgegeben, hat bis jetzt keine Rückschläge gezeitigt und ich glaube auch mit ziemlicher Bestimmtheit, daß in absehbarer Zeit keine mehr folgen werden. Es sind nur ganz wenig Fremde hier und das ist mir nur angenehm. Die Vögel zwitschern hier ganz anders als in Heidelberg, die Lokomotiven stoßen mit ganz anderen Tönen ihren Rauch durch Schlot und Pfeife in »höhere Lüfte«. Die Bäume rauschen hier, wenn der Wind hindurchfährt, um vor dem Kausalitätsgesetz ihre Reverenz zu erweisen. Nur eins scheint mir noch das gleiche. Soll ich es Ihnen verraten? Ich riskiere viel, wenn ich es tue. – Aber Sie sind nun doch einmal in so vielen Dingen mein Vertrauter geworden, daß ich auch damit nicht zurückhalten will. Manchmal so in der Dämmerung, ich sitze gedankenlos auf meinem sechsfenstrigen Turmstübchen und höre das einförmige Kettenklingen der Schleppschiffe auf dem Flusse, da empfinde ich noch hie und da wie der Boden ganz plötzlich aufkreischt, wenn man im Zimmer nebenan einen schweren Schrank oder ein eichenes Sopha von der Stelle schiebt. Stößt des morgens in aller Frühe mein Zimmernachbar zornig einen Stuhl auf den Estrich, weil er ihm im Wege steht, während er nach seinem hinteren Kragenknöpfchen sucht, das im Laufe der Nacht vom Nachttischchen herab wohl unter die Bettlade gefallen sein muß – wo sollte es denn sonst hingefallen sein? – so fühle ich auch, wie der ganz gut verdiehlte Boden trotzig gegen diesen ungerechten Druck dawiderdrückt und nicht nachgibt. Und er ist bloß deshalb so stark, weil er sich im Rechte fühlt und die Kraft hat.

Was hingegen das Staatsexamen anlangt oder jene Bücherofferte, die zu mancherlei Bedenken Anlaß gab, so glaube ich mit gutem Gewissen annehmen zu dürfen, daß diese und ähnliche Herde für psychische Erregungen erloschen sind. Der Vergleich mit erkalteter Lava oder erstorbenen Kratern, den bekannten Auswurfsstellen früherer Vulkane, scheint mir gar nicht so übel, wenn auch vielleicht naheliegend.

394 | Wenn es nicht gar zu unbescheiden ist, auch einmal meinerseits den Standpunkt des Psychiaters einzunehmen, so möchte ich mich dahin laut werden lassen, daß ich bis jetzt selbst von den Erzfeinden des Menschengeschlechts, dem Alkohol und dem Tabak, so ziemlich verschont blieb. Nur ein einziges Mal wurde ich heute mittag von dem erstgenannten Dämon attackiert in der Form von Pudding mit *Wein*sauce. Leider ist es mir aber erst zu spät eingefallen, daß mich hier »Freund« Alkohol hinterlistig beschleicht, ich wurde, bevor ich es recht bemerkte, übertölpelt. Die bitterste Reue kam zu spät. Aber von jetzt ab wird ganz genau aufgepaßt.

Am nächsten Freitag morgen gedenke ich mich wieder in der psychiatrischen Klinik zur Nachkontrolle meines Geisteszustandes einzufinden. Es wäre mir sehr lieb, wenn ich Sie zu sehen bekäme oder schriftlich auch einmal etwas von Ihnen zu lesen bekäme. Das wäre nicht mehr als recht und billig, nachdem ich eine so umfangreiche Krankheitsgeschichte hab machen helfen. Falls Sie noch in der einen oder anderen Hinsicht Ergänzungen der Explorationen wünschen, stehe ich natürlich gern zu Diensten. Mit freundlichen Grüßen

Ihr ergebener Josef Mendel.«

Wir zergliedern unsern Kranken wiederum 1. phänomenologisch, 2. nach kausalen Zusammenhängen (Diagnostik), 3. nach seinen verständlichen Zusammenhängen.

1. **Phänomenologie.** Der *Bewußtseinszustand* des Kranken war ein klarer. Er wachte völlig. Es finden sich keine Merkmale der Bewußtseins*trübung*. Weder meint er selbst, daß er in einer traumhaften Bewußtseinstrübung gewesen sei, noch finden sich die objektiven Zeichen der Bewußtseinstrübung (herabgesetzte Auffassungsfähigkeit in der Psychose, Amnesien, zeitlich deutliche Abgrenzung von Bewußtseinstrübung und Wachzustand). Der Kranke hat eine vorzügliche und detaillierte Erinnerung an alles Erlebte.

Sein Bewußtseinszustand hätte ihn dauernd völlig *orientiert* gelassen, wenn nicht die Masse des bedeutsamen und eindringlichen Erlebens seine Orientierung immer verschoben hätte. Auf diese Weise bestand bei ihm das charakteristische Symptom der *doppelten Orientierung*. Dieses Symptom besteht entweder darin, daß für den Kranken dieselben Vorgänge, Wahrnehmungsinhalte, eigenen Handlungen usw. einen *doppelten Sinn* haben (z.B. ist der Wärter sowohl Wärter als Teufel), oder bei völligem Entrücktsein der Erlebnisse aus der gegenwärtigen Situation und real wahrgenommenen Welt, in der *Fähigkeit,* falls etwas Reales *eindringlich* an den Kranken herantritt, *zu sofortigem richtigen Erfassen der Situation ohne* Aufgabe der psychotisch erlebten Welt. Die doppelte Orientierung unterscheidet sich einmal vom Zweifel, der zwischen zwei Bedeutungen eines Vorganges hin und her *schwankt:* der Vorgang *hat* vielmehr *beide* Bedeutungen. Die doppelte Orientierung unterscheidet sich ferner von dem Zusichkommen in leichten Bewußtseinstrübungen mit traumhaften Erlebnissen (z.B. erste Stadien eines Delirium tremens). Dieses Zusichkommen wird wie eine Art *Erwachen* erlebt, es geht sofort mit *voller Einsicht einher,* da es sich bei den Bewußtseinstrübungen dieser Art immer nur um *spärliche unzusammenhängende Erlebnisse* handelt, die, sobald der Kranke sich wieder wirklich orientiert, auch gar keinen nachwirkenden Erlebnis*wert* mehr haben.

Bleuler hat die doppelte Orientierung als ein typisches schizophrenes Symptom sowohl bei akuten, wie bei chronischen Zuständen beschrieben[i].[902] Die chronischen Kranken haben »in vielen Beziehungen eine *doppelte Buchführung.* Sie kennen ebensogut die richtigen Verhältnisse, wie die verfälschten, und ant|worten, je nach den Umständen, im Sinne der einen oder der anderen Art der Orientierung – oder beides zugleich.«[903] Von den Dämmerzuständen der Schizophrenie, zu denen wohl unser Kranker gerechnet würde, schreibt Bleuler: »Die *doppelte Registrierung* der äußeren Vorkommnisse (im Sinne des Traumes und zugleich in dem der Wirklichkeit) ist auch *in hochgradigen Fällen* die Regel.«[904] 395

Zu der Art, wie in akuten Zuständen solche *doppelte Orientierung* erlebt wird, geben die Selbstschilderungen unseres Kranken einige kennzeichnende Beiträge. Im Beginn der Psychose erlebte der Kranke beides, die übersinnliche Welt und die reale Welt. Die

i Bleuler, Schizophrenie, S. 43, 45, 47, 180.

reale Welt war eine Scheinwelt für ihn. Doch zweifelt er noch, hatte z.B. nicht die Courage, dem Kutscher bloß 10 Pf. zu geben, um den gesuchten Beweis für den bloßen Schein der realen Welt zu haben. Mit Zunahme der Psychose schwand der Zweifel immer mehr, aber als *Orientierung in der Scheinwelt* blieb seine richtige Orientierung neben dem Leben in der eigentlich wirklichen, übersinnlichen Welt bestehen. Er wußte, daß er in der Scheinwelt nun in die Zelle für Tobsüchtige gebracht wurde, daß er an religiösem Wahnsinn leide, daß er nach Heidelberg überführt wurde. Er suchte im ganzen Verlauf der Psychose immer mit dieser Scheinwelt, die ja doch bloß Schein ist, einen gewissen Scherz zu treiben. Er konnte immer Scheinwelt und übersinnliche Welt *klar unterscheiden. Keine Verwirrung, keine* Spur von *Ratlosigkeit* trat auf. Dementsprechend war auch, was der Kranke tat, vielfach *doppelt motiviert.* Er hatte, wie er sagt, ein irdisches und ein transzendentales Motiv, ein Motiv der Scheinwelt und ein Motiv der übersinnlichen Welt, so z.B., wenn er seine Exkremente entleerte: aus körperlichem Drang und aus dem Bewußtsein, »das letzte Schlechte müsse aus seinem übersinnlichen Wesen entfernt werden.« Zuletzt, als der Kranke, trotzdem er die übersinnliche Welt für die einzig wirkliche hielt, doch zur »realen« Scheinwelt zurückkehren *wollte,* trennte er ebenfalls deutlich beide Reiche. So war der Kranke also *immer auch richtig orientiert.* Gewisse Handlungen, die objektiv verworren anmuteten, wie das Urinieren ins Trinkglas, erklärte uns der Kranke, der sich ihrer gut erinnert, aus Zerstreuung. Er war im Augenblick zu sehr beim Übersinnlichen, mußte aus transzendentalem Motiv sofort den »Rest des Schlechten« entfernen und tat das ins Wasserglas aus falschen unkontrollierten Vorstellungen, die in der Krankengeschichte beschrieben sind.

Um dies Erleben der doppelten Orientierung nicht als ein individuelles Phänomen unseres Kranken – es mutet eigentümlich als philosophische Reminiszenz an – erscheinen zu lassen, setzen wir zum Vergleich einige Stellen aus der Selbstschilderung NERVALS[i],[905] der eine in vieler Beziehung ähnliche schizophrene Psychose durchmachte, hierher:

> »Hier hat für mich das begonnen, was ich das *Hineinwachsen* des Traumes in die Wirklichkeit nennen will. Von diesem Moment gewann alles mitunter ein *doppeltes Aussehen* – und zwar ohne daß das Denken jeder Logik entbehrte und das Gedächtnis die geringsten Einzelheiten dessen, was mir widerfuhr, verloren hätte.«[906] »Ich weiß nicht, wie ich auseinandersetzen soll, daß in meinen Gedanken die irdischen Ereignisse mit denen der übernatürlichen Welt *zusammenfallen* konnten; das ist leichter zu fühlen, als klar auszudrücken.«[907] ... »In dem, was diese Leute zu mir sagten, lebte ein *doppelter Sinn,* wenn sie sich auch oft davon keine Rechenschaft ablegten,
> 396 da sie ja nicht so ›im Geist‹ waren, wie ich.«[908] ... »Aber | meinem Gedanken nach waren die irdischen Ereignisse mit denen der unsichtbaren Welt *verbunden.* Das ist eine jener seltsamen Beziehungen, über die ich mir selbst keine Rechenschaft ablege, und die man leichter andeuten als erklären kann.«[909] – –

---

i G. DE NERVAL, Aurelia, deutsch München 1910.

Suchen wir uns nun die *Weisen,* wie dem Kranken *die Inhalte seines Erlebens gegeben waren,* zu vergegenwärtigen, so können wir zunächst negativ feststellen: *Trugwahrnehmungen* – weder Halluzinationen noch Illusionen – spielen keine große Rolle. Die vorgekommenen Stimmen, optischen, Geruchs- und Geschmackshalluzinationen resp. Illusionen sind in der Krankengeschichte S. 451 ff. aufgezählt. Die größte Rolle scheinen noch Körperempfindungen gespielt zu haben, die immer in einer bestimmten Beziehung zu übersinnlichem Geschehen erlebt wurden.

Die *Wahrnehmung* der realen Gegenstände war als solche intakt: keine Intensitätsveränderungen, gewöhnlich keine Tendenz zu illusionärer Umgestaltung, dagegen immer die Neigung zum Erleben irrealer *Bedeutungen.*

Eigentliche *Pseudohalluzinationen,* detaillierte, anschauliche, ohne oder gegen den Willen kommende Vorstellungsbilder, sind nach den Angaben des Kranken auch *nicht* vorgekommen.

Wenn nun weder Trugwahrnehmungen, noch Wahrnehmungsveränderungen, noch Pseudohalluzinationen das übersinnliche psychotische Erleben im Bewußtsein des Kranken repräsentierten, wodurch wurde es dann repräsentiert? a) Durch den Bedeutungswahn, b) durch die verschiedenen Arten evidenter, wenig oder gar nicht anschaulicher Bewußtheiten.

a) Im Beginn der akuten Psychose tritt im Erleben des Kranken eine besondere Art des *Beziehungswahns,* die wir *Bedeutungswahn* nennen möchten, auf. Beziehungswahn nennt man alle diejenigen unmittelbaren Wahnerlebnisse, in denen äußere Vorgänge fälschlicherweise in einer Beziehung zur Person des Kranken gedacht werden, z.B. wenn ein Paranoiker von sich unterhaltenden Menschen sofort weiß, sie reden über ihn, wenn er weiß, ein Lächeln, eine Geste gelte ihm usw. Während hier der *Inhalt* des Wahns durchaus klar ist, gibt es eine Art von Wahnerleben, in dem den Gegenständen eine *Bedeutung,* eine *unheimliche, grauenerregende* oder eine *überirdische, übersinnliche* Bedeutung, jedenfalls keine durchaus klare, sondern *rätselhafte* Bedeutung unmittelbar anhaftet. Die Gegenstände und Vorgänge *bedeuten, aber bedeuten nicht etwas Bestimmtes,* begrifflich Formulierbares. Selten ist der Bedeutungswahn rein objektiv, sondern meist hat die Person des Kranken selbst eine Rolle dabei. Die Bedeutungen beziehen sich meist in rätselhafter Weise auf sie. Immer wachsen aus diesem Bedeutungswahn alsbald einzelne *bestimmte* Inhalte, ein klarer Beziehungswahn heraus. Für unsern Kranken ist die Welt unheimlich, dann wunderbar, als ob das goldene Zeitalter sei, die Musik ist merkwürdig bedeutungsvoll, die Menschen wissen alle etwas, meinen etwas, über das der Kranke im Sinne seiner Idee vom Anbruch des goldenen Zeitalters nachdenkt, ohne zur Klarheit zu kommen. Es treten dann weiter dabei einfacher Beziehungswahn, klare Anspielungen und dergleichen auf.

Um den *Bedeutungswahn,* den wir für eine phänomenologisch sehr charakteristische und elementare seelische Erlebnisweise halten müssen, recht anschaulich zu machen setzen wir zum *Vergleich* einen Fall mit ausgeprägtem Bedeutungswahn im

397 Sinne des Unheimlichen und der Verfolgung her. Er zeigt | *phänomenologisch* in der hier gemeinten Richtung *dasselbe* wie unser Kranker. Sonst ist er gänzlich unterschieden. Es handelt sich um einen Prozeß, bei dem reaktive Momente *überhaupt nicht* erkennbar waren, es handelt sich um Bedeutungswahn mit dem Inhalt in der Richtung der *Verfolgung,* während bei unserem Kranken der Inhalt in der Richtung der Weltveränderung zum *goldenen Zeitalter* liegt. (Die wichtigsten Stellen sind kursiv gedruckt.)

Jakob Veit, geb. 1880, ledig. Sehr begabtes Kind. Tüchtiger Kaufmann, zuletzt in New York. Früher nie krank, aber immer nervös, besonders im heißen Sommer.

Im Sommer 1907 bemerkte seine Umgebung, daß er anders wurde, merkwürdige Sachen redete. Ende September zertrümmerte er plötzlich seine ganze Zimmereinrichtung, wurde mit Gewalt ins Krankenhaus gebracht, wo er wegen Erregung mit Wickel behandelt wurde. Bald wurde er nach Deutschland transportiert. Am 12. Dezember wurde er in die Heidelberger Klinik gebracht, war völlig orientiert, aber ablehnend und unzugänglich. Er grimassierte, machte Faxen, nahm katatonische Stellungen ein, schrie mit lauter Stimme unartikulierte Silben. Plötzlich brach er in heftiges Lachen aus, schaute dann wieder vor sich hin, biß in die Kissen, schlug mit der Faust aufs Bein usw. Dabei war er immer fixierbar und gab meistens Antworten, aber in witzelnder, vorbeiredender Weise. (Krank?) »Das ist mir ganz schnuppe« (Verwirrt?) »Soviel ich weiß, ja.« (Seit wann krank?) »Zeitlebens krank.« (Seit wann schlimmer?) »Es gibt kein Schlimmer und gibt kein Besser. Es gibt nur ein Gut. Es gibt nur einen Gott.« (Wer der Arzt sei?) »Mignon.«[910] Einmal wurde sein Zustand kurze Zeit durch ein mehr depressives Bild unterbrochen: Finstere Miene, wendet sich bei Annäherung unwillig ab, verbittet sich jede Berührung und jede Frage: »Ich beantworte keine Frage, Sie fragen 1000 mal dasselbe.« Manchmal ein brummender Laut.

Ende Januar wurde der Kranke zugänglich und völlig geordnet. Er gab jetzt gern und eingehend Auskunft, bot keine abnormen Züge, nur hatte er gar keine Einsicht, daß er krank gewesen sei. Er erzählte jetzt seine Erlebnisse:

»Am 28. September 1907 kam eine Ambulanz-Chaise an meiner Wohnung vorgefahren und ohne irgendwelchen Grund nahmen mich 4–5 Männer mit Gewalt fort und brachten mich gebunden auf den Krankenwagen.« Dieser »Gewaltstreich« ist ihm jetzt so rätselhaft wie damals. »Möglicherweise« hat Isaak Rosenberg seine Hand im Spiele. Die Sache habe sich etwa so entwickelt: Am Tage vorher (27. September) war er morgens im Café. Der Kellner war ein großer starker Mann, der *hupfte schnell und unheimlich an ihm vorbei* und schüttete ihm etwas Kali in den Kaffee. Deswegen ließ er den Kaffee stehen. Dann ging er ins Geschäft und arbeitete bis zum Abend. Vom Geschäft fuhr er, ohne zu Nacht gegessen zu haben, zu Rosenberg. Diesem wollte er einen geliehenen Schirm zurückbringen und ihn etwas fragen. Im Geschäft war nämlich ein Diebstahl vorgekommen, und der Kranke habe den Schlosser verdächtigt. Denn der Schlosser habe sich so *seltsam benommen: »er schien mir nicht geheuer«.* Dies hatte er dem Rosenberg erzählt. Der habe aber so *eigentümlich geantwortet.* Dann habe er dem Rosenberg erzählt, seit dem 9. habe er keinen Brief von zu Hause, er sei so unruhig gewesen und wolle telegraphieren. Darauf sagte R. mit so *eigentümlichen Handbewegungen,* er solle doch lieber noch etwas warten. Kurz und gut, der Rosenberg benahm sich *seltsam.* Wegen alles dessen wollte er nun den R. fragen.

Er fuhr mit der Stadtbahn hin, klingelte bei R. Eine fremde junge Dame machte auf: Herr und Frau R. seien nicht zu Hause. Er beschloß unten auf der Straße zu warten. Da war alles so *seltsam.* Es fuhren *so viele Wagen* vor dem Hause vor und es wurden zahlreiche Koffer abgeladen und

in das Haus getragen. Es fuhren *sehr viel mehr Wagen der Stadtbahn als sonst* und *seltsamerweise waren alle Wagen leer. Es mußte »etwas« los sein in New York. Alles war verändert.* Ein Mann kam aus dem Hause, mit aufgeschlagenem Kragen und *durchdringendem Blick,* es war ein *Detektiv.* Bald waren eine Menge solcher Leute auf der Straße. Ferner ging da eine *alte Frau* auf und ab, die fortwährend lauerte, um ihm eins auf den Kopf zu schlagen. Dann kam *ein Hund, der wie hypnotisiert war, wie ein Gummihund, der durch Maschinen bewegt wurde, wie ein Kinderspielzeug.* Die Menschen mehrten sich und er merkte, daß *»etwas« gegen ihn im Werke* war. Er bekam Sorgen für seine Person, »keine Angst, nur Sorgen um meine Sicherheit«. Deswegen stellte er sich in die Eingangstür zwischen die dort befindlichen Säulen, »ich mußte an Simson denken«.[911] So konnten die Leute | doch nur von vorne kommen. Aber alle gingen nur an ihm vorbei, *machten* aber, 398
daß *seine Zeitung,* die er unter dem Arm trug, *heftig flatterte,* und außerdem *klapperten* sie alle *mit den Schirmen,* als *wenn ein Apparat darin wäre,* und als wenn sie ihm Angst einjagen wollten.

Nun kam Rosenberg im Auto. Erst wollte er ihm *ausweichen.* Dann gingen sie zusammen hinauf. Im Hause *roch alles* nach Dürrfleisch. Frau R. *zog sich aus,* nicht ganz, aber doch mehr als sich schickte. Man setzte ihm eine Suppe vor, die er nicht aß. Er bat um ein Stück Brot, das er mit Appetit verzehrte.

Bald ging er in seine Wohnung. Dort waren lebende Bilder wie im Kinematographen. Er sah zwei Hunde, die, wie an einer Leine, hin und hergezogen wurden, sie sahen aus wie Bulldoggen, waren aber als Bilder so klein wie Mäuse. Dann sah er ein Bild von Gabriel Max auf einem weißen Tisch.[912] Das war so *auffällig,* daß er wieder Sorgen um seine Sicherheit bekam. Seine gerahmten Bilder an den Wänden machten hüpfende Bewegungen. Im Nebenzimmer, im Badezimmer mußten Leute sein, die die Erscheinungen bewirkten. Aus »Angst um sein eigenes Fell« ging er an diesem Abend nicht auf den Abort, weil *da »was« los sein mußte,* sondern urinierte in Taschentücher und legte sie in das Fenster, damit sie nicht röchen. Er stellte einen Stuhl vor die Tür, damit er Eindringlinge schneller höre. Durch Auskramen der Schränke, durch Abhängen der Bilder suchte er hinter die Ursache der Erscheinungen zu kommen. Die *Geräusche auf der Straße waren auffallend stark.* Er hörte ein *Klopfen an der Tür.* Nachts schlief er wenig. Schließlich war ihm alles andere gleichgültig. Am nächsten Morgen zog er sich gar nicht mehr an, sondern warf auf der Suche nach dem Grunde der Erscheinungen alles durcheinander. Dann kamen R. und ein anderer Freund, und bald wurde er mit dem Wagen forttransportiert. Er wunderte sich selbst wie er den 4 Männern so mutig entgegengetreten sei. Von Haus aus sei er gar nicht so couragiert.

Man führte ihn in ein großes Tor hinein. Dann müsse man ihn eingeschläfert haben. Als er wieder zu sich kam, da arbeitete jemand an seinem Geschlechtsapparat: es war ein gar nicht zu beschreibendes Gefühl, wie wenn ein elektrischer Wirbel herumgehe. Durch irgendeine Gewalt wurde er im Bett festgehalten. Der größte Schmerz aber kam noch: es wurde ihm Gummi durch die Nase eingeführt (wahrscheinlich Fütterung). Er fühlte sich wie in einer mittelalterlichen Folterkammer. Oft war er schwindlig, daß alles sich drehte. Seine Rückenmarkssäule sei wie aus Gummi gewesen. Er wurde eingewickelt, ins Bad gelegt, auch geschlagen habe man ihn. Seine furchtbare Unruhe wurde besser, wenn er sang. Er schrie auch wohl: haut mich tot. In der Lage sei das das beste.

Vom weiteren Verlauf schreibt er: »Ich fühlte mich geistig oder körperlich krank. Man fragte mich sehr oft, ob ich schon verheiratet sei und wollte mir einreden, daß ich in Paris ein Kind hätte und zwar öfters, so daß ich zeitweise trotz der großen Schmerzen, die man mich aushalten ließ, *alles für eine plumpe Mystifikation und Komödie ansah.* Den Tag meiner Entlassung aus dem »Hospital« kann ich nicht sagen, da man mich solches nicht wissen ließ. Von einem Beamten wurde ich durch verschiedene Bureaus geführt, auf einem offenen Wagen nach dem Peer gebracht und in den Norddeutschen Lloyd-Dampfer S. eingeliefert. Am Tage der Ankunft in Bremerhaven begleitete mich ein Mann nach einer Droschke und lieferte mich in ein Gebäude ein, in dem ich durch die »Bestimmungen resp. Vorschriften«-Tafeln das Polizeigefängnis zu Bremerhaven erkannte. Ich machte dem Herrn Gefängnisaufseher alle gewünschten Angaben ... wir fuhren nach Heidelberg. Ich war unter dem Eindrucke, daß es sich um einen groben Unfug mit meiner Person handelte, der mit meiner Rückkehr in meine engere Heimat der Aufklärung näher kam und war guten Mutes und suchte mich nach so langer schwerer Zeit, die ich durchgemacht hatte, durch alle möglichen Allotria zu unterhalten und gleichzeitig mir durch Nachdenken über alles, was ich erlebt hatte, einen Anhaltspunkt, der zu meiner Festnahme am 28. September 1907 in New York geführt hatte, zu konstruieren. Die Herren Doktoren sind jedenfalls durch diese Art und Weise meines Betragens in der Anfangszeit an meiner geistigen Verfassung irre geworden und kann ich versichern, daß ich mich geistig und körperlich vollkommen normal und gesund und kräftig gefühlt habe und mich fühle ... Ich sehe ja ein, daß ich aus Unwissenheit über meine eigene Lage mich einiger Fehler schuldig machte, und bitte, solche nicht zu bemerken.«

Aus den letzten Bemerkungen geht schon hervor, daß der Kranke fast völlig einsichtslos ist. Er ist besonnen, macht verständige Zukunftspläne, hat Drang zur Arbeit, bedenkt eine bevorstehende militärische Übung, gibt höchst schlagfertige, intelligente Antworten, ist in jeder
399 Beziehung geordnet, mit einem Wort: er ist gesund bis auf den einen Punkt: er sieht | nicht ein, daß er geistig krank war. Es war nur Allotria und Ulk, was er getrieben hat. An seinen Halluzinationen hält er als an einer Wirklichkeit fest, wenn auch alles ein Rätsel ist. »Ich müßte mich für verrückt halten, wenn ich mir das eingebildet hätte.« Ganz zweifellos waren Bilder in seinem Zimmer, ganz zweifellos war auf der Straße ein lebendiger Hund einige Minuten lang wie ein durch Maschinerie bewegter Gummihund, bis er wieder lebendig davonsprang. Seine *Erklärungen* bringt er gegenüber seinen *elementaren Erlebnissen* als *bloße Vermutungen* vor. Er unterscheidet kritisch zwischen Erfahrung und Deutung. Und eine ihn befriedigende Erklärung findet er *nicht.* Die Annahme, daß der R. dahintergesteckt habe, hält er auch für eine *bloße Vermutung.* Es bleiben die Gewalttat und alle anderen Erlebnisse jener Zeit für ihn ein *Rätsel.* In diesem Zustand wurde der Kranke entlassen. Einige Monate später berichtete der Bruder, anfangs habe der Kranke nicht an seine Krankheit glauben wollen, später sei er aber ganz einsichtig geworden. Von Anfang an habe er vorzüglich im brüderlichen Geschäft mit gearbeitet, sei dann in ein großes Kaufmannsgeschäft, in dem er auch gelernt habe, eingetreten und werde nun als Filialvorstand nach einer Großstadt gehen. Hier lebt er seit 4 Jahren. Wir hörten nicht von einer Wiedererkrankung. Er hat sich 1912 eine Lebensversicherung genommen. Aus den Angaben der Vers.-Gesellschaft konnten wir entnehmen, daß er mit Erfolg in seinem Geschäft arbeitet.

b) Während der Bedeutungswahn nur im Beginn der akuten Psychose eine Rolle von Belang spielt, sind die meisten Erlebnisinhalte der akuten Psychose dem Kranken als *Bewußtheiten* gegeben, die wohl die Form für die Hauptmenge der Inhalte bilden, und die, durch Halluzinationen (Stimmen, Geräusche usw.) *ergänzt,* das psychotische Erleben aufbauen.

Die *Bewußtheit* ist als *unanschauliches* Gegenwärtigsein eines Inhaltes von Ach in der Normalpsychologie beschrieben worden.[913] Solche völlig unanschauliche Bewußtheiten gaben dem Kranken z.B. die Inhalte des außerirdischen Weltgeschehens. Wie weit im übrigen anschauliche Elemente hinzutreten, läßt sich kaum entscheiden. Der

Kranke konnte darüber keine deutliche Auskunft geben. Wir werden annehmen dürfen, daß von völlig reinen Bewußtheiten zu anschaulichen Vorstellungen und von da zu Pseudohalluzinationen phänomenologisch Übergänge bestehen.

Die Bewußtheiten des Kranken sind nun dadurch wesentlich von den gewöhnlichen Bewußtheiten geschieden, daß sie ihm ganz ohne seinen Willen *als ein äußeres Geschehen* gegeben wurden, *nicht* als von den eigenen Gedankenrichtungen *abhängige, bloß subjektive Inhalte.* In dieser Beziehung verhalten sich die pathologischen zu normalen Bewußtheiten, wie Pseudohalluzinationen zu Vorstellungen. Die pathologischen Bewußtheiten können wir in zwei Gruppen einteilen: die *leibhaftigen Bewußtheiten* und die *Wahnbewußtheiten.* Die ersteren geben dem Kranken mit überzeugender Wirkung in unanschaulicher Weise etwas Gegenwärtiges, das etwa unter Umständen auch mit Sinnesorganen wahrgenommen würde. Die Wahnbewußtheiten geben in überzeugender Weise das Dasein, die Wirklichkeit räumlich entfernter oder unräumlicher Vorgänge, die sinnlich überhaupt nicht wahrgenommen werden könnten. Ein Beispiel von leibhaftigen Bewußtheiten ist die Dame, die hinter seinem Rücken alle Bewegungen mitmacht. Er weiß dies bestimmt, unmittelbar, obgleich er sie auf keine Weise wahrnimmt. Als Wahnbewußtheiten sind viele irdische und außerirdische Vorgänge gegeben. Im Einzelfall kann man während des reichen Erlebens auf der Höhe der Psychose *die einzelnen Inhalte bezüglich der Art ihres Gegebenseins schwer trennen.*

Die *unmittelbare Überzeugung,* die der Kranke von der Wirklichkeit aller der ihm so unanschaulich gegebenen Inhalte besaß, betont er immer von neuem. | Es war ihm 400
alles als Wirklichkeit »*einfach evident*«. »Ich erlebte das, was außen vorging, *unmittelbar* und dem *entsprach* immer ein Zucken im Körper.« »*Diese Gefühlsevidenz ist die stärkste, die es gibt. Wenn ich selbst das Gegenteil gesehen hätte, das wäre vollständig gleichgültig.* Immer war es: es ist so, es ist gar *kein Zweifel.*« Die geringe Bedeutung der sinnlich anschaulichen Repräsentation hat mir der Kranke mehrfach betont. Die *unmittelbare* Überzeugung während des Erlebens konnte natürlich *nachher,* wie aus der Krankengeschichte hervorgeht, *bezweifelt* werden, ebenso wie wir nach einer Wahrnehmung uns überlegen können, ob ihr Inhalt auch wirklich war.

Aus der Folge von besonderen Erlebnisinhalten des Kranken möchten wir hier nur einen Inhalt als interessant herausheben. Nach den dramatischen Welterlebnissen fühlte der Kranke, daß nur noch der Raum seiner Zelle bestehe. Sonst war alle Räumlichkeit zu Ende und das goldene Zeitalter da. Jetzt wollte er die mächtigste Handlung ausführen. Der Raum soll nicht mehr da sein. Er befahl: Der Raum verschwinde. Aber es geschah nichts. Er hatte nicht die Kraft. – Dies scheint ein typisches Erlebnis zu sein. In den inhaltsreichen Psychosen entwickeln sich die Ereignisse oft zu einem Höhepunkt. Der Kranke hat ungeheure Kraft, sieht Handlung auf Handlung in der psychotischen Verwirklichung und kommt nun zum letzten: er will tot sein, die reale Welt soll weg sein und ähnliches. Und dies muß natürlich mißlingen. Es tritt im Bewußtsein vorübergehend eine Veränderung, eine Ernüchterung, eine Pause ein, dann beginnt das Erleben von neuem. Um dies *Erlebnis der versagenden Katastrophe* deutlich zu kennzeichnen, führen wir zum Vergleich ein Beispiel aus einem andern Fall an:

Der Kranke, Kapellmeister *Beinmann* (klassische Dementia praecox, anfangs paranoider, später katatoner Form), verfaßte eine schriftliche Selbstschilderung, besonders über die Beeinflussung von Apparaten. Wir sind an der Stelle, wo er erwartete, sterben zu müssen, in die ewige Seligkeit einzugehen. Er war in überwältigender Freudenstimmung. »Meine Freude, daß ich jetzt in den Himmel komme, wurde immer mehr gesteigert, ach und die Freude, da seh ich die Emmy (verstorbene Schwester), ach die Emmy ... Dann rief ich mit ziemlich kräftiger Stimme: ›Also adieu holde Kunst und ... no ja ... also los, ich zähl auf drei, dann gehts los ... eins ... zwei ... drei ... Halt erst auf los. Also ... 1, 2, 3 los!!‹ Dann gings aber nicht los, sondern der Apparat schnappte und gab mir meine *natürliche Stimmung* wieder. Papa sagte dann: ›Karl, du mußt dich jetzt hinlegen und ruhig sein.‹ Ich dachte damals wirklich, ich müßte sterben, ich würde durch Elektrizität verbrannt, das wäre nur ein Schlag und dann wäre ich selig.« –

Das *Persönlichkeitsbewußtsein* des Kranken in der Psychose hatte auch gleichsam die *doppelte Orientierung.* Er war sich immer bewußt, der Josef Mendel zu sein, und gleichzeitig war er Gott, Sohn des Königs Otto, die ganze Welt usw. – Mehrfach kommt eine *Verdoppelung* des Kranken vor. Es handelt sich hier nicht um ganz klare phänomenologische Tatbestände. Wir kennen allgemein das Erlebnis der eigenen Verdoppelung in der Weise, daß nebeneinander wirklich zwei Persönlichkeiten mit der Fülle der Gefühle *erlebt* werden, und wir kennen die Verdoppelung, bei der das Individuum sich nur einmal erlebt, aber außer sich einen andern *sieht,* den er für seinen *Doppelgänger* halten muß, *ohne* diesen auch von innen als Verdoppelung zu *erleben.* Der Kranke fühlte sich in seiner Schwester andersgeschlechtlich verdoppelt, später ebenso in der ihn begleitenden Dame Mona Lisa. Er fühlte später sich selbst körperlich zweigeschlechtlich und
401 erlebte den Geschlechtsakt zwischen diesen beiden Personen | in sich. Schließlich fühlte er sich einmal als den andern seziert, während er selbst im Bett lag.

Von den abnormen *Gefühlszuständen* verweisen wir auf die Vermehrung und Vertiefung der Einfühlungserlebnisse vor der Psychose, ferner auf die Übersicht seiner abnormen Gefühle, S. 454. Nur ein Gefühl heben wir besonders heraus, das uns bei solchen Psychosenformen charakteristischerweise aufzutreten scheint: das schließliche *Gefühl der Gleichgültigkeit.* Der Ausgang des Ganzen wird ihm egal, er fühlt sich passiv.

Dies Gefühl, das wir auch im ersten Falle bemerkten, wird von einem andern Kranken, der Religionskrieg, Weltbrand, ein Gewehrgeknatter und einen Kanonendonner erlebte, »wie man ihn in Wirklichkeit im wildesten Kampfgewühl nicht hören kann«,[914] beschrieben: »Übrigens hatte ich die schrecklichsten Phasen meiner Halluzinationen mit dem stoischsten Gleichmut durchgemacht, gerade als ob ich mir bewußt gewesen wäre, daß der ganze Rummel doch nur ein Humbug sei und bald aufhören müsse.«[i][915]

---

i FEHRLIN, Die Schizophrenie. Im Selbstverlag. (Selbstschilderung eines Schizophrenen.)

Gegenüber dem psychotischen Geschehen hat der Kranke mehrfach das Bewußtsein des *Zwanges,* dem er sich anfänglich *hingibt,* dem er sich zum Schluß durch Ablenkung zu *entziehen* sucht. Als er bei der Musik im Kurgarten auf die Terrasse getreten war, fühlte er den Zwang, einen ganz bestimmten Weg zu gehen. Er mußte genau in die Fußstapfen einer andern Persönlichkeit treten. Er gab sich dem Zwange, mit körperlichen Bewegungen der Musik zu folgen, hin, usw.

Die *Bewegungen,* die der Kranke in seiner Psychose machte, sind nach seiner Ansicht *immer motiviert* gewesen, auch die sonderbarsten, fälschlich für »katatonisch« zu haltenden Bewegungen. Wenn er solche Bewegungen ausführte, wollte er z.B. den Wesen in sich besseren Platz verschaffen, deren Bewegung fördern u. dgl. Diese Angabe der durchgehenden Motivierung während der Psychose als »katatonisch« auffallender motorischer Erscheinungen ist bei solchen Arten erlebnisreicher akuter Psychosen nicht ungewöhnlich, z.B. führen wir noch NERVAL an:

»Der kataleptische Zustand, in dem ich mich mehrere Tage befunden hatte, wurde mir wissenschaftlich erklärt und die Berichte derer, die mich so gesehen hatten, versetzten mich in eine Art Gereiztheit, als ich sah, daß man der Geistesverwirrung die Bewegungen und Worte zuschrieb, die für mich mit den verschiedenen Phasen einer logischen *Kette* von Ereignissen zusammenfielen.«[916]

Unter den Phänomenen der Willenssphäre ist ein weiteres auffallendes und charakteristisches Faktum, das *Gefühl außerordentlicher Kraft.* Unser Kranker fühlte sich den Menschen an Körperkraft unendlich überlegen. Er fühlte, daß zehn Männer ihn nicht würden halten können. Dieses Riesenkraftgefühl ist ebenfalls häufig:

»Da hatte ich die Idee, daß ich sehr groß geworden sei, und daß ich durch eine Flut von elektrischen Kräften alles niederwerfen würde, was sich mir näherte. Es war etwas Komisches in der Sorgfalt, mit der ich meine Kräfte im Zaum hielt und das Leben der Soldaten, die mich aufgegriffen hatten, verschonte.« (NERVAL.)[917]

2. **Kausale Zusammenhänge**. Es zweifelt wohl niemand, daß es sich bei unserem Kranken um einen schizophrenen Prozeß handelt. Da wir von der | Ursache dieser Pro- *402*
zesse, abgesehen von häufiger gleichartiger hereditärer Belastung – diese liegt in unserem Falle nicht vor – gar nichts wissen, können wir nur fragen, *wann* der Prozeß *begonnen* hat. Es liegt nahe, den *Nachlaß des Fleißes* des Kranken und den Beginn der tiefen *Abneigung gegen Jurisprudenz* vor 6 Jahren als erste Äußerung des Prozesses anzusehen. Vor 4 Jahren begann es, daß er sich von seiner Familie ganz *unverstanden fühlte* und sich von seinen Kameraden *zurückzog.* Sieht man diese beiden Epochen als die ersten leichtesten Schübe des Prozesses an, so wird dieser deutlich und unbezweifelbar *seit zwei Jahren.* Er wurde mißtrauisch, deprimiert, wortkarg, klagte ständig, daß er sich nicht wohl fühle, wurde reizbar, unzugänglich, verlor fast alle Initiative. Diese schwerere Phase klang zunächst wieder ab, es blieb aber ein schizophrener Dauerzustand: Er war brüsk und beleidigend gegen Bekannte, sonst aber sehr schüchtern, sein Beneh-

men war auffällig nach Alkoholgenuß und zuweilen spontan (»simuliert gern den Verrückten«). – Für die einzelnen Phasen oder Schübe können wir schicksalsmäßig auslösende Momente nicht nachweisen.

Unser Kranker besaß von Jugend auf ein mehr als gewöhnliches *philosophisches Interesse,* ferner eine überdurchschnittliche Kulturbedürftigkeit, eine feine entwickelte Eindrucksfähigkeit. Bei solcher Anlage verstehen wir mehr als sonst, daß der Kranke jedesmal, wenn seine Krankheit Fortschritte machte, sich dem philosophischen Studium mit Leidenschaft hingab. Es ist generell eine Eigentümlichkeit dieser Prozesse, daß die Befallenen sich besonders im Beginn tiefsten Problemen, Weltanschauungs- und religiösen Fragen hingeben. Bei der besonderen Veranlagung mußte dieser Zug bei unserem Kranken stark hervortreten. Wir werden diesen Zusammenhang im nächsten Abschnitt besser zu verstehen suchen, ebenso wie den weiteren, daß beim Kranken die Philosophie zum qualvollen *Erleben der Skepsis* führte. Wir sind also der Ansicht, daß philosophisches Studium und besonders die Skepsis *Folge und Äußerung der durch den Prozeß gesetzten seelischen Veränderung* sind.

Als eine damit zusammenhängende Folge des Prozesses ist seine *Berufsunfähigkeit* aufzufassen. Diese im Zusammenhang mit dem philosophischen Fiasko bildete den Hauptinhalt seines Leidens in dem letzten Jahr vor der akuten Psychose: ein bis zu einem gewissen Grade in sich verständliches Schicksal, das *als Ganzes* durch den Prozeß selbst *verursacht* ist.

Drei Monate vor der Psychose trat eine gewisse Umwandlung mit ihm ein infolge des *Eindrucks einer Dame,* deren persönliche Bekanntschaft er allerdings nicht machte. Doch alles blieb im großen und ganzen beim Alten, bis zu dem Zeitpunkt, einen Monat vor der Psychose, als der *Examensmißerfolg* eintrat[i]. Von diesem Termin an wurde er wesentlich kränker, fiel jetzt allen auch als krank auf, entwickelte in den nächsten Wochen wahnhafte Ideen, deren verständlicher Zusammenhang mit diesem Mißerfolg unverkennbar ist. Nach weiteren Verstimmungen durch Szenen mit den Eltern
403 wegen der Berufswahl, | durch Fragen anderer nach seinem Beruf, brach nach einer Zeit von etwa 4 Wochen die akute Psychose aus, der 2 Tage vorher noch ein gänzlich *unverhofftes* und einen tiefen Eindruck hervorrufendes *Wiedersehen der Dame* vorhergegangen war.

Auf Grund dieser kurz resumierten Daten sind wir der Ansicht, daß es sich um eine *reaktive Psychose* handelt. Der Prozeß hat die *Disposition* geschaffen, die eine solche merkwürdige Reaktion auf ein schweres Schicksal überhaupt erst ermöglicht. Der Prozeß hat *daneben* die *seelische Veränderung* verursacht, die das philosophische Fiasko in

---

i Er sowohl wie seine Umgebung hatten eine I erwartet und waren von der schlechten II sehr enttäuscht und überrascht. Außerdem war die schlechte Note bei der Anstellung im Staatsdienst eine Hemmung. Er hatte nun die Aussicht, sehr lange warten zu müssen, vielleicht niemals angestellt zu werden.

der Skepsis und die die Berufsunfähigkeit, die Unmöglichkeit, sich in der realen Welt zurechtzufinden, mit sich brachte.

Skepsis und Berufsunfähigkeit hatten schon eine Spannung in sein Seelenleben gebracht, die durch den Examensmißerfolg, in unmittelbarem zeitlichen Zusammenhang mit diesem, zur Entladung kam. Er hatte nach allem *inneren* Mißerfolg Alles gleichsam auf diese eine Karte gesetzt: er erwartete die Note 1. Als hier das Unglück eintrat, war er gänzlich verzweifelt und nun entwickelte sich *sofort* eine krankhafte Veränderung (sowohl von den Angehörigen angegeben, wie von ihm selbst beschrieben), aus der nach 4 Wochen die schwere akute Psychose herauswuchs. Inwiefern auch der Inhalt der Psychose mit seinem Schicksal, aus dem die akute Phase reaktiv hervorgeht, wieder zu einem großen Teile in verständlichem Zusammenhang steht, wollen wir im nächsten Abschnitt sehen.

Die Reaktivität der Psychose ist in diesem Falle nicht *in dem Maße* deutlich, wie im ersten Fall. Stellen wir die Frage: wäre die Psychose auch ohne das besondere Schicksal ausgebrochen, so würden wir in unserem ersten Fall unbedenklich mit Nein antworten. Klink würde bei glücklicher Ehe – jedenfalls noch lange Zeit – gesund geblieben sein. In dem jetzigen Falle müssen wir antworten: wäre die Examensnote eine 1 gewesen, so wäre wahrscheinlich die akute Psychose *nicht in diesem Zeitpunkt* ausgebrochen. Das durch den Prozeß verursachte *seelische Schicksal* würde aber – je länger es dauert bei desto geringeren Anlässen – wohl unter allen Umständen zu dieser selben Art von Psychose geführt haben. Schließlich können wir nicht abmessen, in wie hohem Maße etwa ein *Schub*, der gewissermaßen schon im Anzuge war, durch dies reaktive Verhalten mit ausgelöst ist. Der Kranke ist nach der Psychose wieder soweit normal geworden, wie er es vorher war, ein Fortschritt des Prozesses hat sich nicht gezeigt. Wir werden darum die Mitwirkung eines Schubes für sehr gering halten müssen.

Die *Reaktivität* zeigte sich *nach der Psychose* darin, daß der Kranke Abneigung gegen die heimatlichen Verhältnisse hatte, die wieder die Berufsprobleme an ihn heranbrachten; daß er sich nicht gut befand, wenn seine Mutter, die früher so viel Forderungen bezüglich Berufsentscheidung an ihn gestellt hatte, ihn besuchte; daß er bei der ersten Rückkehr in seine Heimat sofort einen leichten Rückfall bekam und in die Klinik zurückging.

Der Prozeß besteht als solcher natürlich weiter: seine wahnhafte Stellung zu gewissen Ereignissen vor der Psychose, seine anfallsartigen Zustände, gewisse Züge, die sich besonders in schriftlichen Produkten kundgeben, und die auf elementare Veränderungen der Persönlichkeit weisen, alles das sind Merkmale für den schizophrenen Dauerzustand.

| 3. **Verständliche Zusammenhänge.** Wir wollen zunächst die eigentümlichen ver- 404
ständlichen Zusammenhänge *vor* der akuten Psychose begreifen, deren Auftreten wir als *Folge* des Prozesses ansehen. Wir wollen dann, soweit es uns möglich ist, die *Inhalte der akuten Psychose* selbst zu verstehen suchen.

Die seelischen Veränderungen, die Arten *neuer Lebensstimmung, neuer Lebensgefühle,* die durch die schizophrenen Krankheitsprozesse auftreten, sind schwer zu verstehen und schwer zu beschreiben. Es ist nicht gelungen, sie so zu beschreiben, daß man sagen könnte, diese Lebensstimmungen kämen *nur* als Folge dieser Prozesse vor. Wir können sie ferner mit Aussicht auf Erfolg nur bei differenzierteren, begabteren Menschen studieren. Haben wir sie bei diesen erfaßt, werden wir sie leichter in der undifferenzierten Form der gewöhnlichen Fälle wiederfinden. Aber begabtere Kranke mit einem schizophrenen Prozeß sind selten – vielfach aus Mangel an Gelegenheit – zum Gegenstand wissenschaftlicher Untersuchung gemacht.

Man wird zunächst sich das Material der *objektiven Zeichen* zu verschaffen suchen, die Inhalte des Denkens, die Eigenart der Wertungen, die Weise der Lebensführung usw., und von diesen aus unter Zuhilfenahme der *Schilderungen des Kranken,* die er über seine vergangenen Seelenzustände gibt, und der *Beurteilungen,* die er ihnen zuteil werden läßt, in den subjektiven Quell der bloß äußeren Zeichen zu dringen suchen. Solche *psychologische* Versuche werden uns eher lehren, das Wesen dieser Symptomenkomplexe deutlicher abzugrenzen, als es durch bloß *wertende* Beurteilung der *objektiven* Symptome als minderwertige *Leistung,* Verschrobenheit, Verworrenheit, Zusammenhanglosigkeit, Maniriertheit, Autismus usw. möglich ist. Unser Kranker lehrt uns in dieser Richtung nun leider auch nichts endgültig Klares, aber als konkreten Beitrag halten wir ihn als Material nicht für wertlos.

Es traten *drei Phasen vermehrter philosophischer Beschäftigung* auf, 6 Jahre, 4 Jahre vor der Psychose und die letzten 2½ Jahre. Wir haben Grund zur Annahme, daß jedesmal der Prozeß einen Schub machte (plötzlich auffallendes Benehmen auch in anderer Beziehung). Von der ersten Phase haben wir nichts Näheres erfahren, in der zweiten Phase beschäftigte ihn das *Problem von Leib und Seele* (vgl. Krankengeschichte S. 435). Wie die Namen der studierten Philosophen und die Reihenfolge zeigt, war das Problem für ihn *keine kühle wissenschaftliche Frage,* sondern Ausdruck *metaphysischer Neigung.* Während dem rein wissenschaftlichen Menschen, der immer auf der Empirie fußt, jene Frage ziemlich gleichgültig ist, weil sie gar nicht beantwortet werden kann, und weil ihm für seine empirischen Zwecke bald diese, bald jene Vorstellungsweise als Hilfsmittel brauchbar ist, ist dasselbe Problem dem Metaphysiker ein *Erlebnis.* Etwas vom Wesen der Welt liegt ihm in der Aufgabe dieses Problems. Die Weise, wie unser Kranker das Problem in Angriff nahm, und wie er damit fertig wurde, ist bemerkenswert. Sein Resultat, daß beide Theorien mit gleichem Recht vertreten werden können, ist theoretisch einwandsfrei, ein Zeichen ehrlicher Kritik. Aber es ist zugleich ein Zeichen, daß er *unfähig ist, seiner metaphysischen Neigung Genüge zu leisten.* Metaphysik bedarf nicht nur des Erlebens des Probleminhalts als eines überwältigenden, sondern auch
405 der Fähigkeit zum Stellungnehmen, zum Schaffen, dem das kri|tische Denken nur *Mittel* ist, nicht *Maßstab.* Das vermochte der Kranke nicht, und er erlebte das erste Fiasko seiner metaphysischen Bedürfnisse.

Als der Kranke vor 2½ Jahren seine philosophischen Studien von neuem begann, erlebte er fast dasselbe noch einmal. Offenbar getrieben vom Drang zum »System«, von metaphysischem Bedürfnis, vom Trieb zur Weltanschauung, zum Weltbild, zum Erfassen des Ganzen, zu »philosophischer Klarheit«, wendet der Kranke sich doch zunehmend (vgl. Krankengeschichte S. 435) von den Weltanschauungsphilosophen ab und den bloßen *Logikern* zu, den nur *rein wissenschaftlichen* Philosophen, die seinem *kritischen Intellekt* entgegenkommen, nicht aber seinem Bedürfnis zum System. So wird ihm Husserl der Höhepunkt. Als nun seine Fähigkeit, ein »System« zu bilden, versagt, und er auch noch meint, bei Husserl Widersprüche und Fehler zu finden, lag die Entwicklung zu gänzlicher Verzweiflung, zum Skeptizismus, nahe.

Doch war diese *Entwicklung* nur scheinbar. Der Skeptizismus war *von vornherein* der adäquate Ausdruck seiner Lebensstimmung. Er hatte auf der einen Seite den Trieb zur Weltanschauung, *hielt sich aus Unfähigkeit zum Stellungnehmen an rein intellektuelle, rationale Methoden,* klammerte sich gleichsam an diese bis zum Äußersten, studierte den eminent schwierigen Husserl, – dessen *Inhalte* seinen Bedürfnissen auch keine Spur entgegenkamen, – weil er hier die größte *Sicherheit,* die größte kritische Schärfe fand, bis er hier endgültig auch das *intellektuelle* Fiasko erlebte. Schon vorher hatte er gefühlt, daß er *nichts endgültig für wahr* halten *konnte,* daß er nicht bloß in der Wissenschaft, sondern auch in der Lebensführung und der Kunst gegenüber *keiner zuverlässigen Stellungnahme fähig war.* Er besaß gewissermaßen die Werkzeuge (kritische Intelligenz, Eindrucksfähigkeit, Einfühlungsfähigkeit usw.), aber er war unfähig, das Willensmäßige in allem Stellungnehmen *mit regelmäßigem Bewußtsein der Sicherheit* zu erleben. Besonders zwei Punkte pflegte er in philosophischen Gesprächen zu betonen, die auf intellektuellem Gebiete immer das Ende seiner Denkarbeit wurden. Er hatte in Kants Dialektik die *unendlichen Regressus* kennen gelernt, die Unendlichkeit der Kausalketten, in denen wir empirisch nie zum Unbedingten, zum Letzten kommen. Und bei allen logischen Erwägungen fand er größere oder kleinere *Zirkel,* durch deren Erkenntnis ihm die Gebäude zusammenfielen. Unendliche Regressus und Zirkel fand er überall, und niemals fand er die Fähigkeit, in der Unendlichkeit des fließenden Regressus *willkürlich* einen Pfahl einzuschlagen, an dem er sich zu wirklichen Untersuchungen im einzelnen halten könnte, oder eine *selbstverständliche* Voraussetzung mit *voller Einsichtigkeit* hinzunehmen, wodurch der Zirkel erledigt wäre. Als völlige Unsicherheit in der Stellungnahme blieb dem Kranken der Skeptizismus auch gegenüber seinen Wahnbildungen, denen er nicht mit voller Einsicht, aber eben mit diesem zweifelnden qualvollen Schwanken gegenüberstand.

Um die psychologische Eigenart der skeptischen Haltung unseres Kranken möglichst deutlich zu kennzeichnen, vergleichen wir sie mit den sonst vorkommenden psychologischen Formen des *Skeptizismus*[i]. Die häufigste Form, in der | uns der Skeptizismus begeg- *406*

i Daß der Skeptizismus als *theoretisches* Gedankengebilde an sich noch nichts Bestimmtes über die psychologische *Quelle,* aus der er entspringt, sagt, ist wohl selbstverständlich. Der theoretische

net, ist folgende: Menschen, die unbedingt von ihren Trieben beherrscht werden, sich nichts versagen und dabei bloß in der Sphäre des mehr sinnlichen Genießens des Lebens und des Ringens um Macht und Geltung bleiben, nicht in der Hingabe an absolute Werte dieser Werte selbst wegen leben, benutzen skeptische Gedankengänge als Mittel, um in sophistischer Weise ihre Handlungen und Eigenschaften vor sich selbst oder vor anderen dadurch zu rechtfertigen, daß sie entgegenstehende Forderungen als höchst zweifelhaft und unbegründet darstellen. Die treibende psychologische Kraft ist der unbedingte Wille, den Trieben und Neigungen zu folgen, das Begehrte, und sei es heute das Gegenteilige vom Gestrigen, zu erlangen; Skeptizismus ist eines der *Hilfsmittel.* Von solchen Skeptikern unterscheidet sich unser Kranker dadurch, daß jene *sehr sichere* Menschen sind, die in jedem Falle wissen, was sie tun wollen, während unserem Kranken gerade *diese Sicherheit des Stellungnehmens überall abgeht,* ferner dadurch, daß jenen der Skeptizismus *bloß* Hilfsmittel ist, während er bei unserem Kranken sich aus unbezweifelbarer *ursprünglicher* Hingabe an Werte entwickelte.

Eine andere seltenere Form des Skeptizismus ist der *rein theoretisch gedachte Skeptizismus.* Menschen, die in jedem praktischen Fall wohl wissen, was sie wollen, und was ihnen einleuchtend, was einsichtig ist, kommen beim allgemeinen erkenntnistheoretischen Nachdenken zum Resultat, daß es nirgends Sicherheit gibt, daß alles Erleben der Sicherheit bloß Gewohnheit ist usw. Sie halten diese Meinung als rein wissenschaftliche für zwingend begründet, lassen aber der praktischen Sicherheit (dem *belief* Humes)[918] ihr volles Recht. Auch diese Menschen unterscheiden sich auf ähnliche Weise wie die vorigen von unserem Kranken: ihre Skepsis ist *nur gedacht* und als theoretische Einsicht zum Inhalt gemacht, die Skepsis unseres Kranken ist *qualvolles tägliches Erleben,* für das die theoretische Formulierung – die sich in nichts von altbekannten Gedankengängen der Philosophen unterscheidet – *bloß Ausdruck* ist.

Eine weitere, dritte und seltenste Form der Skepsis ist die skeptische Geisteshaltung der Menschen, die überall vorsichtig, zweifelnd bezüglich eines endgültigen Urteils, sei es eines wissenschaftlichen, sei es eines Werturteils sind, die aber durch Gründe und Gegengründe, Motive und Gegenmotive, positive und negative Wertung nicht in ewigem Schwanken hin und her geworfen werden, sondern die *im theoretischen Zweifel* eine subjektive, psychologische Vereinheitlichung erleben, die ferner *praktisch* in jeder Situation zum Handeln, zum Urteilen für diesen Augenblick, zum Entscheiden, wo das reale Leben Entscheidung verlangt, kommen. Wenn möglichster Reichtum der Inhalte, möglichste Weite und Freiheit des Geistes bei persönlicher *Vereinheitlichung* im Leben ein Kriterium seelischer Gesundheit ist, so sind diese Art Skeptiker die gesun-

---

Skeptizismus tritt im wesentlichen in zwei Formen auf, 1. als *Leugnung* aller Werte, der Wahrheit sowohl wie ethischer, religiöser, ästhetischer Werte, 2. unter *Anerkennung* der Existenz von *Werten* als Behauptung, daß Menschen *niemals* diese Werte erfassen können, vielmehr sie immer nur widerspruchsvoll, in Verhüllungen usw. ergreifen.

desten Menschen. Gerade das Gegenteil dieses Menschentypus bildet unser Kranker: ewiges *Schwanken* statt vereinheitlichender Zweifel, ewige *Unsicherheit* statt praktischen Stellungnehmens, ewiges *Zerstören* statt lebendigen Schaffens. Es fehlt die Vereinheitlichung, seine Seele wird durch ein dauerndes Für und Wider, Motive und Gegenmotive auseinandergerissen. Dies ewige Für und | Wider, das ins Unendliche 407
geht, ist ihm auf den Höhepunkten seiner kranken Zustände so unerträglich, daß er glaubt, verrückt zu werden und lieber auf dem Ozean untergehen und sterben, als solchen Verlust seines Selbst erleben will.

Diese Skepsis, die nicht eine *skeptische Geisteshaltung gegenüber den Dingen bei innerer Einheit,* sondern eine *innere skeptische Zerrissenheit* ist, kommt in geringeren Graden nicht selten aus *angeborener Anlage* vor – natürlich immer nur bei den differenzierteren, begabteren Menschen, deren Seelenleben überhaupt in philosophischen Gebilden Ausdruck finden kann. Diese *innerlich zerrissenen,* skeptisch *erlebenden* Menschen ähneln in vieler Beziehung unserem Kranken. Was wird daraus? Bei der angeborenen Anlage in der Minderzahl der Fälle ein quälendes, aber ehrliches Leben, in dem die niederen Stufen jener gesunden skeptischen Geisteshaltung erreicht werden, ein schwaches Leben, das aber in dieser Schwäche die möglichen Stufen der Gesundheit erklimmt. In der Mehrzahl der Fälle aber schafft der Mensch sich äußerlich, was er innerlich nicht besitzt. Er gewinnt etwa ein philosophisches System[i], dem er mit wahnhaftem Fanatismus anhängt, woran er sich als etwas Greifbarem klammert, das ihm wie ein Rezept Sicherheit überall gibt, wo er sie im Leben braucht – allerdings immer erst nachdem er den Fall in langem Überlegen in sein Schema eingepreßt hat. Gleichzeitig suchen solche Menschen ihr System mit Fanatismus anderen aufzuzwingen, sie erstreben Macht und Geltung damit. Diese Macht und Geltung bietet ihnen einen äußerlichen Ersatz für ihre nun vergessene innere Schwäche. Diese Menschen werden mit ihrem System manchmal plötzlich glücklich, nachdem sie bis dahin die unglückseligsten, zerrissensten Wesen waren. Da aber das System ein künstliches Gebilde ist, nicht den Quell in ihrem innersten Erleben hat, nicht Ausdruck einer entsprechenden *seelischen Einheit* ist, so kommt doch alle Unsicherheit, alles Preisgegebensein an momentane Impulse und Triebe wieder in der Lebensführung zum Ausdruck. Unsicherheit, Unzuverlässigkeit, Unehrlichkeit auf der einen Seite, keine ruhige, sondern immer fanatische Überzeugung auf der anderen Seite, das gehört psychologisch notwendig zusammen.

Etwas mit dieser »normalen« Entwicklung Vergleichbares geschieht nun auch bei den allermeisten *Prozessen.* Auf die Zeit der *qualvollen Unsicherheit* folgt die Zeit einer gewissen *Zufriedenheit mit dem Wahn.* Der Wahn nimmt bei Begabteren dann auch

---

i Ein *System* ist wohl zu unterscheiden von *systematischer Arbeit.* Ersteres ist wissenschaftlich unmöglich, da es eine in der Unendlichkeit liegende Aufgabe ist – daher vorkommenden Falles wahnhaft. Letztere ist Grundbedingung wissenschaftlicher Forschung.

objektive Form an, als Weltsystem und dergleichen. Er tritt nicht bloß als subjektiver Wahn, der es allein mit der eigenen Person zu tun hat, auf. Das ist nun das *Besondere an unserem Kranken,* daß er bisher die außerordentliche Unsicherheit durch einen Prozeß bekommen, aber nicht den gewöhnlichen Weg zum Wahnsystem eingeschlagen hat. Er ist außerordentlich gequält. Dabei hat er sich aber ein Maß von Einsicht und Diskussionsfähigkeit erhalten, daß er – ein ungewöhnlicher Fall – noch Fühlung mit Gesunden besitzen kann, daß man sich mit ihm gern unterhält und sich an der Beweglichkeit seines Geistes, der Eindrucksfähigkeit und relativen Weite, dem Bestreben nach Ehrlichkeit freut; während es das Gewöhnliche ist, daß man das Wahnsystem
408 registriert, Diskussionsunmöglichkeit feststellt und mit der gänzlich | »verrückten« Welt des Kranken keine Fühlung gewinnt. Was beim »Normalen« die *Verengung im System* bedeutet, dem ist beim Prozeß die *Absonderung und Einschließung in den Wahn* zu vergleichen.

Aber nicht nur diese letzte, sondern die ganze Parallele zwischen normaler Unsicherheit, skeptischer Zerrissenheit und der Unsicherheit unseres Kranken, dem normalen Systemfanatismus, Aberglauben usw. und dem Wahn anderer Kranker dieser Gruppe ist *nur ein Vergleich.* Wenn wir jedoch festlegen wollen, worin denn die *Merkmale des »Prozeßbedingten«* an diesen seelischen Vorgängen bestehen, so können wir das nicht klar. Es ist erstens die Art, wie diese Menschen auf das Ganze, das Weltbild, die Weltanschauung gerichtet sind, und es ist zweitens die *außerordentliche* Unsicherheit, das *exzessive* Schwanken und die unendliche Zerrissenheit des Seelenlebens. Das erstere sehen wir z.B. in den Zeichnungen solcher Kranker, die immer den Kosmos, d.h. den Kosmos, wie ihn die Kranken sich denken, das was ihnen wesentlich scheint, darstellen; an den Schriftstücken, die eine neue Weltanschauung, eine neue Entdekkung vom innersten Zusammenhang, eine neue Religion usw. geben wollen. Das letztere sehen wir – alles immer nur deutlich bei differenzierteren Persönlichkeiten – in den Klagen über die eigene Gefühlsverhärtung, Verkommenheit, Unfähigkeit etwas zu begreifen, Klagen, die denen bei cyclothymen Depressionen manchmal ähnlich sehen.

Das gewöhnliche Resultat, der Wahn, ist bei unserem Kranken ausgeblieben[i]. Aber in den Inhalten seiner *akuten Psychose,* die reaktiv auf dem Boden der Examensenttäuschung entstanden, hat der *Trieb zum Ganzen* sowohl wie die *skeptische Verzweiflung* eine konkrete Gestalt gewonnen.

Daß bei der neuen Lebensstimmung des Kranken, infolge der ihm nur am Weltanschauungsmäßigen etwas lag, und infolge der er in seiner Unsicherheit zu jeder Stellungnahme unfähig war, auch die Ausübung des *Berufs* unmöglich wurde, liegt auf der Hand. Er erzählte, wie er die praktischen Fälle nicht als solche entscheiden konnte, sondern immer auf die prinzipiellsten juristischen Fragen kam und lange Abhandlun-

i Die Wahn*einfälle* des Kranken sind nirgends zum System verarbeitet, beziehen sich nicht auf seine Weltanschauung. Er steht ihnen durchaus schwankend und unsicher gegenüber.

gen verfaßte, wie ihn die gleichgültigen Kleinigkeiten des Berufs anekelten, wie er mit den Kollegen, die ihm so kulturlos vorkamen, nicht umgehen mochte, wie er bloß vor den Kopf gestoßen war, und wie er das tiefe Bewußtsein hatte, *erst* müsse er sich philosophisch klar sein, bevor er sich dem juristischen Beruf zuwenden könne. Dabei war seine juristische Begabung nach dem Urteil der Umgebung hervorragend, erwartete man – wie uns angegeben wurde, auch die juristischen Kollegen – allgemein eine 1 im Examen. Daß er dies Examen überhaupt bestand, ohne neu dazu gearbeitet zu haben, beweist schon seine Befähigung. Nicht *intellektuelle* Defekte, sondern Veränderungen des *Willenslebens* und der *Wertungen* waren es, die ihn unfähig machten.

Die *akute Psychose* des Kranken hat zwei Phasen gehabt: die erste Phase der Vorboten, der ersten Veränderung in seiner seelischen Disposition (vom Examensmißerfolg etwa vier Wochen dauernd), die zweite Phase der vorübergehenden Umwälzung seiner seelischen Disposition und der dadurch möglichen | psychotischen Erlebnisse. Die *409*
Form dieser letzteren haben wir im ersten Abschnitt phänomenologisch beschrieben. Wir wenden uns nun zu den Inhalten.

Der Kranke selbst betont immer wieder den außerordentlichen *Reichtum* an Erlebnissen. Eine Unmenge von Vorstellungen haben ihn gleichzeitig beherrscht. Derselbe Vorgang hatte wohl *20 Bedeutungen,* meint er. Es war alles so *widerspruchsvoll,* »so furchtbar unlogisch«. Es ist darum gänzlich unmöglich, die Psychose zu »rationalisieren«, eine logische Vernunft in die Psychose hineinzudenken. Vieles, was er erlebte, trat nur ganz *vorübergehend* auf (romantisches Zeitalter, Seelenleben der anorganischen Materie usw.). Denn beinahe alles, so meint der Kranke, was er je gelesen oder phantasiert hat, das hat er jetzt als Wirklichkeit erlebt. Trotzdem lassen sich in der Menge der Erlebnisse einige *Grundmotive* verfolgen, einige Grundstimmungen als Quelle mannigfacher rationaler Inhalte erkennen, die durch die ganze Psychose hindurchgehen, und die mit seinem Schicksal, seinem tiefsten Erleben, und mit seinem Mißerfolg im Beruf verständlich zusammenhängen. Diese Grundmotive wollen wir aus der Menge *zufälliger Assoziationen und Reminiszenzen,* die den Gang der Psychose neben ihnen beherrschten, herausstellen. Wir sind weit entfernt, den Inhalt der Psychose *überhaupt zu »verstehen«* als ein *durchgehends* sinnvolles Gebilde. Die drei *Grundmotive* sind: 1. der *Examensmißerfolg,* 2. der philosophische *Skeptizismus,* 3. die Beziehung zur *Dame Mona Lisa.*

Der *Examensmißerfolg* war objektiv die auslösende Ursache der Psychose. Er war die ersten Wochen bestimmend für den Inhalt des Beziehungswahns, der Vermutungen bevorstehender Ereignisse, der Stimmen. Auf seinen Beruf, seinen Fleiß, seine Berufslosigkeit (»der Vater stellt ihm noch seine Kleider«) werden Anspielungen gemacht. Er muß vermuten, daß das Ministerium ihn zu Unrecht schlecht zensiert hat, da es ihn aus irgendeinem Grunde verdrängen will. Es liegen aber Zeichen vor, daß eine Revolution im Anzug ist, Ministerium und Examen gänzlich abzuschaffen, daß das Volk der Bauern mit dem Kranken, der dabei vielleicht eine Rolle wie ein Napoleon spielen wird, sympathisiert. Es liegt wirklich nahe, in diesen ersten Wochen eine Menge der auftretenden wahnhaften und halluzinatorischen Inhalte zu verstehen, als ob sie *Ausdruck seiner Wünsche* wären: das Ministerium hat mir Unrecht getan, ich will es vernichten. Leistet dieser Sinn uns auch nichts anderes, als die *Mehrzahl* der als Vorboten der Psychose auftretenden *Inhalte* mit *einer* Formel zu *übersehen,* so ist eine solche deskriptive Bedeutung schon durchaus berechtigt. Wie weit tatsächlich Mechanismen der Abspaltung seelischer Vorgänge und ihres Wiederauftretens im Bewußtsein in krankhafter Form hierbei eine Rolle spielen, das müssen wir in diesem und in allen bisher bekannten Fällen dahingestellt sein lassen. Als *Vermutung* dürfen wir aber solche Mechanismen annehmen.

Im Beginn der Erlebnisse der akutesten Phase spielt das Berufsmotiv keine Rolle. Das goldene Zeitalter ist da. Von solch kleinlichem Elend ist gar nicht mehr die Rede. Erst mit dem Wechseln der Wahninhalte auf den König Otto-Komplex tauchen gegen Schluß der Psychose entsprechende Ideen wieder auf. Weil er Sohn des Königs *Otto* ist, wollte das Ministerium ihn beseitigen. Nach Ablauf der Psychose geriet der Kranke
410 durch jeden Gedanken an den Beruf | sofort wieder in schlechte Verfassung und war bei jeder spontanen Verstimmung der Gedanke an den Beruf das quälende Thema.

So war die akuteste Phase der zusammenhängenden Erlebnisse tatsächlich eine Flucht aus der Wirklichkeit mit dem Berufsproblem. Sie liegt wie eine Zeit gehobener Gefühle zwischen den auf dem Beruf bezüglichen Wahn, der vorher und nachher dem Kranken so nahe lag. Es waren die Berufsprobleme einfach vergessen. Dafür war aus dem Schicksal des Kranken für die Erlebnisse zu einem wesentlichen Teil bestimmend die Qual des *Skeptizismus* und des philosophischen Fiaskos, die er durchgemacht hatte. Dieser Zusammenhang wird *von dem Kranken selbst wiederholt betont.*

Im Beginn der Psychose *verfluchte* er den Herrgott, daß er ihm den Skeptizismus gab und entschloß sich: »Ich will es mal zwingen, er soll mich vernichten, oder er soll mir die Einsicht geben.« In der Form eines Kampfes erlebte er später die Erfüllung. Jetzt schalt er oft auf Gott, der mit soviel Schmutz unser Dasein belastet habe, stampfte wütend vor einem Christusbild: »Dich habe ich immer gesucht, ich bin halt der ewige Jud.« Aus seiner skeptischen Verzweiflung, wie er selbst sagt, entsprang geradezu ein *Bedürfnis zum Fluchen:* »Unser Herrgott, ich verfluche ihn, wir sind bloß da, weil er gefickt hat.« »Hätte Gott nicht gesündigt, so gäbe es kein Elend.«

Seinem philosophischen-metaphysischen Bedürfnis entsprach es, daß jetzt das goldene Zeitalter anbrach, daß er teilnahm an der »übersinnlichen Welt«, wenn er auch *noch* verdammt war, in der Scheinwelt zu leben. Er erlebte es, daß alle Gott beschworen, auch ihn zu erlösen. Aber das geschah nur nach einem Kampf. Er seinerseits stellte *Forderungen,* von deren Erfüllung er seine Zustimmung, in die übersinnliche Welt einzugehen, abhängig machte. Diese Forderungen waren der *Ausdruck seiner skeptischen und nihilistischen Anschauungen:* alle Wesen sollen Gott gleich sein, alle Wertunterschiede sollen aufhören, der Teufel selbst soll in die übersinnliche Welt. Im Kampfe siegte er. Er hatte nun alle Götter und Genien in sich. Er mußte jetzt die *Einheit und die*

Ordnung schaffen, die er vorher gefordert hatte. Das Ganze soll eine Einheit sein. Es soll aufhören der Gegensatz von Ja und Nein, der Kampf, das Schwanken, die Zerrissenheit, der Gegensatz von Gott und Teufel. *Einheit des Ganzen* war jetzt das Problem. Es gelang nicht. Immer blieb Uneinigkeit und Streit. Als schließlich die *irdischen* Welten zur Einheit geordnet waren, kam die *außerirdische* Welt. Dieser gegenüber, der Unendlichkeit gegenüber, fühlte er sich hilflos. Es ist *dasselbe* wie im Skeptizismus, so erlebte er es jetzt, es ist *derselbe unendliche Regressus* hier in der übersinnlichen Welt, der früher meine Gedanken vernichtete. In der Psychose gelang aber die Lösung durch den Willen, die in der Wirklichkeit nicht gelang. Er *beschränkte sich willkürlich,* Gott der irdischen Welt zu sein, und setzte zum Gott der außerirdischen Unendlichkeit den alten Herrgott ein. So fühlte er sich glücklich und heimatlich.

Mit diesem Zusammenhang gingen nun *dauernd Zweifel* einher. Er litt darunter, hatte eine »gepreßte Stimmung«, daß die Zweifel ihn auch hier nicht verlassen. Er konnte sich gar nicht genug tun, in *lauter Wiederholung energischer Behauptungen:* »Und es gibt *doch* Gedankenzeugung,« »ich bin *doch* der Sohn des Königs Otto« usw. Die *Einheitsbildung gelingt* auch in der | Psychose tatsächlich *nie.* Er gerät in Raserei, daß es *411*
nicht gelingt. »Und die Zweiheit ist doch die Einheit,« behauptet er energisch. »Nein es geht nicht,« folgt sofort. Es ist unmöglich, die Widersprüche aufzulösen, Gott und Teufel können nicht identisch sein. Hieraus entwickelt sich dann eine neue Stellung gegen Schluß der Psychose: *Er hält es nicht mehr aus und will zur Scheinwelt, wenn sie auch nur Schein ist, zurück.*

Das dritte durchgehende Motiv in der *Psychose* ist die *Beziehung zur Dame Mona Lisa.* Diese Dame hatte zwei Tage vor der Psychose, nachdem er sie lange nicht gesehen und endgültig nach ferner Gegend übergesiedelt geglaubt hatte, auf der Straße einen außerordentlichen Eindruck auf ihn gemacht. Sie begleitete ihn in wechselnder Gestalt fast durch die ganze Psychose. Er glaubte bei jeder Gelegenheit, etwas habe auf diese Dame Bezug: Die zwei Billetts, der Zwang der Fußstapfen, andere ihr körperlich ganz unähnliche Persönlichkeiten. Er sah sie überall in anderen (Seelenwechsel), er fühlte sie, ohne sie zu sehen, gegenwärtig. Er sah sie in der Krankenschwester, nannte sie Mona Lisa. Unter diesem Namen trat sie als Göttin in seinen Erlebnissen auf, als einziges Wesen, dem er völlig vertrauen konnte, bei dem er wirklich geborgen war. Es kam ihm der Gedanke, sie sei seine Beatrice. Er sah sie am Wege bei der Überführung nach Heidelberg usw. Im Anfang der Psychose erlebte er sie als seine eigene Verdoppelung, mit der er geschlechtlich verkehrte. Sie war verführerisch, aber er durfte nicht mit ihr Kinder zeugen, weil er dann dieselbe Sünde begehen würde, wie der alte Gott, der das Elend in die Welt brachte.

Von anderen verständlichen Beziehungen spielt ohne Zweifel die Symbolik in der Psychose eine Rolle. Der Kranke selbst deutet symbolisch die Einwicklung des Kindes, die ihm zeigen sollte, daß er sich passiv und hingebend verhalten soll, ferner das Öffnen der Tasche von seiten der Frau in der Bahn mit den Worten: »ist das nicht eine herrliche Tasche?« Dieses Symbol sexueller Bedeutung im engeren Sinne steht ziemlich allein da. Man kann nicht sagen, daß *Sexualität* in elementarer Form außer in den wenigen Fällen, wo sie als solche deutlich ist, in der Psychose des Kranken eine große Rolle spielt. Ein Verstehen der kosmischen Erlebnisse insbesondere als sexueller Symbole, in Analogie zu Jungschen Arbeiten, kann uns nicht im geringsten überzeugen. Wir halten an der ursprünglichen Qualität psychischer Erlebnisse und Triebregungen fest und kennen nicht *nur* die sexuellen als die *einzig* ursprünglichen. Bei unserem Kranken ist Weltanschauung ihrer selbst wegen u.E. unzweifelbar. Dabei spielt Sexualität auch nicht die geringste Rolle.

Nach Ablauf der akuten Psychose befand sich der Kranke in einem besonders heiteren Zustand. Man hatte auch hier wieder den Eindruck gleichsam einer Entladung, die die Psychose mit sich gebracht hatte. Sein Bruder fand den Kranken so wohl, wie er ihn seit zwei Jahren nicht gesehen habe. Nach einiger Zeit kehrten aber die alten Komplexe (Beruf, Verzweiflung an Lebensaufgabe, philosophischen und literarischen Fähigkeiten) von neuem zurück, und der Kranke befand sich in dem Zustand, den man etwa vor der Zeit des Examensmißerfolges annehmen kann.

Wir können aus unseren zwei Fällen keine generellen Schlüsse ziehen. Was wir beabsichtigen ist, zu betonen, daß nur eine *Materialsammlung* geeigneter Fälle mit *ein-*
412 *gehendster* Krankengeschichte für die verstehende Psychopathologie | Förderung bringen kann, ferner zu zeigen, daß hier *methodische Klarheit, Sonderung der Gesichtspunkte* und begriffliche Tätigkeit besonders notwendig sind. In beiden Richtungen suchten wir einen Beitrag zu leisten.

Im übrigen glaubten wir BLEULERS Übertragung des Begriffs der Reaktivität auf die Schizophrenie als zu Recht bestehend anerkennen zu müssen, eine Auffassung, die, aus dem Eindruck an einer größeren Reihe weniger differenzierter Fälle gewonnen, mit unsern beiden Krankengeschichten illustriert wird.

Die Kraepelinsche Schule und weitere Kreise der Psychiatrie verbinden meist mit dem Begriff der reaktiven Psychose den Begriff des »Degenerativen«.[237] Sie gebrauchen das Wort in *diagnostischem* Sinn. BLEULERS Auffassung bedeutet eine Erweiterung unseres psychologischen Verstehens, die im Prinzip ebenso berechtigt ist, wie die frühere Erweiterung aus der Normalpsychologie auf die degenerativen Haftpsychosen.

Reaktivität in diesem Sinne scheint man nun aber nicht etwa bei *allen* Psychosen zu finden. Die *organischen Demenzprozesse* lassen uns nur eine ganz momentane Reaktivität, wie sie allem Lebendigem eigen sein muß, *nicht eine Beziehung von Schicksal und Psychose* erkennen. Auch in vielen Fällen der Gruppe der Dementia praecox (bei den schweren, organisch anmutenden Katatonien im engeren Sinne) vermochten wir solche seelische Reaktivität nicht zu erkennen (die Züricher Schule glaubt sie jedoch überall in dieser Krankheitsgruppe zu finden). Es scheint eine tiefe Kluft zwischen denjenigen Geisteskrankheiten zu liegen, die *durchgehende verständliche seelische Zusammenhänge* trotz aller Verrücktheit und Umwälzung erkennen lassen, und solchen

Geisteskrankheiten, die in einfacher Zerstörung bestehen, ohne daß unser Verstehen etwas anderes als einfache *Verminderung der normalen Zusammenhänge* findet. In diesen letzteren Fällen findet dagegen die in den ersten Fällen ziemlich erfolglose objektive *Leistungspsychologie* ein geeignetes Feld zur Analyse der Veränderung objektiv meßbarer seelischer Funktionen mit Hilfe des Experiments (bei Paralyse, seniler Demenz, Arteriosklerose usw.).

Der große Unterschied mancher schizophrener von den organischen Psychosen zeigt sich auch bei der planmäßigen Untersuchung einer großen Zahl von *Haftpsychosen*. Man findet schizophrene Haftpsychosen, die die Merkmale reaktiver Psychosen – darum zuweilen leichte Verwechslung mit degenerativen, völlig heilenden Haftpsychosen – besitzen, nicht so selten. Wir beobachteten in Heidelberg einmal einen typischen Ganserschen Symptomenkomplex nach Inhaftierung bei einem Schizophrenen – übrigens ein sehr seltener Fall. Aber *niemals* wurden *reaktive Haftpsychosen bei Paralytischen* und anderen Organikern beobachtet, obgleich eine ganze Anzahl solcher Kranker beim Material der geisteskranken Gefangenen waren[i].

Dem Problem, *Typen reaktiver Psychosen* aufzustellen, vielleicht die *Eigenart schizophrener Reaktivität* zu bestimmen, treten wir hier noch nicht näher. Das Beste über das letztere Problem findet man in BLEULERS Buch. Auch die Frage, ob sich innerhalb der subjektiven Erlebnisformen zusammenhängender Art eigenartige *psychologische Gruppen* bilden lassen, wagen wir auf Grund unserer wenigen Fälle nicht zu untersuchen.

---

i Ich verdanke diese Angaben einer mündlichen Mitteilung von WILMANNS.

| Über leibhaftige Bewusstheiten (Bewusstheitstäuschungen), ein psychopathologisches Elementarsymptom[3]

Es gibt Kranke, welche bestimmt fühlen, daß jemand in ihrer Nähe, hinter ihnen, über ihnen ist, ein Jemand, den sie auf keine Weise sinnlich wahrnehmen, dessen leibhaftige Gegenwart aber von ihnen *unmittelbar* erlebt ist. Dieses Phänomen ist sowohl von Trugwahrnehmungen verschieden, weil *gar nichts wahrgenommen* wird, und es ist auch von Wahnideen geschieden, weil etwas *unmittelbar erlebt* wird, das im Urteil sekundär sowohl als Täuschung erkannt, wie als Realität wahnhaft beurteilt werden kann. Wir sollen diese und ähnliche Phänomene durch Material belegen, beschreiben und abgrenzen. Eine kurze Orientierung in der neueren Psychologie erleichtert uns unsere Aufgabe.

Auf welche Weise sind uns überhaupt psychologisch Gegenstände gegeben? Wir können Gegenstände wahrnehmen, vorstellen, phantastisch bilden; in allen diesen Fällen sind uns Gegenstände *anschaulich* gegeben. Wir reden von Wahrnehmungen, Vorstellungen, Phantasiebildern. Es besteht die Tatsache, daß uns außerdem Gegenstände *unanschaulich* gegeben sein können. Diese auf den ersten Blick sehr erstaunliche Tatsache ist in früheren Zeiten von Philosophen gelegentlich bemerkt und in der neueren Psychologie unzweifelbar festgestellt worden[i].[919] Wenn wir z.B. das Wort »Glocke« lesen, *wissen* wir – man kann das besonders beim zusammenhängenden Lesen leicht konstatieren – von der *Bedeutung* des Wortes, ohne daß irgendwelche anschauliche Elemente im Bewußtsein zu sein brauchen. Wir sehen in der Vorstellung keine Glocke, hören keinen Klang, empfinden kein kaltes Metall, aber wir *wissen* doch, was eine Glocke ist. Es ist uns in diesem Fall ein Gegenstand *unanschaulich* gegeben. Wir wissen um einen Gegenstand ohne sinnliche Anhaltspunkte. Dieses Wissen von einem unanschaulich gegebenen Gegenstande nennt Ach *Bewußtheit.*[920] Das häufige Vorkommen solcher Bewußtheiten konnte er bei allen seinen Versuchspersonen, indem er ihre Selbstbeobachtung systematisch gestaltete, konstatieren.

Wir vergegenwärtigen uns noch einige Fälle von »Bewußtheiten« aus der Alltagserfahrung. Ich habe eben mit einem Freunde gesprochen und sitze jetzt am Schreibtisch zu schreiben. Der Freund sitzt mir im Rücken auf der gegenüberliegenden Seite

i In der Külpeschen Schule. Vgl. besonders N. Ach, Die Willenstätigkeit und das Denken, Göttingen, 1905.

des Zimmers. Ich sehe ihn nicht, ich höre ihn nicht. Doch taucht von Zeit zu Zeit die Bewußtheit auf, daß er hinter mir im Zimmer sitzt. Es bleibt meist bei diesen Bewußtheiten, es kommt aber auch wohl vor, daß ich mir ihn sinnlich vorstelle, also anschaulich an ihn denke. Ein anderer Fall: Ich gehe in völliger Dunkelheit durch die Zimmer.
414 Plötzlich wird mir bewußt, | daß nahe vor mir eine Wand ist, ich weiche zurück, um mich nicht zu stoßen. Woher mir die Bewußtheit kommt, weiß ich nicht. Sie bestätigt sich als richtig oder kann auch falsch gewesen sein[i].

In den geschilderten Fällen haben wir die Bewußtheit von der *leibhaftigen* Gegenwart eines Objektes. Ganz anders ist es in dem Falle des Lesens, in dem die mit den Worten gemeinten Gegenstände als abwesende (Glocke) oder als ganz unräumliche allgemeine Gegenstände (Tugend) unanschaulich gewußt sind. Innerhalb der von der neueren Psychologie als Bewußtheiten bezeichneten Tatbestände machen wir hiermit einen für uns wichtigen Unterschied. Es gibt erstens *leibhaftige Bewußtheiten*, in denen wir von der Gegenwart eines Dinges oder eines Menschen wissen, ohne ihn leibhaftig *wahrzunehmen*. Diese Bewußtheiten sind augenblicklich zur vollen leibhaftigen *Wahrnehmung* zu bringen. Zweitens gibt es *gedankliche Bewußtheiten*, in denen wir um nicht Gegenwärtiges oder völlig Unräumliches *wissen*. Diese Bewußtheiten können wir zu anschaulichen *Vorstellungen* bringen.

Sehr deutlich finden wir diesen Unterschied z.B. auch in den Traumbeobachtungen Hackers[ii].[921] Hacker konnte mit Sicherheit konstatieren, daß er im Traum oft ein Wissen um etwas, die Bewußtheit einer Tatsache erlebte, ohne daß diese selbst durch anschauliche Elemente vertreten gewesen wäre. Von den Beispielen, die er anführt, veranschaulicht das eine eine *leibhaftige*, das folgende Beispiel eine *gedankliche Bewußtheit:*

»Ich war in einem Zimmer und las in einem Buch, dabei hatte ich die Bewußtheit, daß zwei mir bekannte Mädchen da waren und mir zusahen, und doch kamen diese in meinem Traume nicht vor. – Ich hatte von den Mädchen selbst gar keine Vorstellung, d.h. in der Erinnerung konnte ich nicht feststellen, daß ich sie mir irgendwie vorgestellt hatte, aber doch wußte ich ganz unmittelbar, daß sie da seien und wer sie seien.«[922] *(Leibhaftige Bewußtheit.)*

»Ich war in einer Stadt, in der eine blutige Revolution ausgebrochen war. Ich sagte daher zu meinen Geschwistern, die mit mir waren: Nur ein Mann kann die Revolution niederwerfen, die Flucht ist deshalb das beste, denn man weiß nie, wie der Pöbel gesinnt ist. – Bei diesen Worten, auf welche kurz darauf das Erwachen folgte, dachte ich an sehr vielerlei. Nicht nur an die französische Revolution und Napoleon, sondern auch an die Gestalt des Brutus in Shakespeares Julius Cäsar[923] und alles, was damit zusammenhängt.« *(Gedankliche Bewußtheiten.)*[924]

---

i Wir haben es hier zunächst nur mit dem psychischen *Tatbestand* zu tun, mit der Weise, wie uns ein Gegenstand gegeben ist, nicht mit der Frage nach der *Genese* dieser Bewußtheit. Daß diese im ersteren Falle durch vorhergehende Wahrnehmung, im zweiten Falle durch gewisse unbemerkte Empfindungen (wenn schwere Teppiche gelegt und ein Tuch um die Stirn gebunden wird, tritt die Bewußtheit der Wand nicht auf) veranlaßt ist, tut hier nichts zur Sache.

ii Hacker, Systematische Traumbeobachtungen mit besonderer Berücksichtigung der Gedanken, Arch. f. d. ges. Psychol., Bd., 21, S. 37, 38.

Von der Frage, ob der *Tatbestand* der Phänomene die gegebene Beschreibung und Unterscheidung rechtfertigt, ist zu trennen die Frage nach der *Genese* der Bewußtheiten. Die Bewußtheiten des normalen Lebens beruhen entweder auf vorhergehenden sinnlich-leibhaftigen Wahrnehmungen (wie im Falle des im Rücken sitzenden Freundes) oder auf gleichzeitigen, aber unbemerkten Empfindungselementen (wie im Falle der im Dunkeln bemerkten Wand). Es würde im normalen Seelenleben vielleicht unwichtig sein, diese | leibhaftigen Bewußtheiten besonders herauszuheben, aber im 415 pathologischen Seelenleben sind sie eine auffallende, besonders zu kennzeichnende Erscheinung. Nicht auf Grund vorhergehender leibhaftiger Wahrnehmungen, sondern ganz *primär,* als etwas Unverständliches, psychologisch Letztes tritt hier nicht selten eine leibhaftige Bewußtheit auf. Sie ist eine häufige phänomenologische Form, in der den Kranken Inhalte gegeben werden. Wir führen zunächst eine Reihe von Fällen auf, in denen die wichtigsten Stellen kursiv sind:

1. Der Kranke Kr. (Dementia praecox)[298] erzählt: Ich hatte das *Gefühl, als ob jemand in mir war und dann herausging,* von der Seite heraus oder wie? Es war ein so sonderbares Gefühl. Es war als ob dieser Jemand *immer neben mir ging.* Wenn ich aufstand, stand er auch auf, wenn ich ging, ging er mit. Er blieb immer an seiner Stelle. Drehte ich mich um, ihn zu sehen, *drehte er sich mit herum,* so daß ich ihn nicht sehen konnte. Ich habe ihn *nie gesehen,* habe auch *nicht seine Berührung gefühlt.* Manchmal hatte ich das Gefühl, als ob er näher käme oder ferner rückte. – Der Kranke hat ihn nie mit der Hand gefühlt, hat ihn nie gesehen, hat sich gar nichts anschaulich vorgestellt, fühlte sich dabei beobachtet, urteilte aber, das Ganze sei nichts als Täuschung.

2. Der Bankbeamte L. (Dementia praecox) steht im Beginn seines Prozesses. Eine akute Psychose hat er noch nicht durchgemacht. Er klagt über körperliche Veränderung, Arbeitsunfähigkeit, ist religiös geworden, hört Stimmen, wird durch Stimmen aufgeweckt u. dgl. Schon seit Jahren hat er das Gefühl, als ob auf Weg und Steg die Seele des verstorbenen Vaters bei ihm sei. Dafür fand er auch gelegentlich sinnlich-greifbare Anhaltspunkte. Wenn er im Bett lag – besonders nach Ausschweifungen –, meinte er, das röchelnde Atmen seines Vaters zu hören. Er fühlte, als ob der Vater seelisch an ihm zöge: »Halb Gewissen, halb von außen«. Dann fühlt er, daß der Vater *im Raum hinter ihm ist.* Er *sah sich um* »zum Trotz«, machte *nach hinten abwehrende Bewegungen.* Der Kranke meinte: »Jetzt scheint er mich ganz am Kragen zu haben«. *Niemals* hat er eine *körperliche Berührung* von seiten des Vaters gefühlt. Er fühlte aber *»in der Phantasie«* genau, wo der Vater hinter ihm oder schräg hinter ihm, seitwärts links oder rechts, in jedem Augenblick war. *Niemals* hat er ihn »Gesicht gegen Gesicht« *gesehen.* Der Kranke *wendete sich um, rief: »Weg da«.* Er findet es lächerlich und doch glaubt er an die Realität: »weil ich religiös bin, weil ich mich durchgerungen habe«. Diese Seele hat nun auch Einfluß auf seine Gedanken. Er spürt das nicht direkt, aber denkt es sich. Die Seele sorgt, daß im Kino kein Platz ist, wenn er hingeht, sorgt überhaupt dafür, daß er zu

einem guten Lebenswandel kommt. Wenn er in die Kirche geht, so meint er, die Seele des Vaters habe ihm das eingegeben.

3. Die Kranke Kra. (Dementia praecox) hatte in besonnenem Zustande – sie ging von Hause fort in die Kirche – das Gefühl, als ob sie beim Weglaufen *von hinten fortgeschoben* würde. Sie *fühlte nichts an ihrem Körper,* wurde *nicht angefaßt.* Sie hat sich *oft umgesehen, sah* aber *nie jemanden.* Es war ihr bestimmt so zumut, daß der Mensch *etwa 1 bis 2 Meter hinter ihr* war. Er verfolgte sie, bis sie in der Kirche war. Es war »jemand«, wer, das weiß sie nicht, vielleicht eine alte Frau, von der sie sich schon lange verfolgt glaubte. Manchmal hörte sie: – sie betont sofort, wir würden es nicht gehört haben,
416 nur sie, so anders war es – »so mußt fort«, das war das einzige hinzukommende, | vielleicht sinnlich-anschauliche Element, das vielleicht pseudohalluzinatorisch, vielleicht aber auch bloß Bewußtheit war. Denn es haben gut beobachtende Kranke manchmal auch angegeben, daß ihnen *Worte eigentlich nicht gesagt* wurden, sondern daß sie sie bloß wußten. So schreibt NERVAL[i] von gewissen Inhalten: »Dies sind ungefähr die Worte, die mir entweder gesagt wurden, oder deren Bedeutung ich zu erfassen glaubte.«[925]

4. Der Kranke Dr. M. (Dementia praecox) machte bei der Kurmusik in einem Badeorte während seines akuten psychotischen Zustandes stehend lebhafte, der Musik entsprechende Bewegungen. Er erwartete eine von ihm geliebte Dame. Bei den rhythmischen Bewegungen begleitete ihn ein sehr intensives Erlebnis. Anfangs fühlte er: die Dame ist noch nicht da. Dann: jetzt könnte sie da sein. – Jetzt spür ich: sie macht die Bewegungen mit. *Etwa 10 Meter hinter mir, mir mit dem Rücken zugekehrt, folgte sie jeder kleinsten Regung.* Der Kranke *sah sie gar nicht* und hatte sie nicht gesehen, aber er *wußte es ganz sicher.* Diese intensivste Wirklichkeit war überwältigend. Den Sinnen traute er weniger. »Es war evident«, so meinte er, wenn schon ein Ausdruck aus der Lehre von der normalen Überzeugung genommen werden solle. Er wußte ganz bestimmt: es war diese Dame. Er wußte, daß sie *genau dieselben Bewegungen* machte, *wie er,* obgleich er sie auf keine Weise körperlich fühlte und wahrnahm. Wenn ein blasses Vorstellungsbild das Bewußtsein von der Gegenwart der Dame begleitete, stellte er sie sich jedenfalls ohne Besonderheiten in normalen Kleidern vor. Demselben Kranken waren während der folgenden erlebnisreichen Psychose zahlreiche Inhalte als leibhaftige Bewußtheiten gegeben. So fühlte er zu bestimmter Zeit: jetzt kommt eine Göttin. Er fühlte, daß sie draußen ist und er fühlte: es ist die Mona Lisa.

5. Der Kranke Sch. (Dementia praecox) verfaßte eine lange Selbstschilderung, in der folgende Beschreibung vorkommt: »Mir war, *als ob hinter dem Bett jemand gewesen wäre,* der meine ganze Ansprache (die psychotischen Reden) aufschrieb, um sie am nächsten Tage in der Zeitung zu veröffentlichen. Ich sagte zu diesem unsichtbaren Geiste mehrmals: »Nicht wahr, Sie haben mich verstanden, das, was ich eben von Jesus

---

i NERVAL, Aurelia (Selbstschilderung einer Dementia praecox), München 1910, S. 70.

sagte, das lassen Sie weg... Sie haben mich doch verstanden ... wie meinen Sie? ... das bleibt weg, selbstverständlich bleibt das weg ...« ich wartete tatsächlich auf eine Antwort, die aber ausblieb, dann sagte ich weiter: »ich werde auch für Sie bitten bei Jesus, es ist viel zu bitten für Sie, sehr viel, also Sie lassen das weg, nicht wahr?« Die Antwort blieb natürlich aus.

6. Die Kranke S. (Dementia praecox) litt in besonnenem Zustande an Verfolgungswahn. Im Hotel Prinz Karl, wo sie Wohnung nahm, war es ihr im Zimmer »unheimlich«. »Es war ein Salon, aber so eigentümlich, *immer so, als ob jemand darin wäre«. Gesehen* oder *gehört* hat sie *nie* jemand, sie erklärt aber mit lauter Betonung: »es war jemand da«. Sie fühlte sich dabei »unfrei, als würde ich beobachtet«. »Es ist etwas Unbestimmtes«. »Im Saal unten (in der Klinik) war immer Einer«.

7. Eine Kranke Forels[i][926] schreibt: »Häufig hatte ich den lebhaften Eindruck, *soeben* im Flüsterton oder *ohne* daß ich es *eigentlich gehört* hatte, eine | Mitteilung erhal- 417
ten zu haben. Es *schien mir plötzlich, etwas zu wissen, was ich vorher nicht gewußt hatte,* was irgendwer aus Familie oder Bekanntschaft mir eben mit gedämpfter Stimme mitgeteilt hätte, *ohne* daß ich die betreffende Person *sah* oder ihre Stimme deutlich *hörte.* Es war mir nur das *eigentümliche Gefühl, als sei jemand da,* oder dagewesen«.[927] Dieselbe Kranke beschreibt, das »Gefühl..., als *befände ich mich mit jemand in Rapport,* das mich, wie ich glaube, weit weniger im Freien befiel, als im geschlossenen Raum, besonders vor oder nach dem Schlummer«.[928]

8. Man findet ähnliche Beobachtungen der Kranken sehr häufig. Wir führen nur noch aus der Selbstschilderung Strindbergs[929] (»Inferno«)[930] die diesbezüglichen Stellen an: »Als ich den Garten des Hotels wieder betrete, wittere ich die Gegenwart eines Menschen, der, während ich fort war, gekommen ist. Ich *sehe* ihn *nicht,* aber ich *fühle ihn«* (S. 99).[931] »Ein furchtbares Schweigen herrscht im Haus, als ich die Lampe lösche. Ich *fühle,* daß jemand im Dunkeln auf mich lauert, mich berührt, nach meinem Herzen tastet, saugt« (S. 110). »Oft ist es *mir,* als stehe jemand hinter meinem Stuhl. Dann richte ich Dolchstöße nach hinten, indem ich mir einbilde, einen Feind zu bekämpfen« (S. 158).[932] »Als ich wieder die Tür meines Zimmers öffne, ist *es mir,* als sei die Stube von lebendigen und feindlichen Wesen bewohnt. Das Zimmer ist davon erfüllt, und ich glaube durch eine Menge zu dringen, als ich mein Bett zu erreichen suche« (S. 161). »Die Nacht verbringe ich im Gasthaus, wo auch meine Mutter und mein Kind auf meine Bitte schlafen, um mich gegen die Schrecken des Todes zu schützen, die ich *ahne dank meinem sechsten Sinn«* (S. 183). »Tretet nachts wieder in euer Zimmer und ihr werdet dort jemand finden; *ihr seht ihn nicht, aber ihr fühlt deutlich dessen Anwesenheit.* Geht in die Irrenanstalt und fragt den Irrenarzt, und er wird von Nervenschwäche, Verrücktheit, Brustbeklemmung u. dgl. sprechen, aber er wird euch niemals helfen!« (S. 199).[933]

---

i Forel, Arch. f. Psychiatrie, Bd. 34, S. 981, 986.

»Es gibt Abende, da ich *überzeugt* bin, daß sich *jemand in meinem Zimmer* befindet. Dann bekomme ich infolge der furchtbaren Angst Fieber mit kaltem Schweiß« (S. 252).

In Analogie zu dem normalen Falle der Bewußtheit der Wand im Dunkeln liegt es nahe, anzunehmen, daß auch bei diesen leibhaftigen Bewußtheiten des pathologischen Seelenlebens ein *spärliches, unbemerktes* – halluzinatorisches – *Empfindungsmaterial* der Anlaß für die Leibhaftigkeit der Bewußtheit sei. Dafür oder dagegen ist nichts Entscheidendes zu sagen. Es gibt eben viele Fälle, in denen auch gut beobachtende Kranke *nichts davon bemerken.* Es gibt aber auch Fälle, in denen man zunächst eine reine Bewußtheit anzunehmen geneigt ist, durch genaueres Fragen aber bald von eigentümlichen Hautempfindungen, von Luftzug, von einem Gezogensein nach einer Seite u. dgl. hört. Wenn wir weiter bedenken, daß bei vielen Illusionen die sinnlichen Anhaltspunkte gering sind, daß die leibhaftige illusorische Wahrnehmung vielmehr überwältigend leibhaftige Bewußtheit mit spärlicher sinnlicher Repräsentation ist, so werden wir uns hüten, zwischen leibhaftigen Bewußtheiten und Illusionen einen prinzipiellen, unüberbrückbaren Gegensatz zu statuieren. *Leibhaftige Trugwahrnehmungen* und *leibhaftige Bewußtheiten* werden uns eher als die *Endpunkte einer langen Reihe von Übergängen* erscheinen: bei den ausgesprochenen Trugwahrnehmungen ist *alles* Gegenständliche, soweit überhaupt möglich, auch sinnlich repräsentiert, bei der reinen leib-
418 haftigen Bewußtheit ist *alles* Sinnlich-|Anschauliche fortgefallen. Die möglichen Übergänge hindern nicht, daß wir neben den *Sinnestäuschungen* von *Bewußtheitstäuschungen* reden. Die damit bezeichneten Phänomene, die bisher nirgends Unterkunft fanden, sind doch so mit einem kurzen Namen benannt und in ihrer Eigenart zusammengefaßt.

Ganz analog den Sinnestäuschungen, die bei aller Leibhaftigkeit sowohl als real wie als unwirklich von Kranken *beurteilt* werden können, verhalten sich die Bewußtheitstäuschungen zum Urteil. Der Kranke Kr. hat die ihm in leibhaftiger Bewußtheit links hinter sich gegenwärtige Gestalt *nie für wirklich vorhanden gehalten.* Die Kranke S. urteilte auf Grund der leibhaftigen Bewußtheit, es sei jemand im Zimmer: *»es ist wirklich so«.*

Die phänomenologische Stellung der Bewußtheitstäuschungen zu den Sinnestäuschungen dürfte hiermit einigermaßen deutlich geworden sein. Wir haben jetzt noch ihre Stellung zu den Wahnvorgängen zu beschreiben. Hier machen die meisten Schwierigkeiten gewisse Phänomene, die ebensowenig wie die leibhaftigen Bewußtheitstäuschungen bisher einen bezeichnenden Namen besitzen. Eine Kranke erklärte, sie *fühle,* daß sie verfolgt und verleumdet werde. »Ich möchte so gern anders denken, aber ich muß denken, wie ich denke, es sind doch Fakta. Ich *fühle* (greift beteuernd an ihre Brust), daß es so ist«. – Eine Kranke SANDBERGS[934] bat in der ersten Zeit ihrer Erkrankung ihren Mann fortwährend: »sag mirs doch«. Auf die Frage, was er ihr denn sagen sollte, antwortete sie stets: »ja ich weiß es ja nicht, *aber es ist doch etwas«.*

Solche zunächst unbestimmte Ahnungen, bei vielen ein bestimmteres Wissen von der anderen Bedeutung eines realen Vorganges, plötzliche Einfälle (ich bin der Sohn des Königs Ludwig) u.a., sind die ursprünglichen *Wahnerlebnisse,* die dann in den *Urteilen* der Wahnideen ihre *erstarrte* Form gewonnen haben, in der sie uns in der Diskussion mit den Kranken begegnen. In allen diesen Fällen von Wahnerlebnissen handelt es sich nicht um *leibhaftig* gegenwärtige Dinge, Personen, Vorgänge, sondern um *gedanklich* ergriffene, irgendwo anders geschehende Dinge, um andere Bedeutungen, ohne daß die wirkliche Umgebung durch neue Gegenstände vermehrt würde. Wie wir anfangs im normalen Leben den leibhaftigen Bewußtheiten die gedanklichen Bewußtheiten entgegenstellten, so können wir hier im Bereich der täuschenden Bewußtheiten die *leibhaftigen Bewußtheitstäuschungen* den *Wahnbewußtheiten* gegenüberstellen. Letztere beziehen sich nicht auf neugeschaffene, leibhaftig umgebende Dinge, sondern auf Abwesendes oder bloße Bedeutungen.

Was die leibhaftigen Bewußtheitstäuschungen und die Wahnbewußtheiten von den normalen leibhaftigen Bewußtheiten und gedanklichen Bewußtheiten unterscheidet, ist, daß den normalen Phänomenen das Bewußtsein der Realität des Inhaltes *sekundär* auf Grund einer früheren Wahrnehmung oder früherer Urteile, während dies Bewußtsein der Realität den Inhalten der pathologischen Phänomene *primär,* in durchaus unverständlicher, nur durch Wirkung des Krankheitsprozesses erklärbarerweise zukommt.

Sehen wir uns in der *Literatur* um nach früheren Beschreibungen von Phänomenen, die unseren leibhaftigen Bewußtheiten entsprechen, so finden wir nur eine, allerdings schon recht klare Schilderung bei JAMES[i][935] über eine besondere | Art von Hallu- 419
zinationen. Die Halluzinationen »gelangen häufig nur zu teilweiser Entfaltung. Die betreffende Person hat dann etwa eine Erscheinung an einem bestimmten Ort und in bestimmter Form als real im strengsten Sinne des Wortes: sie kommt oft plötzlich und verschwindet plötzlich; aber sie ist *nicht auf die gewöhnliche Art mit den Sinnen zu erfassen, weder zu sehen, noch zu hören, noch zu fühlen*«.[936] Die Beispiele, die JAMES aus verschiedenen Selbstschilderungen – die meist zu religiösen Zwecken gemacht wurden – anführt, sind zum Teil sehr gut. Die besten geben wir hier wieder:

Ich »dachte noch an die Erfahrungen der letzten Nacht, als ich plötzlich etwas ins Zimmer kommen und dicht an mein Bett treten *fühlte.* Es blieb nur 1–2 Minuten. Ich erfaßte es *nicht mit den Sinnen,* und doch war ein Gefühl des Grauens damit verbunden. Mehr als jede andere Empfindung erregte es mein tiefstes Innere. Ich empfand einen heftigen krampfartigen Schmerz, der sich über die Brust verbreitete, aber innerhalb des Organismus war – und doch war das Gefühl nicht sowohl Schmerz als Entsetzen. Auf jeden Fall war etwas in meiner Nähe, und ich *empfand seine Gegenwart mit größerer Deutlichkeit, als ich je die Gegenwart irgendeines Geschöpfes aus Fleisch und Blut*

i Die religiöse Erfahrung in ihrer Mannigfaltigkeit. Deutsch, Leipzig, 1907, S. 54 ff.

gefunden habe. Ich bemerkte sein Fortgehen wie sein Kommen: ein flüchtiges Rauschen durch die Tür, und die grauenerregende Wahrnehmung verschwand.[937] – Noch zweimal in meinem Leben habe ich dasselbe Gefühl des Grauens gehabt. Das eine Mal dauerte es eine volle Viertelstunde. Alle dreimal war die *Gewißheit, daß da im Raum ein Etwas stand, unendlich viel stärker,* als wenn ich mich in Gesellschaft lebender Wesen befand. Das Etwas war mir nahe und erschien mir viel *realer* als irgendeine *gewöhnliche Wahrnehmung.* Obgleich ich fühlte, daß es mir ähnlich war, endlich, klein und gleichsam bekümmert, so erkannte ich es doch nicht als irgendein Einzelwesen oder als eine bestimmte Person«.[938] – – Nach der Schilderung einer Ekstase wird beschrieben, »daß Gott während dieser Ekstase weder Gestalt, noch Farbe, noch Geruch hatte, noch meinen Händen greifbar war; auch war das Gefühl seiner Gegenwart nicht mit einer bestimmten Raumvorstellung verbunden. Es war vielmehr, als ob ich selbst durch die Gegenwart eines reinen Geisteswesens verwandelt war. Aber je mehr ich nach Worten suche, um diesen intimen Verkehr auszumalen, desto deutlicher sehe ich die Unmöglichkeit, das Erlebnis durch unsere gewöhnlichen Bilder zu beschreiben. Der geeignetste Ausdruck für das, was ich empfand, ist schließlich dieser: Gott war mir nahe, obgleich unsichtbar; ich erfaßte ihn nicht durch einen meiner Sinne, aber er war meinem Bewußtsein gegenwärtig«.[939]

In dem letzten Falle hatte der Inhalt der leibhaftigen Bewußtheit nicht nur keine *sinnlich-anschauliche,* sondern auch keine *räumliche* Bestimmtheit, während in den meisten Fällen die leibhaftige Bewußtheit wenigstens im Raum irgendwo lokalisiert gefühlt wird.

Es liegt ferner nahe, bei den leibhaftigen Bewußtheiten an die sogenannten *extrakampinen Halluzinationen* (BLEULER)[549] zu denken, die den Kranken ebenfalls, ohne daß sie mit den äußeren Sinnesorganen etwas sehen, etwas leibhaftig mit dem Bewußtsein der Realität vor die Seele bringen. Diese Kranken »sehen« in voller Deutlichkeit hinter sich einen ganz bestimmten Menschen. Aber dies Gesichtsbild ist kein leibhaftiges, sondern ein vorstellungsmäßiges. Es ist die detaillierte, ganz unabhängig vom Willen
420 des Kranken mit | plötzlicher Lebhaftigkeit auftretende Vorstellung, deren Inhalt einmal als wahnhaft wirklich oder ein andermal als gegenwärtig, leibhaftig wirklich erlebt wird. Bei der leibhaftigen Bewußtheit ist das begleitende Vorstellungsbild gänzlich unbemerkt oder in blassen Andeutungen gegeben, bei jenen Pseudohalluzinationen reich, detailliert, farbig usw. Daß zwischen beiden wiederum Übergänge vorkommen, ist natürlich.

Schließlich denken wir zum Vergleich an die jedermann bekannten, bei manchen Menschen häufiger und intensiver auftretenden Erlebnisse, in denen wir fühlen, *als ob* jemand gegenwärtig sei. Es sind das Erlebnisse, denen selbst schon nur ein *blasser* Charakter eignet, geschweige daß *im Urteil* irgendeine Realität auch nur in Erwägung gezogen würde:

Ein Mädchen hat längere Zeit im Walde einsam gesessen. Ihr kommen Erinnerungen an einen toten Freund. Als sie sich immer mehr in Vergangenes versenkt, bekommt sie langsam das Gefühl, wie wenn der Tote unsichtbar gegenwärtig sei, als ob dies Rauschen der Blätter, diese Luft nicht tot, sondern erfüllt sei von Seele, als ob er wieder bei ihr sei. Aber das ist nur ganz leise gefühlt, nicht als wirklich, ganz als ein *»als ob«*. – Hierher gehören ferner die Gefühle, als *ob* die Toten an bestimmten Stellen gegenwärtig seien, der Gemordete an der Todesstelle, andere Tote an den ihnen lieben Orten umgingen.

Diese Erlebnisse haben ohne Zweifel eine gewisse *Ähnlichkeit* mit den pathologischen leibhaftigen Bewußtheiten, ihr *»als ob«*-Charakter läßt sie aber von den intensiven und elementaren pathologischen Erlebnissen einer leibhaftigen Gegenwart eines sinnlich nicht wahrgenommenen »Etwas« sehr verschieden erscheinen. Ein Mann, der seine religiösen Erlebnisse in Form leibhaftiger Bewußtheiten JAMES schilderte, sagt (l.c. S. 55): »Aber der *Unterschied* dieser beiden Erfahrungen ist für mich so groß, wie der zwischen der Empfindung *schwacher Wärme*, deren Ursprung man nicht genau kennt, und dem Gefühl, bei klarem Bewußtsein *mitten im Feuer* zu stehen«.[940]

Stellenkommentar

Um Doppelungen oder die Häufung von Vor- und Rückverweisen zu vermeiden, erhalten Parallelstellen des Kommentars dieselbe Referenznummer, unabhängig von der fortlaufenden Zählung.

Vorbemerkung [1963]

1 Die Vorbemerkung wurde von Jaspers' ehemaligem Assistenten Kurt Rossmann (1909–1980) verfasst. Die Initiative, anlässlich des 80. Geburtstags von Karl Jaspers dessen Frühschriften in einem geschlossenen Band neu herauszugeben, geht auf Rossmann zurück. Dieser führte auch die urheberrechtlichen Verhandlungen mit Springer, der die *Gesammelten Schriften zur Psychopathologie* herausbrachte (vgl. hierzu Jaspers: *Ausgewählte Verlags- und Übersetzerkorrespondenzen*, KJG III/8.1, 433–434). Ursprünglich sollte der phänomenologisch-anthropologisch orientierte Psychiater Karl Peter Kisker (1926–1997) – notfalls unter der Mitarbeit von Hans Helmut Kornhuber (1928–2009) – die Herausgabe des Bandes übernehmen (vgl. K. Rossmann an K. Jaspers, 23. September 1962, DLA, A: Jaspers). Für ein eventuelles Vorwort hatte Jaspers an Kurt Kolle (1898–1975) oder an Hans Jörg Weitbrecht (1909–1975) gedacht (vgl. K. Jaspers an K. Rossmann, 15. Oktober 1962, Entwurf, ebd.). Letztendlich beschloss Springer, auf ein Vorwort zu verzichten. Über die »triftigen Gründe« des Verlags berichtete Rossmann in einem Brief an Jaspers vom 24. Februar 1963: »Es käme dabei letztlich nur zu unzulänglichen Werturteilen nach dem Masstab heutiger Richtungen. Besser sei es, das Buch als historisches Dokument ohne jeden Kommentar für sich selbst sprechen zu lassen. Springer selbst aber konnte sich für ein eigenes Vorwort nicht entschliessen, weil er es als ausserhalb der Kompetenz des Verlegers ansieht, die eigenen Autoren öffentlich zu beurteilen«. Schließlich einigte man sich darauf, dem Inhaltsverzeichnis eine »neutrale«, von Rossmann verfasste, Vorbemerkung voranzustellen (DLA, A: Jaspers). Von Rossmann stammt außerdem der Titel des Bandes (vgl. K. Rossmann an K. Jaspers, 12. Oktober 1962, ebd.).

2 Diese Arbeit erschien zuerst unter dem Titel »Heimweh und Verbrechen« in: *Archiv für Kriminal-Anthropologie und Kriminalistik* 35 (1909) 1–116, beim Leipziger Verlag Vogel, der auch die Sonderdrucke produzierte. Die Arbeit, welche Jaspers als Dissertationsschrift eingereicht hatte, wurde von ihm am 8. Dezember verteidigt und als »ingeniosa« (geistreich) bewertet. Als Gesamtnote erhielt Jaspers nach der Doktorprüfung »summa cum laude«. Franz Nissl (siehe Stellenkommentar, Nr. 10), der als Doktorvater und Referent den Vorbericht verfasste, hatte sich jedoch kritisch zu den Kernthesen der Arbeit geäußert. Er bezweifelte u.a., dass die autobiographische Schilderung Ratzels (siehe S. 43–45) als »einwandsfreier Beleg« für »das ›normale‹ Heimweh« gelten könne. Zudem bemerkte er: »Der Verfasser zeigt, daß Heimweh und Verbrechen ebenso bei nach den verschiedensten Richtungen minderwerthigen als auch bei vollsinnigen weiblichen Kindern vorkommen kann. Er vertritt die Überzeugung, daß die Zurechnungsfähigkeit bei letzteren z. Theil sicher, z. Theil als hoechst wahrscheinlich ausgeschloßen werden muß. Diese Überzeugung ist natürlich nicht

klipp und klar zu begründen. Die Frage, wo in solchen Faellen die Zurechnungsfaehigkeit sicher, wo nur als hoechst wahrscheinlich ausgeschloßen werden soll, ist doch nur eine conventionelle oder besser gesagt, eine rein practische Frage. Die Bedeutung und der wissenschaftliche Werth der Arbeit des Verfaßers besteht [sic!] in dem Nachweis, daß Verbrechen bei vollsinnigen weiblichen Kindern unter dem Einfluss des Heimwehs wirklich vorkommen. Der Verfasser haette diese wissenschaftliche Thatsache und zweitens die rein practische Verwerthung derselben in forensischer Hinsicht scharf auseinanderhalten müßen. Trotzdem ich mich in manchen Punkten dem Verfaßer nicht anzuschliessen vermag, bezeichne ich die vorliegende Arbeit als eine werthvolle Bereicherung der psychiatrischen Literatur.« (Vgl. F. Nissl: Gutachten vom 30. November 1908 [Kopie], DLA, A: Jaspers). Nissls Bemerkungen klingen noch an folgender Stelle der *Allgemeinen Psychopathologie* nach: »Wissenschaft kann über die Freiheit keine Aussagen auf Grund eines fachlichen Wissens machen, sondern nur über empirische Tatbestände – etwa ob ein Kranker weiß, was er tat, und ein Wissen davon hat, da es verboten ist, also ob in ihm eine Willkür des Tuns und ein Bewußtsein von der Strafbarkeit ist. Über die freie Willensbestimmung kann sie nur nach gegebenen konventionellen Regeln urteilen, welche gewissen empirisch feststellbaren Zuständen der Seele die Freiheit abspricht oder zuerkennt« (*Allgemeine Psychopathologie* [1946], 664–665).

3 Dieser Beitrag erschien unter dem Titel »Über leibhaftige Bewußtheiten (Bewußtheitstäuschungen), ein psychopathologisches Elementarsymptom« zuerst in: *Zeitschrift für Pathopsychologie* 2 (1913) 149–161. Zur Gründung und zum Programm der Zeitschrift sowie zu Jaspers' Beteiligung siehe die Einleitung zu diesem Band, S. XIII–XIV.

4 Zur *Zeitschrift für die gesamte Neurologie und Psychiatrie* und zu Jaspers' langjähriger Mitarbeit vgl. ebd., S. XI–XII.

5 Zu den verschiedenen Auflagen der *Allgemeinen Psychopathologie* vgl. ebd., S. IX.

Heimweh und Verbrechen

6 Der ›Schwachsinn‹ und die ›moralische Idiotie‹ bezeichneten verschiedene Stufen der geistigen Entwicklungshemmungen, wobei erstere Diagnose allgemein für geistige Behinderung stand. Die Diagnose ›moralische Idiotie‹ (auch moralischer Schwachsinn) wurde in Anlehnung an die ›moral insanity‹ geprägt, die im englischen Sprachraum entstanden war (siehe hierzu auch Stellenkommentar, Nr. 182). Beide Begriffe waren besonders in der forensischen Psychiatrie von Bedeutung, da sie die Zurechnungsfähigkeit bestimmten. Jaspers geht im Aufsatz über die Intelligenzprüfungen auf diese Diagnosen ausführlich ein (siehe oben, S. 210–227). Zu deren Begriffsgeschichte und juristischer Relevanz siehe B. Müller: *Rechtliche und gesellschaftliche Stellung von Menschen mit einer ›geistigen Behinderung‹. Eine rechtshistorische Studie der Schweizer Verhältnisse im 19. und 20. Jahrhundert*, Zürich 2001.

7 Karl Wilmanns (1873–1945) kam nach psychiatrischen Assistenzen in Bremen und Bonn 1902 zur Heidelberger Klinik. Hier habilitierte er sich 1906 mit einer Arbeit zur Untersuchung geisteskranker Landstreicher. Bevor er im Jahre 1918 die Führung der Klinik antrat, leitete er für kurze Zeit die Heil- und Pflegeanstalt Reichenau. 1933 wurde er aus politischen Gründen entlassen. Wilmanns hatte Jaspers das Dissertationsthema vorgeschlagen und betreute die Doktorarbeit (siehe dazu die Einleitung zu diesem Band, S. X–XI).

8 Vgl. K. Wilmanns: »Heimweh oder impulsives Irresein?«, in: *Monatsschrift für Kriminalpsychologie und Strafrechtsreform* 3 (1906/07) 136–155. Die Zeitschrift wurde vom Heidelberger Verlag

Winter herausgegeben. Diesem empfahl Wilmanns auch Jaspers' Dissertation zur Publikation. Nach dessen Absage wies Wilmanns Jaspers auf Hans Gross, den Herausgeber des *Archivs für Kriminal-Anthropologie und Kriminalistik*, hin (vgl. Jaspers: *Korrespondenzen I*, 616–617).

9 Es handelt sich hier – wie auch bei allen weiteren Fällen – um einen Decknamen. Zwar ist bei Jaspers kein einheitliches System in der Bildung der Decknamen erkennbar. Manchmal besteht aber eine gewisse Konsonanz mit dem Klarnamen; mitunter wird der Vorname des Patienten beibehalten. Der Name Apollonia stellt insofern eine Ausnahme dar, als hier das Pseudonym sehr wahrscheinlich von Hermann Kurz' Erzählung *Die blasse Apollonia* inspiriert wurde. Der erstmals 1858 veröffentlichte Text kreist nämlich um einen Kindesmord aus Heimweh (vgl. H. Kurz: »Die blasse Apollonia«, in: ders.: *Die blasse Apollonia. Erzählungen aus einer alten Reichsstadt*, hg. von J. Boeckh, Berlin 1971, 102–112). Die Erzählung wird von Jaspers auch ausdrücklich erwähnt (siehe S. 65).

10 Der Neuropathologe Franz Nissl (1860–1919) war seit 1904 Direktor der Psychiatrischen Klinik in Heidelberg und Professor für Psychiatrie. In seinen autobiographischen Schriften stellt Jaspers Nissl wiederholt als vorbildlichen Klinikleiter dar, äußert sich aber nie zu dessen Werk oder Krankheitsauffassung. In einem undatierten unveröffentlichten Manuskript rekonstruiert Jaspers nachträglich (wohl Mitte der 1930er Jahre) ein Gespräch mit Nissl, anhand dessen er einige medizinphilosophische Argumente ausarbeitet (vgl. »Nissl-Diskussion«, DLA, A: Jaspers).

11 Siehe hierzu Jaspers: *Philosophische Autobiographie*, 17–22, und die Einleitung zu diesem Band, S. X und XV.

12 Johannes Longard (1863–1915) wurde nach einer Assistenz an der Medizinischen Klinik in Bonn zum königlichen Gerichtsarzt und ärztlichen Leiter der Irrenabteilung des königlichen Gefängnisses in Köln ernannt. Ab 1908 leitete er die Irrenabteilung des Fürst-Carl-Landeshospitals in Sigmaringen.

13 In der Anmerkung verweist Jaspers auf F. Kluge: *Heimweh. Ein wortgeschichtlicher Versuch*, Freiburg i.Br. 1901. Zum Begriff ›Heimweh‹ siehe nachfolgenden Stellenkommentar.

14 Eigentlich ist der Erstbeleg des volkssprachlichen Begriffs ›Heimweh‹ auf das Jahr 1569 datiert (vgl. I.-M. Greverus: »Heimweh und Tradition«, in: *Schweizerisches Archiv für Volkskunde = Archives suisses des traditions populaires* 65 (1965) 1–31). In dieser ersten bekannten schriftlichen Erwähnung wird der Begriff zwar diagnostisch verwendet (»Der Sunnenberg gestorben von heimwe«), es geht dabei aber nicht um »ärztliche Fachliteratur«, sondern um den Bericht des Generals Ludwig Pfyffer (1524–1594) über die Schlacht des dritten Hugenottenkrieges in Jarnac (vgl. L. Pfyffer: »Bericht über die Schlacht bei Jarnac«, in: A. P. von Segresser (Hg.): *Die Schweizer in den ersten französischen Religionskriegen (1562–1570)*, Bern 1880, 642.

15 Für einen Überblick über die literarische Verarbeitung des Heimwehs siehe S. Bunke: *Heimweh. Studien zur Kultur- und Literaturgeschichte einer tödlichen Krankheit*, Freiburg i.Br. u.a. 2009.

16 Das Wort ›Nostalgia‹ wurde im Jahre 1688 geprägt (siehe dazu Stellenkommentar, Nr. 23). Es handelt sich dabei um ein latinisiertes Kompositum aus den griechischen Wörtern *nostos* (Rückkehr oder Heimkehr) und *algos* (Schmerz). Siehe dazu K.-H. Gerschmann: »Johannes Hofers Dissertation ›De Nostalgia‹ von 1688«, in: *Archiv für Begriffsgeschichte* 19 (1975) 83–88.

17 Für eine ausführliche Liste dieser Dissertationen, die allerdings vorwiegend aus dem 19. Jahrhundert stammen, siehe A. Bolzinger: *Histoire de la nostalgie*, Paris 2007, 277–282.

18 Leopold Auenbrugger von Auenbrugg (1722–1809) führt in der Schrift *Inventum novum ex percussione thoracis humani ut signo abstrusos interni pectoris morbos detegendi,* Wien 1761, in

§ XXVII die ›Nostalgia‹ als eine der Krankheiten an, welche »vermöge einer uns unbekannten Einwirkung die Brusteingeweide angreifen« und somit an einer »Dämpfung des normalen Perkussionsschalls« erkennbar sind. Er beschreibt dabei die Ergebnisse der zahlreichen Obduktionen, die er an Heimwehkranken vorgenommen hatte. Vgl. H. Jodassohn (Hg.): *Leopold Auenbrugger's Neue Erfindung mittels des Anschlagens an den Brustkorb, als eines Zeichens, verborgene Brust-Krankheiten zu entdecken*, Berlin 1908, 24–25.

19 Als erstes psychiatrisches Lehrbuch gilt W. Battie: *A Treatise on Madness*, London 1758. Im deutschen Sprachraum bezieht man sich meist auf A. Heindorf: *Versuch einer Pathologie und Therapie der Geistes- und Gemütskrankheiten*, Heidelberg 1811, oder auf A. M. Vering: *Psychische Heilkunde*, 3 Bde., Leipzig 1818–1821.

20 Vgl. A. E. Benoist de la Grandière: *De la nostalgie, ou mal du pays*, Paris 1873.

21 Vgl. C. C. H. Marc: *De la folie. Considérée dans ses rapports avec les questions médico-judiciaires*, Bd. 2, Paris 1840 (dt.: *Die Geisteskrankheiten in Beziehung zur Rechtspflege*, Berlin 1844).

22 Zur Anmerkung: Zu den historischen und literarischen Beispielen vgl. Kluge: *Heimweh*. Das *desiderium patriae* (Sehnsucht nach dem Vaterland) kommt bei dem römischen Dichter Publius Ovidius Naso, dt. Ovid (47 v.Chr.–17 n.Chr.), besonders in den Trauerelegien, die vor allem in Briefform verfasst wurden, zum Ausdruck. Die Anspielung auf Dante bezieht sich auf den achten Gesang des »Fegefeuers«, der wie folgt beginnt: »Die Stunde war's, die Schiffenden das Sehnen/Heim wendet und ihr Herz erweicht am Tage,/Da sie: ›Lebt wohl!‹ gesagt den süssen Freunden« (D. Alighieri: *Göttliche Comödie*, dt. von Philalethes, Leipzig, Berlin 1904, 2. Teil, 62).

23 Gemeint ist hier die Schrift *Dissertatio medica de Nostalgia oder Heimweh* des angehenden Arztes Johannes Hofer (1669–1752) aus Mühlhausen, die allerdings schon im Jahre 1688 vorgelegt wurde. Der Fehler beruht vermutlich darauf, dass die Schrift noch zu Hofers Lebzeiten mehrmals mit dem falschen Erscheinungsjahr (1678) nachgedruckt wurde (siehe Stellenkommentar, Nr. 49). Damals war es üblich, das Medizinstudium mit zwei Dissertationen abzuschließen. Hofers eigentliche Doktorarbeit war eine Abhandlung zur Wassersucht des Uterus. Praeses der Arbeit war der Baseler Mediziner Johann Jakob Harder (1656–1711).

24 Es handelt sich hier um eine Übersetzung des lateinischen Originals. Das Zitat ist bei Hofer auf Deutsch. Hofer schildert neben diesen zwei Fällen noch einen dritten.

25 Stupor, abgeleitet vom lateinischen Verb *stupere* (starr, steif sein), bezeichnet einen Zustand der körperlichen Erstarrung ohne Beeinträchtigung der Vigilanz.

26 Ätiologie ist die Lehre von den Ursachen einer Krankheit.

27 Die Pathogenese beschreibt Entstehung und Entwicklung einer Erkrankung oder den Verlauf eines krankhaften Prozesses.

28 Die *spiritus animales* gehörten zum damaligen medizinischen Kanon. Darunter verstand man eine flüchtige Substanz, die den Nervenfasern entlangfloss und so die verschiedenen Körperregionen miteinander verband.

29 Der Chymus ist der nicht zu Ende verdaute Speisebrei im Magen.

30 Bei Hofer (§ X) heißt es: »hae certe vires solius imaginationis esse possunt«.

31 Purgans = Abführmittel.

32 Die Dissertation von Johannes Verhovitz erschien erst Ende des 18. Jahrhunderts: Vgl. J. Verhovitz: *Dissertatio inauguralis de nostalgia* […], Wien 1777.

33 Vgl. E. Tack: *Dissertatio inauguralis Medica Exhibens Ægrum Nostalgia Laborantem* […], Gießen 1707. Tacks Dissertation ist auch die einzige Schrift über Heimweh, die vor Zwingers Bearbeitung von Hofers Text erschien (vgl. hierzu nachfolgenden Stellenkommentar).

34 Im Jahre 1710 gab Theodor Zwinger (1658–1724) Hofers Arbeit zusammen mit anderen Dissertationen neu heraus, wobei er allerdings Hofers Neologismus ›Heimweh‹ durch das Synonym »Pothopatridalgia« ersetzte. Die von Jaspers erwähnte Ergänzung besteht eigentlich fast ausschließlich in Randglossen zur Orientierung. Tatsächlich erweitert wird der Text durch das neu hinzugefügte 12. Kapitel über den Kühe-Reyen. Vgl. T. Zwinger: »Dissertatio medica tertia de Pothopatridalgia. Vom Heim-Weh«, in: ders. (Hg.): *Fasciculus dissertationum medicarum selectarum* [...], Basel 1710, 87–110. Die Kompilation wurde mit hoher Wahrscheinlichkeit nicht von Zwinger selbst, sondern eher von einigen seiner Schüler zusammengestellt (vgl. hierzu Bunke: *Heimweh*, 51, Anm. 20).

35 In der Anmerkung zitiert Jaspers aus Schillers *Wilhelm Tell*: »Mit heißen Thränen wirst du dich dereinst/Heim sehnen nach den väterlichen Bergen,/Und dieses Heerdenreihens Melodie,/Die du in stolzem Ueberdruß verschmähst,/Mit Schmerzenssehnsucht wird sie dich ergreifen,/Wenn sie dir anklingt auf der fremden Erde« (F. Schiller: *Sämmtliche Werke in zehn Bänden*, Bd. 5, Stuttgart, Tübingen 1844, 38).

36 Der Schweizer Arzt und Naturwissenschaftler Johann Jakob Scheuchzer (1672–1733) hatte das versteinerte Vorderteil eines tertiären Riesensalamanders irrtümlicherweise als Beingerüst eines in der Sintflut ertrunkenen Menschen identifiziert und den Fund »Homo diluvii testis« (Mensch, Zeuge der Sintflut) benannt. Obwohl das Fossil 1813 von Georges Cuvier (1769–1832) als Amphibium erkannt wurde, wird heute das *specimen* noch nach Scheuchzer *Andrias scheuchzeri* genannt. Jaspers bezieht sich hier auf J. J. Scheuchzer: »Von dem Heimweh«, in: ders.: *Seltsamer Naturgeschichten des Schweizer-Lands Wochentliche Erzehlung*, Zürich 1706.

37 Salpeter ist der Trivialname für einige Nitrate, insbesondere für die Salze der Salpetersäure.

38 Vgl. J. J. Scheuchzer: *Helvetiae stoicheiographia, geographia et oreographia, oder Beschreibung der Elemente, Grenzen und Berge des Schweitzerlands*, Zürich 1716–1718. – Scheuchzer wendet sich eigentlich gegen Johannes Gerhard (um 1684–1745) und dessen *Disputatio physico-medica de salubritate aeris Rostochiensis. Von der gesunden Luft zu Rostock* [...], Rostock 1705. Da nach der Konvention der Zeit der Name des Doktorvaters (Praeses) der Arbeit typographisch größer gesetzt wurde als der des Autors, wird Gerhards *Disputatio* mitunter irrtümlicherweise seinem Doktorvater Georg Detharding (1671–1747) zugeschrieben.

39 Vgl. Scheuchzer: *Naturgeschichten*, 194.

40 Vgl. »Heim-Sucht, Heim-Weh« in: J. H. Zedler (Hg.): *Grosses vollständiges Universallexikon aller Wissenschaften und Künste*, Leipzig 1735, 1190–1192.

41 Vgl. J. G. Krünitz: »Heim-Weh«, in: ders.: *Oeconomische Encyclopaedie* [...], zwey und zwanzigster Theil, Bruenn 1789, 773–796.

42 Gemeint ist hier wahrscheinlich der im Jahre 1718 in den sogenannten Breslauischen Sammlungen erschienene Aufsatz »Von der Nostalgie, oder dem sogenannten Heimwehe«, in: *Sammlung von Natur- und Medicin-Geschichten. Als der dritte Versuch ans Licht gestellt von einigen Breßlauischen Medicis*, Breslau 1718, 832–837.

43 Vgl. J. G. Keyßler: *Neueste Reise durch Teuschland, Böhmen, Ungarn, die Schweitz, Italien und Lothringen* [...], Hannover 1740, 122.

44 Vgl. Anonymus: »Moralische Gedanken vom Heimweh«, in: *Neue Erweiterungen der Erkenntnis und des Vergnügens*, Bd. 2, 7. Stück, zweyte u. verbess. Aufl., Frankfurt, Leipzig 1755, 1–32.

45 Vgl. J. H. Jung-Stilling: *Das Heimweh* [1794/96], hg. von M. M. Sam, Dornach 1994.

46 Vgl. C. U. von Salis-Marschlins: *Bildergallerie der Heimwehkranken. Ein Lesebuch für Leidende*, 3 Bde., Zürich 1798–1803.

47 Himmelsheimweh bezeichnet die Sehnsucht nach dem Jenseits.

48 Vgl. F. Maack: *Heimweh und Verbrechen. Ein Beitrag zum Strafgesetzbuch*, Leipzig 1894.

49 Mit höchster Wahrscheinlichkeit sind damit Albrecht von Hallers *Disputationes ad morborum historiam et curationem facientes* (Lausanne 1757) gemeint. Es handelt sich hier um eine Sammlung von älteren Dissertationen, die Haller für wissenschaftlich bedeutend hielt und deshalb neu herausgab. Die Sammlung enthält auch Johannes Hofers Arbeit von 1688, die Haller allerdings um zehn Jahre vordatiert, was zu Verwirrungen führte (vgl. hierzu Stellenkommentar, Nr. 23, und Bolzinger, *Histoire*, 37–44). Von Haller erschien postum der Eintrag »Nostalgie« in: *Supplément à l'Encyclopédie [...]*, Bd. 4, Amsterdam 1779, 57.

50 Vgl. C. v. Linné: *Genera morborum in auditorum usum publicata*, Upsala 1763. – Linné ordnet das Heimweh der Klasse der Nervenkrankheiten (*nervini*) zu. Diese lassen sich wiederum in Krankheiten, welche die Wahrnehmung, das Urteilsvermögen (*judicii mentales*) und die Bewegung betreffen, untergliedern. Das Heimweh gehört zur Klasse der *mentales*, da es sich durch eine *judicii alienatio*, eine Verwirrung des Urteilsvermögens, auszeichnet.

51 Skorbut tritt bei langfristigem Vitamin-C-Mangel auf.

52 Nach der antiken Humoralpathologie (auch Vier-Säfte-Lehre) war jede Krankheit auf ein Ungleichgewicht der vier Lebensträger (Blut, Schleim, gelbe und schwarze Galle) zurückzuführen. Ein Überfluss der schwarzen Galle löste die Melancholie (wtl. ›Schwarzgalligkeit‹) aus.

53 Zur Anmerkung: Benoist de la Grandière: *Nostalgie*, 136, liefert keine genaueren Angaben zu van Swieten. Letzterer behandelt die Frage in: G. van Swieten: *Kurze Beschreibung und Heilungsart der Krankheiten welche am öftesten in dem Feldlager beobachtet werden*, Wien u.a. 1758.

54 In den maßgeblichen Nosologien von Sauvages, Linné und Cullen wird das Heimweh explizit von der Melancholie getrennt. Beide Krankheiten sind sogar in anderen Klassen verortet. Heimweh ist nach Bunke »historisch, definitorisch und systematisch von der Melancholie getrennt« (Bunke: *Heimweh*, 79).

55 François Boissier de Sauvages rubriziert das Heimweh in seiner *Pathologia Methodica seu de Cognoscendis Morbis*, Amsterdam 1752, unter die »Morbi in voluntate vel cupiditate depravatis«.

56 J. B. Michael E. von Sagar ordnet in seinem *Systema morborum symptomaticorum secundum classes, ordines, genera et species cum characteribus, differentiis et therapiis*, Wien 1776, 732–733, die Nostalgia in Anlehnung an Sauvages den »morositates, cupiditates aut aversationes depravatae« zu, also den unverhältnismäßigen Begierden nach einer Sache, die an sich nichts Begehrenswertes hat.

57 Vgl. S. G. Vogel: *Ein Beitrag zur gerichtsärztlichen Lehre von der Zurechnungsfähigkeit*, Stendal 1825, 163–167.

58 Morositas, pervigilio, anorexia, asthenia = respektive Verdrießlichkeit, Schlaflosigkeit, Inappetenz und Kraftlosigkeit.

59 Wahrscheinlich J. Ph. Roth: *Lexicon Chirurgicum seu nomenclatura Latino-Germanica ordine alphabetico posita*, Leipzig 1707.

60 Wohl *Medicinisches Hand-Lexicon, worinn alle Krankheiten, die verschiedenen, und jeder Krankheit insbesondere eigenthümlichen Kennzeichen, die sichersten Vorbauungs- und wirksamsten Heilungsmittel wider dieselbe, sammt einem vollständigen Unterrichte, um im Nothfalle sein eigener Arzt seyn zu können, auf eine jedermann faßliche Art vorgetragen werden; alles aus den Werken der berühmtesten Aerzte gesammelt, und mit einer Menge specifischer Arzeneyen wider viele Krankheiten versehen*. Nach der vierten französischen Aufl. übersetzt von V. Mösl, Bd. 1, Augsburg 1782, 488.

61 Jaspers könnte sich hier auf folgenden Text beziehen: Anonymus: *Pensées d'un Allemand sur la nostalgie adressées à un de ses amis en Suisse*, Jena 1753.

62 Wahrscheinlich bezieht sich Jaspers hier auf G. D. Curé: *Dissertatio Inauguralis Medica exhibens famosi illius morbi, quem Nostalgiam passim pathologi, Germani vero das Heimweh, oder Heim-Sehnsucht vulgo appellant, succinctam theoriam et therapiam* [...], Praeside ... D. Georgio Ludovico Hueber [...] Würzburg 1755.

63 Sonitus obscurus = dumpfer Ton. Zu Auenbrugger siehe Stellenkommentar, Nr. 18.

64 Johann Georg Ritter von Zimmermann (1728–1795), Arzt und Schriftsteller, geht im zweiten Band seiner Arbeit *Von der Erfahrung in der Arzneykunst*, I–III, Zürich 1763/64, ausführlich auf das Heimweh ein (483–487). Zimmermann ist auch der Autor von *Betrachtungen über die Einsamkeit* (1756), *Von der Einsamkeit* (1773) und *Über die Einsamkeit* (1783/84).

65 Zimmermann: *Erfahrung*, 486. Bei Zimmermann heißt es: »Ein Schweizer aus dem Canton Bern, der vor mir die Arzneikunst in Göttingen studierte, soll daselbst in dieser leidigen Krankheit auf den hübschen Einfall gerathen seyn, die größte Pulsader im Leibe wolle ihm zerspringen, darum getraute er sich fast gar nicht mehr sein Zimmer zu verlassen; Aber den gleichen Tag, als er von seinem Vater zurückberufen ward, hüpfte er ganz Göttingen im Triumphe durch, nahm von allen Bekannten Abschied, und den dritten Tag bestieg er mit der ausserordentlichsten Munterkeit den Winterkasten in Cassel, da er doch zwey Tage vorher bey dem Anblick der kleinsten Treppe in Göttingen den Athem aus dem Bauche zog. Eben dieser zarte Schweizer ward nachher von seinem Vater auf die Universität in Basel und endlich in das schönste Land von Europa, den längs dem Genfersee gelegenen französischen Theil des Cantons Bern geschickt, auch da überfiel ihn seine leidige Muttersucht. Nun ist dieser Mann, der in Göttingen seine Aorta zusammenklomm, zu Hause munter und gesund.«

66 Vgl. J. F. Cartheuser: *De morbis endemiis libellus*, Frankfurt/Oder 1771.

67 Vgl. J. F. Blumenbach: »Medicinische Bemerkungen auf einer Schweizerreise«, in: ders.: *Medicinische Bibliothek*, Bd. 1, Göttingen 1783, 725–742 (zu Scheuchzer: 732). – Johann Friedrich Blumenbach (1752–1840) war Anatom und Zoologe.

68 Dulce natale solum = süße Heimat, wtl.: süßer Heimatboden.

69 Diese Stelle findet sich in etwas veränderter Form bei Blumenbach: »Bemerkungen«, 739–740.

70 Vgl. C. A. Diez: »Heimweh (Nostalgia)«, in: *Deutsche Enzyklopädie oder Allgemeines Real-Wörterbuch aller Künste und Wissenschaften von einer Gesellschaft Gelehrten*, Bd. 15, Frankfurt/M. 1790, 104.

71 Vgl. F. Schnurrer: »Heimweh«, in: J. S. Ersch, J. G. Gruber (Hg.): *Allgemeine Enzyklopädie der Wissenschaften und Künste* [...], zweite Section, vierter Theil, Leipzig 1828, 186–187.

72 Dominique-Jean Larrey (1766–1842) war leitender Chirurg der Großen Armee und Leibarzt Napoleons.

73 D.-J. Larrey: »Mémoires sur le siège et les effets de la nostalgie, suivi De quelques refléxions sur les lésions partielles du cerveau, résultant de causes spontanées ou de causes méchaniques«, in: ders.: *Recueil de mémoires de chirurgie*, Paris 1821, 161–222 (dt.: »Über den Sitz und die Folgen der Heimwehkrankheit, nebst einigen Bemerkungen über die von selbst oder auch von mechanisch wirkenden Ursachen entstehenden partiellen Gehirnverletzungen«, in: *Zeitschrift für psychische Aerzte* 5 (1822) 153–202).

74 Gemeint ist die Pia mater (zarte Hirnhaut), d.h. die innerste Hirnhaut.

75 Die Arachnoidea ist die mittlere Hirnhaut.

76 Vgl. F. Amelung: »D. J. Larrey's Abhandlung über das Heimweh (Nostalgia), aus dessen Clinique chirurgicale mit einigen Anmerkungen und einer Epikrise«, in: *Magazin für philosophische, medicinische und gerichtliche Seelenkunde* 4 (1830) 125–154. Die Zeitschrift wurde von dem Würzburger Arzt und späteren Gerichtsmediziner Johann Baptist Friedreich (1796–1862) herausgegeben.

77 Ebd., 151–152. Die Schreibweise ist von Jaspers angepasst.

78 Morbus genuinus (wtl.: wahre, echte Krankheit) = Krankheit an sich.

79 Vgl. E.-J. Georget: »Nostalgie«, in: *Dictionnaire de médecine*, Bd. 15, Paris 1826, 135 (dt.: »Heimweh«, in: *Meissners Encyclopädie der medicinischen Wissenschaften*, Bd. 6, Leipzig 1831, 110). Jaspers zitiert hier wörtlich.

80 Vgl. J. B. Friedreich: *Systematisches Handbuch der gerichtlichen Psychologie für Medicinalbeamte, Richter und Vertheidiger*, Leipzig 1835.

81 Vgl. J. H. G. Schlegel: *Das Heimweh und der Selbstmord*, Hildburghausen 1835. – Es handelt sich hier um zwei separate Abhandlungen, die keinen inhaltlichen Bezug zueinander haben.

82 Vgl. J. Zangerl: *Das Heimweh*, Wien 1820, zweite, ganz umgearbeitete und sehr vermehrte Ausgabe, Wien 1840.

83 P. W. Jessen: »Nostalgia«, in: *Encyclopädisches Wörterbuch der medicinischen Wissenschaften*, Bd. 25, Berlin 1841, 292–323.

84 Die in der Anmerkung erwähnte Anekdote zu Louis Antoine de Bougainville (1729–1811) findet sich bei Schlegel: *Heimweh*, 17, allerdings ohne Erwähnung des Brotbaums. Die Brotbaum-Anekdote bezieht sich wohl auf Aotourou, einen Einwohner Tahitis, den Bougainville bei einer Reise mit nach Frankreich nahm. Die Anekdote ist bei Bougainville zwar nicht zu finden, wurde aber von dem Dichter Jacques Delille (1738–1813) als »sehr bekannt« bezeichnet und im zweiten Gesang von *Les Jardins, ou l'Art d'embellir les paysages* (1782) verdichtet. – Zu Delaporte siehe J. Delaporte: *Le voyageur françois, ou La connaissance de l'ancien et du nouveau monde*, Paris, 1768–1795 (teilw. dt.: *Reisen eines Franzosen, oder Beschreibung der vornehmsten Reiche in der Welt, nach ihrer ehemaligen und itzigen Beschaffenheit; in Briefen an ein Frauenzimmer*, siebenter Theil, Leipzig 1771, 184). Ferner verweist Schlegel (*Heimweh*, 19) auf Frorieps *Notizen aus dem Gebiete der Natur- und Heilkunde* 33 (1832) 127, wo das Heimweh des Orahvolkes (Tanamarivo) beschrieben wird (ebd.).

85 Vgl. Schlegel: *Heimweh*, 18.

86 Ebd., 124–125. Das Zitat beginnt wie folgt: »Wie soll ich mir ihren Ursprung erklären, da sie kein eigentlicher Naturtrieb, auch keine bloße Frucht der Gewohnheit, noch weniger eine Folge von Ueberlegung ist?« – Zwischen »gleichgültiger machen« und »So wird der Erwachsene« wurden einige Sätze ausgelassen. Interpunktion und Schreibweise sind angepasst.

87 Vgl. Zangerl: *Heimweh*, 3: »Es gibt auch ein dem Heimweh gerade entgegengesetztes Leiden, nämlich eine unwiderstehliche Begierde, in die Fremde zu gehen – Apodemialgia, welches man deutsch Hinausweh, Fortweh, nennen könnte«.

88 Johann Nepomuk Isfordink (1776–1841), Feldarzt und Direktor des Josephinums in Wien, widmet in seiner Schrift *Militärische Gesundheits-Polizei, mit besonderer Beziehung auf die k.k. Oesterreichische Armee*, Bd. 1, Wien 1825, 81–86, dem Heimweh der Soldaten ein Kapitel und versteht darin das Nachtwandeln als »Vorbothe des Heimwehes« (ebd., 83). Der Fehler ist schon auf Jessen zurückzuführen (vgl. Jessen: »Nostalgia«, 293).

89 Kachexie bezeichnet einen pathologischen Gewichtsverlust mit starker Abmagerung.

90 Curae leves loquuntur, ingentes stupent = Die kleinen Sorgen reden, die großen sind stumm. Der Spruch geht auf Seneca (*Phaedra*, 607) zurück.

91 Das Zitat beginnt wie folgt: »Je mehr das Gemüth sich in unbefriedigter Sehnsucht erschöpft, und die Einbildungskraft durch ihre angestrengte Thätigkeit alle Nervenkraft an sich zieht«. (Zangerl: *Heimweh*, 32). Die Schreibweise ist von Jaspers angepasst.

92 Ebd., 40.

93 Ebd., 43–44.

94 Vgl. J.-L. M. Alibert: *Physiologie des passions*, Bd. 2, Paris 1825, 318–319.

95 Die Diagnose Melancholia attonita (›angedonnerte‹, d.h. verwirrte Melancholie), auch Melancholia stuporosa, wurde später von der ›Katatonie‹ aufgelöst.

96 Abortus = Fehlgeburt.

97 Vgl. J. G. Ebel: *Schilderung der Gebirgsvoelker der Schweiz*, Bd. I, Leipzig 1798, 408.

98 Wohl Devaux: »Beobachtung einer Krankheit des Gehirns, welche die Ursache der Nostalgie zu seyn scheint«, berichtet von F. Heusinger, in: *Zeitschrift für Anthropologie* 1 (1823) 501–504.

99 Marasmus bezeichnet einen fortschreitenden Verfall der körperlichen und geistigen Kräfte, der durch Krankheit oder durch Alter bedingt sein kann.

100 Unter Tabes nervosa verstand man eine mit erhöhter Reizbarkeit des Nervensystems verbundene Schwindsucht. Bei Jessen (»Nostalgia«, 294) heißt es lediglich: »unter zunehmender Abmagerung und Entkräftung stirbt der Kranke an gänzlicher Erschöpfung, Marasmus oder Tabes nervosa«.

101 Vgl. F. J. V. Broussais: *De l'irritation et de la folie. Ouvrage dans lequel les rapports du physique et du moral sont établis sur les bases de la médecine physiologique*, Brüssel 1828, 337.

102 Medulla oblongata = verlängertes Rückenmark.

103 Locus morbi = Sitz der Krankheit.

104 Vgl. G. A. Andresse: *Nostalgiae adumbratio pathologica*, Berlin 1826.

105 Vgl. F. Grundtmann: *De nostalgia*, Berlin 1839.

106 Wohl E. Matthaei: *De nostalgia*, Halle 1844.

107 Vgl. A. Châtelain: *Einige Betrachtungen über die Nostalgie*, Würzburg 1860.

108 L. Meyer: »Der Wahnsinn aus Heimweh«, in: *Deutsche Klinik* 1 (1855) 7–8, 20–22, 31–32.

109 Gemeint ist hier die anonyme Rezension zu Meyers Artikel in: *Allgemeine Zeitschrift für Psychiatrie und psychisch-gerichtliche Medicin* 12 (1855) 166–167, die mit hoher Wahrscheinlichkeit von Heinrich Philipp August Damerow (1798–1866), einem Mitbegründer und Redakteur der Zeitschrift, verfasst wurde.

110 Vgl. Meyer: »Wahnsinn«, 22.

111 Der Begriff ›Cyclothymie‹ wurde von Karl Ludwig Kahlbaum (1828–1899) geprägt, um die zyklische Alternanz von manischen und melancholischen Zuständen zu beschreiben.

112 Vgl. Meyer: »Wahnsinn«, 32.

113 Karl Friedrich von Marcus (1802–1862) war ordentlicher Professor an der Medizinischen Fakultät der Universität Würzburg und Leiter des dortigen Juliusspitals.

114 Unter Coupieren (französisch für ›abschneiden‹) versteht man den Versuch, den Krankheitsverlauf abzukürzen bzw. die Weiterentwicklung einer Krankheit in ihren ersten Stadien zu hemmen. Heute spricht man von Abortivkur.

115 Die Stelle findet sich bei Meyer nicht. Zudem ist im Original eine andere Bemerkung mit einer Anmerkung versehen, in der ein Stabsarzt Dr. Marcus erwähnt wird.

116 Der Begriff ›Lypemanie‹ wurde von dem französischen Psychiater Jean-Étienne Dominique Esquirol (1772–1840) als Synonym für Melancholie eingeführt.

117 In den Briefen des Marcus Tullius Cicero (106–43 v.Chr.) an seine Frau Terentia, seinen Bruder Quintus und seinen Freund Atticus kommen die Trauer und der Wunsch einer Rückberufung nach Rom immer wieder zum Ausdruck.

118 Bei Meyer heißt es: »Der Jammer des Exilierten, dem der Sieg einer feindlichen Partei das Vaterland geraubt, die Trauerlieder eines Ovid, selbst die kläglichen Episteln Ciceros aus der Verbannung haben nichts gemein mit der betäubenden Hilflosigkeit eines Nostalgischen. Wir haben schon oben die Lächerlichkeit berührt, das Heimweh als die Sehnsucht eines zarten Gemüts nach der erhabenen Szenerie und dem idyllischen Leben einer heimatlichen Landschaft aufzufassen. Der beschränkte Bildungsgrad und die meist träge Natur der an Nostalgie Leidenden eignet sich am wenigsten für eine derartige ästhetische Auffassung. Nimmt die Poesie demnach das Heimweh in diesem Sinne zum Vorwurf ihrer Darstellungen, so entsprechen die Empfindungen, welche jene Vorstellungen erwecken, am allerwenigsten den Empfindungen des Heimwehs. [...] Das Heimweh ist eine passive asthenische Geisteskrankheit von vorne herein, ihre Symptome sind Symptome eines individuellen Mangels, sind Schwächesymptome [...]. Es scheint in seiner ersten Entfaltung mehr die Reaktion des Gemütes gegen die Hilflosigkeit einer schwachen und seiner gewöhnlichen Stütze beraubten Intelligenz zu sein« (Meyer: »Wahnsinn«, 8).

119 Ebd., 7. – Testimonium paupertatis = Armutszeugnis.

120 Ebd., 21. Bei Meyer: »So wenig ihr Geschmack den Widerwillen gegen eine fremde Speise überwinden kann, [...] so wenig ist ihr Gehirn imstande, die große Menge fremdartiger Objekte zu bewältigen«.

121 Esquirol schreibt: »La nostalgie porte au suicide« (Das Heimweh führt zum Selbstmord). Vgl. J.-E. Esquirol: *Des maladies mentales considérées sous les rapports médical, hygiénique et medicolégal*, Bd. 1, Paris 1838, 546.

122 Vgl. L. Buzorini: *Grundzüge einer Pathologie und Therapie der psychischen Krankheiten, mit kritischem Rückblick auf die bisher bestandenen Lehren*, Stuttgart, Tübingen 1832, 163.

123 Vgl. F. Bird: *Pathologie und Therapie der psychischen Krankheiten: zum Gebrauche für practische Aerzte*, Berlin 1836, 255.

124 Vgl. J. Guislain: *Klinische Vorträge über Geistes-Krankheiten*, dt. von H. Laehr, Berlin 1854, 62.

125 Vgl. H. Schüle: *Handbuch der Geisteskrankheiten*, zweite, unveränderte Aufl., Leipzig 1880, 257.

126 Wilhelm Griesinger (1817–1868) gilt als Begründer der wissenschaftlichen Psychiatrie in Deutschland. Bevor er 1865 den ersten Lehrstuhl für Psychiatrie im deutschen Sprachraum bekleidete, war er Professor für Innere Medizin. Griesinger bestimmte die Entwicklung der deutschen Psychiatrie als Wissenschaft und Praxis maßgeblich mit. U.a. forderte er eine engere Verbindung zwischen Forschung und Lehre und entwickelte einen Reformplan der psychiatrischen Versorgung. Die psychiatrischen Universitätskliniken gehen wesentlich auf seine Idee des ›Stadt-Asyls‹ zurück. 1867 erschien auf seine Initiative hin das erste Heft des *Archivs für Psychiatrie und Nervenkrankheiten*, das über ein Jahrhundert die wissenschaftlich führende Psychiatrie-Zeitschrift in deutscher Sprache werden sollte. Sein vielseitiger Ansatz wird jedoch oft auf die Formel »Geisteskrankheiten sind Gehirnkrankheiten« – die übrigens in dieser Form in seinen Schriften nie vorkommt – reduziert. Zu dieser verkürzten und undifferenzierten Rezeption von Griesingers Psychiatrieverständnis dürfte Jaspers durch seine wiederholte Stellungnahme zu Griesingers »Dogma« nicht unwesentlich beigetragen haben

(vgl. beispielsweise *Allgemeine Psychopathologie* [1920], 238). Griesinger selbst war jedoch kein starrer Dogmatiker, weder in Fragen der Ätiologie noch in Fragen der Nosologie (siehe dazu ausführlicher H. Schott, R. Tölle: *Geschichte der Psychiatrie. Krankheitslehren, Irrwege, Behandlungsformen*, München 2006, 66–78).

127 Vgl. z.B. W. Griesinger: *Die Pathologie und Therapie der psychischen Krankheiten*, Stuttgart 1845, 185.

128 Vgl. H. Emminghaus: *Allgemeine Psychopathologie zur Einführung in das Studium der Geistesstörungen*, Leipzig 1878, 383.

129 Vgl. R. Arndt: *Lehrbuch der Psychiatrie. Für Ärzte und Studierende*, Wien, Leipzig 1883, 257.

130 Vgl. T. Meynert: *Klinische Vorlesungen über Psychiatrie auf wissenschaftlichen Grundlagen für Studierende und Aerzte, Juristen und Psychologen*, Wien 1890, 33–34 und 116.

131 Amentia = Verwirrtheit.

132 Phthise (abgeleitet vom griechischen Verb *phthio*, ich schwinde) war die allgemeine Bezeichnung für Abzehrung, Schwindsucht.

133 E. E. Mendel: »Melancholie«, in: A. Eulenburg (Hg.): *Real-Encyclopädie der gesammten Heilkunde*, Bd. 8, Wien, Leipzig 1881, 664–688.

134 Vgl. T. H. Kellogg: *A Text-Book of Mental Diseases: For the Use of Students and Practitioners of Medicine*, New York 1897, 715.

135 Wohl ein Hinweis auf G. H. Masius: *Handbuch der gerichtlichen Arzneiwissenschaft zum Gebrauche für gerichtliche Ärzte und Rechtsgelehrte*, Bd. 1, Abt. 2, Stendal 1822.

136 A. Haspel: »De la nostalgie«, in: *Memoires de l'Académie de Médecine* 30 (1871) 466–628.

137 Vgl. P. Pinel: »Nostalgie«, in: V. Vircq d'Azyr, L.-J. Moreau (Hg.): *Encyclopédie méthodique*, Paris 1821, 661–663.

138 Vgl. A. J. F. Brierre de Boismont: *Du suicide et de la folie suicide*, Paris [2]1865, 218 und 223.

139 Vgl. H. Legrand du Saulle: »Etude sur la nostalgie«, in: *Annales médico-psychologiques* 4 (1858) 430–435.

140 Ebd., 433.

141 Ebd., 431.

142 Vgl. H. Musset: *Essai sur la nostalgie*, Paris 1830.

143 Wohl S. Petrović: *De la nostomanie*, Paris 1866.

144 Vgl. A. Jansen: »Considérations sur la nostalgie«, in: *Annales et bulletin de la société de Médecine de Gand* 47 (1869) 210–240.

145 Vgl. E. Decaisne: »Observations de la nostalgie recueillies pendant le siège de Paris«, in: *Comptes rendus hebdomadaires des séances de l'Académie des sciences* 72 (1871) 444–447.

146 Ikterus = Gelbsucht, Gallsucht.

147 Eigentlich Dipsomanie, periodische Trunksucht; abgeleitet vom griechischen Nomen *dipsa*, Durst.

148 Vgl. E. du Vivier: *De la Mélancholie*, Paris 1864, 89–96.

149 Mutacismus ist ein Synonym für Mutismus, d.h. psychogene Stummheit.

150 Haspel zitiert T. Laennec: *De l'Auscultation médiate, ou Traité du diagnostic des maladies des poumons et du cœur, fondé principalement sur ce nouveau moyen d'exploration*, 2 Bde., Paris 1819.

151 Aneurysma bezeichnet eine krankhafte Aussackung eines Blutgefäßes, in der Regel einer Arterie.

152 Vgl. J.-N. Corvisart: *Essai sur les maladies et les lésions organiques du coeur et des gros vaisseaux*, Paris 1855, 150.

153 Vgl. ebd., 6.

154 Das Zitat ist bei Haspel in dieser Form nicht zu finden; dieser drückt sich gegenüber den »Schriften unserer medizinischen Darstellungen des ersten Kaiserreichs« neutral aus. Vgl. Haspel: *Nostalgie*, 470 (Übersetzung der Herausgeberin).

155 René-Nicolas Dufriche Desgenettes (1762–1837) war ein französischer Militärarzt.

156 Vgl. P.-F. Percy, C. Laurent: »Nostalgie«, in: *Dictionnaire des sciences médicales* 36, Paris 1819, 265–281.

157 Vgl. die Rezension von K. Pauli in: *Allgemeine Zeitschrift für Psychiatrie und psychisch-gerichtliche Medicin* 32 (1875) 131–139.

158 Vgl. T. Ziehen: *Psychiatrie für Ärzte und Studierende*, 3. Aufl., Leipzig 1908, 301. – Theodor Ziehen (1862–1950) war zunächst Professor für Psychiatrie an verschiedenen Universitäten. 1917 wurde er zum Ordinarius für Philosophie (insbesondere Psychologie) in Halle ernannt.

159 Vgl. H. Dagonet: *Nouveau traité élémentaire et pratique des maladies mentales*, Paris 1876, 218–221.

160 Vgl. L. Proal: *L'éducation et le suicide des enfants. Etude psychologique et sociologique*, Paris 1907, 55.

161 Gemeint sind der Schriftsteller Joseph Ernest Renan (1823–1892) und seine autobiographische Schrift *Souvenirs d'enfance et de jeunesse*, Paris 1883.

162 Der Schriftsteller und Politiker Alphonse Marie Louis de Prat de Lamartine (1770–1869) verarbeitete das Heimweh in mehreren seiner Werke.

163 Vgl. E. Stier: *Fahnenflucht und unerlaubte Entfernung. Eine psychologische, psychiatrische und militärrechtliche Studie*, Halle a.S. 1905.

164 Der Begriff ›Pyromanie‹ (wtl.: Feuerwahn) entstammt der französischen Monomanielehre.

165 Der Mediziner und Philosoph Ernst Platner (1744–1818) gilt als einer der Begründer der Forensischen Psychiatrie. Von besonderer Bedeutung für den Professionalisierungsprozess der Forensik war seine Theorie des ›versteckten Wahnsinns‹ (amentia occulta) als eigenständige Gattung (vgl. E. Platner: *De Amentia occulta*, Leipzig 1797).

166 Hier bezieht sich Jaspers wahrscheinlich auf Platners Gutachten in zwei Fällen von Brandstiftung »aus Heimweh«, in: E. Platner: *Quaestiones medicinae forensis et medicinae studium octo semestribus descriptum*, hg. v. L. Chovlant, Leipzig 1824. Hier spricht Platner in Bezug auf ein brandstiftendes Mädchen von »fatuitas puerilis« (kindische Einfalt, 101). Siehe auch das Kapitel »De fatuitate puerili«, ebd., 294–312). Unter *venia aetatis* versteht man eigentlich die Jahrgebung, also die Großjährigkeitserklärung. Hier wird *venia* in der Bedeutung von Gunst, Gnade gebraucht.

167 Vgl. A. Henke: »Ueber Geisteszerrüttung und Hang zur Brandstiftung als Wirkung unregelmäßiger Entwicklung beim Eintritt der Mannbarkeit«, in: *Jahrbuch der Staatsarzneikunde* 10 (1817) 78–133.

168 Vgl. A. Meckel: *Beiträge zur gerichtlichen Psychologie*, Halle 1820. Zu einer Geschichte des Brandstiftungstriebes vgl. J. Andrews: »From stack-firing to pyromania: medico-legal concepts of insane arson in British, US and European contexts, c. 1800–1913. Part 1«, in: *History of Psychiatry* 21 (2010) 243–260.

169 Vgl. C. C. H. Marc: »Considérations medico-légales sur la monomanie et particulièrement sur la monomanie incendiaire«, in: *Annales d'hygiène publique et de la médecine légale* 10 (1933) 367–484, hier: 393.

170 Vgl. z.B. Friedreich: *Handbuch*, 410. Hier behauptet Friedreich, dass »der Trieb nach Feuer mit einer abnormalen Entwicklung zusammenhängt«.

171 Zur Anmerkung: Vgl. zur »Sucht nach Feuer« als »gierige Spielerei« bei Kindern H. Emminghaus: *Die psychischen Störungen des Kindesalters*, Tübingen 1887, 128–129. – Hermann Emminghaus (1845–1904) wird das Verdienst zugeschrieben, die Kinder- und Jugendpsychiatrie als Fachgebiet etabliert zu haben.

172 Vgl. C. F. Fleming: »Ueber die Existenz eines Brandstiftertriebs als krankhaft psychischen Zustandes«, in: *Archiv für medizinische Erfahrung im Gebiete der praktischen Medizin, Chirurgie, Geburtshilfe und Staatsarzneikunde* 57 (1830) 256–283.

173 Vgl. A. L. A. Meyn: »Ueber die Unzulässigkeit der Annahme eines Brandstiftungstriebes [...]«, in: *Adolph Henke's Zeitschrift für die Staatsarzneikunde* 11 (1931), Ergänzungsheft 14, 240–302.

174 Vgl. H. E. Richter: *Ueber jugendliche Brandstifter: nebst einigen Bemerkungen über die Bestimmungen des sächsischen Criminalgesetzbuches hinsichtlich der Unzurechnungsfähigkeit*, Leipzig 1844.

175 Vgl. J. L. Casper: »Das Gespenst des sogenannten Brandstiftungstriebes«, in: ders.: *Denkwürdigkeiten zur medicinischen Statistik und zur Staatsarzneikunde. Für Criminalisten und Aerzte*, Berlin 1846, 251–399.

176 E. F. Klein: »Bemerkungen des Herausgebers«, in: *Annalen der Gesetzgebung und Rechtsgelehrsamkeit in den Preußischen Staaten* 13 (1795) 193.

177 Vgl. Platner: *Quaestiones*. Der Fall wird später (S. 87–88) von Jaspers ausführlich wiedergegeben und kommentiert.

178 Platner: *Quaestiones*, 150.

179 Vgl. H. Hettich: *Ueber das Heimweh, hauptsächlich in seinen Beziehungen zur Staats-Arzneikunde*, Tübingen 1840.

180 Eigentlich Monomania affectiva: partieller Wahnsinn mit krankhaft gesteigerter Affektivität.

181 Der Begriff ›folie raisonnante‹ (wtl.: vernünftiger Wahnsinn) wurde von Philippe Pinel geprägt, um eine Geisteskrankheit ohne Verstandesstörung zu bezeichnen.

182 Die Diagnose ›moral insanity‹ wurde von dem englischen Arzt und Anthropologen James Cowles Prichard (1786–1848) eingeführt. Im Gegensatz zur ›intellectual insanity‹ waren bei der moralischen die intellektuellen Fähigkeiten nicht beeinträchtigt. Gekennzeichnet war dieser Zustand von »einer krankhaften Verkehrung der natürlichen Gefühle, Affekthandlungen, Neigungen, Stimmungen, und natürlichen Bestrebungen« (Schott, Tölle: *Geschichte der Psychiatrie*, 365). Der Begriff erlebte im Laufe des 19. Jahrhunderts einen Bedeutungswandel, besonders innerhalb des deutschen Sprachraums. Später bezeichnete man damit Menschen, die durch amoralisches, verbrecherisches und allgemein gesellschaftsschädigendes Verhalten auffielen. Schließlich wurde die ›moral insanity‹ von der ›psychopathischen Minderwertigkeit‹ abgelöst.

183 Unter ›lymphatischer Konstitution‹ verstand man die Disposition zu Entzündungsreaktionen rezidivierender und hartnäckiger Natur.

184 Vgl. L. J. C. Mende: »Einige allgemeine Bemerkungen über Zurechnungsfähigkeit und besonders über einen, aus Krankheit entspringenden, unwiderstehlichen Trieb zu gewaltsamen Handlungen, die nicht als Verbrechen zugerechnet werden können«, in: *Adolph Henke's Zeitschrift für die Staatsarzneikunde* 1 (1821) 267–284.

185 Vgl. Friedreich: *Handbuch*, 633–637.

186 Vgl. F. J. J. Wilbrand: *Lehrbuch der gerichtlichen Psychologie für Aerzte und Juristen*, Erlangen 1858, 289.

187 Vgl. C. F. Fleming: »Practische Beiträge zur gerichtsärztlichen Psychologie von Dr. Heinrich Spitta [...]«, in: *Allgemeine Zeitschrift für Psychiatrie und psychisch-gerichtliche Medicin* 12 (1855) 468–487.

188 Vgl. P. W. Jessen: *Die Brandstiftungen in Affecten und Geistesstörungen. Ein Beitrag zur gerichtlichen Medicin für Juristen und Aerzte*, Kiel 1860, 114–119.

189 Unter Präkordialangst versteht man eine mit Angstgefühl verbundene Beklemmung in der Herzgegend.

190 Chlorose (Bleichsucht) ist eine in den Entwicklungsjahren vorkommende Verminderung des Hämoglobingehalts der roten Blutkörperchen.

191 Vgl. L. Kirn: »Die einfachen Psychosen und die durch fortschreitende geistige Schwäche charakterisierten Seelenstörungen in forensischer Beziehung«, in J. Maschka (Hg.): *Handbuch der gerichtlichen Medicin*, Bd. 4, Tübingen 1882, 251–416, hier: 260.

192 Vgl. R. von Krafft-Ebing: *Lehrbuch der gerichtlichen Psychopathologie*, Stuttgart ^{2}1881, 95.

193 O. Mönkemöller: *Geistesstörung und Verbrechen im Kindesalter*, Berlin 1903, 24.

194 Vgl. Maack: *Heimweh und Verbrechen*.

195 Vgl. A. Cramer: *Gerichtliche Psychiatrie. Ein Leitfaden für Mediziner und Juristen*, Jena 1897.

196 Vgl. A. Hoche (Hg.): *Handbuch der gerichtlichen Psychiatrie*, Berlin 1909.

197 Vgl. A. Krauss: *Die Psychologie des Verbrechens. Ein Beitrag zur Erfahrungsseelenkunde*, Tübingen 1884, bes. 283–288.

198 Es handelt sich hier um Hans Gross (1847–1915), Strafrechtler und Kriminologe, seit 1905 Inhaber des ersten Lehrstuhls für Kriminalistik. Im Jahre 1898 gründete er das *Archiv für Kriminal-Anthropologie und Kriminalistik*, in dem Jaspers' Dissertation 1909 zuerst erschien. Gross, der auch Herausgeber der Zeitschrift war, nahm die Arbeit auf, »obwohl sie zum grössten Theil medizinisch« war, denn er glaubte, »daß auch dies für Juristen von Wert» sei (vgl. H. Gross an K. Jaspers, 27. März 1909, DLA, A: Jaspers).

199 Vgl. A. Meckel: *Beiträge zur gerichtlichen Psychologie*, Halle 1820.

200 H. Gross: *Criminalpsychologie*, Leipzig ^{2}1905, 91–93, hier: 92.

201 Vgl. R. Stade: *Frauentypen aus dem Gefängnisleben. Beiträge zu einer Psychologie der Verbrecherin*, Leipzig 1903, 201–207, bes. 203.

202 Jessen: *Nostalgia*, 302.

203 Der deutsche Geograph und Zoologe Friedrich Ratzel (1844–1904) gilt als Begründer der Anthropogeographie und der Politischen Geographie. Ratzel war ein vielseitig ausgebildeter Naturforscher und Philosoph und eifriger Mitarbeiter der Zeitschrift *Die Grenzboten*. Die Aufsatzreihe »Glücksinseln und Träume«, eine romanhafte Skizze aus Ratzels Jugendzeit, erschien im Jahre 1904 und wurde durch Ratzels Tod beendet und postum gesammelt neu gedruckt (Leipzig 1905). Jaspers zitiert aus dem zuletzt erschienenen Artikel. Vgl. F. Ratzel: »Heimweh«, in: *Die Grenzboten* 63 (1904) 151–160.

204 Ebd., 151.

205 Ebd., 151–152.

206 Ebd., 154.

207 Im Original: »geheimnisreichsten«.

208 Eine Auslassung mehrerer Zeilen wird hier nicht kenntlich gemacht.

209 Ebd., 154–155. Schreibweise und Interpunktion sind angepasst.

210 Ebd.

211 Ebd., 155–156.

212 Der erste Vers aus dem Gesang des Harfners in Goethes Roman *Wilhelm Meisters Lehrjahre* lautet: »Wer nie sein Brot mit Tränen aß,/Wer nie die kummervollen Nächte/Auf seinem Bette weinend saß,/Der kennt euch nicht, ihr himmlischen Mächte« (J. W. von Goethe:

Werke, Bd. 7, hg. v. E. Trunz, 10. Aufl., München 1981, 136). Die Verse wurden u.a. von Franz Schubert, Robert Schumann und Hugo Wolf vertont.

213 Anspielung auf den Felsblock, den der sagenhafte Gründer von Korinth, Sisyphos, als Strafe für seinen Frevel auf ewig einen Berg hinaufwälzen muss. Am Gipfel angelangt, rollt der Stein jedes Mal wieder ins Tal hinunter.

214 Ratzel: »Heimweh«, 156.

215 Lateinischer Terminus für Kirschlorbeerwasser, das zur Behandlung von Husten und als Sedativum verwendet wurde.

216 Blausäure (Cyanwasserstoff) ist in hoher Konzentration giftig.

217 Ratzel: »Heimweh«, 159–160.

218 Ebd., 160.

219 Ebd.

220 Das »junge Mädchen« ist mit Sicherheit Jaspers' Schwester Erna. Als Jaspers der Familie das Dissertationsthema ankündigte, fragte er nach Briefen »von Erna aus der Pension, in denen Heimwehstimmung zum Ausdruck kommt«, die er auch bekam (vgl. K. Jaspers an die Eltern, 25. März 1907, DLA, A: Jaspers). Erna erstellte für die Dissertation des Bruders einen nachträglichen Bericht über jene Zeit, aus dem Jaspers hier zitiert.

221 In der BRD wurde die Todesstrafe 1949, in der DDR 1987 abgeschafft.

222 Um über den Geisteszustand und insbesondere die Zurechnungsfähigkeit der Angeklagten zu entscheiden, wurden Letztere über einen Zeitraum von höchstens sechs Wochen in psychiatrische Kliniken zur Begutachtung eingewiesen.

223 Um 1900 wurde die Hysterie in der psychiatrischen Fachliteratur breit diskutiert. Obwohl die Ätiologie und die Definition der Hysterie heftig umstritten waren, herrschte über die Symptomatik dieser Krankheit weitgehende Einstimmigkeit: Als signifikanteste Zeichen galten die epileptoiden Krampfanfälle – wobei die Kranken im Unterschied zu den Epileptikern bei Bewusstsein blieben –, plastische Körperstellungen und halbseitige Lähmungen (vgl. hierzu K. Nolte: *Gelebte Hysterie. Erfahrung, Eigensinn und psychiatrische Diskurse im Anstaltsalltag um 1900*, Frankfurt a.M. 2003, 116–124).

224 § 51 des Strafgesetzbuches regelt seit 1871 die strafrechtliche Zurechnungsfähigkeit wie folgt: »Eine strafbare Handlung ist nicht vorhanden, wenn der Täter zur Zeit der Begehung der Handlung sich in einem Zustande von Bewusstlosigkeit oder krankhafter Störung der Geistestätigkeit befand, durch welchen seine freie Willensbestimmung ausgeschlossen war«.

225 Zur Anmerkung: Vgl. R. Förster, G. Aschaffenburg: »Über impulsives Irresein. Referat, gehalten während der 80. ordentlichen Generalversammlung des psychiatrischen Vereins der Rheinprovinz am 23. November 1907 in Bonn«, in: *Centralblatt für Nervenheilkunde und Psychiatrie* 19 (1908) 350–354, hier: 354.

226 Vgl. H. Spitta: *Praktische Beiträge zur gerichtsärztlichen Psychologie*, Rostock, Schwerin 1855, 25–56.

227 Ebd., 31. Bei Spitta heißt es lediglich: »Wirklich erschien sie denn auch abends«. Die Interpunktion ist leicht verändert.

228 Im Folgenden zitiert Jaspers aus Hettich: *Heimweh*, 44–58.

229 Skrofulose (auch Skrofeln) ist die historische Bezeichnung für eine tuberkulöse Haut- und Lymphknotenerkrankung bei Kindern.

230 Vitriolöl ist die veraltete Bezeichnung für Schwefelsäure, die früher aus Eisenvitriol (Eisensulfat) hergestellt wurde. Schwefelsäure ist farblos und wirkt stark ätzend.

231 Erst in den letzten Jahrzehnten des 19. Jahrhunderts grenzte man sich von der französischen Monomanielehre ab und sprach den Zwangsvorgängen und Zwangsvorstellungen eine gesonderte Stellung zu. Siehe dazu C. Westphal: »Ueber Zwangsvorstellungen«, in: *Berliner klinische Wochenschrift* 46 (1877) 669–672, 47 (1878) 687–689. 1897 wurde für die Zwangserscheinungen der Begriff ›Anankasmus‹ eingeführt. Vgl. J. Donath: »Zur Kenntnis des Anancasmus (psychische Zwangszustände)«, in: *Archiv für Psychiatrie und Nervenkrankheiten* 29 (1897) 211–224.

232 Vgl. Richter: *Brandstifter*, 69–83.

233 Enuresis nocturna = nächtliches Einnässen.

234 Um 1900 erschienen zahlreiche Publikationen, die sich mit der Frage beschäftigten, ob es eine spezifische Haftpsychose (auch Gefängnispsychose) gebe. Die meisten Autoren – darunter auch Wilmanns – ordneten diese dem hysterischen Spektrum zu – daher auch der Begriff Haftneurose oder Haftreaktion – und betrachteten sie als prognostisch sehr günstig (vgl. hierzu K. Wilmanns: *Gefängnispsychosen*, Halle 1908). Wilmanns veröffentlichte 1912 auch eine Geschichte der Haftpsychose; vgl. P. Nitsche, K. Wilmanns: *The History of Prison Psychosis*, New York 1912.

235 Kaupler: »Eine jugendliche Brandstifterin«, in: *Friedreich's Blätter für gerichtliche Medicin und Sanitätspolizei* 37 (1886) 316–318.

236 Zur Anmerkung: Vgl. I. Kurz: *Hermann Kurz. Ein Beitrag zu seiner Lebensgeschichte*, München, Leipzig 1906. Zum Decknamen ›Apollonia‹ siehe Stellenkommentar, Nr. 9.

237 Der ursprünglich biologische Begriff ›Degeneration‹ (Entartung) gewann seit der zweiten Hälfte des 19. Jahrhunderts in der Psychiatrie zunehmend an Bedeutung. Darunter verstand man eine von Generation zu Generation progrediente Verschlechterung des menschlichen Erbgutes. Nachdem physiologische und morphologische Ansätze keine ausreichenden Ergebnisse für die Erklärung der psychischen Erkrankungen erbracht hatten, wurde die Erblichkeit zum wichtigsten ätiologischen Faktor für die Entstehung von Geisteskrankheiten: Die Degenerationstheorie – und damit die Vorstellung von der Erblichkeit der Geisteskrankheit – bildete um 1900 den konzeptionellen Hintergrund für das Verständnis von zahlreichen seelischen Störungen, besonders für die endogenen Psychosen (siehe Stellenkommentar, Nr. 250) und die Persönlichkeitsstörungen.

238 Zur Intelligenzprüfung siehe oben, S. 175–227.

239 Unter Imbezillität verstand man die leichteren Grade mangelhafter geistiger Entwicklung.

240 Zur Anmerkung: Hypalgesie = herabgesetzte Schmerzempfindung.

241 Vgl. K. W. Ideler: *Lehrbuch der gerichtlichen Psychologie*, Berlin 1857.

242 Kraepelin trug entscheidend zur Verbreitung des Entartungsbegriffs (siehe Stellenkommentar, Nr. 237) in der Psychiatrie bei. Besonders in seiner Münchner Zeit beschäftigte er sich mit der Degenerationstheorie und bestimmte dadurch die Forschungslinie an seinem Institut in dieser Richtung (vgl. hierzu E. Engstrom: »›On the Question of Degeneration‹ by Emil Kraepelin (1908)«, in: *History of Psychiatry* 18 (2007) 403; V. Roelke: »Biologizing social facts: An early 20th century debate on Kraepelin's concepts of culture, neurasthenia, and degeneration«, in: *Culture, Medicine & Psychiatry* 21 (1997) 383–403). Zur reaktiven Psychose siehe Stellenkommentar, Nr. 840.

243 Vgl. vorigen Stellenkommentar.

244 Anämie = Blutarmut.

245 Jaspers zitiert hier wörtlich aus Ideler: *Lehrbuch*, 103.

246 Es handelt sich bei den letzten drei Namen um die entsprechenden Autoren.

247 Vgl. P. Moreau de Tours: *La folie chez les enfants*, Paris 1888, 126–127.

248 Vgl. K. Hohnbaum: »Gerichtlich-medicinische Gutachten über einen zweifelhaften psychischen Zustand einer jugendlichen Brandstifterin in Bezug auf Zurechnungsfähigkeit«, in: *Adolph Henke's Zeitschrift für die Staatsarzneikunde* 24 (1837), Ergänzungsheft, 55–109.

249 Unter mania acutissima (auch brevis oder subita) verstand man eine akute, vorübergehende Psychose.

250 Der Begriff ›endogen‹ (aus inneren Ursachen hervorgehend, anlagebedingt) ist der Botanik entnommen und wurde erstmals von Paul Julius Möbius (1863–1907) in Zusammenhang mit Geisteskrankheiten benutzt (vgl. P. J. Möbius: *Abriss der Lehre von den Nervenkrankheiten*, Leipzig 1893, 140–141). Der Begriff erhielt zunehmend die Bedeutung von ›genetisch‹ bzw. entartet (siehe Stellenkommentar, Nr. 237). Möbius führte ein dichotomes Modell für die psychischen Störungen ein, die nun in endogene und exogene (aus äußeren Ursachen hervorgehende) unterschieden wurden. Möbius' Einteilung nach rein ätiologischen Kriterien wurde zwar von Kraepelin seit der fünften Auflage seines *Lehrbuchs* übernommen, sie avancierte aber erst durch die Aufarbeitung von Karl Bonhoeffer zum leitenden Prinzip. Jaspers setzte sich damit später (siehe S. 393–395, in diesem Band) und besonders in der *Allgemeinen Psychopathologie* eingehend auseinander (vgl. *Allgemeine Psychopathologie* [1913]).

251 Veitstanz ist die Lehnübersetzung für die Chorea St. Viti (Tanzwut des Heiligen Veit), eine Bezeichnung für mehrere Krankheiten, die sich durch unwillkürliche, rasche und unregelmäßige Bewegungen der Extremitäten äußern.

252 § 56 des Strafgesetzbuches regelte die Strafaussetzung wie folgt: »Ein Angeschuldigter, welcher zu einer Zeit, als er das zwölfte, aber nicht das achtzehnte Lebensjahr vollendet hatte, eine strafbare Handlung begangen hat, ist freizusprechen, wenn er bei Begehung derselben die zur Erkenntnis ihrer Strafbarkeit erforderliche Einsicht nicht besaß.«

253 Vgl. Richter: *Brandstifter*, 54–68.

254 Vgl. Petersen: »Gutachten ueber einen Brandstiftungsfall«, in: *Mittheilungen aus dem Gebiete der Medicin, Chirurgie und Pharmacie* 2 (1833) 532–562.

255 Regio pubica = Schambereich.

256 Causa facinoris = Beweggrund für die Tat.

257 Vgl. Hettich: *Heimweh*, 70–76.

258 Der folgende Abschnitt ist eine Zusammenstellung verschiedener Passagen aus H. Spitta: »Zwei Fälle von Brandstiftung in dem Alter der Pubertätsentwicklung«, in: *Allgemeines Repertorium der gesamten deutschen medizinisch-chirurgischen Journalistik* 22 (1831) 343–365.

259 Im Original: »in P.«.

260 Wechselfieber (unter anderem auch Marschenfieber genannt) ist die deutsche Bezeichnung für die Malaria tertiana (Drei-Tage-Fieber).

261 Vgl. R. von Krafft-Ebing: *Lehrbuch der gerichtlichen Psychopathologie*, Stuttgart ^{3}1900, 59–60.

262 Es handelt sich im Folgenden um ein Zitat (vgl. Zangerl: *Heimweh*, zweite Aufl., 74–76), wobei die Schreibweise von Jaspers angepasst wird.

263 Bei Zangerl wird der Vorfall auf das Jahr 1824 datiert. Damals regierte Franz Joseph Karl (1768–1835) aus dem Hause Habsburg-Lothringen als Kaiser Franz I. von Österreich.

264 Vgl. »Maria Louise Sumpfin, eine zehnjährige Brandstifterin«, in: *Annalen der Gesetzgebung und Rechtsgelehrsamkeit in den Preußischen Staaten* 7 (1791) 37–54.

265 Im Original (ebd., 37) heißt es lediglich: »statt des Willkommens derb mit Ruthen zu züchtigen, auch während der Strafzeit jährlich am ersten Junius, als dem Tage der Brandstiftung, ingleichen bei ihrer Entlassung«.

266 Das Zitat wurde aus zwei verschiedenen Stellen bei Jessen (*Nostalgia*, respektive 291 und 293) zusammengenommen. Die Schreibweise ist angepasst.

267 Es ist hier unklar, um welche Akte es sich handelt.

268 Vgl. Hettich: *Heimweh*, 58–69.

269 Possenreißer, Spaßvogel, entlehnt von *pagliaccio* aus dem Italienischen.

270 Erethisch (abgeleitet vom griechischen Verb *erethizo*, ich reize): reizbar, erregbar.

271 Vgl. Platner: *Quaestiones*, 97–107.

272 Vgl. »Abermals eine Brandstiftung, verübt von einem jungen Mädchen, um aus dem Dienste zu kommen«, in: *Annalen der Gesetzgebung und Rechtsgelehrsamkeit in den Preußischen Staaten* 14 (1796) 19–28. – Das Mädchen heißt Anne Regine Drägern.

273 Vgl. »Catharina Dorothea Schulzen, hat vor Vollendung des zwölften Jahres schon zwei Kinder umgebracht, und dreimal Feuer angelegt«, ebd. 7 (1791) 55–57.

274 Vgl. »Cammergerichts-Gutachten über die 12½ jährige Brandstifterin Margaretha Maria Kastorf, nebst einigen Bemerkungen des Herausgebers über die Verhütung der immer häufiger werdenden Brandstiftungen«, ebd. 13 (1795) 176–194.

275 Vgl. »Wiederholte Brandstiftung von einem 16jährigen Mädchen verübt«, in: *Annalen der deutschen und ausländischen Criminal-Rechtspflege* 7 (1830) 37 und 54–57.

276 Vgl. Richter: *Brandstifter*, 91–92.

277 Es handelt sich bei diesem vermeintlichen Zitat wohl um eine Paraphrase.

278 Vgl. Ratzel: »Heimweh«, 154. Im Original: »Vampir«.

279 Ebd., 156. Bei Ratzel beginnt der Satz wie folgt: »Dort hängen die Kleider, ziehe sie nicht an«.

280 Ebd.

281 Vgl. J. L. A. Koch: *Die psychopathischen Minderwertigkeiten*, Ravensburg 1891–1893.

282 Es handelt sich hier nicht um Zitate aus Koch, sondern um eine Zusammenfassung von zwei ausführlicheren Fällen. Siehe dazu respektive ebd., 15 und 16–17.

283 Wahrscheinlich eine Patientin aus der Heidelberger Klinik.

284 Vgl. Spitta: *Beiträge*, XI–XII. Hier heißt es: »Wem nur einmal die Qual des Heimwehes zur eigenen Empfindung geworden, wem es erinnerlich geblieben ist, in welcher Verwirrung damals Sinne und Gedanken schweiften, halbwache Träume den Tag wie die Nacht erfüllten, der kann es bezeugen, ob die gelähmte Kraft des Willens, zumal noch des ungeübten kindlichen, und das Licht der schwachen Vernunft dem Drange ungezügelt wogender instinctartig zwingender Gefühle nur irgend einen Damm entgegenzusetzen vermochten. Da ist alles Sinnestäuschung, an allen fünf Geistespforten, Alles zurückgedrängte verhüllte Leidenschaftlichkeit [...]. Ein Ziel nur kennt, nach einem Ziele nur ringt die geistige und leibliche Natur, nach der alten süßen Gewohnheit des Zusammenseins und Zusammenwirkens mit den heimatlichen Personen und Gegenständen«.

285 Die Quelle des Zitats konnte nicht ermittelt werden.

286 Vgl. W. Wundt: *Grundriss der Psychologie*, sechste, verbesserte Aufl., Leipzig 1904, 224.

287 Vgl. Hoche (Hg.): *Handbuch*, 503–506.

288 Vgl. Gross: *Criminalpsychologie*, 92. Bei Gross heißt es: »[...] das drückende Gefühl der Niedergeschlagenheit durch sinnlichen kräftigen Reiz bekämpfen wollen. [...] so zündet er ein Haus an oder bringt nötigen Falles jemanden um, kurz einer explosionsartigen Entladung bedarf es«.

289 Gemeint ist M. Belling, deren Fall von Petersen (vgl. Stellenkommentar, Nr. 254) veröffentlicht wurde.

290 Vgl. Gross: *Criminalpsychologie*, 92. Die Schreibweise wurde angepasst.

291 Pseudologisten sind krankhafte Lügner.

292 Es handelt sich hier um eine Paraphrase. Bei Gross lautet die Stelle: »Wo da die Grenze des Abnormalen anfängt, muss der Arzt beurtheilen, der daher *stets* zu fragen ist, wenn man Heimweh als den Grund des Verbrechens vermuthet« (Gross: *Criminalpsychologie*, 92–93).

293 Wilmanns: »Heimweh«, 148. Wilmanns schreibt: »Wenn die Tat weder durch die geistige und sittliche Veranlagung der Täterin, noch durch mächtige Beweggründe zu erklären ist, dann ist sie mir ein psychologisches Rätsel. Dann darf ich sie jedoch nicht als physiologisch betrachten, sondern zum mindesten den Verdacht äußern, daß sie krankhaften Ursprungs ist«.

294 Der Ausdruck ›non liquet‹ (wtl.: ›es löst sich nicht auf‹) deutet im gerichtlichen Verfahren darauf hin, dass eine Tatsache offen geblieben ist. Dies wirkt sich im Strafprozess zugunsten des Angeklagten aus, da es in diesem Falle keine Beweislast gibt.

295 Zur Anmerkung: Vgl. O. Bumke: »Kritik zu Karl Wilmanns (Heidelberg) Heimweh oder impulsives Irresein?«, in: *Centralblatt für Nervenheilkunde und Psychiatrie* 17 (1906) 818–821.

Eifersuchtswahn
Ein Beitrag zur Frage: » Entwicklung einer Persönlichkeit« oder »Prozess«?

296 Der Text erschien unter dem Titel »Eifersuchtswahn. Ein Beitrag zur Frage: ›Entwicklung einer Persönlichkeit‹ oder ›Prozeß‹?« zuerst als Originalbeitrag in: *Zeitschrift für die gesamte Neurologie und Psychiatrie* 11 (1910) 567–637. Der Text ging am 16. Mai 1910 bei der Redaktion ein. Aus dem Briefwechsel mit der Familie geht hervor, dass Jaspers Anfang Januar schon länger – und parallel zum Intelligenz-Referat (siehe Stellenkommentar, Nr. 372) – daran arbeitete. Im Unterschied zur Dissertation (vgl. Einleitung zu diesem Band, S. X–XI) hielt Jaspers diesen Aufsatz für einen originellen Beitrag zum Fachdiskurs, mit dem er sich innerhalb der wissenschaftlichen Gemeinschaft behaupten könnte. Dem Vater präsentierte er diesen als »eine Arbeit, die geeignet ist, mich in die psychiatr. Litteratur [sic!] einzuführen, um mir nachher für meine geplanten mehr principiellen Arbeiten mehr Recht zu geben« (K. Jaspers an K. Jaspers senior, 23. Januar 1910, DLA, A: Jaspers).

297 Die Paranoiafrage war eines der hartnäckigsten Kernprobleme der damaligen psychiatrischen Diagnostik (vgl. hierzu, im Spiegel der Kraepelin'schen Krankheitslehre, P. Hoff: *Emil Kraepelin und die Psychiatrie als klinische Wissenschaft*, Berlin u.a. 1994, 126–142). Aus dem Briefwechsel mit der Familie geht hervor, dass Jaspers unmittelbar nach Abschluss dieses Beitrages einen weiteren zu diesem Thema ins Auge gefasst hatte, wofür er sich die »selteneren Paranoiker« aussuchte (K. Jaspers an die Eltern, 20. Juni 1910, DLA, A: Jaspers). Im Jahre 1913 plante er noch eine »empirische Arbeit über paranoische Zustände« (vgl. K. Jaspers an E. Jaspers, 4. März 1913, ebd.), zu der es jedoch nie kam.

298 Der Begriff ›Dementia praecox‹ taucht zum ersten Mal in der vierten Auflage von Kraepelins *Lehrbuch* (1893) auf und wurde wahrscheinlich in Heidelberg formuliert. In dieser und in der folgenden Auflage war die Dementia praecox noch weitgehend deckungsgleich mit der Kahlbaum'schen Hebephrenie (siehe Stellenkommentar, Nr. 343). Diese wurde in den folgenden Jahren um die katatone und paranoide Form ergänzt. Mit der sechsten Auflage (1899) war die Definition der neuen, umfassenden Krankheitseinheit abgeschlossen. Auch änderte sich mit der Zeit Kraepelins Haltung zur Remission der Krankheit. Hatte er ursprünglich eine affektive bzw. »gemüthliche Verblödung« als Endzustand der Krankheit definiert und die Prognose als »vollständig ungünstig« erklärt, schloss er nach der Jahrhundertwende die Hei-

lung nicht mehr kategorisch aus. Nach dem Ersten Weltkrieg wurde die Bezeichnung ›Dementia praecox‹ allmählich von dem von Eugen Bleuler vorgeschlagenen Begriff ›Schizophrenie‹ (vgl. Stellenkommentar, Nr. 844) abgelöst.

299 Hier bezieht sich Jaspers auf Kraepelins zweigliedriges Krankheitsmodell, das innerhalb der endogenen Psychosen die affektiven Störungen (manisch-depressives Irresein) von denen des Intellekts (Dementia praecox-Gruppe) unterschied. Kraepelins Nosologie entstand, als das unizistische Modell der Einheitspsychose (vgl. Stellenkommentar, Nr. 370) nicht mehr standhielt. Im Gegensatz dazu war Kraepelins Krankheitsmodell auf unabhängig voneinander bestehenden Krankheitseinheiten (vgl. vorigen Stellenkommentar) aufgebaut. Kraepelin selbst hat die Polarität zwischen manisch-depressivem Irresein und Dementia praecox nicht konsequent durchgeführt, denn neben diesen Krankheitseinheiten führte er z.B. das Irresein des Rückbildungsalters und die Paranoia als selbständige Krankheitsformen auf. Anfangs sehr umstritten, wurde 1913 Kraepelins Systematik fast vollständig in das Diagnoseschema des Deutschen Vereins für Psychiatrie aufgenommen (vgl. S. Feldmann: *Die Verbreitung der Kraepelinischen Krankheitslehre im deutschen Sprachraum zwischen 1893 und 1912 am Beispiel der Dementia praecox*, Gießen 2006). Im selben Jahr führte Eugen Bleuler für die Dementia praecox den Begriff Schizophrenie ein (vgl. dazu Stellenkommentar, Nr. 844).

300 Vgl. hierzu die Einleitung zu diesem Band, S. XV–XIX.

301 Vgl. K. Wilmanns: *Zur Psychopathologie des Landstreichers*, Leipzig 1906.

302 Zur Kraepelin'schen Darstellungsweise siehe I. Wübben: *Verrückte Sprache. Psychiater und Dichter in der Anstalt des 19. Jahrhunderts*, Konstanz 2012; A. Schäfer: »Die Archivfunktion in der Psychiatrie (Kraepelin, Jaspers)«, in: T. Weitin, B. Wolf (Hg.): *Gewalt der Archive. Zur Kulturgeschichte der Wissensspeicherung*, Konstanz 2012, 235–254, und auch die Einleitung zu diesem Band, S. XVIII–XIX.

303 Vgl. E. Kraepelin: *Psychiatrie. Ein Lehrbuch für Studierende und Ärzte*, siebente, vielfach umgearbeitete Aufl., Bd. 2: *Klinische Psychiatrie*, Leipzig 1904, 7. Bei Kraepelin heißt es leicht abweichend: «Die gewissenhafte Zersplitterung der Formen in ihre kleinsten und anscheinend unbedeutendsten Abwandlungen, wie wir sie etwa heute in der Lehre der Muskelatrophie wiederfinden, ist somit die unerlässliche Vorstufe für die Gewinnung wirklich einheitlicher, der Natur entsprechender Krankheitsbilder«.

304 Zur Anmerkung: Vgl. R. von Krafft-Ebing: »Ueber Eifersuchtswahn beim Manne«, in: *Jahrbücher für Psychiatrie und Neurologie* 10 (1891) 212–231; R. Werner: »Zur klinischen Kenntnis des Eifersuchtswahnes der Männer«, ebd. 11 (1892) 253–266; A. Schüller: »Eifersuchtswahn bei Frauen«, ebd. 20 (1901) 292–319; P. Brie: »Ueber Eifersuchtswahn«, in: *Psychiatrisch-neurologische Wochenschrift* 3 (1901) 271–277; F. Wahlert: *Kasuistik des Eifersuchtswahns*, Greifswald 1903; H. Többen: »Ein Beitrag zur Kenntnis des Eifersuchtswahns«, in: *Monatsschrift für Psychiatrie und Neurologie* 19 (1906) 321–331.

305 Zu Sinnestäuschungen und Erinnerungsfälschungen siehe oben, S. 301.

306 Zur Anmerkung: Behrens ist ein Deckname (vgl. hierzu Stellenkommentar, Nr. 9). Ob es sich um eine Patientin der Heidelberger Klinik handelt, konnte nicht ermittelt werden. Zu dem Fall von Krafft-Ebing vgl. R. von Krafft-Ebing: *Lehrbuch der Psychiatrie auf klinischer Grundlage für praktische Ärzte und Studierende*, vierte, theilweise umgearbeitete Aufl., Stuttgart 1890, 458–459.

307 Erinnerungsfälschungen sind von den Erinnerungstäuschungen zu unterscheiden. Der Begriff ›Erinnerungstäuschung‹ wurde von Wilhelm Sander (1838–1922) geprägt, um einen

Zustand, der bei Gesunden beobachtet wurde, zu bezeichnen. Vgl. W. Sander: »Ueber Erinnerungstäuschung«, in: *Archiv für Psychiatrie und Nervenkrankheiten* 4 (1874) 244–253.

308 Die Redewendung geht auf die Stelle des Neuen Testaments zurück, an der die Konversion des Saulus von Tarsus beschrieben wird: »Und sogleich fiel es ihm wie Schuppen von den Augen, und er konnte wieder sehen, und er stand auf und wurde getauft« (Apg 9, 18). Den Ausdruck verwendet auch Kraepelin im Zusammenhang mit den Sinnestäuschungen und Erinnerungsfälschungen (vgl. E. Kraepelin: *Psychiatrie. Ein Lehrbuch für Studierende und Aerzte,* Bd. 2: *Klinische Psychiatrie*, sechste, vollständig umgearbeitete Aufl., Leipzig 1899, 97, 438).

309 Genetisch meint hier: ›die Entstehung betreffend‹.

310 Zur Phänomenologie siehe oben, S. 367–382, und die Einleitung zu diesem Band, S. XXI–XXIII.

311 Krafft-Ebing: »Eifersuchtswahn«, 217.

312 Gemeint ist die Tabes dorsalis, ein Spätstadium der Neurosyphilis.

313 Vgl. W. Nasse: »Ueber den Verfolgungswahnsinn der geistesgestörten Trinker«, in: *Allgemeine Zeitschrift für Psychiatrie und psychisch-gerichtliche Medicin* 34 (1877) 167–183.

314 Zu Jaspers' Verständnis von Demenz siehe in diesem Band, S. 175–227.

315 Hier handelt es sich um die Progressive Paralyse als Spätstadium der Neurosyphilis. Die Progressive Paralyse, die aufgrund ihrer psychischen Symptomatik den Geisteskrankheiten zugerechnet wurde, war im Laufe des 19. Jahrhunderts zum Modell der organischen Psychosen herangewachsen. Durch mehrere Hirnbefunde konnte 1822 der französische Arzt Antoine Bayle (1799–1858) erstmalig zweifelsfrei die somatische Grundlage der Progressiven Paralyse ermitteln. 1857 stellten Johann Esmarch und Peter Willers Jessen die syphilitische Verursachung der Progressiven Paralyse fest. Dass Syphilis auf eine äußere Ursache zurückzuführen sei, wurde erst 1905 bewiesen, als der Biologe Fritz Schaudinn (1871–1906) und der Syphilologe Erich Hoffmann (1868–1959) als Krankheitserreger den Einzeller ›Spirochaeta pallida‹ (später ›Treponema pallidum‹) identifizierten. Die eindeutige Zuordnung der Progressiven Paralyse als Syphilis-Manifestation erfolgte allerdings erst 1913, als der Japaner Hideyo Noguchi (1876–1928) Treponema pallidum im Gehirn und im Rückenmark eines an Progressiver Paralyse erkrankten Patienten nachwies und somit die Korrelation von Tabes dorsalis und Syphilis belegen konnte.

316 Zur Anmerkung: Vgl. W. von Bechterew: »Ueber zwangsweise Eifersucht«, in: *Monatsschrift für Psychiatrie und Neurologie* 26 (1909) 501–510.

317 Es handelt sich hier um den Uhrmacher Carl Julius Späth (1838–1919) aus Steinmauern bei Rastatt, dessen astronomische Uhr im Rastatter Museum aufbewahrt ist. Zu Späth siehe M. Walter: »Karl Julius Späth – ein verkanntes Genie?«, in: *Heimatbuch Landkreis Rastatt*, Bd. 44, Rastatt 2005, 99–108.

318 Das Perpetuum mobile ist eine Maschine, die sich ohne äußere Energiezufuhr ständig bewegt, was nach den Gesetzen der Physik unmöglich ist.

319 Ultramontanismus war eine politische Richtung des Katholizismus, die sich auf die Weisungen der päpstlichen Kurie stützte, die von Deutschland aus gesehen ›jenseits der Berge‹ (gemeint sind die Alpen) liegt. Während des Kulturkampfes galten vor allem im preußisch dominierten Deutschen Reich jene Katholiken als ultramontan, die dem Papst in Rom und nicht zuerst dem Kaiser ihre Loyalität erklärten.

320 Unter ›Klonus‹ versteht man eine unwillkürliche, rhythmische Kontraktion einer Muskelgruppe.

321 K. J. Späth hatte seine autobiographische Schrift unter folgendem Titel veröffentlicht: *Selbstbiographie des Uhrmachers Karl Julius Späth in Steinmauern bei Rastatt: Erbauer einer großartigen astronomisch-chronologischen Kunst- und Pracht-Uhr*, Achern 1906. Ob Jaspers Späths Buch zur Verfügung stand oder ob er für die Bearbeitung der Fallgeschichte ausschließlich aus der Krankenakte schöpfte, konnte nicht ermittelt werden; denn Späths Akte befindet sich nicht unter den Patientenakten der Heidelberger Klinik, die heute vom Universitätsarchiv Heidelberg verwaltet werden.

322 Ebd., 13. Bei Späth heißt es: »gläubig-christlich-frommen Sinn«.

323 Ebd.

324 Ebd., 30. Späth schreibt: »der denkbar gefährlichste und heimtückischste, dazu noch scheinheiligste Quirlant«.

325 Klinische Demonstrationen von Patienten wurden im ausgehenden 19. Jahrhundert zum grundlegenden Bestandteil des psychiatrischen Unterrichts. Dabei wurden den Medizinstudenten sowohl ›typische‹ Fälle vorgeführt als auch solche, die eine seltene oder neue Symptomatik vorwiesen (vgl. hierzu R. Herrn, A. Friedland: »Der demonstrierte Wahnsinn – Die Klinik als Bühne«, in: *Berichte zur Wissenschaftsgeschichte* 37 (2014) 309–331).

326 Gemeint ist hier Emil Kraepelin, der von 1891 bis 1903 Direktor der Heidelberger Klinik war. Die Stelle, an der dieser im Kapitel zum Querulantenwahn seines *Lehrbuchs* einen »recht geschickte[n] Uhrmacher« erwähnt, der sich »über de[m] Undanke, mit dem das Vaterland seinen grossen Söhnen lohnte«, beklagt, bezieht sich aller Wahrscheinlichkeit nach auf Späth. Vgl. E. Kraepelin: *Psychiatrie,* Leipzig 1899, 449.

327 Brom-Kalium wurde als Sedativum und als Antikonvulsivum eingesetzt. Das fortgesetzte Einnehmen von Bromsalzen kann zu einer chronischen Vergiftung (Bromismus) führen.

328 Anspielung auf das Sprichwort »Junge Hure – alte Betschwester«.

329 Es handelt sich hier um einen Decknamen. Zur Bildung von Decknamen bei Jaspers siehe Stellenkommentar, Nr. 9.

330 Die Herbstzeitlose (Colchicum autumnale), u.a. auch Giftkrokus, Leichenblume oder Teufelsbrot genannt, enthält in all ihren Teilen Colichin, einen für Menschen und Tiere giftigen Wirkstoff.

331 E. Kraepelin: *Psychiatrie,* Leipzig 1899, 430. Bei Kraepelin heißt es: »Andererseits aber giebt es ohne Zweifel eine Gruppe von Fällen, in denen sich von Anfang an klar erkennbar ganz *langsam ein dauerndes, unerschütterliches Wahnsystem bei vollkommener Erhaltung der Besonnenheit und der Ordnung des Gedankenganges* herausbildet«.

332 Vgl. E. Siemerling: »Paranoia. Verrücktheit«, in: O. Binswanger, E. Siemerling (Hg.): *Lehrbuch der Psychiatrie*, Jena 1904, 132, ^{2}1907, 149.

333 In Jaspers' Handexemplar wurde »Ergebnisse« durch »Erlebnisse« verbessert.

334 In Jaspers' Handexemplar wurde »*Ergebnisse*« durch »*Erlebnisse*« verbessert.

335 Wohl Anspielung auf das Urteil von Polonius im *Hamlet*: »Ist dies schon Tollheit, hat es doch Methode« (vgl. W. Shakespeare: »Hamlet, Prinz von Dänemark«, 2. Akt, 2. Szene, in: *Shakespeare's dramatische Werke*, übersetzt von A. W. v. Schlegel und L. Tieck, Bd. 6, Berlin 1798, 53).

336 Jaspers bezieht sich hier auf Kraepelins Grundpostulat der Existenz und wissenschaftlichen Erkennbarkeit von »natürlichen Krankheitseinheiten« (siehe hierzu Stellenkommentar, Nr. 298 u. 299). Kraepelin nahm einen eindeutigen kausalen Zusammenhang zwischen der Ätiologie und dem Krankheitsvorgang an, nicht aber zwischen Ätiologie und Symptomato-

logie (vgl. hierzu Hoff: *Emil Kraepelin*, 64). Aus einem Brief an den Vater vom 23. Januar 1910 geht hervor, dass Jaspers während der Niederschrift des Eifersucht-Aufsatzes eine »Arbeit über die Begriffe Krankheit und Krankheitseinheit« plante, die er bei Gelegenheit mit Max Weber durchsprechen wollte (DLA, A: Jaspers). Zwar erschien nie eine eigenständige Arbeit zu diesem Thema, jedoch widmete Jaspers den Krankheitseinheiten in der *Allgemeinen Psychopathologie* ein eigenes Kapitel. Dort behauptet er: »Die Idee der Krankheitseinheit ist in Wahrheit eine Idee im Kantischen Sinne: der Begriff einer *Aufgabe*, deren Ziel zu erreichen unmöglich ist, da das Ziel in der *Unendlichkeit* liegt; die uns aber trotzdem die fruchtbare Forschungsrichtung weist und die ein wahrer Orientierungspunkt für empirische Einzelforschung bedeutet« (*Allgemeine Psychopathologie* [1913], 263). Ferner schreibt er: »Kehren wir zur Frage des Anfangs zurück: gibt es nur Variationen der Einheitspsychose oder eine Reihe von scharf abzugrenzenden Krankheitseinheiten, so können wir nun antworten: keines von beiden. Der Vertreter der letzteren Anschauung hat darin Recht, daß die Idee der Krankheitseinheit der fruchtbare Orientierungspunkt der speziellen psychiatrischen Forschung ist, der Vertreter der ersteren darin, daß es reale Krankheitseinheiten für die psychiatrische Wissenschaft tatsächlich nicht gibt« (ebd., 265).

337 Zu dieser Unterscheidung siehe oben, S. 383–393, und die Einleitung zu diesem Band, S. XVIII–XXI.

338 Zu den Typen siehe ebd., S. XXIV–XXV.

339 Zur Anmerkung: Vgl. K. Wilmanns: *Gefängnispsychosen*, Halle 1908. – Die Tatsache, dass Jaspers Wilmanns' Beitrag zur Unterscheidung von Entwicklung und Prozess einzig durch diesen bibliographischen Hinweis würdigt, muss dazu beigetragen haben, dass in der Folge »mancher Kritiker [Jaspers] für den Erfinder erklärt« hat (Jaspers: *Korrespondenzen II*, 171).

340 Vgl. H. Rickert: *Die Grenzen der naturwissenschaftlichen Begriffsbildung. Eine logische Einleitung in die historischen Wissenschaften*, Tübingen, Leipzig 1902, 472–473. Sehr geringe Abweichungen vom Original.

341 Zur Anmerkung: Vgl. K. Wilmanns: »Zur klinischen Stellung der Paranoia«, in: *Centralblatt für Nervenheilkunde und Psychiatrie* 33 (1910) 204–211.

342 Zum Gegenstandsbewusstsein – als entgegengesetzt zum Persönlichkeitsbewusstsein – siehe oben, S. 182–183. In der *Allgemeinen Psychopathologie* widmete Jaspers dem Gegenstandsbewusstsein ein eigenes Kapitel (vgl. *Allgemeine Psychopathologie* [1913], 25–56).

343 Der Begriff ›Hebephrenie‹ wurde von Karl Ludwig Kahlbaum und seinem Schüler Ewald Hecker (1843–1909) geprägt. Vgl. E. Hecker: »Die Hebephrenie. Ein Beitrag zur klinischen Psychiatrie«, in: *Archiv für pathologische Anatomie und Physiologie und für klinische Medicin* 52 (1871) 394–429. Auf der Grundlage dieses Krankheitsbildes entwickelte Kraepelin seinen Begriff der Dementia praecox. Siehe dazu Stellenkommentar, Nr. 298.

344 Zu Beginn des 20. Jahrhunderts pflegte man die Psychosen in organische und funktionelle einzuteilen. Letztere Gruppe bezeichnete jene Erkrankungen, bei denen keine anatomischen Veränderungen des Gehirns feststellbar waren, wie beispielsweise beim manisch-depressiven Irresein, der Dementia praecox und der Paranoia. Zu dieser Einteilung siehe auch *Allgemeine Psychopathologie* [1913], 17, noch einschlägiger in der Auflage von 1923: »Die funktionellen Seelenstörungen [...] tragen ihren Namen daher, dass man im Hirn *überhaupt nichts* findet, weder die direkten noch auch entferntere Grundlagen. Trotzdem wird kein Verständiger zweifeln, daß jeder eigentümliche seelische Vorgang auch seine eigentümliche körperliche Bedingung hat. Doch wird diese körperliche Grundlage bei psychopathischen Persön-

lichkeiten, bei Hysterie, bei vielen jetzt noch zur Dementia praecox gerechneten Psychosen (psychische Prozesse) und ähnlichen nicht anders zu denken sein wie etwa die körperliche Grundlage im Gehirn bei der Verschiedenheit der Charaktere und Begabungen; d.h. wir sind unendlich weit entfernt, sie überhaupt nur zum *möglichen* Gegenstand der Untersuchung zu machen« (*Allgemeine Psychopathologie* [1923], 270). Diese Auffassung vertrat Jaspers noch in der vierten Auflage von 1946.

345 Die schwersten Grade der geistigen Entwicklungsstörungen wurden als Idiotie bezeichnet. In dieser Klasse wurden mehrere Abstufungen unterschieden.

346 Der Ausdruck ›Status quo ante‹ geht auf eine Formel in der Rechtssprache (in statu quo ante = in dem Zustand, in dem eine Sache sich vorher befand) zurück und bezeichnet den Stand vor dem in Frage kommenden Tatbestand oder Ereignis. In der Medizin ist damit der Zustand vor dem Eintreten der Krankheit gemeint.

347 Der Ausdruck ist in dieser Formulierung bei Friedmann nicht zu finden. Zu dessen Wahnkonzept vgl. M. Friedmann: *Ueber den Wahn: eine klinisch-psychologische Untersuchung, nebst einer Darstellung der normalen Intelligenzvorgänge*, Wiesbaden 1894.

348 Vgl. ders.: »Beiträge zur Lehre von der Paranoia«, in: *Monatsschrift für Psychiatrie und Neurologie* 17 (1905) 467–484; 532–560. Friedmann betrachtet die milden Paranoiaformen als Unterart der echten chronischen Paranoia im Sinne Kraepelins. Er betont hier den milden Verlauf und die relative Heilbarkeit und konzentriert sich auf die auslösenden Erlebnisse.

349 Nach Gustav Specht (1860–1940), Professor der Psychiatrie und von 1903 bis 1934 Direktor der Psychiatrischen Klinik in Erlangen, gehörten die »echten und rechten Paranoiabilder [...] in die Gruppe des *manisch-melancholischen Irreseins*« (G. Specht: »Diskussionsbemerkung zum Vortrag Wilmanns über die Differentialdiagnose der funktionellen Psychosen«, in: *Centralblatt für Nervenheilkunde und Psychiatrie* 18 (1907) 716). Specht sah in den manischen Symptomen der Paranoiker nicht bloße Begleiterscheinungen, sondern die Manie an sich als Substrat für die Entstehung des paranoischen Zustandsbildes. Der Querulantenwahn sollte also nicht als »Querulanten-Paranoia«, sondern als »Querulanten-Manie« bezeichnet werden (vgl. G. Specht: »Ueber die klinische Kardinalfrage der Paranoia«, ebd. 19 (1908) 817–833).

350 Zur Anmerkung: Jaspers bedankt sich bei Adolf Dannemann (1867–1932), damals außerordentlicher Professor der Psychiatrie und Oberarzt in Gießen. Dannemann hatte 1903 den ersten Lehrauftrag für Forensische Psychiatrie an einer deutschen Hochschule erhalten.

351 Periculum vitae = Lebensgefahr.

352 In Widerspruch zur Angabe auf S. 157, wonach die Hochzeit im Jahre 1896 stattgefunden habe.

353 Kraepelin führte den Pseudoquerulanten in der siebten Auflage des *Lehrbuchs* (1904) ein. Dieser unterscheidet sich von dem eigentlichen Querulanten durch die Abwesenheit von Wahnvorstellungen.

354 Vgl. M. Löwy: »Beitrag zur Lehre vom Querulantenwahn«, in: *Centralblatt für Nervenheilkunde und Psychiatrie* 21 (1910) 81–97.

355 Vgl. H. Pfister: »Ueber Paranoia chronica querulatoria«, in: *Allgemeine Zeitschrift für Psychiatrie und psychisch-gerichtliche Medicin* 59 (1902) 589–621.

356 Wohl E. Hitzig: *Über den Querulantenwahnsinn, seine nosologische Stellung und seine forensische Bedeutung. Eine Abhandlung für Ärzte und Juristen*, Leipzig 1895.

357 Vgl. L. Frese: *Der Querulant und seine Entmündigung*, Halle 1909.

358 Der in der Anmerkung beschriebene Fall findet sich bei C. Wernicke: *Grundriss der Psychiatrie in klinischen Vorlesungen*, zweite, revidierte Aufl., Leipzig 1906, 454. An der entsprechenden

Stelle kommentiert Jaspers in seinem Exemplar: »also Dem. Praecox«. Wernicke hat die ›zircumscripte Autopsychose‹ auf dem Boden der überwertigen Idee als eigenartiges Krankheitsbild mit eigenem Verlauf und eigener Prognose aus der Gruppe der paranoiden Zustände herausgehoben.

359 Zur zirkumskripten Autopsychose siehe den vorhergehenden Stellenkommentar.

360 Zur Anmerkung: Vgl. B. Pfeifer: »Ueber das Krankheitsbild der ›zirkumskripten Autopsychose‹ auf Grund einer überwertigen Idee«, in: *Monatsschrift für Psychiatrie und Neurologie* 19 (1906) 49–67.

361 Im Folgenden zitiert Jaspers aus Wernicke: *Grundriss*, 78. An der entsprechenden Stelle hat Jaspers am Rand seines Exemplars vermerkt: »Wertigkeit also = Grad des Affektes, wodurch eine Vorstellung erregt wird«.

362 In Jaspers' Handexemplar wurde »Gebiet« gestrichen und am Rand durch »Grad« verbessert.

363 In der Anmerkung verweist Jaspers auf T. Lipps: *Leitfaden der Psychologie*, Leipzig 1903, und ders.: *Vom Fühlen, Wollen und Denken. Versuch einer Theorie des Willens*, Leipzig ²1907. Jaspers hatte während des Jurastudiums in München Vorlesungen von Theodor Lipps (1851–1914) besucht. Darüber schrieb er später: »Nur durch einen der Münchner Professoren erfuhr ich eine nachhaltige Wirkung, durch Theodor Lipps als moralische Persönlichkeit« (Vgl. Jaspers: »Studium 1901–1907«, 26).

364 In Jaspers' Handexemplar steht neben dieser Anmerkung »Schönes Beispiel bei Liepmann (Dittrich, forensische Psychiatrie II, 125).« Hierbei handelt es sich wahrscheinlich um H. Liepmann: »Störungen des Bewusstseins, Störungen des Gedächtnisses, Wahnideen«, in: A. Gabriel, P. Dittrich (Hg.): *Handbuch der ärztlichen Sachverständigentätigkeit,* Bd. 9, Wien 1908.

365 Der Famulus ist ein Medizin- oder Pharmaziestudent, der das in Deutschland vorgeschriebene Praktikum (Famulatur) absolviert.

366 Unter Prodromalstadium versteht man die Früh- oder Vorstadien einer Erkrankung.

367 Paul Brie (1861–1905) war von 1898 bis 1905 an der Provinzial-, Heil- und Pflegeanstalt Grafenberg (Düsseldorf) als Oberarzt tätig; Josef Peretti (1852–1927) leitete von 1893 bis 1923 die Anstalt.

368 »O lieb so lang du lieben kannst« ist der Titel eines Gedichts von Ferdinand Freiligrath (1810–1876), das von Franz Liszt (1811–1886) vertont wurde.

369 Gemeint ist Patient Kurz.

370 Als Begründer der Einheitstheorie gilt Ernst Albert Zeller (1804–1877). Der Begriff wurde jedoch erst zur Zeit Kraepelins geprägt, und zwar mit negativer Wertung (vgl. W. Janzarik: *Themen und Tendenzen der deutschsprachigen Psychiatrie*, Berlin, Heidelberg 1974, 6–9). Er umfasst recht verschiedene Konzepte von Geisteskrankheit und nosologischen Systemen. Diese stützen sich auf die Annahme, es gebe nur eine Psychose, die allerdings in unterschiedlichen Symptomgestaltungen, Stadien und Schweregraden auftreten könne. Durch die Systematik Kraepelins (siehe Stellenkommentar, Nr. 299) sowie durch die anatomischen Befunde der Progressiven Paralyse (vgl. Stellenkommentar, Nr. 315) wurde dieses Modell zwar stark entwertet, es wird aber bis heute diskutiert. Jaspers äußerte sich in der *Allgemeinen Psychopathologie* ähnlich zur Einheitspsychose (vgl. z.B. *Allgemeine Psychopathologie* [1946], 471–479).

371 In der Anmerkung verweist Jaspers auf E. Meyer: »Beiträge zur Kenntnis des Eifersuchtswahns mit Bemerkungen zur Paranoiafrage«, in: *Archiv für Psychiatrie und Nervenkrankheiten* 46 (1910) 847–901.

Die Methoden der Intelligenzprüfung und der Begriff der Demenz Kritisches Referat

372 Der Aufsatz erschien unter dem Titel: »Die Methoden der Intelligenzprüfung und der Begriff der Demenz. Kritisches Referat« zuerst in: *Zeitschrift für die gesamte Neurologie und Psychiatrie* 1 (1910), Referate, Heft 6, 401–452. Im Sommer 1908 hatte Jaspers, der selbst die hier diskutierten Intelligenztests und Prüfungen bei Patienten durchgeführt hatte (vgl. *Philosophische Autobiographie*, 19), dazu ein Referat gehalten (vgl. K. Jaspers an die Eltern, 29. Juni 1908, DLA, A: Jaspers). Mit dem Verfassen des Manuskripts begann er jedoch erst Anfang 1910; Ende April reichte er den Text bei der Zeitschrift ein. Alois Alzheimer, Herausgeber der Zeitschrift, nahm die Arbeit mit folgenden Worten entgegen: »Vielen Dank für Ihr kritisches Referat, das ich selbst mit grossem Interesse gelesen habe. Ich habe vieles daraus gelernt. Mit allen [sic!] bin ich allerdings nicht ganz einverstanden. Das sind eben verschiedene Ansichten. Ich werde nächstens einmal Herrn Dr. Gruhle darüber schreiben, der mich um meine Meinung gebeten hat. Jedenfalls bin ich Ihnen sehr zu Dank verpflichtet, dass Sie diese grosse Arbeit geleistet haben.« (A. Alzheimer an K. Jaspers, 2. Mai 1910, ebd.). In Jaspers' Augen bedeutete dies, wie er den Eltern schrieb, »eine Anerkennung. Alzheimer ist Anatom und Histologe. Dass er überhaupt in meinen Arbeiten eine Spur Wertvolles findet, bedeutet mir viel. Denn die Ansichten stehen sich fast wie Weltanschauungen gegenüber.« (K. Jaspers an die Eltern, 4. Mai 1910, ebd.). Zu Jaspers' Mitarbeit an Alzheimers Zeitschrift siehe Einleitung zu diesem Band, S. XI–XII und XXVII–XXVIII.

373 Dieser Aufsatz bildete die Grundlage für das Kapitel zur Objektivität in der *Allgemeinen Psychopathologie*.

374 Hier handelt es sich um den programmatischen Aufsatz »Der psychologische Versuch in der Psychiatrie«, der als Einleitung zu Beginn des ersten Bandes von Kraepelins Zeitschrift (*Psychologische Arbeiten* 1 (1896) 1–91) erschien. In jenem Aufsatz vertritt Kraepelin die These, dass die einzelnen psychischen Störungen nur durch experimentelle Methoden abzugrenzen seien. Zu Kraepelins Experimentalpsychologie vgl. E. J. Engstrom: »Emil Kraepelin's Inaugural Lecture in Dorpat: Contexts and Legacies«, in: *Trames* 20 (2016) 337–350.

375 Siehe Einleitung zu diesem Band, S. XVIII–XXI.

376 In der Anmerkung verweist Jaspers auf K. Rieger: »Beschreibung der Intelligenzstörungen infolge einer Hirnverletzung nebst einem Entwurf zu einer allgemein anwendbaren Methode der Intelligenzprüfung«, Separat-Abdruck aus den *Verhandlungen der physikalisch-medicinischen Gesellschaft zu Würzburg* 22/23 (1889/1890) 150. – Das Leibniz-Zitat lautet wie folgt: »Demnach stehe ich in den Gedanken, daß ein schlechter Kopf mit den Hülffsvortheilen und deren Uebung es dem Besten bevorthun könnte, gleichwie ein Kind mit dem Lineal bessere Linien ziehen kann als der größte Meister aus freier Hand« (G. W. Leibniz: »Schreiben an den Herausgeber der ›Vernunft-Uebungen‹ Gabriel Wagner in Hamburg«, in: G. E. Guhrauer (Hg.): *Leibnitz's Deutsche Schriften*, Bd. 1, Berlin 1838, 381).

377 Vgl. z.B. T. Ziehen: *Die Prinzipien und Methoden der Intelligenzprüfung. Nach einem Vortrag auf dem Internationalen Kongreß in Amsterdam i. J. 1907*, Berlin 1908.

378 Vgl. E. Rodenwaldt: »Aufnahmen des geistigen Inventars Gesunder als Maßstab für Defektprüfungen bei Kranken«, in: *Monatsschrift für Psychiatrie und Neurologie* 17 (1905), Ergänzungsheft, 17–84.

379 Ebd., 17. Die Schreibweise ist angepasst.

380 Ebd., 21. Im Original sind die Zahlen nicht ausgeschrieben.

381 Ebd., 18. Die Schreibweise ist angepasst.

382 Vgl. R. Sommer: *Lehrbuch der psychopathologischen Untersuchungsmethoden*, Berlin, Wien 1899.

383 Vgl. T. Ziehen: »Neuere Untersuchungen zur Prüfung des Intelligenzdefektes«, in: O. Lubarsch, R. Ostertag (Hg.): *Ergebnisse der allgemeinen pathologischen Morphologie und Physiologie des Menschen und der Tiere*, Bd. 4, Wiesbaden 1897.

384 Neben diesen Zeilen hat Jaspers in seinem Handexemplar Folgendes vermerkt: »Manche waren auch gewiss ›imbecile‹ im engeren Sinne der Psychiatrie«. Zur Imbezillität siehe Stellenkommentar, Nr. 239.

385 Rodenwaldt: »Aufnahmen«, 73.

386 Ebd., 81.

387 Ebd., 23.

388 Eugen Bleuler (1857–1939) war Direktor der Zürcher Psychiatrischen Klinik Burghölzli. Es ist unklar, auf welche Äußerung Bleulers sich Jaspers hier bezieht.

389 Der Begriff konnte bei Carl Gustav Jung (1875–1961) selbst nicht gefunden werden. Er kommt jedoch in einem von Jung herausgegebenen Band vor. Vgl. K. Wehrlin: »Über die Assoziationen von Imbezillen und Idioten«, in C. G. Jung (Hg.): *Diagnostische Assoziationsstudien. Beiträge zur experimentellen Psychopathologie*, Bd. 1, Leipzig 1906, 168.

390 Bei Rodenwaldt (»Aufnahmen«, 80) heißt es lediglich: »Ich habe nicht den Eindruck gewinnen können ...«. Die Schreibweise ist angepasst.

391 Vgl. J. Berze: *Über das Verhältnis des geistigen Inventars zur Zurechnungs- und Geschäftsfähigkeit*, Halle 1908.

392 Berze schreibt, Rodenwaldt hätte seine Arbeit »Aufnahmen des auf die allgemeine Bildung bezüglichen geistigen Inventares Gesunder« betiteln müssen (ebd., 52–53).

393 Vgl. Rodenwaldt: »Aufnahmen«, 81. Schreibweise und Interpunktion sind von Jaspers angepasst.

394 In der Anmerkung verweist Jaspers auf E. Rodenwaldt: »Der Einfluß der militärischen Ausbildung auf das geistige Inventar der Soldaten«, in: *Monatsschrift für Psychiatrie und Neurologie* 19 (1906) 67–90, 179–200.

395 Vgl. E. Schultze, C. Rühs: »Intelligenzprüfung von Rekruten und älteren Mannschaften«, in: *Deutsche Medizinische Wochenschrift* 32 (1906) 1273–1277.

396 Vgl. O. L. Klieneberger: »Intelligenzprüfung von Schülern und Studenten«, ebd. 33 (1907) 1813–1819.

397 Bei dem Ebbinghaustest, benannt nach dem Psychologen Hermann Ebbinghaus (1850–1909), handelt es sich um einen Test zur Prüfung der Intelligenz, der aus einem Lückentext besteht, bei dem ein begonnener Satz zu vervollständigen ist oder ausgelassene Wörter oder Silben zu ergänzen sind. Die ›Lücken-Test-Methode‹ wird heute noch in vielen Intelligenzprüfungsverfahren angewandt.

398 Zur Anmerkung: Vgl. E. Kraepelin: *Psychiatrie. Ein Lehrbuch für Studierende und Aerzte*, achte Aufl., Bd. 1, Leipzig 1909, 482–486.

399 Bei Rodenwaldt (»Aufnahmen«, 81) heißt es lediglich: »jeden Defekt des Wissens kann man auch bei Gesunden erwarten«.

400 Die erwähnten Unterscheidungen finden sich bei C. Wernicke: *Grundriss der Psychiatrie in klinischen Vorlesungen*, Leipzig 1900, 541.

401 Vgl. T. Ziehen: *Die Prinzipien und Methoden der Intelligenzprüfung*, dritte, vermehrte Aufl., Berlin 1911, 44.

402 Der französische Psychiater René Masselon (1874–1937) untersuchte in seiner Doktorarbeit die Psychologie der Dementia praecox anhand zahlreicher Tests, darunter auch des von Jaspers erwähnten, der dann als ›épreuve de Masselon‹ bekannt wurde (vgl. R. Masselon: *La psychologie des déments précoces*, Paris 1902).

403 Vgl. H. Ebbinghaus: »Über eine neue Methode zur Prüfung geistiger Fähigkeiten und ihre Anwendung bei Schulkindern«, in: *Zeitschrift für Psychologie und Physiologie der Sinnesorgane* 13 (1897) 401–459.

404 Ebd., 414.

405 Ebd., 432.

406 Ebd., 433.

407 Gemeint ist die Psychiatrische und Nervenklinik der Charité (Berlin), die Theodor Ziehen von 1904 bis 1912 leitete.

408 W. Weck: *Die Intelligenzprüfung nach der Ebbinghausschen Methode*, Berlin 1905.

409 In der Anmerkung verweist Jaspers auf W. Wundt: *Lehrbuch zur Physiologie des Menschen*, dritte, völlig umgearbeitete Aufl., Erlangen 1873. Ein spezifischer Bezug zur Assoziationstheorie findet sich hier (ebd., 555). Ferner erwähnt Jaspers G. Aschaffenburg: »Experimentelle Studien über Associationen. 1. Teil: Die Associationen im Normalzustand«, in: *Psychologische Arbeiten* 1 (1895/96) 200–299; »2. Teil: Die Associationen in der Erschöpfung«, ebd. 2 (1897) 1–83; »3. Teil: Ueber Ideenflucht«, ebd. 4 (1901) 235–373; M. Isserlin: »Die diagnostische Bedeutung der Assoziationsversuche«, in: *Münchner medizinische Wochenschrift* 54 (1907) 1322–1326; Sommer: *Lehrbuch*; A. Wreschner: »Eine experimentelle Studie über die Assoziationen in einem Falle von Idiotie«, in: *Allgemeine Zeitschrift für Psychiatrie und psychisch-gerichtliche Medicin* 57 (1900) 241–339; M. Fuhrmann: »Analyse des Vorstellungsmaterials bei epileptischem Schwachsinn«, in: *Beiträge zur Psychiatrischen Klinik* 1 (1902) 65–118; K. Wehrlin: »Die Assoziationen von Imbezillen und Idioten«, in: *Journal für Psychologie und Neurologie* 3 (1904) 109–123; C. G. Jung, F. Riklin: »Analyse der Assoziationen eines Epileptikers«, ebd. 73–90; K. Scholl: »Versuche über die Einführung von Komplexen in die Assoziationen von Gesunden und Geisteskranken«, in: *Klinik für psychische und nervöse Krankheiten* 3 (1908) 197–233; P. Ranschburg, E. Bálint: »Ueber quantitative und qualitative Veränderungen geistiger Vorgänge im hohen Greisenalter«, in: *Allgemeine Zeitschrift für Psychiatrie und psychisch-gerichtliche Medicin* 57 (1900) 689–718; E. Meumann: *Vorlesungen zur Einführung in die experimentelle Pädagogik*, Bd. 1, Leipzig 1907.

410 Laut Jung und Riklin verstand Bleuler unter Einstellungsphänomen »das Zustandekommen eines anscheinend abnormen Reaktionstypus durch willkürliche Bevorzugung eines bestimmten Reaktionsmodus. Der Modus ist aber, wie hervorgehoben werden muß, kein zufällig gewählter, sondern ein durch die psychologische Eigenart der Versuchsperson motivierter« (C. G. Jung, K. Riklin: »Experimentelle Untersuchungen über Assoziationen Gesunder«, in: C. G. Jung (Hg.): *Diagnostische Assoziationsstudien. Beiträge zur Experimentellen Psychopathologie*, Bd. 1, Leipzig 1906, 7–145, hier: 58).

411 Aschaffenburg: *Studien*, 259. Aschaffenburg schreibt, leicht abweichend, dass »ein häufigeres Wiederkehren derselben Associationen als der Ausdruck eines mehr oder weniger hohen Grades von Gedankenarmuth angesehen werden muss«.

412 Fuhrmann: »Analyse«, 67. Die Schreibweise ist angepasst.

413 Scholl: »Versuche«, 197.

414 Ebd., 198.

415 Ebd., 223.

416 Ebd., 197.

417 Bei Rieger (»Beschreibung«, 4) heißt es: »Originelle oder gar generale Gedanken, feine oder witzige Urteile haben bekanntlich etwas so Spontanes, kommen so ungerufen, daß sie sich nicht dem Zwang einer Untersuchung unterwerfen. In Bezug auf all dieses ist man eben auf die gewöhnliche unmethodische Beobachtung angewiesen«.

418 Ranschburg und Bálint (»Veränderungen«, 716) schreiben: »das gänzliche Fehlen mittelbarer Associationen [weist] einmüthig darauf hin, dass die verknüpfende Kraft der Vorstellungen sich aus dem Kreise des Ausgangsbegriffes (Reizwortes) nicht zu entfernen vermag, desto weniger weite Sprünge unternimmt, mit einem Worte, daß die Elasticität der Vorstellungstätigkeit im Greisenalter auch in qualitativer Hinsicht abnimmt«.

419 Vgl. T. Ziehen: *Die Ideenassoziation des Kindes*, Berlin 1898.

420 Der deutsche Psychologe William Stern (1871–1938), geboren als Wilhelm Louis Stern, gilt als Erfinder des Intelligenzquotienten. Dieser wird anhand des Intelligenzalters und des Lebensalters des Kindes berechnet. Jaspers setzte sich in einer ausführlichen Rezension auch mit Sterns diesbezüglicher Arbeit auseinander (vgl. K. Jaspers: »Stern, William: Die psychologischen Methoden der Intelligenzprüfung und deren Anwendung an Schulkindern, Leipzig 1912«, in: *Zeitschrift für die gesamte Psychiatrie und Neurologie* 6 (1913) 1264–1265). Stern verfolgte seinerseits die Arbeiten Jaspers' und machte andere Forscher auf dessen Publikationen aufmerksam (vgl. z.B. W. Baade: »Über die Vergegenwärtigung von psychischen Ereignissen durch Erleben, Einfühlung und Repräsentation sowie über das Verhältnis der Jasperschen Phänomenologie zur darstellenden Psychologie«, ebd. 29 (1915) 347–378, Anm. 2). Stern war der Vater des Dichters und Philosophen Günther Anders (1902–1992), der Hannah Arendt (1906–1975) heiratete.

421 Vgl. W. Stern: »Die Aussage als geistige Leistung und als Verhörsprodukt. Experimentelle Schüleruntersuchungen«, in: *Beiträge zur Psychologie der Aussage* 1 (1903/04) 2.

422 Ebd. Im Original ist »geistige Leistungsfähigkeit« hervorgehoben.

423 In der Anmerkung sind – neben Sterns Text – folgende Aufsätze erwähnt: E. Rodenwaldt: »Über Soldatenaussagen. Zugleich eine Nachprüfung und Fortführung der Schrift ›Die Aussage als geistige Leistung und als Verhörsprodukt‹ von W. Stern«, in: *Beiträge zur Psychologie der Aussage* 2 (1905/06) 1–51; H. Roemer: »Das Aussageexperiment als psychopathologische Untersuchungsmethode«, in: *Klinik für psychische und nervöse Krankheiten* 3 (1908) 340–391; R. Baerwald: »Experimentelle Untersuchungen über Urteilsvorsicht und Selbsttätigkeit«, in: *Zeitschrift für angewandte Psychologie und psychologische Sammelforschung* 2 (1908) 338–381.

424 Die Suggestion war um 1900 als therapeutische Methode eingesetzt worden. In den achtziger Jahren des 19. Jahrhunderts hatte der französische Arzt Hippolyte Bernheim (1840–1919) eine erfolgreiche Suggestionslehre entwickelt. Für ihn war nicht mehr die Hypnose, sondern die Suggestion, und zwar durch das gesprochene Wort, das einfachste und sicherste Mittel der Beeinflussung der neurotischen Patientinnen und Patienten.

425 Vgl. Roemer: »Aussageexperiment«, 343.

426 Die ›Korsakoffsche Psychose‹ (heute: Korsakow Syndrom) ist auf eine Arbeit des russischen Psychiaters Sergej Korsakow (1854–1900) von 1887 zurückzuführen. Korsakow beschrieb einen Symptomenkomplex, der vordergründig durch Gedächtnis- und Merkfähigkeitsstörungen charakterisiert war. Da das Syndrom häufig bei chronischem Alkoholmissbrauch auftrat, wurde es später in kausale Verbindung mit Alkoholismus gebracht.

427 Vgl. K. Heilbronner: »Zur klinisch-psychologischen Untersuchungstechnik«, in: *Monatsschrift für Psychiatrie und Neurologie* 17 (1905) 115–132.

428 Vgl. W. von Schuckmann: »Vergleichende Untersuchung einiger Psychosen mittels der Bildchenbenennungsmethode«, ebd. 21 (1907) 320–347.

429 Sit venia verbo (wtl.: »dem Worte sei Verzeihung«) = mit Verlaub gesagt.

430 Von Schuckmann: »Vergleichende Untersuchung«, 321. Hier heißt es: »dem Grade der Allgemeinverblödung«.

431 Ebd., 339. Im Original: »nimmt der Reaktionsinhalt«.

432 Vgl. R. Henneberg: »Zur Methodik der Intelligenzprüfung«, in: *Allgemeine Zeitschrift für Psychiatrie und psychisch-gerichtliche Medicin* 64 (1907) 400–408.

433 Der französische Psychologe Alfred Binet (1857–1911) entwickelte zusammen mit dem Arzt Théodore Simon (1873–1961) den bekannten Binet-Simon-Test zur Intelligenzprüfung (vgl. hierzu die Einleitung zu diesem Band, S. XIII).

434 In der Anmerkung wird auf folgende Texte verwiesen: A. Binet: »Psychologie individuelle. La description d'un objet«, in: *L'année psychologique* 3 (1897) 296–332; L. W. Stern: *Über Psychologie der individuellen Differenzen. Ideen zu einer ›Differentiellen Psychologie‹*, Leipzig 1900, 73–77. – Zu Baerwald siehe Stellenkommentar, Nr. 423.

435 Vgl. J. Finckh: »Zur Frage der Intelligenzprüfung«, in: *Centralblatt für Nervenheilkunde und Psychiatrie* 29 (1906) 945–957.

436 Vgl. R. Ganter: »Intelligenzprüfungen bei Epileptischen und Normalen mit der Witzmethode«, in: *Allgemeine Zeitschrift für Psychiatrie und psychisch-gerichtliche Medicin* 64 (1907) 957–979.

437 Vgl. Ebbinghaus: »Methode«, 416, Anm. – »absichtlich erschwert« im Original kursiviert.

438 In der Anmerkung verweist Jaspers auf folgende Arbeiten: P. Möller: *Über Intelligenzprüfungen. Ein Beitrag zur Diagnostik des Schwachsinns*, Berlin 1897; M. Köppen, A. Kutzinski: *Systematische Beobachtungen über die Wiedergabe kleiner Erzählungen durch Geisteskranke*, Berlin 1910.

439 Vgl. T. Becker: »Zu den Methoden der Intelligenzprüfung«, in: *Klinik für psychische und nervöse Krankheiten* 5 (1910) 1–82.

440 Ebd., 2–3.

441 Ebd., 3.

442 Vgl. F. Krueger, C. Spearman: »Die Korrelation zwischen verschiedenen geistigen Leistungsfähigkeiten«, in: *Zeitschrift für Psychologie und Physiologie der Sinnesorgane* 44 (1907) 50–114, hier: 51.

443 Vgl. ebd.

444 Der französische Wissenschaftler Auguste Bravais (1811–1863) entwickelte die erste mathematische Formel für die Korrelation (vgl. A. Bravais: »Analyse mathématique sur les probabilités des erreurs de situation d'un point«, in: *Memoires présentés par divers Savants [...]* 9 (1846) 255–332). Da später der Koeffizient von Karl Pearson (1857–1936) weiterentwickelt wurde, spricht man heute von der Bravais-Pearson-Korrelation.

445 Krueger, Spearman: »Korrelation«, 52.

446 Der britische Psychologe Charles Edward Spearman (1863–1945) hatte durch frühere Studien festgestellt, dass die einzelnen kognitiven Leistungen miteinander korrelieren. Daraus folgerte er, dass diese auf einem einzigen Intelligenzfaktor basieren (Generalfaktorenmodell). Vgl. C. Spearman: »›General intelligence‹, objectively determined and measured«, in: *American Journal of Psychology* 15 (1904) 201–293.

447 Vgl. A. Oehrn: »Experimentelle Studien zur Individualpsychologie«, in: *Psychologische Arbeiten* 1 (1886) 92–151.

448 Krueger, Spearman: »Korrelation«, 109.

449 Ebd., 108–109. – Im Original ist »nicht« kursiviert.

450 Ebd., 61, im Original hervorgehoben: »pflegte; d.h.« und »eingehende Untersuchung«.

451 Zur Anmerkung: Vgl. G. Heymans: »Über einige psychische Korrelationen«, in: *Zeitschrift für angewandte Psychologie und psychologische Sammelforschung* 1 (1908) 313–381.

452 Vgl. R. Foerster, A. Gregor: »Ueber die Zusammenhänge von psychischen Funktionen bei der progressiven Paralyse. Erste Mitteilung«, in: *Monatsschrift für Psychiatrie und Neurologie* 26 (1909), Ergänzungsheft, 42–86.

453 Vgl. W. Cimbal: *Taschenbuch zur Untersuchung nervöser und psychischer Krankheiten: Eine Anleitung für Mediziner und Juristen insbesondere für beamtete Ärzte*, Berlin 1909.

454 Zur Anmerkung: Vgl. F. W. Seiffer: »Ueber psychische, insbesondere Intelligenzstörungen bei multipler Sklerose«, in: *Archiv für Psychiatrie und Nervenkrankheiten* 40 (1905) 252–303.

455 In der Anmerkung bezieht sich Jaspers mit hoher Wahrscheinlichkeit auf M. Rohde: »Ueber die Aufnahme eines psychischen Status mittels der in der psychiatrischen Klinik der Königlichen Charité gebräuchlichsten psychologischen Untersuchungsmethoden, mit besonderer Berücksichtigung eines Falles von Simulation«, in: *Zeitschrift für angewandte Psychologie* 3 (1910) 360–382.

456 Vgl. R. Redepenning: »Der geistige Besitzstand von sogenannten Dementen«, in: *Monatsschrift für Psychiatrie und Neurologie* 23 (1908), Ergänzungsheft, 139–158.

457 In Jaspers' Handexemplar wurde »der Grad« durch »des Grades« verbessert.

458 Die Anmerkung verweist auf O. Bobertag: »Binets Arbeiten über die intellektuelle Entwicklung des Schulkindes (1894–1909)«, in: *Zeitschrift für angewandte Psychologie* 3 (1910) 230–259. Bobertag trug weitgehend zur Einführung des Binet-Simon-Tests in Deutschland bei. Im deutschen Sprachraum wurde vornehmlich die von ihm veränderte Version (Binet-Bobertag) des französischen Tests angewendet.

459 Vgl. S. De Sanctis: »Typen und Grade mangelhafter geistiger Entwicklung«, in: *Eos* 2 (1906) 97–115.

460 Ebd., 105. Bei De Sanctis heißt es: »Ein Individuum, das die ganze Serie der ›tests‹, den 6. mitinbegriffen, korrekt und mit normaler Schnelligkeit besteht, ist nicht irrsinnig«.

461 Ebd., 115. De Sanctis schreibt: »Am Schlusse dieses kurzen Aufsatzes muß ich noch darauf hinweisen, daß meine Studien [...] noch nicht abgeschlossen sind und noch mehrfach der Korrektur bedürfen«.

462 Vgl. H. H. Goddard: »Die Untersuchung des Intellekts schwachsinniger Kinder«, in: *Eos* 5 (1909) 177–197.

463 Gemeint ist das im Jahre 1906 von Otto Liepmann und William Stern gegründete Institut für angewandte Psychologie und psychologische Sammelforschung in Berlin.

464 Vgl. W. Baade u.a.: »Fragment eines psychographischen Schemas«, in: *Zeitschrift für angewandte Psychologie und psychologische Sammelforschung* 3 (1910) 191–215.

465 Die Anmerkung dürfte ein Hinweis auf die Studien von Kurt Boas sein. Siehe K. Boas: »Intelligenzprüfungen mittels des Kinematographen«, in: *Zeitschrift für Psychotherapie und medizinische Psychologie* 1 (1909) 364.

466 Vgl. J. Spielmann: *Diagnostik der Geisteskrankheiten. Für Ärzte und Richter*, Wien 1855, 314. Die Schreibweise ist angepasst.

467 Zu dieser Unterscheidung siehe M. Friedmann: *Ueber den Wahn. Eine klinisch-psychologische Untersuchung. Nebst einer Darstellung der normalen Intelligenzvorgänge*, Zweiter Theil, Wiesbaden 1894, 3.

468 Zu Wilhelm Griesinger siehe Stellenkommentar, Nr. 126. Heinrich Schüle (1840–1916) war langjähriger Direktor der Heil- und Pflegeanstalt Illenau. Diese Würdigung führt Jaspers in der *Allgemeinen Psychopathologie* in der Gegenüberstellung von »Schilderern« und »Analytikern« weiter (vgl. *Allgemeine Psychopathologie* [1920], 407–408).

469 Vgl. F. Ratzel: *Ueber Naturschilderung*, München u.a. 1904. – Zur Anmerkung: In Jaspers' Handexemplar wurde »deren« durch »daran« verbessert.

470 E. Kraepelin: *Psychiatrie.* achte Aufl., 521. Kraepelin spricht hier allerdings von einer veralteten Definition, die »umgestaltet werden« sollte (ebd.). In der Anmerkung verweist Jaspers auf E. Kraepelin: »Über psychische Schwäche. Eine Studie«, in: *Archiv für Psychiatrie und Nervenkrankheiten* 13 (1882) 382–426, hier: 383 (die Schreibweise ist angepasst); H. Emminghaus: *Allgemeine Psychopathologie*, 267–268; F. Tuczek: »Ueber Begriff und Bedeutung der Demenz«, in: *Monatsschrift für Psychiatrie und Neurologie* 14 (1903) 1–16.

471 Vgl. Redepenning: »Besitzstand«, 157. Das Zitat ist im Original kursiv, die Schreibweise angepasst.

472 Ebd., 151. Dort heißt es lediglich: »Um in diesem Sinne sozial gesund zu sein, darf man unter Umständen getrost an einem oder dem anderen der durch das Schema festgestellten Defekte leiden«.

473 Vgl. J. Longard: »Ueber ›moral insanity‹«, in: *Archiv für Psychiatrie und Nervenkrankheiten* 43 (1907) 135–233. Zur moral insanity siehe Stellenkommentar, Nr. 182.

474 T. Tiling: »Über den Schwachsinn«, in: *Centralblatt für Nervenheilkunde und Psychiatrie* 21 (1910) 1–9.

475 Zu den Typen vgl. die Einleitung zu diesem Band, S. XXIV–XXV.

476 Der Begriff ›partielle Geistesstörung‹ spiegelt die Auffassung wider, eine Geisteskrankheit müsse nicht unbedingt alle Seelenvermögen – insbesondere die intellektuellen Funktionen – beeinträchtigen. Diese Möglichkeit der Eingrenzung war besonders im juristischen Bereich von Bedeutung.

477 Ziel von Kraepelins quantitativer Individualpsychologie war es, die »persönlichen« oder »psychischen Grundeigenschaften« zu messen. Darunter ist die experimentell fassbare Leistungsfähigkeit (Anregbarkeit, Ermüdbarkeit, Übungsfähigkeit usw.) zu verstehen. In seinen letzten Publikationen setzte sich Kraepelin allerdings kritischer mit diesem Konzept auseinander (vgl. hierzu E. Kraepelin: »Bemerkungen zu der Arbeit von J. Lange ›Zur Messung der persönlichen Grundeigenschaften‹«, in: *Psychologische Arbeiten* 8 (1925) 181–185).

478 Die Anmerkung verweist auf H. Liepmann: »Ueber die Funktion des Balkens beim Handeln und die Beziehungen von Aphasie und Apraxie zur Intelligenz«, in: ders.: *Drei Aufsätze aus dem Apraxiegebiet*, Berlin 1908, 51–78, hier: 71.

479 Im Handexemplar ist »plastische Funktion« unterstrichen. Ein Pfeil verbindet die Textstelle mit folgenden handschriftlich hinzugefügten Vermerken: »mangelnde Beweglichkeit und Anpassungsfähigkeit des Denkens«, »Einförmigkeit des Denkens«.

480 Zur Anmerkung: Eine entsprechende Stelle konnte bei Ziehen nicht nachgewiesen werden.

481 In der Anmerkung bezieht sich Jaspers u.a. auf die Arbeiten des französischen Psychologen Théodule Ribot (1839–1916).

482 In der Anmerkung verweist Jaspers auf W. Tschisch: »Ueber die intellektuellen Gefühle bei Geisteskranken«, in *Monatsschrift für Psychiatrie und Neurologie* 26 (1909), Ergänzungsheft, 335–343, hier: 336; O. Külpe: *Grundriss der Psychologie, auf experimenteller Grundlage dargestellt*, Leipzig 1893, 17; J. Sully: *The Human Mind. A Textbook of Psychology*, Bd. 1, London 1892, 124–131; G. T. Ladd: *Psychology. Descriptive and Explanatory*, New York 1894, 564–569; N. K. Davis: *Elements of Psychology*, New York u.a. 1892, 254–268; W. Wundt: *Grundzüge der physiologischen Psychologie*, Bd. 3, fünfte, völlig umgearbeitete Aufl., Leipzig 1903, 624–628.

483 Zur Anmerkung: »Vor jedem schwebt« ist eine freie Wiedergabe eines Verses Friedrich Rückerts: »Vor jedem steht ein Bild des, was er werden soll; / Solang er das nicht ist, ist nicht sein Friede voll« (F. Rückert: *Gedichte*, Frankfurt a.M. 1843, 426).

484 Im Jahre 1896 gründete der Philosophieprofessor Oswald Külpe (1862–1915) an der Universität Würzburg ein Institut für Psychologie mit eigenem Labor. Hier leitete er u.a. eine Reihe von Untersuchungen zu komplexen Denkvorgängen und Bewusstseinsinhalten. Dabei weitete er die Introspektion als Untersuchungsmethode auf höhere psychische Prozesse aus. Külpe wandte sich offen gegen den Sensualismus, den Elementarismus und gegen die mechanistische Assoziationslehre Wundts (siehe hierzu Stellenkommentar, Nr. 409). Um Külpe, der 1909 nach Bonn und 1912 nach München berufen wurde, sammelten sich mehrere Wissenschaftler (u.a. Narziß Ach, Karl Bühler, Karl Marbe und August Messer). Der Begriff ›Schule‹ ist jedoch nicht ganz zutreffend, denn es handelt sich dabei um keine geschlossene, homogene Gruppe. Die ›Würzburger‹ gelten als Begründer bzw. Pioniere der Denkpsychologie (vgl. W. Janke, W. Schneider (Hg.): *Hundert Jahre Institut für Psychologie und Würzburger Schule der Denkpsychologie*, Göttingen 1999).

485 Gemeint ist hier insbesondere Carl Stumpfs Schrift *Erscheinungen und psychische Funktionen* (Abhandlungen der Königlich Preußischen Akademie der Wissenschaften. Philosophisch-historische Abhandlungen), Berlin 1907, 1–40. – Carl Stumpf (1848–1936) war von 1873 bis 1875 Professor in Würzburg und ein Bezugspunkt der Würzburger Schule (siehe vorhergehenden Stellenkommentar). Später gründete er in Berlin ein Psychologisches Seminar. Dieses wurde 1900 in ein eigenständiges Institut umgewandelt. Einige seiner Schüler und Mitarbeiter gründeten die Berliner Schule der Gestaltpsychologie.

486 Vgl. A. Messer: *Empfindung und Denken*, Leipzig 1908.

487 Der Psychiater Josef Berze (1866–1958) war Direktor der Wiener Anstalt Steinhof.

488 Zur Anmerkung: Vgl. G. Störring: *Vorlesungen über Psychopathologie in ihrer Bedeutung für die normale Psychologie mit Einschluß der psychologischen Grundlagen der Erkenntnistheorie*, Leipzig 1900. Störring berichtet von dem an sog. Idiotinnen durchgeführten Experiment, um das Verhältnis zwischen Vorstellung, Wahrnehmung und Urteil zu beleuchten (vgl. ebd., 391–393).

489 H. Rickert: *Zur Lehre von der Definition*, Freiburg i.Br. 1888, 51: »Wir müssen uns daher von der Vorstellung, als ob ein Begriff als solcher mit irgend einem sinnlichen Bilde auch nur das Allergeringste zu thun habe, vollkommen frei machen und uns vielmehr zum Bewusstsein bringen, daß wir eine Sache erst dann wirklich begriffen haben, wenn wir von der Anschauung absehen können«. In der dritten, verbesserten Auflage (Tübingen 1929) wurde der Gedanke von Rickert umformuliert: »Wir müssen uns daher von der Meinung, als ob es beim Begriff auf das vorgestellte anschaulich-sinnliche Bild ankomme, vollkommen frei machen und uns zum Bewußtsein bringen, daß wir eine Sache erst dann wirklich begriffen haben, wenn wir von der sinnlichen Anschauung absehen können« (ebd., 54).

490 In der Medizin versteht man unter Agnosie (wtl.: Unkenntnis) die Unfähigkeit, Objekte in der Wahrnehmung zu erkennen, ohne dass sensorische Defizite oder Aufmerksamkeitsstörungen vorliegen.

491 Die Aphasie ist eine Störung der Fähigkeit, Sprache zu verstehen oder zu sprechen.

492 Vgl. H. Liepmann: »Ueber die agnostischen Störungen«, in: *Neurologisches Centralblatt* 27 (1908) 609–617 u. 664–675.

493 In Jaspers' Handexemplar wurde nach »gestalteten« ergänzt »Akten«.

494 Die Aussage ist einem Tagebucheintrag Friedrich Hebbels entnommen. Bei Hebbel heißt es leicht abweichend: »Es ist der grösste Uebelstand, dass es in unseren Zeiten keinen Dummkopf mehr giebt, der nicht etwas gelernt hätte«. (F. Hebbel: »Tagebucheintrag vom 18. 09. 1838«, in: ders.: *Sämtliche Werke*, historisch-kritische Ausgabe, besorgt von R. M. Werner, Bd. II/1, Berlin ^{3}1905, 272). Auch in seinen autobiographischen Notizen bezieht sich Jaspers auf diesen Satz, um im Kontrast dazu die eigene Haltung zum Medizinstudium zu veranschaulichen. Vgl. K. Jaspers: »Studium 1901–1907. Autobiographische Schrift. Teil 2«, in: *Jahrbuch der österreichischen Karl-Jaspers-Gesellschaft* 10 (1997) 7–53, hier: 45.

495 Zur Anmerkung: Der erste Verweis bezieht sich auf P. Sollier: *Der Idiot und der Imbecille. Eine psychologische Studie*, dt. von P. Brie, Hamburg, Leipzig 1891. Hier heißt es z.B.: »Der Idiot ist ein Monstrum in psychologischer Hinsicht, wie es auch oft in physischer Hinsicht ist, und die Monstren würden keine einheitliche Beschreibung zulassen« (ebd., 4), oder: dass »es so zu sagen ebensoviel Typen als Idioten giebt, und [...] jeder Idiot ein Monstrum für sich ist« (ebd., 6). Der zweite Verweis gilt H. di Gaspero: »Der psychische Infantilismus. Eine klinisch-psychologische Studie«, in: *Archiv für Psychiatrie und Nervenkrankheiten* 43 (1907) 28–123.

496 Aus dem Studium der Endzustände verschiedener Krankheitsbilder hatte Kraepelin geschlossen, dass gleichartige Defektzustände sich aus sehr verschiedenartig aussehenden (hebephrenen, paranoischen, manischen, melancholischen, katatonischen und halluzinatorischen) Zustandsbildern entwickelten. Diese fasste er mit dem Namen Dementia praecox zusammen (vgl. hierzu Stellenkommentar, Nr. 298).

497 Zur Anmerkung: Vgl. Seiffer: » Intelligenzstörungen bei multipler Sklerose«; M. Wulf: *Der Intelligenzdefekt bei chronischem Alkoholismus*, Berlin 1905; E. R. F. Noack: *Intelligenzprüfungen bei epileptischem Schwachsinn*, Berlin 1905.

498 Vgl. Wundt: *Grundzüge*, 636. Aus der jeweiligen Verbindung zweier Phantasiebegabungen (anschauliche und kombinierende) und zweier Verstandesanlagen (induktive und deduktive) resultieren nach Wundt vier Hauptformen des Talents.

499 Zur Anmerkung: Vgl. E. Meumann: *Intelligenz und Wille*, Leipzig 1908, und L. Loewenfeld: *Über die Dummheit. Eine Umschau im Gebiete menschlicher Unzulänglichkeit*, Wiesbaden 1909.

Zur Analyse der Trugwahrnehmungen (Leibhaftigkeit und Realitätsurteil)

500 Der Aufsatz erschien unter dem Titel »Zur Analyse der Trugwahrnehmungen (Leibhaftigkeit und Realitätsurteil)« erstmals als Originalbeitrag in: *Zeitschrift für die gesamte Neurologie und Psychiatrie* 6 (1911), Heft 4, 460–535. Das Manuskript ging am 3. Juli 1911 bei der Redaktion ein. Zu Jaspers' Mitarbeit an der Zeitschrift vgl. Einleitung zu diesem Band, S. XI–XII und XXVII–XXVIII.

501 Der russische Psychiater Victor Khrisanfovich Kandinsky (1849–1889), Cousin des Malers Wassily, beschrieb in mehreren Schriften die eigenen Stimmungsschwankungen und Hal-

luzinationen und diagnostizierte bei sich selbst eine »primäre Verrücktheit«. Auch in der von Jaspers zitierten Arbeit referiert er detailliert eigene Erlebnisse. Vgl. V. Kandinsky: *Kritische und klinische Betrachtungen im Gebiete der Sinnestäuschungen*, Berlin 1885.

502 Zur Anmerkung: Vgl. F. W. Hagen: »Zur Theorie der Hallucination«, in: *Allgemeine Zeitschrift für Psychiatrie und psychisch-gerichtliche Medicin* 25 (1868) 1–113, hier: 22. – Hagen gibt hier allerdings an, die französische Debatte weiterzuführen, wobei er die entsprechenden Autoren zitiert. Von wenigen Ausnahmen abgesehen, werden diese von Jaspers nicht erwähnt. Zu diesem Punkt und zur Geschichte des Begriffs ›Pseudohalluzination‹ siehe G. E. Berrios, T. R. Dening: »Pseudohallucinations: a conceptual history«, in: *Psychological Medicine* 26 (1996) 753–763.

503 Zur Leibhaftigkeit siehe oben, S. 481–489.

504 Vgl. Einleitung zu diesem Band, S. XXI–XXII.

505 Vgl. G. Störring: *Vorlesungen über Psychopathologie.*

506 Die Ausführungen zu diesem Begriff sind in den hier versammelten Schriften ubiquitär. Für einen Überblick siehe die Einleitung zu diesem Band, S. XVIII–XXI.

507 Störring: *Vorlesungen über Psychopathologie*, 71. Die Schreibweise wurde angepasst.

508 Vgl. K. Goldstein: »Zur Theorie der Hallucinationen. Studien über normale und pathologische Wahrnehmung«, in: *Archiv für Psychiatrie und Nervenkrankheiten* 44 (1908) 584–655; 1036–1106.

509 Zur Anmerkung: Ebd., 1093. Die Schreibweise ist angepasst.

510 Ebd., 1092–1093. Hier heißt es: »Optische subjective Wahrnehmungen, denen das Subject den Charakter der Realität zuerkennt, giebt es (wenn nicht ganz besondere Umstände obwalten) bei ungetrübtem Bewusstsein überhaupt nicht, in diesem Sinne sind also alle optischen Hallucinationen eigentlich Pseudohallucinationen«.

511 Vgl. Kandinsky: *Betrachtungen*, 136. Schreibweise und Interpunktion sind angepasst, Hervorhebungen von Jaspers.

512 Zur Anmerkung: Vgl. W. Wundt: *Grundzüge der physiologischen Psychologie*, fünfte Aufl., Bd. III, Leipzig 1903, 34; E. Husserl: *Logische Untersuchungen*, Bd. 2: *Untersuchungen zur Phänomenologie und Theorie der Erkenntnis*, Halle/S. 1901; A. Messer: *Empfindung und Denken*, Leipzig 1908.

513 Wilhelm Wundt hat sich an mehreren Stellen mit der Assimilation befasst (siehe z.B. W. Wundt: *Grundzüge*, 5. Aufl., Bd. III, 528–535). Nach Wundt findet die Assimilation dann statt, »wenn durch ein neu in das Bewusstsein eintretendes Gebilde frühere Elemente erneuert werden, so dass diese sich mit jenem zu einem einzigen simultanen Ganzen verbinden« (ebd., 528). Die Elemente, die sich dabei verbinden, gehören »einer Mehrheit ursprünglich selbstständiger Vorstellungen oder Gefühle« an (ebd., 529).

514 Das Prinzip der ›schöpferischen Synthese‹ (später auch ›Prinzip der schöpferischen Resultanten‹ genannt) geht auf Wilhelm Wundt (in Anlehnung an Kant und Leibniz) zurück und wurde später von der Gestaltpsychologie (Übersummativitätskriterium) aufgenommen und weiterentwickelt. Bei psychischen Prozessen kommen danach zusammengesetzten Gebilden im Verhältnis zu ihren Elementen neue, unvorhersehbare Eigenschaften hinzu. Als klassisches Beispiel der schöpferischen Synthese gilt der Sachverhalt, dass ein Akkord mehr ist als die Summe der Einzeltöne.

515 Zur Assoziationspsychologie siehe oben, S. 189–199.

516 Gemeint sind die Gesetze, welche die drei Assoziationsprinzipien – Ähnlichkeit, Kontrast und Kontiguität – regeln.

517 Jaspers ließ Edmund Husserl einen Sonderdruck dieses Aufsatzes zukommen, den der Philosoph zwar dankbar entgegennahm, aber nur oberflächlich kommentierte: »Durch die gütige Zusendung Ihrer ausgezeichneten Arbeit z. Analyse der Trugwahrnehmung (die sicher ihren verdienten Erfolg haben wird) und durch Ihre sehr freundlichen Begleitzeilen haben Sie mir eine große Freude gemacht. Ich danke Ihnen sehr. Ich begrüße die phänomenologische Reform der Psychiatrie. Ich begreife, daß die Psychiater besser und rascher die grundlegende Bedeutung der immanenten Phänomenologie für eine wirklich wissenschaftliche und nützliche Psychologie erkannt haben als die Experimentalpsychologen, die sich (was aus der Entstehung der modernen exp. Psychologie verständlich ist) in ihren Fragestellungen und Methoden viel zu sehr von der physikalisch orientirten Physiologie haben leiten lassen. Ich beobachte mit Genugthuung das tiefdringende Verständnis, mit dem einige jüngere Psychiater sich in die Schwierigkeiten phänomenologischer Arbeitsmethode hinein gefunden haben. Es braucht Ihnen keine Sorge zu machen, daß Sie sich nicht ganz klar darüber werden können, was eigentlich Phänomenologie sei. [...] Die Hauptsache ist, daß man zunächst im Einzelnen, an den bestimmt gestellten speciellen Problemen der Psychologie (wie der Erkenntniskritik u. sw.) die unbedingte Notwendigkeit der consequenten und ehrlichen phänomenol. Analyse erfasst, daß man dann die rechte Einstellung lernt, in der alles empirisch Hinzuappercipirte, Angelernte, Hinzugedachte, alles conventionelle Gerede, alle psychophys. Mythologeme radical bei Seite geschoben und = 0 gesetzt wird, und einzig und allein das gilt, was in reiner Intuition zur Gegebenheit kommt. Wie schwer das ist, wissen Sie sehr wohl, da Sie sich so tüchtig eingearbeitet haben.« (E. Husserl an K. Jaspers, 17. Oktober 1911, in: Jaspers: *Korrespondenzen II*, 374–375). Trotzdem freute sich Jaspers über Husserls Reaktion, die er den Eltern am 20. Oktober 1911 stolz weiterleitete: »Husserl ist einer der ersten, wenn nicht der erste Philosoph, der z. Zeit tätig ist. Er ist vor allem Logiker. Ich habe eine von ihm geübte Methode z. Teil in meiner Arbeit angewandt. Man spricht von ›Phaenomenologie‹. Ich hatte ihm bescheiden geschrieben, dass mir seine einzelnen Analysen sehr überzeugend gewesen seien, dass ich aber eigentlich nicht klar wüsste, was Phaenomenologie eigentlich sei – das war als Angriff gemeint, denn ich glaube, er weiss es selber nicht. [...] Ich habe mich über den Brief sehr gefreut, wenngleich er etwas väterlich ist. Aber dass Husserl, der auf diesem Gebiet der erste und urteilsfähigste ist, meine Arbeit anerkennt, ist mir viel wert.« (DLA, A: Jaspers). Zu Jaspers' Beziehung zu (und Umgang mit) Husserl siehe S. Luft: »Zur phänomenologischen Methode in Karl Jaspers' *Allgemeiner Psychopathologie*«, in: S. Rinofner-Kreidl, H. A. Wiltsche (Hg.): *Karl Jaspers' Allgemeine Psychopathologie zwischen Wissenschaft, Philosophie und Praxis*, Würzburg 2008, 31–51.

518 Wie Jaspers in der Anmerkung andeutet, lehnt sich Husserl an den Philosophen Franz Brentano (1838–1917) an, dessen Vorlesungen er vom WS 1884/85 bis WS 1885/86 besuchte. Zu Husserls Anwendung von Brentanos Lehre siehe z.B. R. Rollinger: *Husserl's Position in the School of Brentano*, Dordrecht u.a. 1999.

519 Eine Anspielung auf David Humes berühmtes Beispiel in der »Untersuchung über den menschlichen Verstand« aus dem Jahre 1748: Wenn eine Billardkugel auf eine andere, ruhende trifft, dann bewegt sich die zweite. Wir betrachten den Aufprall als Ursache, die Bewegung der zweiten Kugel als Wirkung. Was uns davon ausgehen lässt, dass dieser Zusammenhang kausal notwendig sei, sei jedoch keine objektive Tatsache, sondern lediglich die Erfahrung aus vergangenen Beobachtungen.

520 In der Anmerkung zitiert Jaspers aus W. Schapp: *Beiträge zur Phänomenologie der Wahrnehmung*, Göttingen 1910, 131.

521 Goldstein: »Theorie«, 588.

522 Vgl. H. Maier: *Psychologie des emotionalen Denkens*, Tübingen 1908.

523 Vgl. O. Binswanger: »Einleitung«, in: ders., E. Siemerling (Hg.): *Lehrbuch der Psychiatrie*, Jena 1904, 10.

524 Es handelt sich dabei um eine optische Täuschung, bei der parallele Linien als nicht parallel erscheinen, da sie von schräg verlaufenden kurzen Linien gekreuzt sind. Das Phänomen ist nach dem Astrophysiker Karl Friedrich Zöllner (1834–1882) benannt (vgl. F. Zöllner: »Ueber eine neue Art von Pseudoskopie und ihre Beziehung zu den von Plateau und Oppel beschriebenen Bewegungsphänomenen«, in: *Annalen der Physik* 186 (1860) 500–525).

525 Vgl. W. Wundt: *Grundriss der Psychologie*, sechste, verbesserte Aufl., Leipzig 1904, 151.

526 Zur Anmerkung: Goldstein: »Theorie«, 606. Die Schreibweise ist angepasst.

527 Ebd., 600. Die Schreibweise ist angepasst.

528 Zur Anmerkung: Ebd., mit Abweichungen in der Schreibweise. – Unter entoptischen Erscheinungen versteht man visuelle Erscheinungen, die im Augeninnern entstehen.

529 Santonin, der wirksame Bestandteil des Wurmsamens, wurde früher gegen Spulwürmer verwendet. Die Überdosierung kann Vergiftungserscheinungen hervorrufen, die sich zunächst im Violett-, dann im Gelbsehen äußern.

530 Vgl. Kandinsky: *Betrachtungen*, 162. Die Schreibweise ist angepasst.

531 Vgl. R. H. Lotze: *Medicinische Psychologie oder Physiologie der Seele*, Leipzig 1852, 404.

532 Vgl. F. Jodl: *Lehrbuch der Psychologie*, Bd. 2, Stuttgart, Berlin ^{3}1908, 106.

533 Zur Anmerkung: Siehe in diesem Band, S. 239–240.

534 Zur Anmerkung: Vgl. K. Pfersdorff: »Der Wahn der körperlichen Beeinflussung«, in: *Monatsschrift für Psychiatrie und Neurologie* 17 (1905) 157–168. Die zitierten Stellen lauten wie folgt: »Es werden einem Spiegel vorgestellt, Gesichter und Allerlei. Ich kann durch die Spiegel von hier aus mein Heimatsdorf sehen, die Dorfstrasse« (ebd., 157), und: »Ich hatte ein Bilderbuch mit Tieren; diese Tiere wurden mir mit dem Spiegel vorgeplänkelt« (ebd., 159).

535 Zwischen »vermag« und »Es ist nicht möglich« ist eine Auslassung von Jaspers nicht kenntlich gemacht.

536 Das Zitat ist im Original hervorgehoben, die Rechtschreibung angepasst.

537 Vgl. W. Uhthoff: »Beiträge zu den Gesichtstäuschungen (Hallucinacionen, Illusionen etc.) bei Erkrankungen des Sehorgans«, in: *Monatsschrift für Psychiatrie und Neurologie* 5 (1899) 241–264 und 370–379.

538 Die Chorioiditis ist eine Aderhautentzündung des Auges.

539 Das erste Zitat ist bis auf die Schreibweise im Original wiedergegeben, das zweite lautet dort: »Bei Bewegungen der Augen wandern die Erscheinungen mit, ja. Pat. merkt gerade an diesem Mitwandern, dass es keine wirklichen Objecte sind, welche still stehen«.

540 In Jaspers' Handexemplar ist hier »Homburger« angemerkt. August Homburger (1873–1930) leitete die Heidelberger Nervenpoliklinik. Jaspers vertrat ihn für kurze Zeit (siehe hierzu Einleitung zu diesem Band, S. X).

541 Der Psychiater Bernhard von Gudden (1824–1886), der durch sein Gutachten bei der Absetzung von Ludwig II. eine wichtige Rolle gespielt hatte, starb etwa zur gleichen Zeit und am gleichen Ort (im Würmsee, dem heutigen Starnberger See) wie der König. Die näheren Umstände dieses zweifachen Todes werden bis heute kontrovers diskutiert.

542 Gemeint ist das Madonnenbildnis von Raffaello Sanzio (1483–1520), das 1512/1513 für die Klosterkirche San Sisto in Piacenza geschaffen wurde.

543 L. Loewenfeld: *Die psychischen Zwangserscheinungen. Auf klinischer Grundlage dargestellt*, Wiesbaden 1904, 204.

544 Die korrekte bibliographische Angabe lautet: B. M. Croker: *Die hübsche Miss von Neville*, dt. von E. Becher, Stuttgart 1886.

545 Vermutlich eine Patientin aus der Heidelberger Klinik.

546 In diesem Band, S. 274–276.

547 Vgl. J. Baillarger: »Des hallucinations. Des causes qui les produisent, et des maladies qu'elles caractérisent«, in: *Mémoires de l'Académie de Médecine* 12 (1846) 273–475.

548 Vgl. J. M. Koeppe: »Gehörsstörungen und Psychosen. Studien über einige Beziehungen peripherischer Erkrankungen der Sinnesorgane zu psychischen Krankheitserscheinungen«, in: *Allgemeine Zeitschrift für Psychiatrie und psychisch-gerichtliche Medicin* 24 (1867) 10–73.

549 Vgl. E. Bleuler: »Extracampine Hallucinationen«, in: *Psychiatrisch-neurologische Wochenschrift* 25 (1903) 261–264.

550 Zum Zitat in der Anmerkung: Die Schreibweise ist von Jaspers angepasst.

551 Vgl. T. Lipps: *Vom Fühlen, Wollen und Denken. Versuch einer Theorie des Willens*, Leipzig ^{2}1907, 103.

552 Sigmund Freuds Bemerkungen zu Halluzinationen sind über weite Teile seines Werkes verstreut. Jaspers bezieht sich hier mit hoher Wahrscheinlichkeit auf S. Freud: *Die Traumdeutung*, Leipzig, Wien 1900. Zu Jaspers' Haltung gegenüber der Psychoanalyse siehe Stellenkommentar, Nr. 834.

553 Vgl. besonders die fünfte Vorlesung in: Wernicke: *Grundriss* (1906) 36–47.

554 Siehe nachfolgenden Stellenkommentar.

555 H. C. Liepmann: *Ueber die Delirien der Alkoholisten*, Berlin 1895. Die Dissertation erschien vollständig unter dem Titel »Ueber die Delirien der Alkoholisten und über künstlich bei ihnen hervorgerufene Visionen«, in: *Archiv für Psychiatrie und Nervenkrankheiten* 27 (1895) 172–232.

556 Vgl. G. T. Fechner: *Elemente der Psychophysik*, Theil 2, Leipzig 1860, 477. Die Schreibweise ist von Jaspers angepasst.

557 Zur Anmerkung: Kandinsky: *Betrachtungen*, 9–10. Die Schreibweise ist angepasst.

558 Die Kaisergruft (auch Kapuzinergruft) ist die Begräbnisstätte der Habsburger in Wien.

559 Die Hertz'schen Wellen – nach dem deutschen Physiker Heinrich Hertz (1857–1894) benannt – sind elektromagnetische Wellen, die mit elektrotechnischen Mitteln erzeugt werden. Man spricht auch von Funk- oder Radiowellen.

560 Das Cortische Organ – auf den italienischen Anatomen Alfonso Corti (1822–1876) zurückgehend – ist der Träger der Sensorzellen im Innenohr der Säugetiere.

561 M. Probst: »Ueber das Gedankenlautwerden und über Halluzinationen ohne Wahnideen«, in: *Monatsschrift für Psychiatrie und Neurologie* 13 (1903), Ergänzungsheft, 401–423.

562 Zur Anmerkung: Vgl. A. Pick: »Ueber Krankheitsbewußtsein in psychischen Krankheiten«, in: *Archiv für Psychiatrie und Nervenkrankheiten* 13 (1882) 518–581; A. C. Mercklin: »Ueber das Verhalten des Krankheitsbewußtseins bei der Paranoia«, in: *Allgemeine Zeitschrift für Psychiatrie und psychisch-gerichtliche Medicin* 51 (1895) 579–589; K. Heilbronner: »Ueber Krankheitseinsicht«, ebd. 58 (1901) 608–631.

563 Gemeint ist die Tyrolienne in Gaetano Donizettis Oper *La fille du régiment* (1839).

564 Kandinsky: *Betrachtungen*, 87. Schreibweise und Interpunktion sind von Jaspers angepasst.

565 Facialiskrampf und tic convulsif sind eigentlich zwei unterschiedliche Phänomene.

566 Zur Anmerkung: Vgl. G. Stertz: »Über Residualwahn bei Alkoholdeliranten«, in: *Allgemeine Zeitschrift für Psychiatrie und psychisch-gerichtliche Medicin* 67 (1910) 540–571. Unter ›lytischem Ausgang‹ versteht man das allmähliche Ausklingen des Deliriums.

567 In diesem Band S. 274–276.

568 Vgl. O. Külpe: »Über die Objektivierung und Subjektivierung von Sinneseindrücken«, in: *Philosophische Studien* 19 (1902) 508–556.

569 Vgl. Kandinsky: *Betrachtungen*, 157. Hier heißt es lediglich: »ganz unabhängig von ihrem Inhalte«. Die Schreibweise ist angepasst.

570 A. Pick: »Bemerkungen über das Realitätsurteil von den Halluzinationen«, in: *Neurologisches Centralblatt* 28 (1909) 66–70.

571 Gemeint sind hier die Experimente, die der amerikanische Psychologe George Malcolm Stratton (1865–1957) in Wundts Laboratorium in Leipzig durchführte (vgl. G. M. Stratton: »Some preliminary work on vision without inversion of the retinal image«, in: *Psychological Review* 3 (1896) 611–617).

572 Unter *experimentum crucis* (wtl.: Kreuzesversuch) versteht man jenen Versuch, der die Wahrheit bei konkurrierenden Theorien erweist.

573 Vgl. Pick: »Bemerkungen«, 67.

574 Vgl. ebd.

575 Vgl. ebd.

576 Vgl. ebd.

577 Vgl. ebd., 68.

578 In seinem *Handbuch der physiologischen Optik* (Leipzig 1867) schreibt der Physiologe und Physiker Hermann von Helmholtz (1821–1894): »Die psychischen Thätigkeiten, durch welche wir zu dem Urtheile kommen, dass ein bestimmtes Objekt von bestimmter Beschaffenheit an einem bestimmten Orte ausser uns vorhanden sei, sind im Allgemeinen nicht bewusste Thätigkeiten, sondern unbewusste. Sie sind in ihrem Resultate einem Schlusse gleich [...]. Indessen mag es erlaubt sein, die psychischen Akte der gewöhnlichen Wahrnehmung als unbewusste Schlüsse zu bezeichnen« (ebd., 430).

579 Vgl. E. Rose: »Ueber die Hallucinationen im Santonrausch«, in: *Archiv für pathologische Anatomie und Physiologie und für klinische Medizin* 28 (1863) 30–82.

580 Ebd., 70. Die Schreibweise ist angepasst.

581 Ebd. Die Schreibweise ist angepasst.

Die Trugwahrnehmungen
Kritisches Referat

582 Der Beitrag erschien unter dem Titel »Die Trugwahrnehmungen. Kritisches Referat« zuerst in: *Zeitschrift für die gesamte Neurologie und Psychiatrie* 4 (1912) 289–354.

583 Vgl. K. L. Kahlbaum: »Die Sinnesdelirien. Ein Beitrag zur klinischen Erweiterung der psychiatrischen Symptomatologie und zur physiologischen Psychologie«, in: *Allgemeine Zeitschrift für Psychiatrie und psychisch-gerichtliche Medicin* 23 (1866) 1–86.

584 Phenazismus (Betrügerei) ist von dem griechischen Wort *phenax*, der Betrüger, abgeleitet.

585 Entoptisch und entotisch = respektive im Augeninnern und im Ohr entstanden oder gelegen.

586 Zu den Nachbildern siehe oben, S. 237–239.

587 Gemeint ist der Nervus opticus, Sehnerv.

588 Unter Neuritis versteht man die Entzündung eines Nervs.

589 Zur Anmerkung: Vgl. F. W. Hagen: »Zur Theorie der Hallucination«; V. Kandinsky: *Kritische und klinische Betrachtungen im Gebiete der Sinnestäuschungen*, Berlin 1885.

590 Kahlbaum: »Sinnesdelirien«, 57. Bei Kahlbaum heißt es lediglich: «Wenn also z.B. ein Geisteskranker blanke Steinchen als Edelsteine, glänzende Metallstücke als Gold und Silber sammelt (*Esquirol*), oder ein geisteskranker Gelehrter allerlei Unrath aus dem Schutt hervorsucht und für Antiquitäten ausgibt (*Esquirol*), so ist das in Beziehung auf die Sinneswahrnehmung keine wesentlich andere Erscheinung, als wenn kleine Kinder blanke Steinchen etc. für Edelsteine und für Gold ansehen oder ungebildete Leute sich durch den Glanz über die Natur und den Werth eines Schmuckes täuschen lassen. Die Sinneswahrnehmung ist in allen Fällen eine ganz correcte, falsch ist nur die Beurtheilung, der Schluß von *einer* wahrgenommenen Eigenschaft des Objektes auf die übrigen Eigenschaften oder auf das Wesen des Dinges«.

591 Ebd., 60. Kahlbaum schreibt: «Wenn also z.B. Geisteskranke in der Irrenanstalt den ärztlichen Director etwa für einen Strafanstalts-Director oder andere Beamte für Strafanstaltsbeamte ansehen, oder wenn sie Personen in der Anstalt wegen oberflächlicher Aehnlichkeit in den Gesichtszügen oder anderen charakteristischen Eigenschaften mit Personen ausserhalb der Anstalt identifizieren, so liegt in diesen Beispielen von Personenverwechslung wohl eben so wenig ein Fehler in der Sinneswahrnehmung vor, als in der Verwechslung von blanken Steinchen und Edelsteinen«.

592 Vgl. Hagen: »Theorie«, 14–15. Eine Auslassung ist nicht angegeben und die Schreibweise angepasst.

593 Zur Dementia-praecox-Gruppe vgl. Stellenkommentar, Nr. 299.

594 Zur Anmerkung: Vgl. Goldstein: »Zur Theorie der Hallucinationen«, 1036–1040.

595 K. O. Dees: »Ein Beitrag zur Kenntnis der functionellen Störungen der Großhirnrinde«, in: *Allgemeine Zeitschrift für Psychiatrie und psychisch-gerichtliche Medicin* 47 (1891) 383–389, hier: 385. Die Schreibweise ist von Jaspers angepasst.

596 Vgl. R. Sandberg: »Zur Psychopathologie der chronischen Paranoia«, ebd. 52 (1896) 619–654.

597 Vgl. F. Jolly: »Beiträge zur Theorie der Hallucination«, in: *Archiv für Psychiatrie und Nervenkrankheiten* 4 (1874) 495–534.

598 Vgl. F. Chvostek: »Beiträge zur Theorie der Hallucinationen«, in: *Jahrbücher für Psychiatrie und Neurologie* 11 (1892) 267–302.

599 Vgl. O. Fischer: »Über Makropsie und deren Beziehungen zur Mikrographie sowie über eine eigentümliche Störung der Lichtempfindung«, in: *Monatsschrift für Psychiatrie und Neurologie* 19 (1906) 290–305. – Dyschromatopsie, wtl.: Farbenfehlsichtigkeit.

600 Xanthopsie, Chloropsie und Erythropsie bezeichnen respektive das Gelb-, Grün- und Rotsehen. Es handelt sich dabei um kortikale Sehstörungen.

601 Asthenopie = Sehschwäche.

602 Vgl. H. Wilbrand, A. Saenger: *Über Sehstörungen bei functionellen Nervenleiden*, Leipzig 1892.

603 Vgl. H. Obersteiner: »Die Sinnestäuschungen«, in: P. Dittrich (Hg.): *Handbuch der ärztlichen Sachverständigen-Tätigkeiten*, Bd. 9, Teil 2, Wien 1909, 235–276, hier: 264.

604 Bei Fischer: »Makropsie«, 300, heißt es: »einen weißen Mantel sah sie grau, Milch sah sie ›als schmutziges Wasser‹, ihre Haare erkannte sie nicht, da sie eine ganz andere, dunkle Farbe hatten und dabei der Makropsie wegen dick wie Zwirn waren, die Farbe der Gesichter war eigenartig braun; sie ›stellte sich so Chinesen und Indianer vor‹; eine beschneite Fläche kam ihr grau und berusst vor«.

605 Vgl. W. Alter: »Monochromatopsie und Farbenblindheit«, in: *Neurologisches Centralblatt* 22 (1903) 290–296, hier: 292.

606 Vgl. O. Fischer: »Ein weiterer Beitrag zur Klinik und Pathogenese der hysterischen Dysmegalopsie«, in: *Monatsschrift für Psychiatrie und Neurologie* 21 (1907) 1–19; ders.: »Makropsie«.

607 Vgl. K. Krause: »Ueber eine bisher wenig beachtete Form von Gesichtstäuschungen bei Geisteskranken«, in: *Archiv für Psychiatrie und Nervenkrankheiten* 29 (1897) 830–849.

608 Vgl. Griesinger: *Pathologie*, 111.

609 J. F. K. Hecker: *Ueber Visionen. Psychologische Studie zur Geschichte der Jeanne d'Arc.* Eine Vorlesung gehalten im wissenschaftlichen Verein zu Berlin am 29. Januar 1848, Berlin 1848, 8.

610 Mikropsie = Kleinersehen.

611 In seinem 1860 erschienenen Buch *Les paradies artificiels* beschreibt der französische Schriftsteller Charles Baudelaire (1821–1867) die Wirkungen der Einnahme von Wein, Haschisch und Opium. Vgl. C. Baudelaire: *Die künstlichen Paradiese (Opium und Haschisch)*, dt. von H. Steinitzer, Hamburg 2012.

612 Vgl. A. Messer: *Empfindung und Denken*, Leipzig 1908, 28–29.

613 Vgl. J. Müller: *Ueber die phantastischen Geistererscheinungen. Eine physiologische Untersuchung*, Koblenz 1826. Ein Kapitel (ebd., 44–47) trägt die folgende Überschrift: »Das plastische Einbilden im dunkeln oder lichten Sehfeld aus unvollkommenen Sinneseindrücken productiv«.

614 Bei Müller lauten die zitierten Stellen wie folgt: »Mich hat diese Plasticität der Phantasie im lichten und dunkeln Sehfelde in den Jahren der Kindheit oft geneckt. Eines erinnere ich mich am lebhaftesten. Durch die Fenster des Wohnzimmers im elterlichen Hause sah ich auf ein Haus der Straße von etwas altem Ansehen, an dem der Kalk an manchen Stellen sehr verschwärzt, an andern aber in vielgestaltigen Lappen abgefallen war, um hier eine ältere, auch wohl älteste Farbenbekleidung durchsehen zu lassen. Wenn ich nun nicht über die Schwelle durfte und gar manche Stunde des Tages am Fenster mit allerlei beschäftigt war, und durch das Fensten [sic!] sehend immer nur die russige verfallene Wand des Nachbarhauses betrachtete, gelang es mir in den Umrissen des abgefallenen und stehen gebliebenen Kalkes gar manche Gesichter zu erkennen, die durch die oft wiederholte Betrachtung sogar einen ganz sprechenden Ausdruck erhielten.« (Ebd., 45). »Wenn ich nun die andern auch aufmerksam machen wollte, wie man doch gezwungen sey, an dem verfallenen Kalk allerlei Gesichter zu sehen, wollte freilich niemand mir Recht geben, aber ich sah es doch ganz deutlich.« (Ebd.). »In späteren Jahren wollte das nicht mehr gelingen, und wiewohl ich meine Figuren noch ganz deutlich im Sinne hatte, so konnte ich sie doch nicht mehr in den Umrissen wiederfinden, aus denen sie mir entstanden waren.« (Ebd., 46).

615 Für die deutsche Übersetzung dieser Stelle aus Leonardo da Vincis sogenanntem *Traktat über die Malerei*, einer Sammlung von Schriften, die postum erschien, vgl. M. Herzfeld: *Leonardo da Vinci. Der Denker, Forscher und Poet. Nach den veröffentlichten Handschriften*, zweite, vermehrte Aufl., Jena 1906, 172.

616 Vgl. K. Bonhoeffer: *Die akuten Geisteskrankheiten der Gewohnheitstrinker. Eine klinische Studie*, Jena 1901, 27. Die Schreibweise ist von Jaspers angepasst.

617 Vgl. Griesinger: *Pathologie*, 175.

618 Vgl. Hagen: »Theorie«, 10.

619 Zur Anmerkung: Vgl. Kahlbaum: »Sinnesdelirien«, 77. Kahlbaum bildet den Neologismus Pareidolie aus den griechischen Wörtern *para* (neben) und *eidolon* (Bild, Erscheinung).

620 In zwei Sitzungen der Berliner Medicinisch-Psychologischen Gesellschaft berichtete Heinrich Julius Hadlich (1844–1889) über Sinnestäuschungen in: *Archiv für Psychiatrie und Nervenkrankheiten* 4 (1874) 255–256.

621 Zur Anmerkung: Vgl. Jaspers: »Zur Analyse der Trugwahrnehmungen (Leibhaftigkeit und Realitätsurteil)«, in diesem Band, S. 229–296.

622 In der Anmerkung verweist Jaspers auf J. Baillarger: »Des hallucinations, des causes qui les produisent et des maladies qu'elles caractérisent«, in: *Mémoires de l'Académie de Médecine* 12 (1846) 273–475, hier: 384. Das von Baillarger zitierte Werk sind die *Lettres spirituelles sur l'oraison*. Für das darauffolgende Zitat vgl. Kandinsky: *Betrachtungen*, 44–45. Die Schreibweise ist angepasst.

623 Tincturae opii simplicis = Opiumtinktur. Im Original (Kandinsky: *Betrachtungen*) hervorgehoben.

624 Der Einschub stammt von Jaspers und ersetzt eine Anmerkung Kandinskys. Wundt bezeichnete eigentlich jeden Akt der Aufmerksamkeit als Apperzeption.

625 Im Original: »gedruckte«.

626 Die Wörter »scharf nach außen projiciert« sind im Original hervorgehoben.

627 Im Original hervorgehoben.

628 Die Wörter »besitzen sie den Charakter der Objektivität nicht« sind im Original hervorgehoben.

629 Kandinsky: *Betrachtungen*, 44–45.

630 Ebd., 47. Die Schreibweise ist angepasst.

631 Gemeint sind hier wohl die Selbstzeugnisse über Nachbilder, von denen Fechner eingehend berichtet (vgl. G. T. Fechner: *Elemente der Psychophysik*, Theil 2, Leipzig 1860, 478–487).

632 In diesem Band, S. 274–276.

633 Vgl. J. M. Koeppe: »Gehörsstörungen und Psychose. Studien ueber einige Beziehungen peripherer Erkrankungen der Sinnesorgane zu psychischen Krankheitserscheinungen«, in: *Allgemeine Zeitschrift für Psychiatrie und psychisch-gerichtliche Medicin* 24 (1867) 10–73 (auch als Monographie bei Sittenfeld, Berlin 1867, erschienen).

634 Vgl. W. Wundt: *Grundzüge der physiologischen Psychologie*, Bd. 1, Leipzig ^{2}1880, 308.

635 Vgl. J. Müller: *Handbuch der Physiologie des Menschen für Vorlesungen*, Koblenz 1837, 135–139.

636 Gemeint ist der tschechische Physiologe Jan Evangelista Purkyně (1787–1869). Nach ihm ist eine besondere Form von Nachbild benannt.

637 Vgl. Fechner: *Elemente*, 491–498.

638 Vgl. J. Henle: »Ueber das Gedächtnis in den Sinnen«, in: *Wochenschrift für die gesammte Heilkunde* 18 (1838) 281–293; 298–306.

639 Vgl. Obersteiner: »Sinnestäuschungen«, 252.

640 Vgl. Todt: »Zur Lehre von den Halluzinationen«, in: *Klinik für psychische und nervöse Krankheiten* 4 (1909) 212–240, hier: 213.

641 Vgl. Müller: *Handbuch*, 20–24. Die Schreibweise ist angepasst.

642 Vgl. V. Urbantschitsch: *Über subjektive optische Anschauungsbilder*, Leipzig, Wien 1907.

643 Vgl. H. Silberer: »Bericht über eine Methode, gewisse symbolische Halluzinationserscheinungen hervorzurufen und zu beobachten«, in: *Jahrbuch für psychoanalytische und psychopathologische Forschungen* 1 (1909) 513–525.

644 Vgl. J. W. von Goethe: »Ueber das Sehen in subjektiver Hinsicht«, in: ders.: *Nachgelassene Werke*, Bd. 10, Stuttgart, Tübingen 1833, 38: »Ich hatte die Gabe, wenn ich die Augen schloß

und mit niedergesenktem Haupte mir in der Mitte des Sehorgans eine Blume dachte, so verharrte sie nicht einen Augenblick in ihrer ersten Gestalt, sondern sie legte sich aus einander und aus ihrem Inneren entfalteten sich wieder neue Blumen aus farbigen, auch wohl grünen Blättern; es waren keine natürlichen Blumen, sondern phantastische, jedoch regelmäßig wie die Rosetten der Bildhauer. Es war unmöglich die hervorquellende Schöpfung zu fixieren, hingegen dauerte sie solange, als mir beliebte, ermattete nicht und verstärkte sich nicht«.

645 Vgl. Külpe: »Objektivierung«, 526.

646 Vgl. R. Leubuscher: *Über die Entstehung der Sinnestäuschung. Ein Beitrag zur Anthropologie*, Berlin 1852, 46.

647 Vgl. W. Uhthoff: »Beiträge«, 246–247. Die Schreibweise ist angepasst.

648 In seinem Artikel zu den Halluzinationen von 1817 unterscheidet Esquirol klar die Illusion von der Halluzination (vgl. J.-E. Esquirol: »Hallucination«, in: *Dictionnaire des sciences médicales*, Bd. 20, Paris 1817, 64–71). Obwohl der Begriff Halluzination schon in Gebrauch war, gilt Esquirols Definition als grundlegend. Später ging Esquirol genauer auf den Unterschied zwischen Halluzination und Illusion ein (vgl. ders.: *Aliénation mentale. Des illusions des aliénés. Question médico-légale sur l'isolement des aliénés*, Paris 1832).

649 Vgl. J. Séglas: »De l'obsession hallucinatoire et de l'hallucination obsédante«, in: *Annales médico-psychologiques* 15 (1892) 119–130.

650 Vgl. L. Loewenfeld: *Über die psychischen Zwangserscheinungen*, Wiesbaden 1904.

651 Vgl. N. Skliar: »Beiträge zur Lehre von den Zwangshalluzinationen«, in: *Allgemeine Zeitschrift für Psychiatrie und psychisch-gerichtliche Medicin* 67 (1910) 867–886.

652 Vgl. R. Thomsen: »Zur Klinik und Aetiologie der Zwangserscheinungen, über Zwangshallucinationen und über die Beziehungen der Zwangsvorstellungen zur Hysterie«, in: *Archiv für Psychiatrie und Nervenkrankheiten* 44 (1908) 1–58.

653 Sublimat – Quecksilber(II)-chlorid – wirkt pilztötend. Es wurde u.a. zur Behandlung der Syphilis verwendet.

654 Vgl. H. Bernheim: *Die Suggestion und ihre Heilwirkung*, autorisierte deutsche Ausgabe von S. Freud, Leipzig, Wien 1888, 41–44.

655 Vgl. A. Lemaître: »Hallucinations autoscopiques et automatismes divers chez des écoliers«, in: *Archives de psychologie de la Suisse romande* 1 (1902) 357–379.

656 Vgl. L.-F. A. Maury: *Le sommeil et les rêves. Etudes psychologiques sur ces phénomènes et les divers états qui s'y rattachent*, Paris 1861, 42–79.

657 Vgl. J. Hoppe: »Beschreibung und Erklärung der vor dem Einschlafen entstehenden Hallucinationen des Gesichts«, in: *Jahrbücher für Psychiatrie und Neurologie* 6 (1885) 81–148, und ders.: »Der entoptische Inhalt des Auges und das entoptische Sehfeld beim hallucinatorischen Sehen«, in: *Allgemeine Zeitschrift für Psychiatrie und psychisch-gerichtliche Medicin* 43 (1887) 438–452.

658 Paul Adolf Näcke (1851–1913), Psychiater und Kriminologe.

659 V. Kandinsky: »Zur Lehre von den Hallucinationen«, in: *Archiv für Psychiatrie und Nervenkrankheiten* 11 (1881) 453–464, hier: 459–460. Das Zitat ist bis auf Schreibweise und Interpunktion im Original wiedergegeben.

660 Vgl. K. Goldstein: »Ein Beitrag zur Lehre von den Alkoholpsychosen. Nebst einigen Bemerkungen über die Entstehung von Halluzinationen«, in: *Allgemeine Zeitschrift für Psychiatrie und psychisch-gerichtliche Medicin* 64 (1907) 240–265.

661 Vgl. E. Kraepelin: *Psychiatrie*, Leipzig 1899, Bd. I, 104.

662 Ebd., 109.

663 Vgl. J. Berze: »Ueber das Bewusstsein der Hallucinirenden«, in: *Jahrbücher für Psychiatrie und Neurologie* 16 (1897) 285–331.

664 Vgl. H. Neumann: *Lehrbuch der Psychiatrie*, Erlangen 1859. Hier heißt es: »Eine Aetiologie der Hallucinationen gibt es so wenig wie es eine Anatomie derselben gibt« (ebd., 120).

665 Unter Skotom versteht man den Ausfall (eines Teiles) des Gesichtsfeldes.

666 Uhthoff: »Beiträge«, 241–242. Eine Auslassung mehrerer Sätze ist nicht vermerkt. Die Schreibweise ist angepasst.

667 Vgl. ebd., 242. Hier heißt es: »Beim genaueren Studium der Erscheinungen macht die sehr intelligente Pat. noch folgende Angaben über dieselben. Die Blätter, Sträucher etc. zeigen sich localisiert in das Bereich der positiven zentralen Gesichtsfelddefekte, und es wechselt die Grösse sehr mit der Entfernung. In 10 cm z.B. hat die Erscheinung einen Durchmesser von ca. 2 cm [...]. Auf ein gegenüberliegendes Haus projiciert, ist sie so gross, dass sie ein ganzes Fenster deckt. Bei Bewegungen der Augen wandern die Erscheinungen mit, ja, Pat. merkt gerade an diesem Mitwandern, dass es keine wirklichen Objekte sind, welche still stehen.«

668 Ebd., 242. Eine Auslassung zwischen »Ring« und »Die halluzinierten Dinge« ist von Jaspers nicht vermerkt. Die Schreibweise ist angepasst.

669 Ebd., 252. Die Schreibweise ist angepasst.

670 Der Schweizer Biologe Carl Wilhelm Nägeli (1817–1891) war zur Zeit des hier berichteten Unfalls Professor für Botanik in München.

671 Ders.: »Ueber selbstbeobachtete Gesichtserscheinungen«, in: *Sitzungsberichte der königl. Bayer. Akademie der Wissenschaften zu München* I (1868) 503–532, hier: 505. Die Schreibweise ist angepasst.

672 Ebd., 526. Die Schreibweise ist angepasst.

673 Vgl. A. von Graefe: »Ophthalmologische Mitteilungen (nach in der Berliner medicinischen Gesellschaft am 5. und 19. Juni 1867 gehaltenen Vorträgen)«, in: *Berliner klinische Wochenschrift* 31 (1867) 319–321.

674 Ebd., 321. Hier heißt es lediglich: »Seit einem halben Jahre nun, wo er eine heftige Gemütserschütterung erlitten, hatten sich die einfachen Licht- und Farbenerscheinungen (farbige Flecke, rothe, leuchtende Kugeln, hellgrüne Streifen und derlei) dahin modifiziert, daß auf der Höhe jedes Paroxysmus, und zwar mit Erschöpfung der farbigen Figuren, zusammengesetztere Gestalten sich hallucinationsartig darboten, so dass Patient Pferde- und Eselsköpfe, auch menschliche Gesichter, in specie ihm bekannte Personen, ihn umringend zu sehen glaubte«.

675 Vgl. C. Hudovernig: »Ein Fall von peripher entstandener Sinnestäuschung«, in: *Centralblatt für Nervenheilkunde und Psychiatrie* 17 (1906) 255–259.

676 Vgl. R. Traugott: »Beitrag zur Casuistik der isolierten Gesichtshallucinationen«, in: *Berliner klinische Wochenschrift* 33 (1896) 626–628.

677 Vgl. A. Alzheimer: »Ueber die durch Druck auf den Augapfel hervorgerufenen Visionen«, in: *Centralblatt für Nervenheilkunde und Psychiatrie* 6 (1895) 473–478, hier: 477.

678 Vgl. E. Redlich, D. Kaufmann: »Ueber Ohrenuntersuchungen bei Gehörshallucinationen«, in: *Wiener klinische Wochenschrift* 9 (1896) 745–753.

679 Vgl. Bonhoeffer: *Geisteskrankheiten*, 16–19.

680 Vgl. G. Bouzigues: *Des hallucinations chez les tabétiques. Leur rapport avec les troubles de la vue, thèse de médecine*, Paris 1909.

681 Uhthoff: »Beiträge«, 250. Die Schreibweise ist angepasst.

682 Vgl. z.B. Esquirol: *Hallucination*, 68–69.

683 Vgl. K. Kleist: »Fragestellungen in der allgemeinen Psychopathologie, mit Diskussionsbemerkungen«, in: *Neurologisches Centralblatt* 24 (1905) 1074–1077, hier: 1076.

684 Hemianopisch = Halbseitenblind.

685 Vgl. S. E. Henschen: *Klinische und anatomische Beiträge zur Pathologie des Gehirns*, Teil 1, Upsala 1890, Teil 2, Upsala 1892, und Teil 3, Upsala 1894.

686 Vgl. P. Schirmer: *Subjektive Lichtempfindung bei totalem Verluste des Sehvermögens durch Zerstörung der Rinde beider Hinterhauptslappen*, Marburg 1895.

687 Lobus olfactorius = der Riechlappen.

688 Vgl. J. Christian: »Hallucinations persistantes de la vue chez un dément, provoquées et entretenues par une tumeur de la glande pituitaire non soupçonnée pendant la vie et comprimant les nerfs optiques«, in: *Annales médico-psychologiques* 16 (1892) 114–119.

689 Vgl. W. Sander: »Ein Fall von Delirium potatorum als kasuistischer Beitrag zur Lehre von den Sinnestäuschungen«, in: *Psychiatrisches Centralblatt* 7 (1877) 71–91, 106–114, 126–137, hier: 79–82.

690 Vgl. A. Pick: »Beiträge zur Lehre von den Hallucinationen«, in: *Neurologisches Centralblatt* 11 (1892) 329–337, hier: 332–333.

691 Gemeint ist der Nervus acusticus, d.h. der Hörnerv.

692 Jolly: »Beiträge«, 537. Die Schreibweise ist angepasst.

693 Vgl. E. E. Moravcsik: »Künstlich hervorgerufene Halluzinationen«, in: *Centralblatt für Nervenheilkunde und Psychiatrie* 29 (1906) 209–216. Es handelt sich hier um eine Paraphrase. Im Original lautet die Textstelle: »Pat. ist im Laufe des Morgens ruhig, halluziniert nicht. Während eines indifferenten Gesprächs wird von rückwärts dem Ohre des sitzenden Kranken eine tönende Stimmgabel genähert. Pat. blickt eine Zeit starr vor sich, blickt dann unruhig umher, Schweiss tritt ihm auf die Stirn, er stampft mit den Füssen, wirft sich zu Boden, schlägt mit Armen und Beinen um sich und auf den Boden, kehrt seine Kleider ab und beklagt sich über massenhaftes Ungeziefer, welches er unfähig ist, zu vernichten. Als die Stimmgabel zum Schweigen gebracht wurde, bemerkt Pat. erstaunt, dass die Käfer plötzlich verschwunden seien«.

694 Vgl. W. von Bechterew: »Ueber die künstliche Hervorrufung von Sinnestäuschungen bei an hallucinatorischen Formen von Wahnsinn leidenden Alkoholikern«, ebd. 20 (1897) 505–508.

695 Neben diesem Absatz hat Jaspers in seinem Handexemplar notiert: »Dazu neu: Moravcsik, A. Z. 71, 40ff 1914«. Vgl. E. E. Moravcsik: »Klinische Mitteilungen«, in: *Allgemeine Zeitschrift für Psychiatrie und psychisch-gerichtliche Medicin* 71 (1914) 32.

696 Liepmann hatte bei Alkoholdeliranten, die schon vorher optische Halluzinationen gehabt hatten, durch Druck auf den Augapfel optische Halluzinationen ausgelöst. Man spricht heute vom Liepmann-Phänomen.

697 Vgl. J. Purkyně: *Beobachtungen und Versuche zur Physiologie der Sinne. Beitraege zur Kenntnis des Sehens in subjektiver Sicht*, Bd. 1, Prag 1819, 22–34.

698 Alzheimer: *Ueber die durch Druck auf den Augapfel hervorgerufenen Visionen*, 475. Die Schreibweise ist angepasst.

699 Vgl. K. Goldstein: »Ein Fall von manisch-depressivem Mischzustand. Zugleich ein Beitrag zur Lehre von der Ideenflucht und den Hallucinationen«, in: *Archiv für Psychiatrie und Nervenkrankheiten* 43 (1907) 461–504.

700 Moritz Lazarus (1824–1903) gilt als Begründer der Völkerpsychologie.

701 Vgl. ders.: *Zur Lehre von den Sinnestäuschungen*, nach einem Vortrag, gehalten in der medicinisch-philosophischen Gesellschaft zu Berlin (Abdruck aus der Zeitschrift für Voelkerpsychologie und Sprachwissenschaft), Berlin 1867, 7–8.

702 Vgl. G. Guinon, S. Woltke: »De l'influence des excitations des organes des sens sur les hallucinations de la phase passionnelle de l'attaque hystérique«, in: *Archives de neurologie* 21 (1891) 346–365.

703 Jaspers übernimmt diese Angaben aus Uhthoff: »Beiträge«. Im Literaturverzeichnis wird dort verwiesen auf Segal: »Ueber den Charakter der Halluzinationen bei hysteroepileptischen Anfällen in Abhängigkeit von der Reizung der Sinnesorgane«, in: *Medizinkoje Obozrenje* 33 (1890), Ref. von Michel in: *Jahresbericht für Augenheilkunde*, 1890, 436. Nähere Angaben hierzu ließen sich nicht ermitteln.

704 A. Pick: »Beiträge«, 334.

705 Vgl. C. Führer: »Ueber das Zustandekommen der Gehörstäuschungen«, in: *Centralblatt für Nervenheilkunde und Psychiatrie* 17 (1894) 57–60.

706 Vgl. J. M. Vold: »Ueber ›Hallucinationen‹, vorzüglich ›Gesichts-Hallucinationen‹, auf der Grundlage von cutan-motorischen Zuständen und derjenigen von vergangenen Gesichts-Eindrücken«, in: *Allgemeine Zeitschrift für Psychiatrie und psychisch-gerichtliche Medicin* 57 (1900) 834–865.

707 Vgl. A. De Giovanni: »Sopra un singolare fenomeno allucinatorio presentato da una nervosica«, in: *Rivista sperimentale di freniatria* 12 (1887) 359–363.

708 Vgl. A. Pick: »Ueber Hallucinationen bei centralen Defekten der Sinneswerkzeuge«, in: *Prager medicinische Wochenschrift* 8 (1883) 429; ders.: »Beiträge zur Lehre von den Halluzinationen«, in: *Neurologisches Centralblatt* 11 (1892) 328–337, und ders.: »Bemerkungen über das Realitätsurteil von den Halluzinationen«, ebd. 28 (1909) 66–69.

709 Vgl. O. Albrecht: »Beitrag zum Studium über den Zusammenhang von Aphasie und Geistesstörung«, in: *Allgemeine Zeitschrift für Psychiatrie und psychisch-gerichtliche Medicin* 61 (1904) 836–875.

710 Vgl. O. Binswanger: »Einleitung«, in: ders., E. Siemerling (Hg.): *Lehrbuch der Psychiatrie*, Jena 1904, 6.

711 Vgl. Bonhoeffer: *Geisteskrankheiten.*

712 Ebd., 25. Die Schreibweise ist angepasst.

713 Kandinsky: »Lehre«, 459. Die Schreibweise ist angepasst.

714 Vgl. G. H. Meyer: *Untersuchungen über die Physiologie der Nervenfaser*, Tübingen 1843.

715 Vgl. J. Müller: *Handbuch der Physiologie des Menschen für Vorlesungen*, Bd. 2, Koblenz 1840. Zum Gegenstand der Unterhaltung zwischen Müller und Goethe siehe Stellenkommentar, Nr. 644.

716 Müller: *Handbuch*, 504. Hier heißt es: »in der Natur Geschehenden«. Die Schreibweise ist angepasst.

717 Kahlbaum: »Sinnesdelirien«, 10. Kahlbaum schreibt: »Erwähnenswerth ist ferner, dass er öfters gewissermassen die Wahrnehmung erregte und auch ein gewisses Bewusstsein davon hatte, daß er sie willkürlich selbst erzeuge […]. ›Nun passen Sie einmal auf, sobald ein Wölkchen kommen wird, werde ich Gottes Stimme vernehmen.‹ Er meinte dabei ausdrücklich eine hörbare Wahrnehmung der Stimme Gottes, nicht bildlich«.

718 Vgl. V. Parant: »Note sur la pathogénie des hallucinations à propos d'un cas d'hallucinations volontaires psycho-sensorielles chez une aliénée«, in: *Annales médico-psychologiques* 7 (1882) 374–385.

719 Vgl. F. A. L. Kelp: »Gesichts- und Gehörshallucination als seltene Form«, in: *Allgemeine Zeitschrift für Psychiatrie und psychisch-gerichtliche Medicin* 39 (1883) 834–837.

720 Kandinsky: »Lehre«, 459. Im Original ist »Kein einziges Mal« hervorgehoben. Die Schreibweise ist angepasst.

721 Vgl. C. E. Seashore: »Measurements of illusions and halluzinations in normal life«, in: *Studies from the Yale laboratory* 3 (1895) 1–67.

722 Vgl. L. W. Stern: *Über Psychologie der individuellen Differenzen. Ideen zu einer ›Differentiellen Psychologie‹*, Leipzig 1900, 96. Bei Stern heißt es: »Am Ende eines langen, vollständig dunklen Korridors befand sich eine ganz matt beleuchtete suspendierte Perle. Der Prüfling hatte nun vom anderen Ende des Korridors aus langsam vorwärts zu schreiten, bis er den schwachen Schimmer der Perle eben wahrnehmen konnte. Der Versuch wurde 20 Mal wiederholt, doch beim 11., 16., 18. und 20. Mal war die Perle entfernt, also in Wirklichkeit nichts zu sehen. Ungefähr zwei Drittel der Geprüften unterlagen der Halluzination. Sie wußten, wann, wo und wie die Perle zu erblicken war, und dies genügte, um das Vorstellungsbild in das wirkliche Gesichtsfeld zu projizieren«.

723 Ebd., 97–98. Die Schreibweise ist angepasst.

724 Vgl. O. Rosenbach: »Zur Kritik des Problems der N-Strahlen«, in: *Physikalische Zeitschrift* 6 (1905) 164–166.

725 Vgl. G. Fritzsche: *Über Beeinflußbarkeit von Halluzinationen und Wahnideen bei Geisteskranken durch Wachsuggestion*, Berlin 1905.

726 Ebd., 10. Es handelt sich bei diesem Satz um ein Zitat.

727 Ebd., 11.

728 Ebd. Im Original: »Sprechen die Stimmen jetzt nicht ganz traurig?« und »Er soll schelten hören«.

729 Vgl. Kandinsky: »Lehre«, 467–468.

730 Ebd., 458. Bei Kandinsky steht »unterscheiden« statt »unterschieden«. »Meine eigenen« und »angesteckt« sind im Original hervorgehoben. Die Schreibweise ist angepasst.

731 W. Sander: »Zwei Fälle von Delirium potatorum«, in: *Archiv für Psychiatrie und Nervenkrankheiten* 1 (1868) 487–494, hier: 490. Bei Sander lautet die Stelle wie folgt: »Voller Schrecken vergrub ich mich in die Kissen, jedoch nur so lange ich krampfhaft meine Augen geschlossen hielt, verschwanden jene Phantome, und ebenso beim vollständigen Oeffnen derselben; waren dieselben jedoch nur halb geschlossen, so konnte ich sicher sein, daß keine Sekunde ohne eine neue Vision verging«.

732 Kandinsky: »Lehre«, 461. Die Schreibweise ist angepasst.

733 Vgl. Loewenfeld: *Zwangserscheinungen*, 204 (hier ist der von Jaspers wiedergegebene Fall beschrieben).

734 Vgl. B. M. Croker: *Die hübsche Miss von Neville*, dt. von E. Becher, Stuttgart 1886. Die Abweichung in der Schreibweise von Autor und Titel findet sich bereits bei Loewenfeld.

735 Loewenfeld: *Zwangserscheinungen*, 208.

736 Vgl. P. Vergely: »Hallucinations diurnes chez les enfants«, in: *Revue mensuelle des maladies de l'enfance* 20 (1902) 306–311.

737 Vénus accroupie = kauernde Venus, eine typische Stellung in der Ikonographie der Göttin.

738 Kandinsky: »Lehre«, 460. Die Schreibweise ist angepasst.

739 Krause: »Form«, 839–840. Die Schreibweise ist angepasst.

740 Ebd., 840. Die Schreibweise ist angepasst.

741 Ebd., 841.

742 Ebd.

743 Vgl. Uhthoff: »Beiträge«. Uhthoff zitiert J. H. Jackson: »On epilepsies and on the after effects of epileptic discharges«, in: *West Riding Lunatic Hospital Reports* 6 (1876) 266–309.

744 Der Begriff ›Accomodation‹ (wtl.: Anpassung) bezeichnet in der Optik die Nah- und Ferneinstellung des Auges durch Veränderung der Linsenkrümmung.

745 Unter Mikropsie und Makropsie versteht man respektive das Kleiner- und Größersehen.

746 Vgl. Fischer, »Makropsie«, 297. Die Schreibweise ist angepasst.

747 Bei Atropin handelt es sich um ein giftiges Alkaloid, das unter anderem die Pupille erweitert. Der Name wurde von der Moire Atropos hergeleitet.

748 Eserin ist ein giftiges Alkaloid, das unter anderem die Pupille verengt und den intraokularen Druck herabsetzt.

749 Vgl. Fischer: »Beitrag«.

750 Dysmegalopsie besagt die Störung der Fähigkeit, Gegenstände in ihrer natürlichen Größe zu sehen.

751 Vgl. H. di Gaspero: »Über das Phänomen der Makropsie als Symptom bei akuter toxischer Halluzinose«, in: *Journal für Psychologie und Neurologie* 11 (1908) 115–142.

752 Cataracta = Netzhautablösung mit Linsentrübung (Grauer Star).

753 Die Stelle lautet in Uhthoffs »Beiträgen«, 372: »Es war ihm so, als hätte er eine blendend weisse Kalkwand vor sich, vom grellsten Sonnenlicht überflutet, gleichgültig ob er die Augen öffnete oder schloss, auch nachts, wenn er aufwachte, war die Erscheinung. An den sogen. ›guten Tagen‹ war es dann schwarze Nacht um ihn her [...]. ›Früher war es wie eine weisse blendende Wand vor den Augen‹, jetzt ist es als ob der ganze Raum mit einem grellsten blendenden Lichtmeer angefüllt ist [...] ›das Blindsein ist gar nichts gegen die Qual der Blendung, zumal die guten (dunklen) Tage immer seltener und kürzer werden‹«.

754 Unter Photopsie versteht man die Wahrnehmung von Lichterscheinungen wie Blitzen und Funken ohne entsprechendes Korrelat in der Außenwelt.

755 Vgl. Wilbrand, Saenger: *Sehstörungen*, 64. Hier heißt es: »allerhand Photopsien, als fallende helle Flocken, farbige Kugeln, glänzende Flächen und kaleidoskopisches Farbenspiel beschwerlich werden; daneben wird häufig über eine allzulange Fortdauer physiologischer Nachbilder Klage geführt, und manche Patienten beschweren sich, daß während des Lesens die Seiten des Buches ihnen plötzlich rot (Erythropsie) erscheinen und die Buchstaben grün vorkämen [...] Bei den meisten Kranken scheint eine Steigerung der Intensität physiologischer Licht- und Farbennebel vorhanden zu sein. Vielen erscheinen sofort nach Schluß der Augen Köpfe, Bilder, Landschaften u.s.w.«

756 Hier S. 315–316.

757 Bei Hagen: »Theorie«, 57, Anm., heißt es: »Ich selbst habe mehrere Fälle kennen gelernt, wo die Kranken im Anfange der Störung (welche im weiteren Verlaufe meist den Charakter des Wahnsinns, später der Verrücktheit annahm) blossen Lichtschein sahen, oder ein Gespinnst von lauter leuchtenden Fäden um sich her, oder ihr ganzes dunkles Zimmer am Abend voll Sterne oder langen phosphorescierenden Streifen, Flämmchen, welche aus dem Boden und den Wänden herausschlugen«.

758 Uhthoff: »Beiträge«, 244.

759 Dees: »Beitrag«, 385. Hier heißt es leicht abweichend: »Sie machen, daß vor meinen Augen Gestalten von schwarzen Fliegen erscheinen, worauf es oftmals vor mir trüb wird und ich

die Gegenstände nicht mehr sehe (Anästhesie). Dann, daß ich alles gelb sehe und grell, dass es mich blendet«.

760 Kandinsky: »Lehre«, 460. Die Schreibweise ist angepasst.

761 Skliar: »Beiträge«, 881.

762 Ebd., 871.

763 Vgl. Koeppe: »Gehörsstörungen«, 47–48. – Koeppe schreibt: »Ich sehe häufig Männer, am Tage schwarz und Nachts feurig. Das fängt ganz von selber an; da fängt sich's an zu drehen und da fange ich an es zu sehen: Männer, die an den Wänden herumgehen und wie ein Leichenzug schleichen; die Betten und Fenster sehe ich dann nicht in der Nacht; Alles ist schwarz und die Männer feurig, so wie der Himmel schwarz ist und die Sterne feurig. Sie bewegen sich einer hinter dem andern, sie machen Faxen und nicken mir zu und verhöhnen mich mit Gesichtern und manchmal springen und tanzen sie auch. Sie scheinen mir immer von rechts nach links um mich herum zu gehen. Ich sehe auch Schlangen, nicht stärker als ein Strohhalm, die bewegen sich ganz ordentlich, Nachts auch feurig. Bei Tage kommt's auch; da sehe ich dann die Männer und Schlangen schwarz; auch wenn ich hier in der Stube bei den andern bin, gehen sie an der Wand herum. Es dauert ein paar Minuten, ehe ich wieder weiss, daß ich unter den Kranken hier bin, aber auch wenn ich wieder das Natürliche sehe, kommen noch immer einzelne Männer zwischen durch. Wenn das kommt, habe ich meinen Verstand nicht, der ist dann halb weg; es kommt mit einem Male, ich fühle mit einem Male das Pulsieren in den Adern am Hals und am Arm, dann kommt's in die Höhe; ich habe mich unters Bett gesteckt, da habe ich sie aber auch noch gesehen, dann fängt sich das Bett, die Stühle an zu drehen«.

764 Vgl. G. E. de Schweinitz: »A case of homonymous hemianopic hallucinations with lesion of right optic tract«, in: *The New York Medical Journal* 53 (1891) 514.

765 Der Ausdruck ›mouches volantes‹ (wtl.: ›fliegende Fliegen‹), im Deutschen auch: ›tanzende Mücken‹, bezeichnet kleine schwarze oder transparente Punkte, Streifen oder Schlieren im Gesichtsfeld.

766 Vgl. F. Proskauer: *Über musikalische Trugwahrnehmungen*, Freiburg 1907.

767 Das Klingen in den Ohren ist eines der häufigsten Symptome der Chininintoxikation.

768 Mit hoher Wahrscheinlichkeit Samuel Moos (1831–1895), Professor für Ohrenheilkunde in Heidelberg. Die Stelle konnte nicht identifiziert werden.

769 Bei Hagen: »Theorie«, 75–76, heißt es: »Was die Gehörshallucinationen betrifft, so wissen bekanntlich viele Geisteskranke, die daran leiden, uns durchaus nicht mit Bestimmtheit die Worte anzugeben, die sie hören, obgleich sie sich im Allgemeinen über einen gewissen Sinn des Gehörten beschweren. Fragt man sie näher aus, so heißt es entweder: ›Sie wissen es ja schon‹ oder: ›Es wird eben gesprochen, es ist ja immer so ein Gesumm‹. Offenbar hören sie verworrenes Geräusch, das für sie aber einen eigenthümlichen Eindruck macht, der sie nöthigt, es auf sich zu beziehen, und in welches sie einen Sinn hineinlegen, welcher allein ihnen dann noch im Bewusstsein bleibt. Manche sagen auch selbst, daß einzelne Worte, die sie hören, für sie ganze Sätze lediglich *bedeuten*«.

770 Vgl. D. G. Kieser: »Melancholia daemonomaniaca occulta in einem Selbstbekenntnis des Kranken geschildert«, in: *Allgemeine Zeitschrift für Psychiatrie und psychisch-gerichtliche Medicin* 10 (1853) 423–457.

771 Ebd., 436–438. Kieser schreibt: »Es ist so erstaunend als schrecklich und für mich erniedrigend, welch' akustische Uebungen und Experimente – auch musikalische – mit meinen

Ohren und mit meinem Leibe seit beinahe 20 Jahren gemacht wurden! [...] Ein und dasselbe Wort ertönte oft *ohne alle Unterbrechung* 2–3 Stunden lang! Man hörte dann auch lang fortgesetzte Reden über *mich* mehrentheils schimpflichen Inhalts, wobei oft die Stimme mir wohlbekannter Personen *nachgeahmt* wurde: die Vorträge enthielten aber stets wenig Wahrheit und mehrenteils die allerschändlichsten Lügen und Verleumdungen meiner Person und oft auch Anderer. Oft wurde dazu promulgirt, dass ich es sei, der dies Alles sage [...] Die Schurken wollten dabei auch noch Kurzweil machen, bedienten sich bei ihren Bekanntmachungen und Nachrichten der Onomatopoeie, der Paranomasie und anderer Redefiguren, und stellen ein redendes perpetuum mobile dar. Diese unablässig fortwährenden Töne werden oft nur in der Nähe, oft aber eine halbe, ja eine ganze Stunde weit gehört. Sie werden aus meinem Körper gleichsam abgeschnellt und *abgeschossen* und das mannigfachste Geräusch und Getöse wird herumgeschleudert, besonders wenn ich in ein Haus trete oder in ein Dorf oder in eine Stadt komme, daher ich seit mehreren Jahren beinahe wie ein Einsiedler lebe. Dabei klingen mir die Ohren fast unaufhörlich und oft so stark, daß es ziemlich weit hörbar ist [...]. Insonderheit wird in den Wäldern und Gesträuchen, hauptsächlich bei windigem und stürmischem Wetter, ein oft *entsetzlicher* dämonisch-scheinender Spuk erregt, auch jeder einzeln stehende Baum wird bei meiner Annäherung, selbst bei stillem Wetter, zu einigem Rauschen und Ertönenlassen von Worten und Redensarten gebracht. Ein Gleiches geschieht mit dem *Gewässer*, wie denn überhaupt alle Elemente zu meiner Pein angewendet werden!!«.

772 Bei dem Kranken handelt es sich um den Juristen und Schriftsteller Daniel Paul Schreber (1842–1911). Nach einem neunjährigen Aufenthalt in der von Paul Flechsig geleiteten psychiatrischen Anstalt Sonnenschein, in die er wegen einer Dementia paranoides eingewiesen wurde, beschloss Schreber – der sich für gesund hielt –, seine Erlebnisse niederzuschreiben (vgl. D. P. Schreber: *Denkwürdigkeiten eines Nervenkranken, nebst Nachträgen und einem Anhang über die Frage: »Unter welchen Voraussetzungen darf eine für geisteskrank erachtete Person gegen ihren erklärten Willen in einer Heilanstalt festgehalten werden?«*, Leipzig 1903). Schrebers autobiographische Selbstschilderungen wurden u.a. von Sigmund Freud einer eingehenden Analyse unterzogen (vgl. S. Freud: »Psychoanalytische Bemerkungen über einen autobiographisch beschriebenen Fall von Paranoia (Dementia paranoides)«, in: *Jahrbuch für psychoanalytische und psychopathologische Forschungen* 3 (1912) 9–68). Es ist unklar, warum hier Jaspers Schreber anonymisiert und nicht auf das Buch verweist, während er ihn an anderer Stelle namentlich zitiert (in diesem Band, S. 374, Anm.).

773 Ein Zitat aus Schreber: *Denkwürdigkeiten*, 236. Bei Schreber lautet es leicht abweichend: »Als einer nicht unwichtigen Begleiterscheinung des Gedankenzwanges habe ich endlich noch des Umstandes zu gedenken, daß alle Geräusche, die ich vernehme, namentlich solche von einer gewissen längeren Dauer, wie das Rasseln der Eisenbahnzüge, das Schnurren der Kettendampfer, die Musik etwaiger Konzerte usw., die von den Stimmen in meinen Kopf hineingesprochenen Worte, sowie diejenigen Worte, in die ich meine Gedanken selbständig mit entsprechender Nervenschwingung formuliere, zu sprechen *scheinen.*/ Es handelt sich hier, im Gegensatz zu der Sprache der Sonne und der gewunderten Vögel, natürlich nur um ein subjektives Gefühl: der Klang der gesprochenen oder von mir entwickelten Worte teilt sich eben von selbst den von mir gleichzeitig empfangenen Gehörseindrücken der Eisenbahn, Kettendampfer, knarrenden Stiefel usw. mit; es fällt mir nicht ein, zu behaupten, daß die Eisenbahnen, Kettendampfer usw. wirklich sprechen, wie dies bei der Sonne und den Vögeln der Fall ist«.

774 Vgl. A. Wernich: »Beitrag zu den Parästhesien des Geschmacks«, in: *Archiv für Psychiatrie und Nervenkrankheiten* 2 (1870) 174–176.

775 Koeppe: »Gehörsstörungen«, 34–35. Hier heißt es: »Mit dem Geschmack ist's sonderbar, aber eben auch nicht zu oft; ich schmecke die Speisen wie's gerade kommt: Kohl wie Honig etc. oder auch auf andere Art; oft finde ich die Suppe gesalzen, dass ich viel Salz hineinhauen will; in demselben Moment, wo ich's noch nicht gethan, schmeckt's dann plötzlich wie versalzen«.

776 Vgl. J. Bullen: »Olfactory hallucinations in the insane«, in: *The Journal of Mental Science* 45 (1899) 513–533.

777 Der Begriff ›Gemeinsinn‹ (entlehnt vom lateinischen *sensus communis*) hat in der Philosophiegeschichte eine lange Tradition. Er bezeichnet sowohl die Wahrnehmung des den verschiedenen Sinnen Gemeinsamen als auch den sogenannten ›inneren Sinn‹, oder auch einfach den gesunden Menschenverstand. Wilhelm Wundt hat den Begriff neu gefasst.

778 Eine Übereinstimmung dieser Aussage mit einer Textstelle aus Carl Stumpfs Werk konnte nicht nachgewiesen werden. Zu Stumpf siehe Stellenkommentar, Nr. 485.

779 Vgl. T. K. Oesterreich: *Die Phänomenologie des Ich in ihren Grundproblemen*, Leipzig 1910.

780 Vgl. E. Ravenna, T. Montagnini: »Contributo allo studio della illusione igrica«, in: *Rivista di patologia nervosa e mentale* 7 (1902) 400–407.

781 Der Muskelsinn, auch Kinästhesie genannt, bezeichnet die Wahrnehmung und Empfindung von der Stellung und Bewegung einzelner Körperteile oder des gesamten Körpers.

782 Vgl. A. Cramer: *Die Halluzinationen im Muskelsinn bei Geisteskranken und ihre klinische Bedeutung. Ein Beitrag zur Kenntnis der Paranoia*, Freiburg 1889.

783 Der Vestibularapparat ist das Gleichgewichtsorgan und befindet sich im Innenohr. Erkrankungen des Vestibularapparats führen u.a. zu Drehschwindel.

784 Vgl. H. Schüle: *Die Dysphrenia neuralgica. Eine klinische Abhandlung. Nach Beobachtungen an weiblichen Kranken bearbeitet*, Karlsruhe 1867.

785 Vgl. K. Pfersdorff: »Der Wahn der körperlichen Beeinflussung«, in: *Monatsschrift für Psychiatrie und Neurologie* 17 (1905) 157–168. Jaspers erwähnt im Literaturverzeichnis auch folgenden Text: K. Pfersdorff: »Ueber intestinale Wahnideen im manisch-depressiven Irresein«, in: *Centralblatt für Nervenheilkunde und Psychiatrie* 15 (1904) 161–171. Dieser Aufsatz ist allerdings eher der Literatur zu den Organsensationen zuzuordnen.

786 Vgl. Schreber: *Denkwürdigkeiten*, 133. Schreber schreibt: »Mit dem *leiblichen* Auge kann man natürlich *nicht* sehen, was im Inneren des eigenen Körpers und an gewissen Teilen der Außenfläche, z.B. auf dem Kopfe oder auf dem Rücken vorgeht, wohl aber *mit dem geistigen Auge*, sofern – wie bei mir – die hierzu erforderliche Beleuchtung des inneren Nervensystems durch Strahlen geliefert wird«.

787 H. Higier: »Über unilaterale Halluzinationen«, in: *Wiener Klinik* 19 (1894) 139–170.

788 Vgl. C. Hoepffner: »Ein Fall phantastischer Erlebnisse im Verlauf einer chronischen Lungentuberkulose«, in: *Zeitschrift für die gesamte Neurologie und Psychiatrie* 4 (1911) 678–688.

789 Vgl. F. Bird: »Merkwürdiger Traum und Sehen von Phantasmen«, in *Zeitschrift für psychische Aerzte mit besonderer Berücksichtigung des Magnetismus* 3 (1820) 768–777.

790 Die Stelle ist eine freie Wiedergabe der ›Begegnung‹ zwischen Iwan Fjodorowitsch Karamasow und dem Teufel (einer Seeleninstanz von Iwan selbst), die F. Dostojewski im elften Buch (Kapitel IX) des Romans *Die Brüder Karamasow* inszeniert.

791 Vgl. Sander: »Fälle«, 492. Zwischen »die Hände« und »da schrie ich auf« ist eine Auslassung nicht vermerkt. Schreibweise und Interpunktion sind angepasst.

792 Im Literaturverzeichnis (hier S. 361) wird allerdings Bezug genommen auf P. Janet: *Les obsessions et la psychasthénie*, Bd. 1, Paris 1903, 85. Die entsprechende Stelle ist bei Janet nicht zu finden. Wer sich jedoch eingehend mit diesem Phänomen beschäftigt hat, ist Paul Sollier (vgl. P. Sollier: »Des hallucinations autoscopiques«, in: *Bulletin de l'Institut psychique* 2 (1902) 39–55).

793 Vgl. C. Féré: »Notes sur les hallucinations autoscopiques ou spéculaires et sur les hallucinations altruistes«, in: *Comptes rendus des séances de la Société de biologie et de ses filiales* 3 (1891) 451–453. Hier wird der Ausdruck ›hallucinations autoscopiques‹ zum ersten Mal gebraucht.

794 Vgl. G. Naudascher: »Trois cas d'hallucinations spéculaires«, in: *Annales médico-psychologiques* 68 (1910) 284–296.

795 Vgl. L. Hagen: »Theorie«, 28. Hagen schreibt: »[Es] bleibt uns nur übrig, unter Hallucination das *leibhafte Erscheinen eines subjectiv entstandenen Bildes* (worunter auch Töne, Worte, Gefühlsempfindungen zu begreifen sind) *zu verstehen neben und gleichzeitig mit wirklichen Sinnesempfindungen und in gleicher Geltung mit diesen*«.

796 Goldstein: »Theorie«, 617. Die Schreibweise ist angepasst.

797 Vgl. S. Danillo: »Essai expérimental de localisation anatomique des symptômes du délire toxique chez le chien«, in: *Comptes rendus hebdomadaires des séances de l'Académie des sciences* 94 (1882) 1539–1542. Das eingeschobene Zitat ist im Original nicht vorhanden.

798 Kahlbaum prägte die Begriffe der ›zentrifugalen‹ oder ›Reperzeptionshallucinationen‹ und der ›zentripetalen‹ oder ›Perzeptionshallucinationen‹.

799 Vgl. Lipps: *Vom Fühlen, Wollen und Denken*. Zu Lipps siehe auch Stellenkommentar, Nr. 363.

800 Vgl. G. Hirth: *Energetische Epigenesis und epigenetische Energieformen, insbesondere Merksysteme und plastische Spiegelungen. Eine Programmschrift für Naturforscher und Aerzte*, München, Leipzig 1898.

801 Wernicke: *Grundriss*, 100. Hier heißt es: »Wir werden demzufolge nicht kühn schließen, wenn wir annehmen, daß beim Anklingen der gleichen Kombination von assoziativen Elementen immer der gleiche psychische Vorgang erfolgt, und daß in diesem Sinne der Satz von der spezifischen Energie der Sinneselemente auf das ganze Assoziationsorgan übertragen werden darf«.

802 In diesem Band, S. 259–262.

Die phänomenologische Forschungsrichtung in der Psychopathologie

803 Der Beitrag erschien unter dem Titel »Die phänomenologische Forschungsrichtung in der Psychopathologie« zuerst in: *Zeitschrift für die gesamte Neurologie und Psychiatrie* 9 (1912) 391–408. Der Text ging am 3. April 1912 bei der Redaktion ein (ebd., 391). Alois Alzheimer, Gründer und Herausgeber der Zeitschrift, nahm ihn mit Enthusiasmus entgegen. Noch am selben Tag bedankte er sich für die »programmatische Arbeit«. »[I]ch empfinde es schmählich«, fügte Alzheimer hinzu, »dass die Grundsteine klinischer Erkenntnis so wenig bearbeitet werden, während man immer wütet in der Aufstellung und Abgrenzung neuer Krankheiten auf einem Gebiete, auf dem meiner Ansicht nach heute kaum mehr etwas dauerndes zu erreichen ist, ehe nicht wichtige Vorarbeiten auf den verschiedensten Gebieten geleistet worden sind. Dazu gehört ganz gewiss auch – und nicht zum letzten –, die Durchführung Ihres Programmes.« (A. Alzheimer an K. Jaspers, 3. April 1912, DLA, A: Jaspers). Die Fruchtbarkeit, oder besser: die Notwendigkeit dieses Programms bestätigte Jaspers in der methodologischen Einleitung der *Allgemeinen Psychopathologie*. Hier heißt es, prägnant und eindeutig: »Der erste

Schritt zum wissenschaftlichen Erfassen ist ein Aussondern, Begrenzen, Unterscheiden und Beschreiben *bestimmter* seelischer Phänomene, die dadurch klar *vergegenwärtigt* und mit einem *bestimmten Ausdruck* regelmäßig benannt werden. Wir bringen uns die einzelnen seelischen Qualitäten, die Art, wie den Kranken etwas *im Bewusstsein gegeben* ist, zur möglichst klaren Vergegenwärtigung. [...] Die Vergegenwärtigung seelischer Zustände, deren Abgrenzung und Festlegung, so dass man mit Begriffen immer dasselbe meinen kann, ist die Aufgabe der *Phänomenologie*« (*Allgemeine Psychopathologie* [1913], 18).

804 Es handelt sich hier um eine Anspielung auf die Aufforderung des Philosophen Friedrich Albert Lange (1828–1875), »Psychologie ohne Seele« zu betreiben (vgl. F. A. Lange: *Geschichte des Materialismus und Kritik seiner Bedeutung in der Gegenwart*, Leipzig 1865, 465).

805 Zu Husserl siehe Stellenkommentar, Nr. 517.

806 Zu Husserls Anlehnung an Brentano siehe Stellenkommentar, Nr. 518.

807 Husserl machte Jaspers kurz nach Erscheinen dieses Aufsatzes darauf aufmerksam, dass Theodor Lipps seinen phänomenologischen Bemühungen nicht »vorgearbeitet« haben konnte, da die ersten Schriften desselben, die eine gewisse Verwandtschaft mit Husserls Richtung zeigten (*Einheiten und Relationen. Eine Skizze zur Psychologie der Apperzeption*, Leipzig 1902; *Vom Fühlen, Wollen und Denken. Eine psychologische Skizze*, Leipzig 1902, erst nach dem 2. Band der *Logischen Untersuchungen* (1901) erschienen waren (vgl. hierzu *Korrespondenzen II*, 375–376).

808 Zur Anmerkung: Vgl. V. Kandinsky: *Kritische und klinische Betrachtungen im Gebiete der Sinnestäuschungen*, Berlin 1885; T. K. Oesterreich: *Die Phänomenologie des Ich in ihren Grundproblemen*, Leipzig 1910; F. Hacker: »Systematische Traumbeobachtungen mit besonderer Berücksichtigung der Gedanken«, in: *Archiv für die gesamte Psychologie* 21 (1911) 1–131. – Jaspers' Arbeiten finden sich in diesem Band, S. 229–296 und 297–365.

809 Zur Anmerkung: Vgl. M. Geiger: »Über das Wesen und die Bedeutung der Einfühlung«, in: F. Schumann (Hg.): *Bericht über den IV. Kongreß für experimentelle Psychologie in Innsbruck vom 19. bis 22. April 1910*, Leipzig 1911, 29–73.

810 Zur Anmerkung: Vgl. G. E. Müller: »Zur Analyse der Gedächtnistätigkeit und des Vorstellungsverlaufs«, in: *Zeitschrift für Psychologie und Physiologie der Sinnesorgane* 5 (1911), Ergänzungsheft, 161–176. Zur Külpe'schen Schule siehe Stellenkommentar, Nr. 484.

811 Zur Anmerkung: Schreber: *Denkwürdigkeiten* (vgl. hierzu Stellenkommentar, Nr. 772); T. De Quincey: *Bekenntnisse eines englischen Opiumessers*, dt. von L. Ottmann, Stuttgart 1886; G. de Nerval: *Aurelia oder der Traum und das Leben*, dt. von H. Kubin, München 1910; J. J. David: »Halluzinationen«, in: *Die neue Rundschau* 17 (1906) 874–880; J. Haslam: *Erklärungen der Tollheit, welche einen eigenthümlichen Fall von Wahnsinn und einen nicht minder merkwürdigen Unterschied in der ärztlichen Begutachtung vorführen* [...], englisch von F. Wollny, Leipzig 1889; V. Kandinsky: »Zur Lehre von den Hallucinationen«, in: *Archiv für Psychiatrie und Nervenkrankheiten* 11 (1881) 453–464; A. Forel: »Selbst-Biographie eines Falles von Mania acuta«, ebd. 34 (1901) 960–997. Es handelt sich hier eigentlich um einen einzelnen Fall. Erwähnt werden zudem von Jaspers O. Klinke: »Ein Fall von Sinnestäuschungen und Zwangsvorstellungen«, in: *Jahrbücher für Psychiatrie und Neurologie* 9 (1890) 319–344; D. G. Kieser: »Melancholia demonomanica occulta, in einem Selbstbekenntnis des Kranken geschildert«, in: *Allgemeine Zeitschrift für Psychiatrie und psychisch-gerichtliche Medicin* 10 (1853) 423–457; F. Engelken: »Selbstbericht einer genesenen Geisteskranken, nebst Krankengeschichte und Bemerkungen«, ebd. 6 (1849) 586–653; *Alkoholwahnsinnig. Tagebuch eines aus dem Irrenhause Entlassenen*, mit einem Vorwort von E. Meinert, Dresden 1907.

812 Vgl. »Über leibhaftige Bewußtheiten (Bewußtheitstäuschungen)«, in diesem Band S. 481–489.

813 Der Begriff ›Hirnmythologie‹ stammt nicht, wie oft behauptet, von Jaspers selbst – wobei meistens als Erstbeleg die *Allgemeine Psychopathologie* [1913] angegeben wird. Der in die USA emigrierte schweizerische Psychiater Adolf Meyer (1866–1950) hatte den Begriff, wenn auch auf Englisch, beispielsweise schon 1907 benutzt (Vgl. A. Meyer: »Misconceptions at the Bottom of ›Hopelessness of all Psychology‹«, in: *Psychological Bulletin* 4 (1907) 170–179, hier: 172). Der Begriff bezeichnet eine im ausgehenden 19. Jahrhundert gängige Kritik und dürfte wohl noch vor Meyer gebraucht worden sein. Nach Bumke wurde der Ausdruck von Franz Nissl geprägt, und zwar nicht in Bezug auf Wernickes Aphasielehre (siehe nachfolgenden Stellenkommentar), sondern auf Theodor Flechsigs Rektoratsrede über »Gehirn und Seele« aus dem Jahre 1894 (vgl. O. Bumke: *Die Psychoanalyse. Eine Kritik*, Berlin 1931, 15, Anm. 2).

814 Wernicke postulierte zwischen dem motorischen und dem sensorischen Sprachzentrum eine Verbindung durch Assoziationsfasern. Dadurch ergibt sich eine Art Reflexbogen mit sensorischem Input und motorischem Output. Das Modell ist mit einigen Veränderungen heute noch gültig. Wernicke schreibt in seinem *Grundriss*, 5: »es steht uns [...] ein anatomisches Substrat von mächtigem Umfange zur Verfügung, das wir mit gutem Recht als Sitz der Geisteskrankheiten in Anspruch nehmen dürfen, nämlich das System der zur Verbindung der Projektionsfelder untereinander dienenden Assoziationsfasern. Trifft dies zu, so bilden die Geisteskrankheiten die besonderen Krankheiten dieses Assoziationsorgans«.

815 Der Begriff ›Sejunction‹ (Absonderung, Trennung) wurde von Wernicke geprägt, um die mangelnde oder verminderte Fähigkeit, Bewusstseinsinhalte miteinander zu verbinden, zu bezeichnen – also im Grunde jenes Phänomen, das gemeinhin ›Dissoziation‹ genannt wurde. Wernicke definiert die Sejunction als »Lockerung in dem festen Gefüge der Assoziationen« (Wernicke: *Grundriss*, 109). An der entsprechenden Stelle in seinem Exemplar merkt Jaspers Folgendes an: »Hier muss die Erörterung anknüpfen, was denn eigentlich losgelöst wird« (KJB). Auf die Sejunction ist nach Wernicke der Großteil der psychiatrischen Symptome zurückzuführen.

816 Zu Pierre Janet (1859–1947) äußert sich Jaspers in der *Allgemeinen Psychopathologie* folgendermaßen: »Die neuere französische Psychiatrie legte den breiten Grund zur Psychopathologie der Neurosen (Hysterie, Psychasthenie, Neurasthenie). Ihr glänzendster Förderer ist Janet« (*Allgemeine Psychopathologie* [1913], 332).

817 Zur Anmerkung: Vgl. M. Geiger: »Das Bewußtsein von Gefühlen«, in: A. Pfänder (Hg.): *Münchener Philosophische Abhandlungen. Theodor Lipps zu seinem sechzigsten Geburtstag*, Leipzig 1911, 125–162, ders.: »Zum Problem der Stimmungseinfühlung«, in: *Zeitschrift für Ästhetik* 6 (1911) 1–42.

818 Traugott Konstantin Oesterreich (1880–1949) war Philosoph und Psychologe.

Kausale und »verständliche« Zusammenhänge zwischen Schicksal und Psychose bei der Dementia praecox (Schizophrenie)

819 Der Beitrag erschien unter dem Titel »Kausale und ›verständliche‹ Zusammenhänge zwischen Schicksal und Psychose bei der Dementia praecox (Schizophrenie)« zuerst als Originalbeitrag in: *Zeitschrift für die gesamte Neurologie und Psychiatrie* 14 (1913) 159–263. Das Typoskript, das am 26. November 1912 bei der Redaktion einging, wurde vom Herausgeber Alois

Alzheimer mit Verstimmung entgegengenommen (siehe hierzu die Einleitung zu diesem Band, S. XXVIII–XXIX).

820 In der Anmerkung weist Jaspers auf folgende Texte hin: G. Simmel: *Probleme der Geschichtsphilosophie. Eine erkenntnistheoretische Studie*. Leipzig 1892. Das erste Kapitel (1–33) ist den psychologischen Voraussetzungen in der Geschichtsforschung gewidmet. Max Weber: »Roscher und Knies und die logischen Probleme der Nationalökonomie (1. Artikel)«, in: *Schmollers Jahrbuch für Gesetzgebung, Verwaltung und Volkswirtschaft im Deutschen Reich* 27 (1903) 2–41; 29 (1905) 89–150, und 30 (1906) 81–120. Jaspers hatte Max Weber 1909 über den Kollegen Max Gruhle kennengelernt. Sehr wahrscheinlich hatte Weber Jaspers auf Georg Simmel aufmerksam gemacht. Weber erwähnt Simmels These in einem Brief vom 2. November 1912 (vgl. M. Weber: *Briefe 1911–1912*, hg. von M. R. Lepsius und W. J. Mommsen, Tübingen 1998, 729). Zu Jaspers' Rezeption von Simmels Werk durch Vermittlung Max Webers siehe C. Walker: »Karl Jaspers as a Kantian psychopathologist, III. The concept of form in Georg Simmel's social theory: a comparison with Jaspers«, in: *History of Psychiatry* 5 (1994) 37–70. Zu Webers Einfluss auf Karl Jaspers siehe die Einleitung zu diesem Band, S. XXIII–XXV.

821 Zur Anmerkung: Jaspers verweist hier auf seinen Aufsatz »Die phänomenologische Forschungsrichtung in der Psychopathologie« (in diesem Band, S. 367–382).

822 Vgl. Simmel: *Probleme*, 14–15.

823 Schon in der ersten Ausgabe der *Allgemeinen Psychopathologie* schwächte Jaspers diese Aussage entschieden ab. Dort heißt es: »Ist das rationale Verstehen nur ein Hilfsmittel der Psychologie, so führt das einfühlende Verstehen zur *Psychologie selbst*« (*Allgemeine Psychopathologie* [1913], 147).

824 Den Begriff ›verstehende Psychologie‹ hat Jaspers selbst geprägt (vgl. Gundlach: *Windelband*, 340, 367), wohl als Pendant zu Max Webers ›Verstehender Soziologie‹ (vgl. hierzu die Einleitung zu diesem Band, S. XXIII).

825 ›Leistungspsychologie‹ ist offenbar eine Wortschöpfung von Jaspers und zählt zu seinen erfolgreichsten Prägungen (vgl. hierzu *Korrespondenzen I*, 477). Jaspers verwendet ihn in der *Allgemeinen Psychopathologie* auch als Untertitel des Kapitels über die »Leistungen des psychophysischen Apparats« (vgl. *Allgemeine Psychopathologie* [1913]). Zu Jaspers' Haltung gegenüber der experimentellen Psychologie siehe auch die Einleitung zu diesem Band, S. XVIII–XXI und XXIII–XXV.

826 Zur Anmerkung: Zur Külpe'schen Schule siehe Stellenkommentar, Nr. 484.

827 Vgl. F. Nietzsche: *Zur Genealogie der Moral I*, besonders den »Sklavenaufstand in der Moral«.

828 Vgl. ders.: *Der Antichrist* (vgl. dazu auch A. U. Sommer: »Christentum«, in: C. Niemeyer (Hg.): *Nietzsche-Lexikon*, Darmstadt ^{2}2011, 65–67).

829 Zum Begriff des Idealtypus siehe den nachfolgenden Stellenkommentar und die Einleitung zu diesem Band, S. XXIII–XXV.

830 In der Anmerkung verweist Jaspers auf M. Weber: »Die ›Objektivität‹ sozialwissenschaftlicher und sozialpolitischer Erkenntnis«, in: *Archiv für Sozialwissenschaft und Sozialpolitik* 19 (1904) 22–87. Nach Weber sind idealtypische Begriffe Gebilde, »in welchen wir Zusammenhänge unter Verwendung der Kategorie der objektiven Möglichkeit konstruieren, die unsere, an der Wirklichkeit orientierte und geschulte Phantasie als adäquat beurteilt« (ebd., 68).

831 Jaspers hielt das ›Unbemerkte‹ für bewusstseinsfähig. In der *Allgemeinen Psychopathologie* schreibt er: »Unbemerkte seelische Vorgänge kann man unter günstigen Umständen bemerken und dadurch ihre Wirklichkeit feststellen, außerbewußte kann man im Prinzip nie

bemerken. Die Ausdehnung unseres Wissens über das weite Reich unbemerkten Seelenlebens, die Aufhellung des Seelenlebens für das Bewußtsein ist eine wichtige Aufgabe der Psychologie« (*Allgemeine Psychopathologie* [1913], 16).

832 Zur Anmerkung: Vgl. W. Hellpach: »Unbewußtes oder Wechselwirkung: eine Untersuchung über die Denkmöglichkeit der psychologischen Deutungsprinzipien«, in: *Zeitschrift für Psychologie und Physiologie der Sinnesorgane* 48 (1908) 238–258, 321–384.

833 Der französische Pathologe Jean-Martin Charcot (1825–1893) gilt als Begründer der Neurologie.

834 Jaspers nahm später wiederholt Stellung zu Sigmund Freud und der Psychoanalyse. Die hier geäußerte Kritik milderte er in der ersten Auflage der *Allgemeinen Psychopathologie* ab: Hier zählt Jaspers Freud zu den »hervorragendsten verstehenden Psychologen« (*Allgemeine Psychopathologie* [1913], 150). Seit der zweiten Auflage bewertet Jaspers die Psychoanalyse zunehmend kritisch: Freud sei »in seinen verstehenden Zurückführungen von einer eigentümlichen Ungeistigkeit« (vgl. *Allgemeine Psychopathologie* [1920], 292). In der vierten Auflage wird Jaspers der Psychoanalyse jedes Verdienst um die Verstehende Psychologie absprechen. Zu Jaspers' Einschätzung Freuds und der Psychoanalyse vgl. auch *Korrespondenzen I*, 35–36, 397. Zu seiner Kritik der Psychoanalyse – auch über seine psychiatrischen Arbeiten hinaus – vgl. M. Bormuth: *Lebensführung in der Moderne. Karl Jaspers und die Psychoanalyse*, Stuttgart 2002.

835 Der griechische Philosoph und Naturforscher Theophrastos von Eresos (um 371 – um 287 v.Chr.) war Schüler und Nachfolger des Aristoteles als Leiter der peripatetischen Schule. Das einzige vollständig überlieferte Werk Theophrasts sind seine Charakterbilder (Theophrast: *Charaktere*. Griechisch/deutsch, übersetzt und hg. von D. Klose, Stuttgart 2016).

836 Michel Eyquem de Montaigne (1533–1592), Jean de La Bruyère (1645–1696), François de La Rochefoucauld (1630–1680), Luc de Clapiers de Vauvenargues (1715–1747) und Sébastien Roch Nicolas Chamfort (1740–1794) zählen zu den bedeutendsten Vertretern der französischen Moralistik.

837 Schon während des Studiums hatte Jaspers in seinem Tagebuch (28. 01. 1905) Friedrich Nietzsche als Psychologen gewürdigt: »Ich las in letzter Zeit Nietzsches Zarathustra. [...] alle Urteile sind zwar sicher von grosser Einseitigkeit, aber fasst man sie nicht als absolut wahr auf, sondern als Ausdruck bestimmter seelischer Zustände, wird man sie von grosser Bedeutung finden. Ein grosser Psycholog scheint mir Nietzsche zu sein; seine Schilderung[en] psychologischer Zustände u. Vorgänge sind sehr wahr und ergreifend und in den scheinbar verkehrtesten Aussprüchen [?] finde ich Bestätigungen für die Lipps'schen Anschauungen über das Streben der Individualität nach freiem sich Ausleben, nach Vervollkommnung« (»Tagebuch 1905–1909«, DLA, A: Jaspers). Einige Jahre später machte Jaspers Nietzsche zum Gegenstand seiner Vorlesungen: Er las über »Nietzsche als Psychologen« (Sommersemester 1916) und »Psychologie des abnormen Seelenlebens. Psychologische Übungen (über Nietzsche)« (Sommersemester 1918). Vgl. H. F. Fulda: »Der Philosoph Karl Jaspers«, in: J.-F. Leonhard (Hg.): *Karl Jaspers in seiner Heidelberger Zeit*, Heidelberg 1983, 83–123, hier: 103. Zu Lipps siehe Stellenkommentar, Nr. 363.

838 Vgl. F. Nietzsche: *Menschliches, Allzumenschliches – Ein Buch für freie Geister* (1878); *Morgenröte. Gedanken über die moralischen Vorurteile* (1881); *Die fröhliche Wissenschaft* (1882) und *Zur Genealogie der Moral. Eine Streitschrift* (1887).

839 Zu Janet vgl. Stellenkommentar, Nr. 816.

840 Karl Bonhoeffer hatte 1908 in einem Beitrag zur Klassifikation der symptomatischen Psychosen die Konzeption von organisch bedingten exogenen Reaktionstypen eingeführt. Vgl. K. Bonhoeffer: »Zur Frage der Klassifikation der symptomatischen Psychosen«, in: *Berliner klinische Wochenschrift* 45 (1908) 2257–2260.

841 Als Begründer des Psychopathie-Begriffs gilt Julius Koch (1841–1908). Während dieser von »psychopathischen Minderwertigkeiten« sprach, führte Kraepelin zuerst den Begriff der »psychopathischen Zustände« (1896) und danach denjenigen der »psychopathischen Persönlichkeit« (1904) ein, wobei er den Fokus auf die Dissozialität legte. Nach Birnbaum handelte es sich dabei um »solche Individuen, welche konstitutionell bedingte, im wesentlichen auf den Persönlichkeitskomplex sich erstreckende pathologische Abweichungen mässigen Grades aufweisen« (K. Birnbaum: *Über psychopathische Persönlichkeiten. Eine psychopathologische Studie*, Wiesbaden 1907, 7).

842 Vgl. E. Bleuler: *Dementia Praecox oder die Gruppe der Schizophrenien*, Leipzig, Wien 1911. Siehe zur Dementia praecox Stellenkommentar, Nr. 298.

843 In der *Allgemeinen Psychopathologie* [1920], 214, verweist Jaspers auf P. Janet: *L'automatisme psychologique*, Paris 1889. Siehe hierzu auch den Abschnitt »Die Abspaltung seelischer Zusammenhänge« (*Allgemeine Psychopathologie* [1923], 246–251).

844 Bleuler definierte die Schizophrenie als »eine spezifisch geartete [...] Alteration des Denkens und Fühlens und der Beziehung zur Aussenwelt«. In einigen schweren Fällen konnte es dazu kommen, dass die Person zeitweilig ihre Einheit verlor. Bestimmte »Vorstellungs- und Strebungsgruppen [konnten sich dabei] ›abspalten‹ und ganz oder teilweise unwirksam werden« (Bleuler: *Dementia Praecox*, 6). Der von Bleuler eingeführte Begriff ›Schizophrenie‹ bezieht sich auf die Spaltung der Assoziationen (vgl. ebd., 436).

845 Vgl. hierzu Stellenkommentar, Nr. 315.

846 Siehe hierzu S. 71 und Stellenkommentar, Nr. 250.

847 Vgl. W. Hellpach: *Grundlinien einer Psychologie der Hysterie*, Leipzig 1904, 71–86. – Willy Hellpach (1877–1955), später Politiker und Journalist, hatte sich mit dieser Arbeit bei Franz Nissl in Heidelberg habilitiert. In seinen *Grundgedanken zur Wissenschaftslehre der Psychopathologie* von 1906 hatte Hellpach für eine »autonome Psychopathologie« plädiert, die auf Erfahrung und Beobachtung basieren sollte. Sein Werk war sozialpsychiatrisch orientiert. Vom intellektuellen Austausch zwischen Hellpach und Jaspers zeugt deren reger Briefwechsel. Vgl. Jaspers: *Korrespondenzen I*, 179–203.

848 Zur Krankheitseinheit siehe Stellenkommentar, Nr. 336.

849 Zur Anmerkung: W. Griesinger: *Die Pathologie und Therapie der psychischen Krankheiten für Aerzte und Studierende*, vierte Aufl., Braunschweig 1876, 170. Hier zitiert Jaspers ausnahmsweise die vierte und nicht, wie sonst, die erste Auflage. Die Schreibweise ist von Jaspers angepasst.

850 Der Ganser'sche Dämmerzustand, auch Ganser'sches Syndrom, bezeichnet eine nach Sigbert Ganser (1853–1931) benannte hysterische Symptomgruppierung, die sich in einem Dämmerzustand mit Bewusstseinseinschränkung und starker Verwirrtheit (Danebenreden, Vorbeiantworten, Vorbeihandeln) äußert. Dieser wird besonders in belastenden Situationen, wie z.B. in Gefangenschaft, beobachtet. Vgl. S. Ganser: »Ueber einen eigenartigen hysterischen Dämmerzustand«, in: *Archiv für Psychiatrie und Nervenkrankheiten* 30 (1898) 633–640.

851 Unter dem sogenannten Gouvernantenwahnsinn verstand man »eine subakute oder chronische Form der Paranoia, welche aufgrund jahrelanger Affektschädigungen bald plötzlich

auftritt, bald allmählich sich entwickelt. Nahrungssorgen, Heimweh, gesellschaftliche Rücksetzungen, welche von diesen Erzieherinnen umso mehr empfunden werden, als ihre tatsächliche geistige Überlegenheit oft einen verhalten geistigen Hochmut erzeugt hat, vereinigen sich, das Nervensystem aufzureiben« (T. Ziehen: *Psychiatrie für Ärzte und Studierende*, Leipzig [3]1908, 301).

852 Zur Anmerkung: Vgl. E. Stierlin: *Ueber die medizinischen Folgezustände der Katastrophe von Courrières (10. März 1906) unter eingehender Berücksichtigung der ursächlichen Momente, mit vergleichenden Beobachtungen über die Katastrophe von Hamm (12. November 1908) und die Erdbeben von Valparaiso (16. August 1906) und Süditalien (28. Dezember 1908)*, Berlin 1909.

853 Zur Anmerkung: Vgl. E. Rüdin: *Über die klinischen Formen der Seelenstörungen bei zu lebenslänglicher Zuchthausstrafe Verurteilten*, München 1909.

854 Zur Anmerkung: Vgl. M. Bresowsky: »Ueber protrahierte Affektschwankungen und eknoische Zustände«, in: *Monatsschrift für Psychiatrie und Neurologie* 31 (1912), Ergänzungsheft, 239–289.

855 Vgl. J.-E. Esquirol: *Die Geisteskrankheiten in Beziehung zur Staatsarzneikunde*, dt. von W. Bernhardt, Bd. 1, Berlin 1838, 34–55.

856 Zur Anmerkung: Vgl. K. Bonhoeffer: »Wie weit kommen psychogene Krankheitszustände und Krankheitsprozesse vor, die nicht der Hysterie zuzurechnen sind?«, in: *Allgemeine Zeitschrift für Psychiatrie und psychisch-gerichtliche Medicin* 68 (1911) 371–386.

857 Zur Bildung von Decknamen bei Jaspers siehe Stellenkommentar, Nr. 9.

858 Gemeint ist wahrscheinlich das von Johann Scheible zuerst 1849 gedruckte *Sechste und Siebente Buch Mosis*, eines der bekanntesten Zauberbücher des 19. Jahrhunderts. Seine große Verbreitung stützt sich auf den Glauben, dass einige Bücher Moses unter größter Geheimhaltung gehalten wurden und dass deren Besitzer alle Wünsche erfüllt bekämen und Krankheiten heilen könnten.

859 Hier handelt es sich um den Klinikdirektor Franz Nissl sowie die Psychiater Arthur Kronfeld (1886–1941), Otto Ranke (1880–1917) und Karl Wilmanns (zu Wilmanns siehe Stellenkommentar, Nr. 7).

860 Gemeint ist das Denkkollektiv um den Leiter der Psychiatrischen Klinik Burghölzli in Zürich, Eugen Bleuler, das wesentlich an der Entwicklung des Schizophrenie-Begriffs beteiligt war.

861 Jaspers griff später diesen Fall wieder auf, um daran den »skeptischen Geistestypus« zu veranschaulichen (vgl. Jaspers: *Psychologie der Weltanschauungen*, KJG I/6, 281–283).

862 Otto von Wittelsbach (1848–1916) war zwar König von Bayern, aber wegen einer Geisteskrankheit regierungsunfähig. Von 1912 bis 1913 wurde er von seinem Cousin Ludwig III. vertreten. Er war kinderlos.

863 Vermutlich Rudolf Eucken (1846–1926), deutscher Philosoph und Nobelpreisträger für Literatur (1908).

864 Wohl Ludwig Busse (1862–1907), Philosoph, der sich in seinem Hauptwerk *Geist und Körper, Seele und Leib* (Leipzig 1903) mit dem psycho-physischen Zusammenhang auseinandersetzte.

865 Der Philosoph Johannes Rehmke (1848–1930) lehrte an der Universität Greifswald.

866 Zu Hermann Ebbinghaus (1850–1909) siehe Stellenkommentar, Nr. 397.

867 Der Philosoph Joseph Petzoldt (1862–1929) war ein Vertreter des Empirokritizismus und Anhänger Ernst Machs.

868 Richard Avenarius (1843–1896), eigentlich Richard Habermann, Philosoph, Vertreter des Empiriokritizismus.

869 Ernst Mach (1838–1916), Wissenschaftler und Philosoph.

870 Wahrscheinlich Arthur Drew (1865–1935), Philosoph und Schriftsteller.

871 Im Verlag Eugen Diederichs (Jena) erschienen von Platon die Dialoge *Ion*, *Lysis* und *Charmides* (1905), *Gastmahl*, *Phaidros* und *Phaidon* (1909), übertragen von R. Kassner, sowie *Menon*, *Gorgias* (1908), der *Staat* (1909), *Protagoras* und *Theaitetos* (1910) jeweils in der Übersetzung von K. Preisendanz.

872 Der französische Philosoph Henri Bergson (1859–1941), später Nobelpreisträger für Literatur, war einer der Mitarbeiter der *Zeitschrift für Pathopsychologie*. Jaspers rezensierte dessen *Schöpferische Entwicklung* (dt. von G. Kantorowicz) in: *Zeitschrift für die gesamte Neurologie und Psychiatrie* 6 (1913) 885–886.

873 Jakob Friedrich Fries (1773–1843) war ein deutscher Philosoph.

874 Ernst Friedrich Apelt (1812–1859) war der bedeutendste Schüler von Fries und auch wissenschaftshistorisch tätig.

875 Zu Heinrich Rickert siehe Stellenkommentar, Nr. 340 und 489.

876 Paul Natorp (1854–1924), deutscher Philosoph und Pädagoge, war einer der Mitbegründer der Marburger Schule des Neukantianismus. Natorp war in dieser Zeit am sogenannten Psychologismusstreit beteiligt und setzte sich 1913 zusammen mit 106 anderen Philosophiedozenten (u.a. Husserl und Rickert) unter Führung Windelbands gegen die Besetzung philosophischer Lehrstühle durch Vertreter der experimentellen Psychologie ein.

877 Wohl Samuel Hugo Bergmann (1883–1975), Prager Philosoph und Zionist, der sich auch mit der Anthroposophie auseinandersetzte.

878 Bernard Bolzano (1781–1848) war Philosoph und Mathematiker.

879 Zu Brentano siehe Stellenkommentar, Nr. 518.

880 Vgl. bes. die dritte Antinomie der »Transzendentalen Dialektik« in: I. Kant: *Kritik der reinen Vernunft*, AA III, 308–313.

881 Die österreichische Schauspielerin Irene Triesch (1875–1964) war eine der meist gefeierten Darstellerinnen der deutschen Bühne.

882 Vgl. H. Wölfflin: *Die Kunst Albrecht Dürers*, München 1905.

883 Wohl eine Anspielung auf den französischen Schriftsteller und Journalisten Georges Ohnet (eigentlich Georges Hénot, 1848–1918).

884 Frank Wedekind (1864–1918) war ein deutscher Schriftsteller, Dramaturg und Komponist.

885 Um 1900 war Hans Thoma (1839–1924) einer der beliebtesten Maler Deutschlands. Seine naturalistischen Landschaften gelten heute noch als seine besten Werke.

886 In Schloss Schleißheim bei München wurde damals der Nachlass des Malers Hans von Marées (1837–1887) ausgestellt.

887 Das Bild des ›ewigen Juden‹ geht auf christliche Volkssagen des 13. Jahrhunderts zurück. Hier wird von einem Mann unbekannter Herkunft erzählt, der als Strafe dafür, dass er Jesus Christus auf dem Weg zur Kreuzigung verspottet haben soll, dazu verdammt wird, ziel- und rastlos über die Erde zu irren. Im 17. Jahrhundert wurde aus dem Mann ein Jude.

888 Der Kapuzinermönch Medardus, die Hauptfigur in Hoffmanns Roman *Die Elixiere des Teufels*, verbringt längere Zeit in einem Irrenhaus in Italien.

889 Das berühmte Gemälde von Leonardo da Vinci bildet vermutlich Lisa del Giocondo (1479–1542) ab, daher der Name Monna (Kurzform für Madonna, Frau) Lisa.

890 Der Naturphilosoph Gustav Theodor Fechner (1801–1887) gilt als Begründer der Psychophysik. Ursprünglich Mediziner, wurde Fechner 1834 Professor der Physik. Fechner postulierte einen Par-

allelismus zwischen Körper und Seele (psychophysischer Parallelismus). Sein ausgeprägter naturwissenschaftlich-empirischer Reduktionismus verbat ihm keineswegs, eine animistische Weltsicht, d.h. die Vorstellung eines vollständig beseelten Kosmos, zu vertreten.

891 Wahrscheinlich ist hier der lebensgroße Adam des zweiteiligen Gemäldes *Adam und Eva* (1507) von Albrecht Dürer (1471–1528) gemeint. Dürer hatte in einem Kupferstich von 1504 dieselbe Szene dargestellt.

892 Der italienischer Schriftsteller, Politiker und Journalist Gabriele d'Annunzio (1863–1938) war bis kurz vor dem Ersten Weltkrieg auch in Deutschland ein vielgelesener Autor. 1911 wurden seine Schriften auf den Index gesetzt.

893 Christian Dietrich Grabbe (1801–1836) war ein Dramatiker des Vormärz. Nach seinem Tod zunächst weitgehend vergessen, wurde er um die Jahrhundertwende wiederentdeckt. Sein Werk war eine Inspirationsquelle für das naturalistische und expressionistische Theater.

894 Anatole France (1844–1924), französischer Schriftsteller und späterer Nobelpreisträger.

895 Ex vacuo = aus dem leeren Raum, eigentlich ein Ausdruck, der vornehmlich in der Medizin (z.B. Hydrocephalus ex vacuo = Vergrößerung der inneren und äußeren Liquorräume) Verwendung findet. Jaspers meint ihn hier wahrscheinlich im Sinne von: ex nihilo, aus dem Nichts, im Sinne von: zusammenhanglos.

896 Es ist hier unklar, ob damit die deutsche Schauspielerin und Bauchtänzerin Friederike (›Fritzi‹) Ergas, geb. Schaffer (1886–1971) oder die österreichische Schauspielerin Eugenie (›Jenny‹) Schaffer (1888–1943) gemeint ist. Beide hatten mit Wedekind gearbeitet. Erstere war allerdings durch ihre Darstellung der Salome schon bekannt, während Letztere erst am Anfang ihrer Karriere stand.

897 Anspielung auf Dantes Muse Beatrice, Symbol der göttlichen Gnade und Schönheit. In der *Göttlichen Komödie* führt Beatrice den Dichter durch die himmlischen Sphären.

898 Schloss Neuschwanstein wurde für den bayerischen König Ludwig II. (1845–1886) errichtet. Wie seinem Bruder Otto, wurde auch Ludwig eine Geisteskrankheit diagnostiziert.

899 In der griechischen Mythologie ist Hephaistos Gott des Feuers und der Schmiede. Er hat ein lahmes Bein.

900 Mit Tannhäuseridee ist – in Anlehnung auf die Volksballade *Tannhauser* (ca. 1520) – die Idee einer ewigen Verdammung gemeint. In der Ballade sucht der Ritter Tannhauser nach einem Aufenthalt auf dem Venusberg vergeblich bei Papst Urban IV. um Vergebung für seine Sünden. Die Sage wurde in *Des Knaben Wunderhorn* (1806–1808) und von den Brüdern Grimm wieder aufgegriffen, fand aber erst durch Richard Wagners Oper *Tannhäuser und der Sängerkrieg auf Wartburg* (1845) größte Verbreitung.

901 Das britische Passagierschiff Titanic sank Mitte April 1912 bei der Jungfernfahrt nach einer Kollision mit einem Eisberg. Zwei Drittel der Bordinsassen kamen dabei ums Leben.

902 Zur Anmerkung: Vgl. E. Bleuler: *Dementia Praecox oder die Gruppe der Schizophrenien*, Leipzig, Wien 1911.

903 Ebd., 45. Bleuler schreibt: »Besonders wichtig ist es zu wissen, daß die Kranken in vielen Beziehungen eine *doppelte Buchführung* haben. Sie kennen ebensogut die richtigen Verhältnisse wie die verfälschten und antworten je nach den Umständen, im Sinne der einen oder der anderen Art der Orientierung – oder beides zugleich«.

904 Ebd., 180. Hervorhebung von Jaspers.

905 Der französische Schriftsteller Gérard de Nerval (1808–1855) wurde mehrmals in eine psychiatrische Anstalt eingewiesen. Dort beendete er 1854 den Prosatext *Aurélia*, der als litera-

rische Darstellung seiner Wahnideen zu verstehen ist. Kurz nach der Entlassung nahm sich Nerval das Leben.

906 Jaspers zitiert aus G. de Nerval: *Aurelia oder der Traum und das Leben*, dt. von H. Kubin, München 1910, 11. Bei Nerval heißt es leicht abweichend: »das Hineinwachsen des Traums in das wirkliche Leben«.

907 Ebd., 65.

908 Ebd., 66.

909 Ebd., 74.

910 Es könnte sich hier um eine Anspielung auf die Figur des erotisch anziehenden Mädchens in Goethes *Wilhelm Meisters Lehrjahre* handeln. Mignon hat in Goethes Roman knabenhafte Züge. In der Renaissance war ein ›Mignon‹ ein homosexueller Liebling.

911 Anspielung auf den Tod Simsons, der in der biblischen Überlieferung die Mittelsäulen eines Hauses umstieß und dadurch sich selbst und tausende Philister begrub.

912 Gabriel von Max (1840–1915) war ein deutscher Maler und begeisterter Spiritist. Sein Interesse für das Übernatürliche kam in vielen seiner Bilder zum Ausdruck.

913 Vgl. z.B. N. Ach: *Über den Willensakt und das Temperament*, Leipzig 1910.

914 H. C. Fehrlin: *Schizophrenie*, Schaffhausen o.J., 11. Bei Fehrlin heißt es: »denn in Wirklichkeit kann man einen solchen Lärm im wildesten Kampfgewühl nicht hören«. Das Buch erschien zwischen 1911 und 1912 im Selbstverlag. Fehrlin wird hier zwar nur einmal zitiert, in Jaspers' Handexemplar sind aber weitere Stellen aus dem Buch notiert.

915 Ebd., 12. Die Schreibweise ist angepasst.

916 Nerval: *Aurelia*, 35. Hervorhebung von Jaspers. Bei Nerval heißt es: »Der kataleptische Zustand, in dem ich mich mehrere Tage lang befunden hatte«.

917 Ebd., 12. Bei Nerval: »das Leben der Soldaten, die mich aufgehoben hatten, verschonte«.

918 David Hume verstand unter ›belief‹ die Überzeugung der Existenz eines Gegenstandes oder seiner Beziehung zu anderen Gegenständen aus der gewohnheitsmäßigen Verknüpfung unserer Vorstellungen. Siehe hierzu auch Stellenkommentar, Nr. 519.

Über leibhaftige Bewußtheiten (Bewußtheitstäuschungen), ein psychopathologisches Elementarsymptom

919 Zur Anmerkung sei verwiesen auf N. Ach: *Über die Willenstätigkeit und das Denken. Eine experimentelle Untersuchung mit einem Anhange über das Hippsche Chronoskop*, Göttingen 1905. Zur Külpe'schen Schule siehe Stellenkommentar, Nr. 484.

920 Der Begriff ›Bewusstheit‹ wurde von Paul Natorp eingeführt, um das Bezugnehmen der Bewusstseinsinhalte auf ein Ich zu bezeichnen (vgl. P. Natorp: *Einleitung in die Psychologie nach kritischer Methode*, Freiburg i.Br. 1888). In der ersten Auflage der *Logischen Untersuchungen* bestreitet Husserl die Notwendigkeit eines Ich als Bezugspunkt. Jaspers übernimmt den Begriff Bewusstheit von Husserl, wendet ihn jedoch im Sinne Natorps an: Die leibhaftige Bewusstheit ist ein dem Phantomschmerz ähnelndes Phänomen, in dem ein Ich nicht nur Dinge sieht, die nicht vorhanden sind, sondern ihnen auch einen Sinn gibt (vgl. hierzu A. Donise: »Karl Jaspers als Phänomenologe«, in: *Studia Philosophica* 67 (2008) 335–348; S. Luft: »Zur phänomenologischen Methode in Karl Jaspers' *Allgemeiner Psychopathologie*«, 41).

921 F. Hacker: »Systematische Traumbeobachtungen mit besonderer Berücksichtigung der Gedanken«, in: *Archiv für die gesamte Psychologie* 21 (1911) 1–131.

922 Ebd., 37.

923 Julius Caesar trägt in Shakespeares gleichnamigem Drama eindeutig die Züge des Tyrannen. Entsprechend wird sein Adoptivsohn und Mörder Brutus als Patriot und Republikaner aufgewertet.

924 Hacker: »Traumbeobachtungen«, 38.

925 Nerval: *Aurelia*, 70.

926 Vgl. A. Forel: »Selbst-Biographie eines Falles von Mania acuta«, in: *Archiv für Psychiatrie und Nervenkrankheiten* 34 (1901) 960–997.

927 Ebd., 986. Die Schreibweise ist angepasst.

928 Ebd., 981. Die Schreibweise ist angepasst.

929 Der schwedische Schriftsteller und Dramatiker Johan August Strindberg (1840–1912) gilt als einer der Wegbereiter der literarischen Moderne. Nach einem abgebrochenen Medizinstudium und dem gescheiterten Versuch einer Schauspielerlaufbahn arbeitete Strindberg als Journalist und Bibliothekar. Eine unglücklich geschiedene Ehe und Konflikte mit der Frauenbewegung führten zu einer schweren psychischen Krise mit Angstzuständen, Verfolgungswahn und Selbstmordgedanken, die Strindberg im autobiographischen Roman *Inferno* (1897) literarisch verarbeitete. Der Roman lieferte Jaspers die Grundlage für die pathographische Studie (Jaspers: *Strindberg und van Gogh*), die ursprünglich auch in diesen Band aufgenommen werden sollte (siehe hierzu die Einleitung zu diesem Band, S. X, Anm. 16).

930 Jaspers zitiert im Folgenden aus: A. Strindberg: *Inferno/Legenden* (1897), dt. von E. Schering, München, Leipzig 1910.

931 Ebd., 98–99. Die Schreibweise ist angepasst, Hervorhebungen von Jaspers.

932 Ebd., 157–158.

933 Vgl. ebd., 199. Bei Strindberg heißt es: »er wird euch niemals heilen«.

934 Vgl. R. Sandberg: »Zur Psychopathologie der chronischen Paranoia«, in: *Allgemeine Zeitschrift für Psychiatrie und psychisch-gerichtliche Medicin* 52 (1896) 619–654, hier: 625.

935 Vgl. W. James: *Die religiöse Erfahrung in ihrer Mannigfaltigkeit. Materialien und Studien zu einer Psychologie und Pathologie des religiösen Lebens*, dt. von G. Wobbermin, Leipzig 1907.

936 Ebd., 54. Hervorhebung von Jaspers.

937 Ebd., 55. Hervorhebungen z.T. von Jaspers.

938 Ebd., 56. Hervorhebungen von Jaspers.

939 Ebd., 64.

940 Ebd., 55. Hervorhebungen von Jaspers.

Namenregister

In dieses Register sind sämtliche in den Jaspers-Texten (einschließlich der beiden Literaturverzeichnisse, S. 103–105 bzw. S. 358–365) erwähnte Namen historischer Personen aufgenommen. Patientennamen bzw. deren Decknamen hingegen sind nicht verzeichnet.

Verzeichnis der von Jaspers mit Kürzeln zitierten Fachliteratur

AfP	Archiv für Psychiatrie und Nervenkrankheiten
Allg. Magaz. der Natur, Kunst und Wissenschaft	Allgemeines Magazin der Natur, Kunst und Wissenschaft
Allg. Zeitschr. f. Psychiatrie	Allgemeine Zeitschrift für Psychiatrie und psychisch-gerichtliche Medicin
Annalen der deutschen und ausländ. krim. Rechtspflege	Annalen der deutschen und ausländischen Criminal-Rechtspflege
Annales et bulletin de la société de Méd. de Gand	Annales et bulletin de la société de Médecine de Gand
Annales médicopsychol., Ann. méd.-psych., Ann. méd. psych.	Annales médico-psychologiques
Année psychol.	L'année psychologique
Arch. de neur., Arch. de neurol., Arch. d. Neurol.	Archives de neurologie
Arch. de Psych. de la Suisse romande	Archives de psychologie de la Suisse romande
Arch. f. Augenheilkunde	Archiv für Augenheilkunde
Arch. ital.	Archives italiennes de biologie
AZ	Allgemeine Zeitschrift für Psychiatrie und psychisch-gerichtliche Medicin
Beitr. z. d. gerichtsärztl. Lehre von der Zurechnungsfähigkeit	Ein Beitrag zur gerichtsärztlichen Lehre von der Zurechnungsfähigkeit
Berl. klin. Woch.	Berliner klinische Wochenschrift
Berl. Monatsschr.	Berlinische Monatsschrift
Biblioth. medic.	Bibliothèque médicale
Blätter f. gerichtl. Med.	Friedreich's Blätter für gerichtliche Medicin und Sanitätspolizei
Brit. med. Journ.	British Medical Journal
Bull. de la soc. clin. de méd. ment.	Bulletin de la société clinique de médecine mentale
Centr. f. die med. Wissensch.	Centralblatt für die medicinischen Wissenschaften
CfN	Centralblatt für Nervenheilkunde und Psychiatrie
Char. Ann.	Charité-Annalen

Coll. disputat.	Collectio disputationum chirurgicarum selectarum cum praefationibus et argumentis
Comment. Acad. Bonon.	De Bononiensi Scientiarum et Artium Instituto atque Academia commentarii
Compt. rend. de la société de biologie	Comptes rendus des séances de la Société de biologie et ses filiales
Compt. rend. des séances de l'acad. des sciences	Comptes rendus hebdomadaires des séances de l'Académie des sciences
Corresp. Blatt der deutsch. Gesellsch. f. Psychiatrie und gericht. Psych.	Correspondenz-Blatt der Deutschen Gesellschaft für Psychiatrie und gerichtliche Psychologie
Diction. de med. et de chir. prat.	Dictionnaire de médecine et de chirurgie pratiques
Diction. des Sciences médicales	Dictionnaire des sciences médicales
Diss. med. in univers. Vindobon. habit.	Dissertationes medicae in universitate Vindobonensi habitae
Encyclop. methodol.	Encyclopédie méthodique
Enzyklpäd. Wörterbuch d. med. Wissenschaften	Encyclopädisches Wörterbuch der medicinischen Wissenschaften
Gaz. des hopit., Gaz. des hôp.	Gazette des hôpitaux civils et militaires
Handb. der gerichtl. Arzneiwissensch.	Handbuch der gerichtlichen Arzneiwissenschaft zum Gebrauche für gerichtliche Ärzte und Rechtsgelehrte
Jahrb. f. Psych., Jahrb. f. Psychiatrie	Jahrbücher für Psychiatrie und Neurologie
Jahrb. f. Psychoanalyse	Jahrbuch für psychoanalytische und psychopathologische Forschungen
Journ. de neur.	Journal de neurologie
Journal de Psych. normale et path.	Journal de Psychologie normale et pathologique
Journ. f. Psych. u. Neur.	Journal für Psychologie und Neurologie
Klin. f. psych. u. nerv. Krankh.	Klinik für psychische und nervöse Krankheiten
Lehrb. der gerichtl. Medizin	Lehrbuch der gerichtlichen Medizin
Mémoires de l'acad. de méd., Mém. de l'Academie de médezine	Mémoires de l'Académie de Médecine
M. f. P., Monatsschr. f. Psych. u. Neur.	Monatsschrift für Psychiatrie und Neurologie
Mitteilungen aus dem Gebiete der Medizin, Chirurg. und Pharm.	Mittheilungen aus dem Gebiete der Medicin, Chirurgie und Pharmacie
Monatsschrift für Kriminalpsychol. und Strafrechtsreform	Monatsschrift für Kriminalpsychologie und Strafrechtsreform
N. C.	Neurologisches Centralblatt
New York med. journ., New York medic. Journ.	The New York Medical Journal
Phil. Abhandl.	Philosophische Abhandlungen
Phil. Stud.	Philosophische Studien

Prag. med. Woch.	Prager medicinische Wochenschrift
Progr. méd.	Le progrès médical
Psychiatr. Centralbl.	Psychiatrisches Centralblatt
Psychiatr. Corresp.	Correspondenz-Blatt der Deutschen Gesellschaft für Psychiatrie und gerichtliche Psychologie
Psych. neur. Woch.	Psychiatrisch-neurologische Wochenschrift
Quaest. Medico-forenses et.	Quaestiones medicinae forensis et medicinae studium octo semestribus descriptum
Realenzyklopädie d. ges. Heilk.	Real-Encyclopädie der gesammten Heilkunde
Revue de méd.	Revue de médecine
Revue de psychiatr. et de psychol. exp.	Revue de psychiatrie et de psychologie expérimentale
Revue mens. des malad. de l'enfance	Revue mensuelle des maladies de l'enfance
Revue neurol.	Revue neurologique
Revue philos.	Revue philosophique de la France et de l'étranger
Riv. di patol. nerv. e ment., Riv. di pat. nerv. e ment.	Rivista di patologia nervosa e mentale
Riv. sper. di freniatria, Riv. speriment. di freniatria, Riv. sper. di fren.	Rivista sperimentale di freniatria
Sitzungsber. der k. bayr. Akad. d. Wiss. zu München	Sitzungsberichte der königlich bayrischen Akademie der Wissenschaften zu München
Systemat. Handbuch der gerichtlichen Psychol.	Systematisches Handbuch der gerichtlichen Psychologie
The journ. of mental science	Journal of Mental Science
The journ. of nerv. et ment. diseases	The Journal of Nervous and Mental Disease
Vierteljahrsschr. f. gerichtl. Med.	Vierteljahrsschrift für gerichtliche Medicin und öffentliches Sanitätswesen
Vierteljahrsschrift f. wiss. Phil.	Vierteljahrsschrift für wissenschaftliche Philosophie
Wien. klin. Woch.	Wiener klinische Wochenschrift
Zeitschr. f. d. ges. Neur. u. Psych.	Zeitschrift für die gesamte Neurologie und Psychiatrie
Zeitschr. f. Phil.	Zeitschrift für Philosophie und philosophische Kritik
Zeitschr. f. psych. Ärzte	Zeitschrift für psychische Aerzte
Zeitschr. f. Psych. u. Phys. d. Sinn.	Zeitschrift für Psychologie und Physiologie der Sinnesorgane
Zeitschr. f. Staatsarzneikunde	Adolph Henke's Zeitschrift für die Staatsarzneikunde
Zeitschr. f. Völkerpsych.	Zeitschrift für Völkerpsychologie und Sprachwissenschaft
Ztschrift f. Psychiatrie	Allgemeine Zeitschrift für Psychiatrie und psychisch-gerichtliche Medicin

Das Signet des Schwabe Verlags
ist die Druckermarke der 1488 in
Basel gegründeten Offizin Petri,
des Ursprungs des heutigen Verlags-
hauses. Das Signet verweist auf
die Anfänge des Buchdrucks und
stammt aus dem Umkreis von
Hans Holbein. Es illustriert die
Bibelstelle Jeremia 23,29:
«Ist mein Wort nicht wie Feuer,
spricht der Herr, und wie ein
Hammer, der Felsen zerschmeisst?»